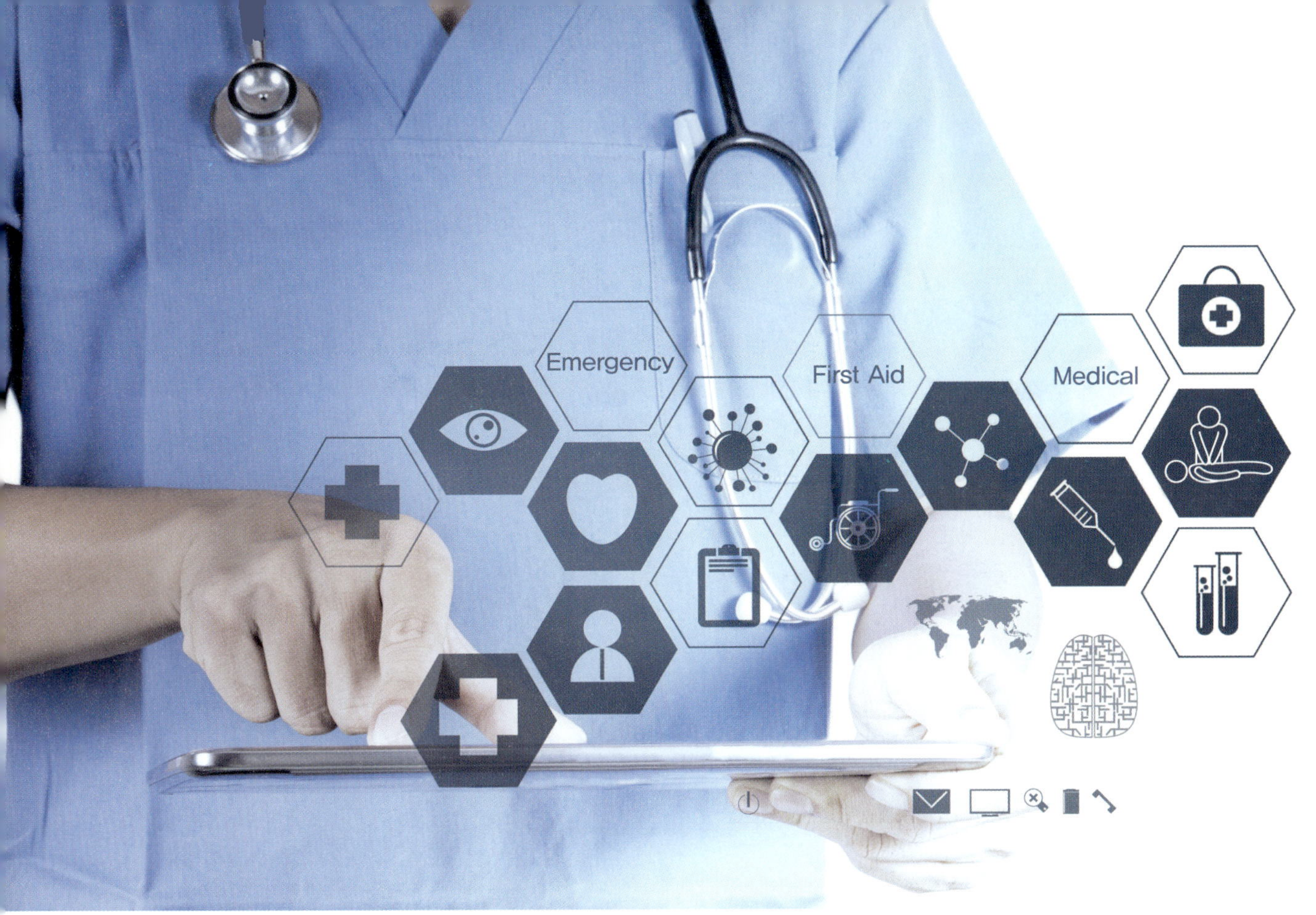

응급처치학

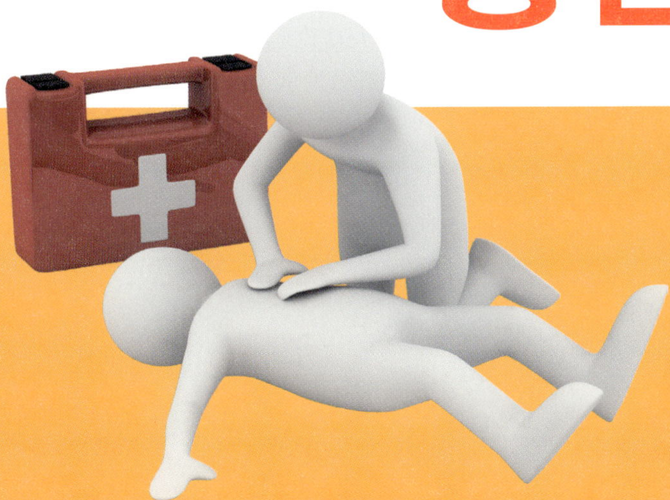

감 수 서 길 준
대표저자 이 원 태

도서출판 동화기술

머리말

2013년 6월 19일 "급성심장정지조사 심포지움"의 발표에 따르면 우리나라의 급성심장정지 환자의 생존 퇴원율이 3.3%(2010년)에서 4.4%(2012년)로 향상된 것으로 발표되었다. 이는 심폐소생술을 실시한 일반인이 2010년 3.2%에 비해 2배 이상 증가함에 따라 생존율 증가에 크게 영향을 주었을 것이다. 급성심장정지 발생건수는 매년 증가하고 있다. 2012년에는 2만 7.823명으로 인구 10만명당 급성짐장정지발생건수는 45.65로 계속 늘어나는 추세에 있으며, 발생장소도 대부분 가정에서 발생함에도 가족들의 효과적인 응급처치가 이루어지지 않기 때문에 미국 등 선진국의 생존퇴원율 9.6%에 크게 미치치 못하는 것이 현실이다. 이는 대부분 급성심장정지사고가 자기 자신이나 가족, 이웃에게 일어나리라는 생각을 하지 못하고 있기 때문에 심폐소생술의 중요성을 알고는 있지만 소흘하게 생각함으로써 막상 가정에서 이런 환자가 발생하여도 아무런 조치를 하지 못하고 있기 때문이다.

급성심장정지 사고가 발생하면 제세동기와 심폐 소생술을 빨리 할수록 생명을 유지할 가능성이 높아진다. 부정맥이 생긴 4분 내에 치료하면 성공률이 90% 이상이지만 매 1분이 초과할 때 마다 10%씩 소생율이 떨어지며 10분이 지나면 소생 가능성이 거의 희박해진다. 응급환자가 병원에서 적절한 치료에 들어가기까지 교통 · 추락 사고는 40분 정도, 심장마비는 20분 이상 시간이 걸리는 것을 감안한다면 이러한 응급처치의 기본적인 단계(심폐소생술)를 거친 후 구급차의 이송 중 응급처치, 그리고 병원에서 전문적인 의료진의 의료 혜택을 받는다면 가정에서 일어나는 심정지사고 정도는 정상인으로 돌아갈 수 있는 쇼크 정도로 생각할 수 있을 것이다.

이 교재는 대학에서는 응급처치 지식을 학과시간을 통해 몸으로 익혀 앞으로 사회생활에 필요한 응급처치 지식과 기술을 익히며, 직장인은 가정과 직장 그리고 산업현장에서 발생하는 뜻하지 않은 사고나 부상에 대처하는 응급처치 능력을 배양시켜 생명의 귀중함과 이웃사랑을 실천하는 중요한 지침서가 되었으면 한다. 이 교재를 통해 119구급대원이 오기 전까지 최초 반응자의 응급처치가 가능하므로 원만한 응급처치는 다 소화할 수 있을 것이다. 미국이나 유럽의 선진국에서는 초등학교부터 의무적으로 응급처치 교육을 가르쳐 불특정 다수 누구에게나 현장에서 응급처치가 가능하도록 현장교육을 시키고 있다. 응급처치 교육을 통해 삶의 보람을 찾는 즐거움으로 가득찬 교재가 된다면 더없는 보람이 아닐 수 없을 것이다.

대표저자 **이원태**

교재 편찬 방향

이 교재는 외국의 원서를 번역한 것이 아니라 한국의 실정에 맞도록 제작된 응급교재로서 의학적인 지식이 없는 일반인으로부터 의학을 배우는 간호 · 보건계열의 간호학과 및 응급구조학과 그리고 소방 및 체육학에 관련된 대학생 그리고 대한인명구조협회에서 응급처치 교육을 이수하는 교육생들이 참고할 수 있도록 아래의 근거에 의거, 교재를 편찬하였다.

기본생명구조술 분야는 미국심장협회(American Heart Association : AHA)와 세계 소생술 위원회(ILCOR)에서 제시한 '2010 American Heart Association Guidelines' 지침에 따라 2011년 대한심폐소생술협회(KACPR)에서 발간한 '공용심폐소생술' 에 근간하여 일반인이 알기 쉽도록 편집하였다.

응급처치 분야는 응급의학회 및 대한심폐소생협회에서 발간된 교재 및 연구논문 그리고 전국 대학 응급구조학과 및 대한인명구조협회에서 사용하는 교재를 중심으로 편집하였다. 현장 응급처치는 직접 사고자나 환자를 다루는 119구급 소방대원이 가장 많이 출동하여 현장에서 이루어지는 현장사고와 서울대학 병원 응급실에서 가장 빈도 높게 이루어지는 응급환자의 처치를 분석한 심정지, 다발성 외상에 의한 골절과 출혈, 독극성 응급, 호흡부전에 따른 응급상황 등을 중심으로 보도사진 및 현장 사진 그리고 교육 중에 찍은 사진을 포함하였다.

응급처치학은 다년간 응급현장에서 일어나는 응급처치 분야를 대학에서 강의가 가능하도록 각 장마다 학습개요 및 학습중점을 중심으로 인체 해부학에 근거한 관련 의학용어와 함께 응급처치 방법 그리고 응급처치시 꼭 주의할 사항과 그간 응급처치 교육 중 의문이나 질문의 내용을 묶어 "질의응답"으로 정리하였다. 또한 소방교육사 및 응급구조사 국가 고시에 출제된 문제와 앞으로 출제될 가능성이 높은 예상문제를 삽입하여 재미를 더하였다.

응급처치학 교재를 통해 최초 반응자로서의 원만한 응급처치가 다 가능할 정도의 일반적 내용을 삽입하여 누구나 쉽게 공부할 수 있는 교재가 될 수 있도록 노력하였으나, 아직 난해하고 쉽게 이해하기 어려운 부분이 많으므로 앞으로 계속 공부하고 연구하는 자세를 가지면서 보완하기로 하면서 먼저 교재를 편찬하는 것이다.

그동안 집필과 교정 그리고 자문에 응해주신 많은 응급의료진께 진심으로 감사드리며 우리나라 응급의료의 발전에 한 획을 긋는다는 심정으로 어려운 여건에서 출판을 허락해준 도서출판 동화기술 정우용 회장님과 임직원 여러분께 감사 인사드린다.

서울대학병원 응급실에서 **서길준**

차례

제10장 | 위험한 응급질환

제11장 | 생활습관병 질환

제12장 | 드레싱과 붕대법

제13장 | 근골격계 손상 및 부목법

제14장 | 상처와 출혈

제 1 장

응급처치 총론

학습 개요

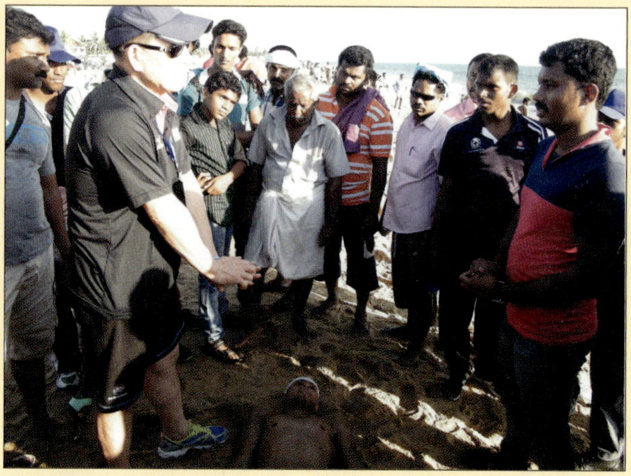

최근 우리 주변에서 일상생활이나 스포츠 활동 중 평소 건강해 보이던 사람들이 갑자기 심장마비로 사망하는 경우가 빈번히 발생하면서, 심정지(돌연사)의 원인 및 예방 그리고 현장 응급처치에 대한 관심이 높아지고 있다.

뇌혈관질환, 심혈관질환에 의한 사망의 절반가량이 돌연사의 형태로 나타나므로 우리사회에서 응급처치의 필요성은 점차 증가하고 있다. 그러나 심장마비 환자의 90% 이상이 현장에 목격자가 있음에도 불구하고 목격자에게 심폐소생술을 시행 받는 경우는 25~40%에 불과하다. 따라서 심폐소생술이 필요한 환자들에게 최대한 빠른 시간 내 적절한 응급처치를 받으면 사망률과 장기 예후를 호전시킬 수 있기 때문에 초기 응급처치가 매우 중요한 것이다. 이를 위한 사회적인 기반이 부족한 현실이기 때문에 우리나라에서 적절한 처치를 받지 못하고 사망하거나 뇌손상에서 회복되지 못하고 장기적인 간병이 필요한 상태로 남아서 가족과 사회에 부담이 되고 있다.

따라서 응급처치자는 현장에서 응급의료체계를 통한 응급처치를 시행함으로써 부상자나 환자의 고통을 경감시키고 상처나 질병의 악화와 추가손상을 방지하고 장애를 줄여 심리적인 안정을 취할 수 있도록 응급처치와 응급의료체계에 대해 잘 숙지하여야 한다.

우리사회에서 응급처치의 필요성이 점차 증가하고 있지만 아직도 응급처치 미비로 인한 사망률은 암으로 인한 사망률보다 높을 것으로 나타났다. 2011년 국내 외상환자의 예방 가능한 사망률을 35.2%로 감소시켰으나 아직 선진국 수준의 10~20%대에 못 미치고 있다.

학습 중점

- 응급처치의 기본개념을 설명할 수 있다.
- 응급의료체계 및 응급의료 3단계를 잘 설명할 수 있다.
- 응급상황에서 응급처치 시 감염방지를 위한 조치를 설명할 수 있다.
- 응급상황 발생 시 행동요령을 설명할 수 있다.
- 응급의료 종사자에 대해 설명할 수 있다.
- 응급처치 때 발생되는 법적인 문제에 대해 설명할 수 있다.

용어 정의

- **응급처치(First aid) :** 응급환자에게 행하는 생명의 위험이나 증상의 악화를 방지하기 위하여 필요로 하는 처치
- **응급환자(Emergency patient) :** 응급상태에서 즉시 처치 받지 않으면 생명을 보존 할 수 없거나 중대한 위해가 초래될 것으로 판단되는 환자
- **응급의료체계(Emergency Medical Services System)(EMSS) :** 응급 환자의 현장처치와 신속한 이송을 위하여 운영되는 인력, 장비, 시설을 배치하는 조직체계
- **응급의료(Emergency care) :** 생명의 위협에서 회복되는 과정에서 응급환자에게 행하여지는 상담, 구조, 이송 및 진료 등의 조치
- **응급처치의 실시 범위(Application range) :** 전문적인 의사의 치료를 받기 전까지의 즉각적이고 임시적인 적절한 처치와 보호이며, 전문적인 의료서비스 요원에게 인계한 후에는 모든 것을 그의 지시에 따라 행동하는 것
- **응급처치의 일반원칙(General principles) :** 위급한 상황일지라도 응급처치의 일반원칙을 침착하게 준수하여 환자를 보다 좋은 상태로 의료인에게 인도할 수 있도록 철저하게 대비 함.
- **B형 간염(Hepatitis B) :** 혈액, 혈액 접촉물(수혈, 바늘), 점막, 성교 등에 의해서 발생하는 간의 염증. 오랜 기간 효과가 지속되는 심각한 질병이다.
- **후천성면역결핍증(Acquired Immune Deficiency Syndrome ; AIDS) :** 에이즈라 함. 인간면역결핍 바이러스(**Human immunodeficiency virus/HIV**)에 의해 면역계가 손상되는 치명적인 질환
- **최초반응자(First responder) :** 응급 현장에서 응급의료체계를 활성화하고 환자에게 심폐소생술 및 기본 외상처치를 할 수 있으며 현장 통제와 함께 응급구조사 업무를 도와 줄 수 있는 응급처치자
- **응급의료종사자(Healthcare emergency) :** 응급환자에 대한 응급의료를 제공하는 업무에 종사하는 의료인과 응급구조사
- **응급구조사(Emergency Medical Technician ; EMT) :** 현장이나 이송 중에 응급처치를 시행하는 요원으로 우리나라에서는 I, II급으로 구분
- **응급간호사(Certified Emergency Nurse ; CEN) :** 응급실 내에서의 간호활동뿐만 아니라 현장처치에서도 응급간호사로 역할을 수행하는 간호사
- **응급의학전문의(Emergency Physician) :** 응급환자에게 포괄적이고 효과적인 응급치료를 제공하는 전문 의료인(의사)으로 응급의료체계의 운영 등의 전반적인 업무를 수립 평가
- **의료항공기(Air ambulance) :** 환자를 항공으로 이송하는데 사용되는 항공기
- **선한 사마리아인 법(Good Samaritan Law) :** 응급상황에서 환자를 선의의 목적으로 도운 사람이 응급처치 중에 파생된 문제에 대하여 법적으로 보호를 받도록 하는 법규

응급처치 총론

CHAPTER 01

1. 응급처치의 이해

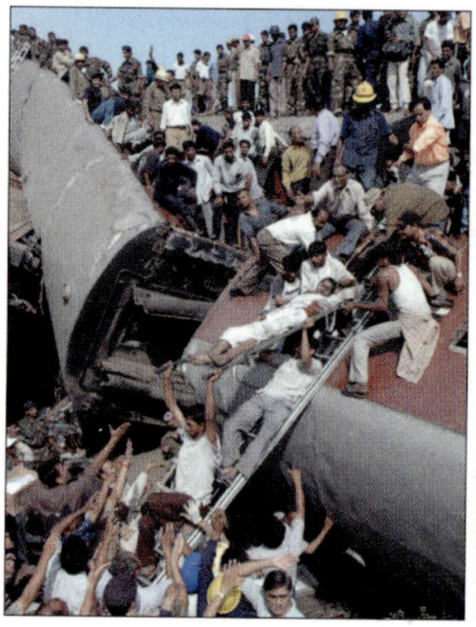

▲ 인도 열차 사고현장

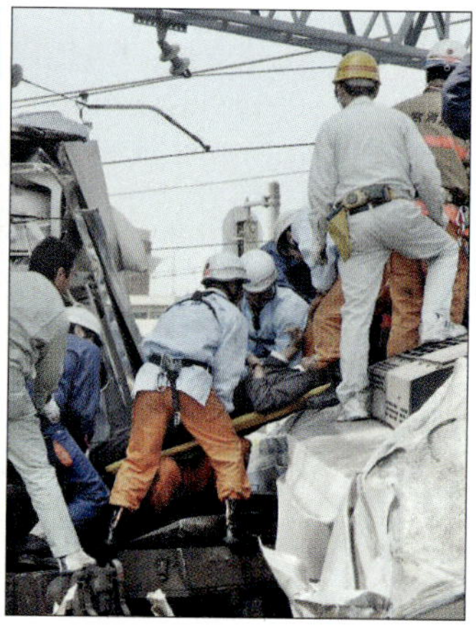

▲ 일본 열차 사고현장

사고를 수습하는 현장처치 장면이 실시간 전 세계에 전파됨으로써 그 나라의 안전 수준과 응급처치 능력이 평가된다.

사회가 급속도로 발전하면서 각종 사고가 증가하고 개인별 성인병에 의한 합병증으로 급성 질환자가 증가함에 따라 정부는 응급의료체계를 지속적으로 정비하여 왔다. 1980년대 말부터 도시화가 급속히 진행되고 교통량이 증가하면서 교통사고 현장에서 즉각처치 곤란환자가 폭발적으로 증가하였으며, 1990년대부터는 성인병(뇌졸중, 심근경색 등)으로 인한 각종 응급질환의 증가로 응급의료체계의 필요성이 더욱 강조되었다.

다행히 1989년에 창립된 대한응급의학회를 중심으로 개선의 노력을 계속해 온 결과, 1993년에 응급의료에 관한 법률이 제정 공포되었다. 1995년 1월부터는 응급의료시행령이 발효되어 응급의료체계가 실질적으로 체계화 되었으며, 2000년 7월 응급의료에 관한 법률이 재개정 되어 응급의료에 관한 다양한 변화가 시도되고, 각 권역별로 권역응급의료센터가 지정되어 응급의료체계의 새로운 면모를 갖추게 되었다. 더욱이, 2003년부터는 정부차원에서 응급의료기금이 조성되어 응급의료체계의 발전에 커다란 전환점이 되었다.

2010년 4월에 보건복지부 내에 응급의료과를 신설하여, 국가차원의 응급의료에 관한 표준지침을 제시하여 응급의료 인력의 효율적인 운영방안 마련과 함께 응급의료체계 구축을 위한 안정적인 재원 마련을 위해 노력하고 있다.

일반적으로 심장이 멎은 후 4~5분이 지나면 되돌릴 수 없는 뇌손상이 시작된다. 심정지 직후 수분 내에 심폐소생술을 시작하면 심실세동에 의한 심정지 환자의 생존 가능성을 2~3배 증가시킬 수 있다. 하지만 병원 이외의 장소에서 심정지가 발생된 경우 대개 구급차가 도착하기까지 5~10분 이상이 소요되므로 목격자에 의한 심폐소생술이 환자의 생존에 매우 중요하다. 한 연구에 의하면 현장 심폐소생술이 심정지 환자의 소생률을 3배 정도 증가시키기 때문에 초기의 응급처치가 생존에 절대적인 영향을 미친다.

1) 응급환자와 응급처치 정의

응급상태에서 즉시 조치를 받지 못하면 중대한 위기를 초래하는 응급환자와 생명의 위험이나 증상의 악화를 방지하여 필요로 하는 응급처치 그리고 응급환자를 이송하는 응급의료체계를 말한다.

응급 환자	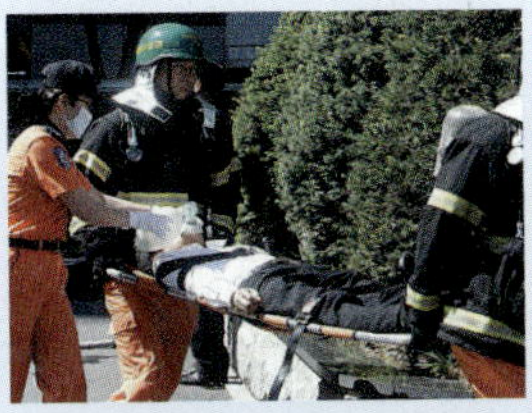	질병, 분만, 각종 사고 및 재해로 인한 부상이나 기타 응급상태에서 즉시 필요한 처치를 받지 아니하면 생명을 보존할 수 없거나 기타 심신상의 중대한 위해가 초래될 것으로 판단되는 환자를 말한다. ▶ 응급의료체계에 구조를 요청하거나 병원 응급실에 내원한 모든 환자를 말한다.
응급 처치	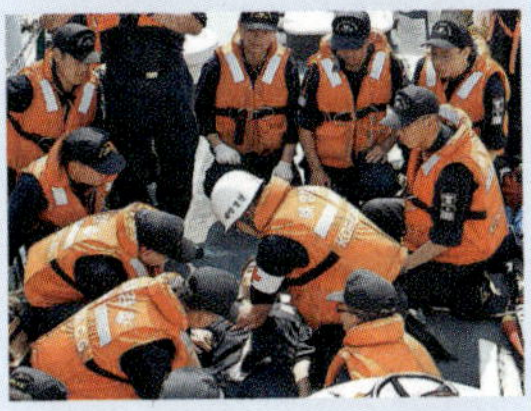	응급환자나 부상자에게 행하여지는 기도의 확보, 심박의 회복, 기타 생명의 위협이나 증상의 현저한 악화를 방지하기 위하여 긴급한 치료를 응급처치라 한다. ▶ 응급처치를 통해 환자의 생명을 구하고 통증 감소와 함께 질병의 손상 악화를 방지하여, 의미 있는 삶을 영위할 수 있도록 회복시키는 처치를 말한다.
응급 의료 체계	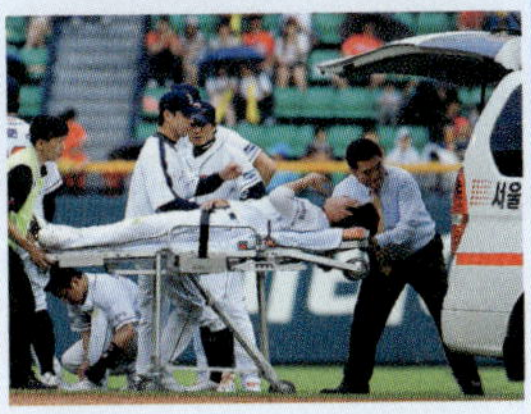	응급상황 발생 시 효과적이고 신속하게 의료를 제공하기 위해서 인력, 시설, 장비를 배치하는 조직체계를 말한다. ▶ 응급 환자가 발생하였을 때, 현장에서 적절한 응급처치를 시행한 후 신속하고 안전 하게 환자를 병원으로 이송하여, 응급의료진이 의료기술과 장비를 집중하여 환자를 치료하도록 지원하는 체제를 말한다.

2) 응급처치 교육의 목적

응급환자의 생명을 구하며, 통증의 감소 및 장애를 방지하여 치료기간을 단축시켜 응급환자가 회복 후에도 가치 있는 삶을 살아가도록 하기 위한 응급처치 기초지식을 숙달하는 교육을 말한다.

사고 및 질병 방지	응급처치를 배우면 위급 상황에 대한 대처능력과 발병 원인을 알게 되므로 사고 및 질병 예방에 도움이 된다.	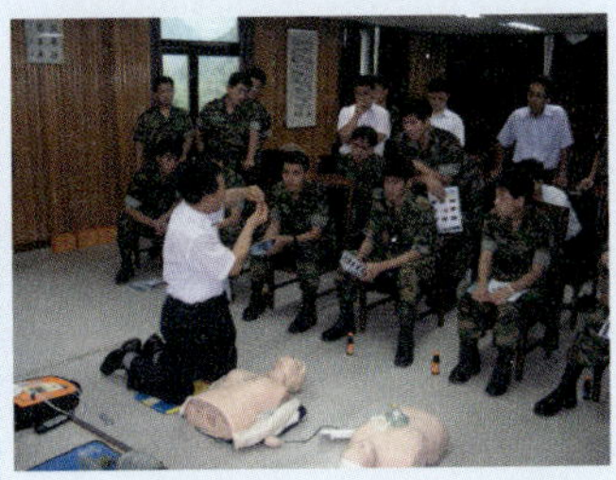
적절한 응급 처치술 배양	적절한 응급처치와 구조방법을 익힘으로써 손상의 악화를 방지하고 회복에 도움을 준다. 따라서 상황에 맞는 응급처치가 무엇인지 어떻게 응급처치를 할 것인지 결정한다.	
생활 안전 의식 함양	생활 안전에 대한 높은 의식을 갖게 되어 항상 자신과 다른 사람의 안전에 관심을 가지고 대비할 수 있다.	

3) 응급처치 의무

응급 현장을 목격한 사람이 현장에서 반드시 응급처치를 할 법적인 의무는 없지만 직장에서 의무가 요구되는 요원, 즉 안전요원으로 지정된 사람, 공공시설과 스포츠 시설의 안전요원, 운동선수의 감독 및 코치, 유치원 및 보건교사, 승객을 태운 버스 및 택시기사, 골프장 등 각 직장의 안전 관리자 또는 응급 현장에 호출되었거나 각 직장에서의 응급 구호업무 및 안전요원들은 안전 및 응급처치 교육을 필한 후 응급처치를 해야 할 의무가 있다. 여기서 말하는 의무란 일반적인 치료 기준을 준수하는 것을 말한다.

"학교에서 발생한 응급학생에게 적절한 응급처치를 하지 않았다면 학교가 배상 책임을."

(직장에서의 응급처치 미 실시에 따른 대법원 판례)

대법원 2부(주심 양승태 대법관)는 "체육시간에 팔굽혀펴기를 하다 쓰러져 뇌손상으로 식물인간 상태가 된 A군과 부모가 학교 운영주체인 경상남도를 상대로 낸 손해배상 청구소송 상고심에서 원고 일부승소 판결한 원심을 확정했다고 11일 밝혔다.

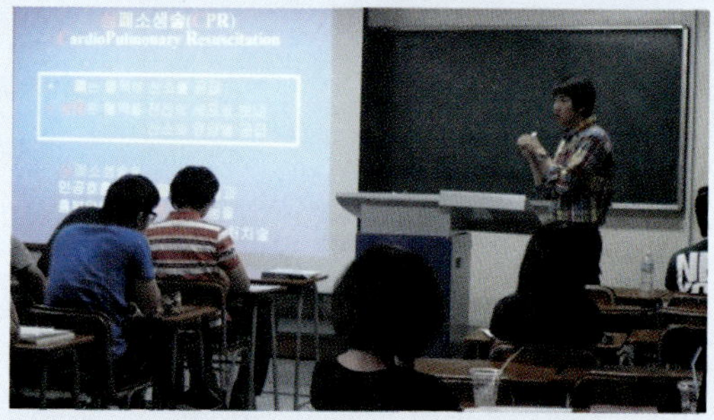

고교 1학년생이던 A군은 2003년 10월 운동장에서 체육 수업 도중 팔굽혀펴기를 10여 차례 하다가 갑자기 의식을 잃고 쓰러졌다. 체육교사는 A군을 눕히고 수분 동안 팔다리를 주무르도록 했지만, 호흡에 이상이 있는지 확인하지 않았고 인공호흡이나 심폐소생술도 하지 않았다.

A군은 대학병원으로 이송됐지만 급성 심장정지로 인한 뇌손상으로 식물인간 상태가 되었다. 1심에서는 교사의 과실이 없다며 원고 패소 판결했지만, 항소심은 체육교사가 응급처치를 취하고 즉시 병원으로 이송해 상태악화를 막아야 할 주의 의무가 있다며 학교 측의 책임을 20% 인정 치료비와 위자료 등 9,583만원을 배상하라고 판결했다.

중앙 : 2008.05.12

Q&A

Q 응급처치를 실시할 때 어떠한 마음가짐을 가져야 하는가?

A 누구나 법적인 의무가 없는 한 반드시 응급처치를 할 필요는 없다.
하지만 응급환자가 소생하기 위해서는 응급현장에서 즉시 응급처치가 이루어지고 신속한 병원 이송을 통해 전문적인 치료를 적절하게 받을 수 있도록 해야 한다.
응급처치 시 필요한 것은 기본적인 응급처치 술기 이외에 응급상황 발생 시 이웃을 구하고자 하는 시민정신이 필요하다. 이러한 시민정신은 곧 자기 자신과 자기 가족을 살리는 길이다.

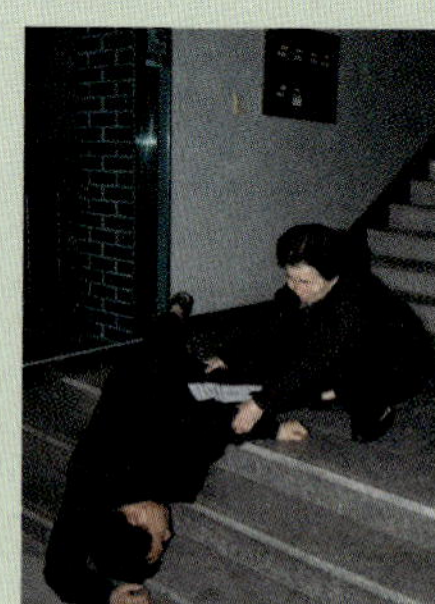

2. 응급의료체계(Emergency Medical Service System, EMSS)

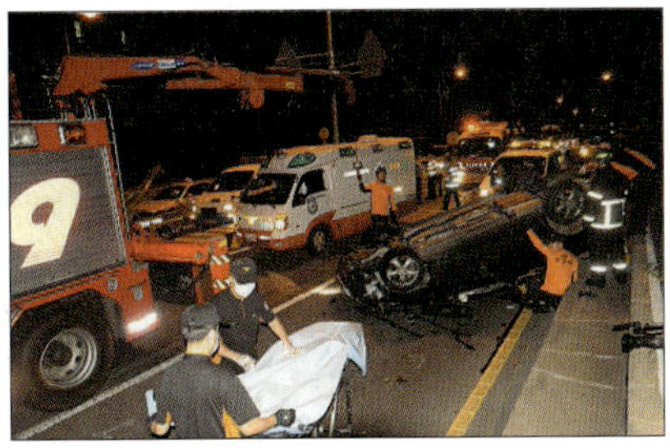

응급의료체계란 “불의의 사고나 질병 시 신속한 응급처치 및 병원진료를 통해 응급환자의 생명에 대한 중대한 위협을 예방 또는 감소시킬 수 있도록 응급환자의 병원 전 처치, 신속한 이송, 병원진료와 각 체계를 연결시키는 통신체계의 유기적인 연결체제”를 말한다.

이러한 응급의료체계는 전쟁 중에 부상자를 효과적으로 치료하기 위해 발전하였으며, 최초 개념은 외상 환자에서 시작하였으나 점차 일반 환자에게도 적용시킴으로 시작되었다. 짧은 시간 내에 최상의 응급치료가 수행되기 위해서는 응급의료가 관련된 여러 부서(보건복지부, 소방방재청, 안전행정부, 의료기관 등)의 협력이 매우 필요하다. 즉, 처음으로 응급환자에 대한 신고를 접수하는 전화상담원(dispatcher)으로부터 현장으로 출동하는 구급차 및 응급구조사, 의료기관의 의사 및 간호사, 응급통신체계, 재난관리체계 등과 같은 여러기관의 복합된 협조체계가 효율적으로 운영되어야 한다.

1) 응급 의료 3단계(현장, 이송, 병원)

환자 발생 현장, 이송 중에도 유 · 무선을 이용한 전문적인 응급처치가 효율적으로 이루어져야 하며 응급의료기관에서 신속하고 체계적 진료가 이루어져야 한다. 응급의료체계는 3단계로 구분한다.

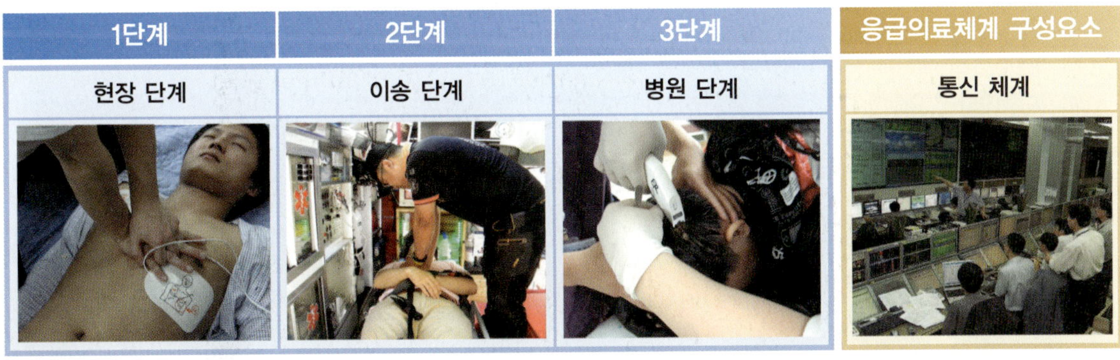

심폐소생술이 필요한 이유

우리나라에서 일반인 심폐소생술 시행률(2010년 통계)은 3.1%로, 미국의 37.4%(2011년 통계)에 비해 매우 낮은 수치이다. 이에 따라 대한민국에서 급성 심정지 환자의 병원 이송시 생존입원은 9.9%, 생존퇴원은 3.0%에 불과하고 특히 뇌기능이 정상적인 비율은 0.9% 뿐이었다.

반면 미국의 경우에는 생존입원은 26.4%, 생존퇴원은 10.3%, 정상 뇌기능 비율은 7.7%였다. 대한민국에서 구급대가 4분 이내에 도착하는 비율은 18.5%로 환자를 8분 안에 병원까지 이송하는 비율은 0.7%에 불과하다. 따라서 구급대가 도착하기 전 최초 목격자에 의한 심폐소생술이 필요한 것이다. 목격자에 의한 심폐소생술이 시행되는 경우는 1.4%로 심폐소생술 미실시 이유로는 책임소재 : 53.9%, 자신감 부족 및 방법을 모르기 때문에 : 50.1%, 인공호흡에 대한 거부감 : 16.7%, 감염우려 때문에 10.0%, 기타 6.5%로 나타났다.

(1) 1단계 : 현장 단계

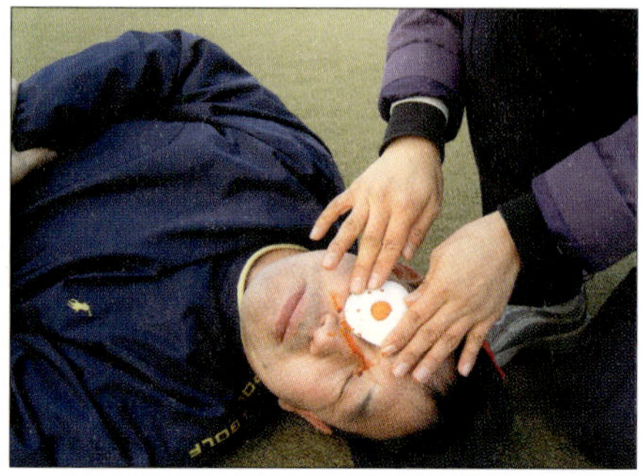

▲ 이송 전 현장 응급처치는 신속하고 간결하게 이루어져야 한다.

응급 상황을 처음 목격한 사람은 응급의료체계(119)에 즉시 연락하고, 응급 의료종사자가 오기 전까지 현장 응급처치를 시행한다. 응급환자가 발생하였다는 신고가 접수되는 동시에 응급차량과 응급처치요원이 현장으로 출동하여 환자가 발생한 현장에서부터 응급처치를 시행하는 단계이다. 이송 전 처치단계의 인적요소로는 심폐소생술을 훈련받은 일반인, 최초반응자, 구조대원, 응급구조사 등이 있다. 구급차가 도착하기 전까지는 일반인 혹은 최초 반응자(first responder ; 경찰, 구조대원, 안전요원, 대중교통 운전자 등)에 의하여 기본적인 응급처치가 시행되고, 구급차가 현장에 도착하면 응급구조사가 기본적인 응급처치를 시행하여 환자상태를 최대한 안정시키는 단계이다.

(2) 2단계 : 이송 단계

응급환자를 현장에서 병원까지 이송하는 단계로서 구급차 출동 등, 이송 교통체계와 이송 중 응급처치체계, 구급차와 병원 현장과의 통신 연결체계 등이 필수적인 요소이다. 응급환자의 이송방법은 크게 지상이송과 항공이송으로 구분된다. 대부분의 환자는 지상으로 이송된다. 항공이송은 회전식 항공이송(rotator air transportation)과 고정식 항공이송(fixed-wing air transportation)으로 구분한다.

산간벽지나 섬과 같은 지역에서 환자가 발생하였을 때 이용되는 헬리콥터는 회전식 항공이송으로 이송하는 중에도 응급처치는 지속적으로 수행되어야 한다.

지상 이송 (Ground transportation)	항공 이송(Air transportation)	
	회전익(Rotator)	고정익(Fixed-wing)
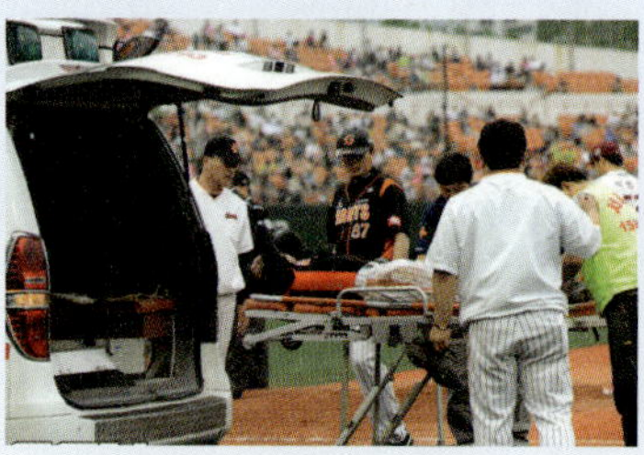	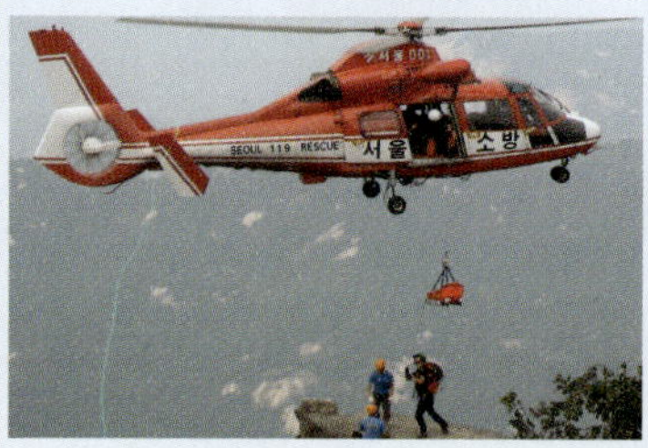	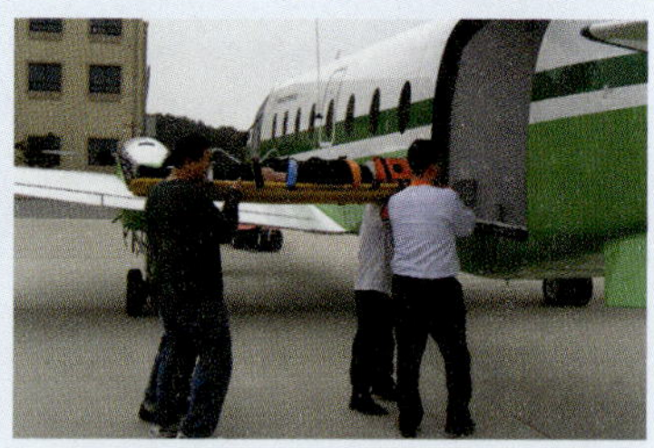

'아덴만 여명작전' 중 총상을 입은 석해균(58) 선장을 한국까지 이송한 전용기는 캐나다 봄바디어사가 제작한 '챌린지-604' 모델을 개조한 소형제트기이다. 국제의료기업 '인터내셔널SOS'가 운영하며 12명이 탑승, 최대순항속도 시속 740 km, 1회주유시 2,800마일을 비행한다. 전 세계에 30대 정도로 60개국에서 24시간 운영하며 의사, 간호사, 응급구조사, 항공의료전문가들로 구성되어 있다.

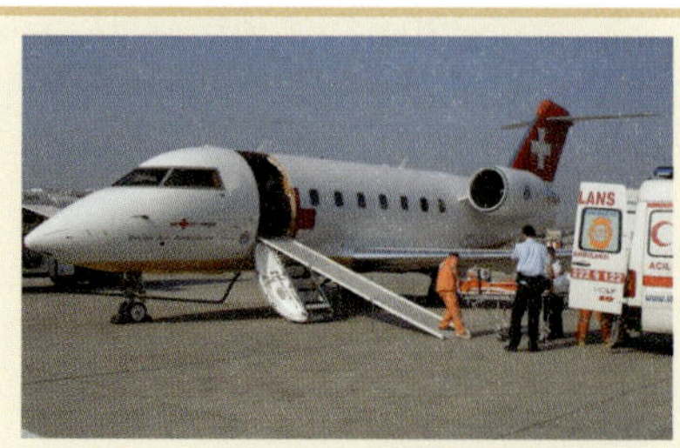

(3) 3단계 : 병원 단계

응급환자가 응급의료기관에 이송되어 의료진에 의한 전문 진료를 받는 단계로서 응급의료기관은 진료를 위한 인력, 시설, 장비 등을 갖추어야 한다. 병원진료 단계의 치료가 적절히 이루어지려면 응급의료진과 전문응급장비 등이 충분히 확보되어야 하며, 최단 시간 내에 최상의 의료가 시행될 수 있도록 준비되어야 한다.

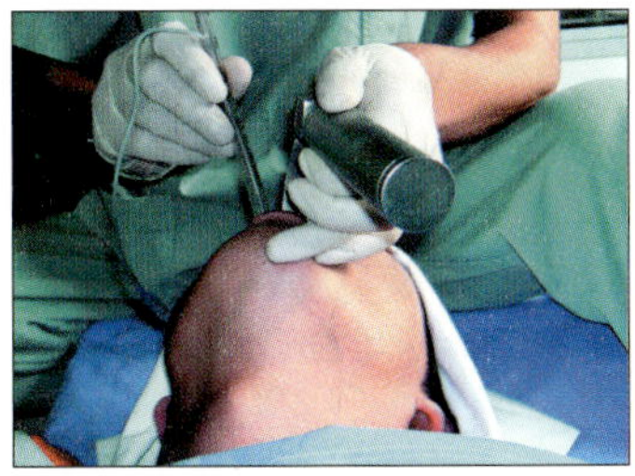
▲ 병원 진료단계

병원진료 단계에서는 주로 응급의학 전문의가 주축이 되어 응급의료가 제공되는데, 2006년부터는 응급간호에 대한 전문교육과정을 이수한 응급전문간호사가 배출되고 응급센터에서의 병원실습이 추가된 응급구조사들이 증가하면서 병원단계에서의 응급의료가 질적으로 많이 향상되고 있다.

통신체계(응급의료 체계의 구성요소)

각 단계의 유기적인 연결을 위한 유 · 무선의 통신망으로 구급차와 현장, 병원과 구급차, 현장과 병원, 병원과 병원을 연결하는 응급의료체계내의 혈액과 같은 기능을 수행한다. 응급의료체계에서 이용이 가능한 모든 통신수단을 이용하는 포괄적인 체계를 말한다. 특히 응급의료에 참여하는 요원들은 상호 긴밀히 연락을 취할 수 있는 통신체계가 갖추어져야 하며, 최근에는 기존의 무선통신망 및 유선통신망과 더불어 휴대전화를 사용한 통신체계가 강조되고 있다.

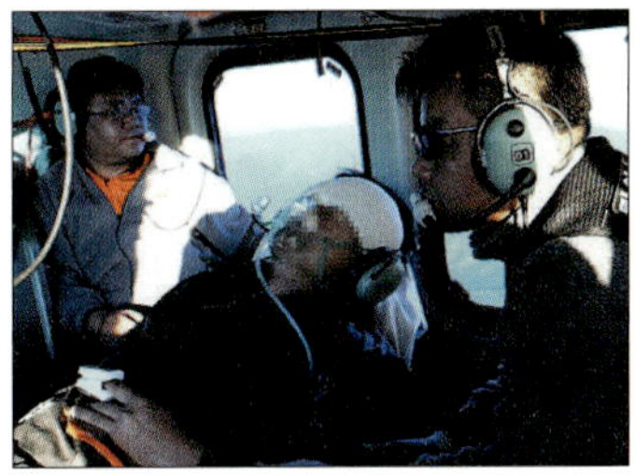

응급의료체계가 효율적으로 운영되기 위한 요건

- 환자에 대해 사고 현장에서 응급처치가 신속히 이루어져야 한다.
- 현장에서 뿐만 아니라 이송 중에도 응급처치가 이루어져야 한다.
- 병원에서 신속하고 체계적인 진료가 이루어져야 한다.
- 각 처치 단계마다 연관성이 있어야 하며, 각 단계별, 각 부서별 협력체계를 유지하여야 한다.

2) 우리나라의 응급의료 신고 체제

미국은 911, 영국은 999로 위급 또는 응급 상황에서 모든 신고번호가 단일화 되어있다. 우리나라는 해당 단체에서 각각 따로 운영하고 있기 때문에 필요한 신고번호를 다 알고 있어야 한다. 응급상황에서 운영하는 번호 중 1339는 보건복지부에서, 119는 소방방재청에서 각각 운영하고 있었으나 2013년 6월 22일부터 1339는 119로 통합되었다.

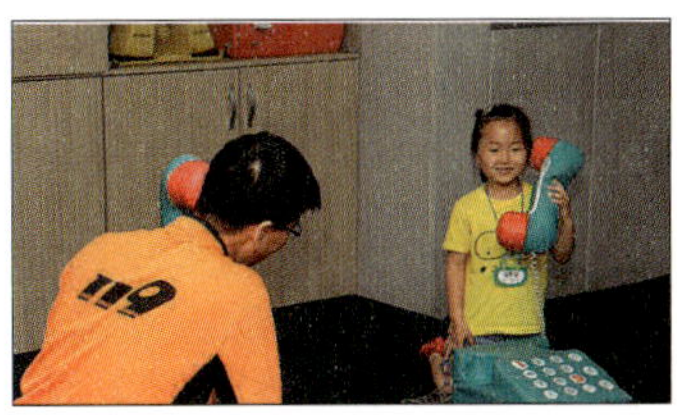

119번(소방상황실)	129번(보건복지콜센터)	1339번(119와 통합)
소방방재청 운영	**보건복지부에서 운영**	**응급의료정보센터 운영**
소방 방재청에서 운영하는 구급대로서 응급상황 시 응급처치와 환자의 이송을 담당한다. 재해 및 안전 관련 민원접수가 24시간 가능하다.	보건복지가족관련 정보와 상담서비스(일자리지원, 소득보장, 복지서비스, 아동 및 노인학대 등)를 제공한다(24시간 상담서비스).	권역별 응급의료정보센터로서 긴급상황 시 응급처치 요령, 병원안내, 질병상담 등을 전화로 도움을 주는 곳이다.
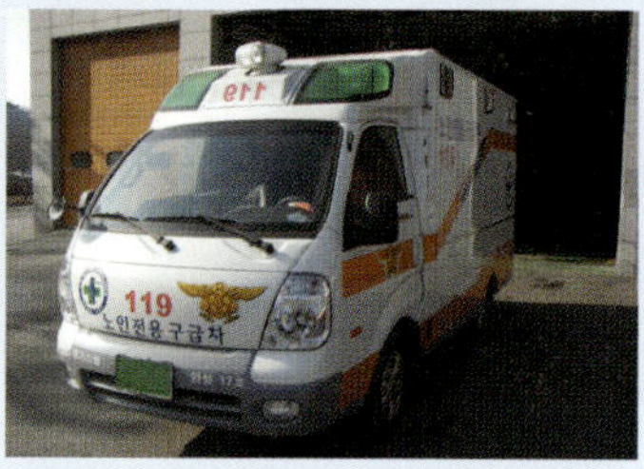	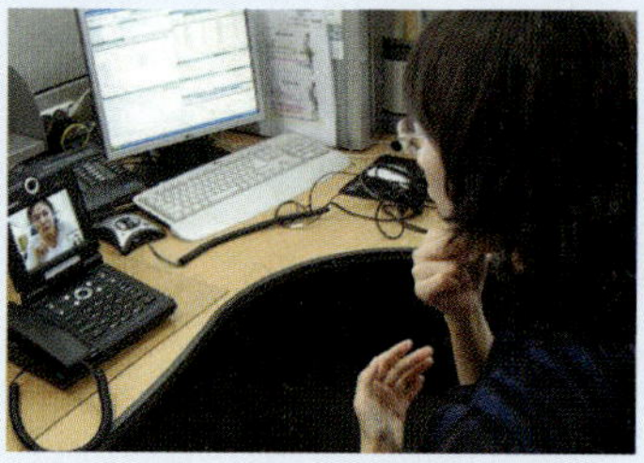	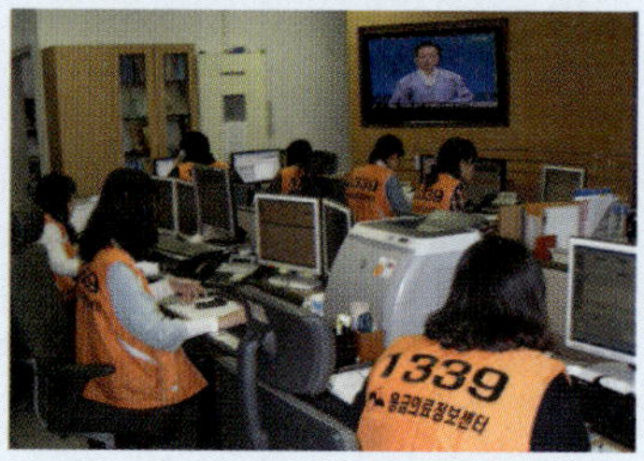

생활안내 및 긴급 전화번호

info	전화	info	전화
정부민원안내 콜센터	110	아동 · 노인 학대 신고(보건콜센터)	129
테러, 산업스파이, 간첩 신고(국가정보원)	111	기상예보(일기)	131
범죄 신고(경찰청)	112	법률구조 상담	132
대공상담 및 신고	113	실종아동 · 차량 행방문의 신고	182
전화번호 안내	114	마약 범죄종합 신고(검찰청)	1301
국내 전보 신청	115	관광 정보 안내	1330
표준시간 세계 시간 안내	116	인권 침해 상담	1331
성매매 피해여성 신고, 학교폭력	117	금융 민원 상담	1332
사이버테러(개인정보유출)	118	교통정보 신고(도로, 철도, 항공)	1333
화재, 구급, 구조(응급의료, 병원정보)	119	청소년 보호 신고	1338
다산콜센터	120	자원 봉사	1365
상수도 민원안내(동파 등)	121	여성보호 신고	1366
해양사고신고	122	군(軍) 사고, 방산 스파이 신고	1337
전기고장 신고	123	노인학대 예방센터	1389
밀수 사범 신고(관세청)	125	아동학대 신고	1391
마약사범 신고	127	부패행위 신고	1398
환경오염 신고	128	부정, 불량식품 신고	1399

3. 감염 및 특수환자 관리

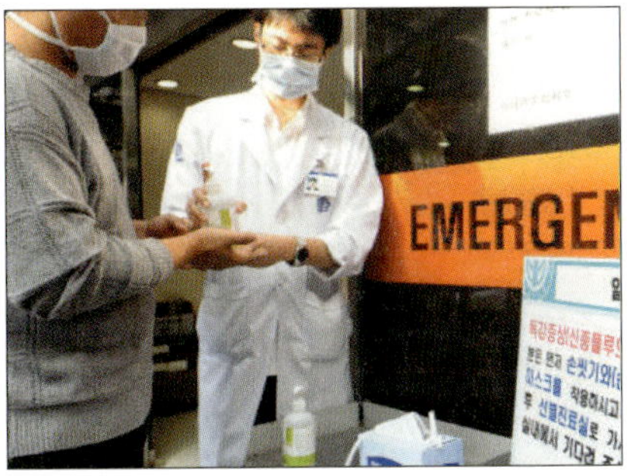

현장에서의 응급처치는 환자의 인적사항이나 주변 상황이 파악되기 전에 시작해야 하는 경우가 많다. 구조자가 현장에서 응급조치를 성공적으로 수행할 수 있도록 사고주변을 안전하게 관리하는 것이 환자의 생명유지와 후유증 방지를 위한 응급조치와 전문치료만큼이나 매우 중요한 일이다. 응급상황에 직면한 사고자나 응급환자는 극도의 불안감을 느끼고 흥분하기 쉽기 때문에 이들을 안정시키는 노력이 필요하며 신뢰를 얻을 수 있는 언행이 요구된다.

응급처치 시 환자의 눈을 보면서 접근하고, 가능하면 현장의 상황과 처치할 내용을 정직하게 알려주며, 환자에게 경어를 사용하고 정확한 발음과 환자가 이해할 수 있는 수준으로 의사 전달을 하고, 긴장을 풀어주면서 편안한 상태를 갖도록 배려해야 한다. 특히 응급환자를 처치하기에 앞서 최초 반응자도 자신의 감염예방에도 각별히 신경을 써야 한다.

1) 개인 보호 장구 착용

최초반응자 자신뿐만 아니라 응급구조에 관계된 모든 사람들의 개인적인 안전은 매우 중요하다. 특히 최초반응자는 응급상황에 직면한 사고자나 응급환자로부터 감염되지 않도록 조심해야 한다. 현장 조사를 시행하기 전에 개인 보호 장구를 착용함으로써 감염 위험을 감소시킬 수 있다. 신체분비물 격리의 보호 장구는 보호 장갑이나 비닐장갑은 항상 필수이다. 환자에게서 출혈이나 다른 체액이 있을 경우에는 보호안경, 마스크와 포켓마스크 등을 사용한다.

감염 예방을 위한 개인 보호 장구

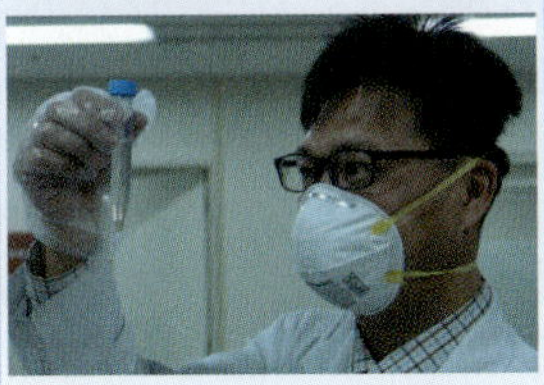	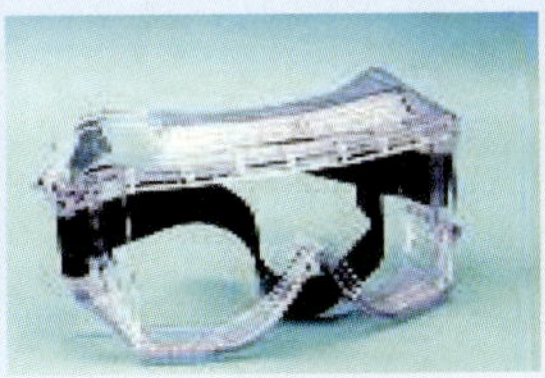	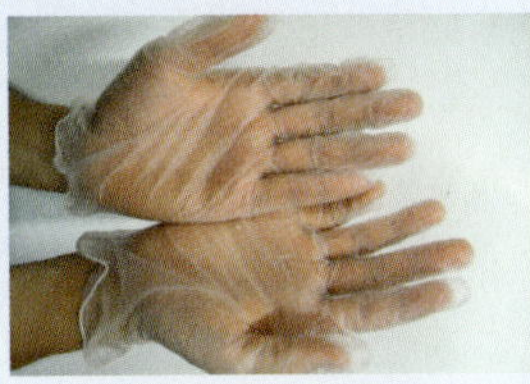	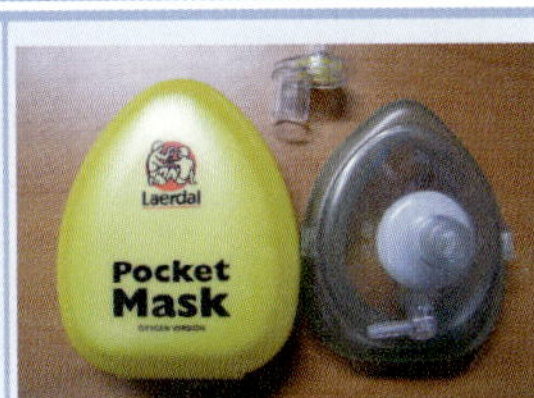
마스크	보호안경	보호장갑(비닐장갑)	포켓 마스크

개인보호장구 착용시 주의사항

- 마스크는 환자의 체액 접촉에 대비하여 신속하게 교체할 수 있도록 여분을 준비한다.
- 보호안경은 환자의 혈액이나 체액에 접촉 되었을 시 알코올 용액으로 소독한다.
- 보호장갑은 미세한 구멍이 있는지 여부를 공기를 불어넣는 방법 등으로 확인한다.
- 인공호흡을 해야 할 경우, 가급적 포켓 마스크를 사용한다.

2) 감염예방

감염에 따른 질환은 혈액의 포함 여부와 관련 없이 혈액, 체액, 분비물에 의해 전파될 수 있기 때문에 그 가능성을 줄이기 위해 최초반응자 뿐만 아니라 모든 응급처치자는 감염의 위험으로부터 자신을 보호해야 한다. 가능하면 개인보호 장비로 포켓마스크나 휴대용 마스크, 장갑 등을 착용하는 것이 좋다. 모든 응급환자는 잠재적인 감염 질환이 있다고 판단해야 한다.

주요 감염경로

혈액	대부분의 질병은 사람의 혈액(피)을 통해서 옮겨진다. 이러한 미생물에 오염된 혈액과 접촉하게 되면 감염될 수 있다. 혈액으로 감염되는 병원균 중에는 가장 문제가 되는 바이러스는 B형 감염바이러스(HBV), C형 감염바이러스(HCV), 인체 면역결핍바이러스(HIV)가 있다. ▶ 감염 경로 : 감염인과의 성 접촉, 감염혈액으로 인한 감염, 감염인과의 주사기 공동사용, 모자감염 등을 들 수 있다.	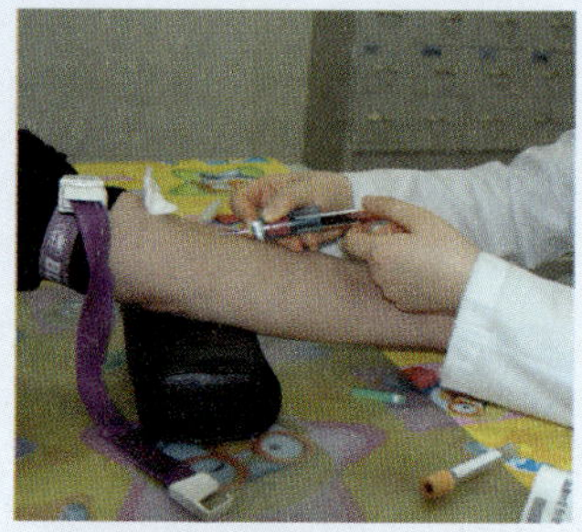
호흡기 분비물	환자나 보균자가 기침, 재채기, 대화시에 나오는 기도분비물, 콧물, 비말 등을 통하여 공기나 직 · 간접 접촉에 의해 감염될 수 있다. 즉, 환자의 기침 등에 의해 감염체가 공기 중으로 퍼져 나간 후 감염체가 포함되어 있는 점액비말을 다른 사람이 호흡하면서 전염되는 것 이다. ▶ 대표적인 질병 : 인플루엔자, 홍역, 결핵 등이 있다.	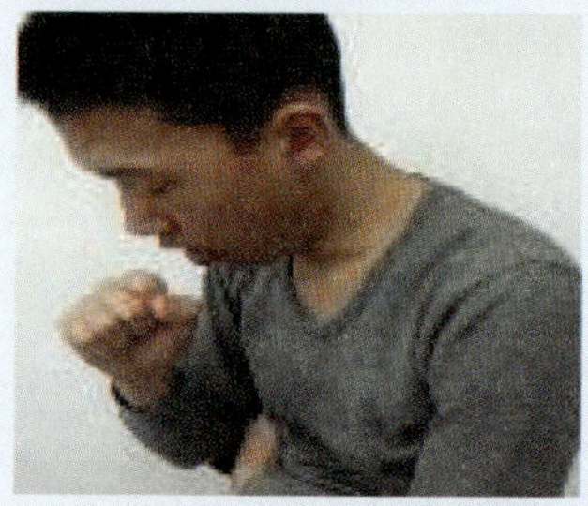
삼출액 또는 체액	삼출액은 염증이 있을 때 피의 성분이 혈관 밖으로 나와 병소에 모인 액상의 물질로서, 성기 분비물, 화농성 질병의 체표면의 농양 · 분비물과 성교 또는 직 · 간접 접촉에 의해 감염될 수 있다. ▶ 대표적인 질병 : 임질, 매독, 후천성면역결핍증 등이 있다.	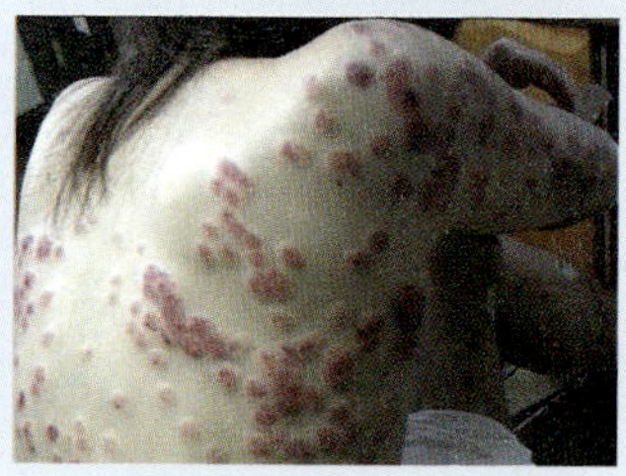

Q&A

Q 포켓 마스크를 사용하면 구조자가 왜 안전한가요?

A 포켓마스크를 휴대용 마스크라 한다. 일방향판(one-way valve)이 있어 환자로부터 배출된 공기나 이물질이 구조자의 입으로 들어가는 것을 막아준다. 구조호흡이 필요한 경우 환자와 응급처치자의 직접적인 접촉을 막아서 소생술 동안 감염 위험을 감소할 수 있는 기구로 아주 작고 조립하기 간편해서 주머니에 넣고 다닐 수 있다.

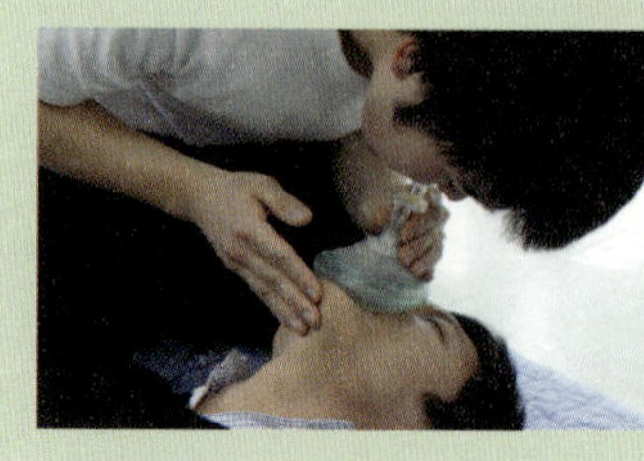

(1) 주요 감염질환

① B형 간염(Hepatitis B)

간염은 바이러스가 간을 침범하여 발병한다. 가장 흔한 간염은 A, B, C 형이 있으며 이들은 각기 다른 바이러스에 의해 일어난다. B형 간염(HBV)은 간에 직접적인 영향을 미치는 치명적인 바이러스 질환이며 혈액이나 체액에 의해 전파된다. 최선의 예방책은 B형 간염 예방접종과 개인 보호장비 착용으로 예방할 수 있다. 바이러스에 노출된 경우에는 바로 병원 치료를 받아야 감염을 예방할 수 있다.

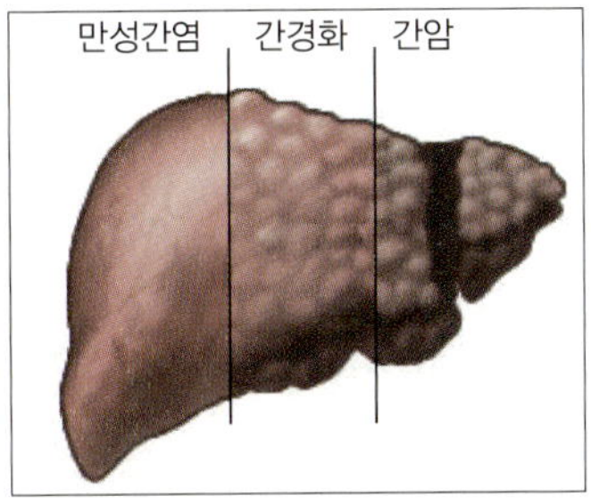

② 결핵(Tuberculosis)

약에 대한 내성이 쉽게 생기며 몸이 약해지면 다시 재발하는 질병으로 가래나 기침으로 인한 호흡기 분비물로 전파되는 공기매개 호흡기 질환이다. 예방책으로는 집단시설에서의 기침 환자의 경우는 결핵여부에 관계없이 결핵이 있다고 가정하고 특수마스크를 착용하거나 마스크가 없는 경우에는 손수건으로 입과 코를 감싸서 직접적인 호흡기 분비물의 접촉으로부터 보호해야 한다.

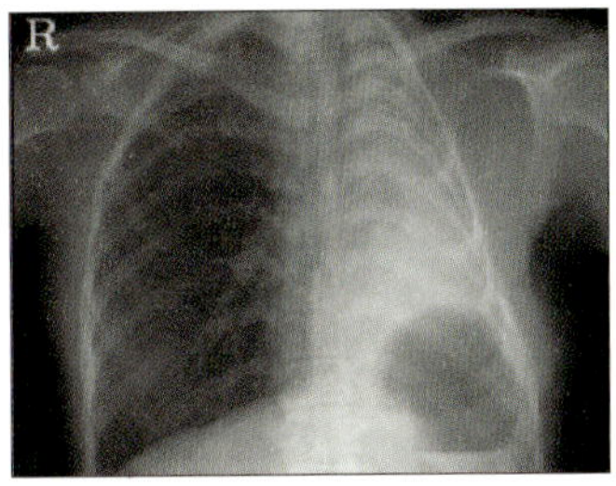

③ 후천성 면역결핍증(Acquired Immuno-Deficiency Syndrome ; AIDS)

인체면역결핍바이러스(HIV)는 인체의 면역기능을 파괴하며 후천성면역결핍증(AIDS)을 일으키는 바이러스이다. 이 바이러스는 피부접촉 등의 간접접촉으로는 전파되지 않으나 감염자의 체액과 밀접한 접촉으로 전파된다. 따라서 AIDS 감염자나 의심이 되는 응급환자의 응급처치 시 장갑을 포함한 개인 보호장비를 착용하고, 감염자의 혈액 또는 체액이 피부에 묻었을 경우는 즉시 비눗물로 씻은 후 소독액으로 소독해야 한다.

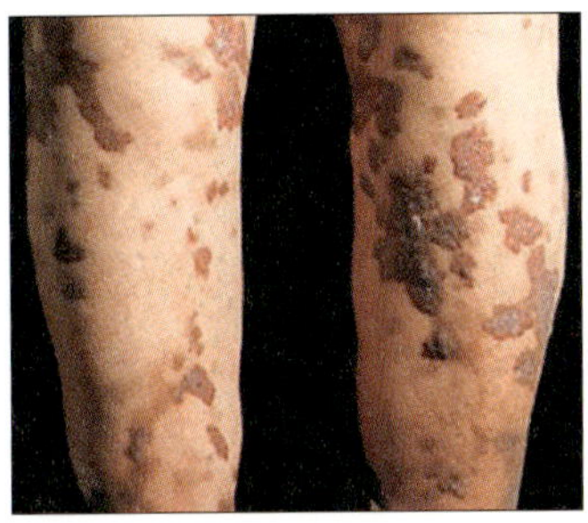

Q&A

Q 감염으로 인해 주로 나타나는 패혈증의 경로와 증상은 어떤 것이 있나요?

A 패혈증의 감염경로는 여러 가지이며, 피 속에 들어온 세균이나 미생물이 번식하면서 만든 독성물질 때문에 중독 증세를 나타내거나 온몸에 감염 증상이 발생한 것으로 구토, 발열, 호흡 곤란, 염증 등의 증상이 나타난다.

혈액의 세균 감염이 일어나면 온몸에 염증 반응과 광범위한 조직손상이 일어나고 이는 혈액순환 장애로 이어지게 되고 결국 온몸의 조직에 산소가 부족해져 폐, 신장, 간 등 여러 장기의 손상으로 사망에 이르게 된다. 패혈증 원인이 되는 세균 종류에 따라 2~3일 만에 감염에서 사망에 까지 이를 수 있다.

(2) 감염예방을 위한 응급조치

환자를 통해 감염에 따른 질병을 얻을 위험은 매우 낮다. 그러나 응급처치자는 감염의 위험성에 대해 충분히 알고 있어야 하며, 감염 예방을 위해 사전에 개인 보호 장비를 착용하거나 현장에서 그것이 불가능할 경우는 처치 후 감염방지를 위한 노력을 하여야 한다.

1) 손을 깨끗이 세척	2) 보호 장갑을 착용	3) 감염으로부터 자신을 보호
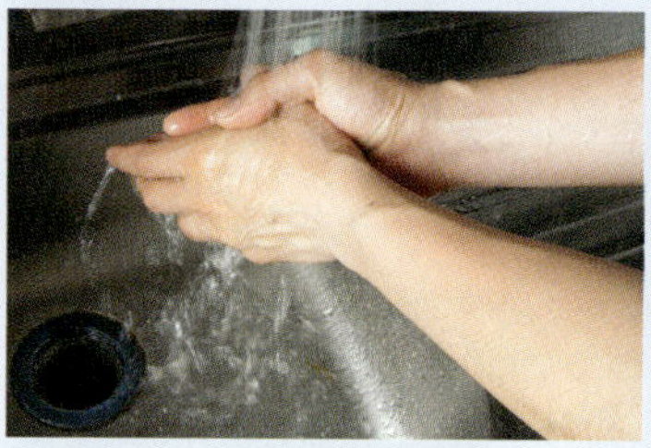	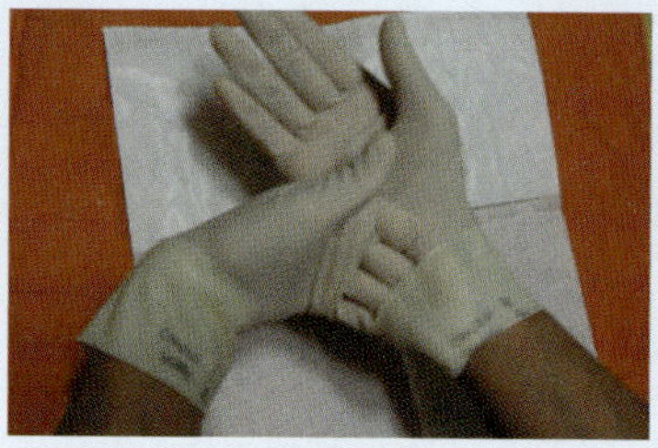	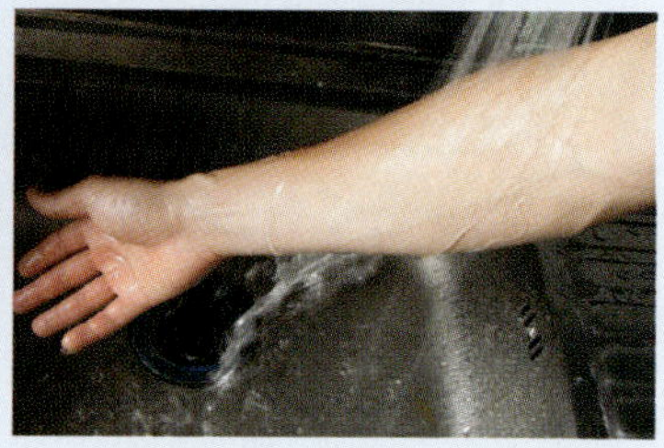
응급처치가 가능하게 우선 손을 깨끗이 씻는다.	보호 장갑을 착용하여 오염물질을 차단하도록 한다.	혈액과 체액을 잘 닦아내며 감염으로부터 보호받도록 한다.

✚ 감염예방을 위해 체액과 직접 접촉을 회피한 후 신속히 응급처치를 실시한다.

감염 예방을 위한 대용품

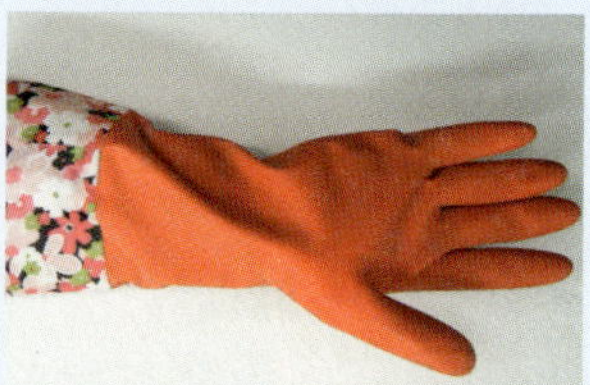

- 집에서 쓰는 고무장갑
  - 보호 효과가 있기 때문에 감염 예방을 위해 사용해도 무방하다.
- 개인 보호 장비가 없을 경우는 오염된 곳을 물로 세척한다.

▶ 비닐장갑이 없을 경우 소독된 고무장갑을 사용한다.

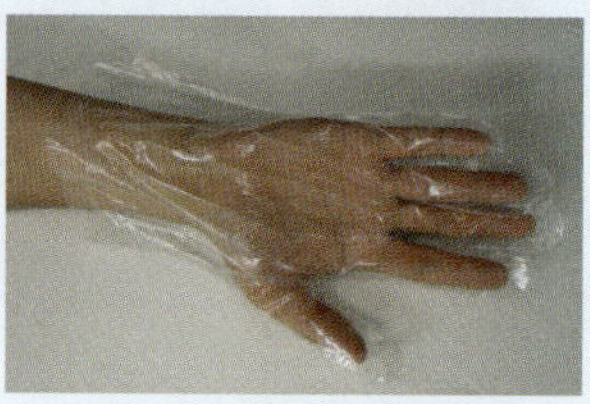

- 병원용 비닐장갑이 없을 경우
  - 깨끗한 일회용 비닐 등을 사용하여 상처부위로부터의 감염을 예방한다.
- 응급처치 키트를 가지고 다닐 경우
  - 오염 방지 병원용 비닐장갑을 착용한다.
  - 응급처치 키트를 구입할 시 의료용 장갑 몇 벌을 여벌로 구비해 놓는 것이 좋다.

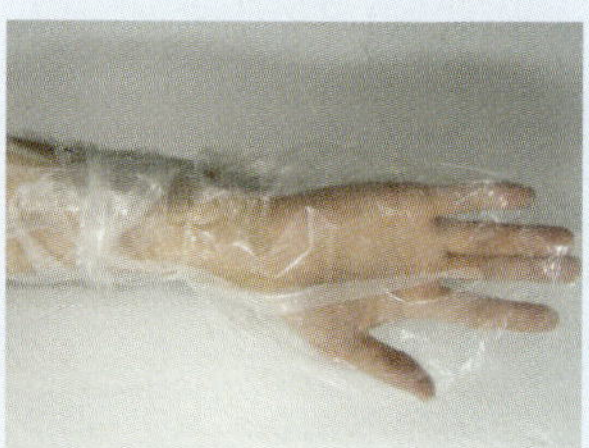

- 위생비닐 또는 비닐봉투
  - 주위에 별도의 멸균 혹은 소독된 감염예방을 위한 물품이 없을 경우 최소한의 감염원으로부터 응급처치자를 보호할 수 있는 위생비닐이나 비닐봉투를 사용한다.

▶ 공기 매개 및 비말전파의 감염 예방을 위해서는 모자, 마스크, 보안경, 안면보호기(보호장구)를 착용하여야 한다.

(3) 소아환자 관리

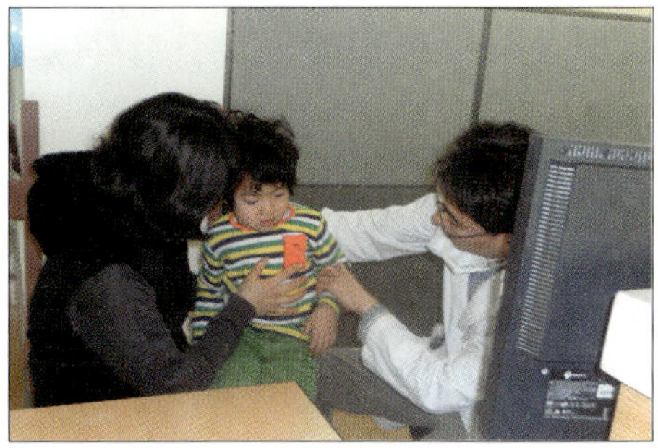

모든 응급환자는 어느 정도의 걱정과 공포를 갖는데 어린아이의 경우는 더욱 심하다. 사고 현장이나 최초반응자를 보고도 놀랄 수 있다. 소아 환자는 공간 지각력이 부족하고, 논리적이지 못하며, 남의 입장에서 사고를 하지 못하기 때문에 현재 처하고 있는 응급 상황의 사유와 변화를 알기 쉽게 설명하여야 한다. 응급처치를 할 경우 통증을 유발할 가능성이 있는 경우(부목고정 등) 무엇을 할 것인지, 왜 하여야 하는지, 통증이 얼마 정도 가는지, 응급처치는 이러한 처치를 통해 빨리 낫게 한다는 것을 명확히 설명하여야 한다.

소아환자 응급처치 시 주의사항

- 주위 환경만으로도 낯설고 민감하게 반응하기 때문에 의사소통 시 친절하고 친근감 있는 태도로 접근 한다.
- 응급처치의 내용을 정확하게 설명하고, 통증을 감소시키고 치료기간을 단축시키는 효과에 대해서도 충분히 전달하도록 한다.
- 옷을 벗길 경우나 손상부위의 노출 시 최대한 소아환자의 프라이버시를 존중해야 한다.
- 부모와 분리에 대한 두려움이 있으므로 부모나 보호자와 함께 응급처치 이송이 이루어져야 한다.
- 계속 눈을 마주보면서 소아환자가 최초반응자에게 믿음과 신뢰를 갖도록 최선을 다하여야 한다.

(4) 노인환자 관리

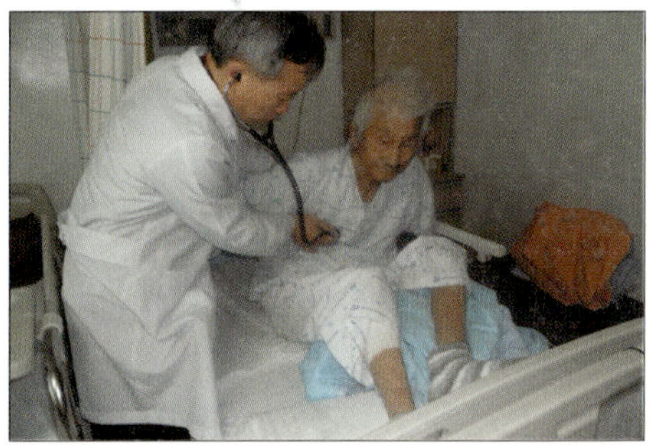

노인응급환자는 심리적 및 경제적 요인으로 질병을 감추거나 참는 경우가 많다. 특히 비교적 약한 손상이라도 젊은 사람에 비해 사망률이 높으며 노인성 질환은 단독 발생하는 경우가 드물고 여러 질병이 합병되는 경우가 많다. 또한 기존 질병으로 평소에 약물을 복용하거나 응급약을 휴대하는 경우가 많으며 성인병 인자를 대부분 가지고 있어서 퇴행적인 경과를 보이는 경우가 흔하다.

노인환자 응급처치 시 주의사항

- 의사소통 시 친절하고 친근감 있는 태도로 접근해야 하고, 과거 및 현재병력을 사전에 파악하여 응급의료진에게 알려준다.
- 서두르지 말고 문제해결에 조절력을 가져야 한다.
- 부드러우면서도 확신을 가지고 노인환자를 응급처치하고 어떤 치료를 하려는지 분명하게 설명한다.
- 옷을 벗길 경우나 손상부위 노출 시 최대한 노인환자의 프라이버시를 존중해야 한다.
- 노인의 두려움에 대해 노인환자 입장에서 자세하게 설명하고 잘 모르는 일은 잘 모른다고 사실대로 대답한다.

4. 응급상황 발생 시 행동요령

1) 응급처치 현장에서 응급처치자의 역할

응급 상황을 목격한 모든 사람은 당황하게 되고 응급처치에 대한 강박감을 갖게 된다. '최초 반응자(first responder)' 란 용어는 응급처치에서 매우 중요한 인적요소로서, 갑작스런 손상이나 질병이 발생한 현장에 처음으로 도착한 사람을 말한다.

최초 반응자(first responder)는 기본적인 응급처치 요령에 대하여 교육과 훈련을 받은 사람이 가장 바람직하며, 기본 심폐소생술과 기본외상소생술 등이 포함된 기본소생술(basic life support ; BLS)을 시행할 수 있어야 하고 응급구조사가 현장에 도착하면 환자를 인계한다.

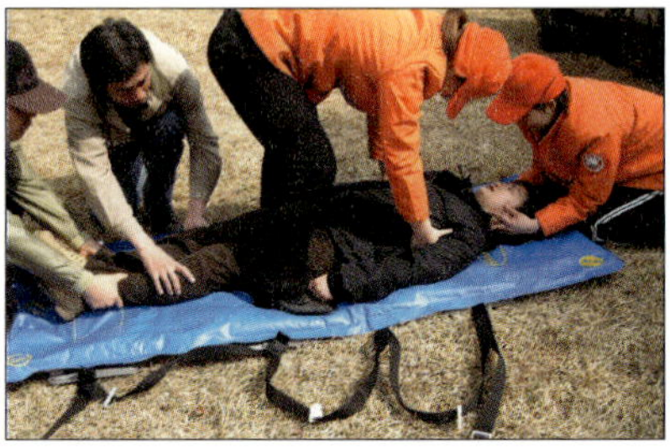

▲ 골프장에서는 대부분 응급처치교육을 받은 경기도우미들이 현장 응급처치 업무를 수행하고 있다.

(1) 응급처치 현장에서 최초 반응자의 능력

- 심폐소생술(AED 포함)을 시행할 수 있어야 한다.
- 기본 외상 처치술을 시행할 수 있어야 한다.
- 장비를 사용하는 구급요원을 지원할 수 있어야 한다.
- 응급의료 종사자의 업무를 도와줄 수 있어야 한다.
- 교육받은 행위만 시행하고 응급의료 종사자가 도착하면 업무를 인계하여야 한다.

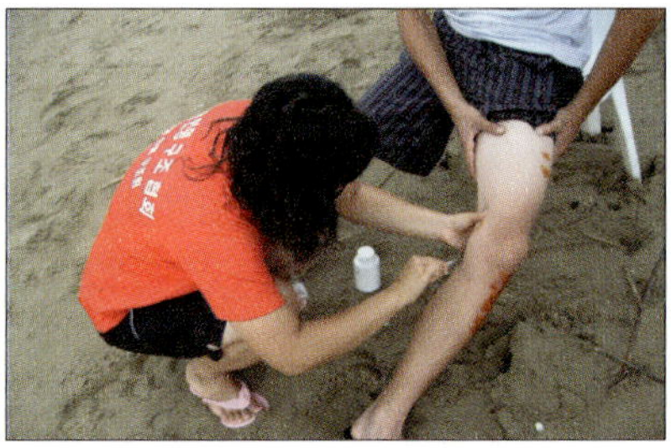

응급처치 현장에서 최초 반응자가 주의 할 사항

- 최초반응자의 안전은 환자의 처치보다 최우선으로 한다.
- 응급환자에게 응급 의료 행위에 관하여 설명하고 동의를 얻어야 한다.
- 환자와 접촉 이전에 마스크, 장갑 등의 보호장구를 착용하도록 한다.
- 정당한 사유 없이 응급환자에 대한 응급처치를 중단해서는 안 된다.
- 사고현장에서 무리하게 환자를 이동시키지 않는다.

Q&A

Q 응급처치의 시행 범위(Application range)란 무엇인가?

A 전문적인 의사의 치료를 받기 전까지의 즉각적이고도 임시적인 적절한 처치와 보호이며, 전문적인 의료서비스 요원에게 인계한 후에는 모든 것을 그의 지시에 따라 행동하는 것을 말한다.
따라서 전문적인 의료서비스 요원에게 인계하기 전까지 최초 반응자는 응급처치를 중단하거나, 임의로 판단하지 말고 응급환자에게 기본적인 응급처치를 시행하여야 한다.

2) 응급처치 현장에서 구조 활동 원칙

응급처치는 어디까지나 병원 전 단계인 임시적인 처치로서 지켜야 할 구조 원칙은 다음과 같다.

(1) 현장조사(Field survey, Scence survey)

응급현장의 안전 상태 및 위험요소를 확인 후 활동한다.

- 사고 유형과 정도, 사고 장소 및 부상자 수를 파악한다.
- 현장 주위에 사용가능한 장비와 도움을 받을 수 있는 사람이 있는지 확인한다.

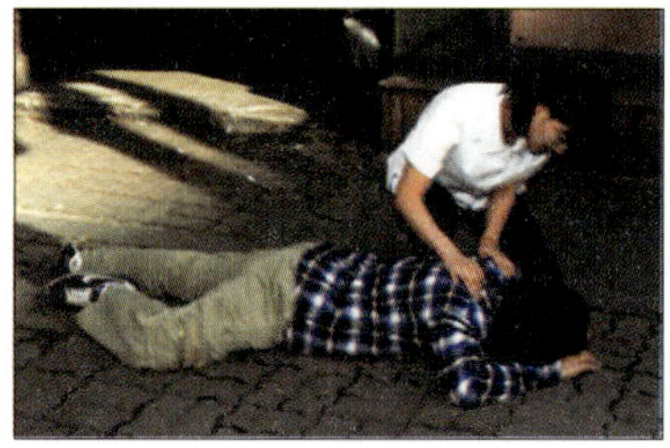

▲ 환자 및 부상자의 상태를 확인

(2) 구조요청(Call)

현장조사 후 응급의료체계(119)에 신고한다.

- 신고 시 응급상황을 6하 원칙에 따라 설명한다.
  - 언제, 누가, 어디서, 무엇을, 어떻게, 왜

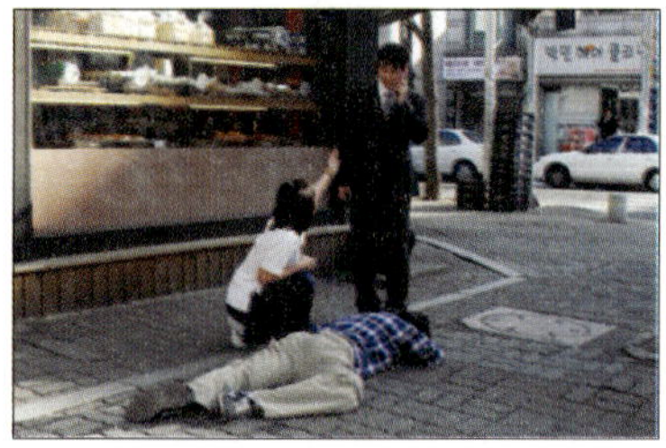

▲ 119에 구조 요청

구조 요청 시 포함할 사항

- 환자 발생장소(사고현장의 도로 이름이나 주변의 큰 건물)
- 신고자의 이름과 전화번호(전화가 끊길 경우에 대비)
- 사고의 유형(화재, 교통사고 등)
- 환자의 수와 상태(몇 명인지, 의식유무, 호흡곤란이나 출혈유무 등)
- 환자에게 실시된 응급처치 상태(심폐소생술 여부 등)
- 기타(상황실에서 질문에 대한 답변)

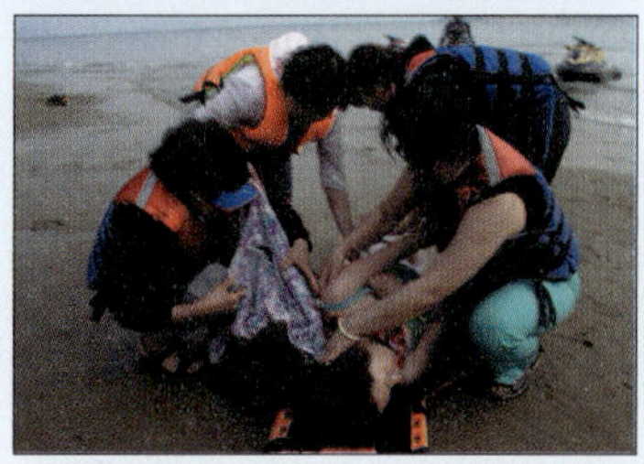

(3) 응급처치(Care)

구조자 자신의 안전을 먼저 생각하고, 자신이 응급처치자 임을 환자에게 알려준다.

- 심장, 폐, 뇌, 척추 등 생명 위급 판단 부위 평가가 가장 중요하다.
- 평가 후 적절하고 지속적인 응급 처치를 실시한다.
- 응급환자에게 적절한 호칭을 사용하여 친근감을 갖도록 하고 긴장을 풀 수 있도록 편안하게 대한다.
- 응급환자에게 질문을 할 경우 답변할 시간을 충분히 준다.
- 응급 의료진이 도착하면 파악한 환자 상태를 정확히 알려준다.

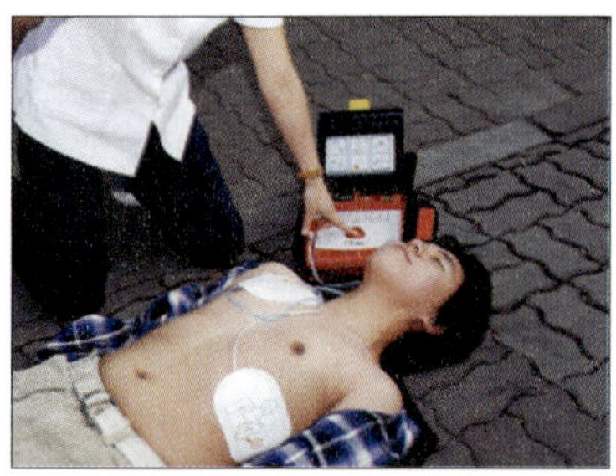

▲ 자동제세동기를 사용하는 응급처치

5. 응급의료종사자

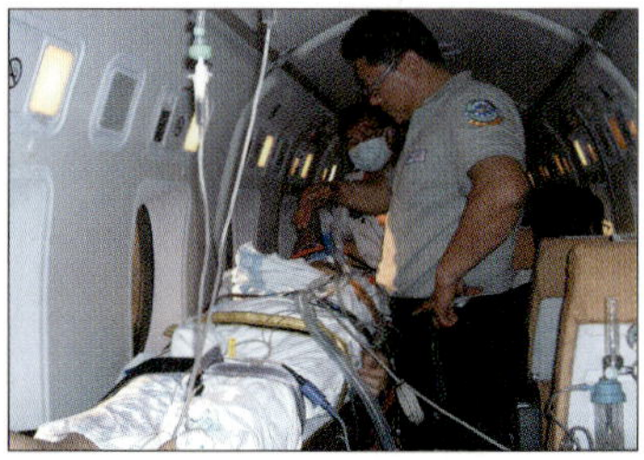

▲ 항공 이송 중인 환자 상태 확인

응급의료종사자는 의료인 및 응급구조사를 말하며 생명수호를 위해 최선을 다함과 동시에 환자의 안전과 권익을 위해 노력하는 사람들이다. 특히 응급구조사는 응급의료체계 중 병원 전 단계에서 가장 중요한 역할은 응급구조사가 수행한다.

응급구조사(emergency medical technician ; EMT)는 사고 현장에서 현장응급처치를 실시하고 환자를 이송하는 동안에 환자에게 응급의료를 제공한다. 이렇게 이루어지는 적절한 응급처치가 환자의 회복을 빠르게 하고 신체장애를 더욱 줄일 수 있다는 것을 알아야 한다. 또한 최초반응자는 환자를 돌봄에 의료 자격에 관계없이 적극적으로 협조하며, 또한 국민의 응급처치 능력 향상을 위해 서로 의학적 지식과 기술을 나누는데 매진하도록 협조하여야 한다.

1) 일반 응급처치자

(1) 일반인(Lay public)

응급의료에 관한 법률 제5조에 "응급환자를 발견한 때에는 즉시 이를 응급의료기관 등에 신고하여야 한다."라는 신고 의무와 "응급의료종사자가 응급의료를 위하여 필요한 협조를 요청하는 경우에는 이에 적극 협조하여야 한다."라는 협조 의무만을 규정하고 있다.

동법 제4조에는 "모든 국민은 응급상황에서의 응급처치 요령, 응급의료기관 등의 안내 등 기본적인 대응방법을 알 권리가 있으며, 국가 및 지방자치단체는 이를 위한 교육 · 홍보 등 필요한 조치를 강구하여야 한다."라고 규정하고 있다. 따라서 심폐소생술을 모든 국민에게 교육하고 응급상황에서 시행할 수 있게 하는 것은 국민의 기본 권리에 해당된다.

(2) 최초반응자(First responder)

전문적인 응급구조사와는 달리 단기간 응급처치 교육을 받고 일상 업무에 종사하면서 응급환자나 부상자를 발견할 경우 응급구조사가 현장에 도착할 때까지 응급처치를 시행하는 요원(경찰, 보건교사, 응급처치원 교육을 받은 안전요원 등)을 말한다. 1년에 4시간씩 "구조 및 응급처치" 교육을 받도록 규정되어 있다.

Q&A

Q **심폐소생술 훈련을 받은 일반인과 최초반응자의 차이가 무엇인가?**

A 심폐소생술 훈련을 받은 일반인은 말 그대로 일반인이 심폐소생술 훈련을 받은 경우를 말하며, 최초반응자는 심폐소생술과 기본적인 기도유지 방법, 그리고 다른 기본적인 기술 등 응급처치교육을 받은 훈련된 사람으로서 경찰, 소방관, 항공승무원, 수상인명구조원 등이 될 수 있다. 응급처치자는 응급구조사가 도착하기 전까지 환자의 응급처치를 담당하고, 응급구조사에게 환자를 인계한 후 응급구조 업무를 돕는 역할을 한다.

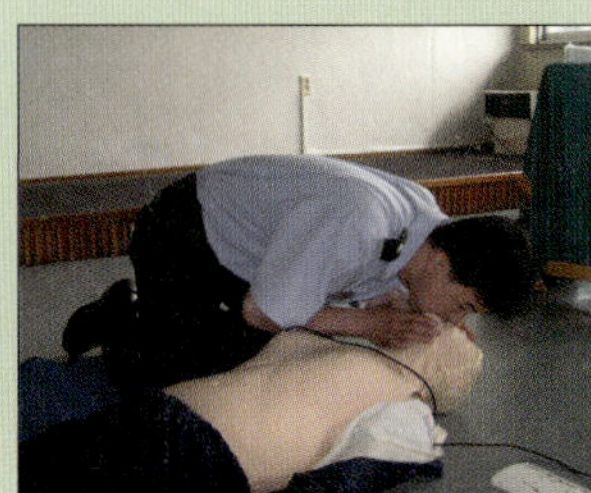

2) 응급의료 종사자

(1) 전화상담원(Dispatcher)

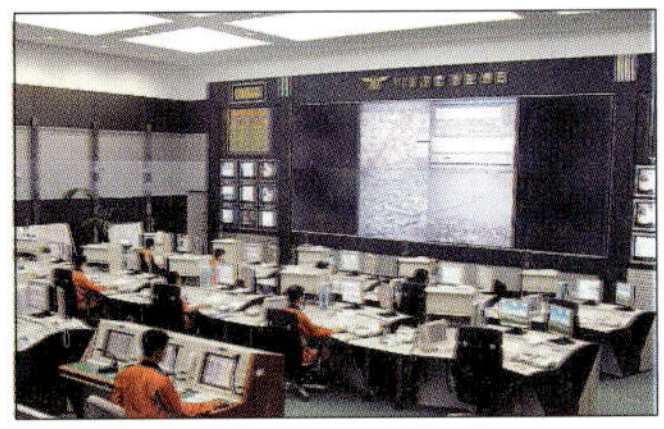

응급환자에 대한 상담 및 지도와 이송병원 안내, 구급대원에 대한 응급처치 지도 등 응급환자 이송에 관한 정보를 효율적으로 제공하기 위하여 1339 번호를 폐지하고 119로 통합하여 소방방재청과 시 · 도 소방본부에 '119 구급상황 관리센터'를 설치 · 운영하고 있다.

(2) 응급구조사(Emergency Medical Technician ; EMT)

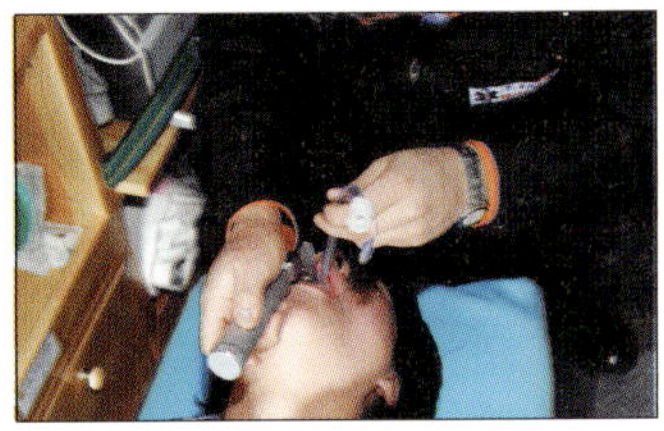

1급과 2급 응급구조사로 구분한다. 1급 응급구조사는 현장이나 이송과정에서 기도삽관, 인공호흡기 사용, 수액요법 등과 같은 제반 응급처치를 할 수 있다.

2급 응급구조사는 기본 심폐소생술, 응급환자의 척추나 사지의 고정, 환자 이동과 이송 등에 필요한 기본적인 의료행위만을 수행한다.

(3) 응급전문간호사(Certified Emergency Nurse ; CEN)

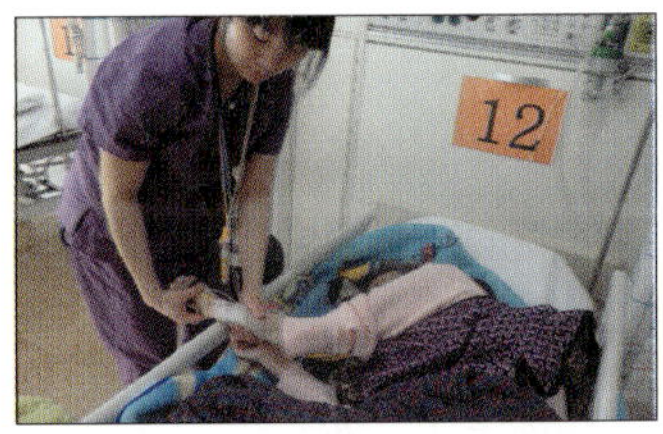

응급환자의 특수성으로 응급간호 분야에서도 전문성이 요구되어 응급실 내에서의 간호활동뿐만 아니라 현장처치에서도 응급간호사가 일부 역할을 수행하고 있다(2000년부터 운용).

(4) 응급의학전문의(Emergency Physician)

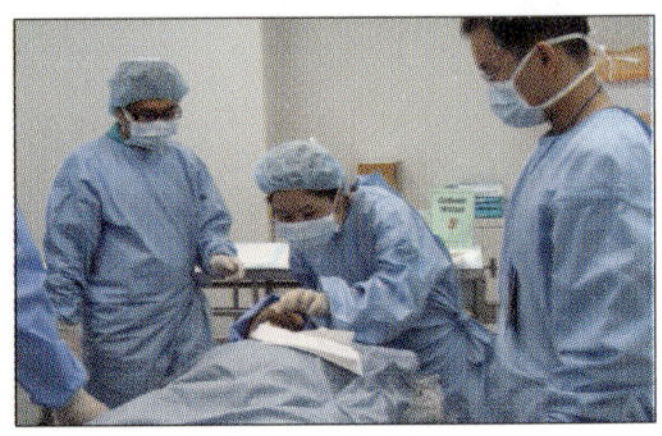

모든 응급환자에게 포괄적이고 효과적인 응급치료를 제공하는 전문 의료인이다.

의료적인 처치 이외에도 전문요원의 교육, 응급의료체계의 구성과 운영방법 등에 대한 제반 업무를 수립하고 평가하는 모든 과정을 담당한다.

구조 요청이 필요한 응급 상황

- 급성의식 장애 및 신경학적 이상(경련, 마비 등)
- 구토 및 의식장애를 동반한 두부 또는 척추 손상
- 급성호흡곤란, 심장질환으로 인한 급성 흉통, 심장박동 이상자
- 약물 중독 및 급성 시력소실
- 급성 복통, 심한 화상, 개방성 다발성 골절, 다발성 외상
- 지혈 안 되는 출혈, 급성 위장관 출혈, 지속되는 각혈
- 얼굴 부종을 동반한 알레르기 반응, 전기손상, 익수 등

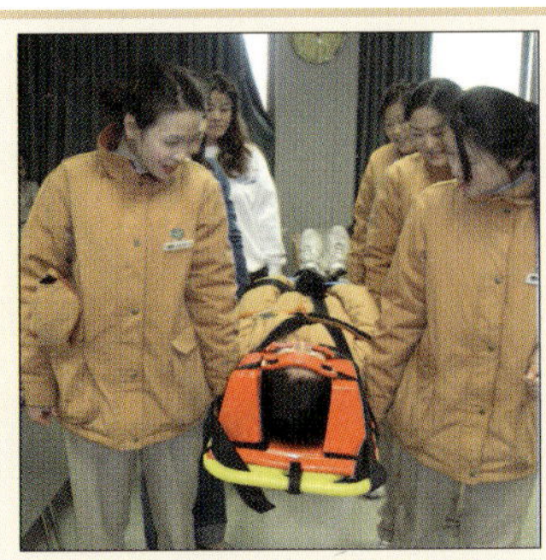

6. 응급처치의 법적 문제

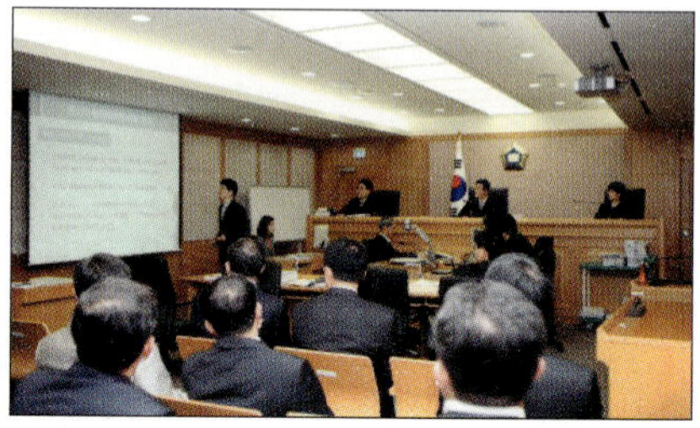

응급처치는 다양한 법적인 문제에 연루될 수 있다. 법적 문제는 환자나 보호자가 응급처치에 대하여 불만을 품게 될 때 발생된다. 환자상태를 악화시키거나, 적절한 응급처치를 제공하지 못한 응급처치는 그릇된 판단과 행동에 대하여 법적인 제재를 받을 수도 있다. 만약 과실이 범해졌다면 자신이 법적으로 구제를 받을 수 있는지 알아야 할 것이다. 법적 동의와 면책의 개념과 더불어 다양한 종류의 법적 문제를 알아야 한다.

1) 치료 기준

일반적으로 응급처치를 위해 응급환자에게 적절한 치료를 위하여 행동해야만 하는 방식을 치료기준이라고 정의한다. 치료기준은 관행, 법규, 법령, 조례, 판례법 등 많은 방법에 의해 확립되었다. 치료기준 중에서 전문적 또는 제도화된 기준은 응급처치의 타당성을 결정하는데 중요한 역할을 한다. 통상 응급처치의 행위나 활동이 타인에게 해를 줄 가능성이 있다면, 타인의 안전과 안녕에 관해 우선적으로 관심을 가져야 한다.

(1) 사회 관행

일반적으로 사회에서 이루어지는 관행은 응급처치의 기준을 결정하는데 중요한 요소가 될 수 있다. 사회의 관행에 의해서 정해진 치료기준이란, 유사한 훈련과 경험을 갖춘 분별력 있는 사람이 유사한 상황에서 유사한 장비를 이용하여 동일한 장소에서 어떻게 행동했을까 하는 것을 판단하는 기준을 말한다. 예를 들면, 구급차와 관계된 응급구조사의 행위는 비교가 가능한 구급차 업무의 측면에서 비교되어 판단되어야지, 의사나 다른 숙련된 의료인들과 동일한 치료기준으로 평가될 수는 없다.

(2) 법률에 의한 기준

응급의료에 관한 법률에 선의의 응급의료에 대한 면책조항이 있다. 법 제5조2항(선의의 응급의료에 대한 면책)은 "생명이 위급한 응급환자에게 해당하는 응급의료 또는 응급처치를 제공하여 발생한 재산상 손해와 사상에 대하여 고의 또는 중대한 과실이 없는 경우 해당 행위자는 민사 책임과 상해에 대한 형사 책임을 지지 아니하고 사망에 대한 형사 책임은 감면한다."로 규정함으로써, 선의의 응급처치자를 보호할 수 있는 법적 근거를 제공하고 있다. 이러한 법률의 해당 행위자에게는 일반인 및 업무시간 외의 의료종사자가 포함되어 있다.

(3) 전문적 · 제도화된 기준

법률로 정해진 기준 이외에 전문적 기준은 응급의료에 관련된 조직과 사회에서 널리 인정된 학술적인 사항에 의한 기준을 지칭한다.

제도화된 기준은 특수법률과 응급구조사가 속해 있는 단체에서의 권장사항에 의한 기준을 말한다. 따라서 응급구조사는 그들이 속한 조직이 공포한 기준을 숙지하고, 응급구조사는 자신이 속해 있는 조직에 합리적이고 현실적인 기준을 제정하도록 노력해야 한다.

2) 동의의 법칙

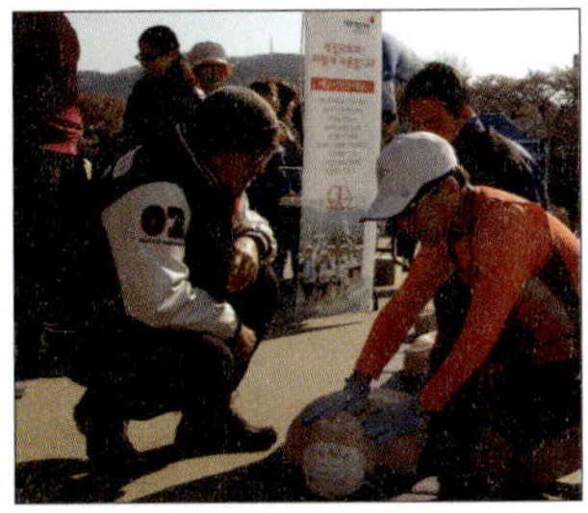

개인의 동의가 없는 타인의 의도적인 접촉은 법률적으로 폭행의 구성요건이 된다. 따라서 응급처치는 반드시 사고자나 가족의 동의를 얻어야 한다. 허락 없이 신체에 접촉하는 행위는 위법이며 법적 소송으로 피해를 볼 수 있기에 반드시 사전 동의를 구하고 응급처치를 하여야 한다. 동의는 다음 3가지로 구분한다.

(1) 동의를 요하지 않는 경우

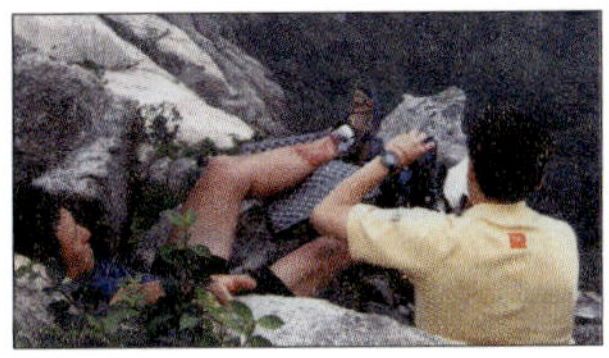

- 응급처치 : 응급을 요하는 환자의 경우 동의 없이 의료행위를 하였다 해도 「긴급피난」의 법 이론에 의하여 위법성이 있다 할 수 없다.
- 행정상의 강제성을 지닌 경우 : 예방접종, 강제 격리수용, 교통 차단, 강제 입원 등

(2) 동의만으로 행할 수 없는 의료행위

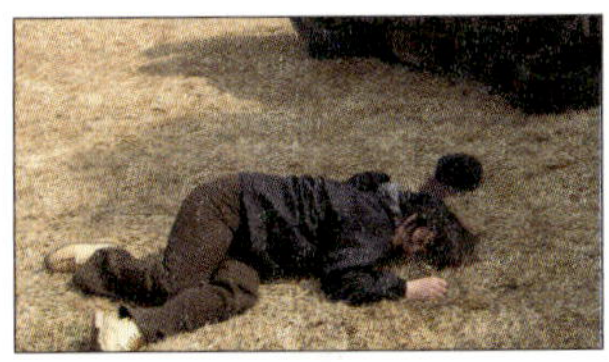

- 인공 임신 중절, 안락사, 시험진료 등 환자의 요청(동의)만으로서는 시행할 수 없으며 각 행위의 법적 여건이 구비되어야 한다.

(3) 비 자의적 동의(아동이나 정신적으로 무능력 한 자)

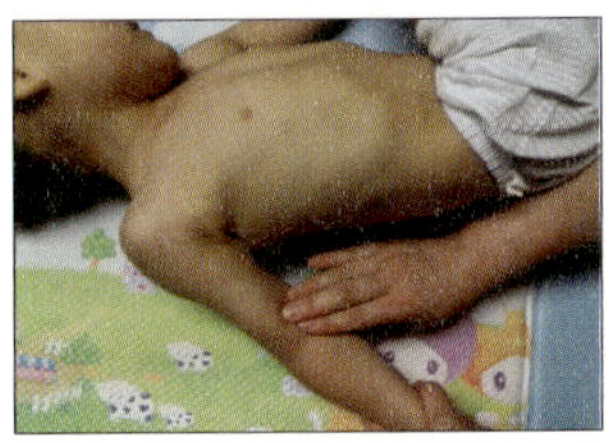

아동이나 정신적으로 무능력한 자는 보호자의 동의를 얻어야 한다. 응급환자의 생명이 위급한데 부모나 보호자가 없을 경우에는 묵시적 동의에 근거하여 응급처치를 시행한다.

Q&A

Q 응급상황에서 사망률이 점차 낮아지는 이유는 무엇인가?

A 사망률이 점차 낮아지는 이유는 그동안 수술과 마취 기술발전과 항생제의 개발 등의 여러 요소 때문이지만 무엇보다 시간적인 요소를 줄이기 위한 후송체계와 치료체계의 획기적인 발전 덕분이다. 따라서 응급환자나 사고자의 치료 시 신속한 이송체계를 만드는 것이 중요하다.

7. 응급의료에 관한 법률

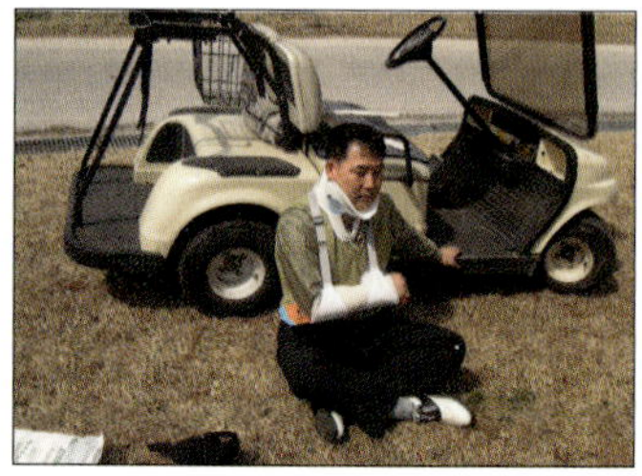

응급의료에 관한 법률이 1994년에 제정되었으며 이듬해 1995년 1월부터는 응급의료에 관한 시행령이 발효되어 응급의료체계가 실제적으로 체계화되었다. 2000년 7월 응급의료에 관한 법률이 재개정되어 응급의료에 관한 다양한 변화가 시도되고 각 권역별로 권역응급의료센터가 지정되어 응급의료 체계의 새로운 면모를 갖추게 되었다. 구조 및 응급처치 교육에 관한 법률(2010.1.18), 심폐소생술을 위한 응급장비의 구비 의무(본조 신설 2007.12.14), 응급 장비의 구비 의무가 있는 다중 이용시설(본조신설 2008.6.11)에 관한 법률과 법률시행령의 내용은 다음과 같다.

1)「응급의료에 관한 법률」제5조의 2(선의의 응급의료에 대한 면책)

'선한 사마리아인 법(2008.5.22 제 273회, 6차 본회의 법안 통과)' 은 의료인을 보호하자는 취지의 법이지만 이 법을 확대하여 응급처치자가 고통 받는 사람에게 응급처치 중에 일어나는 법적인 문제에 도움을 주고자 격려하는 법이다.

참고

생명이 위급한 응급환자에게 다음 각 호의 어느 하나에 해당하는 응급의료 또는 응급처치를 제공하여 발생한 재산상 손해와 사상(死傷)에 대하여 고의 또는 중대한 과실이 없는 경우 해당 행위자는 민사 책임과 상해에 대한 형사 책임을 지지 아니하고 사망에 대한 형사 책임도 감면한다.

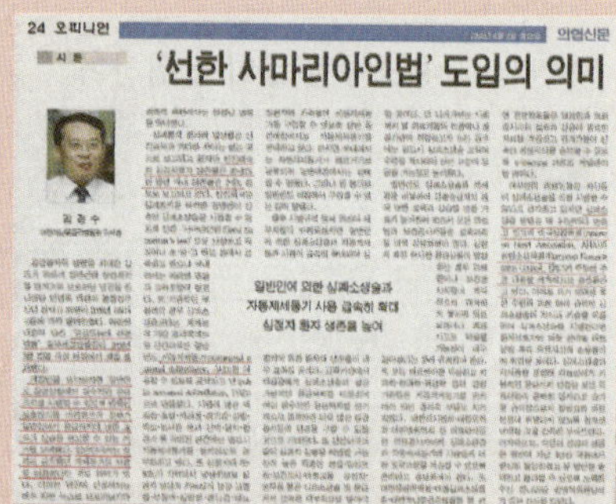

24 오피니언 의협신문

'선한 사마리아인법' 도입의 의미

일반인에 의한 심폐소생술과
자동제세동기 사용 급속히 확대
심정지 환자 생존율 높여

[본조신설 2008.6.13]

1. 다음 각 목의 어느 하나에 해당하는 자가 아닌 자가 실시한 응급처치
   가. 응급의료종사자
   나.「선원법」제78조의2에 따른 선박의 응급처치담당자,「소방기본법」제35조에 따른 구급대 등 다른 법령에 따라 응급처치 제공의무를 가진 자
2. 응급의료종사자가 업무수행 중이 아닌 때 본인이 받은 면허 또는 자격의 범위 안에서 실시한 응급의료
3. 제1호 나목에 따른 응급처치 제공의무를 가진 자가 업무수행 중이 아닌 때에 실시한 응급처치

2)「응급의료에 관한 법률」제14조(구조 및 응급처치에 관한 교육)

① 보건복지부장관 또는 시 · 도지사는 응급의료종사자가 아닌 사람 중에서 다음 각 호의 어느 하나에 해당하는 사람에게 구조 및 응급처치에 관한 교육을 받도록 명할 수 있다.<개정 2011.8.4, 2012.6.1>

1. 구급차등의 운전자
2.「여객자동차 운수사업법」제3조제1항에 따른 여객자동차운송사업용 자동차의 운전자

3. 「학교보건법」 제15조에 따른 보건교사
4. 도로교통안전업무에 종사하는 사람으로서 「도로교통법」 제5조에 규정된 경찰공무원등
5. 「산업안전보건법」 제32조제1항에 따른 안전 · 보건에 관한 교육의 대상자
6. 「체육시설의 설치 · 이용에 관한 법률」 제5조 및 제10조에 따른 체육시설에서 의료 · 구호 또는 안전에 관한 업무에 종사하는 사람
7. 「유선 및 도선 사업법」 제22조에 따른 인명구조요원
8. 「관광진흥법」 제3조제1항제2호부터 제6호까지의 규정에 따른 관광사업에 종사하는 사람 중 의료 · 구호 또는 안전에 관한 업무에 종사하는 사람
9. 「항공법」 제2조제4호 및 제5호에 따른 항공종사자 또는 객실승무원 중 의료 · 구호 또는 안전에 관한 업무에 종사하는 사람
10. 「철도안전법」 제2조제10호가목부터 다목까지의 규정에 따른 철도종사자 중 의료 · 구호 또는 안전에 관한 업무에 종사하는 사람
11. 「선원법」 제2조제1호에 따른 선원 중 의료 · 구호 또는 안전에 관한 업무에 종사하는 사람
12. 「소방시설 설치 · 유지 및 안전관리에 관한 법률」 제20조에 따른 소방안전관리자 중 대통령령으로 정하는 사람
13. 「국민체육진흥법」 제2조제6호에 따른 체육지도자

② 보건복지부장관 및 시 · 도지사는 대통령령으로 정하는 바에 따라 제4조제1항에 따른 응급처치 요령 등의 교육 · 홍보를 위한 계획을 매년 수립하고 실시하여야 한다. 이 경우 보건복지부장관은 교육 · 홍보 계획의 수립 시 소방방재청장과 협의하여야 한다.<신설 2008.6.13, 2010.1.18, 2011.8.4>

③ 시 · 도지사는 제2항에 따라 응급처치 요령 등의 교육 · 홍보를 실시한 결과를 보건복지부장관에게 보고하여야 한다.<신설 2011.8.4>

④ 제1항부터 제3항까지의 규정에 따른 구조 및 응급처치에 관한 교육의 내용 및 실시방법, 보고 등에 관하여 필요한 사항은 보건복지부령으로 정한다. <개정 2011.8.4>

3) 「응급의료에 관한 법률」 제2조(심폐소생을 위한 응급장비의 구비의무)

다음 각 호의 어느 하나에 해당하는 시설 등은 자동제세동기 등 심폐소생술을 행할 수 있는 응급장비를 갖추어야 한다. <개정 2009.6.9>

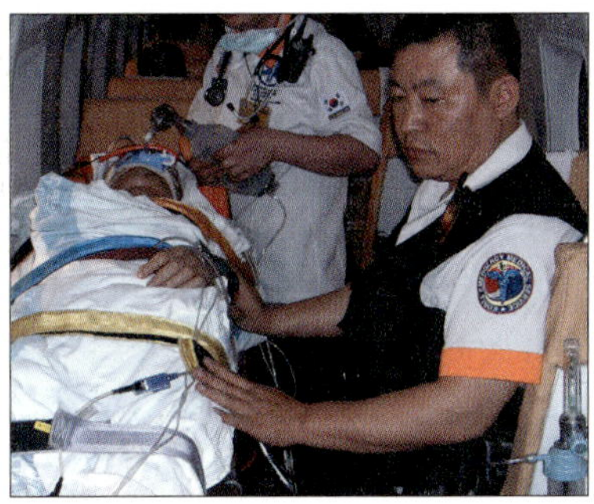

1. 「공공보건의료에 관한 법률」 제2조에 따른 공공보건의료기관
2. 「소방기본법」 제35조에 따른 구급대에서 운용 중인 구급차
3. 「항공법」 제2조 제1호에 따른 항공기 중 항공운송사업에 사용 되는 여객 항공기 및 같은 법 제2조 제7호의 규정에 따른 공항
4. 「철도산업발전 기본법」 제3조 제4호에 따른 철도차량 중 객차
5. 「선박법」 제1조의 2에 따른 선박 중 총톤수 20톤 이상 선박

6. 그 밖에 대통령령으로 정하는 다중 이용시설

② 제1항에 따라 갖추어야 하는 응급장비의 관리 등에 필요한 사항은 보건복지부령으로 정한다. [본조신설 2007.12.14]

4) 「응급의료에 관한 법률 시행규칙」 제6조(구조 및 응급처치교육)

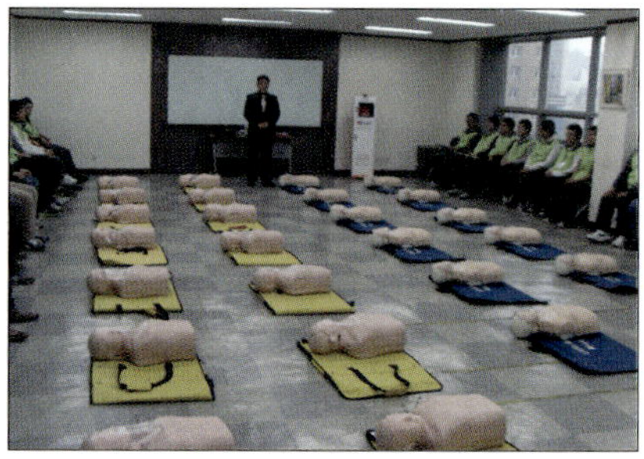

보건복지부장관 또는 특별시장 · 광역시장 · 도지사(이하 "시 · 도지사"라 한다)가 법 제14조에 따라 구조 및 응급처치에 관한 교육을 실시하고 응급처치교육 수료증을 발급 하여야한다.

① 보건복지부장관 또는 특별시장 · 광역시장 · 도지사(이하 "시 · 도지사"라 한다)가 법 제14조에 따라 구조 및 응급처치에 관한 교육을 실시하려는 경우 그 교육의 내용 및 실시방법은 별표 2와 같다. 이 경우 세부적인 사항은 보건복지부장관이 정하여 고시한다. <개정 2008.6.13, 2010.3.19>

② 보건복지부장관 또는 시 · 도지사는 법 제14조에 따라 구조 및 응급처치에 관한 교육을 받은 자에 대하여 별지 제3호서식의 구조 및 응급처치교육 수료증을 발급하여야 한다. <개정 2008.3.3, 2008.6.13, 2010.3.19>

③ 제2항에 따라 수료증을 발급받은 자는 당해 사업장 등에 수료증을 게시하거나 교육받은 사실을 표시할 수 있다. <개정 2008.6.13>

5) 「응급의료에 관한 법률 시행령」 제47조의2(심폐소생을 위한 응급장비의 구비 등의 의무)

500세대 이상 공동주택의 자동제세동기 설치 의무화

2012년 8월 4일에 개정되어 2012년 11월 15일에 시행된 '응급의료에 관한 법률' 제 47조의 2(심폐소생을 위한 응급장비의 구비 등의 의무) 제1항 제6조에 의하면 "대통령령으로 정하는 규모 이상의 건축법 제2조 제2항 제2호에 따른 공동주택"에는 자동제세동기 등 심폐소생술을 할 수 있는 응급장비를 갖추어야 한다. '응급의료에 관한 법률 시행령' 제26조 2(응급장비의 구비의무가 있는 공동주택 등)에 의하면 "대통령령으로 정하는 규모"란 500세대를 말한다고 규정하고 있다.

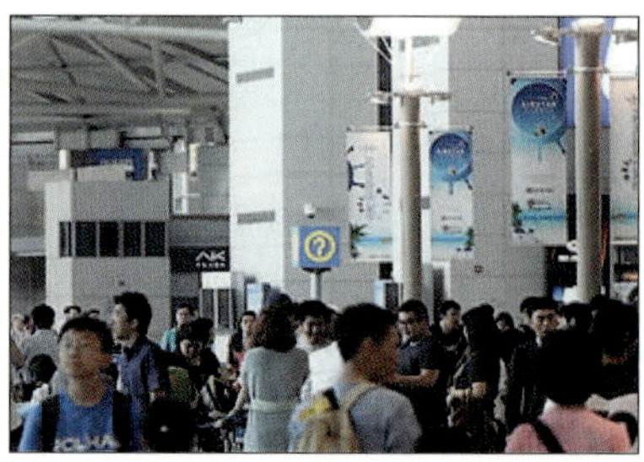

① 다음 각 호의 어느 하나에 해당하는 시설 등에는 자동제세동기 등 심폐소생술을 할 수 있는 응급장비를 갖추어야 한다. <개정 2009.6.9, 2011.3.8, 2011.8.4, 2012.2.1>

1. 「공공보건의료에 관한 법률」 제2조제3호에 따른 공공보건의료기관
2. 「119구조 · 구급에 관한 법률」 제10조에 따른 구급대에서 운용 중인 구급차

3. 「항공법」 제2조제1호에 따른 항공기 중 항공운송사업에 사용되는 여객 항공기 및 같은 법 제2조제7호에 따른 공항
4. 「철도산업발전 기본법」 제3조제4호에 따른 철도차량 중 객차
5. 「선박법」 제1조의2에 따른 선박 중 총톤수 20톤 이상인 선박
6. 대통령령으로 정하는 규모 이상의 「건축법」 제2조제2항 제2호에 따른 공동주택
7. 그 밖에 대통령령으로 정하는 다중이용시설

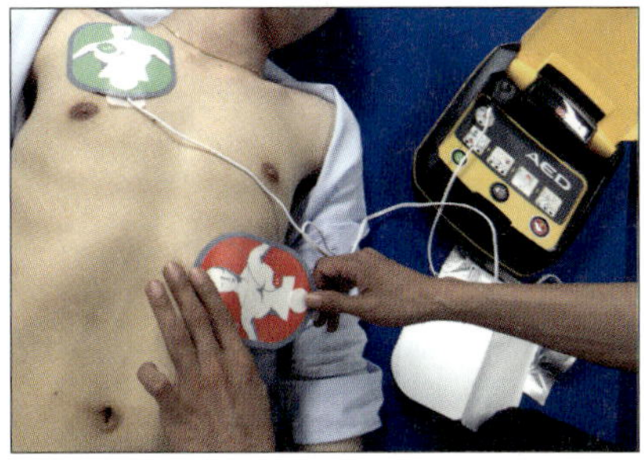

② 제1항에 따라 응급장비를 설치한 자는 해당 응급장비를 매월 1회 이상 점검하여야 한다. <신설 2012.5.14>

③ 제1항에 따라 갖추어야 하는 응급장비의 관리 등에 필요한 사항은 보건복지부령으로 정한다. <개정 2012.5.14> [본조신설 2007.12.14] [제목개정 2012.5.14]

6) 「응급의료에 관한 법률 시행규칙」 [별표 1] 응급증상 및 이에 준하는 증상

1. 응급증상(제2조제1호관련)
   가. 신경학적 응급증상 : 급성의식장애, 급성신경학적 이상, 구토 · 의식장애 등의 증상이 있는 두부 손상
   나. 심혈관계 응급증상 : 심폐소생술이 필요한 증상, 급성호흡곤란, 심장질환으로 인한 급성 흉통, 심계항진, 박동이상 및 쇼크
   다. 중독 및 대사장애 : 심한 탈수, 약물 · 알코올 또는 기타 물질의 과다복용이나 중독, 급성대사장애(간부전 · 신부전 · 당뇨병 등)
   라. 외과적 응급증상 : 개복술을 요하는 급성복증(급성복막염 · 장폐색증 · 급성췌장염 등 중한 경우에 한함), 광범위한 화상(외부신체 표면적의 18% 이상), 관통상, 개방성 · 다발성 골절 또는 대퇴부 척추의 골절, 사지를 절단할 우려가 있는 혈관 손상, 전신마취하에 응급수술을 요하는 중상, 다발성 외상

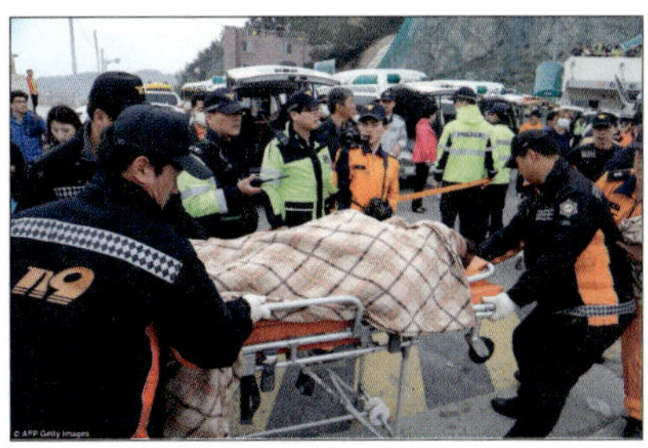

   마. 출혈 : 계속되는 각혈, 지혈이 안되는 출혈, 급성 위장관 출혈
   바. 안과적 응급증상 : 화학물질에 의한 눈의 손상, 급성 시력 손실
   사. 알러지 : 얼굴 부종을 동반한 알러지 반응
   아. 소아과적 응급증상 : 소아경련성 장애
   자. 정신과적 응급증상 : 자신 또는 다른 사람을 해할 우려가 있는 정신장애
2. 응급증상에 준하는 증상(제2조제1호 관련)
   가. 신경학적 응급증상 : 의식장애, 현훈
   나. 심혈관계 응급증상 : 호흡곤란, 과호흡

다. 외과적 응급증상 : 화상, 급성복증을 포함한 배의 전반적인 이상증상, 골절 · 외상 또는 탈골, 그 밖에 응급수술을 요하는 증상, 배뇨장애

라. 출혈 : 혈관손상

마. 소아과적 응급증상 : 소아 경련, 38℃ 이상인 소아 고열(공휴일 · 야간 등 의료서비스가 제공되기 어려운 때에 8세 이하의 소아에게 나타나는 증상을 말한다)

바. 산부인과적 응급증상 : 분만 또는 성폭력으로 인하여 산부인과적 검사 또는 처치가 필요한 증상

사. 이물에 의한 응급증상 : 귀 · 눈 · 코 · 항문 등에 이물이 들어가 제거술이 필요한 환자

7) 응급의료에 관한 법률 시행령 제9조(응급의료의 설명 · 동의)

① 응급의료종사자는 다음 각 호의 어느 하나에 해당하는 경우를 제외하고는 응급환자에게 응급의료에 관하여 설명하고 그 동의를 받아야 한다.

1. 응급환자가 의사결정능력이 없는 경우
2. 설명 및 동의 절차로 인하여 응급의료가 지체되면 환자의 생명이 위험하여지거나 심신상의 중대한 장애를 가져오는 경우

② 응급의료종사자는 응급환자가 의사결정능력이 없는 경우 법정대리인이 동행하였을 때에는 그 법정대리인에게 응급의료에 관하여 설명하고 그 동의를 받아야 하며, 법정대리인이 동행하지 아니한 경우에는 동행한 사람에게 설명한 후 응급처치를 하고 의사의 의학적 판단에 따라 응급진료를 할 수 있다.

③ 응급의료에 관한 설명 · 동의의 내용 및 절차 등에 관하여 필요한 사항은 보건복지부령으로 정한다.[전문개정 2011.8.4]

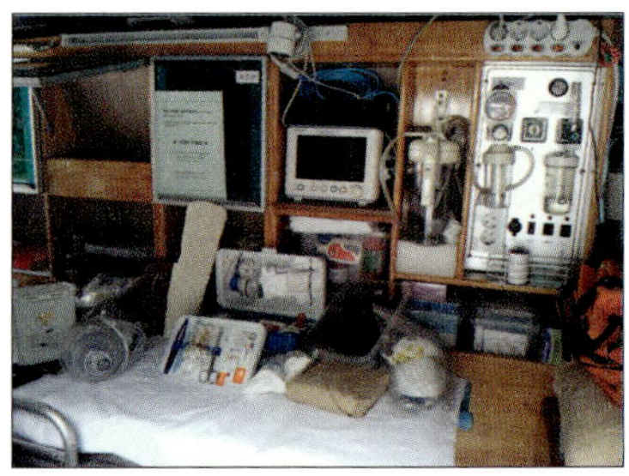

8) 응급의료 이용 관리료

○ 중앙 및 권역응급의료센터 : 55,880원
○ 전문 및 지역응급의료센터 : 48,430원
○ 지역응급의료기관 : 18,630원

참 고

응급의료관리료는 응급의료기관으로 지정받은 의료기관을 이용하여 진료받은 경우에 발생되는 비용으로 '응급의료에 관한 법률 시행규칙' 에 따라 응급증상 및 이에 준하는 증상 또는 응급증상으로 진행될 가능성이 있다고 응급의료종사자가 판단하는 증상의 경우에만 건강보험으로 적용이 되고 그 이외의 경우에는 환자본인이 응급의료 관리료 전액을 부담하도록 되어있다.
'응급의료에 관한 법률 시행규칙' 에서 정한 응급증상에 해당되는 경우는 위 내용을 근거로 함

연습문제 01

1 다음 중 환자 발생 시 가장 처음으로 반응하는 사람은?

① 간호사 ② 앰뷸런스 EMT

③ 최초 반응자 ④ 경찰

2 다음 중 응급의료 종사자가 아닌 것은?

① 응급구조사 ② 간호사

③ 의사 ④ 소방관

3 응급환자 발생 시 신고 연락처는?

① 112 ② 113

③ 111 ④ 119

4 현장에서 최초반응자의 역할로 옳지 않은 것은?

① CPR을 시행할 수 있어야 하고 기본 외상 처치술 시행

② 자동제세동기 사용할 줄 알고 구급대원 지원

③ 응급구조사의 업무를 도와 줄 수 있어야 함

④ 교육 받지 않은 행위도 시행해야 한다.

5 의사소통의 효율성을 증대시키는 방법인 것은?

① 항상 환자의 눈을 보면서 접근한다.

② 환자가 이해할 수 없는 수준으로 의사를 전달한다.

③ 환자에게 적당한 반말로 건방지게 대한다.

④ 환자의 긴장을 풀어주고 불안하게 한다.

6 응급의료체계가 효율적으로 운영되기 위해 갖추어야 할 사항으로 옳은 것은?

① 사고자 및 환자발생 현장에서 응급처치를 하지 않는다.

② 이송중에는 응급처치를 하지 않는다.

③ 응급의료기관에서 신속하고 체계적 진료가 이루어져야 한다.

④ 각 부서 간 협력을 유지해서는 안 된다.

7 다음 중 응급의료체계단계가 아닌 것은?

① 현장단계 ② 이송단계

③ 병원단계 ④ 통신체계

8 응급장비 사용에 관한 내용이 아닌 것은?

① 현장에서 각종 의료장비를 사용할 줄 몰라도 된다.

② 응급차량 내에서 의료장비를 적절히 사용할 수 있어야 한다.

③ 현장에서 필요에 따라 응급구조장비(절단기, 공기백 등)를 이용할 줄 몰라도 된다.

④ 특수구조장비의 사용법을 몰라도 사용할 수 있어야 한다.

9 우리나라에서 40세 이하의 사망원인 중 가장 많은 것은?

① 뇌혈관질환 ② 사고사

③ 심혈관질환 ④ 악성종양

10 응급의료에 관한 법률에 질병, 분만, 사고 및 재해로 인한 부상이나 기타 응급상태에서 즉시 필요한 처치를 받지 아니하면 생명을 보존할 수 없거나 기타 심신상의 중대한 위해가 초래될 것으로 판단되는 이를 무엇이라 하는가?

① 응급구조사 ② 사고자

③ 단순골절환자 ④ 응급환자

11 응급처치 교육의 목적 중 틀린 것은?
① 사고 및 질병의 예방
② 사고현장으로 부터 안전 확인
③ 적절한 응급처치 기술 습득
④ 높은 생활안전 의식 함양

12 선한 사마리아인 법에서 응급처치 시 중대한 과실이 있을 경우 형을 면제받을 수 있는 경우인 것은?
① 위급한 상황에서 응급처치 행위를 하지 않을 때
② 보상이나 대가를 바라지 않을 경우
③ 개인적인 신념에 따라 나쁜 의도로 응급처치를 행할 때
④ 부상자에게 지나친 과실을 범하거나 합리적인 응급처치를 할 때

13 응급의료에 관한 법률 중 동의 제도의 내용 중 틀린 것은?
① 묵시적 동의는 응급환자의 의식이 없는 성인에게 사전 동의를 얻는 것을 말한다.
② 동의 제도는 3가지로 구분된다.
③ 최초반응자가 응급처치를 실시할 때 거부하지 않았으면 묵시적 동의로 간주한다.
④ 아동이나 정신적으로 무능력한 자는 본인에게 동의를 무조건 얻어야 한다.

14 응급환자에게 다가갈 경우 감염 방지를 위한 조치 중 틀린 것은?
① 가능하면 직접 접촉을 통해 다가간다.
② 손을 씻고 보호 장갑을 착용한다.
③ 전문 팀이 도착하면 도움을 받아 오염된 곳을 깨끗이 살균한다.
④ 혈액과 체액이 흡수가 잘 되는 재질로 닦아내며 감염으로부터 자신을 보호한다.

15 다음 중 구조요청이 필요한 응급상황이 아닌 것은?
① 급성의식장애, 신경학적 이상
② 약물중독 및 시력손실
③ 심한화상, 다발성골절
④ 단순 타박상

16 응급의료에 관한 법률 중 응급처치에 관한 교육을 받지 않아도 되는 자는?
① 구급차 등의 운전자
② 보건교사
③ 인명구조요원
④ 택시, 버스 운전자

17 응급구조사의 안전수칙으로 옳지 않은 것은?
① 위험한 상황에는 접근하지 않는다.
② 구급차 내에서는 반드시 안전벨트를 착용한다.
③ 사고현장에서는 간편한 복장으로 있는다.
④ 사고현장에서는 경고등을 작동시킨다.

18 1급 응급구조사의 처치범위는?
① 구강 내 이물질 제거
② 산소투여
③ 기본 심폐소생술
④ 정맥주사

19 기록과 보고에서 특별히 요구되는 것은?
① 재산 ② 부동산
③ 과거병력 ④ 족보

20 응급처치자의 면책 관련 법안이 개정된 해는?
① 1992년 ② 2000년
③ 2005년 ④ 2008년

제 2 장

응급환자 평가

학습 개요

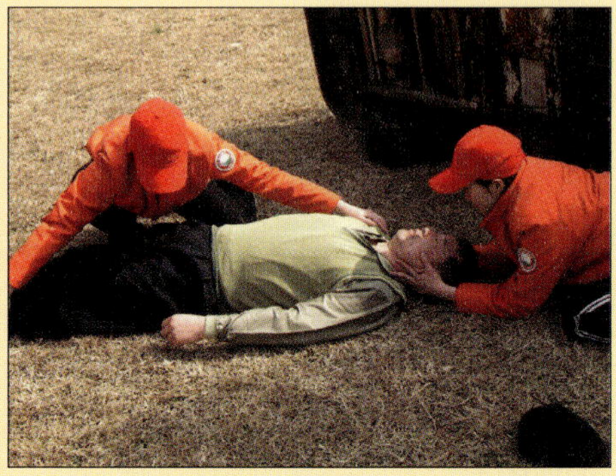

최초 반응자 및 응급처치자를 포함한 모든 응급 의료인에게 인체해부학에 관한 실제적인 지식은 필수적이다. 응급처치자는 모든 손상과 질병을 진단할 수는 없지만 응급의료체계에 참여하는 구성원을 도와줄 수 있도록 적합한 의학용어를 사용하여 올바른 정보를 제공할 수 있어야 한다. 올바른 정보란 응급환자를 처음으로 접한 순간부터 응급센터에 이송되기까지 응급처치자가 직접 관찰한 내용, 환자나 보호자가 문진한 내용, 환자를 평가한 내용, 응급처치를 시행한 내용 등이 모두 포함된다.

국소해부학이란 신체부위별로 표재성 및 내부 장기들의 위치를 명시하여 환자를 진단하거나 치료하는데 있어 유용하게 쓰이는 기초학문이라고 할 수 있다. 국소해부학의 용어들은 신체의 중요부위와 장기의 명칭이며, 부위별로 장기와 장기간의 상관관계를 이해하는데 중요하다.

응급현장에서 가장 중요한 것은 응급환자의 생명을 위협하는 상태를 정확히 파악하고 신속히 대처함으로써 응급처치의 우선순위를 정하는 것이다. 최초반응자가 반드시 알아야 하는 사항은 어떤 증상이 치명적인 질환과 관련이 있는가와 이러한 증상이 나타나는 경우 응급환자에게 어떤 조치를 취해 주어야 하는가이다. 응급증상이 나타난 후부터 전문처치까지의 시간을 최대한 줄이는 것이 응급환자의 소생과 예후에 가장 중요하며, 이러한 시간을 '황금시간(Golden time)' 이라 한다. 사고에 의한 손상은 1시간 이내 처치를 말하며, 뇌졸중의 황금시간은 증상을 느낀 후부터 3시간 이내, 심장 질환은 3~6시간 이내이다.

학습 중점

- 국소해부학에서 주로 언급하는 일반용어들을 이해한다.
- 머리, 목, 가슴, 어깨뼈 부위, 상지, 배, 골반부, 하지들의 주요 구조를 공부한다.
- 중증도 분류에 따른 환자소견 및 증상을 설명할 수 있다.
- 1차 평가의 ABC's에 대해 설명할 수 있다.
- 응급환자의 의식을 평가할 수 있다.
- 2차 평가 시 보고 만지기를 통해 머리부터 발까지 신체검진을 수행할 수 있다.
- 활력징후(Vital signs)의 정상범위를 설명할 수 있다.

용어 정의

- **응급환자(Emergency parient) :** 응급상태에서 즉시 처치 받지 않으면 생명을 보존 할수 없거나 중대한 위해가 초래될 것으로 판단되는 환자
- **증상(Symptoms) :** 환자가 느끼고 호소하는 사실(신체의 이상 현상), 주관적인 정보
- **징후(Signs) :** 환자를 관찰 · 검사함으로 얻어지는 객관적인 정보
- **환자평가(Patient assessment) :** 환자를 문제 중심방식으로 평가하여 현존하거나 잠재적인 생명의 위협에 근거해 처치의 우선순위를 결정하는 것
  - **1차 평가(Primary survery) :** 생명유지에 가장 치명적인 긴급한 문제를 검사하고 치료하는 과정
  - **2차 평가(Secondary survery) :** 환자의 머리끝부터 발끝까지 검사를 하는 과정
- **동공검사(Pupil reflex) :** 동공은 뇌의 상태를 나타내는 거울이다. 동공상태의 평가 지표로는 동공의 양쪽 크기와 대칭성, 두 동공이 동시에 적절히 수축하는가를 평가한다.
- **주 호소(Chief complain) :** 주요 호소, 증상과 주된 문제점, 관심사에 대한 환자의 진실
- **포켓 마스크(Pocket mask) :** 인공호흡을 할 경우 환자와 응급처치자의 직접적인 입 접촉을 막아서 소생술 동안 감염위험을 감소시킬 수 있는 작고 조립이 간편한 기구
- **시진(Inspection) :** 진찰방법의 하나로 육안으로 환자의 표정 · 자세 · 태도나, 피부 · 점막의 병변유무 등을 진찰하는 것
- **촉진(Palpation) :** 진찰방법의 하나로 직접 신체를 만져서 이상 있는 부위를 진찰하는 것
- **타진(Percussion) :** 진찰방법의 환자의 신체를 두드려서 진찰하는 것
- **감염(Infection) :** 병균이 몸 안에 들어와 병이 듦.
- **변형(Deformity) :** 원래의 형태를 유지하지 못하고 달라진 형태
- **부종(Edema) :** 신체조직의 틈 사이에 조직액이 괸 상태로 눌린 자리가 원상태로 돌아가지 못하고 한동안 그대로 있어 흔적이 생김.
- **압통(Tenderness) :** 피부를 세게 눌렀을 때 느끼는 아픔
- **염발음(Crepitus) :** 환자를 움직일 때 골절부위에서 삐걱하는 소리가 나거나, 골절부위를 누르면 부러진 뼈끼리 부딪히는 느낌
- **통나무 굴리기 방법(Log-roll) :** 환자의 척추(경추포함)를 고정한 상태에서 긴 척추 고정판에 옮기는 방법
- **활력징후(Vital sign) :** 혈압, 맥박, 호흡, 체온을 말하며 신체 기능에 변화가 있을 때 가장 먼저 그 변화가 나타남.
  - **혈압(Blood pressure) :** 심장에서 혈액을 밀어낼 때 혈관 내에 생기는 압력
  - **체온(Body temperature) :** 동물체가 가지고 있는 온도. 체내에서 물질대사의 산화 과정 결과 발생하여 몸의 표면으로 방출. 온혈동물은 체온 조절 작용을 통하여 일정한 체온을 유지하고 있음.
  - **맥박(Pulse) :** 심장의 수축으로 좌심실에서 혈액을 대동맥으로 내보낼 때 형성된 압력의 파
  - **호흡(Respiration) :** 숨을 내쉬거나 들이쉼

응급환자 평가

CHAPTER 02

1. 일반 및 국소해부학

최초반응자 및 응급처치자는 국소해부학에서 쓰이는 용어에 익숙해져 있어야 적절한 용어를 사용하여 혼란을 최소화하고 올바른 정보를 전할 수 있다. 국소해부학 용어들은 기립상태에서 검사자 측으로 얼굴을 향하고 양팔을 양옆으로 붙이고 손바닥을 앞으로 향한 해부학적 자세에서 기술된 것들이다.

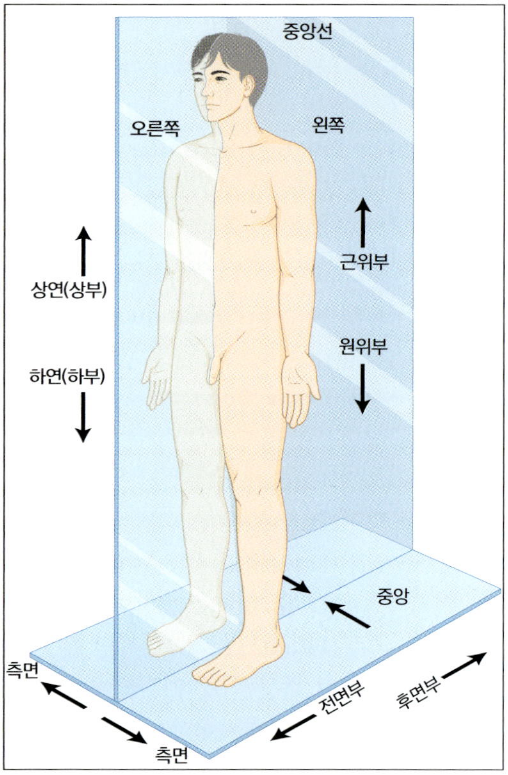

오른쪽, 왼쪽이라는 용어를 사용할 때에는 환자의 오른쪽, 왼쪽을 의미한다. 신체의 주요 부위는 머리, 목, 가슴, 사지(상지 및 하지)로 구분하여 기술한다.

몸의 앞면, 즉 검사자를 바라보는 면을 전면부라고 하며, 검사자와 반대쪽인 환자의 뒷면을 후면부라고 한다. 이마의 중앙부에서 코를 지나 배꼽 부위로 이어지는 가상의 선을 중앙선이라 하는데 지면과는 수직을 이루어야 한다.

이 가상의 선을 이용하여 신체는 2개의 거울상으로 분리할 수 있다. 이 중앙선으로부터 멀어지는 신체 부위를 외측 구조(lateral structures)라고 하고, 중앙선에 가까운 부위를 내측 구조(medial structures)라고 한다. 예를 들어, 무릎이나 눈의 외측 혹은 내측이라 말할 때 이런 개념으로 이해하면 된다.

두부에 가까운 부위를 상연(superior portion)이라 하고, 하지에 가까운 부위를 하연(inferior portion)이라고 하는데 다른 기관과의 관계를 기술할 때에 사용한다. 예를 들어, 코는 입의 상연에 위치하고 이마보다는 하연에 위치한다. 사지에 위치한 2개의 구조를 이야기할 때는 원위부(distal) 혹은 근위부(proximal)라는 용어를 사용한다. 원위부는 사지의 말단 부분에 가까운 부위를 말하고, 근위부는 몸통 쪽에 가까운 부위를 말한다. 예를 들면, 팔꿈치는 어깨보다 원위부이고 손목보다는 근위부에 있다.

최초반응자 및 응급처치자는 이러한 용어를 숙지하여 환자의 손상부위나 다른 이학적 검사소견을 정확하게 표현할 수 있어야 다른 동료나 응급의료진이 정확한 손상위치를 즉각 알 수 있는 것이다.

1) 머리

머리는 눈과 귀의 윗부분을 잇는 가상선을 경계로 머리부와 얼굴부로 나눈다.

두부의 해부학적 명칭

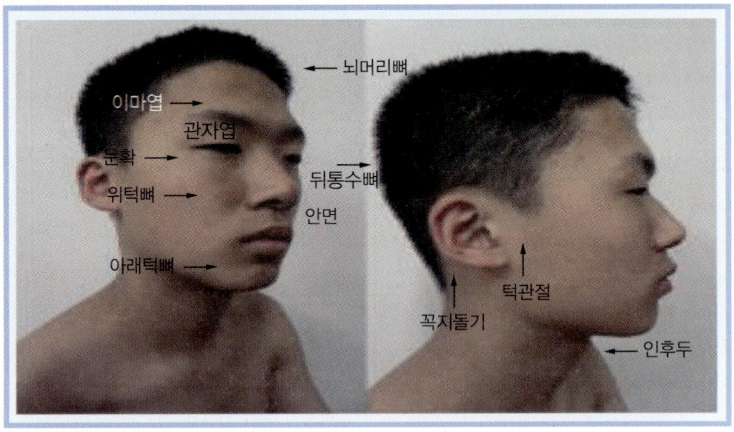

- 뇌머리뼈
  - 가상선 윗부분을 구성하는 골격으로서 뇌를 보호
  - 기저부의 큰 구멍을 통해 척수와 연결
  - 뒷부분의 **뒤통수뼈**, 측면의 **관자뼈**, 양쪽 관자뼈와 뒤통수뼈 사이 두정부의 **마루뼈**, 이마를 이루는 전두부의 **이마뼈**로 구성
  - 관자엽에 위치한 귀의 바로 앞쪽에서 **관자동맥**의 맥박 촉지 가능

2) 목

목은 모두 7개의 척추인 목뼈에 의해서 지지되고 있다. 중앙에는 식도와 기관이 위치하고, 기관의 좌우측에는 목동맥, 목정맥, 여러 신경들이 위치해 있으며, 외견상으로 관찰되는 유용한 지표들이 있다.

경부의 해부학적 명칭

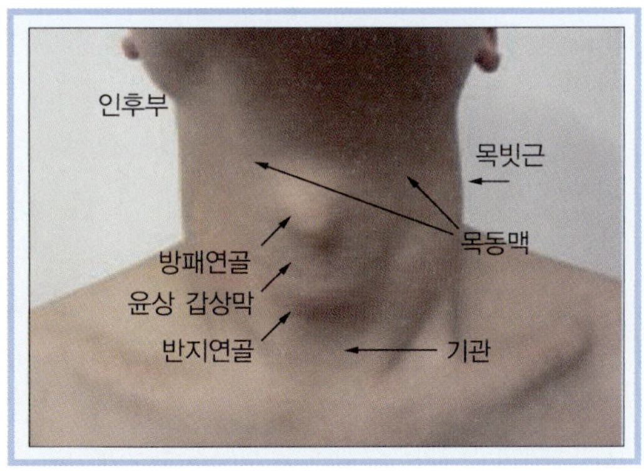

- **척수**
  - 뇌와 함께 중추신경계를 구성하는 신경세포 집합체
  - 뇌의 연수에서 시작하여 두개골의 큰 구멍에서 나와 척추에 의해 만들어진 척수강내에 위치하여 뇌와 온몸의 신경계를 잇는 역할을 한다.
- **인후부** : 갑상연골, 윤상갑상막, 윤상연골로 구성
  - **방패연골** : 인후부 외각을 이루는 전면 중앙의 단단한 돌출부 위로, 남자가 여자보다 뚜렷하게 돌출되어 있다.
  - **반지연골** : 견고한 원형으로, 갑상연골 아래에 있어 잘 만져지지 않는다.
  - **윤상갑상막** : 갑상연골과 윤상연골 사이에서 만져지는 부드러운 심부조직으로 두 개의 연골을 연결하는 얇은 결합조직의 막으로 피부에 덮여 있다.
- **기관** : 후두와 연결되어 외부의 공기를 전달, 공기는 기관지를 통과하여 폐로 전달된다.
  - **기관연골** : 기관에 존재하는 윤상의 유리연골성 구조물로 후두 하부에서 만져지는 몇 개의 단단한 돌기로 되어있다.

3) 가슴

가슴은 심장, 폐, 식도, 대동맥, 대정맥을 포함하는 체강을 말한다. 12개의 등뼈와 갈비뼈에 의하여 둘러 싸여 있으며, 전면에는 복장뼈가 위치한다. 가슴벽은 후면에 있는 근육에 의해서 지지되고 있는 어깨뼈와 관절을 형성하고 있는 빗장뼈가 상부면을 이루고, 흉강과 복강을 나누는 구조인 가로막이 하부면을 형성한다.

흉부의 해부학적 명칭

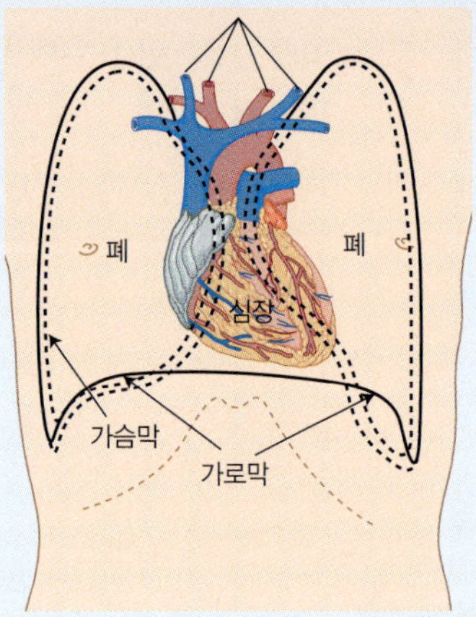

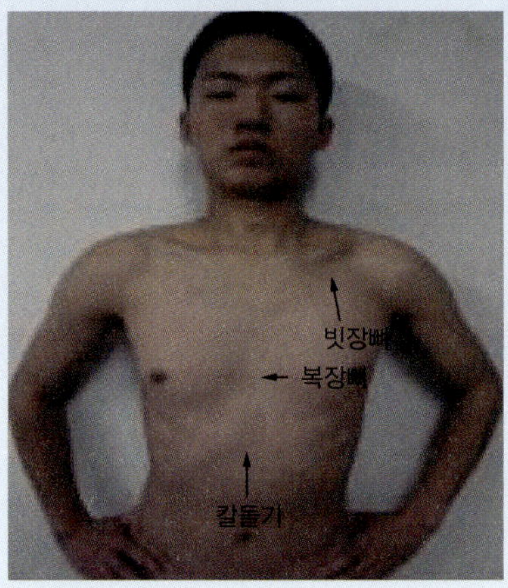

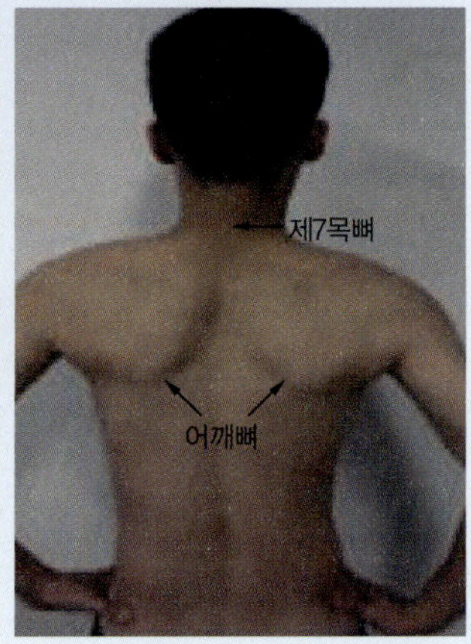

흉강은 갈비뼈로 된 흉곽과 그 부착 구조들로 형성되는데 앞쪽 중앙부에는 복장뼈가 있다. 복장뼈는 복장뼈 자루, 복장뼈 몸체, 칼돌기, 흉골체, 검상돌기로 구성되며 복장뼈 상부를 복장뼈 자루, 아래쪽의 연골성 돌기인 칼돌기를 제외한 부분을 복장뼈 몸체라 한다.

후면에서 보면 거대한 근육들로 싸여 있는 곳에 어깨뼈가 놓여 있는 것을 볼 수 있다. 환자가 서거나 앉아도 2개의 어깨뼈 위치는 비슷하게 유지된다.

흉곽에는 심장과 허파가 있는데 심장은 복장뼈 바로 뒤쪽에 있다. 아래 대정맥들이 심장으로부터 나와서 흉곽을 지나가고 있으며, 척추강의 오른쪽에는 상대정맥과 하대정맥이 있어 신체의 혈액을 심장으로 보내고 있다. 복장뼈 자루 바로 아래쪽에 대동맥활이 있으며, 허파동맥의 기시부가 있다. 대동맥활은 척추강의 좌측을 따라 복강으로 내려간다. 식도는 이 혈관들의 뒤쪽이지만 척추강의 바로 앞쪽에 있다. 심장, 대혈관, 식도 등의 나머지 부분은 모두 허파가 차지하고 있다.

해부학적 자세(Anatomical position)란

- 해부학적 자세(Anatomical position) : 환자가 검사자를 향하여 발과 손바닥을 향하도록 하여 기립자세를 취하는 자세
- 바로누움자세(Supine position) : 등을 바닥에 대고 반듯이 누운 자세
- 엎드린자세(Prone position) : 안면부와 복부가 바닥으로 향한 상태로 누운 자세
- 옆누움자세(Lateral recumbent position) : 한쪽 측면을 바닥에 댄 자세

4) 배

배는 흉부에 이어 두 번째로 큰 체강으로 내부에는 소화와 배설에 관계하는 주요 기관들이 위치한다.

복부를 구분하는 가장 간단하고 흔한 방법은 배꼽을 중심으로 두개의 가상선을 수직과 수평으로 그어서 가상의 4 부위로 구분하는 것으로 복벽이 우상복부, 우하복부, 좌상복부, 좌하복부로 나누어진다. 각 부위에서 나타나는 동통은 보통 그 부위 내에 속하는 장기의 질환과 연관이 있으므로 검사자가 손상이나 질환의 부위를 손쉽게 예측하게 한다.

복부의 해부학적 명칭

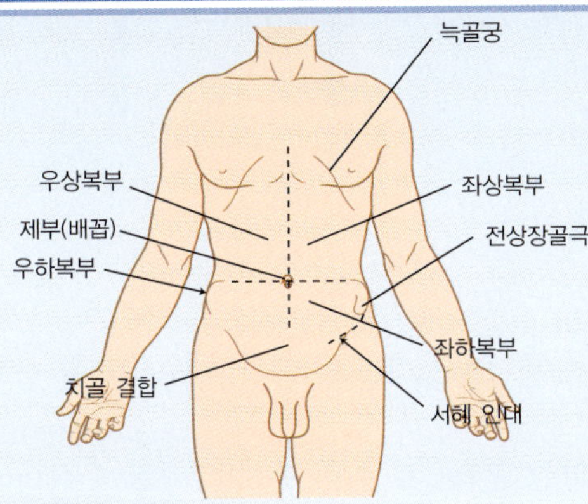

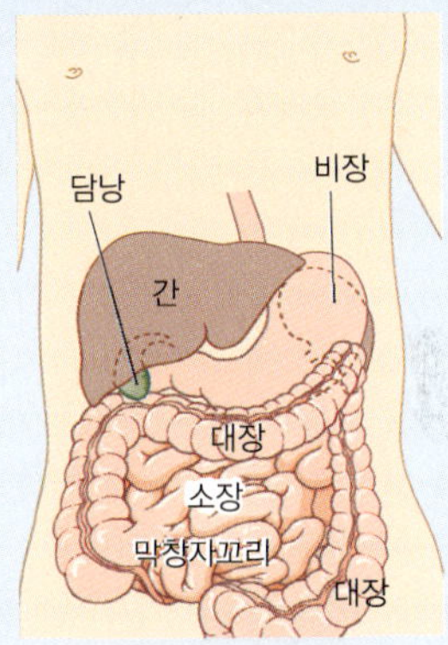

- **각 부위에 포함된 장기**
  - 우상복부 : 간, 담낭 그리고 대장의 일부
  - 좌상복부 : 위, 비장 그리고 대장의 일부. 위와 비장은 좌측 늑골곽으로 거의 완전히 보호됨
  - 우하복부 : 대장 중 상행결장과 막창자꼬리
  - 좌하복부 : 하행결장과 S자 결장

✚ 막창자꼬리는 맹장의 하부에 있는 작은 원추형의 구조로 이에 염증이 생기는 막창자꼬리염이 우하복부의 동통과 압통의 가장 흔한 원인이다.

5) 골반

골반은 엉치뼈와 2개의 볼기뼈로 이루어진 고리 모양을 하고 있다. 머리뼈는 마치 머리뼈처럼 서로 단단하게 융합되어 있으며, 볼기뼈는 엉덩뼈, 두덩뼈, 궁둥뼈로 구성된다.

골반은 위로 엉치뼈와 두덩결합부에 이르는 가상면과 접해 있고, 양쪽 벽은 골반골의 내면과 닿아 있으며, 아래쪽은 골반 출구를 이루는 근육들과 직장, 여성생식기(질), 비뇨기계(요도) 등으로 이루어져 있다. 골반에는 하부 소화기 장기(직장 및 S자 결장), 여성생식기계와 방광이 위치한다.

골반의 해부학적 명칭

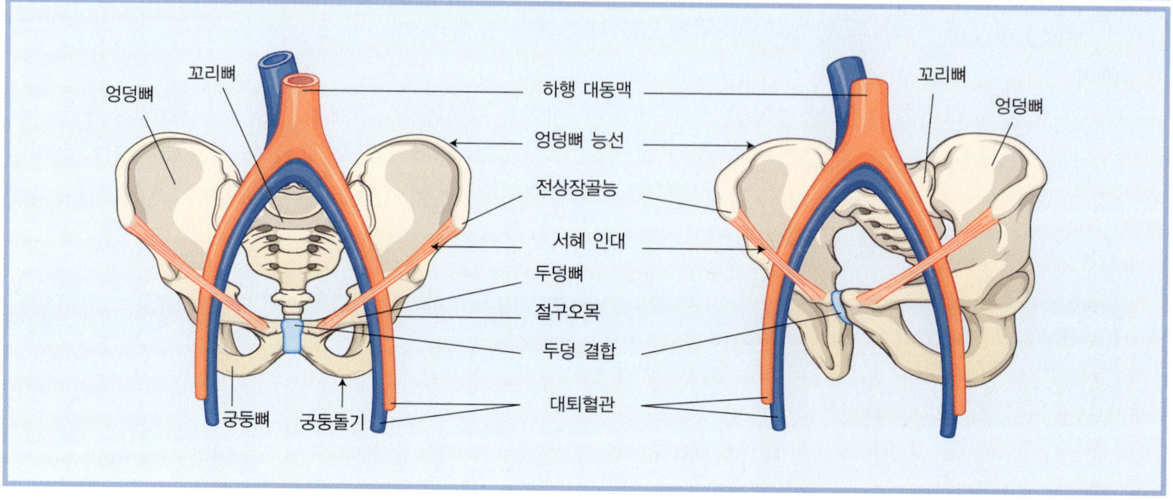

6) 하지(다리)

하지는 대퇴부, 하지, 족부의 세 가지 구조로 이루어지며, 환자를 검사할 때 양측을 비교해서 골절이나 탈골 여부를 판정한다.

넙다리뼈는 대퇴부를 지지하는 골격으로 커다란 근육들로 싸여 있으며, 큰돌기 이외에는 만져지지 않는다. 무릎관절쪽으로 올라가면 골반뼈를 만질 수 있고, 앞쪽으로는 넙다리네갈래근, 뒤쪽으로는 넙다리뒤근육이 있다.

무릎뼈는 넙다리네갈래근의 인대 속에 있는 특수화된 골구조로서 무릎관절의 앞 부분을 보호하고 있다. 정상적으로는 대퇴골의 전면에 있는 골구조가 원활히 움직이도록 하는데, 대퇴골의 원위부에 원형과 사이에 놓여 있다.

무릎관절은 위로는 넙다리뼈와 연결되며, 앞으로는 무릎뼈가 위치하고, 아래는 정강뼈와 연결되는데 실제 위치는 무릎뼈로부터 2.5 cm 하방에 있다. 이 관절은 무릎을 90도로 굴곡시켜 보면 무릎인대의 양측면에서 만져진다.

하지는 무릎관절부터 발목관절까지를 말하며 종아리뼈와 정강뼈로 지지되어 있다. 정강뼈의 상연은 무릎관절을 이루고 있으며, 하지 전반에 걸쳐 정강이뼈거친면이 피하에서 쉽게 촉지된다. 종아리뼈는 하지의 외측으로 존재하며 비골의 둥근 머리 부분이 슬관절 측면에서 90도 굴곡시 쉽게 만져진다. 이 구조 바로 아래로 종아리신경이 지나는데 이것이 발목관절의 운동과 발의 감각을 담당한다. 이 부위에 손상이 가해지거나 부목 등으로 심한 압박을 가하게 되면 영구적인 신경마비가 올 수 있다.

발목관절은 종아리뼈(정강뼈)의 원위부 돌출부에서 시작되는데 정강뼈가 내측과를 형성하고, 종아리뼈가 외측과를 이룬다. 이러한 두 구조가 발목관절의 형태를 이루어 관찰이나 촉지가 용이한 목말뼈와 관절을 이루고, 그 아래로는 발꿈치뼈가 발뒤꿈치를 형성한다. 목말뼈와 발꿈치뼈는 다섯 개의 서로 다른 발가락근골과 함께 발을 지지한다. 이들은 다섯 개의 발허리뼈와 발가락으로 이어져 발끝까지의 발을 완성한다.

하지의 해부학적 명칭

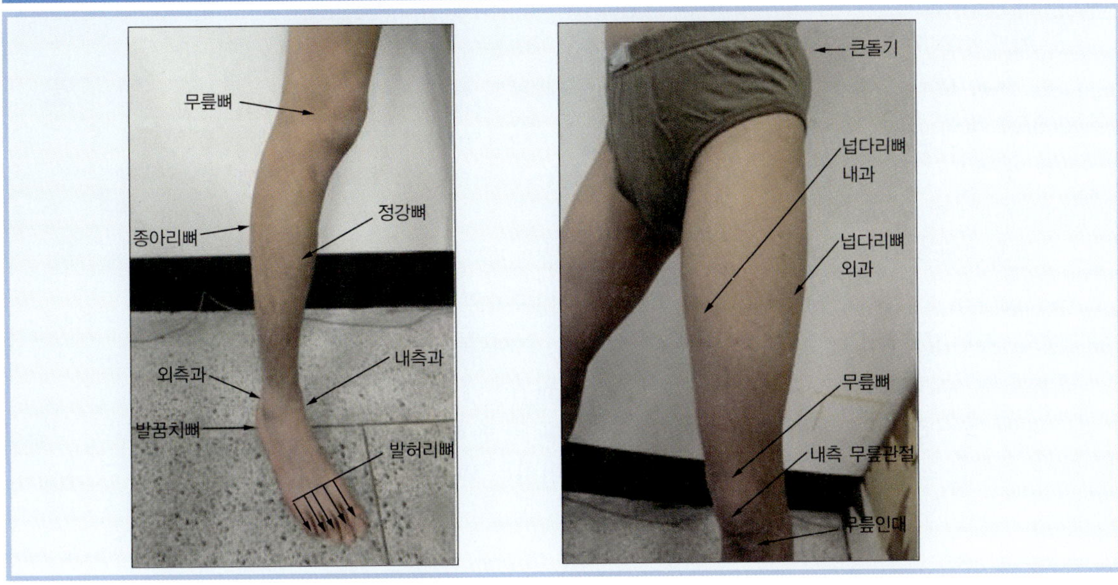

7) 어깨

견갑골부의 해부학적 명칭

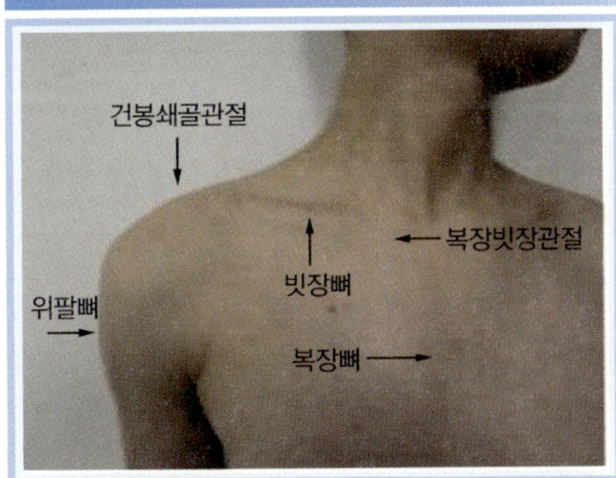

어깨는 앞쪽으로 빗장뼈, 뒤쪽으로는 어깨뼈, 측상부는 위팔뼈 상부로 구성되어 있다.

빗장뼈는 복장뼈부터 어깨뼈까지 연결하는 골격구조로 쉽게 촉지할 수 있다. 흉부의 복장빗장관절에 단단하게 붙어 있으며, 어깨뼈의 견봉돌기는 이 부위의 원형 측면을 이루고 견봉 쇄골관절에서 서로 만난다.

어깨뼈는 크고 넓은 납작뼈로서 흉부의 후벽을 이루며, 비교적 큰 근육들로 싸여 있으므로 골격 부위는 일부만 촉지할 수 있다. 견봉돌기는 어깨부의 측면에서 만져지는데 어깨부의 극돌기로 이행된다. 어깨부의 외형은 특별한 돌출이 보이지 않는 부드러운 원형으로 위팔뼈머리에 의해서 형성된 것이다.

8) 팔

상지는 어깨부위에서 시작되어 손가락 끝까지의 부분으로 위팔, 팔꿉관절, 아래팔, 손목관절, 손, 손가락 등으로 이루어져 있다.

팔은 어깨관절부터 손관절까지이며 위팔뼈로 지지되며, 위팔두갈래근과 위팔세갈래근 등으로 싸여 있어서 넙다리뼈와 마찬가지로 외부에서 촉지하기 어렵다. 팔꿈치로 가면 내외 상박와가 주관절 상부에서 촉지된다.

팔꿉관절은 위팔뼈와 아래팔의 노뼈 및 자뼈로 이루어지며 자뼈의 주돌기가 주로 대부분의 관절면을 이루고 있다.

아래팔은 **자뼈**와 **노뼈**로 구성되어 있는데, 자뼈는 근위부가 크고 요뼈는 원위부가 더 크다. 자뼈는 아래팔의 후부를 따라 쉽게 촉진할 수 있다. 노뼈의 경우는 대부분 근육에 싸여 있기 때문에 원위부 1/3에 해당하는 손목관절 부위를 제외하고는 잘 촉지되지 않는다.

상지의 해부학적 명칭

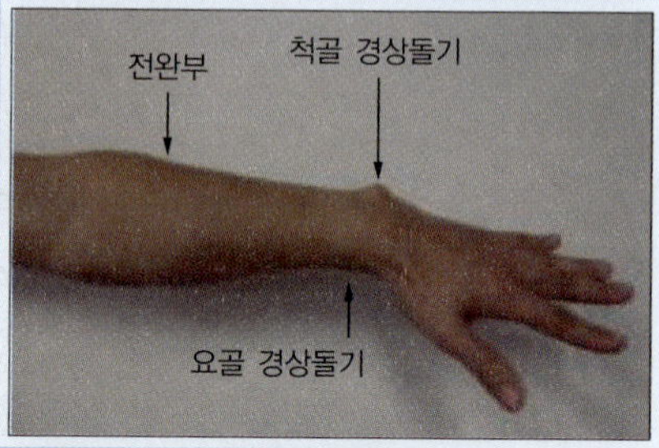

손목관절은 노뼈와 자뼈가 이루는 관절면으로 발목관절과 비슷하게 소켓모양을 이루고 있다. 손목관절 양측으로 위치하는 자뼈경상돌기는 제 5손가락 쪽에 있으며, 노뼈경상돌기는 제 1손가락 쪽에 있다. 동시에 이 두 구조를 촉지하면 노뼈경상돌기가 1 cm 정도 더 원위부에 있다는 것을 알 수 있다.

손목에는 8개의 **손목뼈**가 있으며, 이들은 각각의 **손허리뼈** 시점이 되며, 손바닥과 손등 부위를 이룬다. 엄지는 2개의 지골로 이루어져 있으며, 나머지는 3개의 지골로 이루어져 있다.

9) 동맥점

동맥 중에서 피부에 가까이 지나가거나 단단한 골격구조 위로 지나가는 동맥인 경우에는 맥박을 감지할 수 있다. 이러한 지점들을 동맥점이라 한다.

인체의 주요 동맥점

○ 주요 동맥점

- 관자동맥 : 귀의 전상부, 하악측두관절 바로 위에서 촉지
- 목동맥 : 인후의 바로 측면에서 촉지
- 위팔동맥 : 주관절의 내측으로 5 cm 정도 위에서 촉지
- 노뼈동맥 및 자뼈동맥 : 경상돌기 위쪽의 좌우에서 촉지
- 넙다리동맥 : 서혜인대의 중앙 아래쪽에서 촉지
- 오금동맥 : 내상과 바로 후부에서 촉지
- 발등동맥 : 제 1, 2 중족골 사이에서 촉지

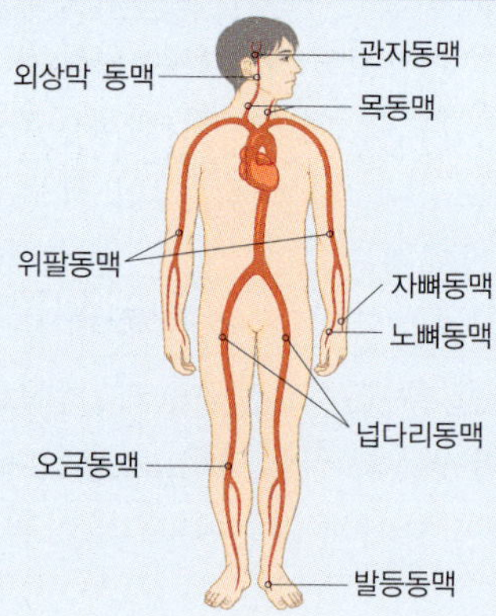

이러한 동맥점들은 출혈시 압박을 통해 지혈을 할 수 있는 곳이라지만 단일화된 처치를 할때 효과가 떨어진다. 실제로 병소에 이르는 혈관이 1개만 있는 것이 아니기 때문이다. 그러므로 가장 좋은 지혈법은 병소의 국소적 압박이고, 부가적으로 동맥점들을 압박하여 출혈의 양을 감소시킬 수 있다. 또한 이 동맥점들을 촉진하여 심혈관기능을 검사할 수 있는데, 손상 후에 동맥점에서 맥박을 촉진할 수 없다면, 이는 근위부에 동맥손상이 있다는 것을 의미한다.

2. 환자 평가(Patient assessment)

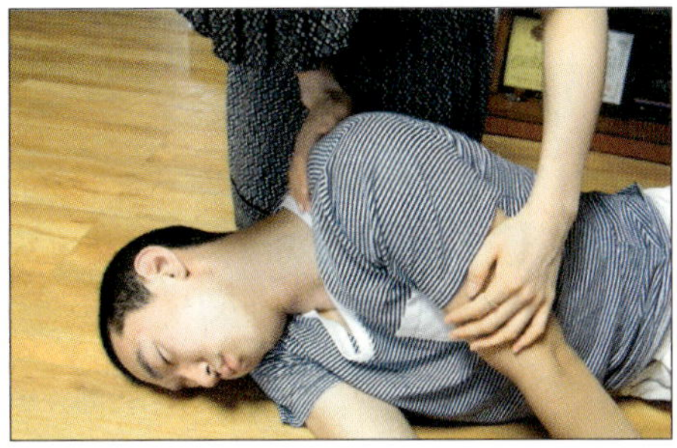

▲ 환자의 의식 확인

응급현장에서 가장 중요한 것은 응급환자의 생명을 위협하는 상태를 정확히 파악하고 신속히 대처함으로 응급처치의 우선순위를 정하는 것이다. 최초반응자가 반드시 알아야 하는 사항은 어떤 증상이 치명적인 질환과 관련이 있는가와 이러한 증상이 나타나는 경우 응급환자에게 어떤 조치를 취해 주어야 하는가이다.

응급증상이 나타난 후부터 전문처치까지의 시간을 최대한 줄이는 것이 응급환자의 소생과 예후에 가장 중요하며, 이러한 시간을 '골든타임(Golden time)' 이라 한다. 심정지는 4분 이내, 사고에 의한 손상은 1시간 이내 수술적 처치를 말하며, 뇌졸중의 황금시간은 증상을 느낀 후부터 3시간 이내를 말한다.

응급환자의 주호소(chief complaint)와 관련된 현재병력과 과거병력 등을 문진한 후, 얻어진 환자에 대한 정보를 바탕으로 손상기전, 질병의 특성을 파악하여 **호흡기능, 순환기능** 등의 **1차 평가**를 끝내고 병원으로 이송여부를 결정한다. 2차 평가로 신속히 머리에서 발끝까지 신체검진을 시행하는 것은 빠른 시간 내에 필요한 응급처치를 결정하고 시행하는데 도움을 준다.

1) 1차 평가(Primary survery)

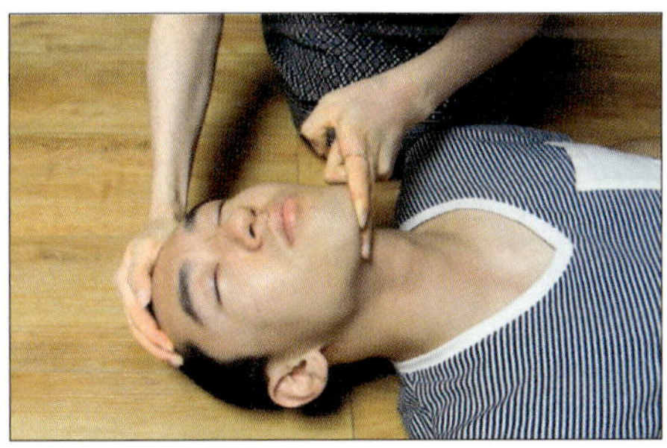

▲ 환자의 기도유지

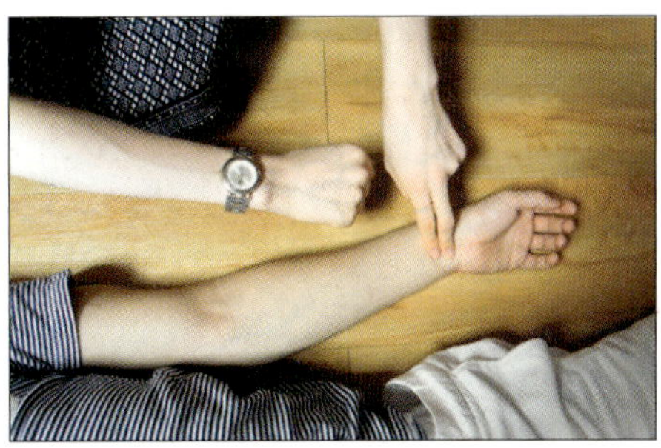

▲ 환자의 순환기능 확인

1차 평가의 목적은 부상자 및 응급환자의 생명에 위협이 있는지를 확인하고 치명적인 손상을 빨리 발견하고 응급처치를 시행하는 것이다. **기도유지(A) → 호흡기능(B) → 순환기능(C)** 순서로 시행되며 우선적으로 평가되고 처치되어야 하는 것으로 통상 ABC's라고 한다.

1차 평가는 만약 생명을 구하는 처치를 하지 않고 평가만 한다면 1분 이내에 시행해야 하며, 환자 상태가 계속 변화할 때마다 시행되어야 한다. ABC's는 환자의 의식 상태와 관계없이 거의 한 동작으로 평가가 이루어져야 하며, 1차 평가와 처치가 끝나면 환자의 주호소 등에 집중하여 검사를 하며 현장에서 2차 평가를 시행할지 즉시 이송을 할지 결정하고 시행하여야 한다.

O 1차 평가 순서			
기도유지(A : Airway)	호흡평가(B : Breathing)	순환평가(C : Circulation)	의식장애평가(D : Disability)
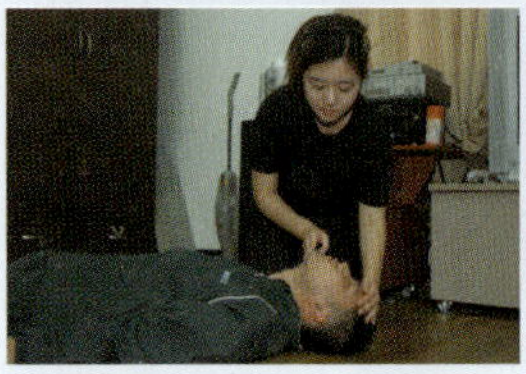	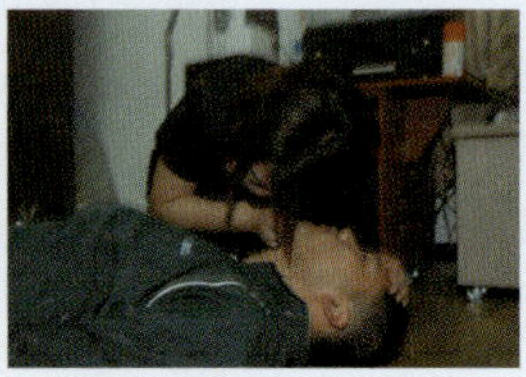	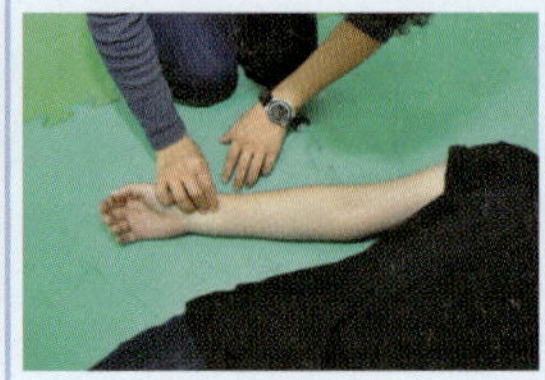	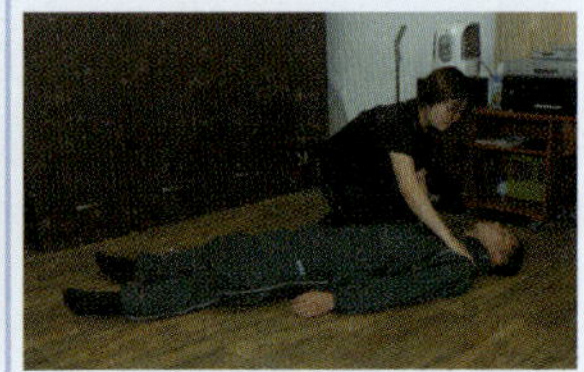
머리 젖히고 턱들기법을 실시 ▶ 경추 손상이 의심되는 외상환자의 경우 경추 고정을 함께 시행)	환자의 호흡을 보고, 듣고, 느끼며 확인 ▶ 불규칙적인 호흡이나 비정상적인 호흡도 확인	환자 맥박 평가 – 성인 : 목동맥, – 소아 : 위팔동맥 ▶ 일반인은 맥박을 평가하지 않는다.	간단한 신경학적 검사를 이용하여 파악, 외상으로 인한 뇌손상이나 내과적 응급상황 시 **의식장애 평가확인**

심장질환(의식없는)환자와 외상환자의 1차 평가의 차이점			
심장 질환 (의식 없음)	C : Compressions (가슴압박) A : Airway (기도개방) B : Breathing (인공호흡) D : Defibrillaton (자동 제세동기사용)	**외상 환자**	A : Airway (기도유지 및 경추고정) B : Breathing (호흡평가 및 인공호흡) C : Circulation (순환평가 및 흉부압박) D : Disalilty (의식평가)

(1) 기도유지(A : Airway)

기도를 평가하는데 있어서 최초반응자는 '환자가 숨을 쉬는가? 환자의 기도유지가 적당한가?' 를 주의 깊게 관찰하여야 한다. 환자가 반응을 보이고 말을 한다면 특별한 문제가 없지만, 의식이 없는 환자라면 기도폐쇄의 가능성을 고려하여야 한다.

의식이 없는 환자에게서 혀는 호흡기 폐쇄의 가장 흔한 원인이 된다. 기도가 열리도록 한 손으로 이마를 눌러서 머리를 뒤로 젖히고(head tilt) 다른 손으로 턱을 가볍게 들어올려(chin lift) 기도개방을 유지하여 흉곽의 오르내림을 보고 공기의 움직임을 듣고 느껴야 한다.

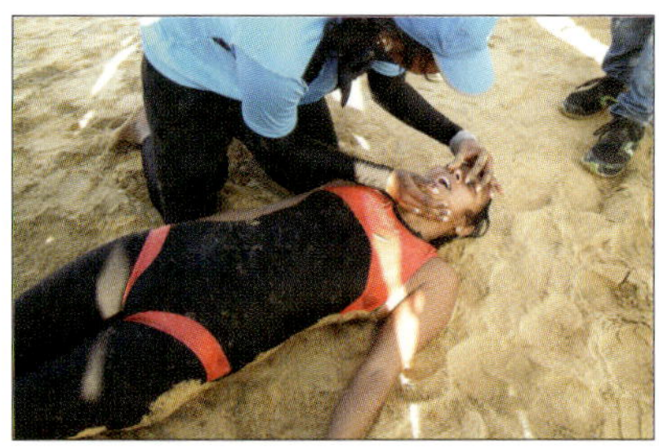

▲ 환자의 기도개방

기도의 적절성 평가	
기도의 적절성 평가	• 가슴의 움직임 • 공기의 흐름 • 안면 및 구강 내 이물질(치아, 출혈, 구토물 등) • 환자 얼굴 및 경부 연조직의 손상
부적절한 증거	• 잡음은 부분적 기도폐쇄를 의미 • 코고는 소리는 혀로 인한 부분적 기도폐쇄를 의미 • 거글거리는 목울림 소리는 기도 내에 혈액, 위내용물, 분비물이 있다는 것을 의미

(2) 호흡평가(B : Breathing)

환자의 호흡 상태를 평가하기 위하여 보고, 듣고, 느끼며 확인한다. 환자의 의식변화, 대화시 호흡곤란, 호흡근의 퇴축, 호흡 보조근의 사용, 비대칭적 흉곽 운동, 청색증, 시끄러운 호흡음, 호흡의 속도가 빠르거나 너무 느리다면 부적절한 호흡이라는 것을 의미하므로 즉시 호흡보조를 시작해야 한다.

호흡의 적절성 평가는 5감을 활용하여 신속히 평가하여야 하며, 부적절한 호흡의 증거는 다음과 같다.

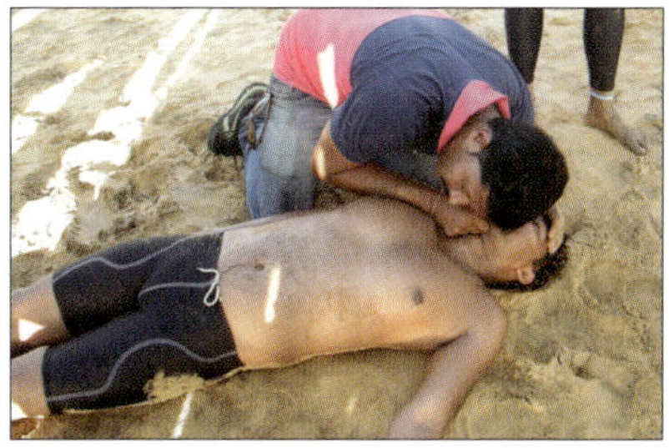

▲ 호흡확인

호흡의 적절성 평가

호흡의 적절성 평가	• 보고 듣고 느낀다. • 대략적인 호흡수를 측정한다(12~20회). • 청색증 및 호흡근 움직임을 확인한다.	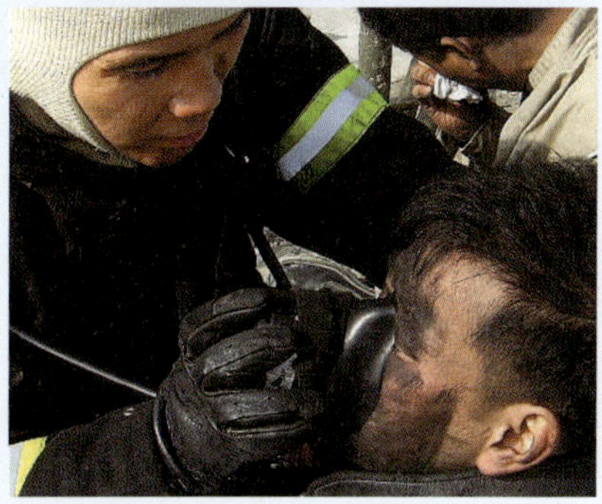
부적절한 증거	• 호흡이 느리거나 빠르거나 불규칙하다. • 호흡음이 시끄럽거나 이상음이 들린다. • 흉곽의 움직임이 비정상적이다. • 말하는 동안 호흡곤란 • 청색증, 호흡근(목, 배) 사용 • 변화된 의식상태, 불안, 혼돈	

Q&A 증상과 징후는 어떻게 구분하나

증상(Symptoms)

"배가 아프다. 어지럽다. 속이 메스껍다. 다리가 아프다" 등으로 환자가 느끼고 호소하는 사실을 말한다.

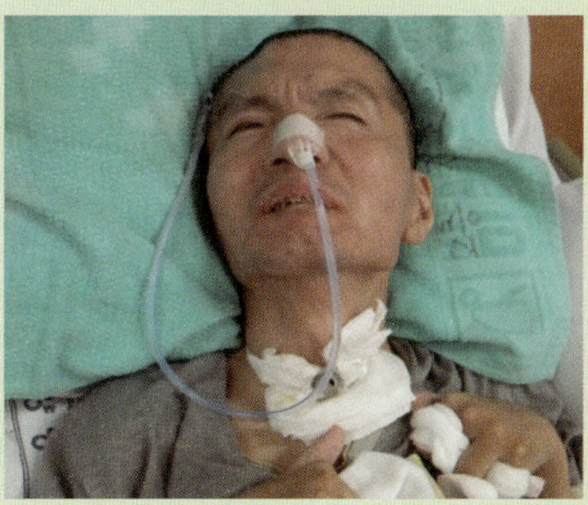

징후(Signs)

의료인이 환자를 관찰하거나 검사함으로써 얻어지는 정보로 혈압, 체온, 맥박, 수포음, 황달, 부종 등으로 확인한다.

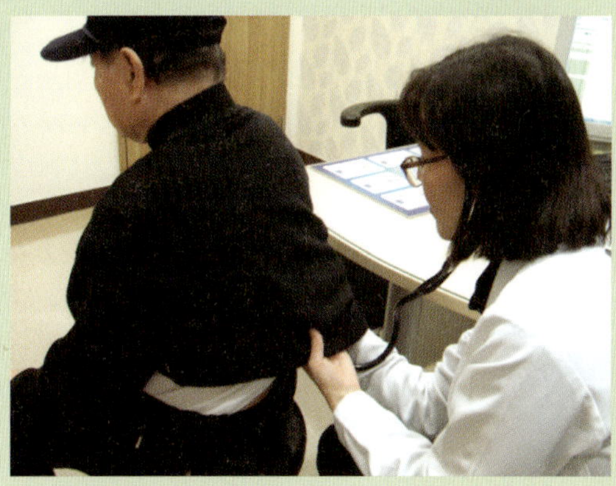

(3) 순환평가(C : Circulation)

맥박이 있는지 알아보고 피부를 평가하고 출혈 여부를 확인하는 단계이다. 한쪽 손을 사용해서 손목동맥의 맥박수와 강도를 측정해야 한다. 만약 손목 동맥의 맥박이 없다면 혈압이 80 mmHg 미만이므로 목동맥의 맥박을 만져 보아야 하고, 환자가 정신이 있으면 반대쪽 손에서도 맥박을 잰다. 만약 목에서도 맥박을 감지할 수 없다면 혈압이 60 mmHg 미만이므로 즉시 순환 기능을 유지하기 위해 응급처치를 시행한다.

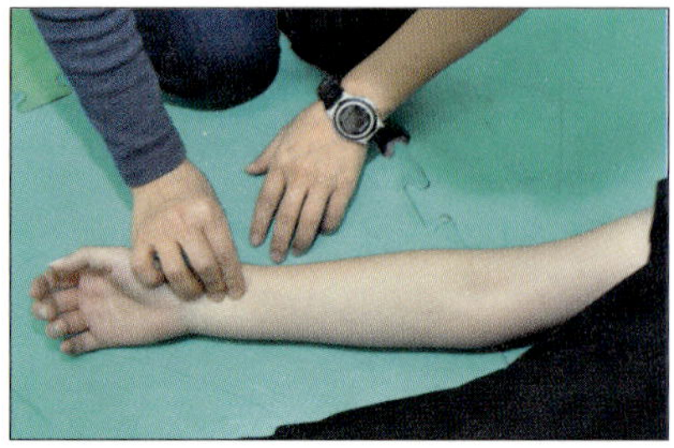

▲ 손목동맥 맥박 확인

순환의 적절성 평가

구분	내용
순환의 적절성 평가	• 모세혈관 재충혈을 확인한다. • 피부색과 온도를 확인한다. • 체표의 출혈 부위를 확인한다. • 대략적인 맥박수를 측정한다.
부적절한 증거	• 맥박이 느리거나 빠르거나 불규칙하다. • 경정맥 팽만 • 심음약화 • 환자 불안정, 갈증 호소 등 ✚ 모세혈관 재충혈이 2초 이상 지연되거나 피부가 창백하거나 차고 축축하다.

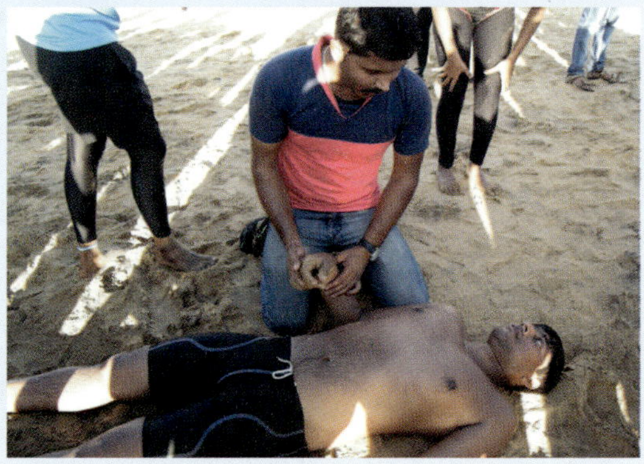

(4) 의식장애 평가(D : Disability)

환자의 기초적인 의식상태를 평가하는 것은 환자의 상태 변화를 파악하기 위해 중요하다. 예를 들면, 응급구조사가 머리 손상환자를 병원으로 이송할 때 담당의사는 현장에서 환자 의식상태 유무와 후송 중 환자 의식상태 변화를 보고받기를 원할 것이고 이는 악화되는 뇌손상 진단에 큰 도움이 될 것이다. 환자의 의식상태는 "괜찮으십니까?"라는 질문에 대한 환자의 반응을 관찰하거나 환자가 사지를 움직이는지 관찰하여 평가한다.

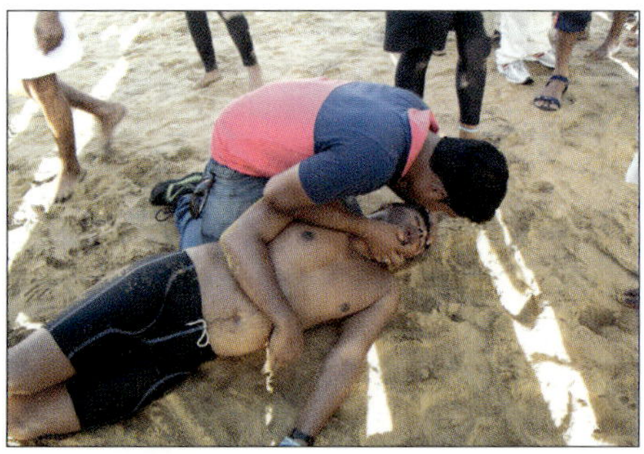

▲ 의식상태 확인

환자의 의식상태나 정신상태를 표현하는 방식으로 현장에서 신속하게 판정할 수 있는 'AVPU'척도와 의식수준, 의식장애의 중증도 평가, 반응수준이 저하된 환자 평가, 두부손상의 중증도를 가장 잘 반영하는 '글라스고 혼수척도(Glasgow Coma Scale ; GCS)'를 이용하여 평가할 수 있다.

AVPU 척도 평가

구분	의식 상태	환자의 반응
A (Alert)	명료한 의식	• 환자가 스스로 눈을 뜨고 사람, 장소, 시간에 대한 지남력이 있는 상태
V (Verbal stimuli)	언어지시에 반응	• 환자가 자고 있는 것처럼 보이다가 말을 걸면 말을 하거나, 눈을 뜨거나, 신음소리를 내거나, 움직임 등의 반응을 하는 상태
P (Painful stimuli)	통증자극에 반응	• 언어지시에 반응하지 않고, 통증을 주면 반응을 보이는 상태
U (Unresponsive)	무반응	• 무의식 상태로 어떠한 자극에도 반응을 보이지 않는 상태

Glasgow Coma Scale(글라스고 혼수척도; GCS)

검사항목		점수	GCS 중증도 판정
1. 개안반응	• 눈을 명료하게 항상 뜨고 있다.	4	• 8점 이하 : 중증의 머리손상 • 9~13점 : 중등도의 머리손상 • 14~15점 : 경증의 머리손상
	• 눈을 감고 있으나 뜨라면 뜬다.	3	
	• 눈을 감고 있으나 통증을 가하면 뜬다.	2	
	• 통증을 가해도 눈을 뜨지 않는다.	1	
2. 언어반응	• 질문에 정확히 답변한다(사람, 장소, 시간).	5	
	• 질문에 대답하지만 답변이 부정확하다.	4	
	• 질문에 관계없는 말을 한다.	3	
	• 문장이 아닌 괴성을 지른다(신음소리).	2	
	• 전혀 반응이 없다.	1	
3. 운동반응	• 지시에 따라 사지를 움직인다.	6	
	• 통증을 가하면 방어적 자세를 취한다.	5	
	• 통증을 가하면 가해진 부위를 움츠린다.	4	
	• 상지를 구부린 자세로 있다(굴곡).	3	
	• 사지를 꼿꼿이 편 자세로 있다(신전).	2	
	• 사지에 힘이 없고, 반응이 없다.	1	
GCS 점수 (1 + 2 + 3)		3~15	

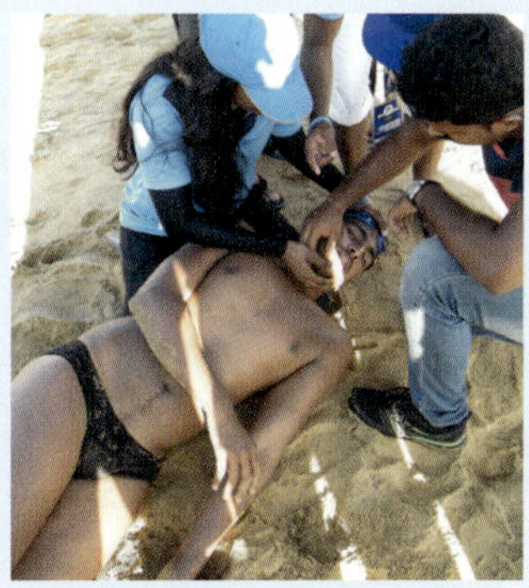

GCS에 따른 환자 예후

혼수지수(GCS) 점수와 변화 양상	환자 예후
8점 이상	94% 양호
5~7점	50% 양호
5~7점, 추적검사(점수 점차 낮아짐)	20% 양호
5~7점, 추적검사(점수 8점 이상 높아짐)	80% 양호
4점 이하	10% 양호

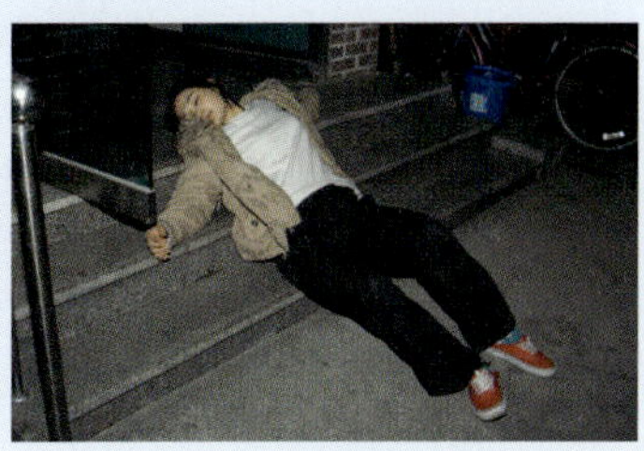

국소 신경학적 징후 확인 기준

- 동공의 크기와 대광반사 확인
- 사지 운동
  - 일측성 편마비는 주로 뇌 내의 이상 나타남
  - 하지마비는 주로 척수 이상으로 나타남
  - 단일 사지마비는 말초 신경이상에 나타남

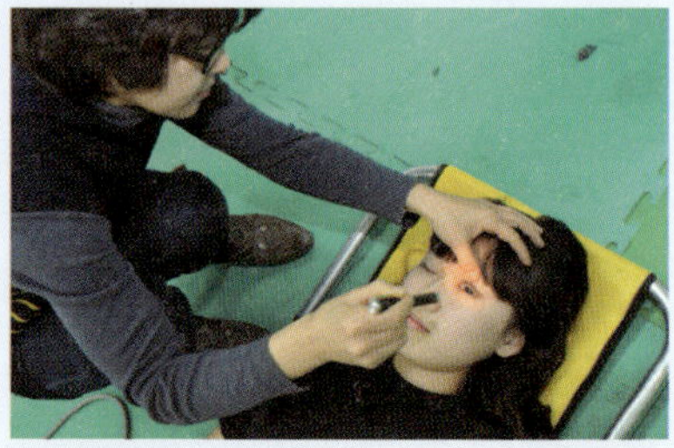

머리 · 목 손상 의심 환자 완전 경추고정 처치 판단 기준

- 의식소실이 있었거나 현재 의식 저하 있는 경우
- 음주 또는 기타 약물 복용이 의심되는 경우
- 목뒤 중앙의 통증 또는 압통이 있는 경우
- 국소 신경학적 징후가 나타나는 경우
- 만 8세 미만의 소아

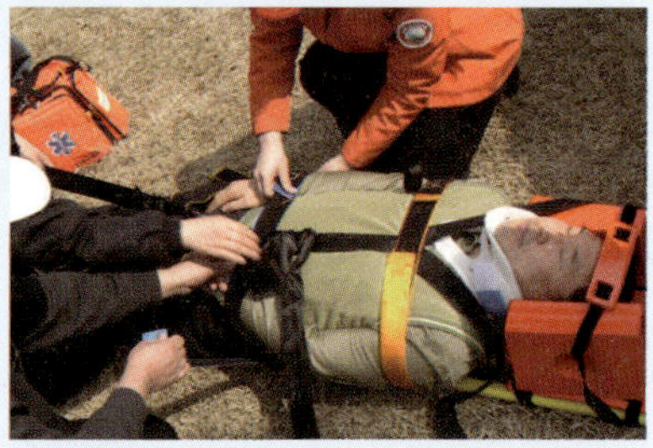

중증의 머리손상을 알 수 있는 소견

- 양측의 동공 크기가 다르거나 한쪽 동공이 점점 확대되는 경우
- Lasteralizing sign(편측 사지의 마비나 약화)이 있는 경우
- 시간이 경과하면서 편측 사지가 점차 약화되는 경우
- Cushing's triad(혈압상승, 서맥, 호흡불규칙)가 나타나는 경우
- GCS 8점 이하이거나 초기의 GCS점수보다 3점 이상 저하되는 경우
- 개방성 두부손상으로 뇌척수액이 누출되거나 뇌가 노출된 경우
- 두개골의 함몰골절이 있는 경우
- 두통이 점점 심해지거나, 초기부터 매우 심한 두통이 있는 경우

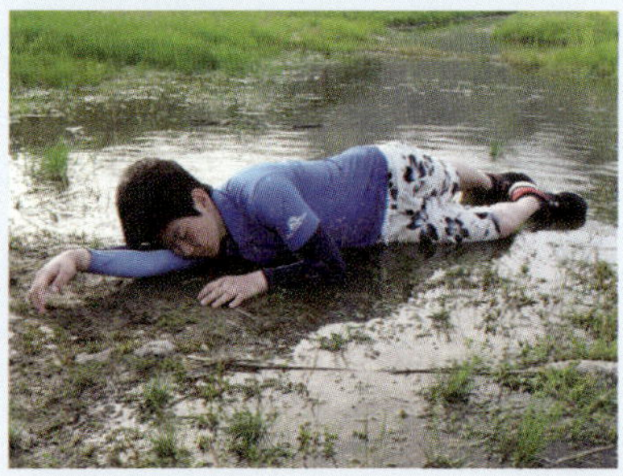

참 고

중증환자 더 살리기(석해균) 프로젝트

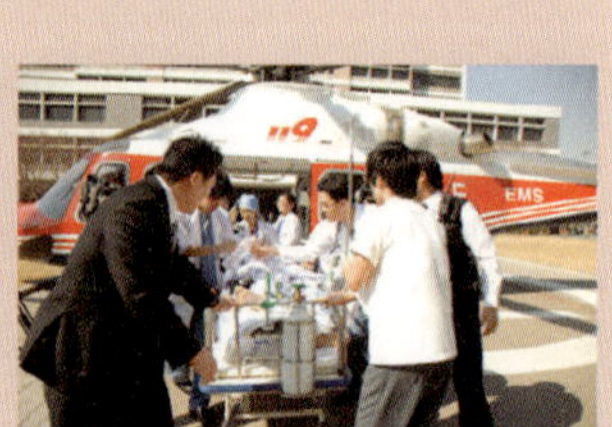

경기도와 아주대병원이 헬기를 이용하여 운영 중인 중증환자 더 살리기 프로젝트의 사고원인을 분석하면 교통사고와 산악사고가 전체 사고의 60%를 차지하였다. 교통사고의 경우 팔다리 절단 및 복합골절, 내부 장기 손상 등 중증외상환자가 많아 발생하였으며, 산악사고의 경우에도 갑작스런 호흡곤란 및 심장마비 증세와 추락과 낙상으로 인한 두부 손상 및 복합골절 등으로 중증 외상환자들이 많았다. 다음은 산업현장 안전사고는 기계사용 부주의에 의한 신체 절단사고, 공사장 추락사고와 붕괴 및 감전사고 등이 주요 원인이였으며, 일상생활 안전사고는 낙상사고와 화상사고, 수영 미숙으로 인한 익수사고와 자해사고 등이었다.

2) 2차 평가(secondary survery)

1차 평가에서 생명에 위험이 없는 것으로 확인 병력조사 및 활력징후를 측정하고 나서 2차 평가를 시작하게 된다. 활력징후는 신체의 전반적인 상태를 반영하는 객관적인 지표이므로 주기적으로 측정하여 신체상태의 변화를 미리 감지할 수 있어야 한다.

2차 평가는 모든 징후를 재평가하면서 머리에서 발까지 모든 신체부위의 상처와 변형유무를 관찰해야 하고, 환자가 통증을 느끼는지 아닌지 이학적 검사를 시행하는 것이다. 따라서 1차 평가에서 발견하지 못했던 중요한 손상이나 이상을 발견함으로써 환자에게서 인지하지 못했던 이상을 진단하여 치료함으로써 환자의 상태가 다시 악화되는 것을 방지하여야 한다.

(1) 일반적인 평가

보고 만지기로 간단하게 평가하는 방법으로 환자의 외상 확인 및 주로 호소하는 통증부위를 검사하는 것이다. 손상 부위를 시진(inspection)을 통하여 개방된 상처의 유 · 무, 변형(deformity)과 부종(edema)을 확인하고 촉진(palpation) 및 타진(percussion)을 통하여 압통(tenderness)여부와 염발음 등이 있는지를 확인한다.

일반적인 평가

개방된 상처 여부	부종 여부
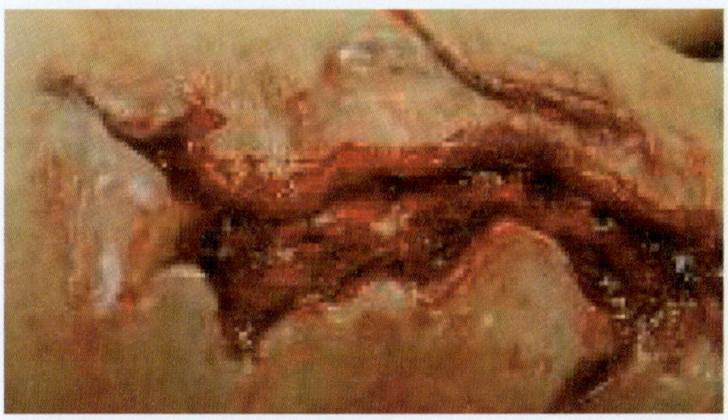	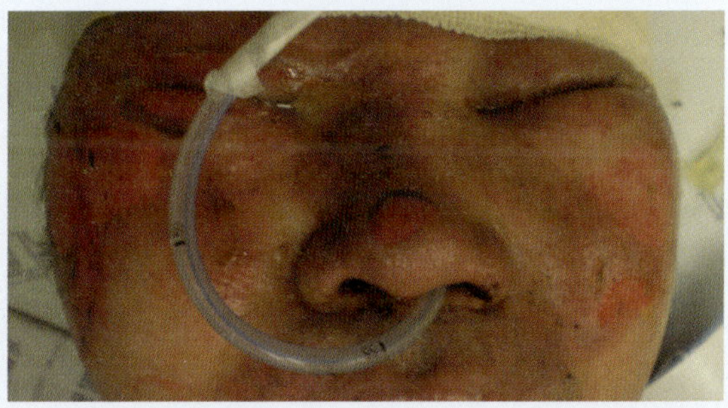
피부 손상 부위가 있는지, 개방성 출혈이 있는지, 확인	조직이 부어 오른 곳, 누르면 움푹 들어가는 곳, 양쪽 비대칭 등이 있는지 확인
압통 여부	**변형 여부**
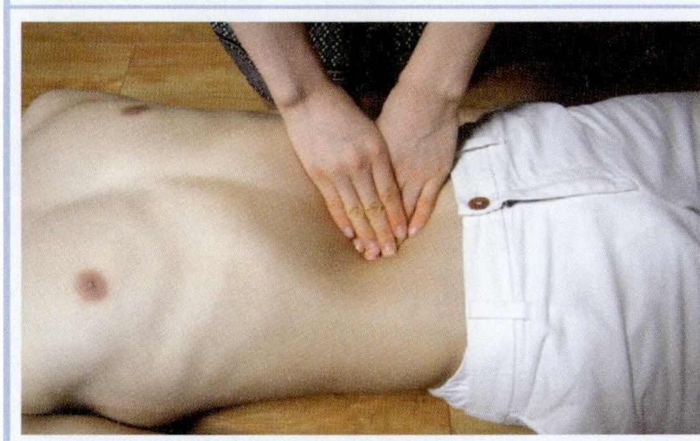	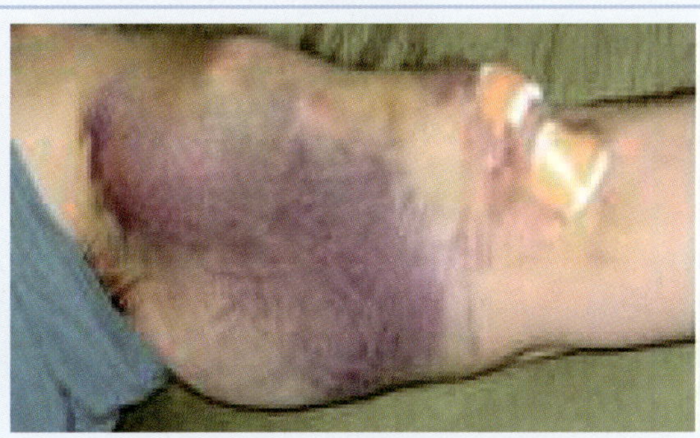
압박시 민감한 반응 보이는지 확인	비정상으로 뼈가 틀어졌는지 확인

(2) 동공검사(pupil reflex)

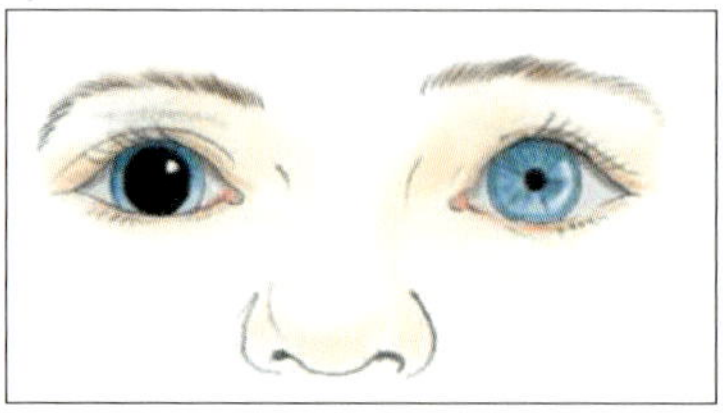
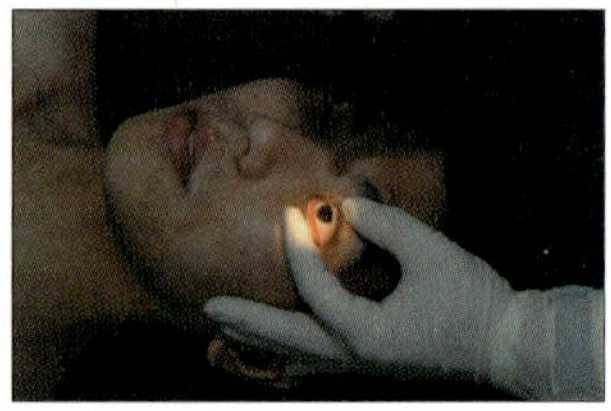

▲ 펜라이트, 작은 후레쉬 등을 통해 검사

동공검사는 환자의 뇌 상태를 평가하는 중요한 지표로서 응급처치에 필요한 중요한 징후가 된다. 동공은 정상에서 크기가 일정하므로 동공을 관찰하고 그 반응을 살핌으로써 중요한 신경학적 정보를 얻을 수 있다. 동공상태의 검사기준으로는 동공의 양쪽 크기와 대칭성, 두 동공이 동시에 적절히 반응(수축)하는가를 검사한다.

사람이 사망하게 되면 동공은 크게 확장되고 동공반사가 소실되므로 동공 상태가 계속해서 변화할 때는 중추신경계 손상이나 병변을 의심해야 한다.

동공 상태 변화 따른 징후 판단

동공 확대(Dilatation)	동공 축소(Pin point)	동공 비대칭(Anisocoria)
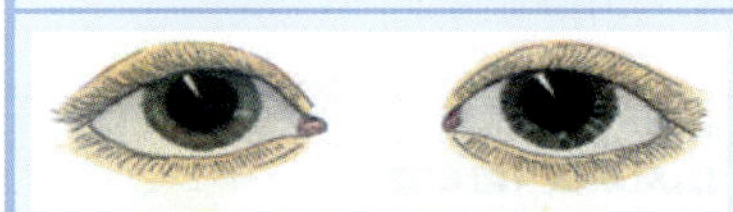	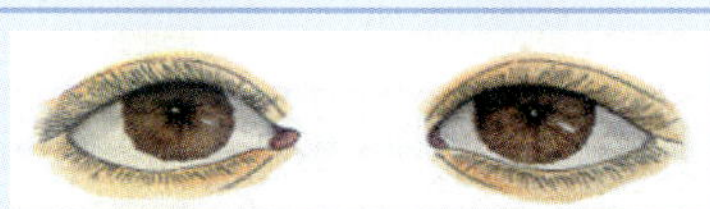	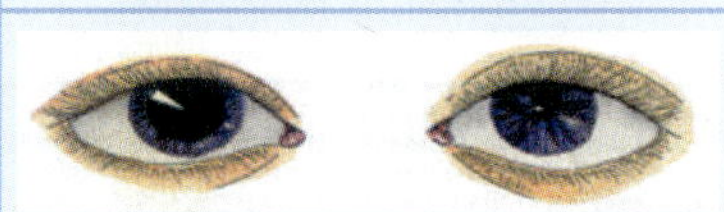
• 의식장애 • 심한 중추신경계 손상 • 저산소증 및 심정지 환자	• 질병이나 약물중독 • 중추신경계 병변 • 시신경 손상	• 뇌손상 • 뇌병변

동공반응(Pupil reflex) 검사 방법

동공은 제 3, 4, 6 뇌신경의 지배를 받기에 반응 검사를 통해 뇌손상의 변화를 조기에 발견할 수 있기 때문에 응급 현장에서 가장 중요한 환자평가 방법으로 빛을 비추었을 때 부교감신경의 자극으로 즉각적으로 동공수축이 이루어진다.

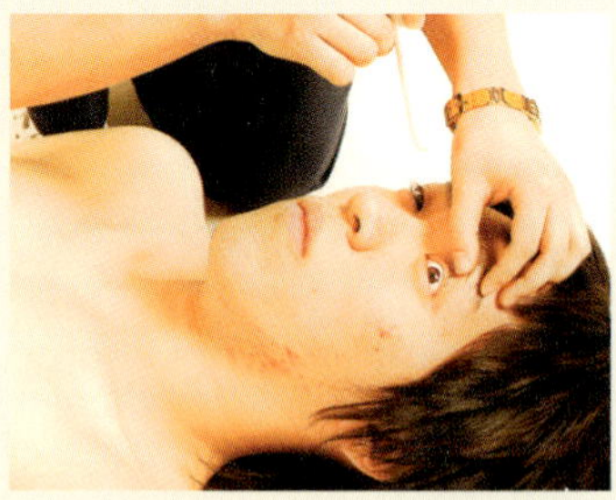

- 정상 : 양 동공의 크기가 같고 직경은 2~6 mm, 평균은 약 3.5 mm 정도
  - 정상 : Round
  - 정상적인 대광반사 : Prompt
  - 동공부등 : 동공이 큰 쪽의 뇌에 병변이 있음.
  - Round or Oval shape : 동공의 가장자리 불규칙 경우 중뇌 손상을 의미
- 동공반응 검사법
  - 주위를 너무 밝지 않게 하고 환자의 정면에서 빛을 비춘다.
  - 검사할 때 동공의 크기, 모양, 양쪽의 균등성 등을 관찰한다.

✚ 빛을 비추었을 때 순간적으로 동공이 수축하는지, 서서히 수축하는지, 빛을 비추고 있는 상태에서도 다시 동공이 산대하는지를 면밀히 관찰한다.

(3) 정밀 평가

머리와 얼굴, 목, 가슴, 복부, 골반 등의 세부적인 신체검사를 다음과 같이 확인한다.

머리 · 목 정밀 평가

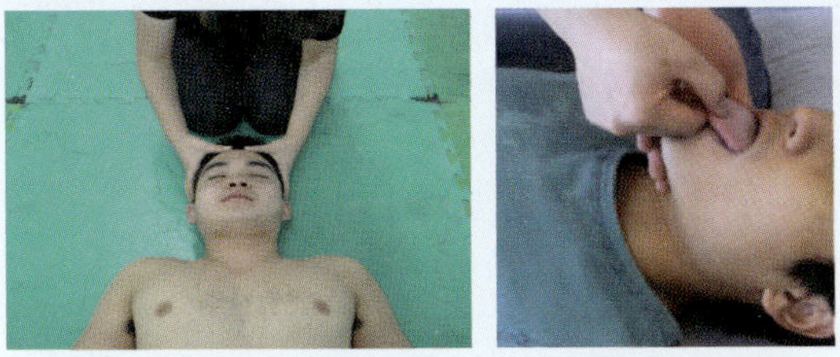

• 머리를 촉진하여 변형이나 부종, 개방상처, 출혈, 압통, 불안정, 염발음 확인

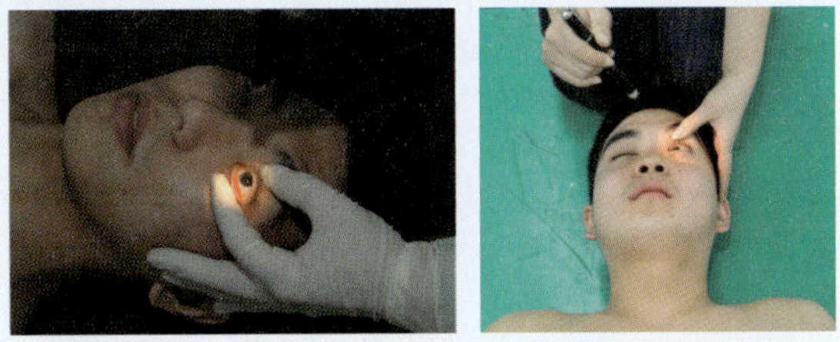

• 동공검사(크기, 대칭여부, 대광반사 등)로 안면색조, 피부색 확인

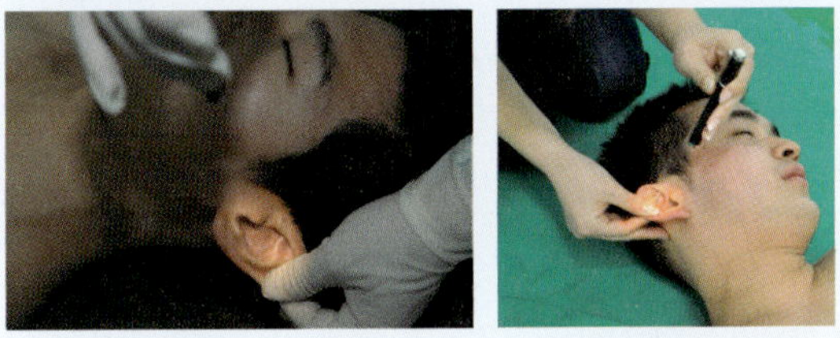

• 귀를 시진하여 개방성 상처, 귀의 내외부에 혈액이 있는지, 맑은 조직액(뇌척수액)이 흘렀는지 확인

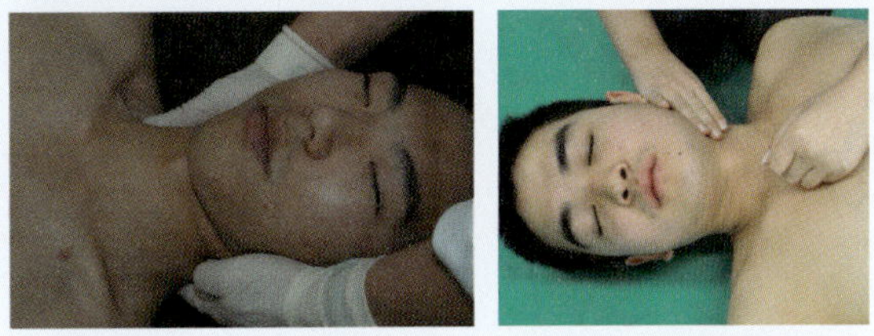

• 목 둘레를 시진하고, 조심스럽게 촉진하여 변형, 출혈, 온열감, 변색 등을 확인

흉부 · 복부 정밀 평가

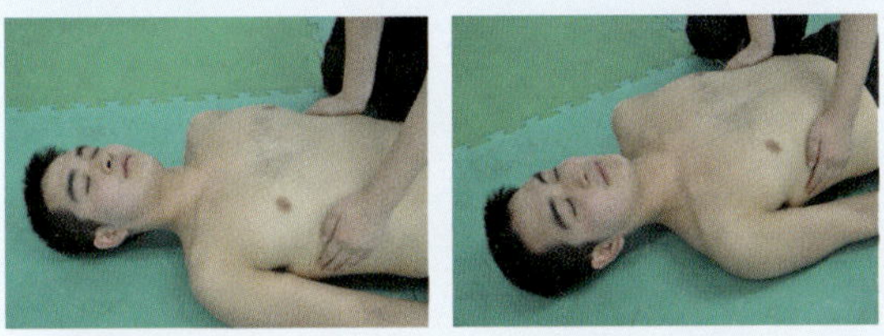

• 가슴을 노출시키고 시진하여 부종, 변형, 변색, 상처, 출혈 등을 확인
• 가볍게 촉진하여 가슴과 어깨의 대칭성, 근육의 강도, 통증 여부 확인

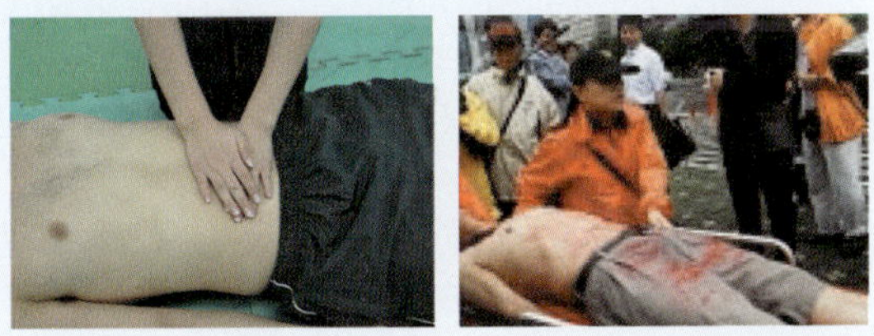

• 복부를 노출시키고 시진하여 부어오름, 변색, 상처, 출혈 등을 확인
• 통증이 없는 부분부터 부드럽게 촉진

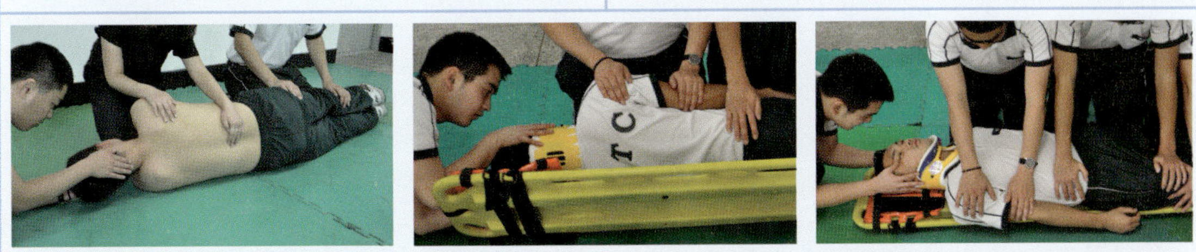

• 척추 손상이 의심되면 통나무굴리기 방법을 시행하여 등을 노출시키고 등의 상처, 변형, 변색, 출혈, 압통, 연발음 등을 확인

✚ 통나무 굴리기 방법(log-roll method) : 척추손상이 의심되는 환자에게 시행하며 환자를 하나의 통나무라고 생각하고 경추를 포함한 척추를 고정한 상태에서 환자에게 옆누움 자세를 취해주는 방법

골반 · 사지(팔, 다리) 정밀 평가

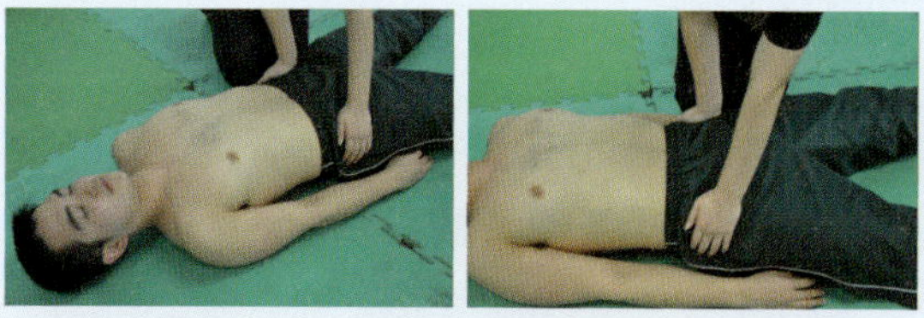

- 골반을 시진 및 촉진하여 대칭성을 확인
- 골반의 바깥쪽 부위를 안쪽으로 눌러보고, 위에서 아래로 눌러본다.

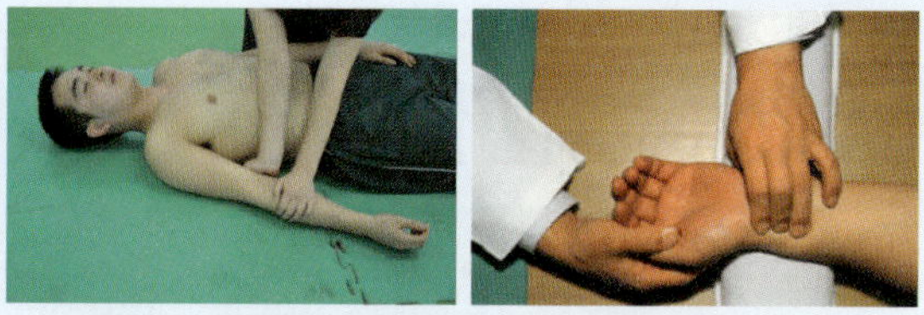

- 사지를 노출시키고 시진 및 촉진
- 둘레를 만져보고 눌렀을 때의 통증, 염발음, 변형, 상처, 출혈, 맥박 · 운동 · 감각기능 확인

일반 및 정밀 평가 시 주의사항

- 신체검사 시 환자에게 사전에 동의를 구하고 검사방법을 설명한 후 시행한다.
- 척추손상이 의심되면 움직임을 최소화 하고 손상의 예방을 위해 고정을 시행한다.
- 환자 평가를 위해 응급처치를 지연시키거나, 손상을 악화시켜서는 안 된다.

참 고

환자평가시 주의사항

1. 외관관찰 : 체위 및 보행상태, 안색 등을 관찰한다. 가능하면 불빛을 피하여 관찰하고 검게 탄 얼굴, 화장 상태 등을 고려하여 판단한다.
   - 창백(흰색) : 공포감, 빈혈, 쇼크(혈액순환부족)상태
   - 암자색(청색증) : 입술부위, cyanosis(산소가 부족하고 혈중 탄산가스 헤모글로빈 많아지면 혈액이 검은색을 보인다)
   - 홍조 : 발열, 감염증 악화시, 고혈압, 열사병, 일산화탄소 중독 시에는 얼굴색이 붉게 나타난다(혈관확장–미세혈관확장–혈류량증가–발한, 습함).
   - 황색 : 혈액 중 담즙색소가 원인으로 증가한 병적상태이다. 혈액 중 빌리루빈 농도는 정상치 1 mg/dl 이하, 이것이 2 mL/dl 이상을 초과하면 혈액에서 조직으로 나와 피부, 점막, 결막이 황색으로 변한다.
   - 쇼크(Shock)시 안색 변화
     - cold 쇼크 : 미세혈관이 수축 → 몸이 차게 됨(피부창백), 피부건조 → 탈수
     - warm 쇼크 : 미세혈관이 확장 → 모세혈관에 혈액이 충만함 → 안면홍조
2. 표정
   - 흥분, 불안 : 뇌혈류는 전 혈액량의 25~30% 정도인데 혈류가 저하되면 뇌의 중추신경은 혈류장애로 인한 산소부족으로 의식장애의 흥분상태에 빠진다.
   - 무표정한 표정 : 산소부족 및 쇼크의 경우 허탈과 같은 형태의 증상이 나타난다.
3. 구토, 실금
   - 구토 : 비출혈, 뇌혈전, 뇌경색, 뇌부종, 약물복용 등이 나타나며 뇌의 구토중추가 자극을 받아 흥분해서 생체방어기구의 하나로써 반사적으로 구토를 일으킨다(구토물을 비닐봉지에 넣어서 함께 이송).
   - 실금 : 뇌혈관 장애, 쇼크, 척추손상의 경우에 나타난다. 소변 실금은 가벼운 의식장애에서도 일어나고, 대소 양방 실금이 있을 때에는 의식장애가 심각하다고 볼 수 있다.

(4) 의류 및 보장구 제거

신체검사를 위해 옷, 신발, 보장구 등을 벗기거나 제거하여 환자 평가를 쉽게 할 수 있도록 한다. 이때 환자에게 이차적 손상을 주지 않도록 주의하여야 한다.

상체 의류 제거

점퍼 제거

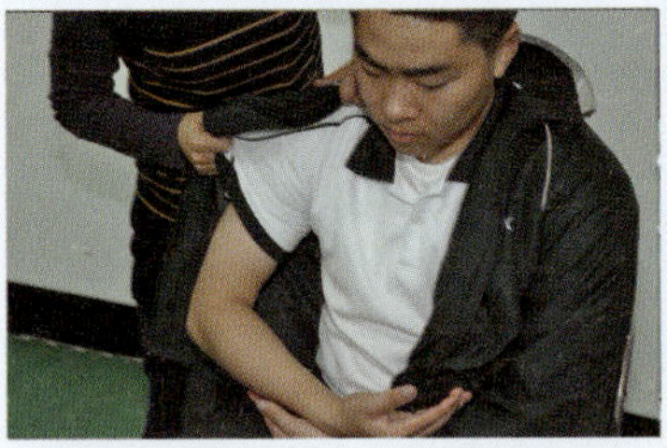

• 점퍼를 양쪽 어깨 밑으로 내리고 다치지 않은 팔의 소매를 먼저 벗긴 뒤 다친 팔을 받치면서 벗긴다.

상의 제거

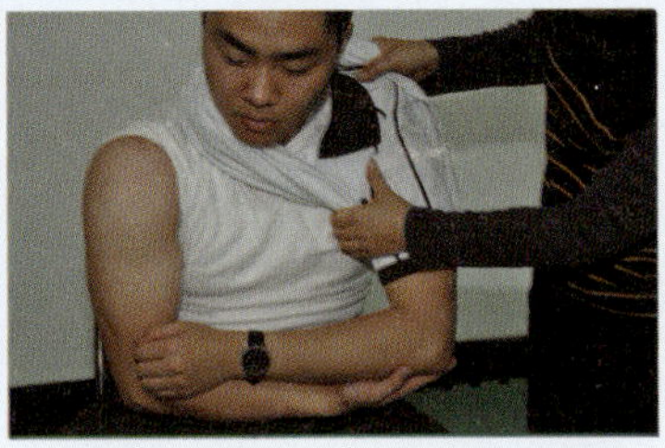

• 다치지 않은 팔을 굽혀서 먼저 빼낸 뒤 옷을 말아 머리 위로 벗긴다.

속옷 제거

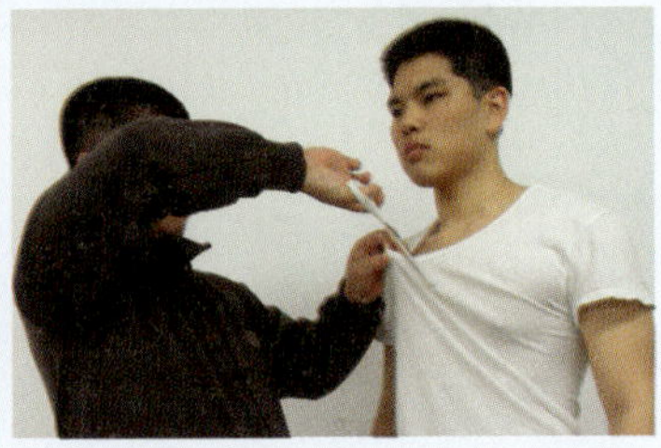

• 손상부위에 추가 손상이 없도록 주의 깊게 런닝을 자른다.

하체 의류 제거

신발 제거

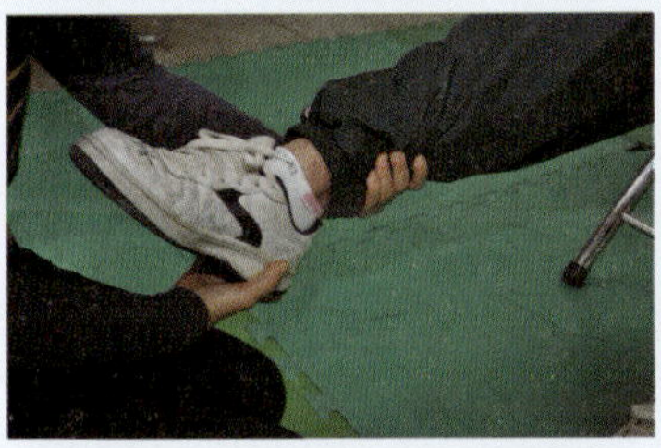

• 신발에 있는 끈은 풀거나 잘라내고 환자의 발목을 잡아 고정하고 신발을 벗긴다.

양말 제거

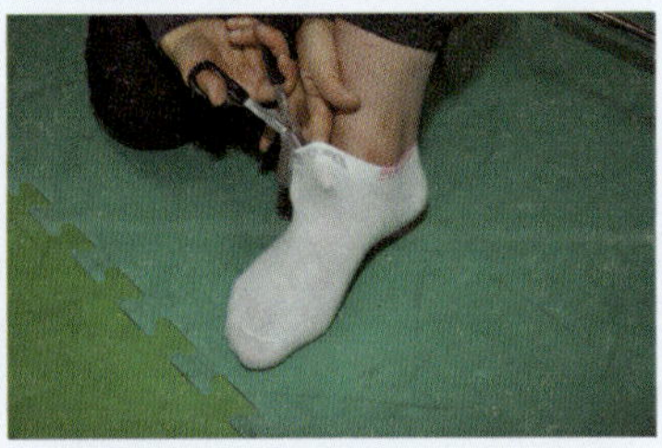

• 양말은 들어 올려 자르거나, 양말과 발 사이에 손가락을 넣어 조심스럽게 벗긴다.

바지 제거

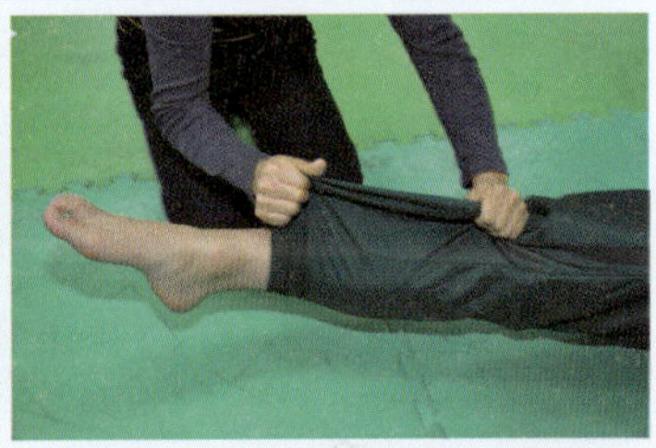

• 바지와 다리 사이를 모아 잡아 다친 부위에서 들어올린 후 자른다.

머리, 목 부위 보장구 제거

헬멧 제거

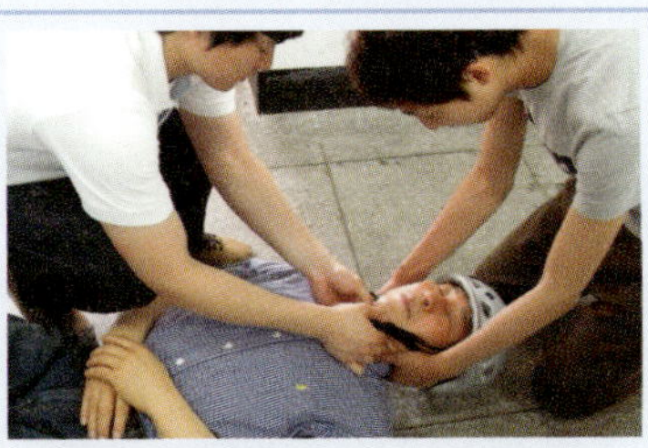

• 머리를 고정한 상태로 턱의 끈을 풀거나 잘라낸다

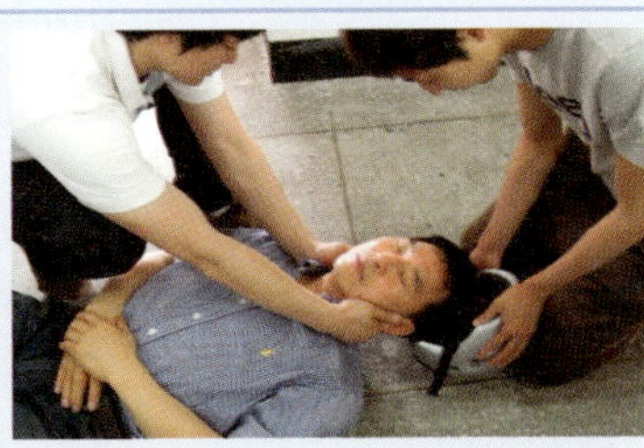

• 헬멧에 부착되어 있는 장비 중 제거할 수 있는 것은 최대한 제거한다.

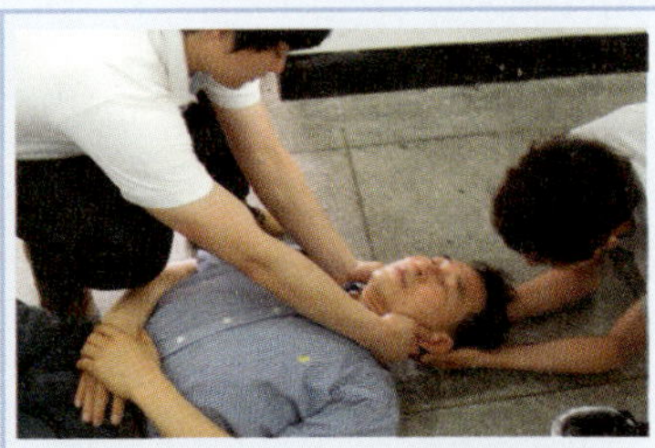

• 목과 턱을 고정한 상태에서 나머지 한사람이 조심스럽게 헬멧을 들어서 빼낸다.

✚ 경추손상 위험이 있으므로 기도가 유지되고 호흡이 가능한 경우, 상처가 없는 경우에는 헬멧을 제거하지 않는다.

3. 활력징후(Vital signs) 평가

환자 평가는 신속하고 정확하게 시행하기 위해 4가지 활력징후(혈압, 맥박, 호흡, 체온)와 6가지의 증상(피부색, 모세혈관 재충혈 시간, 동공 크기와 동공반사, 의식상태, 운동기능, 감각 기능) 등을 평가를 한다. 활력징후는 인체의 내 · 외적인 환경 변화에 대하여 우리 신체를 일정하게 유지하려고 하는 항상성 기전에 의해 정상범위에서 조절되고 있다. 이러한 활력징후는 환자의 상태를 사정하는 중요한 지표로 정상을 벗어난 활력징후는 우리 인체 내의 생명의 위협을 주는 어떤 변화가 나타나고 있음을 의미한다.

1) 혈압(Blood Pressure)

혈압은 순환계가 효과적으로 기능하고 있는지 확인하는 활력징후 중 가장 중요한 지표이다. 혈압은 동맥내압을 의미하며 전신의 혈관저항을 측정하는 것으로, 혈압을 결정하는 중요한 3 가지 요소는 심장의 수축력, 혈액량과 혈류량, 혈관벽의 탄력성이다. 이 중 하나라도 이상이 생기게 되면 혈압은 상승한다. 고혈압 상태가 장기간 지속되면 심장, 혈관, 신장, 뇌, 안구 등에 질환을 일으킬 위험이 높아진다. 또한 갑자기 저혈압을 일으키는 경우에는 가장 위급 형태의 쇼크(shock)가 발생한다. 혈압은 생리적인 영향을 많이 받는다.

✚ **심박출량(Cardiac Output)** : 심장이 분당 박출시키는 혈액량이며 분당 리터(L/분)로 측정한다. 성인의 혈액량은 5 L 정도이며, 심장 1회 수축 시 박출량 70~80 mL로 1분 정도면 전체 혈액이 모든 혈관을 한 번 순환하게 된다.

(1) 혈압의 정의

심장이 수축하고 이완하는 동안에 동맥벽에 저항하는 혈액이 혈관 벽에 미치는 압력으로 혈관내압을 말한다. 정상(성인)은 수축기 120 mmHg 미만, 이완기 80 mmHg 미만을 기준으로 한다.

- **수축기혈압 :** 심실이 수축할 때 동맥벽에 저항하는 혈액의 최대압력
- **이완기혈압 :** 심실이 이완되고 혈액이 유입될 때 동맥벽에 저항하는 혈액의 최소압력
- **동맥압의 혈압유지요소 :** 혈액량, 동맥의 수축상태, 심근의 수축력, 심박동수
- **정맥압의 혈압유지요소 :** 혈액량, 정맥의 용적(혈관용적), 정맥의 수축 정도

(2) 혈압의 범위

<table>
<tr><td>정상 범위</td><td>• 정상 혈압 : 수축기/이완기
– 성인 : 120/80 mmHg 〈119와 친구(79)하기〉
– 소아 : 90/60 mmHg
– 영아 : 70~80/50 mmHg</td><td rowspan="2">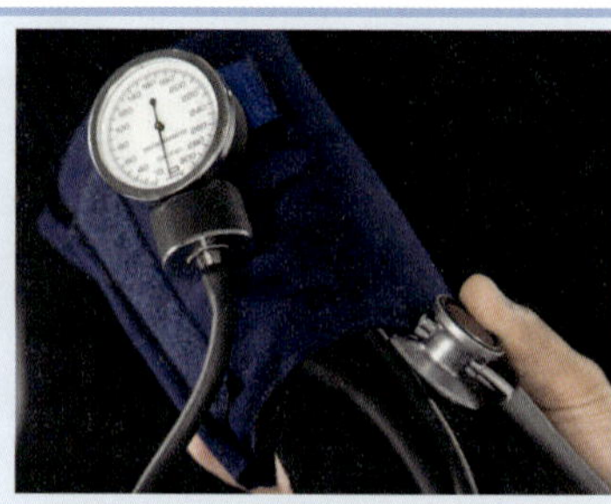</td></tr>
<tr><td>이상 소견</td><td>• 고혈압 전 단계 : 130/90 mmHg 이상
• 고혈압 : 140/90 mmHg 이상
• 저혈압 : 100/60 mmHg 이하</td></tr>
</table>

✚ 혈압의 변화는 심혈관계의 질환이나 손상을 의미할 수 있다.

(3) 혈압계의 종류

혈압계의 종류에는 휴대가 용이한 손목 및 수은 혈압계와 자동 혈압계로 분류된다.

혈압계 종류

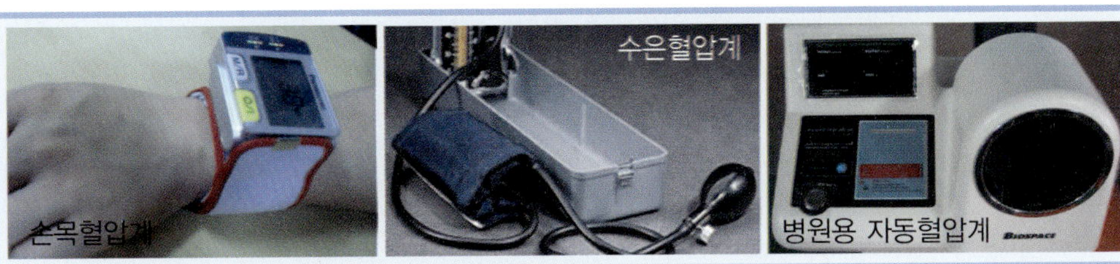

(4) 혈압계의 사용

일반적인 혈압계로 혈압을 측정할 때에는 동맥이 지나가는 부위(주로 팔)를 혈압계의 커프(cuff)로 둘러싼 후, 커프 내에 공기를 주입하여 커프 내 압력을 동맥압보다 높임으로서 동맥으로의 혈류를 차단하는 방법을 사용한다. 동맥압보다 증가시켰던 커프 내 압력을 서서히 줄이면, 수축기압보다 커프 내 압력이 떨어지는 순간 동맥을 통한 혈류가 재개되면서 맥박음을 청취할 수 있다.

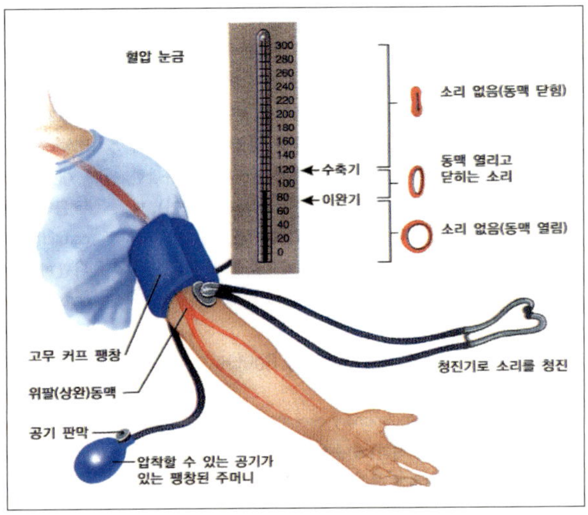

- 혈압계의 커프를 상박 2/3부위 어깨와 팔꿈치 사이(팔꿈치에서 2.5 cm 위에)에 가볍게 감는다.
- 청진기를 맥박을 촉지 할 수 있는 부위(주로 상완 동맥)에 댄다.
- 조절기를 잠그고 위팔동맥에서 맥박 측정되지 않은 지점보다 20~30 mmHg 더 높게 가압한다.
- 조절기를 열어 공기가 1초에 2~4 mmHg 내려가게 하여 첫 번째 심박이 들리는 순간이 수축기 혈압, 심박이 사라지는 지점이 이완기 혈압이다.

혈압 측정시 주의사항

- 환자를 앉히거나 눕힌 후 소매를 걷고, 팔은 가급적 심장 높이에 두어야 한다.
  → 팔의 높이가 심장보다 높은 경우 실제보다 혈압이 낮게 측정될 위험이 있다.
- 최소한 5분간의 안정 후 측정한다. → 환자는 측정 전 30분부터 금연하고, 커피는 가급적 삼간다.
- 환자에게 적절한 크기의 커프를 선택한다. → 커프가 너무 넓은 경우 실제보다 혈압이 낮게 측정된다.
- 공기를 지나치게 빨리 제거시 수축기 혈압은 낮게, 이완기 혈압은 높게 측정되므로 주의한다.

2) 맥박(Pulse Rate)

심장이 동맥을 통해 혈액을 내보낼 때 맥파가 발생하며, 심장의 수축으로 인해 혈관으로 유입된 혈액이 혈관 벽에 부딪히는 충격이 맥박이다. 혈액이 흘러 동맥이 확장될 때 동맥에 가까운 신체 표면에서 박동이 느껴진다. 맥박은 순환기계 기능의 중요한 지표가 된다.

(1) 맥박의 범위

건강한 성인에서는 분당 약 60~100회 정도가 정상이며, 규칙적이고 강하게 촉지되어야 한다. 만약 맥박이 촉지되지 않거나 약하고 불규칙한 맥박은 심장의 부정맥이 있음을 의미한다.

정상 범위	• **성인 :** 60~100회/분 • **어린이 :** 70~100회/분 • **영아 :** 120~140회/분
이상 소견	• **빈맥 :** 100회/분 이상 • **서맥 :** 60회/분 이하 • **부정맥 :** 불규칙적인 맥박 • **빠르고 약한 맥박 :** 혈압저하, 공포를 느끼거나 심한 통증상태 • **맥박이 촉지 되지 않을 경우 :** 혈관의 폐쇄나 손상, 심장 마비, 심근수축력 감소, 심한 쇼크 상태 • **불규칙하게 반동 :** 부정맥, 심장질환 상태
	• **경증 저산소증 :** 90~94% • **중증도 저산소증 :** 75~89% • **중증 저산소증 :** 75% 미만(즉각적으로 산소 치료 요구)

(2) 맥박 산소포화도(SPO_2) 측정기

동맥내 산소포화도를 측정하는 비침습적 기구를 말하며, 휴대가 간편하도록 제작되었다.

휴대용 산소포화도의 종류

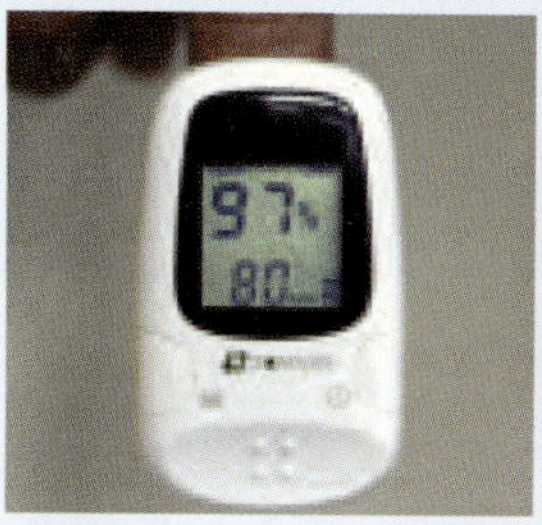

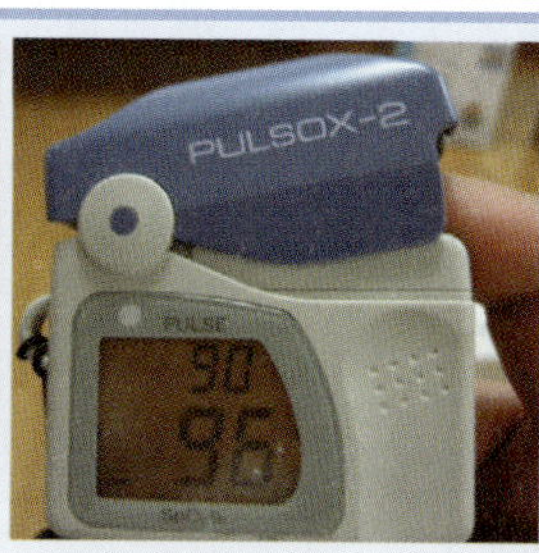

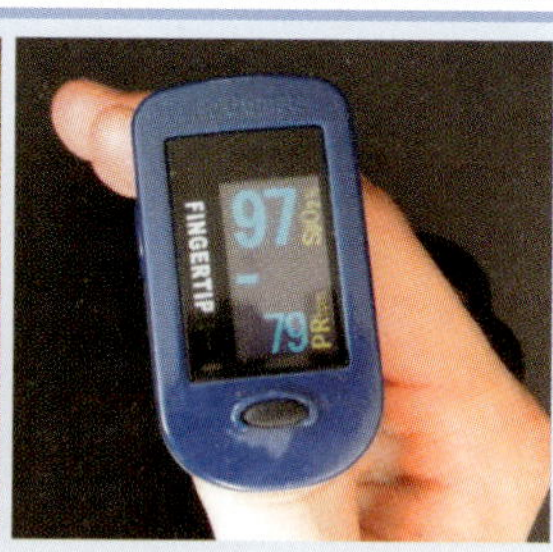

구분	SPO_2(%)
• 정상	95 이상
• 저산소증	
-가벼운편	90~94
-보통	75~89
-심각한편	< 75 이하

✚ **맥박 산소포화도 측정기(Pulse Oximetry) :** 동맥 내 산소포화도를 측정하는 비침습적 기구를 말하며. 산소포화도는 전체 헤모글로빈량에 대한 산화된 헤모글로빈량의 비율로 %로 표현한다. 분당산소투여량, 산소공급의 적절성 등을 확인하여 산소치료, 투약, 흡입, 호흡기능 보조 등의 중재 효과를 파악한다. 산소 포화도 100%는 혈색소가 산소로 완전히 포화되었다는 의미이며 75% 이하일 때는 생명이 위독한 상태를 말한다.

(3) 맥박 측정 방법

목동맥(성인), 위팔동맥(영아), 넙다리동맥, 노동맥 등을 침착하게 아래의 기준을 적용 평가한다.

호흡의 범위

- 노동맥, 위팔동맥, 목동맥 등에서 10초간 측정하여 × 6, 혹은 15초 측정 × 4, 30초 측정 × 2를 한다
- 리듬 측정(규칙적 · 반복적)
- 질 · 강도 측정(강, 약 또는 튀어 오르는 듯, 가냘픔)

→ 자신의 맥박수와 구분이 안 될 수 있으므로 엄지손가락을 사용하지 않는다.

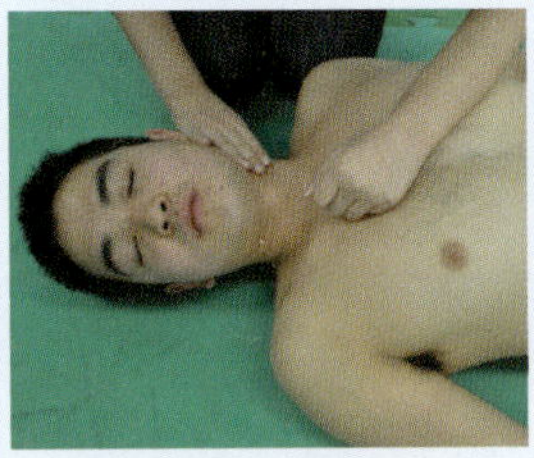

목동맥 촉지

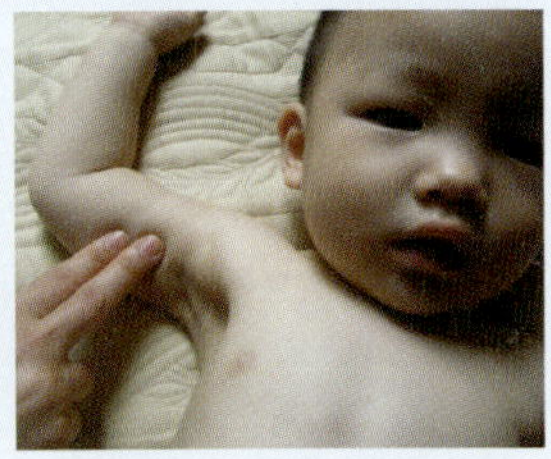

위팔동맥 촉지

✚ 일반인은 응급현장에서 맥박 측정을 하지 않는다.

긴장하면 맥박수가 증가하는 이유

- 긴장상태란 자율신경계의 교감신경이 활성화 된 상태이며, 이때 신경말단에서 카테콜아민(catecholamine) 중 노르에피네프린(norepinephrine)이 유리된다. 이것은 심박수와 심근 수축력의 증가를 초래하기 때문에 맥박수가 증가하고 혈압도 상승한다.

3) 호흡(Respiration)

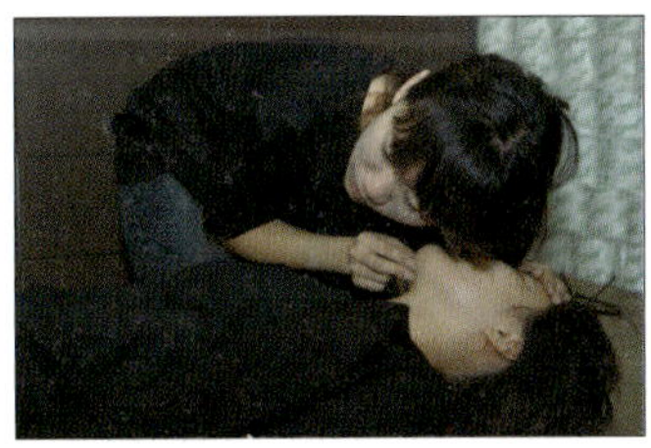

호흡은 생명유지를 위한 산소와 이산화탄소 교환을 필수적 · 효과적 · 계속적으로 유지되어야 한다. 정상적인 호흡은 환자가 편하게 느끼고, 고통이 없으며, 잡음이 없고, 자연스럽게 호흡이 이루어지고, 호흡의 정도가 깊지도 얕지도 않는 것이다.

(1) 호흡의 범위

분당 호흡수의 상태에 따라 환자의 상태를 점검할 수 있는데 분당 호흡수는 상태에 따라서 변화가 많다.

호흡의 범위

정상 범위	• **성인 :** 12~20회/분
이상 소견	• **빠르고 얕은 호흡 :** 쇼크(혈압저하) • **깊고 힘든 호흡 :** 기도폐쇄, 폐질환 • **느린 호흡 :** 약물남용, 심한 저산소증, 중추신경계 이상 • **'V' sign :** 이물질에 의한 기도폐쇄 시(기침, 이야기 할 수 없음) 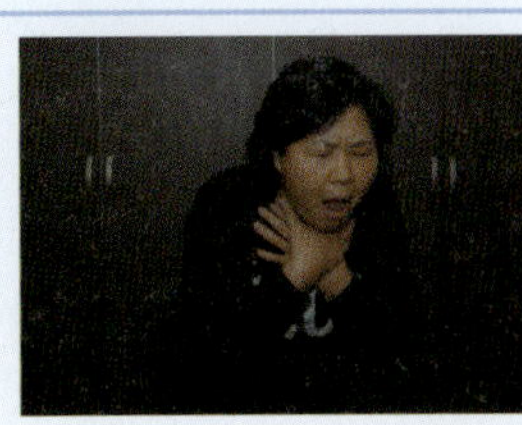

4) 체온(Temperature)

체온은 질병으로 인한 손상에 의해 변할 수 있다. 피부는 체온을 조절하는 중요한 역할을 하는 기관으로 혈관으로부터 열을 방출하거나 피부의 땀을 증발시켜서 체온을 조절한다. 체온은 구강, 액와(겨드랑), 직장(항문), 고막을 통해 측정한다.

(1) 체온의 범위

정상(성인) 36.5~37.5℃를 기준으로 35℃ 이하를 저체온증, 38℃ 이상을 고체온증으로 구분한다.

성인의 정상 체온	
정상 범위	• **성인 :** 36.5~37.5℃(구강), 36~37℃(액와), 37~38℃(직장)

(2) 체온 측정

직장 체온이 가장 정확하며 액와에 의한 체온은 정확성이 떨어져 최소한 10분간은 측정하여야 하므로 응급상황에서는 적절하지 않다.

직장 체온	• 중심체온에 가깝고, 구강체온 보다 1~1.5℃ 높음. • 수은구가 둥근 항문체온계에 바셀린을 발라 항문에 성인 3~4 cm, 아동 1.5~2.5 cm 정도 삽입하여 **2~3분간** 측정함.	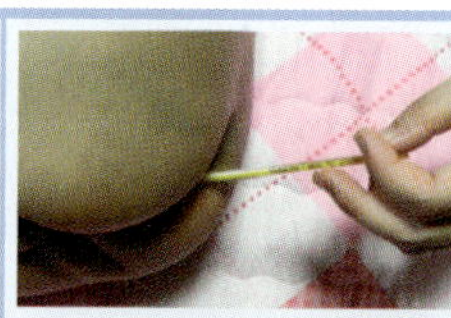
액와 체온	• 수은구를 액와 중앙에 고정하여 8~10분간 측정함. • 액와에 땀이 있으면 체온을 떨어뜨릴 수 있으므로 타월로 두드려 닦는다. 비벼서 닦을 경우 마찰로 체온이 상승할 수 있음.	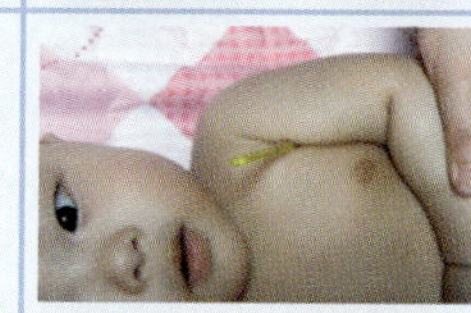
구강 체온	• 수은구를 혀 밑에 넣고 입을 다문 후 3~5분간 측정함. • 5세 이하 소아환자나 노인환자, 의식이 없는 중증 환자, 정신질환자 불안신경증이 심한 환자, 코가 막히거나 기침이 심한환자, 호흡곤란 환자, 산소를 흡입중인 환자, 입 다 물기 힘든 환자 등은 측정 못 함.	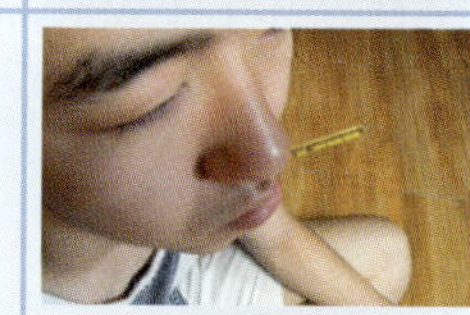
고막 체온	• 커버를 씌운 체온계 끝을 귀의 입구에 댐. • 버튼을 눌러 체온계를 켜고 '삐"소리가 날 때 까지 버튼을 누름. • 표시창에 나타난 체온을 보고 판단함.	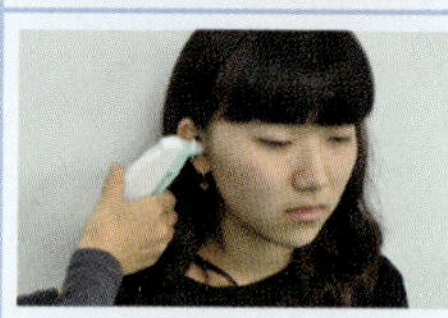

참 고

'체온'이란 '몸 속의 온도'로 하루 중에도 0.5~1℃ 이내의 차이를 보인다. 0.5℃의 체온이 저하되면 열을 발생시키기 위해 몸이 떨리며, 1도가 저하되면 배설 장애나 알레르기가 발생한다. 체온이 떨어지면 면역력이 약해져 감기, 폐렴 등이 걸리기 쉬워져 암 발생률도 높아지고 뇌경색과 심근경색 등의 혈전증, 담석과 요로결석 등의 질환도 쉽게 발생한다. 정기적인 운동과 반신욕 등으로 몸을 따뜻하게 만들어 체온을 1도만 올리면 반대로 면역력은 5배나 높아진다. 이는 체온이 올라가면 혈관이 확장되고 혈액 순환이 촉진되어 산소 및 영양 공급이 활발해 신장과 폐의 노폐물 배출 작용이 좋아져 질병을 예방하고 피로 회복에 좋아지기 때문이다.

(3) 체온에 따른 이상 소견

열 생산과 열손실의 균형이 맞지 않아 46℃ 이상이나 32℃ 이하로 체온이 떨어지면 신체조직의 손상으로 사망에 이르게 된다.

체온에 따른 이상 소견

- **출혈성 쇼크 :** 피부가 차고 창백하며 습함.
- **고체온증 :** 체온이 38℃ 이상 비정상적으로 높은 상태. 고온 다습 등 극한 환경, 감염, 약물 또는 대사이상
- **저체온증 :** 체온이 35℃ 이하인 경우
  - 35~33℃ : 심한 경련, 신체 기능 저하, 언어장애, 걸을 때 비틀거림, 판단력 저하와 건망증 등
  - 33~31℃ : 전신 근육경직, 극도의 피로감, 건망증, 환각, 지속시 경련소실
  - 31~26℃ : 심장 박동이 일정하지 못하며 의식 불명이 됨.
  - 26℃ 이하 : 심장 박동이 느려지고 호흡이 조절되지 못함. 지속시 사망

(4) 연령에 따른 적절한 활력징후

연령별 활력징후

나 이	구강체온(°C)	맥박(회/분)	호흡(회/분)	혈압(mmHg)
신생아	36.8(액와)	130	35	73/55
1세	36.8(액와)	120	30	90/55
5~8세	37	100	20	95/57
10세	37	70	19	102/62
10대	37	75	18	120/80
성인	37	80	16	120/80
노인(70세 이상)	37	70	16	이완기압 상승 가능

활력징후 평가 시 주의사항

활력징후는 현장에서 최초 반응자가 장비나 기구를 가지고 있을 경우에 평가 할 수 있으나, 없을 경우에는 주로 임상적 소견 등으로 평가한다. 응급구조사를 포함한 응급의료진은 지체 없이 시행한다.

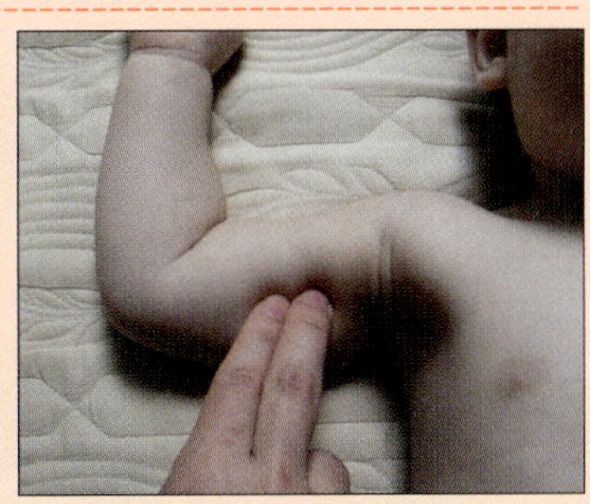

- 응급환자의 동의를 구한 후 검사방법을 알려준다.
- 응급환자에게 불편하지 않도록 가능한 편안한 자세로 평가한다.
- 정상범위를 벗어난다면 더욱 세밀한 관찰이 필요하다.
- 활력징후는 직접적으로 생명과 관계가 되므로 주기적으로 정확하게 측정한다.

5) 피부색

피부색은 근본적으로 피부의 혈관 속을 순환하는 혈액에 의해 결정된다. 주요 관찰 부위는 손톱, 공막, 입 안쪽의 점막이며 이를 관찰하여 산소투여, 지혈, 소생술을 결정한다. 의학적인 소견으로 나타나는 피부색은 다음과 같다.

붉은색	선홍색	푸르고 창백한 색	노란색(황달)
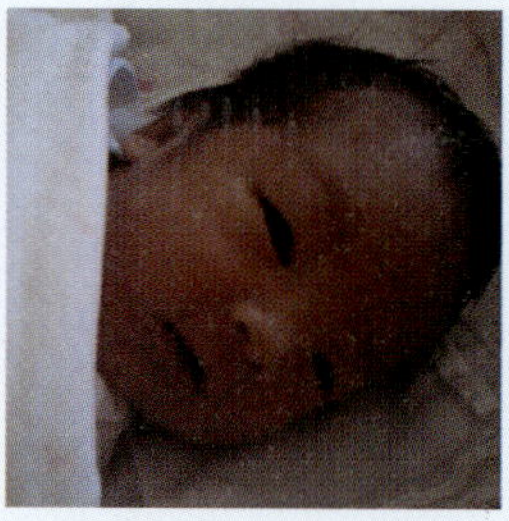	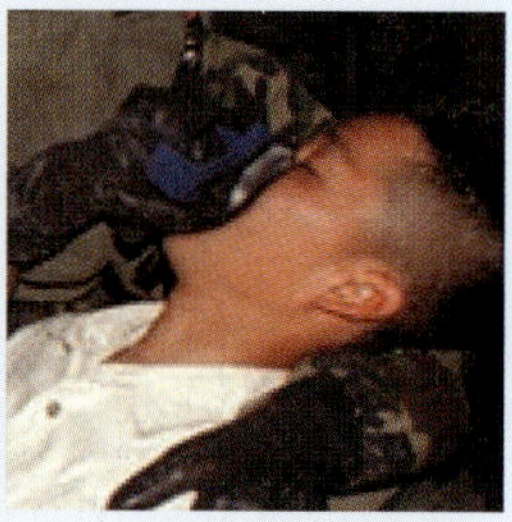	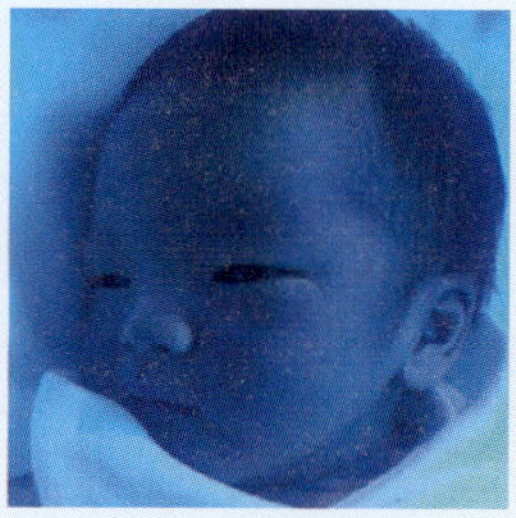	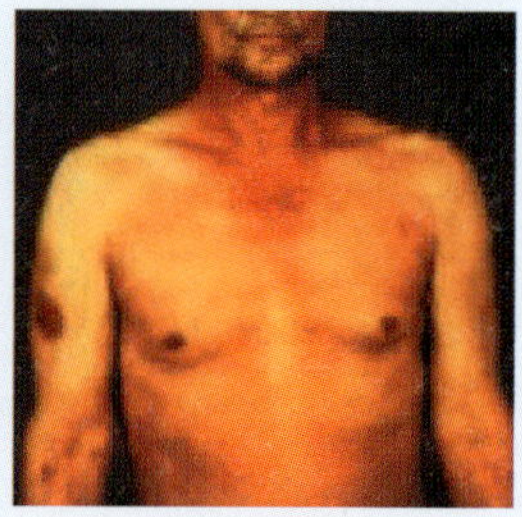
고혈압, 고열, 열사병환자	일산화탄소 중독	산소 부족(청색증) 불충분한 폐기능	간질환

6) 심전도

심전도는 외상환자 및 내과환자의 평가에 필수적이다. 심전도 평가를 통해 심장의 문제를 파악해줄 뿐만 아니라 두부외상, 흉부외상, 뇌졸중, 약물 · 호흡 및 대사 장애로인한 부정맥을 진단할 수 있다(제5장 참조).

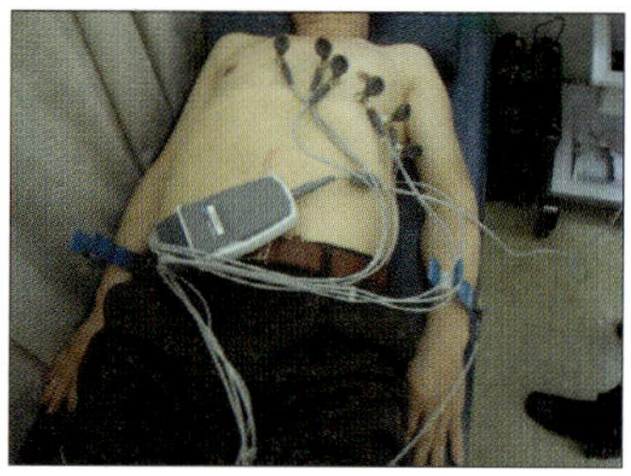
▲ 12유도 심전도

7) 혈당 측정

현장에서의 혈당측정은 혈당 측정 기구를 이용한다. 혈당검사용 stick에 혈액을 충분히 묻혀 검사한 후 측정 기구가 나타내는 수치로 혈당 수준을 판정한다. 공복혈당은 80~110 mg/dl, 식후 2시간 혈당은 80~140 mg/dl이 정상수치이다.

①	②	③
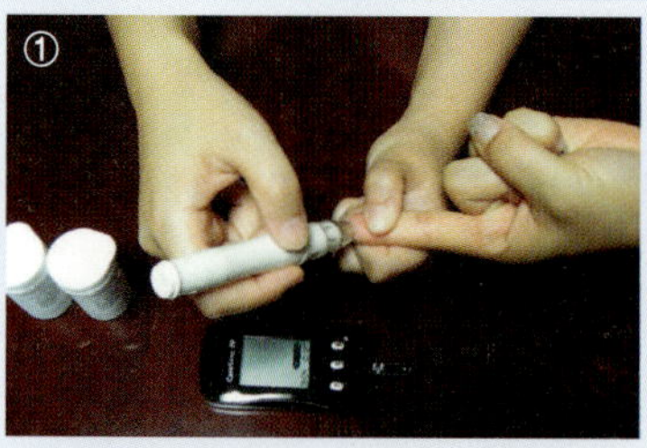	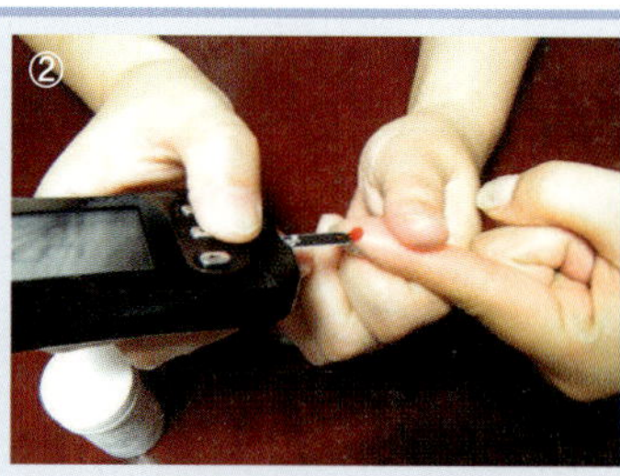	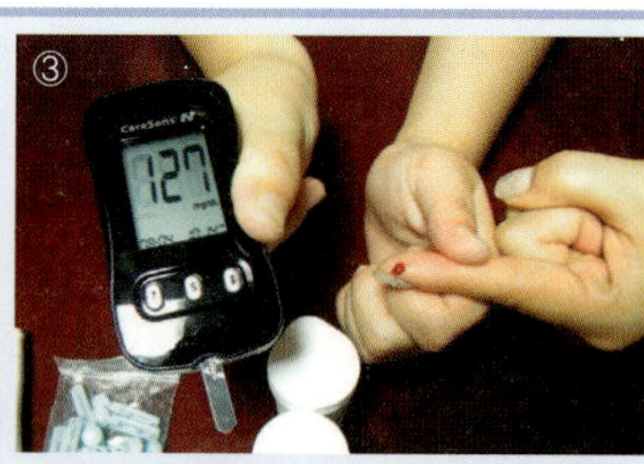
측정할 부위를 소독 후 채혈	묻어나오는 혈액을 혈당검사용 스틱에 묻힘	조금 기다리면 혈당 수치가 화면에 나타나기에 확인

연습문제 02

1 환자 평가에 대한 설명 중 맞는 것은?
① 현장조사는 부상자 및 응급환자의 생명에 위협이 있는지를 판단하는 것을 말한다.
② 사고의 원인, 질병의 특성, 환자의 수 등을 평가한다.
③ 치료를 위해 병원에서만 환자평가를 시행하여야 한다.
④ 1차 평가와 2차, 3차 평가가 있다.

2 1차 평가에 대한 설명 중 맞는 것은?
① 1차 평가의 목적은 부상자 및 응급환자의 생명에 위협이 있는지를 확인하고 치명적인 손상을 빨리 발견하고 응급처치를 시행하는 것이다.
② 순환기능부터 우선시 평가되고 처치되여야 한다.
③ 통상 ABS's라고 한다.
④ 호흡평가에서 환자의 호흡만을 확인한다.

3 1차 평가의 순환평가(C : circulation)에 대한 설명 중 옳은 것은?
① 맥박이 있는 경우 심폐소생술을 시행한다.
② 모세혈관 재충혈은 3초 이상이 정상이다.
③ 피부가 창백하거나 차고 축축한 경우 정상이다.
④ 맥박이 느리거나 빠르거나 불규칙한 증상은 부적절한 순환의 증거이다.

4 측정시간이 짧으면서도 심부 체온을 정확하게 반영하는 체온은?
① 구강체온 ② 겨드랑이체온
③ 항문체온 ④ 고막체온

5 환자 평가의 내용 중 틀린 것은?
① 피부의 청색증은 조직으로의 산소공급이 저하된 상태에서 발견된다.
② 쇼크나 심정지 상태에서는 맥박이 촉지된다.
③ 환자가 기침을 하거나 목을 쥐는 듯한 행동은 기도폐쇄를 의미한다.
④ 동공이 산동되거나 축동된 경우, 이는 질병이나 손상에 의해서만 발생된다.

6 다음 중 생체징후에 포함되지 않는 것은?
① 체온 ② 분당 호흡수
③ 혈압 ④ 모세혈관 재충혈 시간

7 맥박측정시 주로 사용하는 동맥은?
① 위팔(상완동맥) ② 관자(측두)동맥
③ 노(요골)동맥 ④ 목(경)동맥

8 다음 중 생체징후의 범위에 해당하는 것으로 바르게 짝지어진 것은?

A. 체온	**B.** 기관지	**C.** 혈압	**D.** 피부색

① A, B, C ② A, C
③ B, D ④ A, B, C, D

9 다음 중 환자의 평가단계에서 가장 먼저 시행해야 될 것은?
① 기도 유지 ② 호흡기능 유지
③ 순환기능 유지 ④ 의식상태 판정

10 신경학적 검사방법 GCS(Glasgow Coma scale)의 설명 중 틀린 것은?
① GCS의 총 점수는 15점이다.
② 8점 이하는 중증의 두부손상을 의미한다.

③ GCS의 검사는 총 4가지 방법으로 나뉜다.
④ GCS의 검사에서 운동반응중 지시에 따라 사지를 움직이면 6점이다.

11 2차 평가에 대한 설명 중 틀린 것은?
① 1차 평가에서 생명의 위협요소가 없는 것을 확인하고 시행한다.
② 2차 평가는 머리에서 발끝까지 정밀 신체검진을 실시해 환자에게 상처와 변형유무확인하는 것을 말한다.
③ 일반적인 신체검사, 동공 검사, 활력 징후 측정 등이 있다.
④ 일반적인 신체검사 방법은 4가지가 있다.

12 2차 평가 시 이학적 검사의 일반적인 순서는?
① 시진-촉진-타진-청진
② 시진-청진-타진-촉진
③ 시진-타진-청진-촉진
④ 시진-타진-촉진-청진

13 2차 평가에서 동공 검사에 대한 설명 중 옳은 것은?
① 동공은 뇌의 상태를 나타내는 거울이자 응급처치가 필요한 중요한 징후가 된다.
② 동공 검사는 어두운 곳에서 시행한다.
③ 사람이 사망하게 되면 동공은 크게 축소한다.
④ 동공의 크기가 양쪽이 다른 경우 질병이나 약물중독을 의심할 수 있다.

14 활력징후에 대한 설명 중 틀린 것은?
① 활력징후는 환자의 상태를 나타내는 중요한 지표이다.
② 혈압, 맥박, 호흡, 체온 등이 있다.
③ 혈압은 심장의 수축으로 인해
④ 맥박은 성인의 경우 60~100회가 정상이다.

15 활력징후 중 호흡에 대한 설명 중 옳은 것은?
① 정상적인 호흡은 호흡시 환자가 편안하게 느끼며, 잡음이 들리는 것을 말한다.
② 정상적인 성인의 호흡수는 20~25회이다.
③ 빠르고 얇은 호흡은 쇼크와 혈압저하를 의심할 수 있다.
④ 이물질에 의한 기도폐쇄 시 얕고 힘든 호흡을 보인다.

16 다음과 같은 응급상황 발생시 해당 응급환자는 어떠한 환자자세를 취해야 하는가?

- 환자의 흉부손상, 구토를 할 때
- 환자의 의식장애 발생시

① 트렌델렌버그 ② 슬굴곡위
③ 측와위 ④ 앙아위

17 교통사고 신고를 접한 응급구조사가 현장에서 환자의 의식을 평가할 때 사용하는 AVPU척도에서 다음의 환자는 어디에 해당할 수 있겠는가?

정면 충돌로 인한 교통사고 현장에서 1명은 이미 도착 전 사망한 상태였고, 나머지 한명은 질문에도 대답하지도 않으며 꼬집거나 하는 자극에는 반응을 보였다.

① A ② V
③ P ④ U

18 다음 중 환자의 의식상태의 명료 여부 및 언어나 통증에 대한 반응여부로 환자의 의식수준을 사정하는 방법은?
① AVPU 척도 ② 동공크기
③ Glasgow 척도 ④ RTS 척도

19 반좌위 자세에서 환자의 상반신을 대략 몇 도 정도 일으켜야 하는가?
① 40° ② 45°
③ 50° ④ 60°

20 기본인명구조술의 범위가 아닌 것은?
① 심폐소생술 ② 기도삽관
③ 기도폐쇄처치 ④ 자동제세동기

제 3 장

심폐소생술

학습 개요

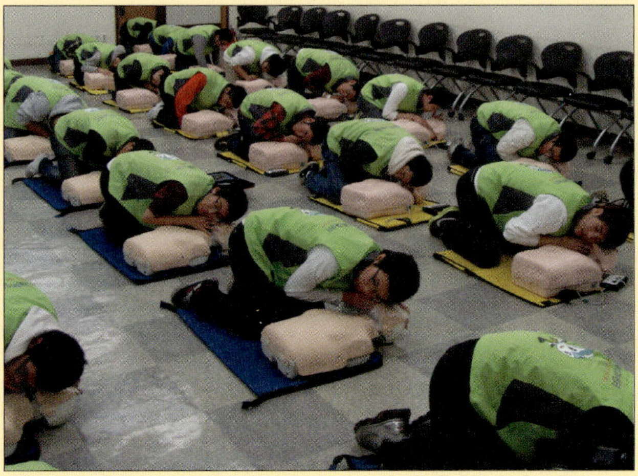

심정지의 발생은 예측이 불가능하며 심정지가 발생한 후 4~6분이 경과하면 치명적인 뇌손상이 발생하므로 환자가 발생한 현장에서부터 목격자에 의한 심폐소생술의 시행여부가 심정지환자의 생명을 좌우하게 된다. 인체의 모든 세포는 생존하기 위해 반드시 산소가 필요하며 4~6분 이내에 산소공급이 이루어지지 않는다면 생존할 수 없게 된다. 따라서 심정지 후 4~6분 이내에 아무런 조치를 취하지 않으면 뇌기능은 손상되기 시작하고, 심각한 신경학적 후유증을 남기게 되며 사망에 이를 수 있다.

심장의 관상동맥 경화에 의한 급성심장 질환자의 43.7%가 병원 전 단계에서 사망하며, 이는 병원에서 전문 의료진료 혜택을 받아보지 못하고 아깝게 사망하는 것으로 병원 전 단계에서 심정지로 사망한 자에게 4분 이내 심폐소생술을 실시하고, 8분 이내에 전문적인(ACLS)치료를 한다면 이 중 43%가 살아 퇴원했으나 10분까지 결정적인 심폐소생술이 시작되지 않은 경우에는 그 소생률은 27%로 감소하였다는 연구 결과가 있다.

심정지가 발생한 현장에서부터 심폐소생술이 시작되면 심정지 환자가 생물학적 사망으로 진행되는 것을 지연시킬 수 있다. 또한 목격자가 응급의료체계로 환자발생을 알려줌으로써 제세동 등의 전문 심장소생술이 빠른 시간 내에 시작될 수 있다. 따라서 일반인에게 심폐소생술을 보급하는 것은 응급의료체계 구축을 위하여 필수적인 조건이다.

응급처치자는 의식이 없는 사람을 목격했을 경우에 신속히 생존의 연쇄 고리에 의한 심폐소생술을 실시할 수 있는 능력과 함께 자동제세동기를 사용 할 수 있는 능력을 숙지하여야 한다.

학습 중점

- 심정지의 원인과 사망의 과정을 설명할 수 있다.
- 생존의 연결 고리(Chain of survival)를 설명할 수 있다.
- 기본 생명소생술과 전문 생명소생술을 설명할 수 있다.
- 성인 심폐소생술을 실시할 수 있다.
- 소아(영아) 심폐소생술을 실시할 수 있다.
- 성인 심폐소생술과 소아(영아) 심폐소생술의 차이점을 설명할 수 있다.

용어 정의

- **심폐소생술(Cardio-Pulmonary Resuscitation ; CPR) :** 심박동과 호흡이 없는 환자에게 인위적으로 혈액을 순환시키고 폐에 공기를 환기시키는 행위
- **심정지(Cardiac arrest) :** 심장 박동과 혈액 공급이 완전히 정지되어 각 조직에 산소 등의 공급이 중단되어 조직의 기능이 마비된 상태
- **임상적 사망(Clinical death) :** 심장의 수축과 호흡이 멎은 상태로 순환 및 두뇌기능이 정지된 상태이지만 혈액순환이 회복되면 심정지가 되기 전의 상태로 중추신경 기능을 회복할 수 있는 것
- **생물학적 사망(Biological death) :** 세포가 비가역적 손상을 받아 다시는 소생하지 않는 상태
- **뇌사(Brain death) :** 뇌기능이 완전히 정지되어 회복 불능한 상태가 되는 것
- **생존의 연결고리(Chain of survival) :** 최대한의 생존율을 보장하기 위해서는 빠른 신고, 빠른 심폐소생술, 빠른 제세동술, 빠른 전문소생술, 심정지 후 치료의 5가지 과정이 연쇄적으로 신속하게 이루어져야 하며 이 단계가 응급처치의 가장 중요한 개념
- **기본생명소생술(Basic Life Support ; BLS) :** 기계적 장비를 이용하지 않고 신체를 이용하여 생명을 구조하는 방법
- **심정지 후 치료(Post-cardiac arrest care) :** 소생 후 이를 유지하기 위하여 집중적으로 치료하고 뇌손상을 방지하기 위한 조치를 하며 심정지의 원인을 찾고 예후에 관하여 평가하는 단계
- **전문 생명소생술(Advanced Life Support ; ALS) :** 각종 의료장비와 약물을 이용하여 전문 의료인이 환자의 생명을 구하는 응급처치
- **인공호흡(Rescue breathing) :** 호흡정지나 호흡이 부적절한 환자의 폐 속으로 공기를 불어 넣어 주는 방법
- **가슴압박(Chest compression) :** 양쪽 젖꼭지 중앙의 가슴뼈를 손을 이용하여 규칙적으로 압박하여 인위적으로 순환을 유도하는 행위
- **백 마스크(Bag mask) :** 필요한 산소를 공급하기 위하여 얼굴에 밀착하는 장치로서, 마스크, 백, 산소연결부로 구성
- **심실세동(Ventricular Fibrillation ; VF) :** 심실이 비정상적으로 수축하면서 생기는 부정맥으로, 실제적인 심박출은 없는 상태
- **머리 젖히고 턱 들기 법(Head tilt-chin lift) :** 숨을 쉬지 못하는 사람들의 기도를 확보하기 위해 머리를 뒤로 젖히고 턱을 위로 당기는 것
- **심박출량(Cardiac output) :** 매 분당 심장의 좌심실에서 방출하는 혈액량
- **목동맥(Carotid artery) :** 대동맥에서 갈라져 뇌로 가는 동맥으로 외(내)경동맥으로 구성, 경부(목)에서 촉지
- **입-입 인공호흡(Mouth to mouth ventilation) :** 응급처치자가 환자에게 입과 입으로 시행하는 인공호흡법으로 응급상황에서 가장 적절한 인공호흡법이다.

CHAPTER 03

심폐소생술

1. 심폐의 해부학적 기능

호흡계(Respiratory system)는 폐(Lung)와 기관(Trachea), 기관지(Bronchi), 후두(Larynx) 등 호흡에 관여하는 기관으로 구성된다. 호흡계의 기능은 혈액에 산소를 공급하고 이산화탄소를 제거하는 것으로 산소와 이산화탄소는 폐포와 폐모세혈관 사이에서 교환된다.

기도나 폐에 손상이나 질병이 발생하면, 가벼운 호흡곤란에서부터 심각한 호흡부전에 의한 사망에 이르기까지 다양한 임상양상이 발생할 수 있다. 의식이 없는 환자에서 가장 우선적인 응급치료는 환자의 기도를 유지하고 호흡을 보조하는 것이다.

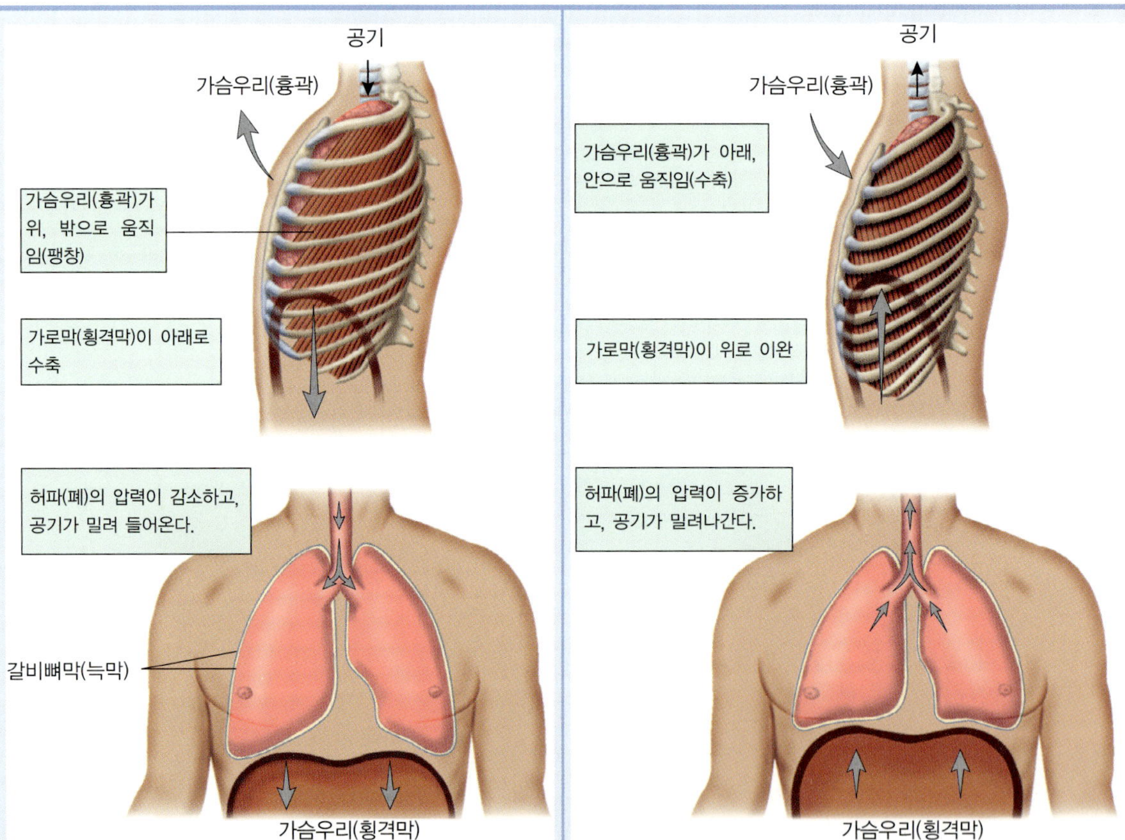

▲ 들숨(흡기)

흡기동안 가슴안(흉곽)과 허파(폐)는 확장되고 흉곽 내 압력은 감소된다.

▲ 날숨(호기)

호기동안 가슴벽(흉벽)과 허파(폐)는 원래 위치와 압력이 뒤로 물러나고 공기는 밖으로 밀려난다.

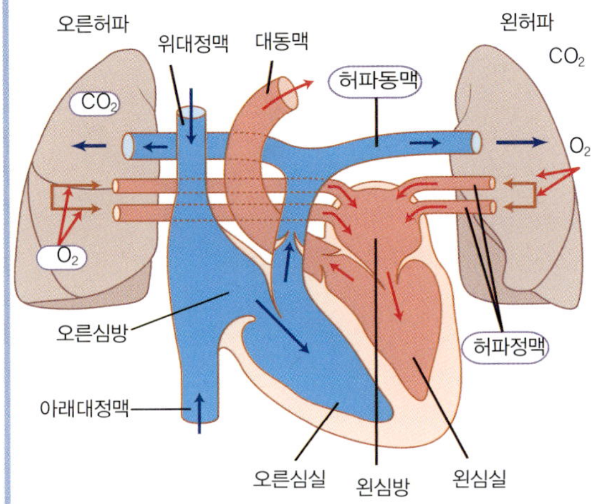

▲ **폐순환계**

폐순환 : 정맥혈이 우심실에서 폐동맥을 거쳐 폐로 보내지고, 동맥혈이 폐정맥을 거쳐 좌심방으로 돌아간다.

- 폐동맥은 우심실→좌우로분지→폐문에서 폐로 들어간다. 폐동맥은 정맥혈을 폐로 보내 가스교환을 한다.
- 폐정맥은 폐에서 좌우 2개로 합류하여(상 · 하 폐정맥) 심장으로 유입된다.

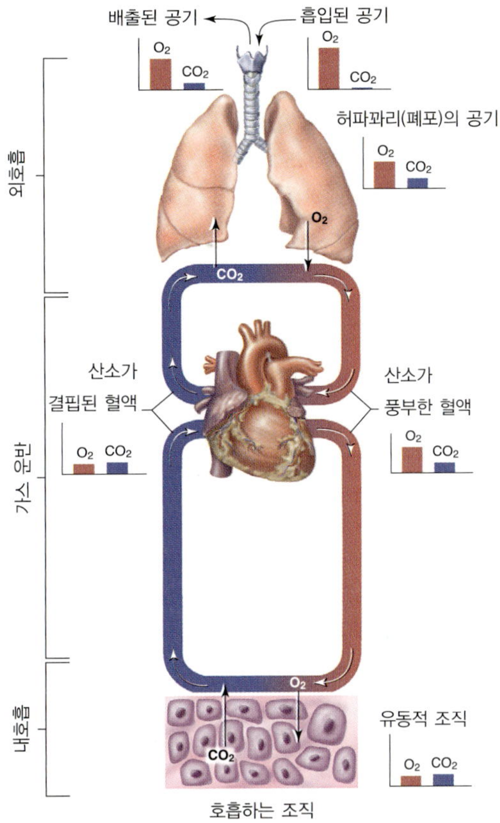

▲ **외호흡과 내호흡**

폐에서 외호흡동안 CO_2는 떠나고 확산에 의해 수동적으로 CO_2는 혈액으로 들어간다.

조직에서의 내호흡동안 CO_2는 혈액을 떠나고 CO_2 확산에 의해 수동적으로 혈액으로 들어간다.

순환계는 인체의 각 조직에 연료를 공급하는 보급통로의 역할을 하는 기관이다. 즉, 순환계는 전신의 모든 조직에 산소와 영양소를 공급하고, 세포내 대사의 결과로 발생하는 노폐물과 이산화탄소를 제거해주는 역할을 담당한다.

혈액은 좌심실이 수축함으로써 대동맥으로 박출된 후 동맥과 소동맥을 통하여 모세혈관으로 흐른다. 모세혈관에서는 조직세포와 혈액사이에 물질이동이 일어나, 세포의 노폐물은 제거되고, 산소와 영양물은 세포로 섭취된다. 모세혈관에서 물질이동을 거친 혈액은 소정맥과 대정맥을 거쳐 심장으로 돌아오는데 1분 정도가 소요되며, 일회박출량은 70~80 mL 정도이다.

순환계에 이상이 발생하면 인체가 생명을 유지하는데 치명적인 문제를 초래한다. 예를 들어 심부정맥, 심근 경색증, 대동맥 박리 등의 질환은 수 분 내에 사망을 초래할 수 있다. 특히 인간의 뇌는 혈액을 통해 운반되는 산소와 포도당 만을 대사에 이용할 수 있으므로, 4~6분 이상 혈액순환이 중단되면 심각한 손상이 초래된다.

2. 심정지(Cardiac arrest)

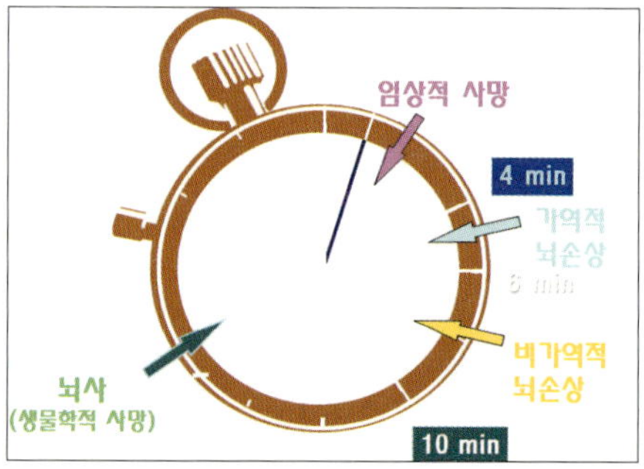

▲ 시간으로 나타낸 심정지

혈액의 공급이 심장 근육으로 현저하게 감소하거나 정지되면 심장 근육 조직이 죽게 되고 이어서 심장 발작이 일어나게 된다. 이는 주로 심장동맥이 혈전으로 인해 막힌 경우에 발생한다. 심장 근육의 손상이 아주 심한 경우에는 환자의 심장 박동이 사라질 수 있으며, 이런 경우를 '심정지'라 부른다.

사망의 과정은 심정지가 발생한 이후부터 시작된다. 심정지가 발생한 직후의 상태를 **임상적 사망(clinical death)**이라 하며, 조직이 비가역적으로 손상되어 회복될 수 없는 상태를 **생물학적 사망(biological death)**이라 한다. 심폐소생술(cardiopulmonary resuscitation ; CPR)은 환자가 임상적 사망에서 생물학적 사망으로 진행되는 것을 막아주고 순환을 회복시켜주는 과정이다.

임상적 사망과 생물학적 사망

임상적 사망(clinical death)	생물학적 사망(biological death)
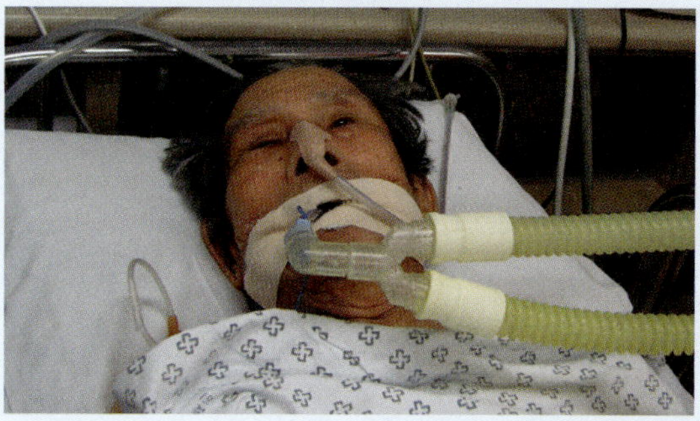	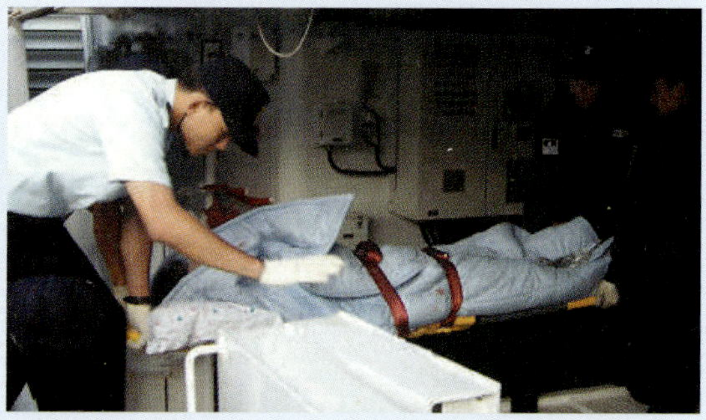
임상적 사망은 마지막 호흡이나 심장의 수축으로부터 시작되며, 호흡, 순환 및 두뇌기능이 정지된 상태로 외견상 사망한 것처럼 보이지만, 혈액순환이 회복되면 중추신경기능을 회복할 수 있는 상태를 말한다. 임상적 사망상태에 있는 외부의 자극에 반응하지 않고 동공이 산대되며, 반사 기능소실 되어 외견상 사망한 것처럼 보인다. 임상적 사망의 시간은 심정지 상태에서 대뇌가 비가역적 손상을 받지 않고 견딜 수 있는 4~6분에 불과하므로 심폐소생술이 시작되지 않고 4~6분 이상이 경과하면 생물학적 사망으로 전환된다.	생물학적 사망은 개체 내 대부분의 세포가 비가역적 손상을 받아 다시는 소생 될 수 없는 상태로, 각 조직의 비가역적 손상은 개체의 생물학적 사망을 초래하게 된다. 특히 뇌는 다른 조직보다 쉽게 손상되므로 심폐소생술을 효과적으로 시행하였어도 뇌 이외의 장기는 기능을 회복하고 뇌기능은 회복되지 않는 경우가 발생할 수 있다. 원인에 관계없이 뇌 이외 장기의 기능은 유지되고 있으나 대뇌가 비가역적으로 손상된 상태를 뇌사(brain death)라고 한다. 즉, 다시는 기능을 회복할 수 없는 상태를 의미한다.

✚ 임상적 사망의 지속시간은 신체 상태에 따라 달라진다. 만성질환이나 고령 환자의 경우는 심정지후 4~6분 이내에도 생물학적 사망으로 진행될 수 있으나 소아환자나 저체온상태의 환자에서는 상당한 시간이 지나도 생물학적 사망으로 진행되지 않을 수 있다. 심정지시 심폐소생술을 얼마나 오랫동안 시행할 것인가는 환자의 질병상태, 연령, 체온 등을 고려해야 한다.

3. 생존의 연결 고리(Chain of survival) 5단계

구조요청, 심폐소생술, 제세동술, 전문 생명소생술, 심정지 후 처치의 5가지 과정이 연쇄적으로 빠르게 이루어져야 하며, 어느 하나라도 적절히 시행되지 않으면 심정지 환자의 소생은 기대하기 어렵다. 생존의 연결고리는 응급처치에서 가장 중요한 개념으로 1992년 미국 심장학회 심폐소생술 지침에서 처음으로 병원 전 심정지 환자의 소생을 위하여 생존의 연결 고리(chain of survival) 4단계를 강조하였으나, 2010년 10월 국제심폐소생술위원회(ILCOR)에서 돌봄의 중요성이 추가 강조된 생존의 연결고리를 5단계로 강조하였다.

이런 5단계가 잘 연계되었을 때 환자의 생존확률은 더욱 높아진다.

생존의 연결 고리 5 단계

빠른 구조요청	빠른 심폐소생술	빠른 제세동	빠른 전문 생명소생술	심정지 후 치료

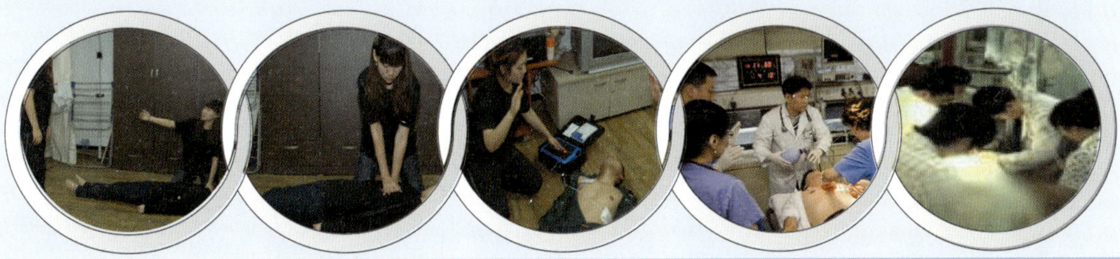

1단계 : 빠른 구조요청(early access ; 119)

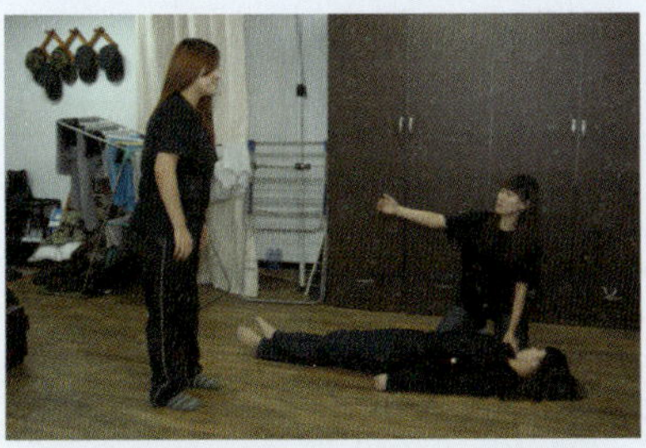

환자에게 최초의 임상증상(의식소실, 가슴압박, 호흡곤란)을 확인한 목격자가 즉시 응급의료체계(119)에 구조요청을 실시하는 단계이다.

▶ 응급의료진이 응급장비를 휴대하고 빠른 시간에 현장에 도착 할 수 있게 한다.

2단계 : 빠른 심폐소생술(early CPR)

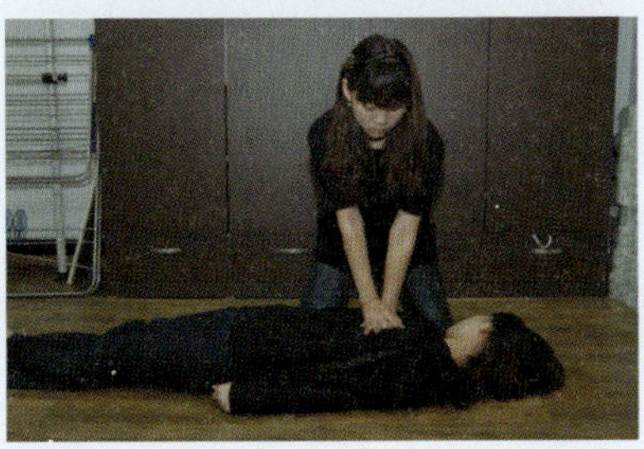

최상의 응급처치는 목격자에 의한 심폐소생술이며 빠른 심폐소생술은 뇌에 산소를 공급하여 뇌 손상을 줄이며 생존율을 2~3배까지 높여주는 단계이다.

▶ 심정지 상태가 아닌 환자를 잘못 판단하여 심폐소생술 시행하여도 의학적 부작용이 거의 없기 때문에 일반인들에게 심폐소생술을 권장하고 있다.

3단계 : 빠른 제세동(early defibrillation)

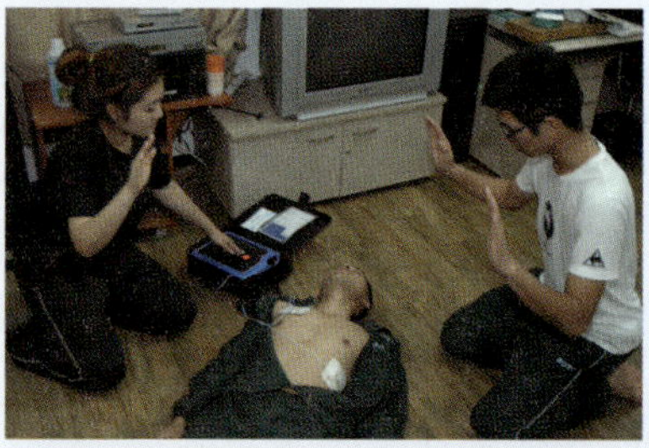

소생의 사슬 중 생존율에 가장 큰 영향을 미치는 단계로 자동제세동기는 의료인이 없는 상태에서 응급처치자가 심실세동 환자를 제세동할 수 있는 장비로서 환자에게 전극을 붙여 놓기만 하면 심전도 판독을 자동으로 하여 제세동 여부를 음성 및 메시지로 알려주기 때문에 누구든지 사용할 수 있는 장비이다.

▶ 심실세동 상태에서 제세동이 4분 이내 실시될 때 90%의 생존율을 보이며 매 1분이 지날 때 마다 7~10%씩 생존율은 감소된다.

4단계 : 빠른 전문소생술(early advanced care)

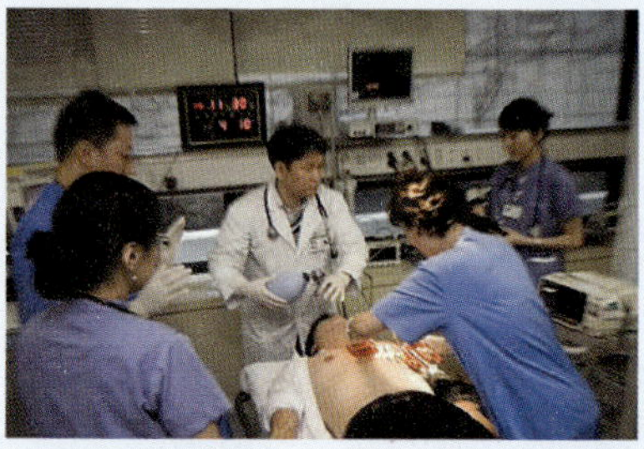

심정지가 발생한 현장에서 응급의료진에 의해 전문 심장소생술이 시작할 수 있다면 심정지 환자의 생존율을 증가시킬 수 있는 단계이다.

▶ 빠른 전문 심장소생술은 전문적인 의료기구의 사용과 함께 심장회복이나 심정지의 재발을 막는 약물투여와 심전도 감시 등이 시행된다.

5단계 : 심정지 후 치료(Post-cardiac arrest care)

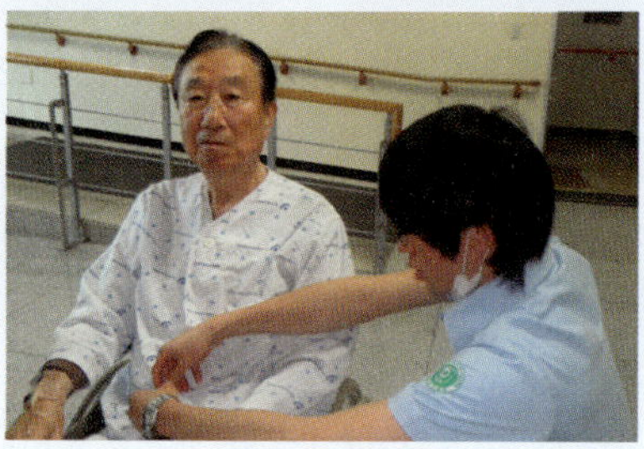

심장박동이 회복된 후 심정지의 재발을 방지하고 뇌손상을 줄이기 위한 치료를 시행하는 것으로 심정지의 원인을 찾고 환자의 예후에 관해 평가하는 단계이다.

▶ 심폐 소생술의 단계는 환자 발생으로부터 시작 되는 일련의 응급치료에 대한 시간적 단계로 나타내지만 심정지 환자를 치료할 때에는 단계별 구분이 없이 여러 가지 응급치료가 동시에 시행될 수도 있다.

Q&A

Q 심폐소생술 훈련을 받은 일반인과 최초반응자의 차이는 무엇인가?

A 심폐소생술 훈련을 받은 일반인은 말 그대로 일반인이 심폐소생술 훈련을 받은 경우를 말하며, 최초반응자는 심폐소생술과 기본적인 기도유지 방법, 그리고 다른 기본적인 기술 등 응급처치교육을 받은 훈련된 사람으로서 경찰, 소방관, 항공승무원, 수상인명구조원 등이 될 수 있다. 최초반응자는 응급구조사가 도착하기 전까지 환자의 응급처치를 담당하고, 응급구조사에게 환자를 인계한 후 응급구조 업무를 돕는 역할을 한다.

국제심폐소생술위원회(International Liaison Committee on Resuscitation; ILCOR) : 미국심장협회와 세계 각 국의 협조를 받아 심폐소생술에 대한 국제적 기준을 발표하고, 심폐소생술의 구체적인 방법에 대한 가이드라인을 제시

4. 심폐소생술

현대적 개념의 심폐소생술이 처음으로 도입되었을 때에는 심폐소생술이란 심정지 환자를 소생시키기 위하여 환자의 가슴을 압박하고 인공호흡을 시행하는 치료기술로 정의되었다. 그러나 점차 심정지 환자의 치료방법이 발달하면서 심폐소생술은 단순히 가슴 압박과 인공호흡만을 의미하는 용어가 아니라, 심정지 환자를 소생시키기 위한 모든 치료방법을 의미하는 용어가 되었다.

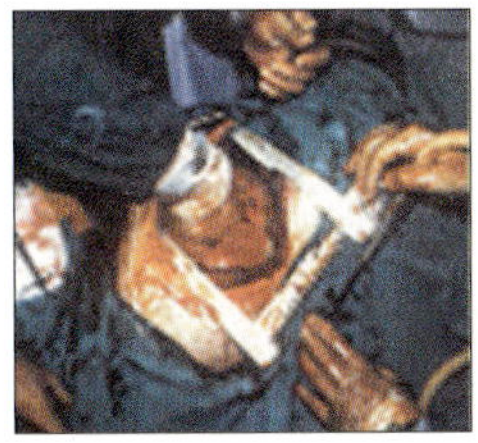
▲ 개흉식 심장 압박 모습

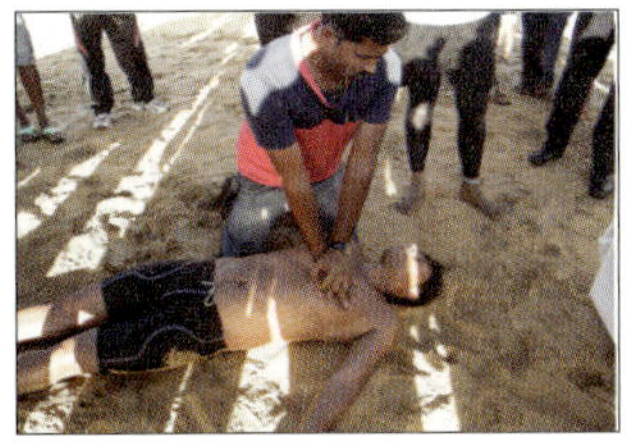
▲ 폐흉식 심장 압박 모습

따라서 광범위 의미의 심폐소생술은 가슴 압박과 인공호흡만을 시행하는 기본 생명소생술을 포함하여 전기적 제세동을 포함하게 되었다. 지금의 심폐소생술의 모태가 되는 개념은 1960년대 이후 정립이 되었으며 1960년대는 개흉 심장 압박법(open cadiac massage)보다 가슴 압박법(closed cadiac massage)을 많이 사용하였다.

심폐소생술은 심정지와 호흡정지 뿐만 아니라 중요 장기에 산소공급이 잘되지 않을 때 어느 때나 필요한 수기로서 현재 많이 사용되고 있으며 과거에는 주로 심정지 치료에 중점을 두었지만 최근에는 조기 중재로 갑작스러운 사망을 예방할 수 있음에 착안하여 1차 소생술개념에 예방적 측면까지 포함시키고 있다.

심정지 환자를 소생시키려면 심정지가 발생한 후 부터 빠른 시간 내에 호흡을 유지하고 혈액을 순환시켜서 조직으로 산소를 공급해 주어야 한다. 심폐소생술은 심정지로 인한 주요 장기의 비가역적 손상을 막기 위하여 인공순환과 인공호흡을 시행하여 조직으로의 산소공급을 유지하고, 궁극적으로는 환자의 심박동을 회복시켜서 심정지 환자를 소생시키기 위한 치료 기술이다. 우리나라에서는 과거 1950년도 이전에는 병원 이외의 장소에서 심정지가 발생한다는 것은 곧 죽음을 의미하였다.

그러나 1960년도에 현대적인 방법의 심폐소생술이 도입되어 환자가 발생한 장소에서부터 심폐 소생술이 시행됨으로써, 병원 이외의 장소에서도 심정지가 발생한 환자를 소생시킬 수 있게 되었다. 그 후로부터 심폐소생술은 의료인뿐만 아니라 일반인도 반드시 익혀 두어야 할 중요한 응급 처치술이 되었고, 심폐소생술이 광범위하게 보급되면서 병원 이외의 장소에서 심정지가 발생한 환자 중에서 상당수가 생존할 수 있게 되었다.

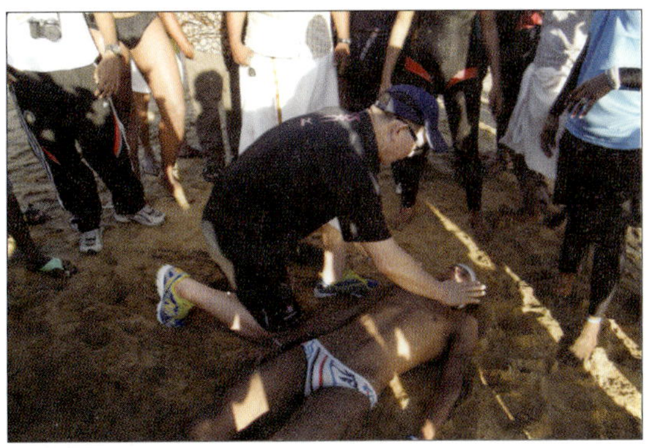

✚ 용어 정의 : 기본 생명소생술(basic life support ; BLS)이란 용어가 일반인들에게 생소하고 의료인들에게 조차 심폐소생술이란 용어가 더 일반화되어 있기에 통상적으로 심폐소생술이란 용어를 사용한다.

1) 심폐소생술(CPR)의 단계

심폐소생술은 **기본 생명소생술**(BLS ; basic life support), **전문 생명소생술**(advanced life support ; ALS), **심정지 후 치료**(Post-cardiac arrest care)로 크게 3단계로 나눈다.

기본 생명소생술(BLS)	전문 생명소생술(ALS)	심정지 후 치료
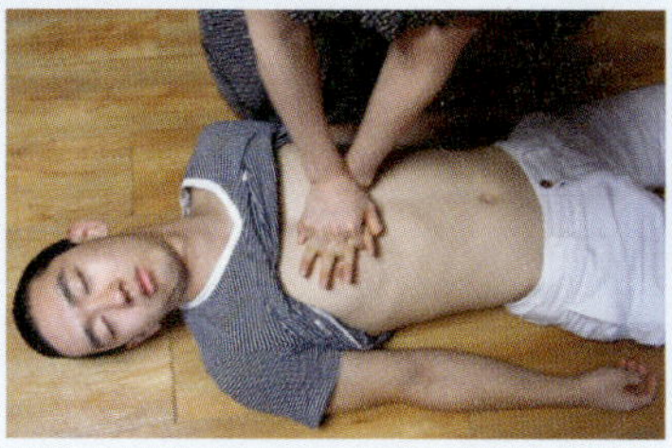	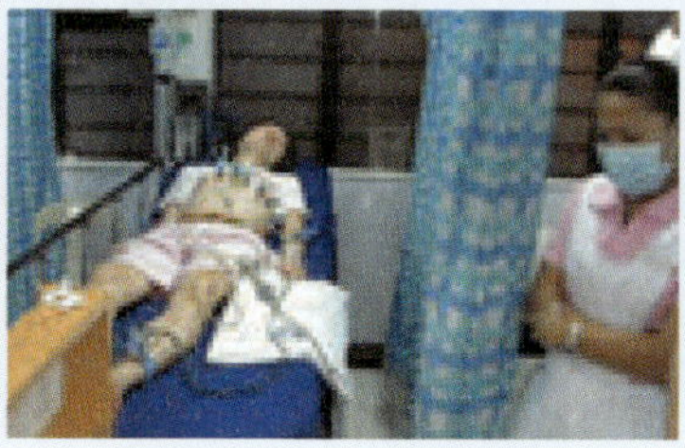	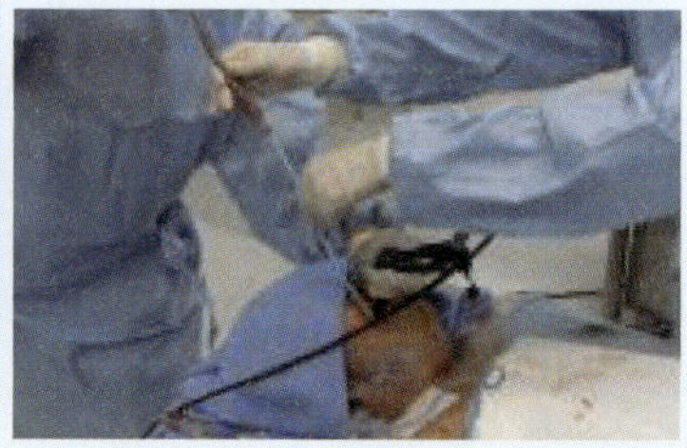

(1) 기본 생명소생술(BLS)

기본 생명소생술이란 의식이 없으며 호흡이 없거나 이상호흡(가쁜 호흡) 환자를 발견한 최초 반응자가 위험에 처한 환자의 상태를 응급의료 체계(119)에 알리고, 심정지 환자에 대한 응급처치로서 가슴압박과 인공호흡을 시행하여 인위적으로 뇌에 산소 공급을 유지하는 기본 소생술(basic life support ; BLS)을 말한다. 1997년부터 ILCOR에서는 기본 생명소생술에 자동제세동기의 개념을 도입하여 제세동의 중요성을 강조하였으며, 2010년도 미국심장협회의 가이드라인에서는 A-B-C 순서에서, 가슴압박은 반응자가 구강 대 구강 호흡을 하기 위해 기도를 열거나, 보호 기구를 찾거나, 환기 장비를 모아 조립하는 동안 지체되는 경우가 많아 이 순서를 C-A-B 순서로 바꾸어줌으로써 가슴압박을 더 일찍 시작할 수 있고 지체를 최소화할 수 있다. 또한 빠른 가슴압박을 유도하기위해 호흡확인을 하는 단계를 삭제하였으며 빠른 가슴압박과 압박의 깊이를 더욱 중요시 한다.

기본 생명소생술은 임상적 사망에서 생물학적 사망으로 진행되는 시간을 지연시키는 것이 목적이며, 전문 응급의료진이 직접 치료할 때까지 생명을 유지시키는데 절대적으로 필요한 술기이다.

기본 생명소생술 단계

C : **가슴압박**(혈류 순환 보조)	A : **기도개방**(호흡 시 공기 통로 확보)	B : **인공호흡**(산소 공급 보조)
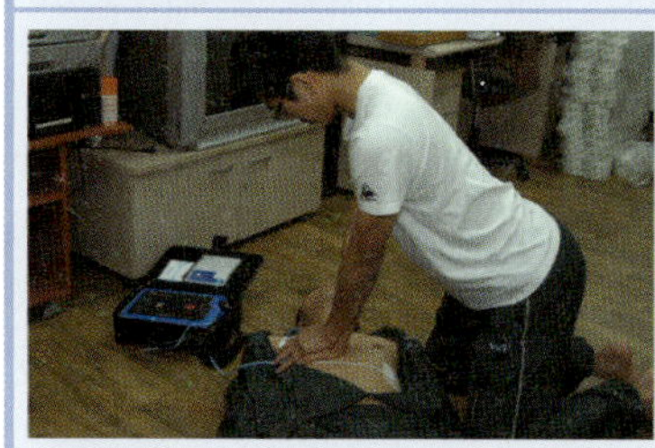	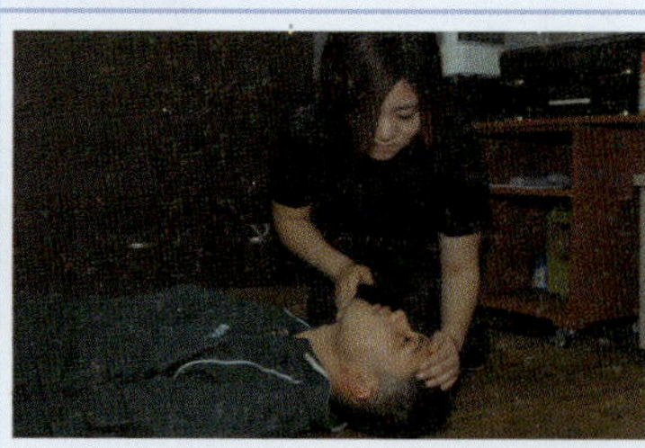	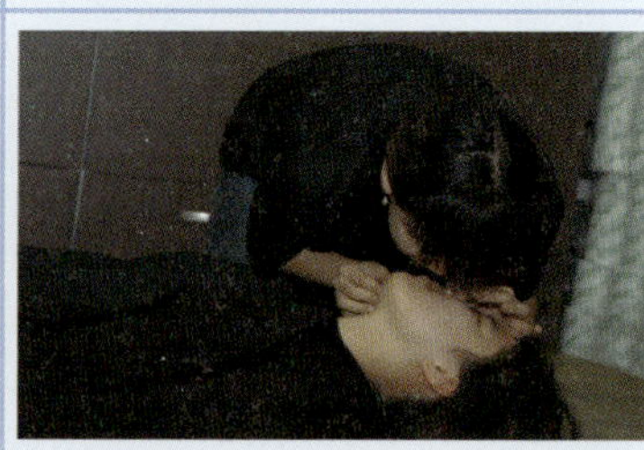

"2011한국심폐소생술 지침"에서 심폐소생술 교육을 받지 않은 사람, 인공호흡을 꺼리는 사람에게 인공호흡은 하지 않고 가슴압박만 권하는 "가슴압박 소생술(hands-only CPR)"을 권장하고 있다. 이는 가슴압박만 하더라도 인공호흡을 병행한 심폐소생술과 유사한 생존 효과가 있다는 임상 연구 결과에 따른 것이다.

(2) 전문 생명소생술(ALS)

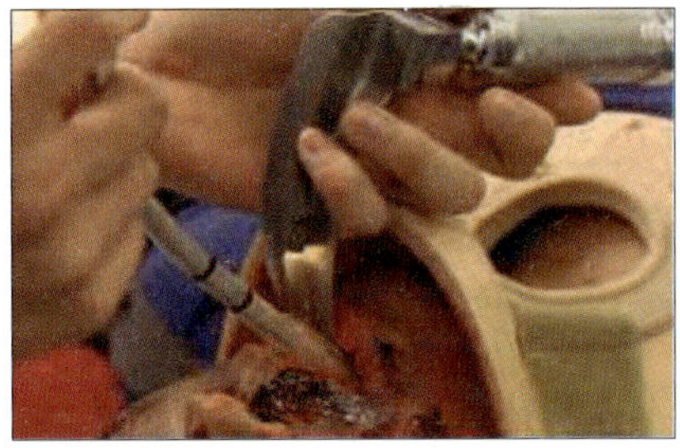

▲ 기관 내 삽관술

전문 생명소생술은 심박동을 회복시키기 위하여 에피네프린 등의 약물을 투여하고, 심전도 감시, 심전도에 바탕을 둔 전기적 제세동, 약물투여 및 각종 장비 등의 전문치료를 제공하는 전문 생명소생술(Advanced Life Support ; ALS)이다.

심장박동을 회복시키기 위해 약물투여(에프네프린)와 심전도 감시 및 심전도에 바탕을 둔 전기적 제세동 등의 각종 장비를 사용하는 전문적인 치료를 제공하는 단계이다. 전문 외상처치술(Advanced Trauma Life Support ; ATLS), 전문 심장소생술(Advanced Cardiovascular Life Support ; ACLS), 전문 소아소생술(Pediatric Advanced Life Support ; PALS) 등이 전문 생명소생술에 포함된다. 전문 생명소생술의 목적은 조기에 심박동을 회복시켜서 뇌손상을 최대한 방지하기 위한 것이다.

(3) 심정지 후 치료(Post-cardiac arrest care)

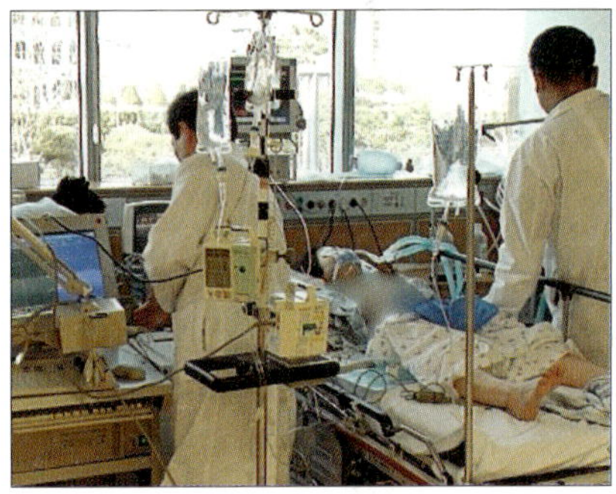

▲ 회복 후 치료를 받고 있는 환자

소생술이 성공하여 환자의 생체기능이 정상화되면 환자에게 무엇을 하고 있고, 왜 하는지 설명하고 난 후 병력조사 및 활력징후를 측정하게 된다. 활력징후는 신체의 전반적인 상태를 반영하는 객관적인 지표이므로 주기적으로 측정하여 신체상태의 변화를 미리 감지할 수 있어야 한다. 응급의료종사자가 파악해야 할 징후는 수없이 많으므로 이를 간과하지 않고 세심히 관찰하는 자세가 가장 중요하다. 무의식이었거나 불안정했던 환자에서 인지하지 못했던 이상을 진단하여 치료함으로써 환자상태가 다시 악화되는 것을 방지하여야 한다.

Q&A

Q DNR 환자에게는 응급처치를 하지 말라는 이유가 무엇인가요?

A Do not resuscitation(DNR) 영어 내용 그대로 '소생술을 시행하지 않겠다.' 라는 뜻이다. 현재 이런 DNR을 권유받는 환자들은 대부분 말기암 환자로 더 이상 호전 가능성이 없는 경우 또는 고령의 환자로 만성질환을 앓고 있는 경우가 대부분이다. 이런 경우 심폐소생술을 통해 생명을 연장한다고 하더라도 기간이 길지 않으며 인공호흡기 등에 의존한 채 남은 생명을 유지하는 경우가 많다. 또한 종교적 신념인 경우의 예외도 있다.

2) 심폐소생술의 원리

(1) 가슴압박의 원리

가슴압박은 심정지 환자에게 효과적으로 시행해도 목동맥 혈류는 정상 상태의 17~28% 정도에 불과하다. 이 정도의 혈류량이라도 효과적으로 유지한다면 순환이 회복된 뒤에도 신경학적 손상이 적게 발생 할수 있다. 빠르고 효과적으로 실시하기 위해서는 딱딱하고 편평한 바닥에 눕혀 즉시 가슴압박을 실시할 수 있도록 한다.

심장펌프이론	흉곽펌프이론
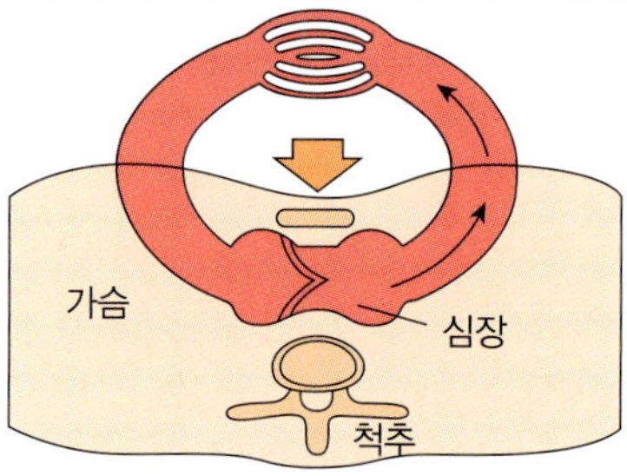	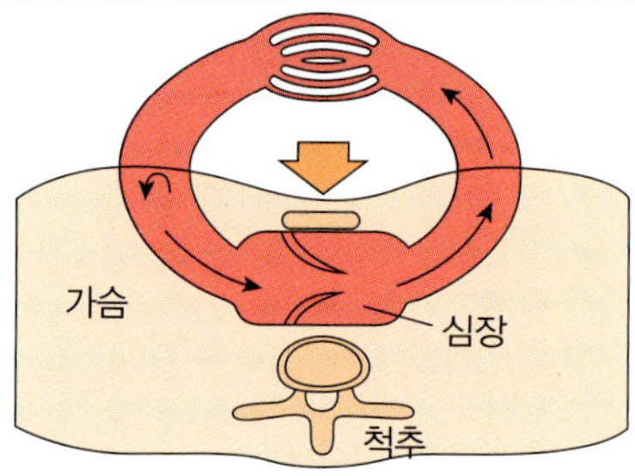
가슴을 압박하면 심실 내압이 증가되어 승모판과 삼첨판이 폐쇄되고 대동맥판과 폐동맥판이 열리면서 체순환과 폐순환이 이루어지는 이론으로 좌심실과 우심실이 압박되면 심실 내 압력이 증가되어 승모판(삼첨판)이 폐쇄되고, 대동맥판(폐동맥판)이 열리면서 체순환과 폐순환이 이루어지는 것이다. 실제로 소아나 가슴의 직경이 매우 작은 환자는 가슴압박에 의하여 심장이 압박되어서 혈류가 유발될 수 있다. ▶ 심장펌프이론은 가슴을 압박하면 흉골과 척추사이에 위치하고 있는 심장이 압박되고, 특히 심실이 압박됨으로써 심실 내 압력이 증가되어 순환이 이루어진다는 이론이다.	가슴을 압박하면 심장이 눌리는 것이 아니라 흉강 내 압력이 상승되며 상승된 흉강 내압과 흉강 외압의 차이에 의해 순환이 이루어진다는 이론이다. 흉강 내 압력이 증가하면 흉강내압이 흉강외압보다 높아지므로 흉강내부로부터 흉강외부로 혈류가 발생한다. 가슴압박에 의한 혈류는 흉곽을 중심으로 동맥방향과 정맥방향으로 모두 유발되지만, 같은 양의 혈액이 유입되더라도 동맥은 정맥보다 저항이 크므로 동맥과 정맥사이의 압력 차이에 의하여 혈류가 발생한다. ▶ 흉곽펌프이론은 가슴를 압박하면 심장이 눌리는 것이 아니라 흉강 내 압력이 상승되며, 상승된 흉강내압과 흉강외압의 차이에 의하여 순환이 이루어진다는 이론이다.

가슴압박의 중요성

가슴압박은 기본소생술에서 가장 중요한 행위로 기도유지, 인공호흡 및 인공순환에서 전문 소생술과 구분되는 것은 전문 소생술은 해당 의료행위를 수행하는데 의료장비와 전문적인 의료지식이 필요한 것이다.
기본 소생술은 의료인이 아니라도 간단한 훈련을 통하여 시행할 수 있는 단순한 의료행위이지만 전문 소생술은 전문적인 의료지식을 갖춘 의료인이 의료장비를 사용하여 시행할 수 있는 의료 행위로 기관삽관에 의한 기도유지방법 등은 의료장비를 사용하는 전문소생술에 포함된다.

(2) 순환(위팔동맥과 목동맥)의 지점

말초동맥은 심정지 상태가 아니더라도 혈압이 낮으면 촉지가 되지 않는 경우가 있으므로 심정지를 확인하려면 반드시 성인의 경우 목동맥을 확인한다. 영아는 해부학적으로 목이 짧고 지방조직이 많아서 목동맥과 넙다리동맥 촉지가 어렵기 때문에 위팔동맥을 확인한다.

위팔동맥 (brachial artery)	팔을 따라 아래로 이어진 동맥으로 위팔의 중간인 위팔두갈래근과 위팔세갈래근 사이에 위치한다.	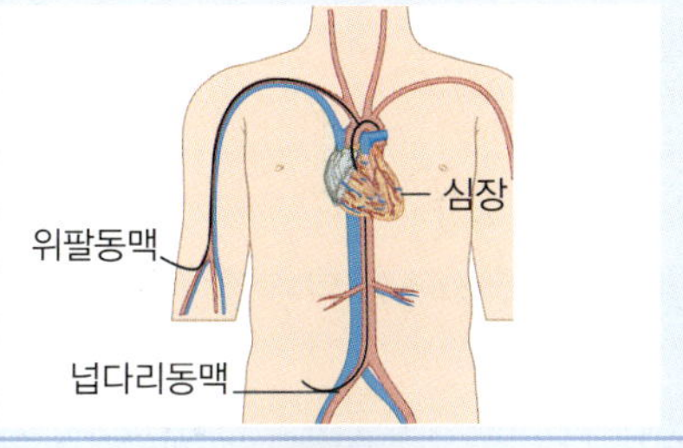	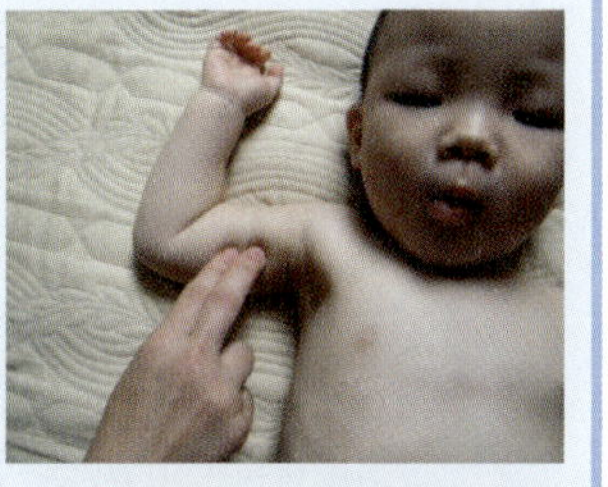
목동맥 (carotid artery)	머리에 혈액을 제공하며 오른쪽 목동맥은 팔머리동맥에서 오고, 왼쪽 목동맥은 대동맥활에서 온다.	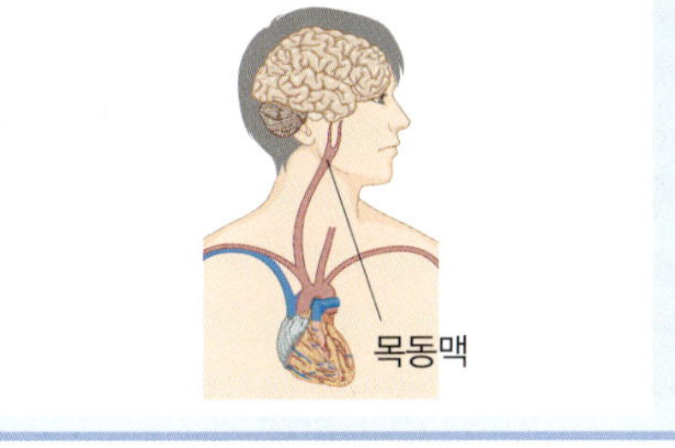	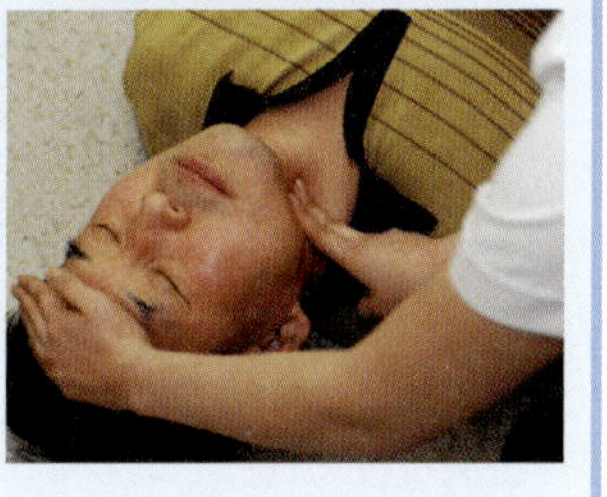

(3) 맥박촉지(성인)에 따른 혈압추정 도표

맥박을 촉지하는 위치는 목동맥과, 넙다리동맥, 노동맥이 있으며 수축기 혈압을 기준으로 추정 기준은 다음과 같다.

수축기 혈압(mmHg)	목동맥 맥박	넙다리동맥 맥박	노동맥 맥박
80 이상	촉지 됨	촉지 됨	촉지 됨
70~80	촉지 됨	촉지 됨	촉지 안 됨
60~70	촉지 됨	촉지 안 됨	촉지 안 됨
60 미만	촉지 안 됨	촉지 안 됨	촉지 안 됨

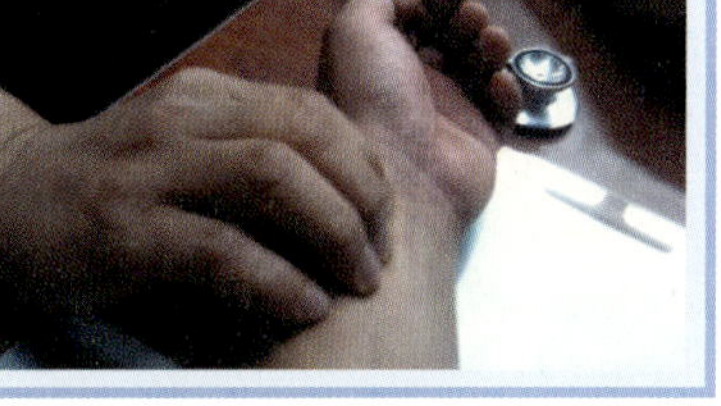

Q&A

Q 일반인은 맥박 확인을 하지 않고 가슴압박을 하는 이유는 무엇인가요?

A 실제로 느린맥 등으로 맥박이 뛰고 있으나 맥박이 촉지되지 않는다고 판단하는 일반인의 경우가 전체의 45% 정도가 된다한다 또한 일반인은 맥박이 없는 환자의 10% 정도 맥박이 있는 것으로 판단한다는 연구 결과가 있다. 일반사람의 15%만이 10초 이내에 맥박의 유무를 정확히 판단할 수 있기 때문이다. 따라서 일반인들은 맥박 촉지를 시행하지 않는다.

3) 인공호흡의 원리

호흡이 정지되었을 경우 주된 사망 원인은 이산화탄소의 과도한 축적과 산소결핍 때문이다. 이때 실시하는 호흡이 인공호흡이다.

대기 중의 산소 21% 중 성인의 호기에 의한 산소는 16~17% 정도가 되기 때문에 심정지 환자에게 최소로 필요한 산소를 공급할 수 있으며, 1회 호흡시 500~600 mL의 환기량으로 이는 최고 동맥혈 산소압 75 mL/Hg 이상, 동맥혈 산소포화도 90% 이상을 유지할 수 있다. 인공호흡에 사용하는 기구는 다음과 같다

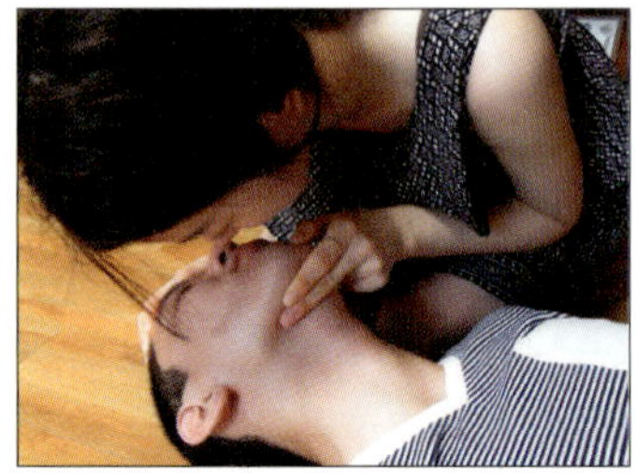

▲ 구강대 구강법 인공호흡 모습

인공호흡에 사용하는 호흡 보조 기구

포켓 마스크(Pocket Mask)	백 밸브 마스크(Bag Valve Mask)	기관내 삽관 튜브(ET tube)
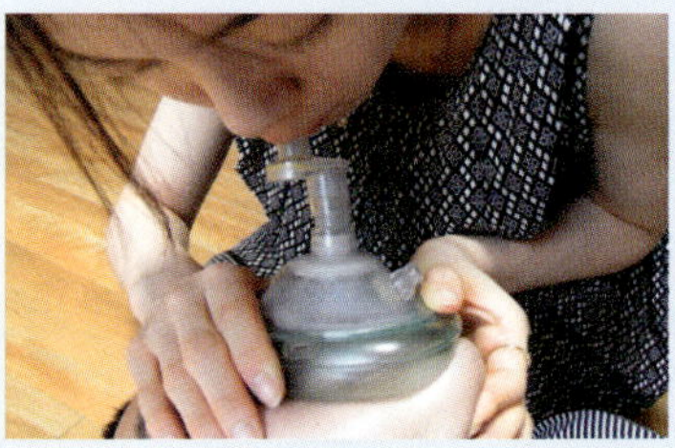	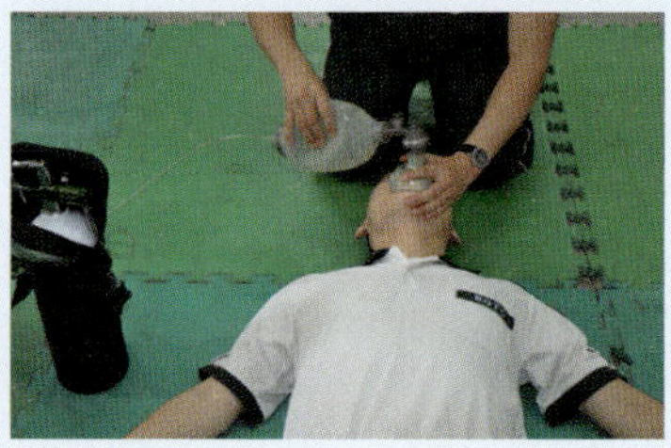	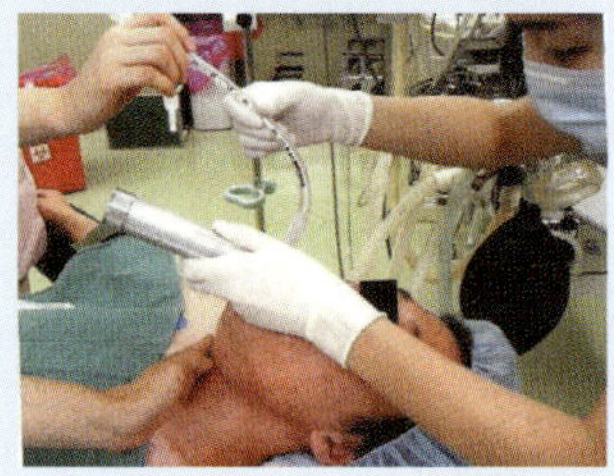
누구나 쉽게 휴대할 수 있으며 얼굴에 쉽게 밀착함으로 인공호흡의 효율성을 높일 수 있으며 환자와 직접 접촉(일 방향 원리)하지 않아 이물질로 보호 받는다.	한손으로 마스크를 밀착시키고 또 한손으로 밸브를 사용하며 대기 중 산소를 사용할 수 있으며 산소장비를 연결할 경우에는 고농도의 산소 공급이 가능하다.	기도유지 및 100%산소를 공급하기 위해 실시하는 전문 기술이다. 인공호흡기 치료로 산소화 환기를 증진시키기며 기관 내 분비물을 빨아내기 위함이다.

Q&A

Q 구조호흡(rescue breathing)과 인공호흡(artificial breathing)의 차이는?

A
- **구조호흡(rescue breathing)**은 환자의 호흡을 확인 후 호흡이 없을 경우 기도폐쇄 유무 등을 확인하기 위해 2회의 인공호흡(2회 숨 불어넣기)을 할 때 사용하는 방법이다.
- **인공호흡(artificial breathing)**은 호흡 또는 순환이 없는 환자에게 산소공급을 위해 숨 불어넣거나 충분한 가스교환이 이루어지지 않아 호흡을 보조하기 위해 사용할 경우에 사용하는 방법이다.
- 정상인은 산소화와 이산화탄소 배출을 유지하기 위해 1 kg당 8~10 mL의 1회 호흡량이 필요하다. 심폐소생술에 의한 심박출량은 정상의 약 25~33% 정도이므로, 폐에서의 산소/이산화탄소 교환량이 감소한다. 심폐소생술 중에는 정상적인 1회 호흡량이나 호흡수보다 더 적은 환기를 하여도 효과적인 산소화와 이산화탄소의 교환을 유지할 수 있다. 따라서 성인 심폐소생술 중에는 500~600 mL(6~7 mL/kg)의 1회 호흡량을 유지한다. 이 1회 호흡량은 가슴 팽창이 눈으로 관찰될 때 생성되는 1회 호흡량과 일치하며 인공호흡 권장사항으로 ① 1초에 걸쳐 인공호흡을 한다. ② 가슴상승이 눈으로 확인될 정도의 1회 호흡량으로 호흡한다. ③ 2인 구조자 상황에서 인공기도(기관 튜브, 후두마스크 기도기 등)가 삽관된 경우에는 1회 호흡을 6~8초(8~10회/분)마다 시행한다. ④ 가슴압박 동안에 인공호흡이 동시에 이루어지지 않도록 주의한다. ⑤ 인공호흡을 과도하게 하여 과환기를 유발하지 않는다.

4) 심폐소생술 순서

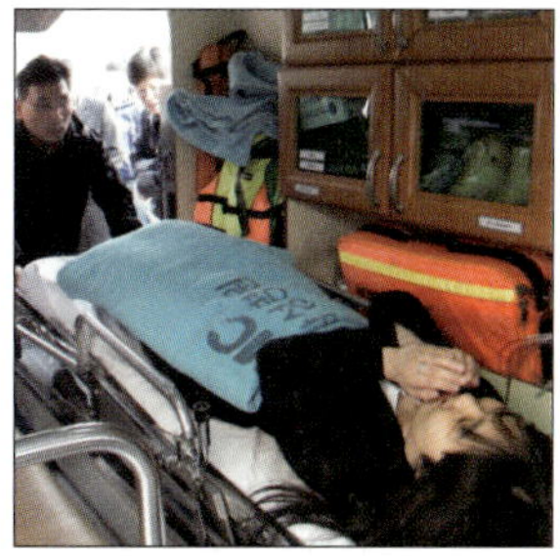

▲ 응급환자이송

의식이 없는 환자 (성인, 소아, 영아)를 발견하면 즉시 응급의료체계(119)로 구조를 요청한다. 그리고 심폐소생술을 시작하기 전에는 반드시 환자의 상태를 평가하여야 한다. 심정지가 의심되는 환자에서는 의식 유무(unresponsiveness), 호흡의 유무(breathlessness) 및 맥박의 유무(pulselessness)를 확인하여 심정지가 의심되는 환자에게 지체 없이 심폐소생술을 시작하여야 한다. 연령이 8세 이상이거나 체중이 25 kg 이상인 경우에는 성인 심폐소생술에 의거 시행한다.

(1) 연령별 심폐소생술 비교

구성 내역	권장사항		
	성인(만 8세 이상)	소아(만 1세 이상~8세 미만)	영아(1세 미만)
식 별	의식 없음(모든 연령)		
	호흡 없음 또는 비정상적인 호흡(가쁜 호흡)	호흡 없음 또는 가쁜 호흡	
	모든 연령에서 10초 이내에 맥박 촉진 안 됨(의료진에만 해당)		
심폐소생술 순서	C-A-B(가슴압박-기도유지-인공호흡)		
압박 속도	분당 최소 100회 이상, 120회 미만		
압박 깊이	최소 5~6 cm(2인치)	가슴전후직경의 최소 $^1/_3$ 약 5 cm(2인치)	가슴전후직경의 최소 $^1/_3$ 약 4 cm(1.5인치)
흉벽 반동	가슴압박 간 완전한 반동이 가능하게 함. 의료진은 2분마다 가슴압박을 재시행 함.		
압박 중단	가슴압박 시 중단을 최소화 함. 중단 시간이 10초 미만이 되도록 함.		
기 도	이마는 젖히고 턱은 들어 올리는 자세(의료진에 의해 외상 의심 : 하악견인법)		
가슴압박 : 인공호흡 (전문 기도유지 장비가 삽입될 때까지)	30 : 2 (1~2인 구조자)	30 : 2 (단일 구조자) 15 : 2 (2인 의료진 구조자)	
인공호흡 : 구조자가 교육을 받지 않았거나 능숙하지 않은 경우	가슴압박만 실시		
전문 기도유지 장비로 환기(의료진)	6~8초마다 인공호흡 1회(분당 호흡 8~10회) 비동시성 가슴압박 호흡 당 약 1초 가시적인 가슴상승		
제세동	가능한 빨리 자동제세동기 부착 및 사용. 전기충격 전후 가슴압박 중단을 최소화하고 전기충격 직후 가슴압박으로 심폐소생술 재개		

(2) 성인 심폐소생술

심폐소생술을 하기 전에 현장 주위가 안전한지 확인한 후에 감염 예방을 위해 개인보호 장구를 착용한 후 심폐소생술을 실시한다.

1 : 반응과 호흡확인

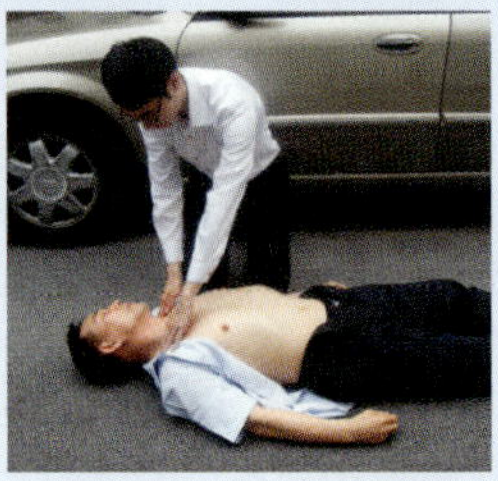

환자의 양쪽 어깨를 가볍게 두드리며 "괜찮으세요?"라고 물어본다. 환자가 반응이 없고 심정지 호흡처럼 비정상적인 호흡을 보인다면 심정지 상태로 판단.

✚ 이러한 징후를 놓치면, 심정지 환자의 생존가능성은 낮아짐.

2 : 119에 신고(자동제세동기 요청)

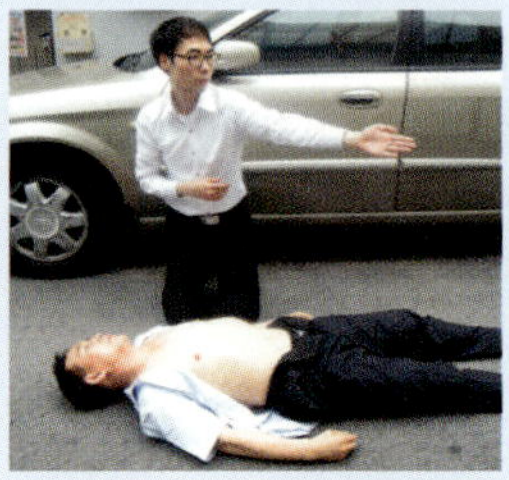

심정지 상태를 인지하면 바로 119에 신고한다. 구조자는 발생 장소와 상황, 환자의 숫자와 상태, 필요한 도움에 대답할 준비를 함.

✚ 현장에 2명 이상일 때 한 명은 신고와 함께 자동제세동기를 가져오도록 함.

3 : 가슴 압박(30회), 기도 유지 후 인공호흡(2회)

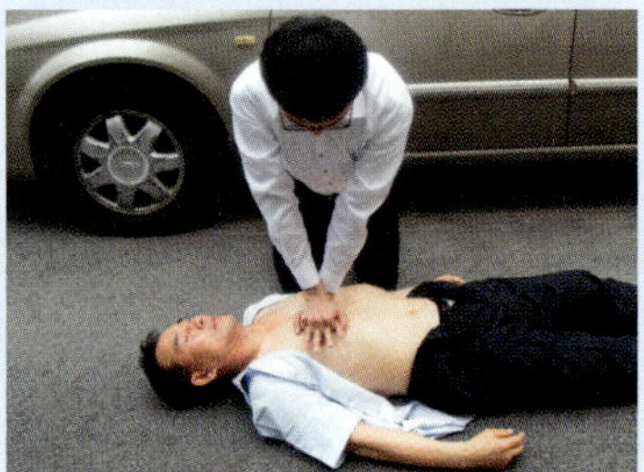

가슴 압박

- 위치 : 복장뼈의 $^{1}/_{2}$ 아래지점
- 깊이 : 최소 5 cm 이상(최대 6 cm)
- 속도 : 100회 이상, 120회 이하
- 압박 : 호흡 → 30 : 2(계속)
- 압박과 이완 비율 → 50 : 50
- 방법 : 압박점에 한 손을 다른 손에 깍지를 끼고, 팔꿈치를 굽히지 않은 상태로 환자의 몸과 직각을 이루면서 실시

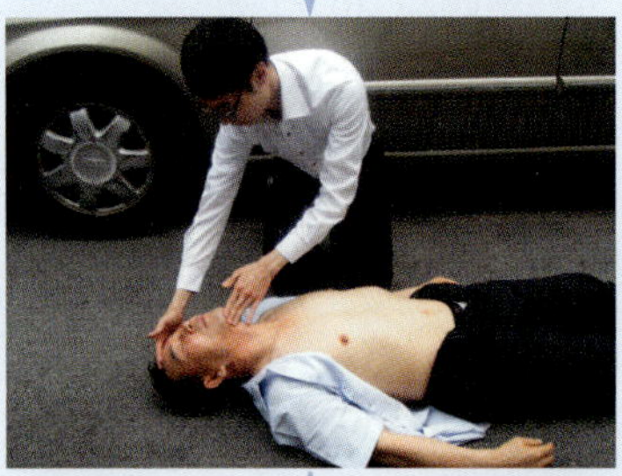

기도 유지

- 머리 젖히고–턱들기 방법으로 기도 개방
- 방법 : 한 손은 심정지 환자의 이마에 대고 압력을 가하여 환자의 머리를 뒤로 기울게 하고, 다른 손의 손가락으로 아래턱의 뼈 부분을 머리쪽으로 당겨 턱을 받쳐두어 머리를 뒤로 기울인다.

✚ 인공호흡이 능숙하지 않은 사람이 심정지를 목격하였을 때 기도 유지–인공호흡을 생략하고 가슴압박소생술을 하도록 권장

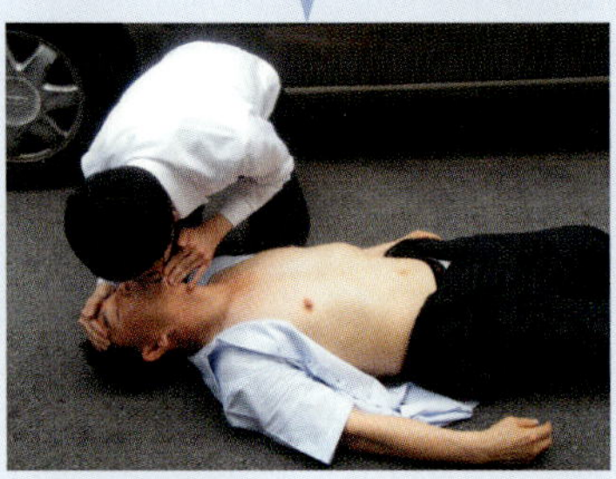

인공호흡

- 1회 호흡량은 가슴 팽창이 눈으로 관찰될 정도의 양.
- 방법 : 1초에 걸쳐 인공호흡을 한다. 가슴 압박 동안에 인공호흡이 동시에 이루어지지 않도록 주의하며, 인공호흡을 과도하게 하여 과환기를 유발하지 않도록 한다.

✚ 입–입 인공호흡을 통해 질병이 전염될 위험성은 매우 낮기 때문에 보호기구를 준비하기 위해 인공호흡을 지연시키지 않아야 함.

(3) 소아, 영아 심폐소생술

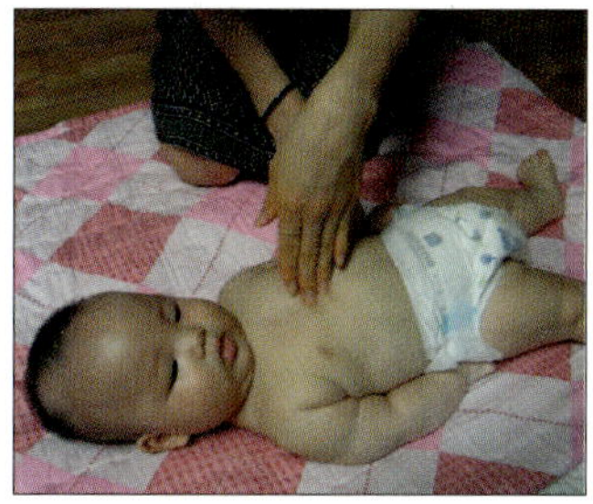

소아 · 영아는 심정지를 유발하는 원인이 성인과 다르므로 심폐소생술 방법은 차이가 있다. 소아 심정지의 주요 원인은 호흡정지에 의한 저산소증으로 심정지가 발생한 소아에게 주로 무수축이 발생하며 심실세동의 빈도는 매우 낮다. 따라서 심정지 상태의 소아환자는 처음부터 기도확보와 호흡유지에 많은 노력을 하여야 한다.

신생아는 한 달 미만으로 정의되지만 신생아 심폐소생술 적용의 의미는 출산 직후의 수 시간에 초점을 둔다. 기본적으로 성인과 같으나 기도를 확보할 때 약간만 신전시키거나 중립위치를 유지한다.
8세 미만이 소아로 정의되며 그 이하라도 체중이 25 kg 이상일 경우 성인에 준하는 심폐소생술을 적용한다. 영아(infant)는 1개월부터 1세까지 적용하며, 한 달 미만은 신생아(neonate)라고 정의한다. 8세 미만의 소아는 호흡정지에 의한 심정지가 가장 흔하게 일어난다.

소아 · 영아의 가슴 압박과 인공호흡의 반복 기준

- 소아 · 영아 심정지 환자의 가슴압박과 인공호흡은 성인과 마찬가지로 30 : 2의 비율로 반복 시행한다.
- 119 구급대 요원 도착 혹은 순환이 회복되어 환자가 움직이기 시작할 때까지 중단 없이 시행한다.
- 구조자가 2명 이상일 경우 2분마다(30 : 2, 5회 실시한 이후) 교대해 주는 것이 바람직하다.
- 각각의 임무를 교대할 때에는 가능한 가슴 압박이 5초 이상 중단되지 않도록 하여야 한다.

Q&A

Q 영아인 경우 구조요청보다 심폐소생술을 먼저 하라는 이유는 무엇인가요?

A 영아의 주요 사망 원인으로 쇼크나 호흡부전으로 발생되는 저산소증으로 심질환에 의해 주로 발생된다. 호흡곤란이 점차 무수축이나 무맥성 전기활동으로 진행되며, 영아는 15% 이내에서만 제세동이 필요한 심실세동이나 심실빈맥을 보인다(1세 이상 소아 자동제세동기 사용을 권고). 이러한 이유로 영아인 경우는 저산소증을 해소하기 위해 2분간 심폐소생술을 시행한 후에 구조를 요청하라는 것이다. 하지만 바로 연락이 가능한 경우에는 구조요청을 먼저 시행하여야 한다.

참 고

저체온요법의 심폐소생술 방법

급성 심정지로 뇌가 손상된 환자에게 2010년부터 저체온 요법으로 시행하기 시작하였다. "저체온 요법"은 쿨링 매트 위에 환자를 눕히고 섭씨 4도의 식염수와 특수 냉각관을 혈관에 넣어 체온을 32~34도로 떨어뜨리는 방법이다. 얼음 주머니를 머리와 양쪽 겨드랑이에 대주어 전신에 차가운 물도 뿌려 체온을 32도까지 떨어뜨린 뒤 1시간에 0.2도씩 높여 주면 1~2일 사이에 의식이 회복 될 수 있다는 것이다.
이는 체온을 떨어뜨리면 혈액이 뇌로 적게 흘러 뇌의 대사기능이 떨어지고, 뇌세포 파괴를 가속화하는 면역계의 활동을 늦추기 때문이다. 이러한 저체온 요법이 효과를 보려면 저체온요법보다 먼저 심폐소생술로 먼저 심장박동을 정상화 시켜야 한다. 심장박동이 돌아온 뒤 가능한 빨리 실시하는 것이 우선이다.

1 : 호흡과 반응 확인

소아(8세 이하)

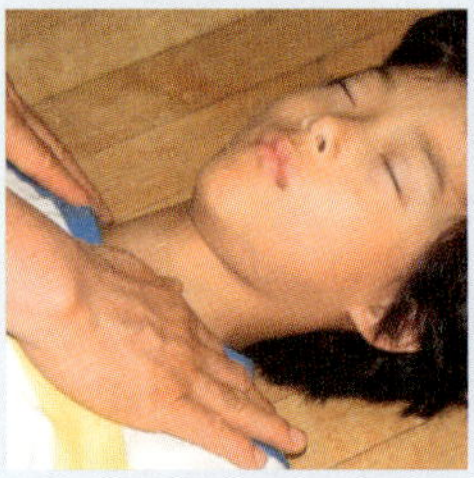

영아(1개월~1세)

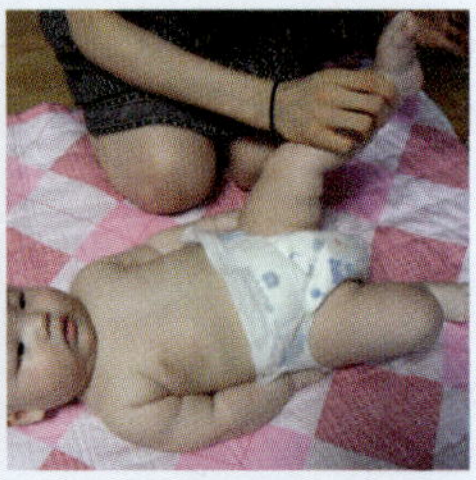

- 가볍게 자극을 주면서 “얘야 괜찮니?” 불러보며 반응 유무와 정상적인 호흡을 하는지 확인

✚ 영아는 발바닥을 자극하거나 움직임으로 확인

2 : 119에 구조요청(자동제세동기 요청)

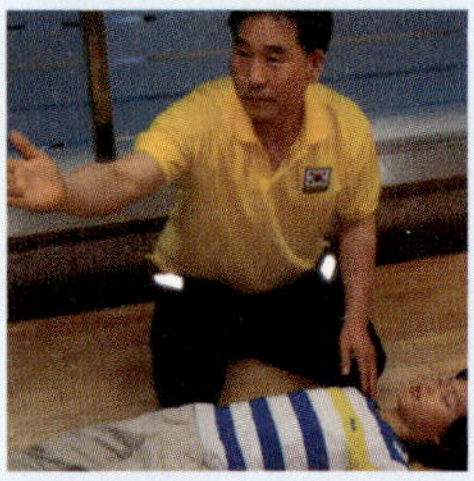

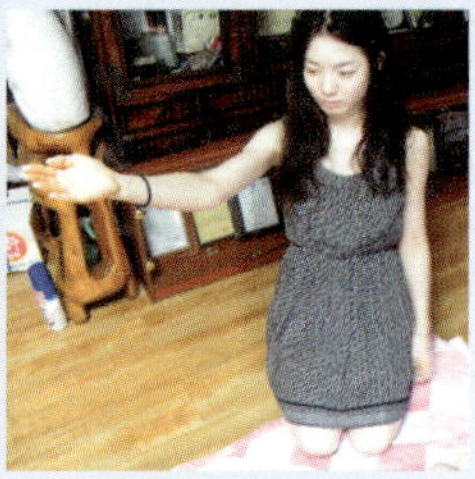

- 응급처치자는 119에 신속히 구조를 요청

✚ 소(영)아는 호흡부전으로 인한 심정지가 대부분이며 영아의 경우 수동(자동)제세동기를 사용

3 : 가슴 압박(30회), 기도개방 후 인공호흡(2회)

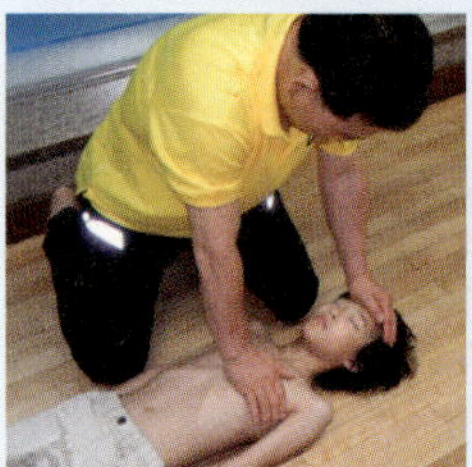

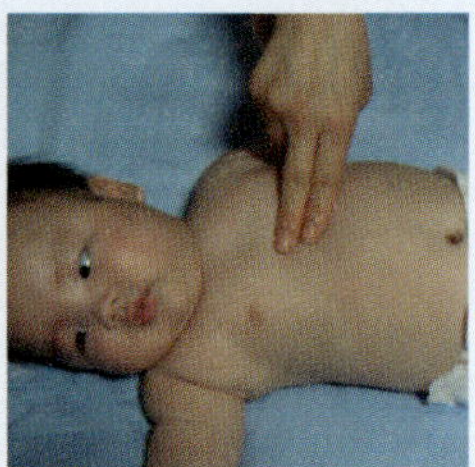

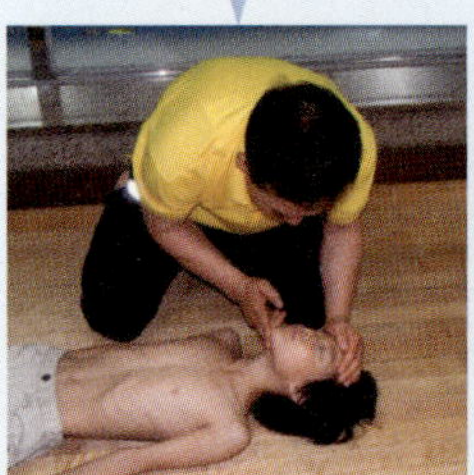

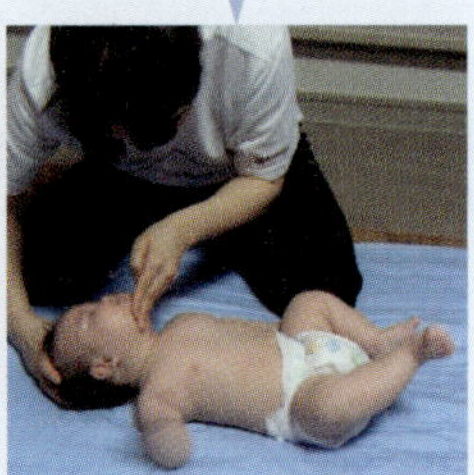

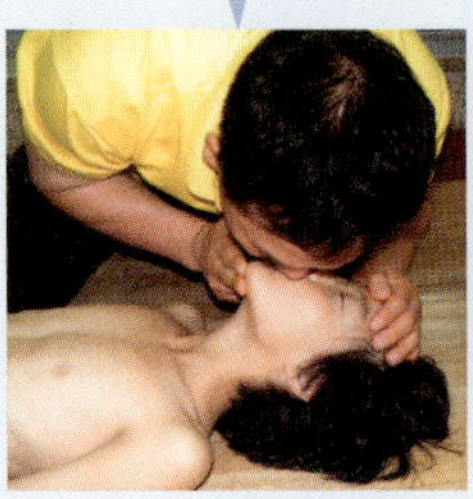

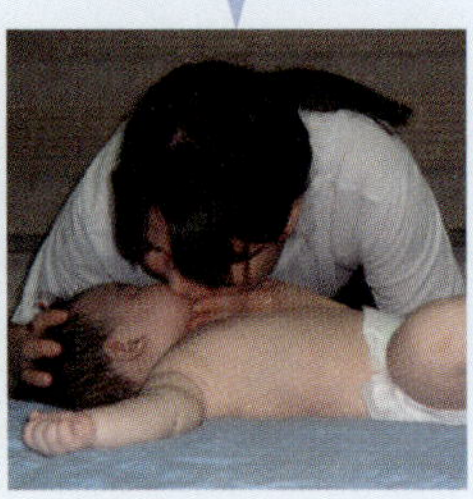

가슴 압박(30회)

- 소아 : 성인과 같은 위치
- 영아 : 양쪽 유두를 이은 가상선과 흉골이 만나는 바로 아래 지점
- 깊이 : 가슴 두께의 최소 1/3 또는 5 cm(소아), 4 cm(영아)
- 압박 : 호흡 → 30 : 2
- 속도 : 분당 100~120회
- 압박 : 이완 → 50 : 50
- 방법 : 소아(한 손), 영아(2개 손가락 또는 두 손으로 가슴 감싼 상태로 두 엄지 손가락)

✚ 의료인이 2인일 때(압박 : 호흡 → 15 : 2)

기도 유지

- 머리 젖히고-턱들기 방법으로 기도 개방
- 방법 : 한 손은 심정지 환자의 이마에 대고 압력을 가하여 환자의 머리를 뒤로 기울게 하고, 다른 손의 손가락으로 아래 턱의 뼈 부분을 머리쪽으로 당겨 턱을 받쳐주어 머리를 뒤로 기울인다.

✚ 인공호흡이 능숙하지 않은 사람이 심정지를 목격하였을 때 기도유지-인공호흡을 생략하고 가슴압박소생술을 하도록 권장

인공호흡(2회)

- 1회 호흡량은 가슴 팽창이 눈으로 관찰될 정도의 양
- 방법 : 1초에 걸쳐 인공호흡한다. 가슴압박 동안에 인공호흡이 동시에 이루어지지 않도록 주의하며, 인공호흡을 과도하게 하여 과환기를 유발하지 않도록 한다.

✚ 가슴 압박(30회), 기도개방 후 인공호흡(2회)을 119가 도착할 때까지 계속 시행한다.

(4) 익수자 심폐소생술

사람이 물에 빠지면 매우 당황하여 호흡을 하면서도 물은 먹지 않으려고 필사적인 노력을 한다. 죽을 수 있다는 생각으로 절망에 찬 몸부림과 공포로 뇌의 산소요구량이 증가함으로 익수 상태에서 더욱 빨리 사망에 이르게 하는 원인이 된다. 폐 속에 물이 유입되면 호흡은 점점 더 어렵게 되어 무호흡 상태가 되면 저산소증에 빠지게 된다. 무호흡 상태로 지속되면 혈액 속으로 산소 전달을 막아 인체의 생리적 기전을 정지시켜 죽음에 이르게 된다.

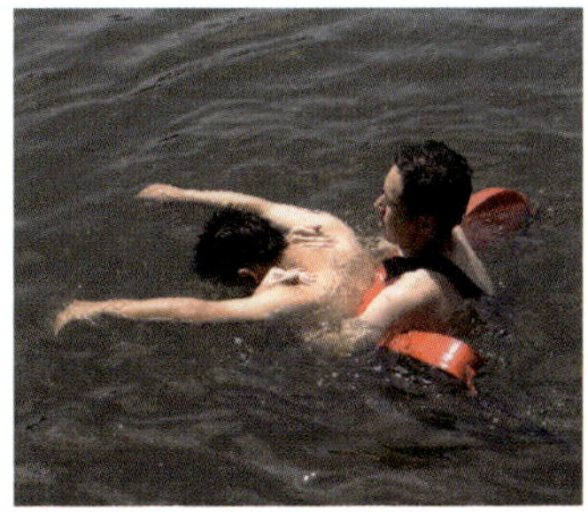

기본소생술의 순서는 기존의 A-B-C에서 C-A-B로 바뀌었다. 이와는 반대로 익수에 의한 심정지 환자는 종전처럼 A-B-C 순서로 기본소생술을 시행할 것을 권장하고 있다.
2010년 가이드라인에서 가슴압박의 중요성을 강조됨에 따라 가슴압박부터 시작하는 기본소생술을 시행하지만 예외적으로 익수환자는 대부분 저산소증에 의한 호흡성 심정지가 발생되기 때문에 익수자를 물에서 구조하는 중에도 인공호흡을 먼저 실시할 수 있기 때문에 기존의 A-B-C 순서를 유지할 것을 권고하고 있다.

익사환자에게 인공호흡의 즉각적인 제공은 가장 중요한 치료방법으로 인공호흡의 제공은 무의식 상태의 환자가 얕은 물에 있거나 물 밖으로 꺼내어 졌을 때 바로 수행할 수 있다.

익수자의 몸속에서 물을 제거하기 위해 복부밀쳐올리기(하임리히법)와 같은 이물에 의한 기도폐쇄 처치 방법은 불필요하며 오히려 환자에게 손상, 구토와 흡인(aspiration)을 유발할 수 있고 가슴압박의 시작을 늦출 수 있기 때문에 이러한 방법은 사용하지 않도록 한다.

물에 빠진 환자의 대부분은 보통 소량의 물이 기도내로 흡인되며 이는 빠르게 순환계로 흡수되고 경우에 따라 후두경련이나 호흡정지로 인해 기도내로 전혀 물이 유입되지 않는 경우도 있기 때문이다.

물속에서 가슴압박과 같은 심폐소생술의 제공은 효과적으로 이루어지기 어렵기 때문에 가능한 빠른 수단을 동원하여 물속에서 익수자를 구조 후 의식이 없으면 즉시 심폐소생술(AED 포함)을 시작한다.

현장에 도와줄 사람이 없고 구조자 혼자뿐이라면 나이에 관계없이 약 5주기(약 2분)의 심폐소생술을 제공한 후 응급의료서비스 체계(119번)에 신고한다(CPR first).

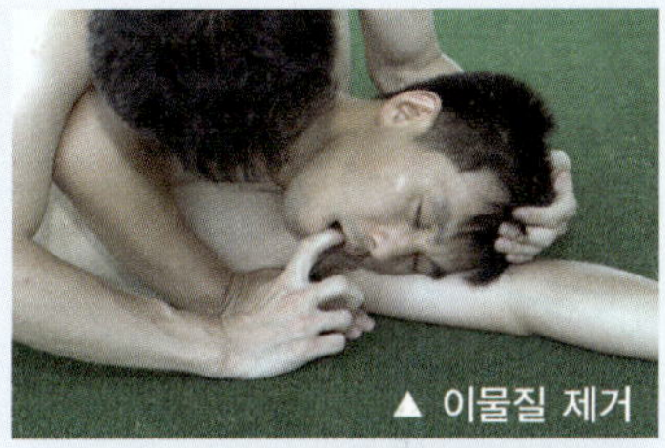
▲ 이물질 제거

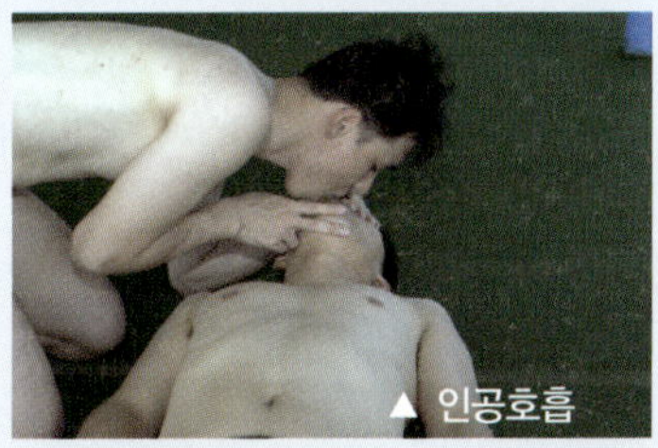
▲ 인공호흡

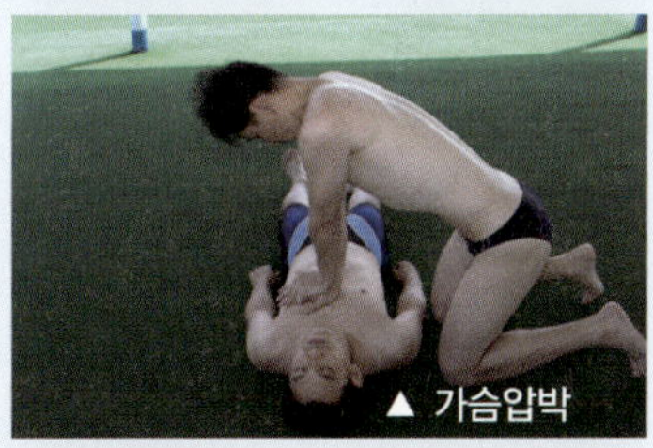
▲ 가슴압박

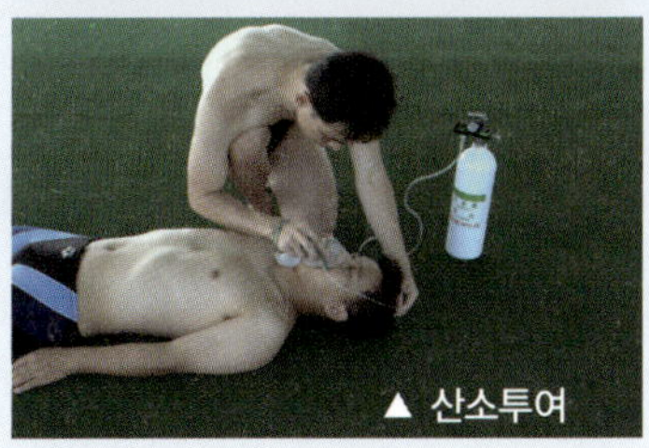
▲ 산소투여

✚ 익수환자의 생존을 결정하는 중요한 인자는 저산소증 정도와 기간이다. 익수시간이 지속되어 생존하는 경우는 희박하지만 차가운 물에 빠질 경우 심정지 시간이 오래 경과되어도 회복되는 경우가 있다. 따라서 사망의 명백한 증거가 없다면 현장에서 반드시 심폐소생술을 시행하여야 한다.

5. 심폐소생술 할 때 주의사항

소아와 성인의 심폐소생술 방법의 차이는 체구가 다르기 때문이다. 응급 상황인 현장에서 소아와 성인을 구분하기 어렵고 나이를 결정하기 위한 과학적 근거도 부족하기 때문에 나이의 구분은 실제적인 면과 교육의 수월성을 고려하여 구분하여야 한다. 응급처치의 판단에 따라 성인 혹은 소아로 구분하여 심폐소생술을 실시해야 하며, 비록 응급처치자의 판단이 잘못되었더라도 덩치가 큰 소아와 젊은 성인에게 일어나는 심정지의 원인은 비슷하기 때문에 큰 문제는 없다.

심폐소생술에서 나이의 정의는 다음과 같다.

영아(만 1세 이전의 아기)	소아(만 1세부터 만 8세까지)	성인(만 8세 이상)
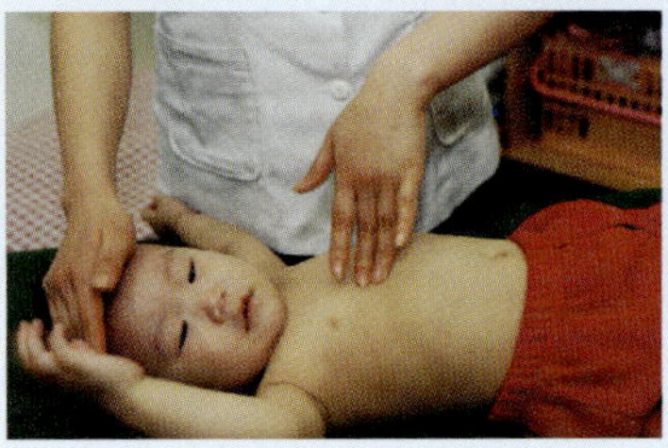	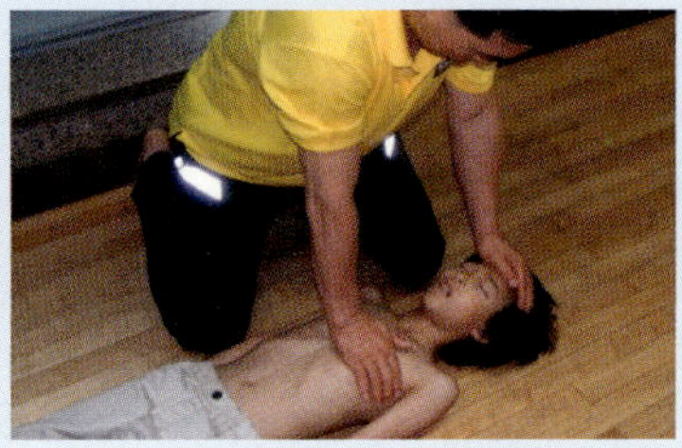	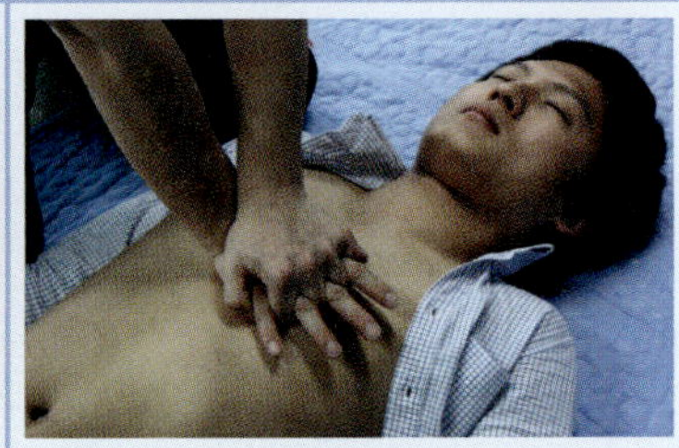
두 손가락으로 압박	한 손으로 가슴 압박	두 손으로 압박

✚ 신생아는 출산된 때로부터 병원을 떠날 때까지의 아기를 말한다.

성인 심폐소생술 시 주의사항

- 의식 확인 시 많이 흔들면 척추손상의 경우 더욱 악화시키기 때문에 가볍게 확인한다.
- 인공호흡 시 감염을 예방하기 위해 휴대용 포켓마스크를 이용하는 것이 좋다.
- 과도한 호흡은 위장 팽만으로 내용물이 기도로 역류됨으로 가슴이 팽창될 정도로만 불며 소아의 기도는 해부학적 차이가 있으므로 소아의 기도유지 시 머리를 심하게 누르지 않는다.
  - ○ 기도유지 방법
    - 머리 젖히고 턱들기(head tilt chin lift) → 기본 생명소생술
    - 기관 삽관술(endo-tracheal intubation) → 전문 생명소생술
- 흉부압박 시 장기 손상을 예방하기 위해 손가락은 가슴에 닿지 않도록 한다.

소아 · 영아 심폐소생술 시 주의사항

- 의식 확인 시 많이 흔들면 척추손상의 경우 더욱 악화시킬 수 있으므로 가볍게 자극 확인한다.
- 인공호흡 시 응급처치자의 감염을 예방하기 위해 휴대용 포켓마스크를 이용하는 것이 좋다.
- 과도한 호흡은 위장 팽만으로 내용물이 기도로 역류되므로 가슴이 팽창될 정도로만 분다.
- 소아의 기도는 해부학적 차이가 있으므로 소아의 기도유지 시 머리를 심하게 누르지 않는다.
- 가슴압박 시 장기 손상을 예방하기 위해 손가락은 가슴에 닿지 않도록 한다.

6. 심폐소생술 합병증 · 금지사항

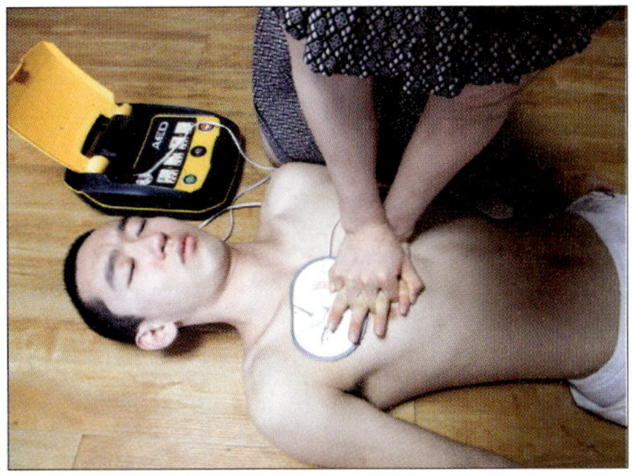

늑골골절이나 가슴골절은 심폐소생술이 정상적으로 시행되어도 발생할 수 있는 합병증이다. 그러나 상부 늑골 또는 하부 늑골의 골절, 복부장기의 손상, 심장 및 혈관의 손상은 부적절한 심폐소생술에 의하여 발생한다.

심폐소생술이 시행된 환자의 약 25%에서는 심각한 합병증이 발생하며, 약 3%에서는 치명적인 손상이 발생한다. 심폐소생술 중 발생하는 합병증은 주로 가슴압박에 의하여 유발된다. 실제로 심폐소생술 중에 발생하는 심각한 손상 중에서 약 20% 정도는 심폐소생술이 부적절하게 시행되면서 발생하는 것이다. 그러므로 심폐소생술에 의한 합병증을 줄이기 위해서는 일반인들에 대한 정확한 심폐소생술 교육이 필요하다.

가장 흔히 발생하는 합병증은 늑골골절로 약 40% 정도 발생한다. 늑골골절과 연관되어 기흉, 심장눌림증, 폐출혈, 폐좌상이 발생할 수 있으며 흉골골절도 흔히 발생하는 합병증이다. 특히 자동가슴압박기 등의 기구를 사용할 경우에는 흉골골절의 발생률이 높기 때문에 조심해서 다루어야 할 기구이기도 하다.

하지만 호흡이 없거나 또는 비정상적인 호흡(가쁜 호흡)만 발생되어도 지체없이 가슴압박을 강조하는 이유는 단순하게 합병증이 두려워 심폐소생술을 지연시키거나 하지 않음으로 오히려 환자의 예후가 더욱 악화되는 것을 방지해야 한다.

(1) 심폐소생술을 하지 않는 경우와 중단할 경우

심폐소생술은 어느 때나 하는 것이 아니라 상황에 따라서 여부를 판단하여 실시하여야 한다.

심폐소생술을 하지 말아야 할 경우	심폐소생술을 중단할 경우
① 환자의 사망이 명백한 경우 시반의 발생, 외상에 의한 뇌 또는 체간의 분쇄손상, 신체 일부의 부패, 폐 또는 심장의 노출, 심한 화상 ② 환자발생 장소에 구조자의 신변에 위험 요소가 있는 경우 ③ 만성 또는 말기질환에 의한 심정지가 확실한 경우 ④ 대량재해 현장에서 심정지가 발생한 경우 ⑤ 심폐소생술이 적용이 되지 않는다는 명백한 이유가 있는 경우 ⑥ NO-CPR의 질병 표식이 있는 경우	① 환자의 맥박과 호흡이 회복된 경우 ② 목격자가 심폐소생술중 심폐소생술 교육을 받은 다른 사람과 교대한 경우 ③ 의사 또는 응급구조사가 도착하여 환자의 치료를 맡은 경우 ④ 심폐소생술을 장시간 계속하여 구조자가 지쳐서 더 이상 심폐소생술을 계속할 수없는 경우 ⑤ 사망으로 판단할 수 있는 명백한 증거가 있는 경우 ⑥ 의사가 사망 선고를 선언한 경우
▶ 심폐소생술 포기(DNAR: Do Not Attempt Resuscitation) : 심폐소생술을 원하지 않는다는 의학적 지시	

Medicine Story 심폐소생술 최근의 변천 역사

1960년대 초에 현대적인 방법의 심폐소생술이 시행됨으로써, 병원 이외의 장소에서 심정지가 발생한 환자를 소생시킬 수 있게 되었다. 그 후로부터 심폐소생술은 의료인뿐만 아니라 일반인도 반드시 익혀 두어야 할 중요한 응급처치술로 광범위하게 보급되면서 병원 이외의 장소에서 심정지가 발생한 환자 중에서 상당수가 생존할 수 있게 되었다.

▶ 2000년 표준지침

국제심폐소생술 위원회에 의해 국제적인 표준지침인 **"2000 Guideline for CPR and ECC"**를 제정 발표하여, 의료인이 아닌 최초 반응자(비전문인)의 맥박 점검은 더 이상 요구하지 않았고 모든 성인 환자나 사망자는 먼저 EMS를 활성화한 후 기도 확보 및 산소치료, 소생술을 하며 가능한 빨리 인근 응급실로 이송하는 지침을 만들었다. 이 지침은 세계적으로 통일된 지침이고 과학적인 증거에 의하여 정립되었으며 알고리즘(algorithm)이 단순화되었다

▶ 2005년 표준지침

"2005 AHA Guidelines for CPR and ECC"가 발표되었다. 종전에 비해 가슴압박의 효과를 크게 강조하여 가슴압박의 중단을 최소화 하도록 하면서 압박과 호흡의 비율을 15:2에서 30:2로 나이에 관계없이 단순화 시켰고, 인공호흡은 1회 1초를 넘지 않도록 하고 비 의료인은 반응이 없는 사람에게 2회의 인공호흡을 실시한 후 맥박확인 없이 가슴압박을 실시하도록 하였다. 또한 제세동 사용은 1회 제세동 후 즉시 가슴압박을 2분간 시행한 후 리듬을 확인하도록 하였으며 소아에게 사용을 권장하지 않던 것을 1세 이상부터 사용하도록 개정되었다.

▶ 2010년 표준지침

"2010 AHA Guidelines for CPR and ECC" 가슴압박을 시행하는 것은 심장과 두뇌에 필요한 혈류를 제공할 수 있으며 병원 전 성인 심정지 환자에 대한 연구에서 목격자가 심폐소생술을 시행 할 경우 생존율이 더 높았기에 가슴압박의 중단이 발생되지 않도록 해야 한다. 가슴압박은 거의 즉각적으로 시행될 수 있는 반면 머리를 바로 누이거나 구강 인공호흡 또는 백마스크 인공호흡은 모두 시간이 걸린다. 만일 구조자가 2인 이상일 경우 가슴압박 시행의 지체를 감소시킬 수 있다. 첫 번째 구조자는 가슴압박을 시행하고 두 번째 구조자는 기도를 개방하며 첫 번째 구조자가 가슴압박을 30회 끝내자마자 바로 인공호흡을 시행할 수 있다. 구조자 수에 관계없이 가슴압박을 시행하는 심폐소생술은 환자에게 초기에 가슴압박을 시행하며 구조 작업 중 시간 지체를 최소화해야 한다.

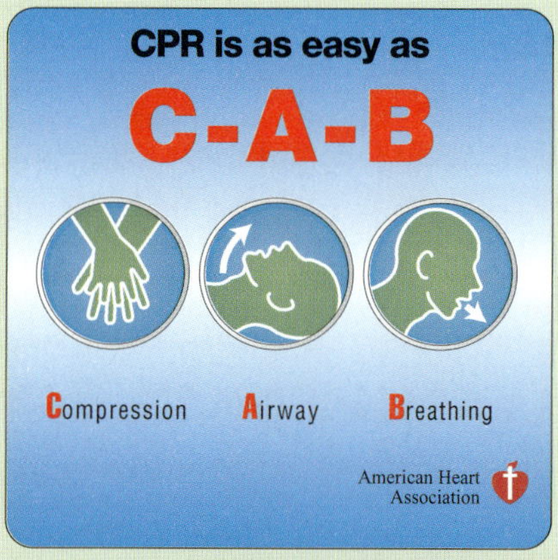

- 단순화된 공통의 성인 대상 기본소생술 알고리즘이 개발되었다
- 환자가 호흡이 정지되었거나 비정상적인 호흡(가쁜 호흡)을 보일 경우의 심폐소생술의 가슴압박을 먼저하라 하였다.
- "호흡 상태 확인 과정"은 심폐소생술의 순서에서 제외되었다.
- 능숙한 가슴압박 시행의 중요성(충분한 속도 및 깊이로 압박하고, 매 압박 후 완전한 가슴반동이 가능하게 하며, 가슴압박 시 중단을 최소화하고, 과도한 인공호흡을 피함)을 계속 강조하였다.
- 1인 구조자가 인공호흡을 하기 전에 먼저 가슴압박을 시행하도록 권고 순서를 (A-B-C 순서에서 C-A-B 순서로) 개정하였다. 일인 구조자는 최초 가슴압박 시행의 지체를 줄이기 위해 인공호흡 2회에 앞서 가슴압박 30회를 시행해야 한다.
- 가슴압박 속도는 분당 최소 100회 이상으로 압박해야 한다.
- 성인의 경우 가슴압박 깊이는 4~5 cm(1.5~2인치)에서 최소 5 cm(2인치)로 변경되었다.

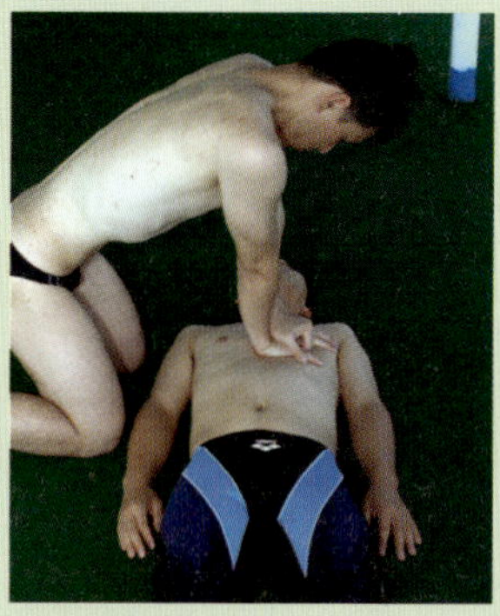

연 습 문 제 03

1 다음 중 뇌 손상 가능성이 확실한 생물학적 사망의 경과시간은?

① 0~4분 ② 4~6분

③ 6~10분 ④ 10분 이상

2 심폐소생술 중 가슴압박수와 호흡수의 비율 중 맞는 것은?

① 25 : 2 ② 15 : 1

③ 30 : 1 ④ 30 : 2

3 다음 중 뇌손상의 가능성이 높은 임상적 사망의 경과시간은?

① 0~4분 ① 4~6분

② 6~10분 ③ 10분 이상

4 생존의 연쇄고리에 대한 설명 중 맞는 것은?

① 생존의 연쇄고리는 4단계로 이루어져 있다.

② 빠른 심폐소생술- 빠른 신고−빠른 제세동−빠른 이송의 순서이다.

③ 생존의 연쇄고리가 빠르게 연계될수록 환자의 생존률은 감소한다.

④ 1992년 미국 심장학회 심폐소생술 지침에서 처음으로 강조한 내용이다.

5 심폐소생술에 대한 설명 중 맞는 것은?

① 심폐소생술은 크게 4단계로 구분된다.

② 심폐소생술 중 기본 생명소생술(BLS)에는 인공호흡과 흉부압박을 포함한다.

③ 심폐소생술은 의료인에게만 가능한 응급처치술이다.

④ 심폐소생술 시행 시 폐암 환자의 생존률을 증가시킬 수 있다.

6 성인 심정지 환자의 가슴 압박시 중요사항이 아닌 것은?

① 머리가 약간 높은 자세

② 분당 100회 이상의 속도

③ 바닥이 평평하고 단단한 장소

④ 5~6 cm의 적절한 압박깊이

7 영아 심폐소생술시 맥박을 측정하는 곳은?

① 후골동맥 ② 경동맥

③ 요골동맥 ④ 상완동맥

8 심폐소생술의 정의로 옳지 않은 것은?

① 119구급대원이 도착할 때까지 부상자의 주요장기에 혈액순환을 시켜주는 방법

② 가슴압박을 통해 폐의 기능과 인공호흡을 통해 심장의 기능을 대신해 주는 처세술

③ 임상적 사망에서 생물학적 사망으로 진행을 지연 · 정지 · 역행시켜 수환을 회복시켜주는 중요한 처치

④ 인공호흡과 가슴압박법에 의한 심장 맛사지

9 성인 심폐소생술 단계 중 맞는 것은?

① 반응 및 호흡확인 → 구조요청 → 가슴압박

② 반응 및 호흡확인 → 구조요청 → 기도유지 → 가슴압박

③ 반응 및 호흡확인 → 기도유지 → 가슴압박

④ 기도유지 → 반응 및 의식확인 → 구조요청 → 가슴압박

10 심폐소생술을 하여야 할 경우로 옳은 것은?

① 환자가 심정지 상태로 발견된 경우

② 환자의 사망이 명백한 경우

③ 환자발생 장소에 구조자의 신변에 위험요소가 있는 경우
④ 대량재해 현장에서 심정지가 발생한 경우

11 기도폐쇄에 대한 설명으로 옳은 것은?
① 기도폐쇄는 해부학적, 물리적인 원인에 의해 기도가 부분적으로만 호흡을 할 수 없는 상태를 말한다.
② 혀로 인해 기도폐쇄가 발생할 수 없다.
③ 의식이 있고 기침이 가능한 환자는 가장 먼저 구토를 유도한다.
④ 구강 내 출혈로 인한 응고된 혈액으로도 기도폐쇄가 발생할 수 있다.

12 기도폐쇄의 증상 중 옳은 것은?
① 일반적으로 한 손이나 양손으로 목을 조르는 듯한 자세(V-sign)를 취한다.
② 갑자기 구토를 하면서 괴로운 표현을 한다.
③ 얼굴 등에 백색증이 나타나고 공기를 불어넣어도 들어가지 않는다.
④ 기도폐쇄가 심각해질수록 기침을 더 심하게 한다.

13 기도폐쇄가 의심되는 환자에서 경우는?
① 의식이 있는 환자
② 청색증이 관찰되는 환자
③ 천명음이 들리는 환자
④ 발성이나 기침이 가능한 환자

14 성인, 소아, 영아에서의 가슴압박법중 압박 깊이가 옳은 것은?
① 성인 5 cm 이상　② 소아 3 cm
③ 신생아 1 cm　④ 영아 2 cm

15 산모나 심한 비만인 사람에게서 시행할 수 있는 기도폐쇄 처치법은?
① 등 두드리기
② 복부밀쳐올리기(하임리히법)
③ 이물체 제거 집게로 제거
④ 가슴압박

16 소아 · 영아의 기도폐쇄 처치에 대한 설명 중 옳은 것은?
① 의식이 있는 경우 바닥에 눕혀 즉시 응급의료체계에 구조요청한다.
② 의식이 없는 경우 심폐소생술을 실시해 1 cycle마다 구강 내 이물질을 확인해 제거한다.
③ 의식이 있는 경우 기도가 막혔는지 확인 안 해도 된다.
④ 의식이 있는 경우 소아를 들 수 있으면 하임리히법(복부밀쳐올리기)을 시행한다.

17 심폐소생술의 합병증 중 인공호흡에 의하여 발생하는 합병증으로 틀린 것은?
① 심장파열　② 구토
③ 폐흡인　④ 위 내용물의 역류

18 심폐소생술의 합병증 중 인공호흡에 의하여 발생하는 합병증으로 틀린 것은?
① 대동맥 손상　② 폐좌상
③ 기흉　④ 심장눌림증

19 심폐소생술의 합병증 중 적절하여도 발생하는 합병증으로 틀린 것은?
① 갈비뼈 골절
② 복장뼈 골절
③ 심장좌상
④ 간 또는 비장의 손상

20 영아의 심정지 원인으로 가장 흔한 것은?
① 심실빈맥
② 심실세동
③ 무수축
④ 호흡부전 및 쇼크

제 4 장

기도폐쇄 처치

학습 개요

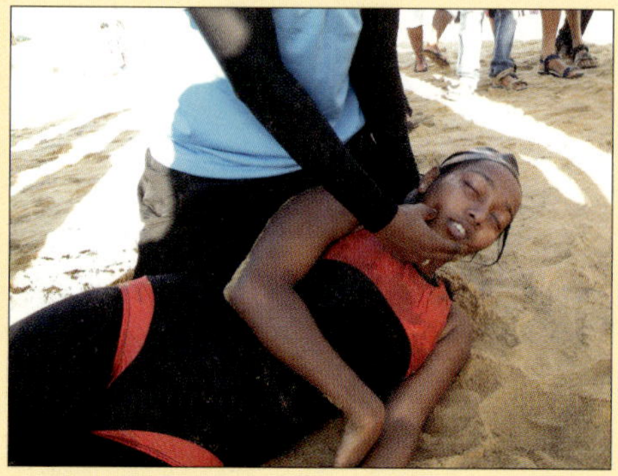

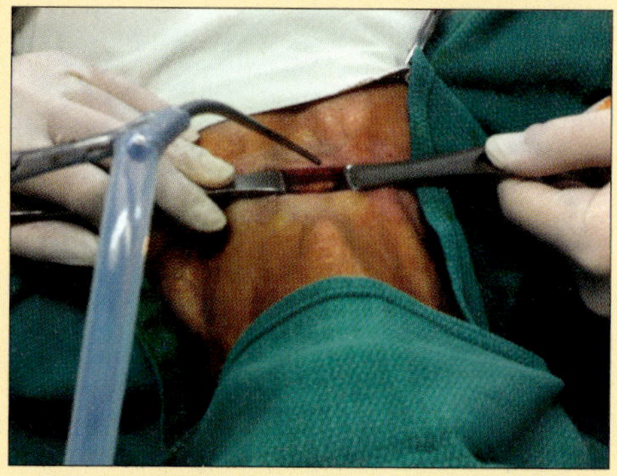

인간의 몸은 호흡을 통하여 지속적으로 산소를 공급하여야 살 수 있다. 이러한 호흡은 코와 입을 통해 외부의 공기가 흉곽 안의 폐로 전달되어 가스교환이 이루어지는 과정을 말하며, 코와 입에서 폐로 공기가 전달되어지는 통로를 기도라 부른다. 기도폐쇄란 음식 조각이나, 작은 장난감 같은 이물질이 기도를 부분적 또는 완전히 막아 호흡을 방해하는 상태를 말한다.

기도폐쇄는 부분적으로 기도가 폐쇄된 경우와 완전히 폐쇄된 경우로 나눌 수 있다. 부분적으로 이물질에 의하여 기도가 폐쇄된 경우에는 숨을 쉴 수는 있으나, 호흡 시에 쌕쌕거리는 거친 소리가 나고 지속적인 기침이 유발된다. 이 경우에는 호흡이 가능하기 때문에 이물질의 배출을 위하여 지속적으로 기침을 하도록 유도하면서 환자 곁에서 지켜보면 된다. 그러나 부분 기도폐쇄라 할지라도 지속적인 기침에 이물질이 나오지 않거나 호흡곤란 등의 증상이 유발된다면 즉시 119에 신고하여 도움을 요청하고 완전 기도폐쇄에 준하여 응급처치를 실시하여야 한다.

응급처치자는 심정지가 발생한 현장에서부터 심폐소생술이 시작되면 심정지 환자가 생물학적 사망으로 진행되는 것을 지연시킬 수 있다. 또한 목격자가 응급의료체계로 환자 발생을 알려줌으로서 제세동 등의 전문 심장소생술이 빠른 시간 내에 시작될 수 있다. 따라서 일반인에게 기본소생술을 보급하는 것은 응급의료체계 구축을 위하여 필수적인 조건이다.

학습 중점

- 기도의 해부학적 구조를 설명할 수 있다.
- 기도폐쇄의 원인을 설명할 수 있다.
- 부분기도폐쇄 및 완전기도폐쇄를 설명할 수 있다.
- 성인 기도폐쇄 응급처치를 실시할 수 있다.
- 소아(영아) 기도폐쇄 응급처치를 실시할 수 있다.
- 성인 기도폐쇄 응급처치와 소아(영아) 기도폐쇄 응급처치의 차이점을 설명할 수 있다.

용어 정의

- **기도폐쇄(Airway obstruction) :** 해부학적 또는 물리적인 원인에 의해 기도가 막혀 호흡을 할 수 없는 상태
- **기도(Airway) :** 호흡할 때 공기가 지나가는 길, 숨길이라고도 한다.
- **천명음(Wheezing) :** 숨을 내쉴 때 들리는 휘파람 소리로 천식이 있는 환자에서 들림.
- **청색증(Cyanosis) :** 숨을 내쉴 때 산소공급이 부족하거나 혈액 중의 환원 헤모글로빈 농도의 증가로 피부가 파랗게 변하는 것
- **복부밀쳐 올리기(Heimlich maneuver ; 하임리히 법) :** 기도폐쇄 시 환자를 뒤에서 안고 환자의 상복부에 주먹 쥔 손을 대고 다른 손으로 주먹을 감싼 후 복부를 후 상방으로 강하게 압박하는 법
- **검상돌기(Processus xiphoideus) :** 명치 정중선의 앞가슴 아래쪽에 툭 불거진 돌기를 말하는데 흉골의 중앙 아래쪽에 붙음.
- **인두(Pharynx) :** 구강과 식도 사이에 있는 소화기관의 하나로 공기와 음식물을 구분하여 섭취하게 함.
- **연하반사(Palatal reflex ; 입천장반사) :** 연구개가 자극되면 설인 신경과 미주신경이 반응하여 인두 벽에서 수축 현상이 일어남.
- **후두덮개(Epiglottis) :** 혀뿌리의 뒤쪽과 갑상 연골의 윗부분에 돌출된 부분으로 음식물이 후두로 들어가는 것을 방지
- **가슴밀치기(Chest thrust) :** 임산부나 복부비만인 경우 환자의 흉부(유두선의 중앙)에 압박을 후방으로 주는 가슴압박법
- **이물질제거용 포셉(Foreign body remove forceps) :** 환자가 입을 벌렸을 때 이물체가 가깝게 보인 경우 시행하는 집게
- **V Sign :** 일반적으로 기도에 무언가 걸리게 되면 한 손이나 양 손으로 목을 조르는 듯한 자세를 취하는 동작
- **도수 기도 유지법(Manual airway method) :** 아무 기구 없이 손으로 할 수 있는 기도유지법이다. 외상환자가 아닌 경우의 도수 기도유지법으로는 머리기울임-턱올리기(head tilt-chin lift)를 가장 많이 사용한다.
- **입인두 기도기(Oropharyngeal airway) :** 입을 통하여 삽입하는 기도기구이다. 혀 위의 굴곡선을 따라 인두까지 밀어 넣음으로서 기도기가 입 속에 위치하면서 기도를 유지시킨다.
- **코인두 기도기(Nasopharyngeal airway) :** 의식이 있는 환자에서 기도를 확보할 때 사용하는 기도기구이다. 통상 구토를 유발하지 않기에 의식이 있는 환자에게 많이 사용한다.
- **기관내 삽관법(Intubation) :** 응급실에서 무호흡이나 인공호흡이 필요한 환자에서 흔하게 사용하는 방법으로 후두경으로 후두개와 성대를 확인한 다음 기관 삽관을 실시한다.
- **윤상갑상연골 절개술(Cricothyrotomy) :** 윤상 갑상막(cricothyroid membrane)을 주사침을 이용하거나 직접 절개하여 기도를 확보하는 절개법이다.

기도폐쇄 처치

CHAPTER 04

1. 기도의 해부학

호흡기도계는 크게 상기도계와 하기도계로 나누며 상기도계는 코, 코인두(nasopharynx), 입인두(oropharynx), 구강, 인후두 그리고 후두로 구성되어 있고 하기도계는 기관지분지계와 폐실질(lung parenchyme)로 구성되어 있다.

호흡기계의 1차적 기능은 공기를 폐포를 통해 산소와 이산화탄소를 교환하여 인체조직에 필요한 산소를 공급하는 중요한 기관이다. 성인의 경우 1분간 12~20회 호흡을 하며 건강, 연령, 운동 등 조건에 따라 차이가 난다. 호흡은 일반적으로 입으로 하는 것이 아니라 코로 하는 것으로 공기가 코를 지나는 동안 따뜻해지고 깨끗해지며 축축해진 다음에 후두를 지나서 기관으로 들어간다.

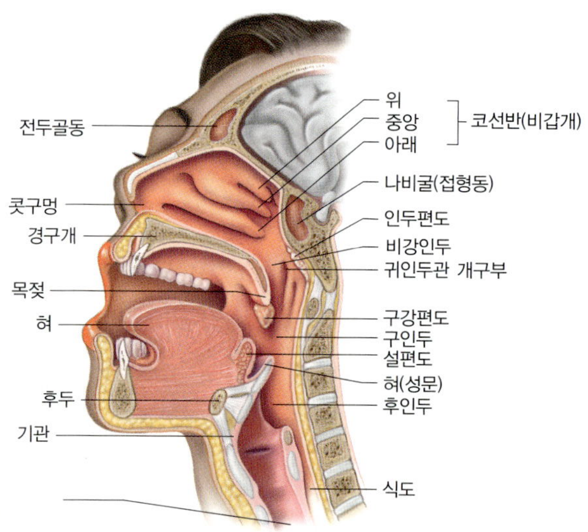

▲ 호흡기계 해부도
순환을 위한 공기의 통로는 상기도와 하기도로 연결 되어 있다. 상기도는 콧구멍을 통해 비강과 인두, 성문, 후두를 거쳐 기관으로 공기가 통과한다.

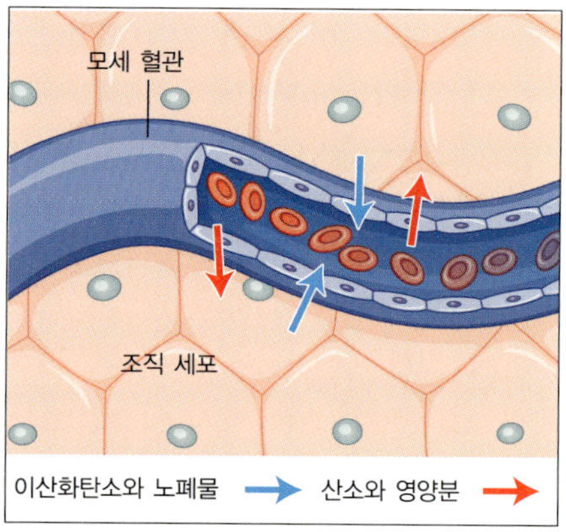

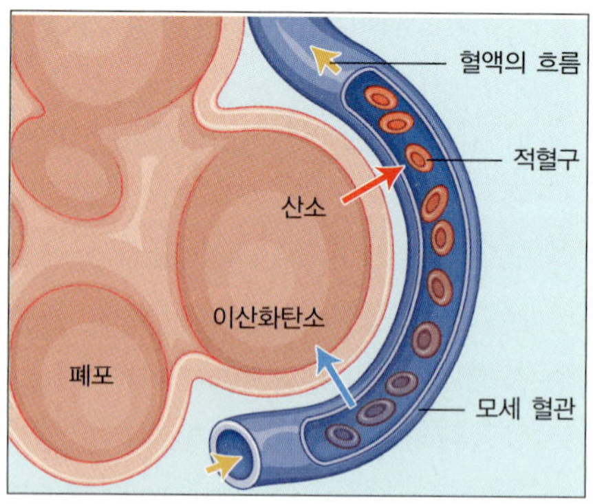

▶ 호흡기계의 1차적 기능은 공기 중 산소를 혈액 내로 운반하고 혈액 내의 이산화탄소를 공기 중에 배출하는 것이다. 이러한 기능에 손상이 오면 기도 폐쇄의 원인을 제공하게 된다.

2. 기도폐쇄 원인

기도폐쇄는 이물질에 의해 환자의 호흡이 곤란한 상태를 말하며, 부분폐쇄와 완전폐쇄로 구분된다. 기도가 폐쇄되어 있는 환자의 응급처치 시 에는 무엇보다 먼저 환자의 호흡 상태를 평가해야 한다. 환자가 의식이 있으면서 말을 할 수 있거나 기침을 할 수 있다면 기도가 부분적으로 폐쇄되어 있다고 판정하며, 환자가 의식이 없거나, 발성 혹은 기침이 불가능한 경우, 청색증이 발생하는 경우에는 기도가 완전히 폐쇄되어 있으며 호흡상태가 불량하다고 판단할 수 있다.

성인의 기도폐쇄 원인으로는 이물질, 혀, 코안의 내부출혈, 혈액, 음식물, 분비물 등이 있다. 완전한 기도폐쇄는 식사 할 때 주로 일어나며 숨을 쉴 수 없으며 말하거나 기침을 할 수 없다.

소 · 영아의 기도폐쇄 원인은 이물질, 혀, 비강 내부출혈, 혈액, 분비물 등으로 주로 각종 물질이 목에 걸리는 경우가 많다. 동전, 핫도그, 캔디, 땅콩, 포도 등과 같은 음식물이나 재질 때문에 질식을 일으킨다.

기도의 구조

성인의 기도는 직선형의 구조를 이루고 있으며 소아는 깔대기형의 기도 구조를 이루고 있다. 성인과 소아의 해부학적인 구조는 다음과 같다.

구분	성인의 기도(8 mm)	소아의 기도(4 mm)
기도 형태	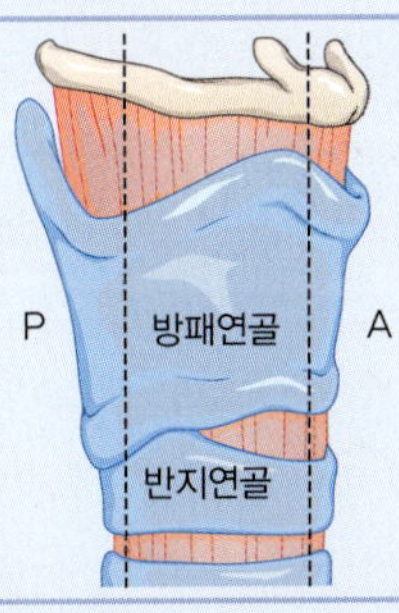	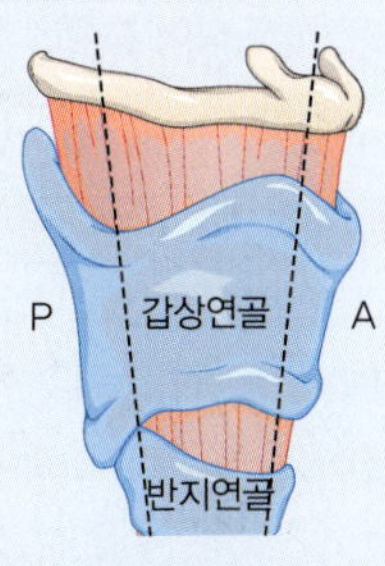
	소아의 기도는 성인의 기도와 다르게 깔대기형으로 기도 아래로 갈수록 좁아진다.	
부종시 기도의 단면	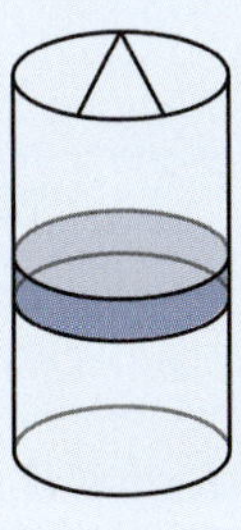 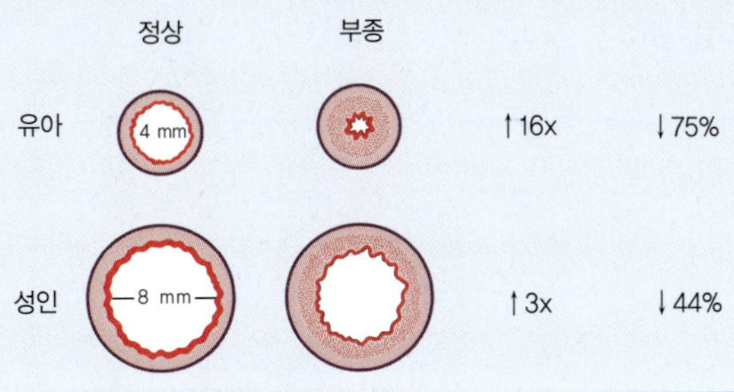	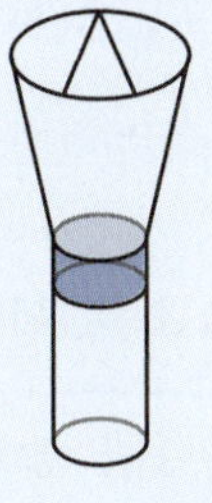
	똑같은 정도의 부종이라도 소아가 훨씬 불리하다.	

✚ 의식이 없는 사람에게 기도폐쇄의 가장 큰 원인은 혀이다. 의식을 잃게 되면 혀나 인후부의 근육이 이완되고 경추는 약간의 굴절 상태로 되어 혀에서 인두까지 거리가 좁아지게 된다. 이 때 후두개는 중력으로 인해 성문 쪽으로 치우치면서 기도 유지가 어렵게 되어 호흡곤란에 의한 기도폐쇄가 되는 것이다.

3. 기도폐쇄 주요 증상

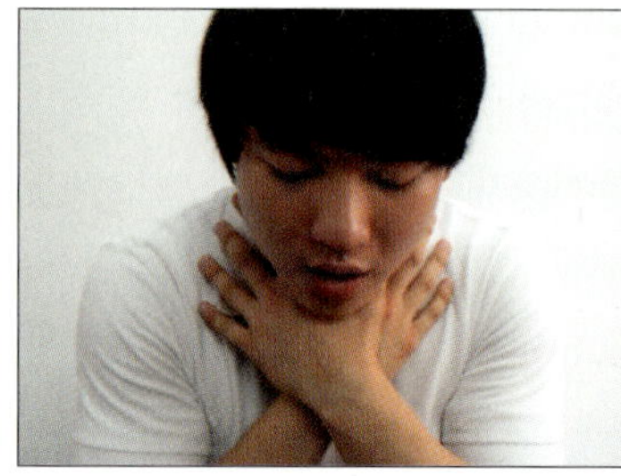

일반적으로 한손이나 **양손으로 목을 조르는 듯한 자세(V-sign)**를 취하고, 기침을 하려고 하거나, 호흡 시 목 부위에서 심한 이상음(천명음)이 들리게 된다. 기도폐쇄가 점점 진행될수록 환자는 기침이나 말을 할 수 없게 되며, 결국 의식을 잃게 된다. 기도 내 이물질에 의한 기도폐쇄의 경우는 물건을 입에 넣기 쉬운 어린이나 목의 반사작용이 둔한 고령자에게 자주 나타난다.

주요 증상

- 갑자기 기침을 하면서 괴로운 표현을 한다.
- 호흡 시 이상음이 들리며 의식이 점점 둔해진다.
- 흉부에 호흡 운동이 보이지만 공기의 흐름은 적거나 곧 멈추어 버린다.
- 얼굴 등에 청색증이 나타나고 공기를 불어 넣어도 들어가지 않는다.

▶ 어린아이들의 기도폐쇄 원인의 80% 이상이 호두나 땅콩 등의 견과류이기 때문에 3세 이하 어린이에게 금기 식품임

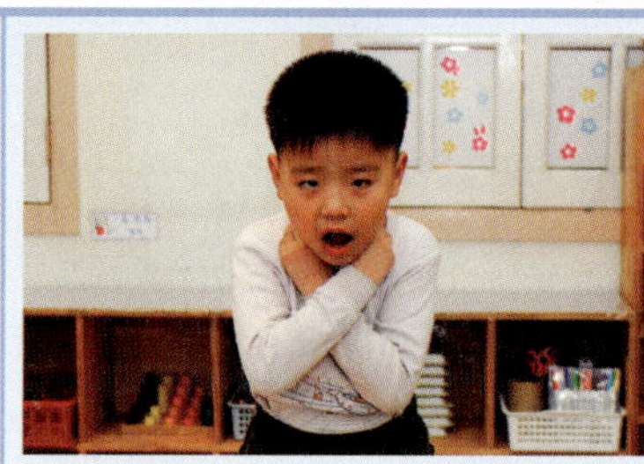

✚ 의식이 없는 환자가 바로 누운 자세로 있을 때 환자의 혀가 입 안 뒷쪽으로(기도 쪽으로) 이완(축 늘어지는 것)되어 공기의 흐름을 차단하게 되어 발생한다.

4. 기도폐쇄시 응급처치

기도폐쇄가 의심되는 환자를 발견하면 즉시 응급의료체계로 도움을 요청하고, 호흡 상태가 양호하고 의식이 있는 환자에게는 환자 상태를 관찰하면서 계속 기침을 유도하고, 의식이 혼미해지는 경우는 기도가 완전 폐쇄된 것으로 판단하여 신속히 심폐소생술을 즉시 시행하여야 한다.

1) 응급처치시 행동요령

구분	증상	행동
호흡 곤란	느리거나 빠른 호흡과 헐떡이며 쌕쌕거림	**구조요청 :** 환자가 호흡하기 편한 상태로 유지
호흡 정지	호흡을 전혀 하지 못함	**구조요청 :** 인공호흡 실시
부분 기도폐쇄(의식있음)	기침을 심하게 하며 말은 하지만 숨소리가 거침	**계속되면 구조요청 :** 이물질 배출 위해 기침 계속 격려
완전 기도폐쇄(의식있음)	약한 기침과 말을 못하고 호흡도 못함	**구조요청 :** 복부밀쳐올리기 실시
완전 기도폐쇄	호흡하지 못함	**구조요청 :** 가슴압박(30 : 2) 실시

2) 기도폐쇄 응급처치 방법

기도폐쇄 처치는 손가락을 입안에 넣어서 이물을 제거하는 방법과 집게를 이용해서 꺼내는 방법, 영아의 경우 등두드리기법과 성인의 경우 복부밀쳐올리기법, 가슴압박법이 있으며 대표적으로 쓰이는 방법은 다음과 같다.

복부밀쳐올리기 (하임리히법 ; Heimlich maneuver)	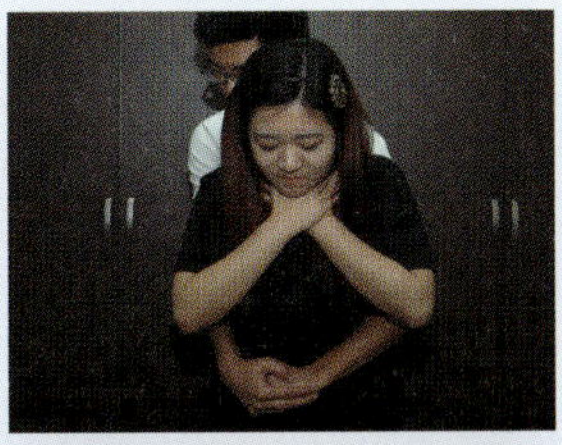	배꼽과 칼돌기 사이에 한 손은 주먹을 쥐고 다른 손으로 감싸 강하게 윗쪽으로 압력을 준다. ▶ 지속적인 기침 후에도 이물이 배출되지 않고 점점 발성이 힘들어지면 즉시 하임리히법을 시도한다.
가슴압박 (Chest thrust)	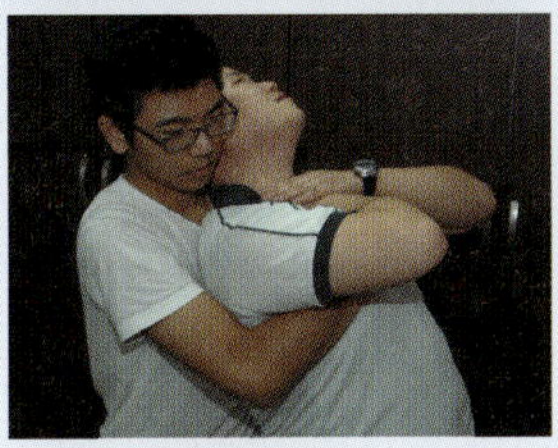	복부에 압력을 가하는 것은 임산부에 위험하기에 가슴을 윗쪽으로 강하게 압박한다. ▶ 임산부나, 배가 많이 나온 성인 기도폐쇄 응급처치 시 사용한다.
등두드리기 (Back blow)	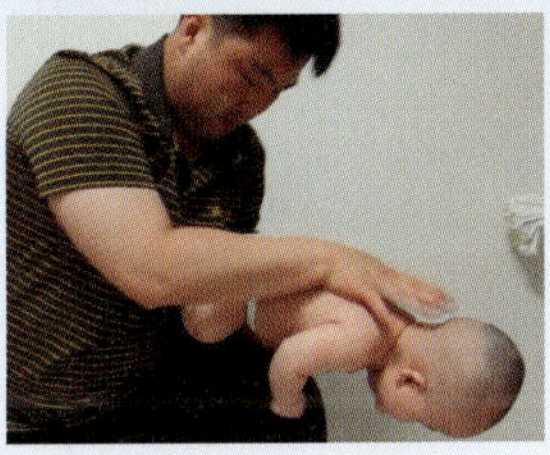	한 손으로 영아의 머리와 가슴을 감싸 무릎 위에 올리고 등을 강하게 압박한다. ▶ 주로 영아 기도폐쇄 응급처치 시 사용한다.

3) 복부밀쳐올리기(하임리히법 ; Heimlich maneuver) 방법

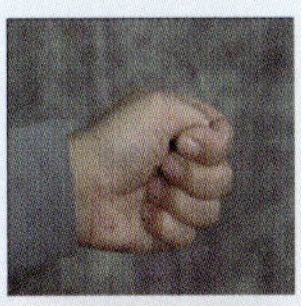
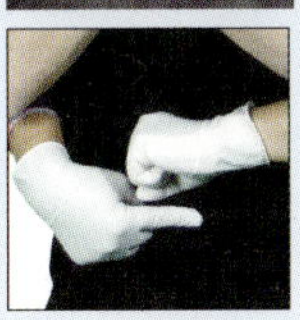
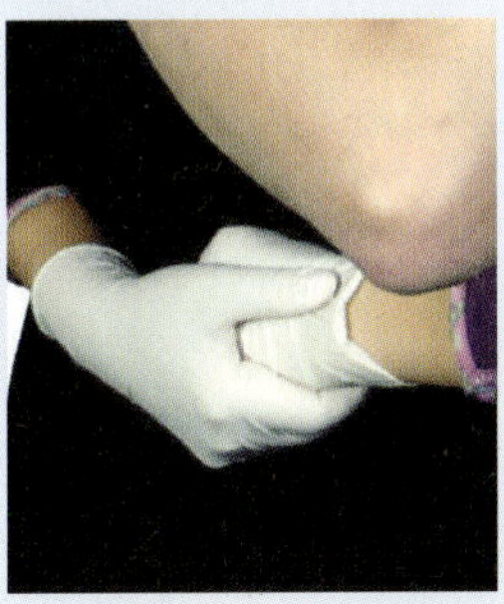
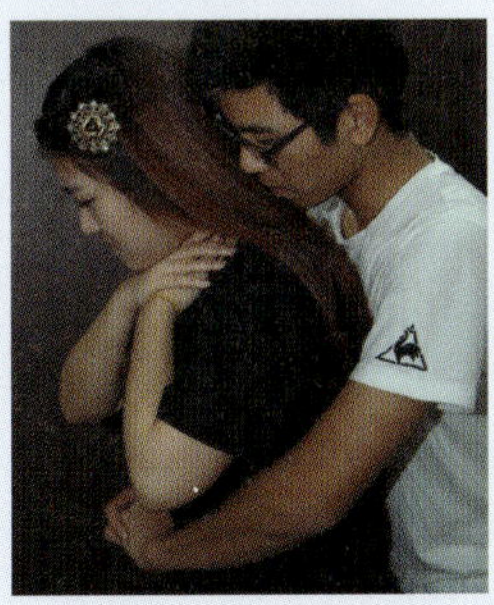
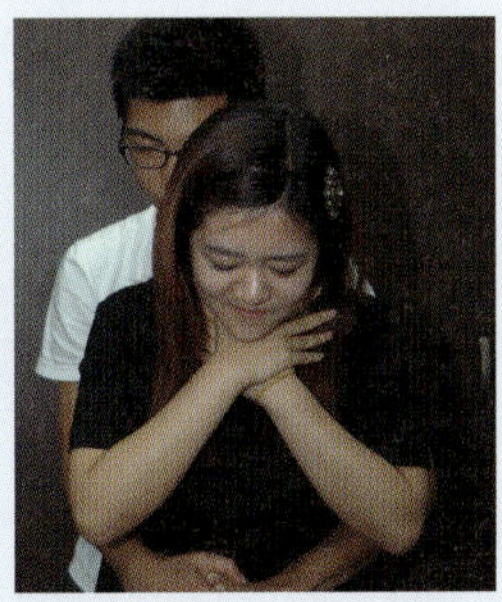
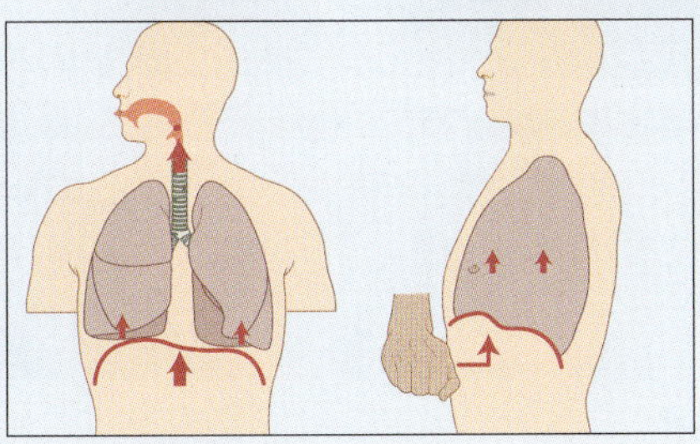

환자를 뒤에서 안고 환자의 상복부(칼돌기와 배꼽 사이)에 주먹 쥔 손을 대고 다른 손으로 주먹을 감싼 후 복부를 안으로 위를 향해 강하게 밀어 올린다. 샴페인 마개를 터트리는 효과와 비슷 함으로 한 번으로 나오지 않으면 반복해서 시행한다. 임신부이거나 복부비만인 사람에게는 하임리히법이 곤란함으로 비슷한 자세에서 환자의 복부 대신 가슴을 압박하는 가슴압박법을 실시한다.

4) 기도폐쇄 응급처치 순서

의식이 있고 말을 하는 경우 기침을 하도록 유도하며, 말을 할 수 없는 경우는 복부 밀쳐올리기법(하임리히법)을 5회 반복 시행한다.

기도폐쇄 처치 중 의식을 잃거나 심정지가 왔을 경우는 지체 없이 심폐소생술을 시행한다.

해부학적 원인	혀나 부풀어 오른 조직과 후두에 의해 기도가 차단될 때 발생한다. 이러한 기도폐쇄는 목의 부상이나 과민성 충격과 같은 의학적 응급상태에서 발생된다. 또 다른 이유는 혀에 의한 것으로 환자가 의식을 잃으면서 산소가 결핍되어 혀 및 근육이 이완되어 후두의 뒤쪽을 막아 기도가 차단되는 것이다.

성인 기도폐쇄

의식 있는 경우	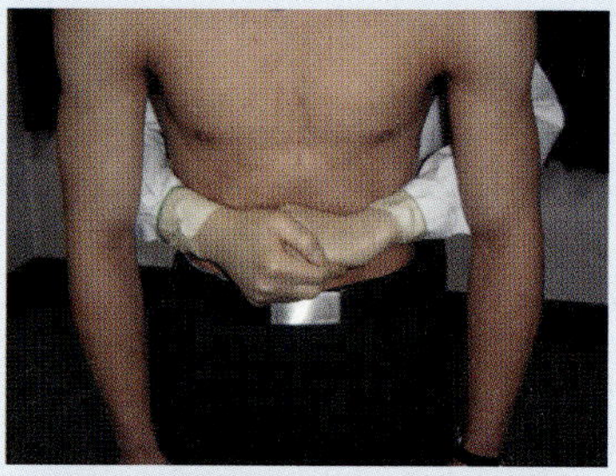	▣ 고통스런 행동을 할 때 응급처치자는 **"기도가 막혔습니까?"**라고 질문하여 고개를 끄덕이면 질식으로 인한 기도폐쇄를 확인한다 • 기침을 유도하여 스스로 이물질을 제거하도록 한다. • 환자 뒤에서 양팔로 감싸고 복부밀쳐올리기(하임리히법)를 실시한다. 이물질이 제거되거나 의식을 잃고 쓰러질 때까지 실시한다.
의식 없는 경우	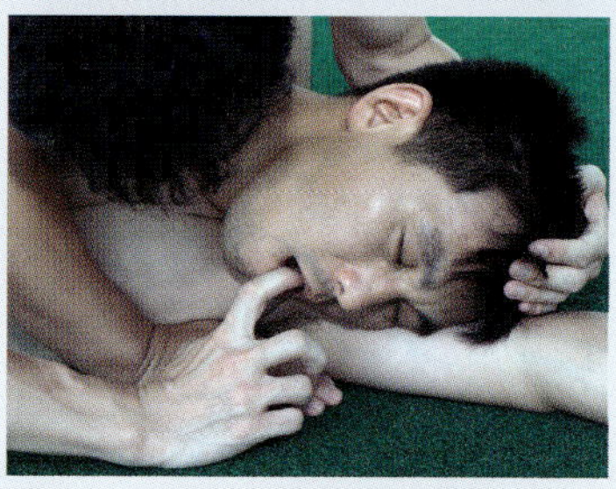	▣ 환자를 바닥에 눕히고 즉시 응급의료체계에 구조를 요청한다. • 심폐소생술을 즉시 실시한다. 심폐소생술 1cycle마다 입을 열어 입안의 이물질을 확인하며, 이물이 발견되면 손가락으로 제거한다. • 구강 내 이물이 제거된 후에도 환자의 호흡이 정상적으로 회복될 때까지 심폐소생술을 지속적으로 실시한다.

Q&A

Q 이물질에 의한 기도폐쇄 시 등을 두드리면 안 되는 이유는 무엇인가요?

A 이물질에 의한 기도폐쇄 시 하임리히법은 흉곽 내압을 증가시켜 이물질을 배출하는 방법으로 기도폐쇄 시 기침을 유도하는 방법이 가장 효과적이다. 등 두드리는 방법은 이물질이 기도 깊이 내려가서 배출이 더 힘들게 되며 성인의 경우에는 등을 두드리는 것은 흉곽 내의 압력 형성에 효과적이지 못하기 때문이다. 영아의 경우는 머리를 아래로 향하게 한 다음 등을 두드리고 가슴을 압박하는 방법을 사용하여 이물질을 제거하는 방법이 가장 효과적이나 경추 손상을 유발할 수도 있기 때문에 **"샌드위치 법"**을 이용하여 시행한다.

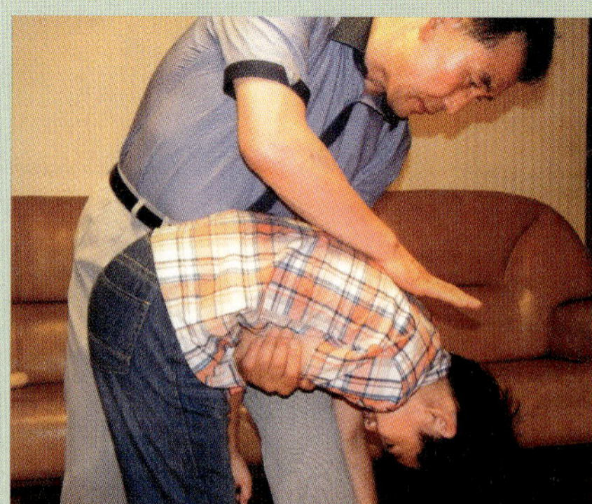

소 · 영아 기도폐쇄 처치

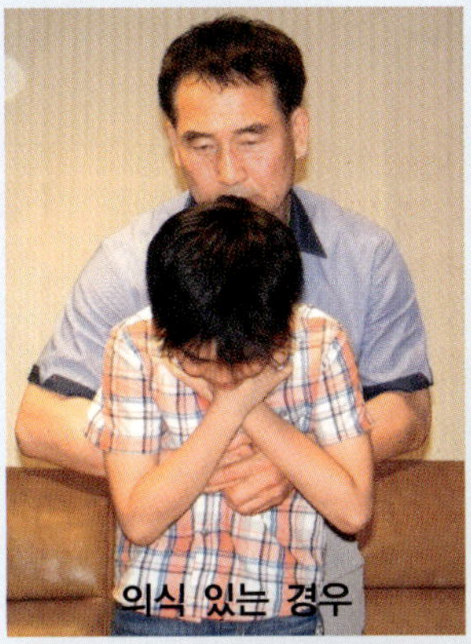
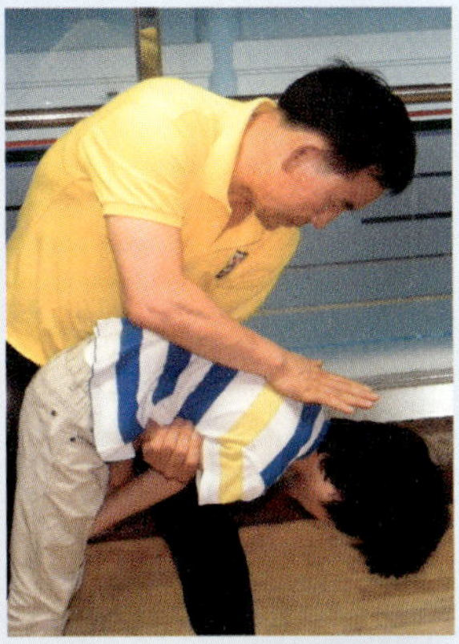

의식 있는 경우

▣ 기도가 막혔는지 확인(질문)하여 기도폐쇄가 확실하면 자발적인 기침을 유도한다. 이물질이 제거되지 않으면 즉시 응급의료체 계에 구조요청 한다.

- 환자 뒤에서 복부밀쳐올리기(하임리히법)를 실시 한다.
- 구강 내 이물질이 발견되면 손가락으로 제거(성인의 손가락 이 굵기 때문에 밀어 넣는 경우)한다.
- 입안 내 이물질이 제거된 후에도 환자의 호흡이 정상으로 회복될 때까지 심폐소생술 실시한다.

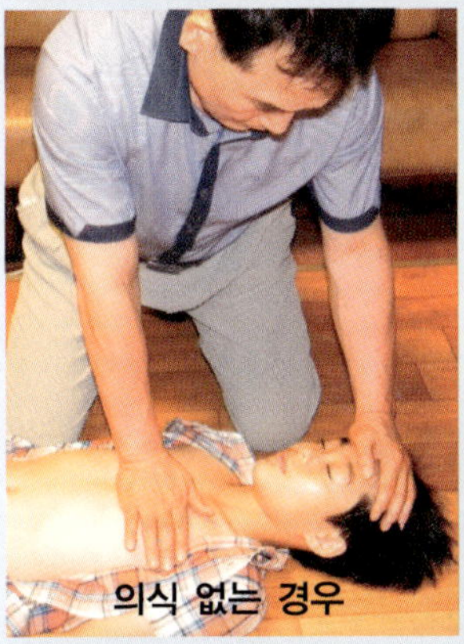
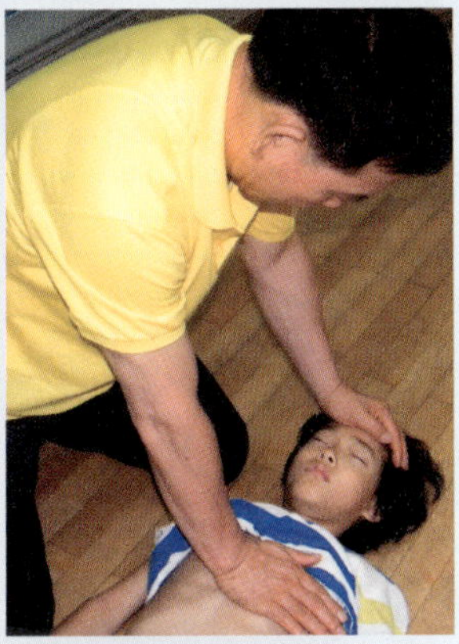

의식 없는 경우

▣ 환자를 바닥에 눕히고 즉시 응급의료체계에 구조를 요청한다.

- 심폐소생술을 즉시 실시한다. 심폐소생술 1 cycle마다 입을 열어 입안의 이물질을 확인하며, 이물이 발견되면 손가락으로 제거 한다.
- 구강 내 이물이 제거된 후에도 환자의 호흡이 정상적으로 회복될 때까지 심폐소생술을 지속적으로 실시한다.

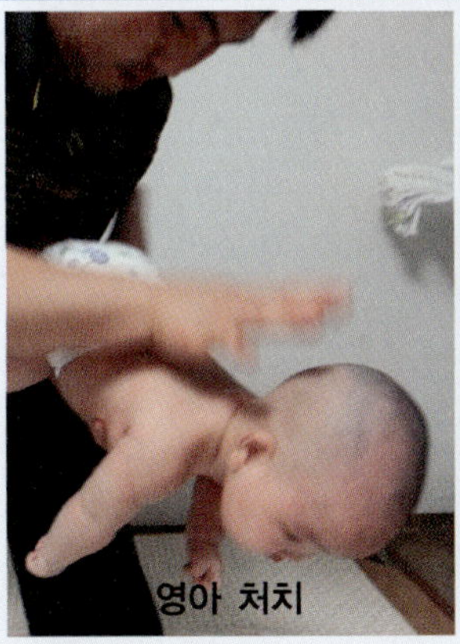
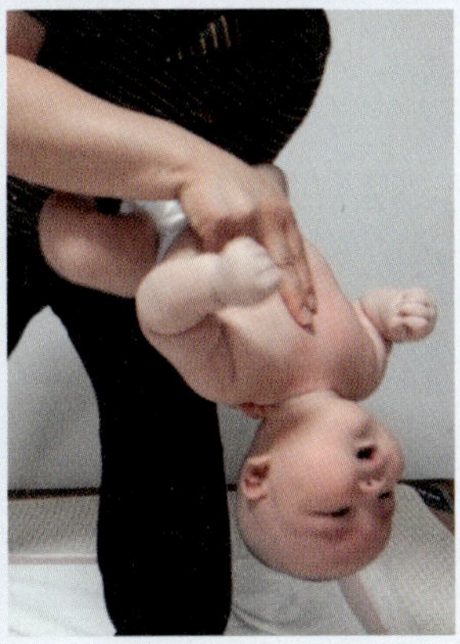

영아 처치

▣ 환자를 바닥에 눕히고 즉시 응급의료체계에 구조를 요청한다.

- **5회 등치기**
  한 손으로 영아 머리와 목을 단단히 받치고 가슴보다 머리를 낮게 하여 얼굴이 아래로 가도록 하고 양쪽 어깨 사이를 손 꿈치로 5번 친다.
- **5회 가슴누르기**
  영아의 머리를 뒤로 받치고 얼굴이 위로 가도록 돌리고 심폐 소생술시 가슴압박과 같은 장소에 손가락을 놓고 2개 손가락으로 5번 누른다.

기도폐쇄 응급처치 시 주의사항

- 무의식 환자에게는 혀가 기도폐쇄의 가장 큰 원인이므로 기도 개방을 우선해야 한다.
- 의식이 있고 기침이 가능한 환자는 가장 먼저 기침을 유도한다.
- 위 내용물의 역류나 구토로 인해 기도폐쇄가 일어날 가능성이 높다.
- 의치 및 상해 후 손상 받은 조직, 치아, 이물질에 의해 기도폐쇄가 일어날 수 있다.

Medicine Story

윤상갑상연골(반지방패막) 절개술(Cricothyrotomy)

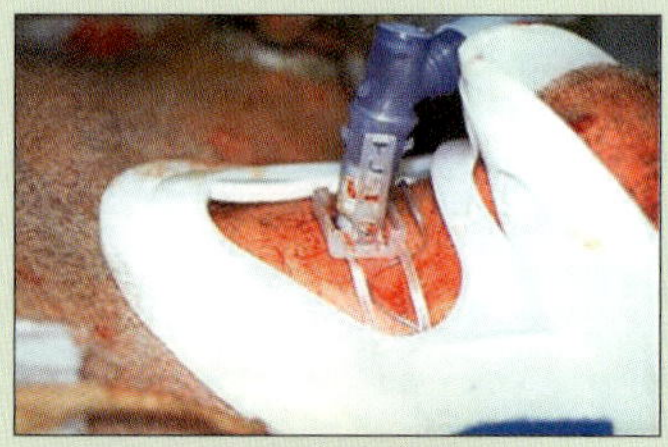

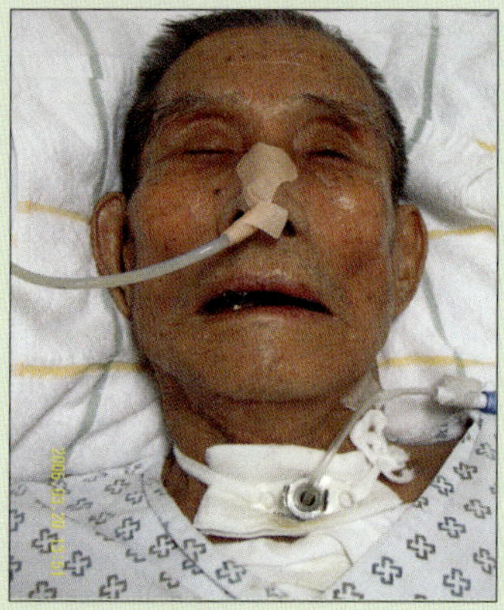

▲ 수술 후 착용 모습

모든 응급상황에서 우선적으로 시행하여야 하는 것이 기도유지이다. 호흡부전에 빠진 환자나 부상자는 현장에서 우선적으로 기도 유지를 시행 한 다음 이송과정에서 기본적인 호흡보조장치를 사용하여 환자의 호흡을 보조해 주어야 환자의 생명을 구할 수 있다.

기도 폐쇄의 원인은 기도 내 이물질이나 기도나 안면부 외상, 후두의 경축, 폐흡인 등 여러 원인에 의하여 발생하나 그 중 의식이 없는 사람에서 기도폐쇄의 가장 많은 원인은 혀이다. 이때 즉시 기도 유지가 되지 않으면 뇌는 심각한 저산소증의 위험에 빠지게 되므로 가장 먼저 아무 기구 없이 손으로 할 수 있는 기도유지법으로 도수기도유지법으로 머리기울임-턱올리기(head tilt-chin lift)이며, 다음은 인공기도기(artificial airways)를 이용한 기본 기도유지법과 전문기도 유지법으로 반드시 훈련을 받은 사람만 사용이 가능한 식도 기관 콤비튜브, 후두 마스크(laryngeal mask airway) 그리고 인두기관 기도 유지기이다. 최후의 수단으로는 외과적 전문기도 유지술(surgical advanced airway)은 피부를 뚫고 기관으로 바로 기도를 확보하는 방법으로 일반적인 비수술적 기도 확보로 기도유지가 어려운 경우에 수술적 기도유지법으로 기도를 확보한다.

▶ 윤상갑상연골(반지방패막) 절개술 방법

윤상갑상연골(반지방패막) 절개술은 윤상갑상(반지방패)막을 통해 튜브를 삽입하여 기도를 확보하는 것을 말한다. 윤상 갑상막(cricothyroid membrane)을 주사침을 이용하거나 직접 절개하여 기도를 확보하는 방법으로 2회의 기관삽관을 실패하면 윤상갑상연골 절개술을 실시한다. 응급을 요하는 긴급한 시간을 고려한다면 바로 시행한다.

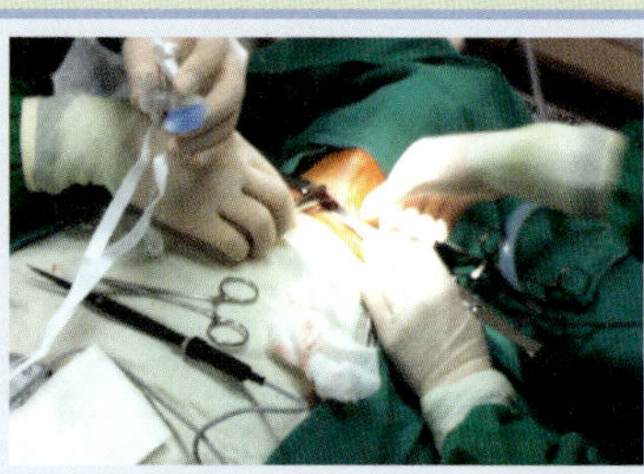

해부학적 목표 확인

윤상 갑상연골 사이를 확인하고 엄지와 검지로 갑상연골을 단단히 잡고 국소마취제를 침윤한다.

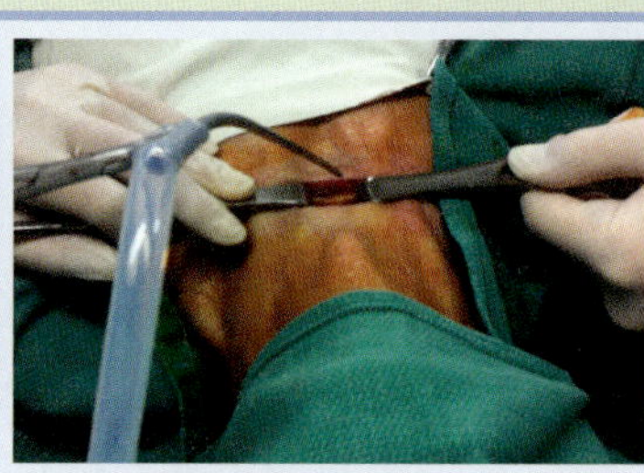

윤상갑상연골간막 절개

피부와 윤상갑상연골간막을 매스로 찔러 기관 속에 도달하고, 양쪽방향으로 절개창을 1 cm 정도 넓힌다.

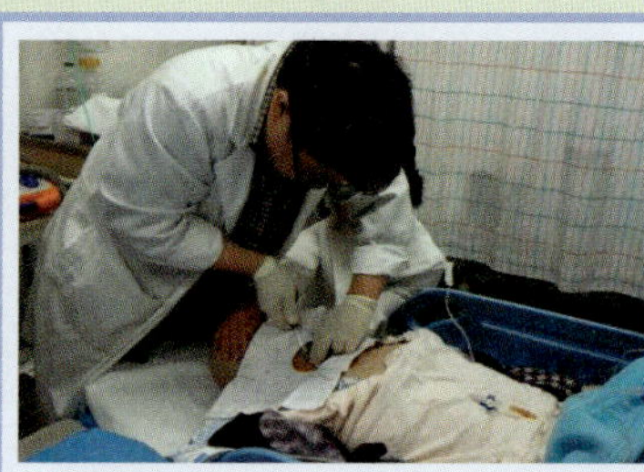

기관절개 튜브를 삽입

확장기를 열고 마개를 끼운 채로 기관절개용 튜브를 삽입한다. 환자가 기관절개 튜브를 통해 숨을 쉬게 한다.

✚ 기관절개용 튜브를 고정할 때 : 튜브의 날개를 피부에 봉합 결찰하고 기관절개용 튜브의 양쪽 구멍에 탯줄 테이프를 걸어 묶어주고 기관절개용 튜브의 양날개 밑에 멸균 거즈를 대어준다.

연 습 문 제 04

1 성인 기도폐쇄의 원인이 아닌것은?
① 이물질
② 코 안의 내부출혈
③ 혀
④ 산소

2 기도폐쇄의 주요증상으로 맞는것은?
① 갑작스런 기침과 고통스런 표정
② 호흡 시 잡음이 들리지 않으며 의식이 둔해진다.
③ 공기를 불어넣으면 잘 들어간다.
④ 흉부의 호흡이 보이지 않는다.

3 기도폐쇄 응급처치 방법으로 옳지 않은 것은?
① 복부밀쳐올리기(하임리히법)
② 가슴압박
③ 등두드리기
④ 국소 압박법

4 성인의 분당 호흡수로 옳은 것은?
① 10~20회 ② 5~10회
③ 1~5회 ④ 22회 이상

5 호흡정지가 되었을때 해야하는 행동은 무엇인가?
① 구조요청 : 환자가 호흡하기 편한 상태로 유지
② 구조요청 : 인공호흡 실시
③ 구조요청 : 복부밀쳐올리기 실시
④ 구조요청 : 가슴압박(30 : 2)실시

6 주로 가슴 압박을 해야하는 응급환자는 누구인가?
① 임산부
② 소아
③ 영아
④ 배가 많이 들어간 성인

7 의식이 없는 소아(영아) 기도폐쇄 처치 중 옳지 않은 것은?
① 기도가 막혔는지 확인(질문)하여 기도폐쇄가 확실하면 자발적인 기침 유도한다.
② 구강 내에 이물질이 발견되면 손가락으로 제거
③ 심폐소생술 즉시 실시
④ 환자 뒤에서 복부 밀쳐올리기(하임리히법) 실시

8 무의식 환자를 발견시 가장 우선적으로 해야할 조치는?
① 의식확인 ② 기도확보
③ 구조요청 ④ 인공호흡

9 이물질에 의한 기도폐쇄시 의식이 없는 환자에게 응급 처치법으로 맞는것은?
① 즉시 심폐소생술
② 기침 유도
③ 복부 밀쳐 올리기법 실시
④ 스스로 이물질 제거

10 기도 폐쇄시 응급처치시 주의 사항이 아닌 것은?
① 기도개방 우선
② 의식이 있고 기침이 가능한 환자는 가장 먼저 기침을 유도
③ 구강내 출혈로 인해 혈핵응고로 인해 일어날 수 있다.
④ 위 내용물의 역류나 구토로 인해 기도폐쇄가 일어날 가능성이 낮다.

11 무의식 환자의 기도폐쇄 원인 중 가장 흔한 것은?
① 후두의 경축 ② 폐흡인
③ 혀 ④ 이물질

12 기도폐쇄에 대한 해부학적 원인으로 옳지 않은 것은?
① 혀나 부풀어 오른 조직과 후두에 의해 기도 차단될 때 발생
② 목의 부상이나 과민성 충격과 같은 의학적 응급상태 발생
③ 근육이 이완되어 후두의 뒤쪽을 막아 기도 차단
④ 입술에 의한 것으로 환자가 의식을 잃으면서 산소 결핍

13 호흡기도계중 상기도계가 아닌 것은?
① 코 ② 코인두
③ 입인두 ④ 폐실질

14 호흡기도계중 하기도계가 맞는 것은?
① 후두 ② 인후두
③ 코인두 ④ 기관지분지계

15 외상의 흔적이 없는 무의식 환자를 발견하였다. 우선적으로 시도해야 하는 도수기도유지법은?
① 머리기울임-턱올리기법
② 하악 견인법
③ 변형된 하악 견인법
④ 수지교차법

16 이물질에 의한 기도폐쇄 시 등을 두드리면 안 되는 이유가 아닌 것은?
① 이물질이 기도 깊이 내려가서 배출이 더 힘들다.
② 경추손상을 유발할 수도 있기 때문에
③ 흉곽 내의 압력 형성에 효과적이지 못해서
④ 등 두드리면서 뇌에 충격을 줄 수 있기 때문에

17 성인의 기도 구조로 옳은 것은?
① 깔데기형이다
② 밑으로 내려갈수록 넓어진다.
③ 밑으로 내려갈수록 좁아진다.
④ 직선형이다.

18 기도폐쇄 환자 호흡음(이상음)으로 맞는 것은?
① 나음 ② 천명음
③ 마찰음 ④ 약설음

19 호흡 곤란시 증상으로 알맞은 것은?
① 호흡을 전혀 하지 못함
② 호흡하지 못함
③ 약한 기침과 말을 못하고 호흡도 못함
④ 느리거나 빠른 호흡과 헐떡이며 쌕쌕거림

20 소아의 기도 길이를 맞추어 보시오.
① 5mm ② 3mm
③ 4mm ④ 8mm

21 반응 없이 누워 있는 상태로 발견된 어린이에게 외상의 징후는 없다. 이 어린이에게 어떤 처치를 할 것인가?
① 손가락을 입 속에 넣어 아래턱을 위로 잡아 당긴다.
② 턱 밀어올리기(jaw-thrust) 방법을 시행한다.
③ 머리 젖히고-턱 들기(head tilt-chin lift) 방법을 사용한다.
④ 어린이의 혀를 당긴다.

22 BLS(기본 생명소생술)의 설명 중 틀린 것은?
① 약물투여와 심전도 감시 등을 포함한다.
② 심정지 환자를 소생시키기 위한 첫 번째 단계를 말한다.
③ 일반인도 누구나 간단한 훈련을 통하여 시행할 수 있다.
④ 응급의료체계(119)에 알리는 단계이다.

제 5 장

심전도와 자동제세동기

학습 개요

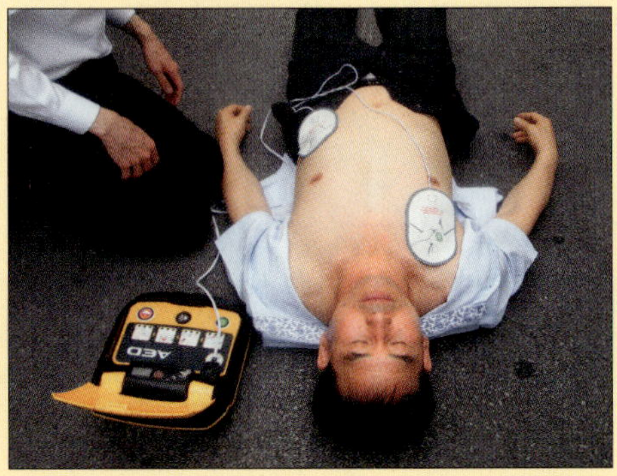

과거에 제세동 처치는 병원에서 의료진에 의해서만 시행되는 것으로 여겨졌으나, 최근에는 심장 리듬을 자동으로 분석하여 필요한 경우 제세동을 시행할 수 있도록 유도한 '자동제세동기(Automated External Defibrillator; AED)'가 개발되어 심정지 현장에서 목격자에 의하여 조기에 제세동 처치가 이루어질 수 있게 되었다. 이러한 자동제세동기는 의료인뿐만 아니라 일반인도 교육을 받으면 쉽게 사용할 수 있으며, 실제로 선진국에서는 자동제세동기를 심정지 발생이 많은 공항, 호텔 등에 설치함으로써 심정지 환자의 생존율을 증가시키고 있는 것이다.

심실세동(Ventricular fibrillation)은 심장이 매우 빠르고 불규칙하게 수축함으로써 실제적인 심박출량을 만들어내지 못하고 가늘게 떨고 있는 상태로 병원 이외의 장소에서 갑자기 발생한 심정지 환자들에게서 가장 흔히 관찰되는 심장 리듬이다. 심실세동 상태에서 제세동의 성공 가능성은 경과되는 시간, 즉 분당 7~10%씩 감소하기 때문에 심실세동에 의한 심정지 환자의 생명은 얼마나 빨리 제세동 처치가 시행되느냐에 의해 결정된다. 기본 심폐소생술만으로 심실세동이 정상 심장리듬으로 전환되지 않기 때문에 제세동이 필요한 것이다.

응급처치자는 기본적인 심전도 리듬을 이해하고 위험한 심전도 파형을 설명할 수 있어야 한다. 자동제세동기의 중요성과 원리를 이해하고 적용단계를 숙지하고 자동제세동을 위한 전극의 부착 위치를 정확히 알고 사용할 수 있어야 한다. 또한 자동제세동기 사용에 대한 주의사항을 잘 숙지하고 있어야 한다.

학습 중점

- 기본적인 심전도 리듬을 이해하고 위험한 심전도 파형을 설명할 수 있다.
- 자동제세동을 위한 전극의 부착위치를 정확히 알고 설명할 수 있다.
- 자동제세동기의 적용단계를 숙지하고 안전하게 사용할 수 있다.
- 자동제세동기를 사용에 대한 주의사항을 설명할 수 있다.
- 연령에 따른 자동제세동기 사용의 차이점을 설명할 수 있다.

용어 정의

- **부정맥(Arrhythmia) :** 비정상적인 심장의 리듬으로 불규칙적으로 뛰는 것
  - **방실차단(Heart block) :** 방실결절을 통해 히스속 속으로 흥분의 전도가 적절하지 못함
  - **조동(Flutter) :** 심방 또는 심실이 빠르지만 규칙적인 리듬
  - **세동(Fibrillation) :** 빠르고, 제멋대로, 비효과적이고 불규칙한 심장수축(분당 350회이상)
  - **서맥(Bradycardia) :** 맥박이 1분에 60회 이하로 느리게 뛰는 것
  - **빈백(Tachycardia) :** 맥박이 1분에 100회 이상으로 빨리 뛰는 것
- **무수축(Asystole) :** 심장의 전기활동이 완전히 없어진 상태
- **심근(Cardisc muscle) :** 심장의 근육
- **무맥성 심실빈백(Pulseless electrical activity ; PEA) :** 심전도 상 심장의 전기활동이 관찰되지만 맥박이 촉지 되지 않는 상태
- **탈분극(Depolarization) :** 분극을 중화하는 과정, 혹은 작용. 신경생리학에서는 흥분성 세포막이 자극되었을 때 안정전위의 역전 즉, 세포막 전위가 세포 외측의 전위인 양극으로 되고자 하는 경향
- **재분극(Repolarizton) :** 극성의 재확립, 특히 세포막 전위가 탈분극 후에 안정시의 전위로 되돌아 오는 것
- **P파 :** 심방의 탈분극
- **QRS파 :** 심실의 탈분극
- **T파 :** 심실의 재분극
- **ST분절 :** 심실의 재분극까지의 시간
- **QT간격 :** 심실의 전 수축 및 이완시간
- **제세동(Defibrillation) :** 심실세동을 제거하여 규칙적인 심박동의 리듬을 찾도록 심장에 강한 전류를 순간적으로 보내는 방법
- **자동제세동기(Automatic external defibrillator ; AED) :** 일반인을 위한 제세동 프로그램으로 자동으로 환자의 심전도를 판독하여 제세동의 실시여부를 결정하는 장비로 현장에서 누구나 사용이 가능하도록 자동화된 장비
- **PAD프로그램(Public access defibrillation) :** 지역사회 PAD 프로그램의 적용 일반인에 의한 제세동 시행율 증가, 제세동까지의 시간 단축, 병원 밖 심정지 환자의 생존율 2배 이상 증가. 우리나라에서도 PAD 프로그램이 확대되어 실시되어야 할 것이다.
- **심실세동(Ventricular fibrillation ; VF) :** 심실이 모든 단위가 각각 비정상적으로 수축하면서 생기는 부정맥으로, 실제적인 심박출은 없는 상태
- **심실빈맥(Ventricular tachycardia ; VT) :** 심실에서 전기적인 이상이 발생하여 심장이 병적으로 빨리 뛰는 부정맥의 상태
  - 심전도에서 심실조기박동이 3회 이상 반복되어 나타나는 경우로써, 30초 이상 지속되거나 혈압이 불안정하게 떨어질 때의 심실세동과 심실빈맥을 자동제세동기가 감지하여 전기 충격 필요성 유무를 판단한다.
- **전외위치법(Anterolateral placement) :** 기본 패드위치

심전도와 자동제세동기

CHAPTER 05

1. 심전도

심장근육의 수축은 생명체에 전기를 공급하는 발전기와 같다. 즉, 수축을 일으키는 원동력이 심장의 동방결절(sinus node)에서 발생되는 미세한 전류인 것이다. 심전도는 심장을 통해서 흐르는 전류를 기계적으로 측정하여 나타내는 기록이다.

심장의 전기적 활동은 규칙적인 움직임의 원천이 되고 있다. 이 전기적 활동을 받아 심근의 수축(탈분극)이나 이완(재분극)과 같은 "기계적 활동"이 일어나는 것이다.

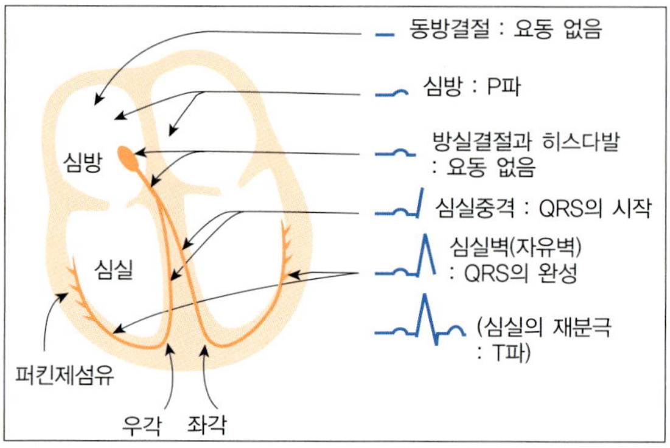

▲ 정상심장의 전기자극의 전도로

그러나 이 전기적 활동은 매우 미량의 전기로 일어나기 때문에 그 상태를 알려면 작은 소리를 마이크로폰으로 포착하여 증폭시켜서 스피커로 큰 소리를 만들어 듣는 것과 같이 "심장의 극히 작은 전기적 활동을 포착하여 체외의 증폭장치로 증폭"하지 않으면 안된다. 이것을 "기록한 것"이 심전도인 것이다.

심장은 "전기적 활동"과 "기계적 활동(심장이 수축하거나 확장하는 펌프기능)"이 있으며, "전기적 활동"이 먼저 일어나고 이어서 "기계적 활동"이 일어난다.

심장이 "정지 상태"일 때 자극이 가해지면(전기적 흥분이 전해진다) 세포막의 투과성에 변화가 생겨 이온의 이동이 일어난다. 우선, 세포 외의 나트륨이온이 급속하게 세포 내로 밀려들어간다. 이 때 세포 내 전위는 일시적으로 +25 mV 정도로 상승하는데 이것을 **"탈분극(depolarization)"**이라고 한다.

나트륨이온이 다 밀려들어가면 세포 내 전위는 0mV 정도에서 안정되고, 이어서 칼슘이온이 천천히 세포 외에서 세포 내로 들어간다. 그 다음에는 지금까지 세포 내에 있던 칼륨이온이 세포 외로 나온다. 그리고 세포 내 전위는 다시 −85 mV 정도로 다시 돌아가는데 이것을 **"재분극(repolarization)"**이라고 한다. 이것이 심근세포에서 일어나는 전기적 활동의 1사이클이다.

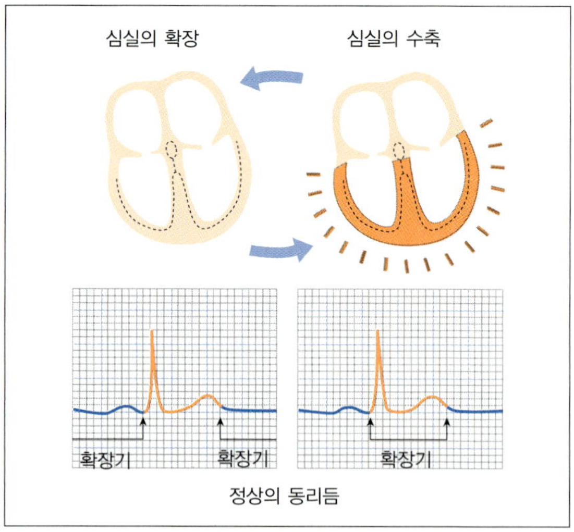

▲ 심장의 탈분극과 재분극

1) 심전도의 이해

각각의 파형을 P파, QRS복합파, T파라고 부른다. 심방의 탈분극(polarization)은 P파를 생성하고, 심실의 탈분극은 QRS 복합파를 생산한다. 심실이 재분극될 때는 T파가 발생한다. PR간격은 P파에서 QRS 복합파의 시작까지의 간격으로, 전류가 심방에서 심실로 가는데 소요되는 시간이다. 정상적으로 박동하는 상태의 심장에서 관찰되는 심전도 소견을 정상 동조율(normal sinus rhythm)이라고 한다. 정상 동조율상태의 심전도는 각각 한 개씩의 P파, QRS파 및 T파를 가진다.

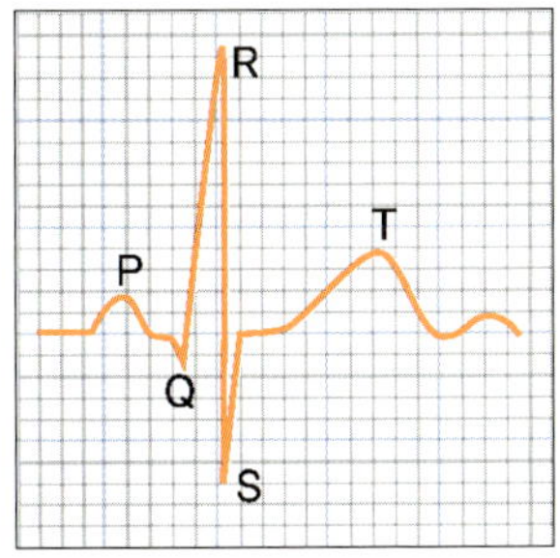

▲ 심전도 파형

(1) 심전도 파형의 구분

<table>
<tr><td>심방 흥분 (P파 출현)</td><td>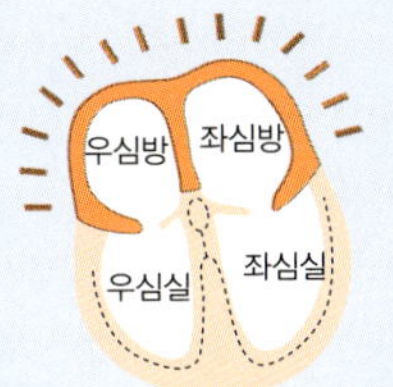</td><td>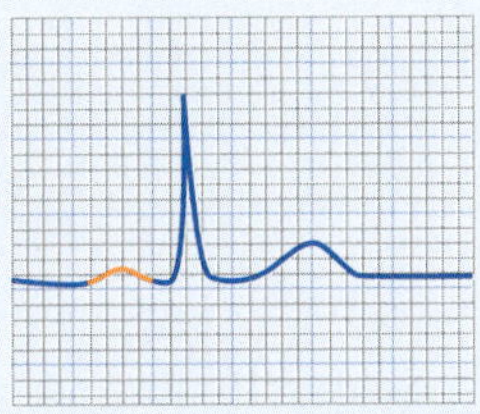</td><td>P파는 심방의 전기적 흥분(탈분극)이며 최초의 첫 번째 흥분을 우심방 내에 존재하는 동방결절에서 일어나며, 이것이 심방으로 전달되며 P파가 일어난다.</td></tr>
<tr><td>방실 결정 흥분</td><td>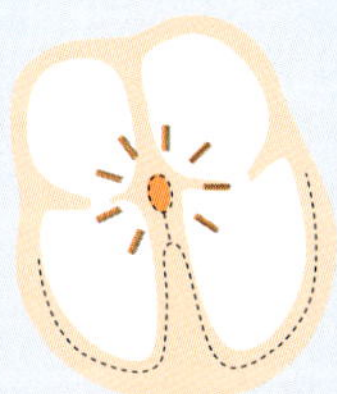</td><td>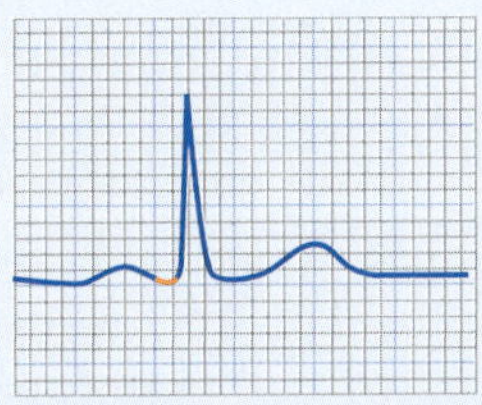</td><td rowspan="2">QRS파는 심실의 전기적 흥분(탈분극)이며 심방의 흥분(P파)이 방실결절을 경유해 심실로 전달되면 QRS파가 생긴다.</td></tr>
<tr><td>심실 흥분 (QRS 출현)</td><td>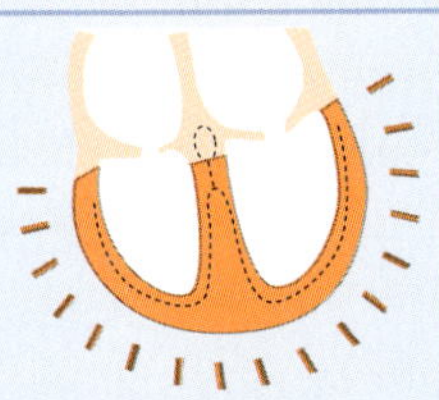</td><td>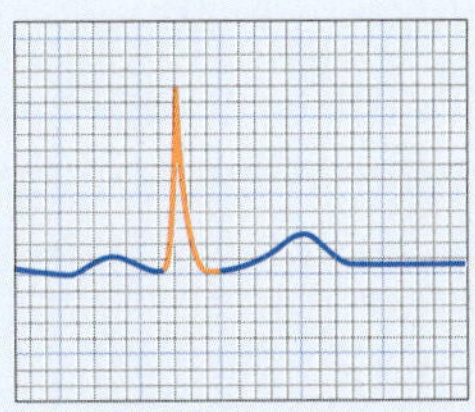</td></tr>
<tr><td>심실 최대 흥분기 (ST 부분 출현)</td><td>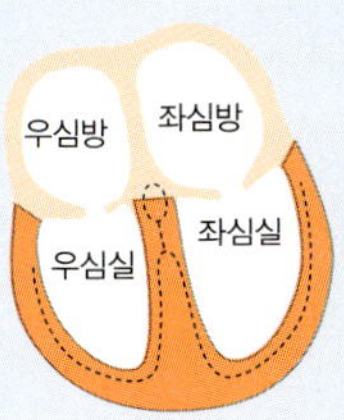</td><td>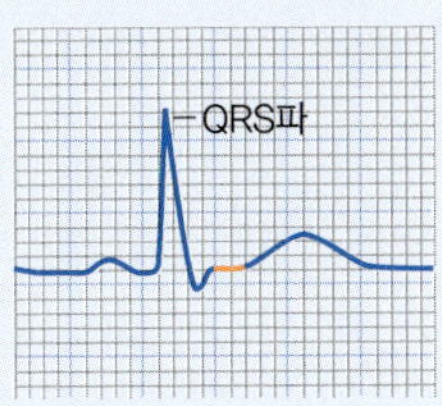</td><td>ST분절은 심실의 탈분극 완료에서 재분극 개시까지의 시간을 나타내며, QRS파의 끝부분에서 T파 시작부분까지의 직선부분을 말한다. 이 부분은 심근 전체가 완전히 흥분한 상태이며, 심근 내에 전위차가 생기지 않기 때문에 거의 기선이 일치한다.</td></tr>
<tr><td>심실 흥분 회복기 (T파 출현)</td><td>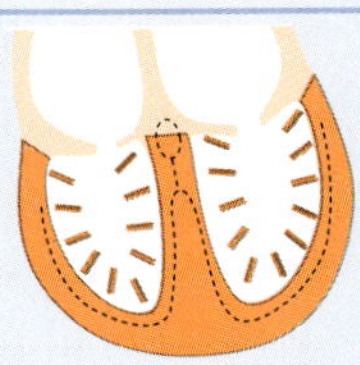</td><td>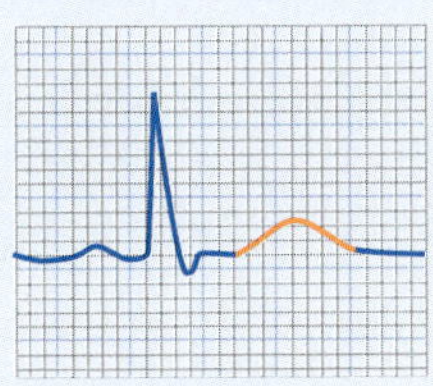</td><td>T파는 심실의 전기적 흥분(QRS파)의 회복(재분극)에 의해 생긴 파형이다.</td></tr>
</table>

(2) 간편한 박동수(rate)의 계산 방법

그래프의 큰 박스 5개는 1초(작은 박스 1개는 0.20초)이며, 5개의 박스 안에 몇 개의 QRS가 들어 있는가를 계산하면 쉽게 매 분당 박동수를 판단 할 수 있다. 아래 그림은 심박수를 함께 표시한 것으로 최초에는 심박수가 분당 300, 2회에서는 분당 150, 3회에서는 분당 75로 갈수록 심장의 부하에 의해 자연스럽게 심박수는 감소한다.

정상 박동수	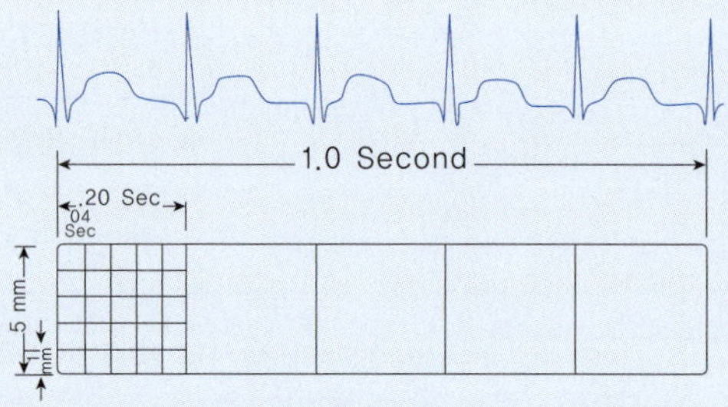 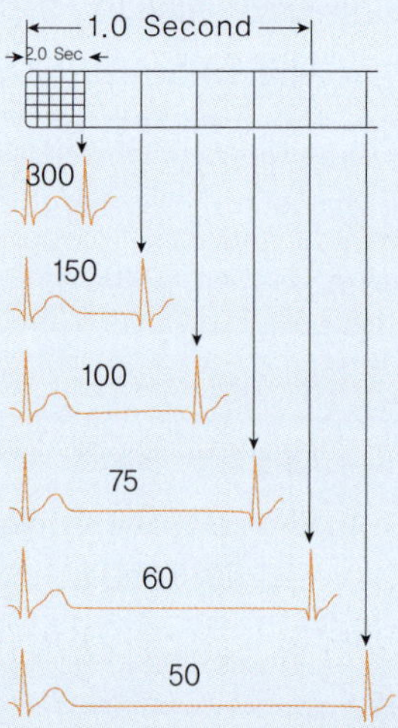	① 5개 박스(1초)에 5개의 QRS가 있으면 5 × 60 = 300/분 ② 5개 박스(1초)에 4개의 QRS가 있으면 4 × 60 = 240/분 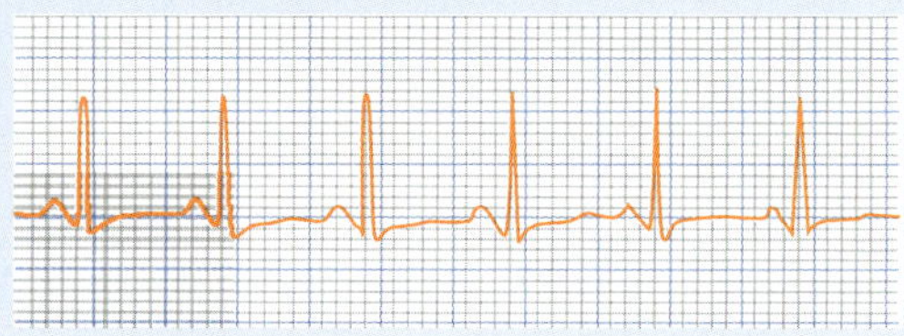 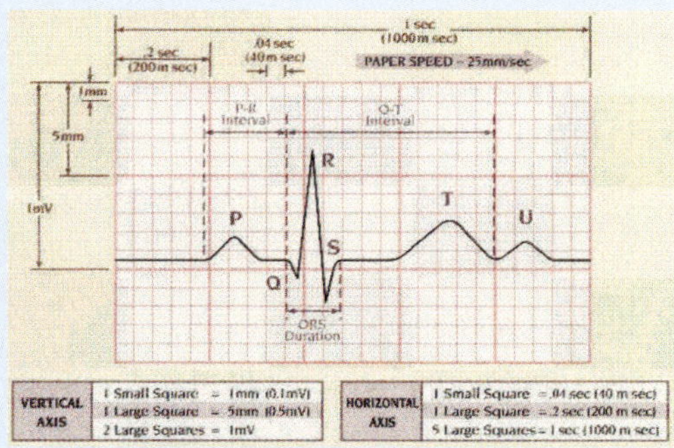 (정상 심전도 그래프)
비정상 박동수	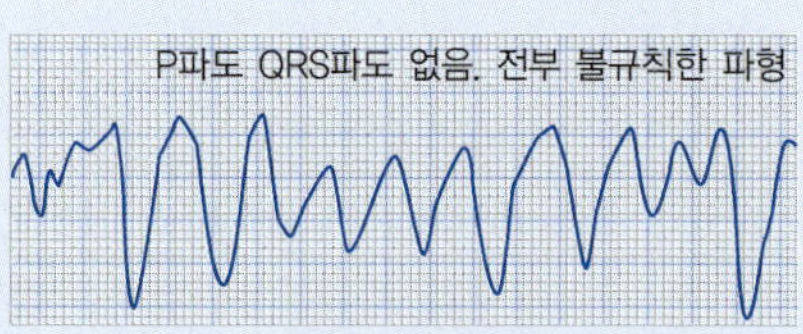 (5개의 박스에 QRS나 P파가 없는 불규칙 **심실세동**의 예)	③ 5개 박스(1초)에 3개의 QRS가 있으면 3 × 60 = 180/분 ④ 5개 박스(1초)에 2개의 QRS가 있으면 2 × 60 = 120/분 ⑤ 5개 박스(1초)에 1개의 QRS가 있으면 1 × 60 = 60/분 **(심실세동)**
	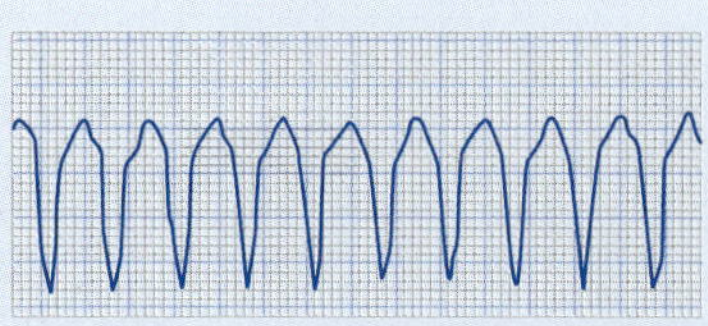 (5개의 박스에 8개의 QRS로 **심실빈맥**의 예)	① 5개 박스(1초)에 8개의 QRS가 있으면 8 × 60 = 480/분 **(심실빈맥)**

(3) 심장의 전도계와 심정지를 유발하는 부정맥

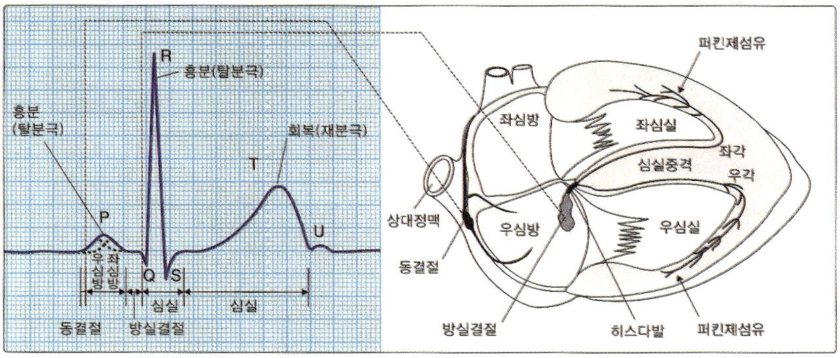

▲ 심장의 각부 탈분극과 재분극의 그래프

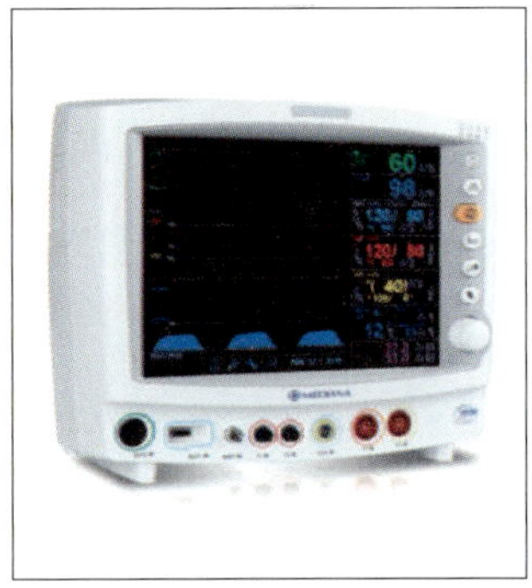

▲ YM6000 심전도감시장치

심장에는 심장에서 발생한 전기신호가 심장의 각 조직으로 전달될 수 있도록 특수화된 조직인 전도계(specialized conduction system)가 있다. 전도계를 통하여 전도된 전기적 신호는 심방과 심근의 근육을 수축시켜 심장의 수축을 유발함으로서 심장 내의 혈액이 박출 되도록 한다. 만약 전도계를 통한 전기신호의 전도가 차단될 경우에는 심실의 수축 빈도가 감소함으로서 심박출량이 감소하게 된다. 또한 심근의 일부가 손상되어 손상된 조직으로부터 정상적인 전류와 일치하지 않는 전기자극을 방출하면 다양한 형태의 부정맥이 발생할 수 있다.

(4) 심정지 환자에게 관찰되는 심전도상의 소견

심정지 환자에게 관찰되는 심전도상의 소견은 심실세동과 심실빈맥, 무수축 및 PDA 등이 있으며 세부내용은 다음과 같다.

심실세동	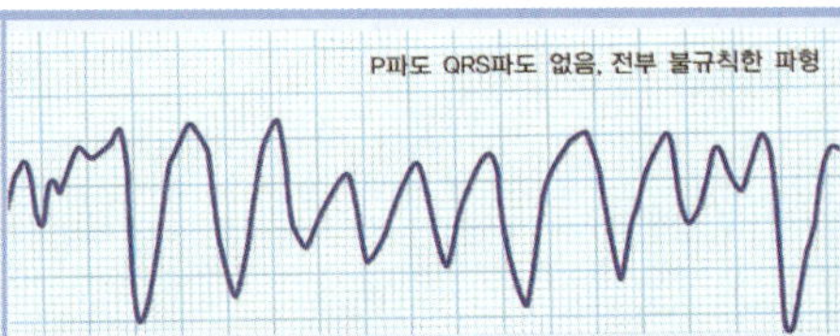 (QRS파가 분명히 구분되지 않는 불규칙한 파형)	심실세동과 심실빈맥은 심정지 환자의 60~85%에서 관찰된다. 심실의 수축속도를 극도로 빠르게 하거나 심근의 일치된 수축을 불가능하게 함으로서 **심박출량을 급격히 감소시키고 심정지를 유발할 수 있다.**
심실빈맥	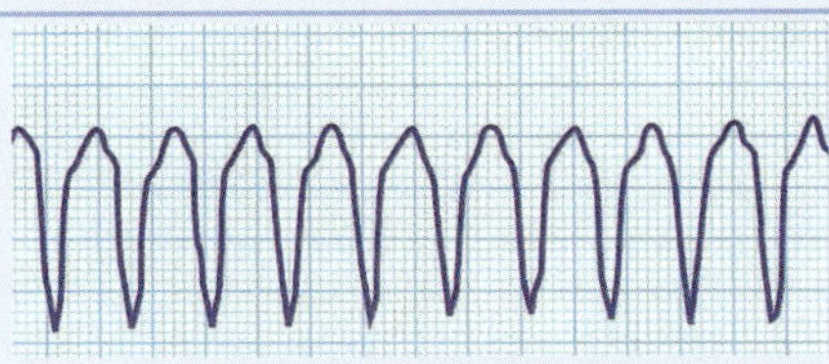 (QRS파의 간격이 넓어지며 빈도는 100 회 이상으로 심실박동수가 매우 빠른 경우 관찰)	이러한 경우에 심장의 효과적인 박동이 불가능해짐에 따라 맥박이 촉지되지 않을 정도로 혈압이 떨어지므로, 환자는 의식을 잃게 되어 임상적으로 심정지 상태에 놓이게 된다. 이때 **제세동을 실시하면 소생시킬 수 있다.**
무수축	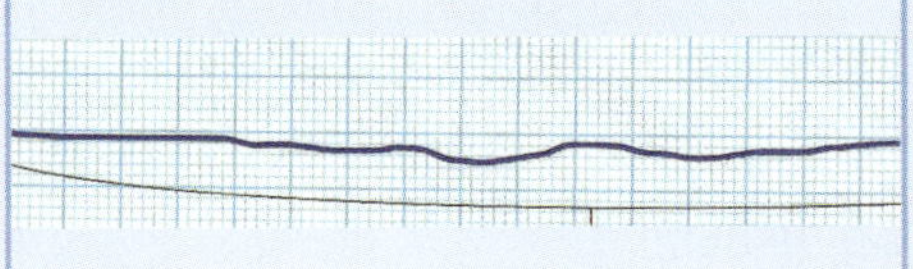	무수축 환자에서는 제세동이 전혀 도움이 되지 않는다. 오히려 제세동이 부교감신경 효과를 증대시키기 때문에 무수축환자에게 **제세동을 하면 소생률을 떨어뜨릴 수도 있다.**

(5) 심실빈맥과 심실세동의 제세동(defibrillation)의 효과

전기적 제세동기를 이용한 제세동은 심실세동이나 심실빈맥에 주로 사용되며 심실세동은 심실근 세포가 무질서하게 흥분하고 있는 상태로, 심실의 펌프기능은 완전히 소실되어 있는 위험한 상태이다. 제세동기를 이용해 심실근의 흥분상태를 정리해 질서 있는 심장기능을 빨리 회복시키는 것이 중요한데, 이는 뇌로 가는 혈류가 수 분 이상 두절되면 불가역적인 장애를 남길 가능성이 있으므로 빠른 심박재개가 필요하기 때문이다. 심실세동이나 심실빈맥의 증상으로 혈압이 뚜렷하게 저하되어 있는 것이 특징이다.

① 심실세동에서의 제세동 효과

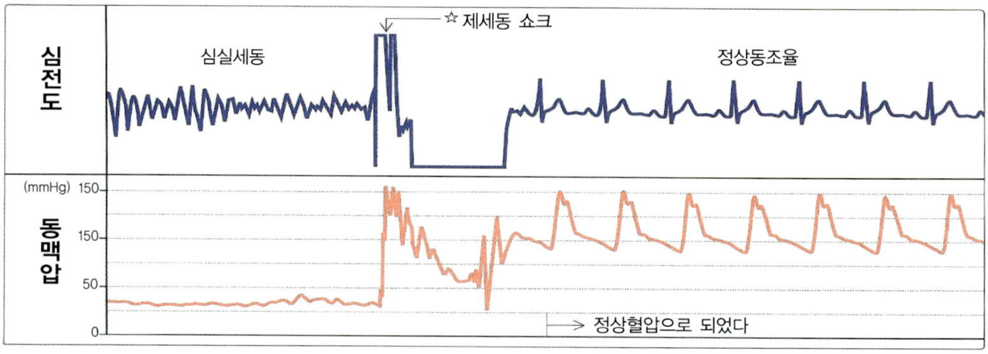

② 심실빈맥에서의 제세동 효과

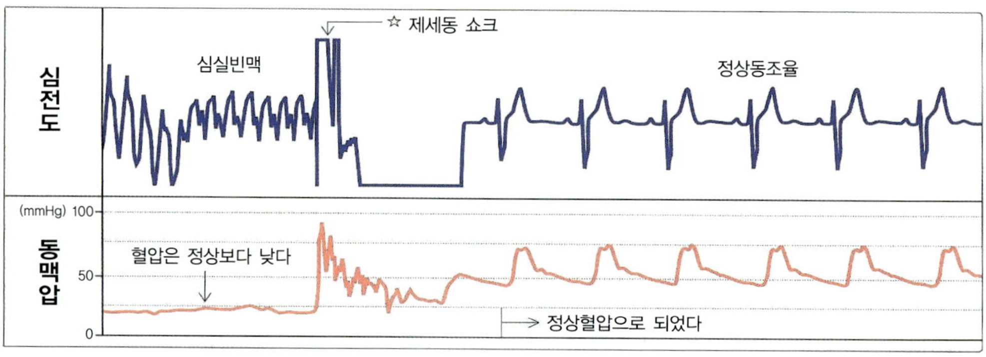

(6) 부정맥의 물리적인 치료법

물리적인 치료에서는 효과와 부작용이 빨리 발현하므로 치료를 실시할 때는 심전도 모니터를 장착하는 것이 좋다.

구 분	물리적 치료	상황
처치법	미주신경자극(숨참기, 목동맥 압박법, 안구 압박법)	심장마사지 (흉부타격)
목 적	발작성 상심실성 빈맥의 정지 일과성의 심박수 억제	심실세동의 정지
효과발현	빠름	빠름
부작용	서맥, 혈압저하, 쇼크, 뇌경색, 망막박리	심실세동의 유발,늑골골절

2. 자동제세동기(Automatic External Defibrillator ; AED)

자동제세동기는 응급구조사를 포함한 의료인만 사용하도록 되어 있었으나 이제는 누구나 응급처치 교육만 받으면 사용이 가능하도록 법적인 제도가 마련되었다.

심정지의 중요한 요인인 심실세동과 무맥성 심실빈맥의 가장 좋은 치료방법은 전기요법인 자동제세동기를 사용하는 것이다. 응급의료에 관한 법률에서는 구급차 · 철도차량 · 항공기 · 선박 · 다중이용시설 등에 자동제세동기 등 심폐소생술을 행할 수 있는 응급장비를 갖추도록 하고 있으며 또한 의료인과 응급구조사 이외에 다중이용시설 등에서 안전업무 등을 수행하는 직원에게 구조 및 응급처치에 관한 교육을 받도록 규정함으로써 더 많은 응급환자의 생명을 구할 수 있게 되었다.

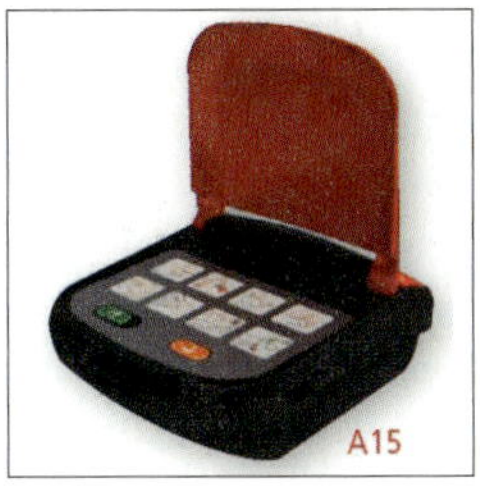

반자동

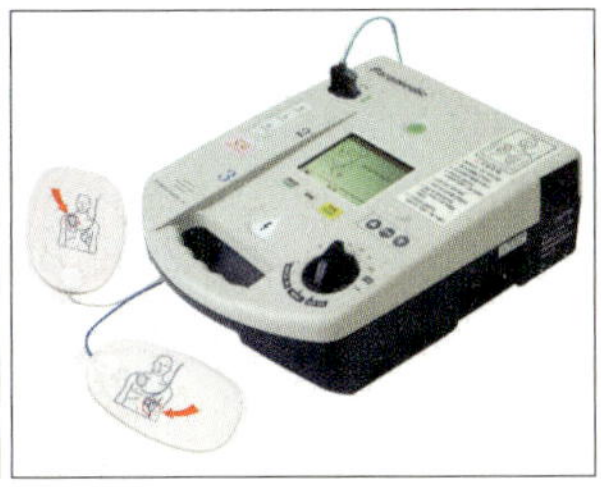
자동/수동

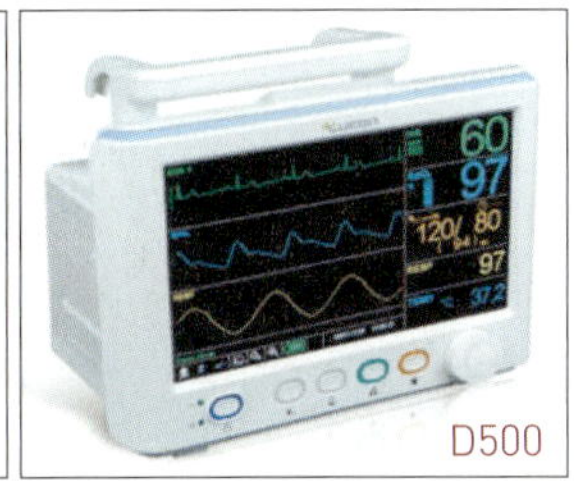

수동

▲ 다양한 제세동기

1) 자동제세동기의 중요성

조기제세동이란 심정지가 발생한 환자에게 심정지의 발생 초기에 심실세동의 발생을 알아내어 제세동술로서 환자를 치료하는 것을 말한다.

조기제세동은 다음과 같은 이유에서 심정지환자의 치료에 매우 중요한 영향을 주는 것으로 알려졌다. 성인 심정지 환자에서 가장 흔히 발견되는 부정맥은 심실세동이며, 심실세동의 가장 중요한 치료는 제세동술이다. 제세동의 성공률은 시간이 경과함에 따라 급격히 감소하며, 심실세동환자의 소생률은 심실세동이 발생한 후 1분이 경과할 때마다 7~10%씩 감소하며, 심실세동의 상태일 때에는 심장은 펌프로서 작용하지 못하며, 심실세동이 치료되지 않고 지속되면 치료할 수 없는 무수축(asystole)상태에 빠지게 된다.

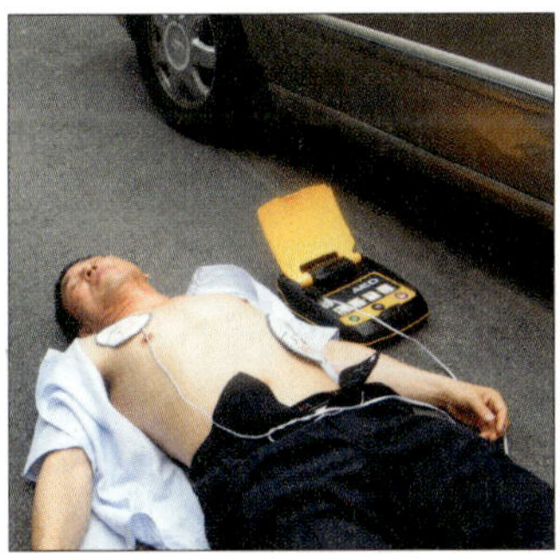
▲ 실외에서 사용 모습

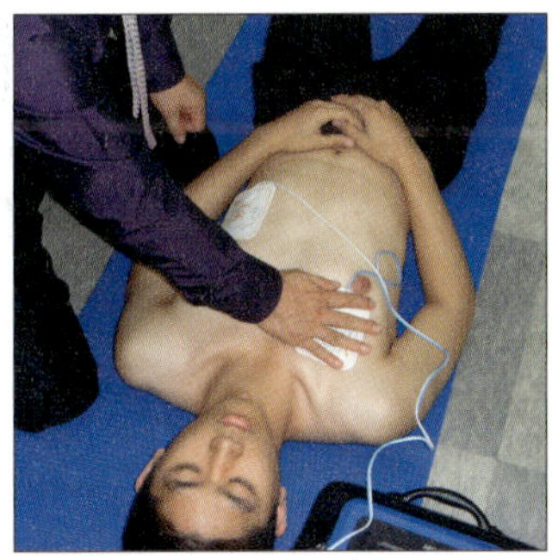
▲ 실내에서 사용 모습

심폐소생술만으로는 심실세동이 정상리듬으로 변환될 가능성이 적지만, 심정지환자에서 심폐소생술이 적절히 수행되고 있는 상황이고 심정지 발생 5분 이내에 제세동술이 시행된다면 환자가 신경학적 손상없이 소생될 가능성이 매우 높다.

(1) 자동제세동기 사용의 확대

최근 자동제세동기가 현장 응급치료에 도입됨으로써 자동제세동기를 사용한 제세동술은 기본소생술 과정에 포함되었다. 따라서 자동제세동기를 사용한 제세동술을 응급구조사 뿐 아니라, 최초 반응자를 포함한 일반인까지 사용할 수 있도록 확대되었다.

선박 내	작업장 내	열차 내	항공기 내	사무실 내
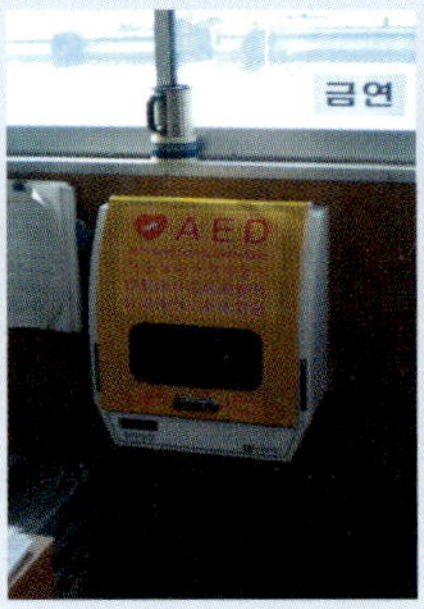	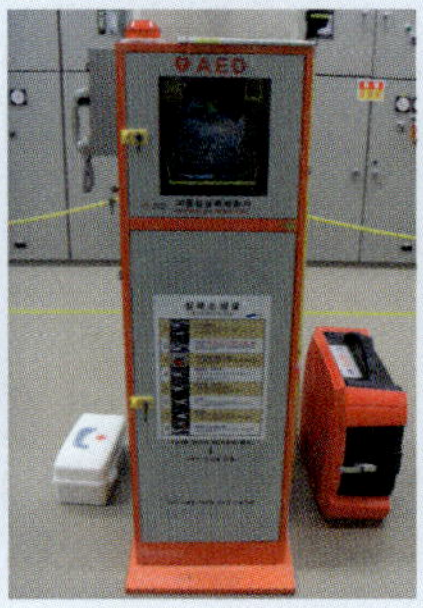	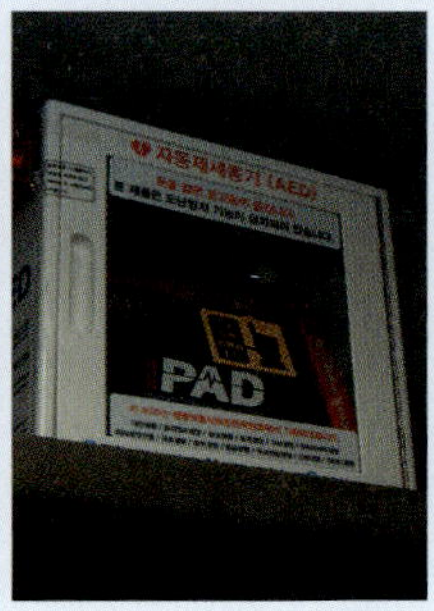	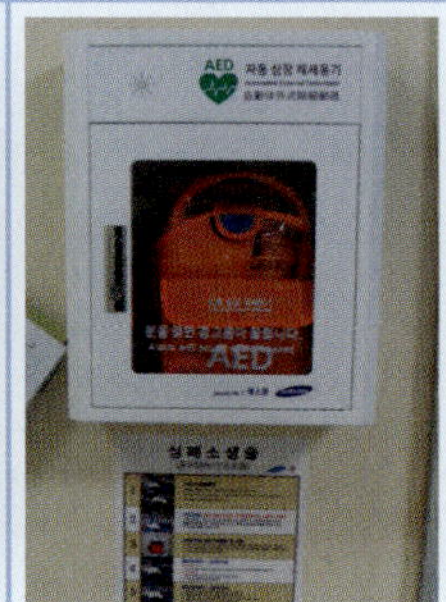	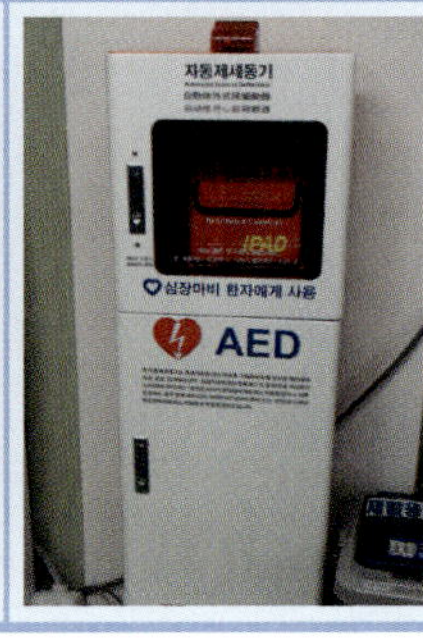

2) 자동제세동의 원리 및 사용

제세동이란 세동, 즉 심실세동을 제거하는 것을 의미한다. 통상적으로 제세동은 심장에 직접 전기를 관통(체내 제세동, 심장수술시 사용)시키거나 체표면에 전기를 흘려, 심장을 지나가게 하도록 하는 방법(체외 제세동)을 사용한다. 치료법이기는 해도 제세동기가 하는 일이라고는 고작 심장의 조직이 한꺼번에 방전할 수 있도록 하는 에너지의 전기를 한꺼번에 흘려주는 것 뿐이다. 즉, 전자기기의 리셋 버튼을 누르는 것처럼 다발적으로 일어나고 있는 심장 자체의 전기 활성을 일거에 방전시켜 수초 동안의 휴식 상태에 돌입하게 하는 것이다(동기화).

그렇게 된다면 심장은 다시 동결절의 전기신호에 따라 통일된 펌프 기능을 회복할 수 있는 기회를 가지게 된다.

(1) 자동제세동기 전기요법

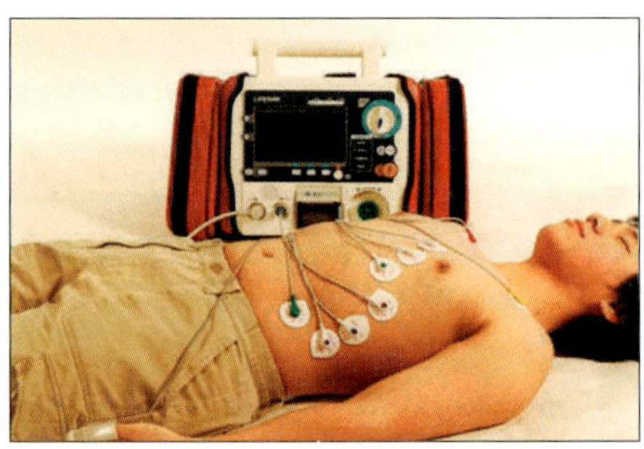

심장에 발생한 부정맥을 치료하는 방법은 크게 항부정맥 약제(antiarrhythmic drug)를 투여하는 약물 요법(phar-macological therapy)과 심장에 전류를 흐르게 하는 전기 요법(electrical therapy)으로 구분할 수 있다. 심정지를 초래하는 중요한 부정맥인 심실세동과 심실빈맥을 즉각적으로 치료하기 위한 가장 중요한 방법이 전기요법이다. 특히 치명적인 심부정맥인 심실세동은 전기요법으로만 치료가 가능하며, 심실세동 환자의 흉벽을 통하여 전기를 가하여 심실세동을 치료하는 것을 제세동(defibrillation), 제세동하는 치료행위를 제세동술, 제세동을 위하여 사용되는 장비를 제세동기(defibrillator)라고 한다.

3) 제세동기의 종류와 사용

자동 제세동기는 심전도 분석 시스템과 제세동을 유도하는 시스템을 갖춘 제세동기를 말한다. 제세동기는 심전도 분석 및 제세동 방법에 따라 자동 제세동기와 수동식 제세동기로 구분된다.

구분	기능		
반자동 제세동기	제세동기 내부에 일부 부정맥을 판독할 수 있는 장치가 내장되어 있어, 심전도를 분석하여 자동적으로 충전을 시켜 제세동 시행 여부를 알려주는 기능	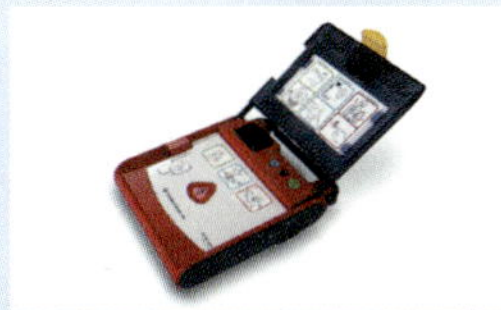 NF1200	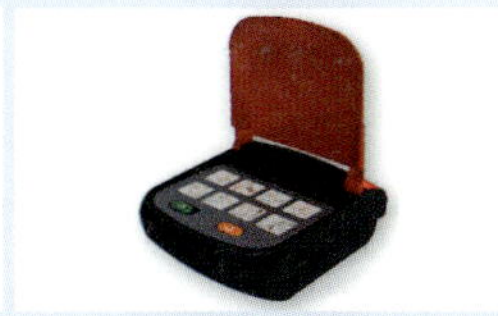 A15
자동/수동 제세동기	자동제세동기와 수동제세동기의 기능이 모두 내장되어 있으며, 시술자가 자동제세동기를 이용할 것인지 혹은 수동제세동기를 이용할 것인지를 선택하여 제세동을 시행	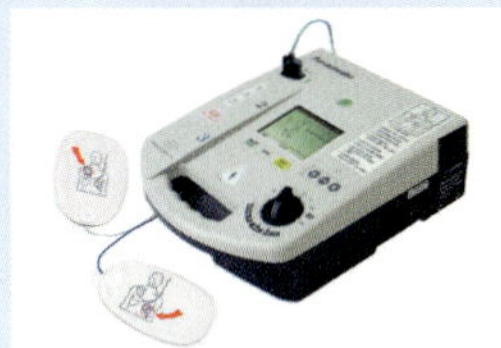 CU-ER2	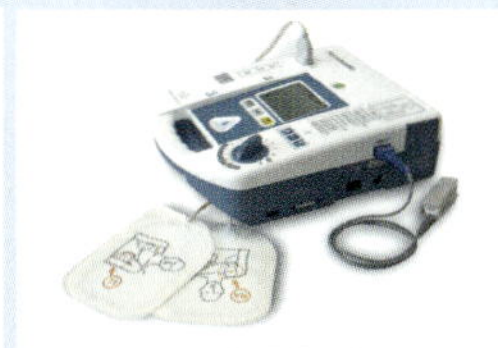 CU-ER3
수동제세동기 (Paddle)	제세동을 시행하는 의료인이 심전도 감시화면으로 나타나는 부정맥을 직접 판독하여 제세동 여부와 제세동 에너지를 결정하며, 수동식 극침(Paddle)을 사용하여 환자에게 전류를 전달	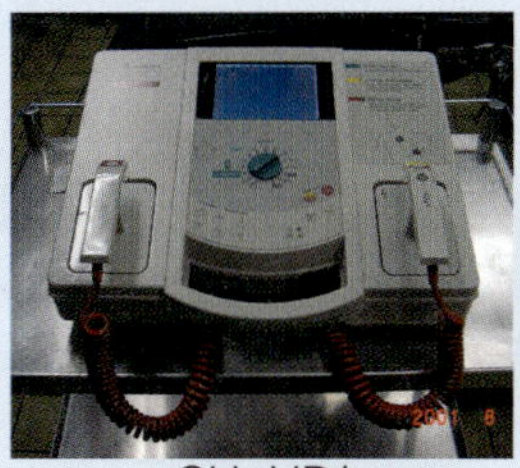 CU-HD1	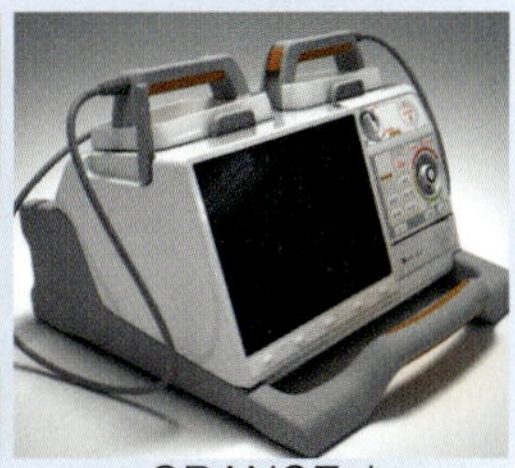 ORANGE 1

4) 자동제세동기 사용원칙

제세동기를 사용하는 응급처치자는 환자의 좌측에 위치하고, 심폐소생술을 하는 구조자는 환자의 오른쪽에 위치한다. 자동 제세동기는 누워있는 환자의 좌측 귀 근처에 놓고 다음과 같이 사용한다.

사용 원칙	중요성
BLS 5 First "C-A-B-D"	• 성인 심정지의 가장 흔한 초기 리듬은 심실세동이다.
C : Circulation(가슴압박 실시)	• 제세동 만이 유일한 심실세동의 근본적인 치료방법이다.
A : Airway(기도 개방)	• 심폐소생으로 심실세동이 정상리듬으로 변환이 불가능하다.
B : Breathing(인공호흡 실시)	• 제세동까지 걸린 시간이 생존률에 중요한 요소이다.
D : Defibrillation(제세동 실시)	• 심실세동은 수분 이내 무수축으로 진행(사망을 의미)

5) 자동제세동기 사용 순서

단계		세부행동 요령
1. 자동 제세 동기 준비	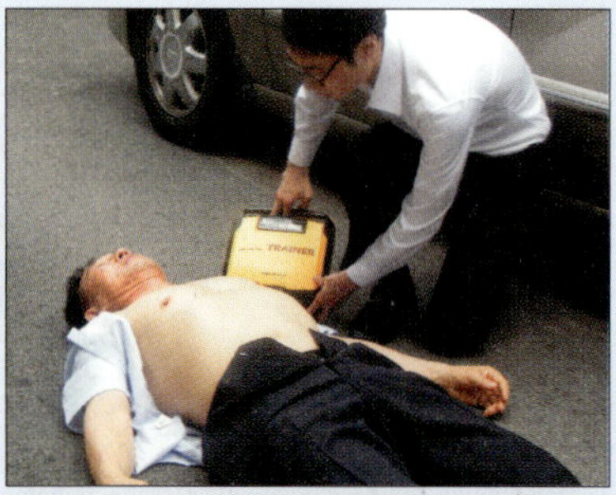	• **심폐소생술 실시와 자동제세동기(AED) 준비** 현장의 안전을 확인하고 응급의료체계에 구조 요청한 후 응급환자에게 심폐소생술을 실시하면서 자동제세동기가 도착하면 사용할 수 있도록 준비한다. ▶ 10 kg 이상 소아(약 1세 이상)는 성인용크기(8~10 cm)를 사용하고 10 kg 미만의 영아는 영아용 크기의 패드를 사용한다.
2. 패드 부착	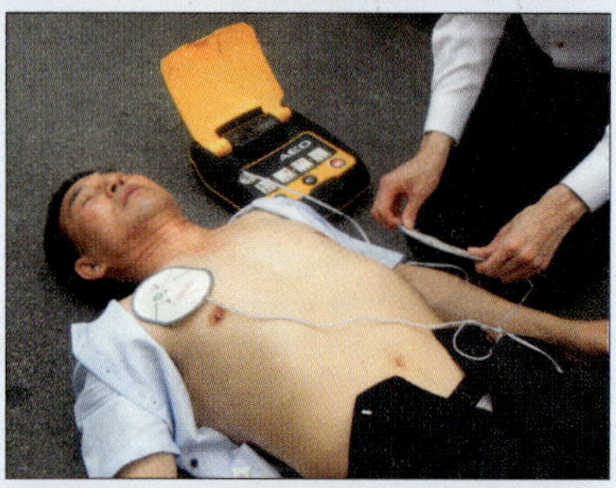	• **자동제세동기의 전원을 켜고, 패드 부착** 전원을 켜고,"패드를 부착하십시오"라는 음성 및 메시지가 나오면, 응급처치자는 안내에 따른다. 적절한 크기의 패드를 환자의 가슴에 부착한다 ▶ 정확한 위치 : 우측빗장뼈하부(쇄골)와 좌측 유두 외측의 겨드랑 중앙선상에 부착한다.
3. 제세동 분석	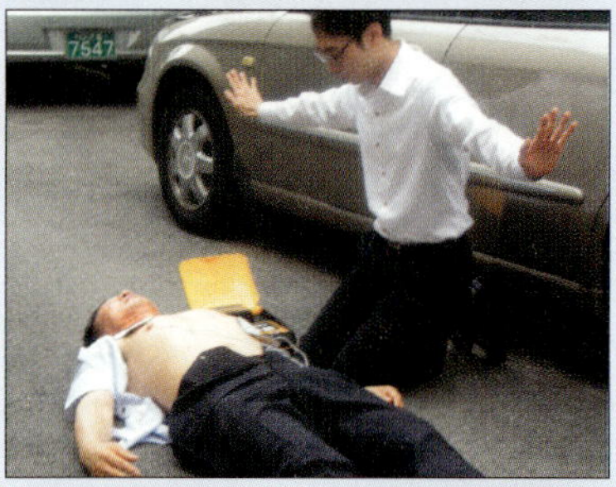	• **분석버튼을 눌려 제세동을 실시** 응급처치자는 자동제세동기의 음성 및 메시지를 따른다. 자동(또는 필요시 분석 버튼을 누름)으로 심전도 분석과정이 끝나면 제세동이 필요할 경우(심실세동 또는 무맥성 심실빈맥) ▶ "shock버튼을 누르시오" 음성 및 메시지에 따라 환자와 접촉을 피하고 점멸하는 shock버튼을 누른다.
4. 가슴 압박 시작	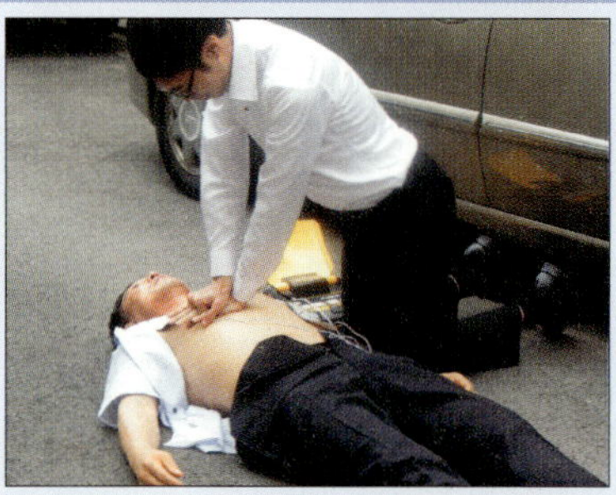	• **분석 결과에 따라 가슴 압박 시작** – 심폐소생술이 5 cycle(30 : 2 ; 5회) 끝나면 자동으로 2차 심박동 분석을 시작하며 제세동이 필요 없음을 나타내면 맥박을 확인한 후 맥박이 없으면 2분간 심폐소생술을 실시하고 맥박이 있으면 지침에 따라 행동한다. ▶ 구급차가 도착할 때까지 심폐소생술과 1회의 제세동 과정을 2분마다 반복 시행한다.

✚ 자동제세동기(AED)를 가지고 온 사람은 응급처치자가 CPR을 계속 수행하도록 하면서 동시에 AED의 패드를 환자의 몸에 부착시킨다. AED가 환자의 심장리듬을 분석하기 시작하면 즉시 CPR을 중단하고 환자의 몸에 접촉하지 않는다. 이는 AED사용이 빠를수록 환자의 소생율이 높아지기 때문에 음성 메세지에서 환자와 떨어지도록 지시할 때 까지 가슴압박을 멈추지 않는다.

자동제세동기 사용 시 주의사항

- 가슴에 물기와 습기, 털을 제거 후 가운데서 바깥쪽으로 단단히 밀착하면서 부착한다.
- 제세동 사용 중에는 환자접촉 금지, 감전될 수 있는 환경(금속, 물)을 피한다.
  - 패드사이에 이물질이 있으면 전류에 의해 피부에 화상을 초래.
- 환자의 몸이 젖어있는 경우엔 환자의 가슴을 충분히 건조시킨 후에 제세동을 실시한다.

소아 · 영아 자동제세동기 사용 지침

- 2010년 국제심폐소생술위원회(ILCOR)에 따르면 영아에 대한 자동제세동기 사용에 대한 눈에 띄는 부작용이 발견되지 않아 영아에게 AED를 사용하도록 하였다.
- 1세 미만의 영아에게는 가능한 수동 제세동기를 이용하여 2~4 J/kg로 제세동을 시행한다. 수동 제세동기가 없는 경우에는 소아 제세동 용량으로 변경시킨 뒤에 자동제세동기를 적용한다. 그러나 소아용 패드나 에너지 용량 조절장치가 구비되어 있지 않는 경우에는 1세 미만의 영아에게도 성인용 자동제세동기를 그대로 적용하며 영아용 패드가 없을 경우에는 성인용 패드를 그대로 사용한다. 이때 영아의 체면적이 좁은 관계로 패드를 각각 몸통 앞, 뒤에 부착한다.
- 8세 이하의 소아는 성인에 비해 적은 에너지인 2~4 J/kg로 제세동을 권장하였다. 소아 심정지 환자에게는 가능한 소아 제세동 용량으로 변경시킨 뒤에 자동제세동기를 적용하는 것이 바람직하나 소아용 패드나 에너지 용량 조절장치가 구비되어 있지 않은 경우에는 성인용 자동제세동기를 그대로 적용할 수 있다.

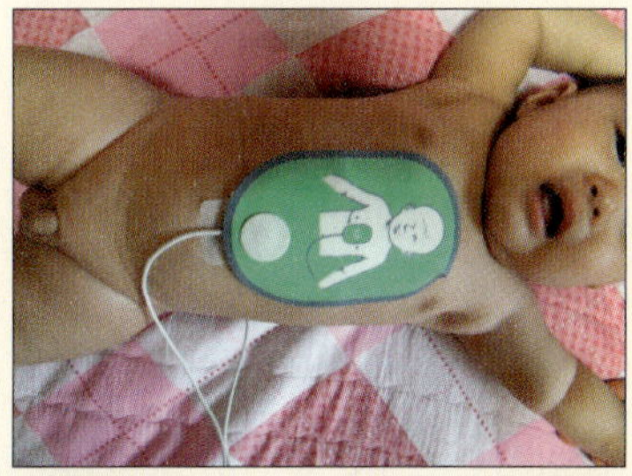

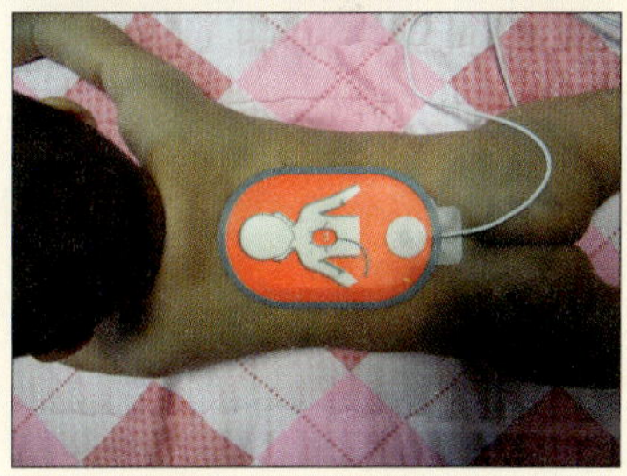

▲ 영아 제세동패드 부착 방법

✚ 소아 및 영아에서 효과적인 제세동을 위한 최저 에너지량을 알지 못하는 상태이고, 안전한 제세동을 위한 상한선도 알려지지 않은 상태지만, 4 J/kg 이상(최대 9 J/kg)의 충격량으로 현저한 이상반응 없이 심정지 상태의 아동 및 동물 모델에서 효과적으로 제세동을 하였다. 맨처음 제세동은 251 /kg로 쇼크를 주고 그 다음 제세동부터는 4 J/kg로 계산하여 쇼크를 준다.

Q&A

Q 제세동 전극(패드)을 붙이는데 특히 주의해야 할 사항은 어떤 것이 있나요?

A 우측 빗장뼈 하부에 붙일 때는 빗장뼈 바로 위나 유두를 피하고 피부에는 땀이나 이물질이 없는 상태에서 밀착하여 붙여야 한다. 전기는 이물질이 있을 경우 화상을 유발하거나 피부에 손상을 줄 수 있기 때문이다. 좌측 유두 외측의 겨드랑 중앙선에 붙일 때는 유두를 피해서 겨드랑이 아래쪽에 피부를 깨끗이 닦은 다음 붙이면 된다(재사용 금지).

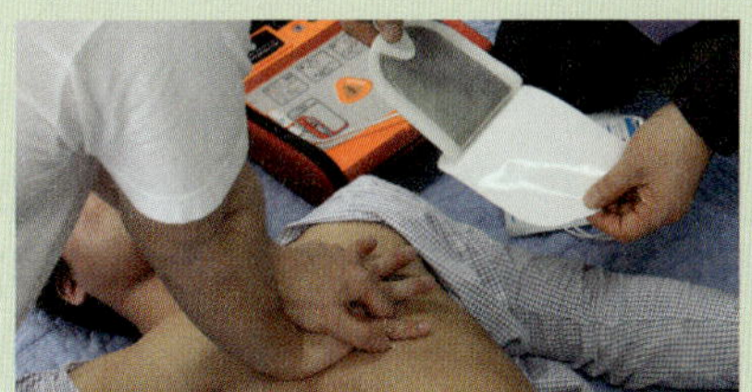

6) 자동제세동기의 사용 상식

자동제세동기는 의료지식을 갖추지 못한 일반인이나 의료인들이 사용할 수 있도록 환자의 심전도를 자동으로 판독하여 제세동이 필요한 심정지를 구분하여 응급처치자가 쉽게 제세동을 할 수 있도록 설계되었다. 최근에는 많은 사람들이 이용하는 공공보건의료기관, 구급차, 여객 항공기 및 공항, 철도객차, 20톤 이상의 선박, 다중이용시설 500세대 이상의 아파트단지 등에 자동제세동기가 설치되어 있다.

심정지의 대부분은 심실세동에 의해 유발되며, 심실세동의 가장 중요한 치료는 전기적 제세동(electrical defibrillation)사용이다. 제세동 성공률은 심실세동 발생 직후부터 1분마다 7~10%씩 감소되므로 현장에서 신속한 처치가 이루어져야 한다.

자동제세동기는 자동과 반자동으로 구분되며 우리나라에서는 현재 반자동제세동기가 주로 보급되고 있으며, 최근에는 두 개의 패드가 자동제세동기의 본체에 이미 연결된 형태(pre-connected)의 자동제세동기가 주로 배치되고 있다. 따라서 요즘의 자동제세동기는 전원을 켠 뒤에 환자의 가슴에 두 개의 패드를 부착만 하면 되기 때문에 누구나 쉽게 사용할 수 있다.

자동제세동기의 적용 방법은 회사마다 차이가 있으나 대부분 비슷하다. 심폐소생술을 시행 중 자동제세동기가 도착하면, 먼저 전원버튼을 누른다. 이후에 두 개의 패드를 포장지에 그려져 있는 대로 환자의 가슴에 단단히 부착한다. 자동제세동기가 환자의 심전도를 분석한 후에 제세동이 필요한 경우라면 '제세동이 필요합니다' 라는 음성과 함께 스스로 제세동 에너지를 충전한다. 이 후 '제세동 버튼을 누르세요' 라는 음성 지시가 나오면 지체없이 제세동 버튼을 누른다. 자동제세동기는 2분마다 환자의 심전도를 자동으로 분석하여 제세동의 필요성을 판단하기 때문에 응급처치자는 119구급대가 현장에 도착할 때 까지 심폐소생술과 제세동을 반복 실시하면 된다.

자동제세동기의 패드는 오른쪽 빗장뼈(쇄골)아래와 왼쪽 젖꼭지 아래 중간겨드랑선(midaxillary line)에 부착하는 전외 위치법(antero-lateral placement)이 일반적으로 사용된다.

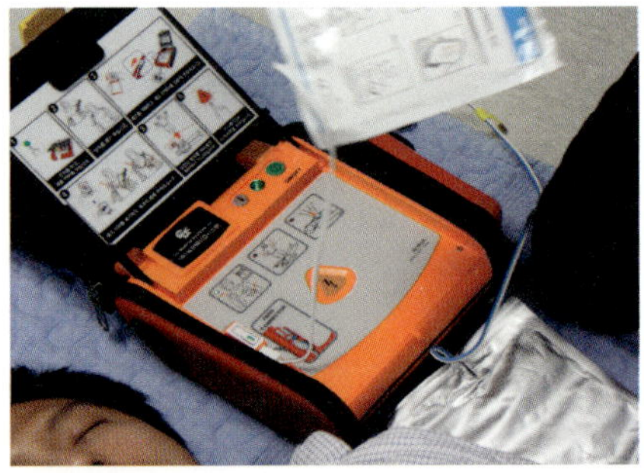

▲ 제세동기

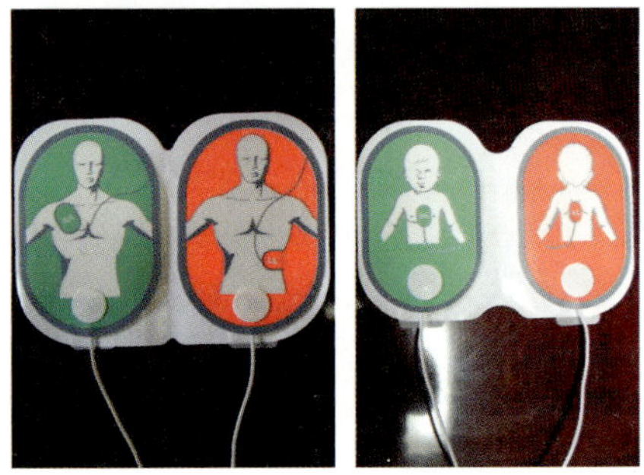

▲ 성인용 패드　　▲ 유아용 패드

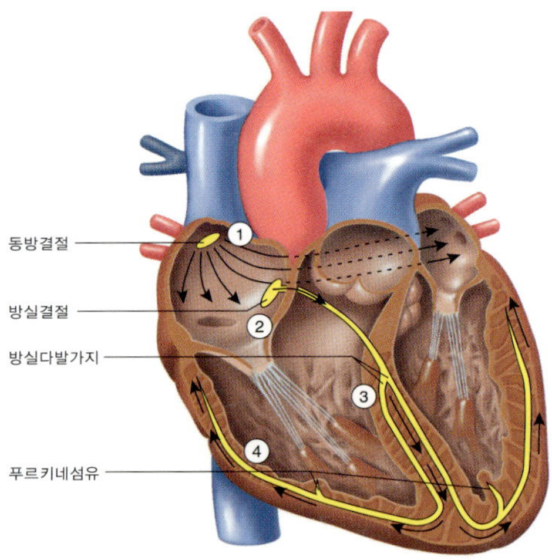

① 동방결절에서 자극이 시작되어 심방 벽을 지난다. 수축의 원인이 된다.

② 방실결절에 자극이 도착하고 방실다발을 지난다.

③ 다발가지를 통과하여 심첨부로 자극이 내려온다.

④ 푸르키네 섬유에 자극이 도달한 후 심실이 수축한다.

소아에게 자동제세동기의 적용은 8세 이하로 성인에 비해 심정지의 발생빈도가 적지만 성인과 동일하게 제세동 처치를 시행한다. 소아는 성인에 비해 적은 에너지인 2~4 J/kg로 제세동을 하는 것이 권장되며, 소아 심정지 환자에게는 가능한 소아 제세동 용량으로 변경시킨 뒤에 자동제세동기를 적용하는 것이 바람직하나 소아용 패드나 에너지 용량 조절장치가 구비되어 있지 않은 경우에는 성인용 자동제세동기를 그대로 적용한다. 1세 미만의 영아에게도 성인용 자동제세동기를 그대로 적용할 수 있다.

3. 제세동과 경흉저항

전류는 제세동기의 축전장치로부터 나와 제세동 전극, 환자의 피부, 흉곽을 거쳐 심장으로 전달된다. 경흉저항은 제세동기로부터 나온 전류가 심장으로 전달되는 과정 중에 발생하는 저항이다.

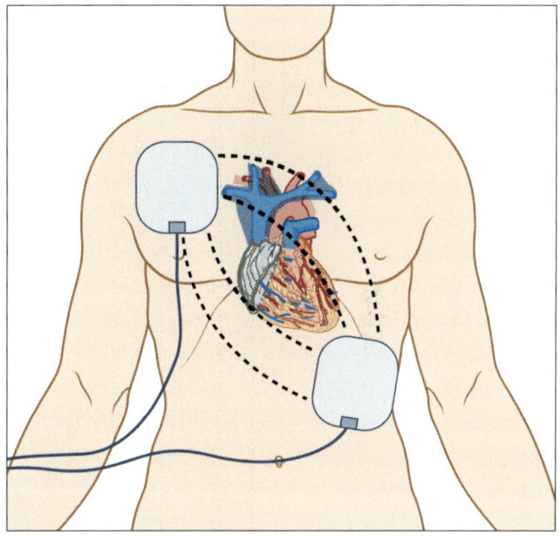
▲ 제세동기 전류 전달 과정

경흉저항에 영향을 줄 수 있는 요소는 전달되는 에너지양, 전극의 크기, 전극과 피부사이의 접촉면, 호흡의 주기, 전극간 거리, 전극에 가해지는 압력, 제세동이 반복될 경우 제세동사이의 시간 간격 등이 있다. 전극의 크기가 클수록 경흉저항이 적어지지만, 전극의 크기가 지나치게 크면 전류의 밀도가 낮아져 효과적으로 제세동 할 수 없다. 때문에 성인에서는 직경이 약 10 cm 내외(8~12 cm)인 것이 권장된다. 전극으로부터 인체로 전류가 전달되는 접촉면은 피부이다. 전극과 피부접촉면의 저항은 제세동을 할 때 전류가 전달되는 과정 중 저항이 가장 큰 부분이다. 저항을 줄일 수 있도록 전극과 피부의 접촉면에는 반드시 전도물질을 바른 후 제세동 한다. 제세동 할 때는 전극을 흉곽에 적당히 눌려야 경흉저항을 줄일 수 있다. 흡기 중에는 호기중보다 경흉저항이 증가하므로 가능한 호기 중에 제세동 한다.

경흉저항에 영향을 주는 요소

경흉 저항 영향 요소	경흉저항	
	증가되는 경우	감소되는 경우
전극의 크기	작은 전극을 사용하는 경우	큰 전극을 사용하는 경우
전극과 피부의 접촉면	공기	생리식염수, 전도물질 바른 경우
호흡의 주기	호흡	호기
전극간 거리	멀리 위치한 경우	가까이 위치한 경우
전극에 가해지는 압력	전극에 압력을 가하지 않은 경우	전극에 압력을 가한 경우
제세동사이의 시간간격	시간 간격이 긴 경우	시간 간격이 짧은 경우

Medicine Story 심전도(EKG)란 무엇인가?

심전도란

심전도란 영어로 "electrocardiogram" 이라고 한다. 영어는 3개의 단어로 이루어져 있는데, electro는 "전기", cardio는 "심장", gram은 "그림"이다. 즉, "심장의 전기를 기록한 그림"인 것이다. 그러나 독일어에서는 c가 k로 바뀌어 kardio가 되기 때문에 "EKG"가 된다.

심장의 전기적 활동

심장의 전기적 활동은 규칙적인 움직임의 원천이 되고 있다. 이 전기적 활동을 받아 심근의 수축이나 이완과 같은 "기계적 활동"이 일어나는 것이다. 그러나 이 전기적 활동은 매우 미량의 전기로 일어나기 때문에 그 상태를 알려면, 작은 소리를 마이크로폰으로 포착하여 증폭시켜서 스피커로 큰 소리를 만들어 듣는 것과 같이 "심장의 극히 작은 전기적 활동을 포착하여 체외의 증폭장치로 증폭" 하지 않으면 안된다. 이것을 "기록한 것"이 심전도인 것이다

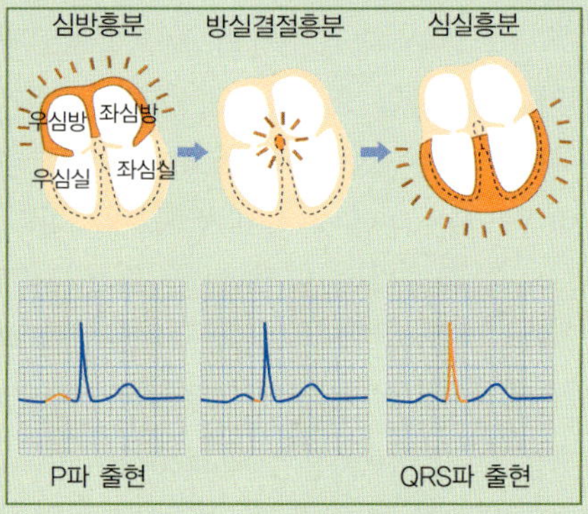

심장은 "전기적 활동"과 "기계적 활동(심장이 수축하거나 확장하는 펌프기능)"이 있으며, "전기적 활동"이 먼저 일어나고 이어서 "기계적 활동"이 일어난다. 심전도는 심장의 전기적 활동을 보는 것으로서 심장의 펌프기능이 좋고 나쁜 것은 판단할 수 없다.

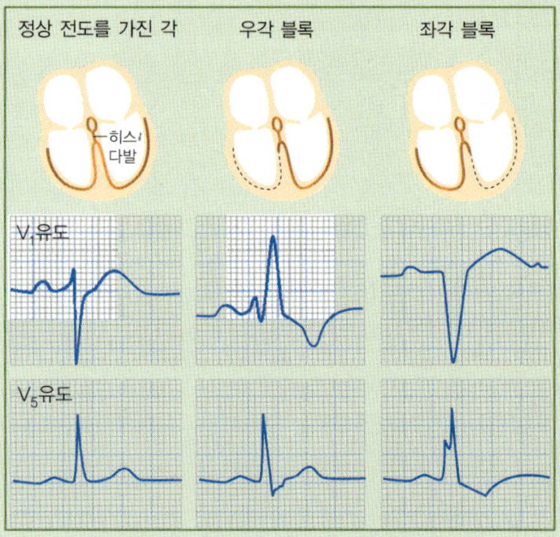

각 심장은 근육 세포의 전기적 활동으로 움직인다.

심장은 심근세포가 많이 모여서 이루어진 장기이다. 심근세포의 전기적 활동에는 칼륨이온, 나트륨이온, 칼슘이온이 크게 관여하고 있다. 심근세포가 **"정지 상태"**에 있을 때 세포 내외의 이온 상태를 보면 세포 내에는 세포 외 농도의 약 30배나 되는 칼륨이온이 있고 세포 외에는 세포 내 농도의 약 10배가 되는 나트륨이온이 있다. 또한 칼슘이온은 세포 내보다는 세포 외에 많은 상태이다. 그러나 이들 세포 내외의 이온은 세포막을 사이에 두고 균형을 이루고 있으며, 그 전기적 상태는 세포막의 바로 안쪽이 마이너스로, 바깥쪽이 플러스로 하전되어 있다. 이것을 전기적으로 "분극되어 있다" 라고 표현한다.

이 "정지 상태" 일 때 자극이 가해지면(전기적 흥분이 전해진다) 세포막의 투과성에 변화가 생겨 이온의 이동이 일어난다. 우선, 세포 외의 나트륨이온이 급속하게 세포 내로 밀려들어간다. 이 때 세포 내 전위는 일시적으로 +25 mV 정도로 상승하는데 이것을 **"탈분극(depolarization)"**이라고 한다.

나트륨이온이 다 밀려들어가면 세포 내 전위는 0 mV 정도에서 안정되고 이어서 칼슘이온이 천천히 세포 외에서 세포 내로 들어간다.

그 다음에는 지금까지 세포 내에 있던 칼륨이온이 세포 외로 나온다. 그리고 세포 내 전위는 다시 −85 mV 정도로 다시 돌아가는데 이것을 **"재분극(repolarization)"**이라고 한다. 이것이 심근세포에서 일어나는 전기적 활동의 1사이클이다.

연습문제 05

1 심실의 재분극이 일어날 때 일어나는 파는?

① P파 ② QRS파

③ S파 ④ T파

2 심방 흥분에 관한 것으로 옳은것은?

① 심방의 전기적 흥분이다.

② 2번째 흥분을 우심방에 대한 동방결절에서 일어난다.

③ 심실로 전달된다.

④ QRS파가 일어난다.

3 심실 흥분회복기가 일어날 때 생기는 파장은?

① P파 ② QRS파

③ S파 ④ T파

4 부정맥의 물리적 치료법 중 처치법으로 옳지 않은 것은?

① 숨참기 ② 경동맥 압박법

③ 안구 압박법 ④ 정맥 주사

5 심실 세동에 관련 없는 것을 고르시오.

① 심정지 환자의 60~85% 정도 관찰된다.

② 심정지를 유발할수도 있다.

③ 맥박이 촉지되지 않을 정도로 혈압이 떨어진다.

④ 심박 출혈량을 급격히 감소시킨다.

6 부정맥을 유발할 수 있는 것으로 옳지 않은 것을 고르시오.

① 심실의 수축 빈도가 증가함으로써 심박출량이 감소하게 된다.

② 심근의 일부가 손상되어서

③ 전도계를 통한 전기 신호의 전도가 차단될 경우

④ 정상적이지 않은 전류와 일치하지 않는 전기자극 방출을 해서

7 심정지 환자의 심전도 소견상 가장 많은 소견은?

① 심실세동

② 심실 삼단맥

③ 심방세동

④ 발작성 심실상성 빈맥

8 40대의 중년이 공항에서 갑자기 가슴의 통증을 호소하면서 쓰러졌다. 현장에서 즉시 가슴압박을 시작하면서 응급장비를 가져다 달라고 하였다. 이 장비는 어떤 장비인가?

① 흡입기

② AED(자동제세동기)

③ 경추 고정 장비

④ MAST(항쇼크바지)

9 자동 제세동기 사용 확대 중 관계없는 것은 무엇인가?

① 벽걸이형 ② 실내형

③ 실외형 ④ 가정형

10 자동제세동기 사용 순서 방법으로 틀린 것은?

① 자동제세동기 준비

② 패드 부착

③ 분석 중 심폐소생술 시행

④ 제세동기 분석

11 허혈성 심질환에 대한 설명으로 틀린 것은?
① 협심증과 심근경색이 대표적이다.
② 심근의 산소공급과 수요의 불균형으로 온다.
③ 심한 빈혈, 폐질환 증상이 나타난다.
④ 심근경색은 휴식을 취하거나 니트로글리세린을 설하 투하하면 대개 증상이 해소된다.

12 자동제세동기 사용시 주의사항으로 옳지 않은 것은?
① 1세 미만의 환자에게 사용금지
② 소아에게도 성인패드를 부착할 수 있다.
③ 제세동 사용중시 환자에게 접근금지
④ 무호흡이 확인된 환자에게만 사용한다.

13 자동제세동기 사용 순서 중 2번째로 해야 할 순서는 무엇인가?
① 제세동 분석 ② 자동 제세동기 준비
③ 패드 부착 ④ 재평가

14 제세동기로 치료할 수 없는 부정맥은?
① 무수축 ② 무맥성 심실빈맥
③ 심실빈맥 ④ 비틀림 심실빈맥

15 조기 제세동이 중요한 이유는?
① 갑작스런 심정지의 주요 원인은 무수축이다.
② 모든 심정지 리듬은 제세동으로 치료될 수 있다.
③ 제세동은 강제적인 혈액순환을 가능케 한다.
④ 제세동의 성공가능성은 시간이 지날수록 감소한다.

16 제세동 실시 직후의 처치로 올바른 것은?
① 2분간 심폐소생술을 실시한다.
② 리듬을 분석한다.
③ 연속해서 3회의 제세동을 실시한다.
④ 맥박을 확인한다.

17 체순환(대순환) 과정을 올바르게 나타낸 것은?
① 좌심실→대동맥→모세혈관→대정맥→우심방
② 좌심실→대동맥→모세혈관→대동맥→우심방
③ 우심방→대동맥→모세혈관→대정맥→좌심방
④ 좌심실→우심방→모세혈관→대정맥→대동맥

18 다음 중 심근경색의 합병증으로 볼 수 없는 증상은?
① 전도장애 ② 동맥경화증
③ 심부전증 ④ 심인성 쇼크

19 맥박이 1분에 60회 이하로 느리게 뛰는 것을 무엇이라고 하는가?
① 부정맥 ② 세동
③ 서맥 ④ 빈맥

20 자동제세동기의 일반적인 사용 순서는?
① 전원을 켠다 – 환자 가슴의 털을 제거한다 – 패드를 붙인다 – 환자에게서 떨어지고 SHOCK 버튼을 누른다
② 전원을 켠다 – 패드를 붙인다 – SHOCK 버튼을 누른다 – 환자에게서 멀어진다
③ 전원을 켠다 – 즉시 SHOCK 버튼을 누른다
④ 전원을 켠다 – 패드를 붙인다 – 리듬분석을 위해 환자에게서 떨어지도록 한다 – 지시에 따라 SHOCK 버튼을 누른다

21 자동제세동기 사용 순서에서 환자에게 패드를 붙였다. 다음 순서는?
① 즉시 SHOCK 버튼을 누른다.
② 자동제세동기가 환자의 심장리듬을 분석할 수 있도록 환자에게서 떨어진다.
③ 환자에게서 떨어지고 SHOCK 버튼을 누른다.
④ 분석 버튼을 누르기 전에 심폐소생술을 실시한다.

제 6 장

순환기계 질환

학습 개요

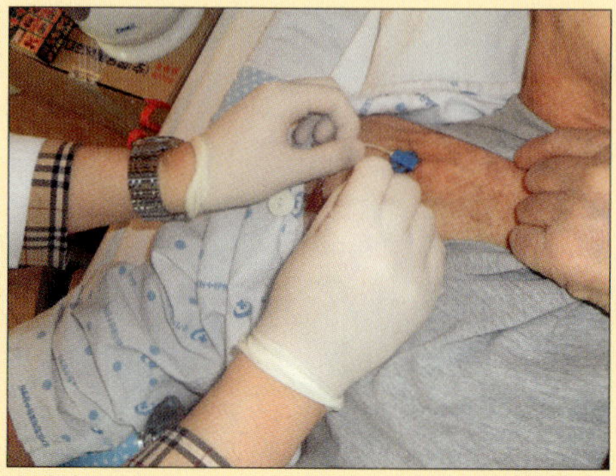

순환기계는 전신의 모든 조직에 혈액을 통해 산소와 영양소를 공급하고, 세포 내 대사의 결과로 발생하는 노폐물과 이산화탄소를 제거해주는 역할을 담당하는 회로이다. 혈액의 경로는 길지만 체내 총 혈액량이 혈관을 순환하는 데는 1분밖에 걸리지 않는다. 그러나 순환계에 이상이 발생하면 인체가 생명을 유지하는데 문제가 발생한다.

순환기계 질환은 혈액 흐름의 장애로 발생하는 질병으로 고혈압, 고지혈증, 동맥경화증, 심장병, 뇌졸중, 협심증 등이 있으며, 특히 심부정맥, 심근 경색증, 대동맥 박리 등의 질환은 수 분 내에 사망을 초래할 수 있을 정도로 무서운 질병이다. 이 중 심장에 영양분을 공급하는 관상동맥질환에 동맥경화가 발생하면 협심증, 심근경색이 발생한다.

2012년 이전에는 뇌질환이 2위였으나 심장질환이 암에 이어 한국인 사망원인 2위로 2012년에만 26,442명(2013년 통계청 자료)으로 2006년(19,477명)보다 38% 늘어나면서 환자 10명 중 9명은 평소보다 심장질환이 없는 사람으로 58%가 집에서 심정지가 발생하여 목숨을 잃고 있다. 심장질환의 대표적인 질환인 심근경색은 병원 전 단계에서 40% 이상(주택 : 29.4%, 병원이송 중 : 14.3%)이 발생한 후 1시간 이내에 사망한다. 주로 병원에 오기 전에 급사하기 때문에 긴급을 요하는 질환으로서 응급처치의 중요성이 더욱 증대되고 있다.

응급처치자는 생명유지에 필수적인 순환기계 해부생리와 순환계를 구성하는 각 요소(혈액, 심장, 동맥, 정맥)를 잘 알아야 하며, 동맥질환인 협심증과 심근경색의 주요 원인과 증상에 따른 응급처치 방법을 잘 숙지하여야 한다.

학습 목표

- 순환기계의 해부생리를 이해한다.
- 심장의 구조와 기능, 혈액순환을 이해한다.
- 심장질환의 대표적인 질환을 정의할 수 있다.
- 심장질환의 증상과 징후를 이해하고 설명한다.
- 심장질환의 응급처치 및 주의사항을 설명할 수 있다.

용어 정의

- **순환기계(Circulatory system) :** 모든 조직에 산소와 영양분을 세포로 공급하고, 세포 내 대사의 결과로 노폐물과 이산화탄소를 제거해주는 심장, 대동맥, 소동맥, 모세혈관 소정맥, 대정맥을 포함하는 혈관들의 배열로 이루어진 폐쇄회로
- **전신순환(Systemic circulation) :** 산소화 된 혈액이 좌심실로부터 전신을 돌아 우심방으로 돌아오는 과정으로 산소와 영양소를 조직에 공급하고, 조직 내의 노폐물과 이산화탄소를 흡수
- **폐순환(Pulmonary circulation) :** 우심실로부터 폐를 거쳐 좌심방으로 돌아오는 과정으로 폐로부터 산소를 공급받고 이산화탄소를 배출
- **혈액(Blood) :** 혈장, 적혈구, 백혈구, 혈소판으로 이루어진 복합적이고 불투명한 빨간 액체
- **혈장(Plasma) :** 혈액 세포와 영양을 운반하고 배설의 장기로 노폐물을 운반하는 혈액의 끈적끈적한 액체성분
- **헤모글로빈(Hemoglobin) :** 적혈구 속에 다량으로 들어있는 색소단백질. 생체 내에서 산소를 운반하는 일을 함
- **혈관(Vessel) :** 혈액을 온몸으로 순환시키는 가느다란 관
- **심장(Heart) :** 정맥으로부터 혈액을 받고 동맥으로 혈액을 내보내는 근육기관
- **관상동맥(Coronary arteries) :** 심근에 혈액을 공급하는 동맥
- **협심증(Angina pectoris) :** 심근에 산소공급이 원활하지 못해 흉부의 통증이 느껴지는 질환
- **심근경색(Myocardial infarction ; MI) :** 심근에 분포하는 심장동맥(관상동맥)에 기질적 변화로 인하여 심근으로의 혈류가 차단되는 질환이며, 급사의 주요원인
- **동맥경화증(Arteriosclerosis) :** 동맥벽에 콜레스테롤이 침착되어 벽이 두꺼워지고 파괴되는 질병
- **죽상경화증(Atherosclerosis) :** 혈관의 가장 안쪽을 덮고 있는 내막에 콜레스테롤이 침착하고 내피세포의 증식이 일어나 죽반이 형성되는 혈관질환
- **니트로글리세린(Nitroglycerine ; NTG) :** 혈관의 평활근을 이완시켜 협심증에 사용되는 약물
- **혈전증(Thrombosis) :** 혈관 속에서 혈액이 응고되어 굳은 덩어리가 발생되는 질병
- **색전증(Embolism) :** 혈관 및 림프관 안에 생긴 유리물 또는 바깥쪽에서 들어온 유리물이 혈류 또는 림프관을 타고 진행하여 맥관의 내강을 막은 것
- **대동맥류(Aortic aneurysms) :** 대동맥벽의 주머니 모양 또는 확장된 것
- **정맥류(Varicose veins) :** 확장되고 비틀어진 피하정맥으로 작고 무해하거나 혹은 크고 팽창된 형태로 존재
- **혈소판(Platelet) :** 손상을 입은 혈관의 노출된 결합조직이 붙어 지혈 및 혈액응고에 중요한 역할을 수행

순환기계 질환

CHAPTER 06

1. 순환기계(Cardiovascular system)의 해부 생리학

순환계는 인체의 각 조직에 연료를 공급하는 보급통로의 역할을 하는 기관이다. 즉 순환계는 전신의 모든 조직에 산소와 영양소를 공급하고, 세포 내 대사의 결과로 발생하는 노폐물과 이산화탄소를 제거해주는 역할을 담당하는 일종의 폐쇄회로이다.

순환계는 혈액이 들어있는 기관으로서 심장과 여러 형태의 혈관(대동맥, 소동맥, 모세혈관, 소정맥, 대정맥)이 계속적으로 이어져 있는 폐쇄 회로로 순환기계통은 혈관계통과 림프관계통이 있다.

혈관계통에는 심장, 동맥, 모세혈관, 정맥으로 구성되며, 림프관계통은 일부의 물질수송을 맡고 있고, 모세림프관과 림프관으로 구성되었다.

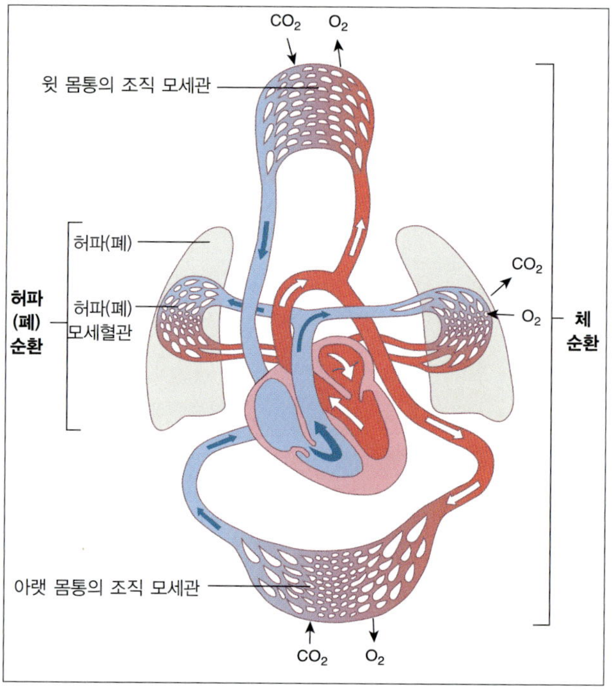

▲ 인체의 체순환

심장 펌프의 오른쪽은 허파 순환의 혈관을 통한다. 심장 펌프의 왼쪽은 체순환 혈관을 통한다.

순환계에서 혈액순환의 동력은 심장이다. 혈액 순환은 심장에서 폐로 갔다가 심장으로 돌아오는 폐순환 또는 소순환과 심장에서 전신으로 갔다가 돌아오는 체순환 또는 대순환으로 분류된다. 즉, 폐순환은 정맥혈이 우심실로부터 폐를 거쳐 좌심방으로 돌아오는 과정에서 폐로부터 혈액이 산소를 공급받고 이산화탄소를 배출하는 과정이며, 대순환은 산소화된 혈액이 동맥을 따라 전신조직을 돌면서 산소와 영양소를 조직에 공급하고, 조직내의 노폐물과 이산화탄소를 흡수하여 정맥으로 돌아오는 과정이다.

혈액은 좌심실이 수축함으로서 대동맥으로 박출된 후 동맥과 소동맥을 통하여 모세혈관으로 흐른다. 모세혈관에서는 조직세포와 혈액사이에 물질이동이 일어나, 세포의 노폐물은 제거되고, 산소와 영양물은 세포로 섭취된다. 모세혈관에서 물질이동을 거친 혈액은 소정맥과 대정맥을 거쳐 심장으로 돌아온다. 혈액이 통과하게 되는 경로는 길지만 체내 총 혈액량이 혈관을 순환하는 데는 1분밖에 걸리지 않는다.

2. 순환기계 구조와 기능

순환기계는 운반, 보호, 조절의 기능을 수행한다.

- 운반 : 세포대사와 관련된 모든 물질은 순환기계에 의해 운반한다.
- 보호 : 상처, 몸 안으로 들어온 미생물, 독소로부터 신체보호, 응고기전은 혈관 손상시 혈액손실을 막는다.
  백혈구는 질병을 일으키는 물질에 대해 면역반응, 식세포작용을 통해 몸을 보호한다.
- 조절 : 혈액은 호르몬과 다른 조절분자를 멀리 떨어져 있는 표적기관 및 조직으로 운반하여 인체의 항상성을 유지한다.

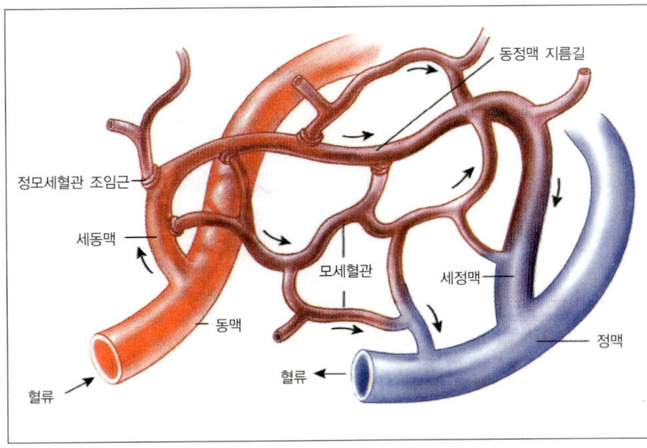

▲ 혈관망의 해부

혈액은 직접적으로 동맥에서 정맥으로 운반된다. 그러므로 혈액은 산소가 풍부한 동맥에서 산소가 부족한 정맥으로 이동한다.

순환기계는 인체의 각 조직에 연료를 공급하는 보급 통로의 역할을 하는 기관으로서 혈액, 혈관, 심장으로 구성된다.

1) 혈액(Blood)

혈관 속을 흐르고 있는 액상의 조직으로 물질 운반 역할을 하는 혈액은 크게 혈구(적혈구, 백혈구, 혈소판)와 혈장으로 구분된다. 혈액은 액체 성분의 혈장과 골수간세포에서 만들어지는 고형성분의 혈구(적혈구, 백혈구, 혈소판)로 분류된다.

혈구 중 적혈구의 수가 감소하면 함유되어 있는 혈색소량(헤모글로빈량)이 저하되고, 조직으로의 산소운반능력이 감소한다. 이 상태를 빈혈이라 하며 WHO의 기준에서는 혈색소량이 성인 남성의 13 g/dL 이하, 성인 여성은 12 g/dL 이하를 빈혈로 정의하고 있다.

혈액은 크게 액체성분(혈장)과 고형성분으로 나눈다. 액체성분에는 물, 전해질, 단백, 당, 지질, 호르몬, 비타민류, 미량 원소, 면역항체, 기타 노폐물 등이 포함되어 있다.

고형성분에는 적혈구, 백혈구, 혈소판이 포함된다.

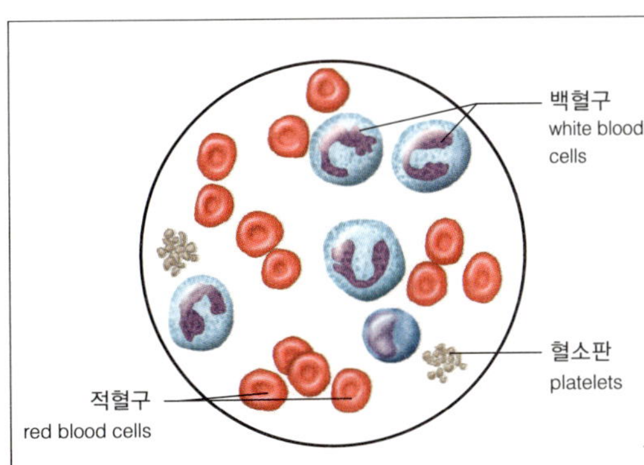

▲ 혈액성분의 구성

혈장은 혈액의 액체성분이다. 적혈구, 백혈구, 혈소판을 고형성분이라 한다.

• **혈액성분 구성**

혈액은 혈구와 혈장으로 나뉘며, 혈구는 적혈구와 백혈구, 혈소판으로 나눈다.

적혈구	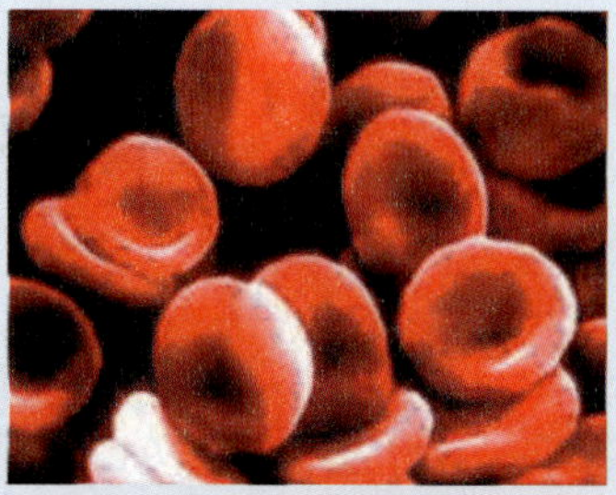	직경이 7~8 μm이며 가운데가 오목한 원반형의 세포이나 핵은 없다. 혈액 1 mm^2에 적혈구 수는 남자가 약 500만개, 여자는 약 450만개 정도이다. 적혈구의 성분 중 95%는 혈색소로, 주된 작용은 산소와 이산화탄소의 운반이다. ▶ 적혈구의 수명은 약 120일 정도이며 성인에서의 적혈구는 골수에서 만들어지며 파괴는 대부분 비장에서 이루어진다. 산소 운반하는 색소(hemoglobin ; Hb)를 함유한다.
백혈구	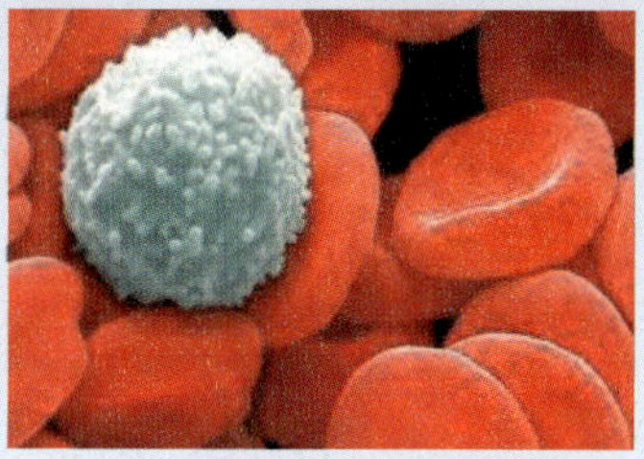	백혈구는 적혈구보다 약간 큰 핵을 갖고 있다. 혈액 1 mm^2에 평균 5천개~1만개 정도이고 병원균이나 이물질로부터 신체를 방어하는 기능을 한다. ▶ 세균이 침입했을 때 아메바운동을 해서 세균주위로 이동한 후 세균을 섭취, 소화하여 식균 작용을 통해 세균을 제거한다.
혈소판	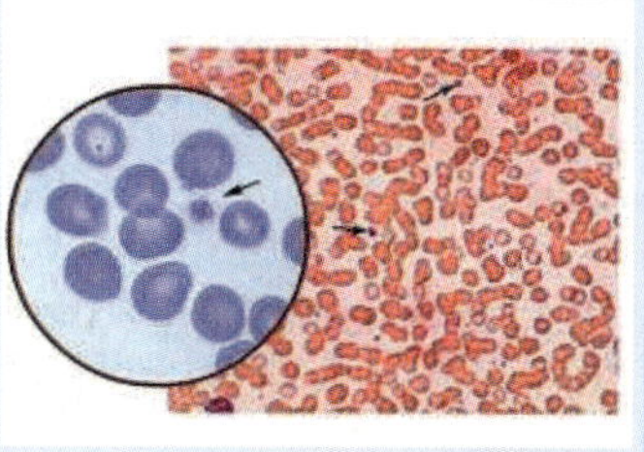	직경이 약 2~3 μm로 혈액세포 중 가장 크기가 작다. 혈소판의 수는 혈액 1 mm^2에 약 20~40만개가 있으며 혈액 응고 작용을 한다. ▶ 혈소판의 수가 비정상적으로 감소한 상태를 혈소판감소증이라 하며 이러한 경우 혈액의 응고 및 지혈장애가 초래된다.
혈장	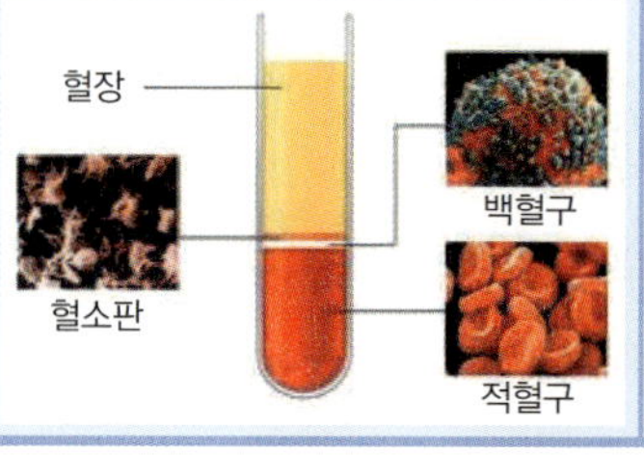	끈적끈적한 노란색 액체로 혈액량의 55%를 차지한다. 물 90%, 혈장 단백질 9%, 무기염류 1%로 구성되며 기능으로 혈액응고의 필요물질을 함유하고 있다. ▶ 영양소, 호르몬, 항체 및 노폐물 운반, 체온유지 역할을 한다.

Q&A

Q 혈관은 왜 파란색으로 보이고 혈액은 왜 빨간색일까요?

A 헤모글로빈은 원래 빨간색을 띠고 있으나 산소와 결합하면 더욱 선명해지고 이산화탄소와 결합하면 적갈색으로 변한다. 피부를 통해서 보는 정맥은 이산화탄소와 결합한 적갈색이나 피부를 통하여 보이므로 파랗게 보이는 것이다.

A 혈액 안에 포함되어 있는 적혈구 때문이다. 적혈구 안에 헤모글로빈의 빨간 색소와 산소가 결합하면 빨간색이 된다. 그래서 빨갛게 보이는 것이다.

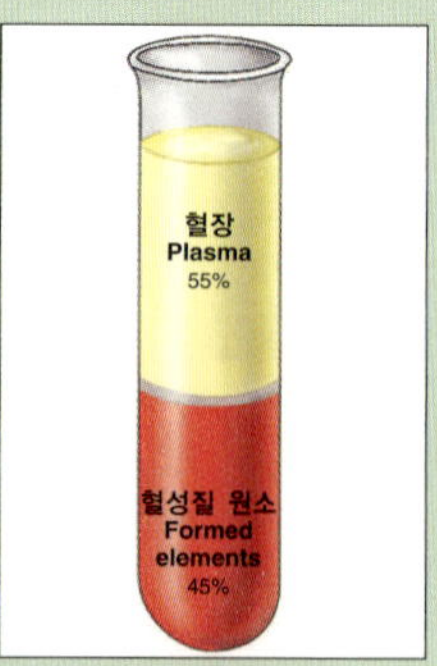

2) 혈관(Vessel)

혈관은 혈액을 보내는 가느다란 관이다. 사람의 혈관 총 길이는 120,000 km이며, 동맥, 정맥, 모세혈관으로 나뉜다.

동맥은 산소나 영양을 함유한 혈액을 심장에서 온몸으로 보내는 관으로서, 점차 가늘어져 모세혈관으로 이행하며, 여기에서 조직과의 사이에 물질 교환을 하고, 다시 모여 정맥이 되어 심장으로 돌아간다.

동맥(Artery)	정맥(Vein)	모세혈관(Capillary vessel)
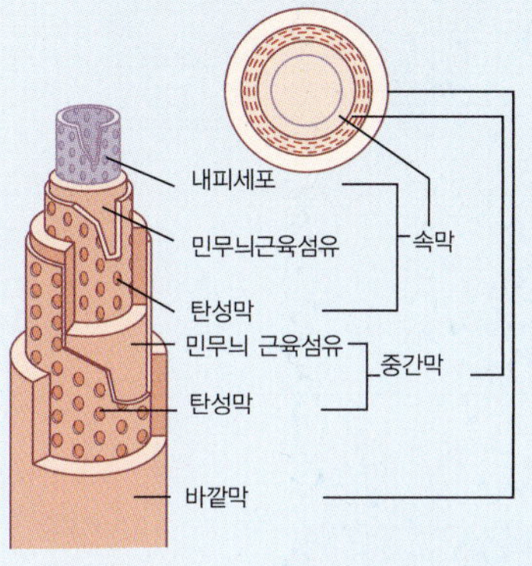	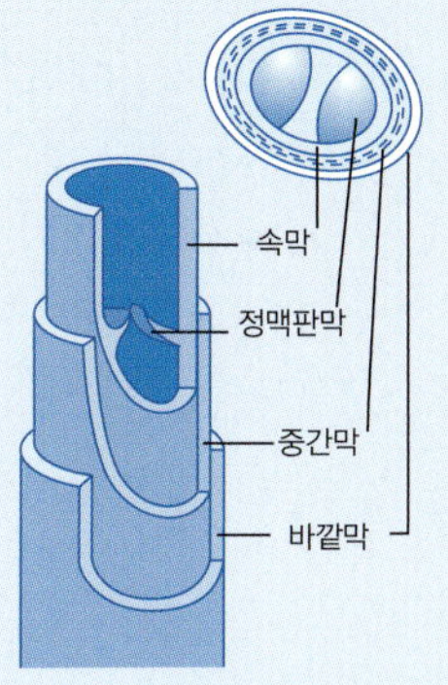	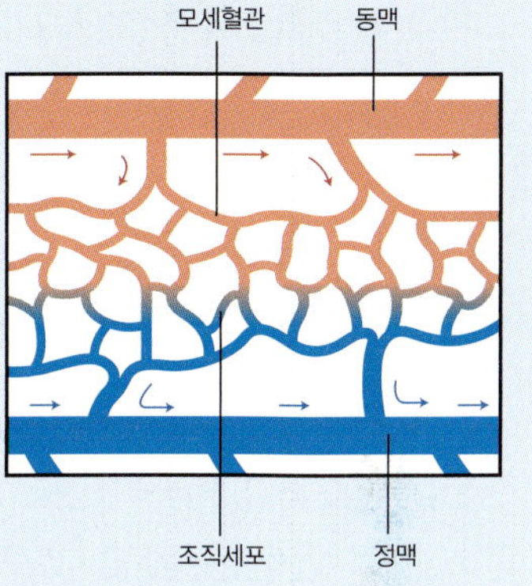
동맥은 높은 압력으로 혈액을 흘려 보내야 하므로 두껍고 튼튼하다.	노폐물을 함유한 산소가 부족한 혈액을 모세혈관을 통해 심장으로 보내는 혈관이다.	신체의 모든 조직에 산소와 영양분을 공급한다. 또한, 노폐물을 받아들여 정맥으로 보내는 혈관이다.

동맥의 벽은 내막, 중간막, 외막의 3층으로 되어 있다. 중간막은 동맥벽의 본체를 이루는 막이며, 탄력섬유와 평활근 세포로 구성된다. 중간막의 구성에 따라 높은 혈압에 견디는 대동맥이나 굵은 혈관의 탄력성 동맥과 평활근 세포가 풍부한 기관내 작은 동맥, 세동맥의 근육형 동맥으로 구분된다.

정맥의 벽은 내막, 중막, 외막으로 이루어져 있지만, 동맥에 비해 중막이 얇다. 사지의 1 mm 이상의 정맥에는 정맥판이 있어 혈액의 역류를 막는 역할을 한다. 모세혈관의 벽은 매우 얇고, 내피세포만으로 이루어져 있다.

참고

혈압이란?

혈압은 혈액이 혈관을 통과할 때 동맥벽의 저항에 의하여 발생하는 압력이다. 좌심실이 수축하면 혈액은 동맥으로 분출되는 기간을 심장의 수축기라 하며, 심실이 이완하면서 심방으로부터의 혈액으로 심실이 충만 되는 기간을 심장의 확장기라 한다. 좌심실은 수축과 이완을 반복하므로, 동맥 내 압력은 수축기에는 상승하였다가 이완기에는 하강하는 반복적인 파형을 나타내게 된다. 혈압을 측정할 때에는 수축기에 발생한 최고압과 이완기에 발생한 최저압을 혈압계로 측정하며 mmHg로 표기한다. 좌심실 수축기에 발생한 혈압의 최상점을 수축기혈압이라 하고, 이완기에 발생한 혈압의 최하점을 확장기혈압이라 한다. 성인의 정상 혈압은 120/80 mmHg(수축기압/이완기압)이다.

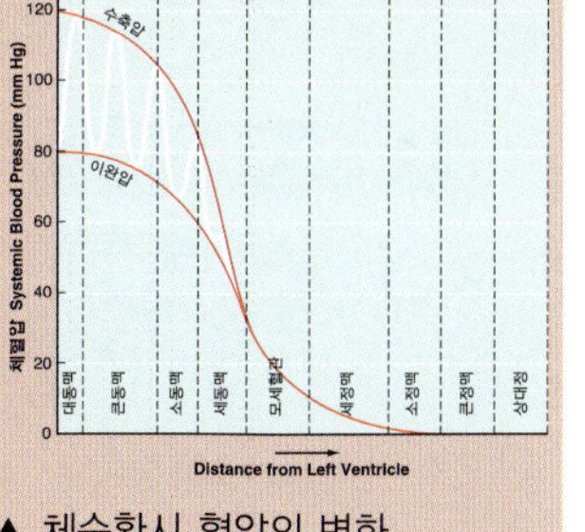

▲ 체순환시 혈압의 변화

3) 심장

심장은 혈액을 전신으로 흘려보내는 펌프작용을 하며 심장근육으로 만들어진 주머니로 되어 있으며, 전신을 한 바퀴 순환시킨 혈액을 다시 내보내는 역할을 한다.

심장은 무게 250~300 g(성인)이며, 왼·오른쪽의 폐 사이에 끼어 있으며, 심장의 2/3는 정중선에서 좌측으로 치우쳐 있다.

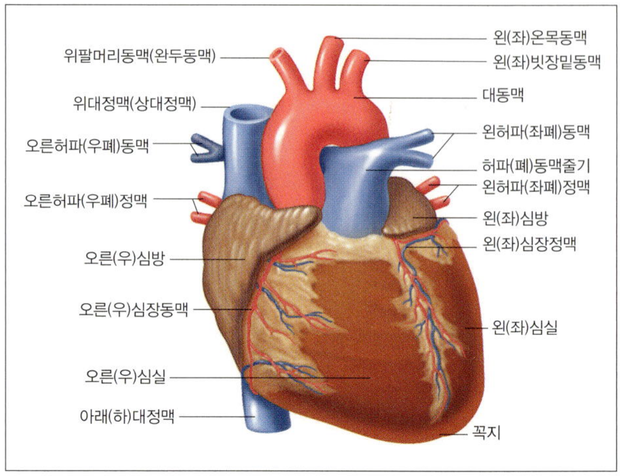

▲ 외부심장구조

● 심장의 구조

순환체계를 통한 혈액을 공급하기 위해 2개의 방(Atrium)과 2개의 실(Ventricle) 그리고 판막(Valve)으로 구성되어 있다. 자신의 주먹보다 약간 크며 하트모양이다.

특수한 근육으로 만들어진 네 개의 방으로 위 좌우심방과 아래 좌우심실로 구성되어 있다. 그리고 각 심방과 심실은 그 사이의 가운데 벽에 의해 좌우로 심방 중격 및 심실 중격이라 부르며, 우측에 존재하는 우심방과 우심실 사이에는 세 개의 판막편으로 구성된 삼첨판이 있으며, 좌심방과 좌심실 사이에는 승모판막, 좌심실과 대동맥사이에는 대동맥판막, 우심실과 폐동맥사이에는 폐동맥 판막이 있다.

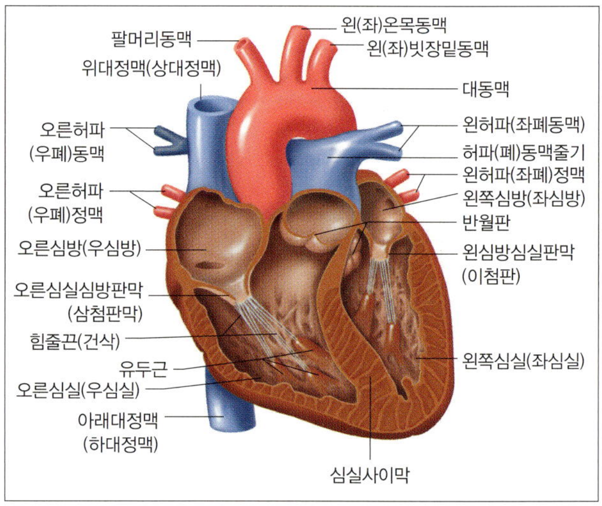

▲ 내부심장구조

심장이 부단히 움직이기 위해서는 막대한 에너지가 요구되며, 이를 위하여 심장근육에만 산소와 영양을 공급하는 관상동맥이 있다. 이 관상동맥은 심방과 심실 사이를 돌아가면서 심장에 피를 공급한다.

심막의 기능은 심장의 고정, 유지와 수축활동을 할 때 마찰을 없애는 일을 한다.

심내막(Endocardium)	심장의 내면을 덮는 얇은 막으로 혈액과 접촉한다.
심근(Myocardium)	심장의 근육으로 관상동맥에 의해 혈액공급을 받는다.
심외막(Pericardium)	가장 바깥층 막으로서 3층으로 구성, 중간층에 50 mL 정도의 심낭액이 있어 심장 수축과 확장에 의한 마찰을 방지한다.

심장의 구조는 4개의 방과 한쪽 방향으로만 열리는 판막들로 구성되어 있다.

심방은 심장의 4개의 방 중 윗부분에 위치하며 몸의 피를 받아 다시 심장으로 보낸다. 우심방은 우리 몸을 돌며 산소와 영양소를 공급한 뒤 산소가 결핍된 피를 받아들이고 반면에 좌심방은 폐에서 들어 온 산소가 충분한 피를 받는다. 심방에 고여 있던 피는 심방이 수축하면 삼첨판과 이첨판을 통과하여 이완된 심실에 보내진다. 심실이 수축하면 우심실은 폐동맥판막(pulmonary valve)을 통과하여 폐로 피를 보내는 반면, 좌심실 수축 시에는 대동맥판막(aortic valve)을 통과하여 심장의 관상 동맥을 비롯하여 온 몸으로 피를 내보낸다. 이와 같이 지속적이고 동시적인 수축은 심장의 전기 전도 체계 때문이다.

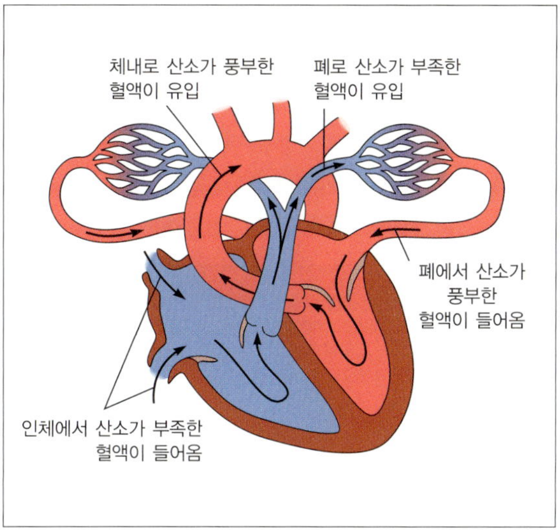

▲ 심장을 통과한 혈액의 경로

● 심장의 기능

심장은 우리의 주먹 크기의 근육이고, 약 0.5 kg의 무게를 가지고 있으며, 왼쪽 늑골의 약간 뒤에 위치하며, 분당 약 4.7 L, 매일 6,768 L의 피를 펌프질 해내고 있다. 심장은 끊임없이 약 5 L의 체내 혈액을 순환시키며 평생동안 25억회 가량 박동한다. 심박동의 정지는 곧 죽음을 의미한다.

심장의 기능은 우리 몸에 피를 순환시키는 것이다. 폐순환을 통해서 피에 쌓여있는 이산화탄소를 제거하고 산소로 대체시킨다. 산소가 충분해진 피는 우리 몸을 돌며 산소와 영양소를 제공하고 노폐물을 제거한다.

심장이 자신의 기능을 효과적으로 수행하려면 충분한 산소와 영양분이 심근(myocardium)에 공급되어야 한다. 이러한 역할을 하는 혈관이 관상동맥(coronary artery)이다.

전신을 순환한 혈액은 대정맥 → 우심방 → 우심실 → 허파동맥 → 허파 → 허파정맥 → 좌심방 → 좌심실 → 대동맥 순서로 흐른다. 혈액의 역류를 막기 위해 오른방실판막, 허파동맥판막, 왼방실판막, 대동맥판막이 있다.

건강한 심장은 휴식 시 정상적으로 1분에 60에서 100회로 규칙적이고 지속적으로 박동한다. 운동을 하게 되면 단 몇 초안에 휴식 시에 필요했던 혈액량의 4배를 뿜어 낼 수 있다.

혈액을 온몸으로 순환시켜 생명이 유지될 수 있게 한다. 혈액은 심장의 수축과 이완을 통해 한 방향으로 순환하게 된다. 심장의 왼쪽 부분은 산소와 영양분을 실은 신선한 혈액을 뿜어내는 역할을 하고, 오른쪽 부분은 각 장기를 순환하여 심장으로 들어오는 노폐물과 이산화탄소를 실은 혈액을 폐로 순환시켜 다시 산소를 받아들이게 하는 역할을 한다.

3. 순환기계 질환

순환기계는 혈액을 통해 모든 조직에 섭취한 영양소나 산소를 세포에 공급하고 세포 내의 대사의 결과로 노폐물과 이산화탄소를 제거해주는 기능을 수행하는 기관이다. 순환기계 질환이란 이러한 혈액순환과 관련된 기능 이상으로 혈액과 혈관의 상태에 따라 여러 가지 병명이 붙여진다.

순환기계 질환의 종류

구분	현상	증상 및 징후
고(저)혈압	심장이 온몸에 혈액을 보내기 위해 수축하고, 다시 확장할 때 받는 혈관의 압력을 혈압이라 하며, 고혈압은 혈압이 정상보다 높은 상태이며, 저혈압은 낮은 상태를 말한다.	두통, 피로, 숨이차거나 가슴이 답답하다. 동맥경화, 협심증, 중풍, 만성 신부전증, 말초혈액순환장애를 유발시키는 위험인자이다.
고지혈증	혈액 속에 지방성분이 너무 많이 축적되어 있는 상태이다.	현상 자체가 증상을 나타내지 않으나, 동맥경화를 일으켜 협심증, 심장마비, 뇌졸중을 유발시키는 위험인자이다.
동맥경화	과도한 지방성분과, 노폐물들이 동맥의 내벽에 달라붙어 동맥 내벽이 두꺼워지면서 탄력이 적어지면서 혈관의 내경이 좁아진 상태 ▶ 많은 찌꺼기들로 내경이 좁아져 여러 장기에 혈액 공급이 원활하지 못한 상태이다.	그 자체가 증상을 나타내지 않으나, 협심증, 심장마비, 중풍, 만성신부전 등을 일으키는 위험인자이다.
협심증	심장을 둘러 싸고 있는 동맥(관상동맥)이 동맥경화로 영양분과 산소를 원활하게 공급하지 못함과 동시에 혈전(피딱지)으로 더욱 더 혈액순환이 어려워 혈액순환 장애가 발생되는 상태이다.	심장에 혈액부족은 곧 산소부족 현상으로 이 일어나 가슴이 조여들고, 무거운 돌로 눌러 놓은 듯한 통증을 느끼게 되는데, 이러한 증상을 협심증이라 한다. 흉부압박감, 쥐어짜는 듯한 통증이다.
뇌졸중	뇌로 들어가는 뇌동맥이 혈전이나 동맥경화로 막히거나, 고혈압을 견디지 못하고 터져버리면 그 주위의 뇌세포가 손상되어 그 뇌세포의 지배를 받는 신체부위가 작동을 못하게 되는 것을 뇌졸중이라 한다. ▶ 뇌졸중은 입이 삐뚤어지는 구안와사(안면신경마비, 소풍이라고도 함)와 같은 가벼운 증상도 있지만, 의식은 있으나 반신불수, 언어장애, 대소변을 가리지 못하게 되는 중증으로도 나타날 수 있다.	갑자기 한쪽 얼굴, 팔, 다리 등에 힘이 빠지거나 저린 느낌이 온다. 자주 뒷목이 뻣뻣하다. 침을 삼키기 어렵다. 갑자기 말을 못하거나 술에 취한 사람처럼 발음이 어눌해진다. 물체가 겹쳐 보인다.

✚ 순환기계 질환은 혈액의 문제이기 때문에 혈액 속에 쌓여있는 많은 양의 콜레스테롤과 지방성분 등의 찌꺼기들을 깨끗이 청소함으로써 혈액순환이 잘 되도록 한다.

4. 심장질환(Heart disease)

1) 심장질환의 원인

심장질환을 일으키는 원인은 흡연, 고지혈증, 비만, 운동부족, 스트레스 등이다. 심근경색 환자의 74.2%가 10~40년 이상의 장기흡연자라고 하며, 흡연은 산소공급을 방해할 뿐만 아니라 심장 발작을 일으킬 수 있어 심장에 악영향을 미친다.

동물성 지방은 혈관에 좋지 않으며, 육류에 있는 포화지방산이 혈중 콜레스테롤 수치를 높이면 피가 엉겨 붙어 혈관을 막을 위험이 있다.

중성지방(150 mg/dL 이상)이 높으면 혈전(피딱지)이 잘 생기며, 좋은(HDL) 콜레스테롤을 감소시키고, 나쁜(LDL) 콜레스테롤은 증가시킨다. 아울러 혈관 내피세포를 손상시켜 염증도 많이 생기게 하는데 이것을 동맥경화증이라고 한다.

지나치게 높은 중성지방은 뱃살의 주범이다. 밥만 먹는데도 아랫배가 나오는 것이 바로 이 때문이다. 복부 비만이 있으면 심혈관질환 위험이 높을 뿐 아니라 대장암, 유방암 등의 위험도 높다.

스트레스를 받게 되면 호르몬이 분비되면서 동맥 혈관을 좁히고, 혈압과 심박수를 극도로 증가시킨다. 스트레스 호르몬인 아드레날린이 혈소판을 혈관에 달라붙게 만들고 혈관 염증을 악화시키게 된다. 그래서 성격이 급한 사람이나 공격적이고 경쟁력이 강한 사람에게 협심증이나 심근경색증이 발생할 가능성이 크다. 또한 당뇨와 고혈압도 영향을 미치기 때문에 지병이 있는 사람이라면 심장질환에 특히 주의를 기울여야 한다.

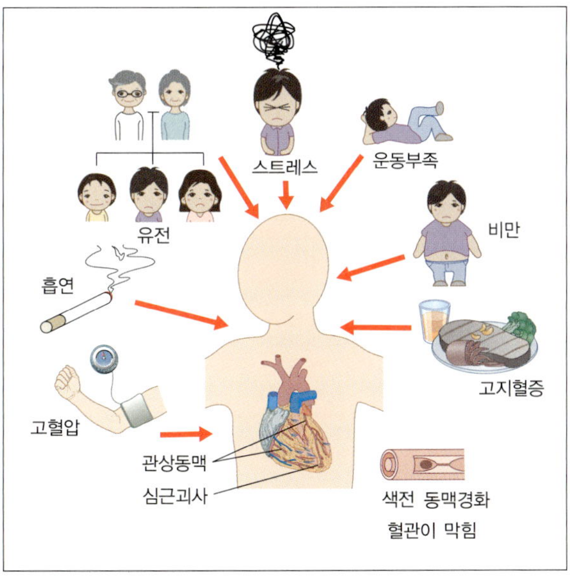

▲ 심장질환의 원인

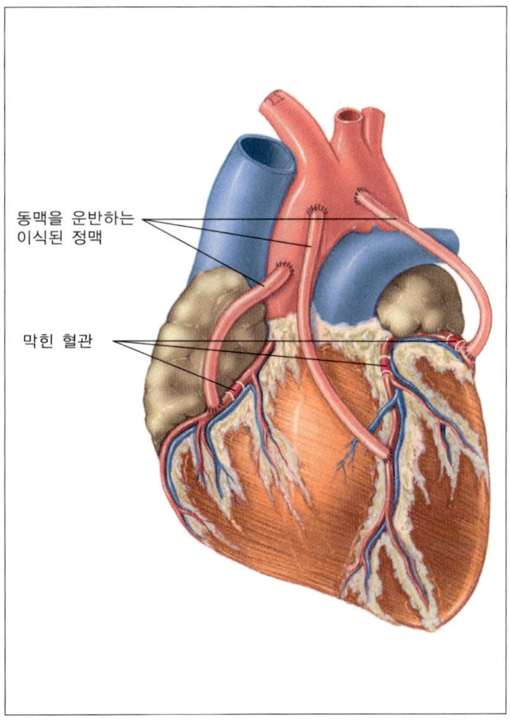

▲ 대동맥관동맥회로수술

✚ 우리나라에서 발병하는 급성심근경색증으로 인한 사망률은 세계적으로도 매우 높다. 15세 이상의 급성심근경색증 환자가 입원 후 30일 이내 사망한 비율은 8.1%로 조사대상 20개국 국가 중 가장 높은 수치를 기록했다.

2) 심장질환의 종류

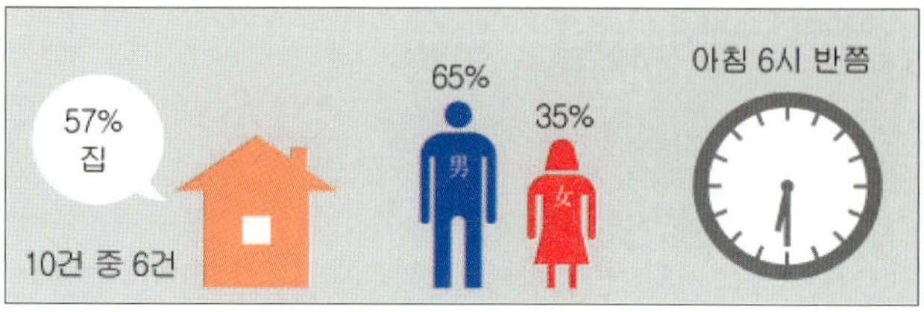

▲ 급성 심장 정지, 언제 어디서 많이 발생하나

심장 관련 허혈성 심장질환들은 심장에 산소와 영양분을 공급하는 관상동맥을 좁아지게 하거나 막히게 할 수 있다. 이들 동맥이 내부가 좁아지게 되면 혈액의 순환이 제한되어 심장의 산소 공급이 감소하고, 이 때문에 심장의 기능도 감소된다.

관상동맥 질환의 종류에는 안정형 협심증, 불안정형 협심증, 심근경색증, 변이형 협심증으로 분류된다.

질환	구분	사진
협심증	동맥의 안쪽에 지방이 쌓이거나 혈전(피딱지)이 생겼을 때 동맥이 좁아져 혈액의 흐름이 감소하면서 증상이 나타난다. 갑자기 심한 운동을 하거나 흥분하면 상대적으로 혈액이 부족해서 생길 수 있다. 안정형협심증, 불안정협심증, 변이형협심증으로 분류된다.	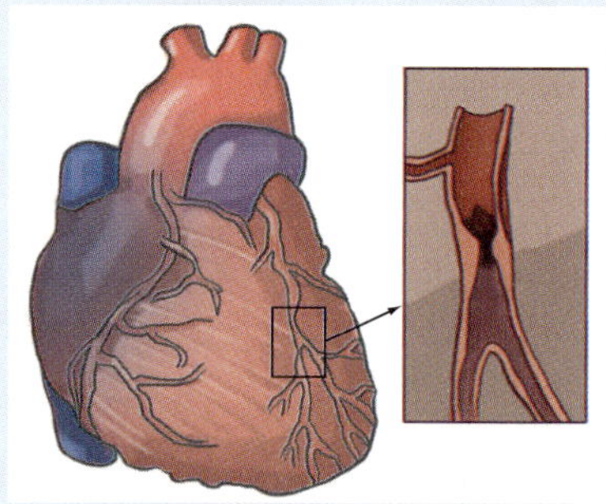
심근경색	심장에 혈액을 공급하는 관상동맥이 막혀 심근이 괴사하는 것으로 동물성 지방이 많아진 식단, 스트레스의 증가, 신체활동 부족으로 일어나며 주로 우심실보다 좌심실에서 많이 발생한다. 발병 후 6시간 이내에 재관류를 하지 않으면 심근손상을 막을 수 없다.	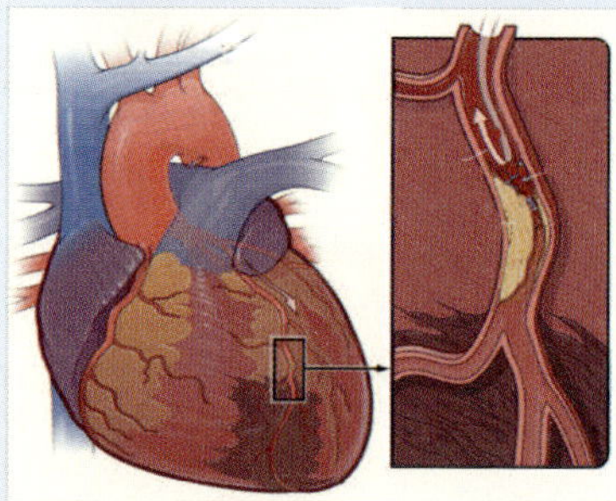

Q&A

Q 죽상경화증이란 무엇인가요?

A 죽상경화증(atherosclerosis)은 혈관벽에 지방이 축적되어 발생한다. 혈관 벽에 죽상반(atheroma)을 형성하므로, 관상동맥의 내경이 감소하고 관상동맥의 확장 장애를 유발한다. 죽상경화증이 발생한 관상동맥으로는 심근의 산소요구량이 증가하더라도 적절한 양의 혈류증가가 이루어지지 않으므로 심근은 허혈 상태에 놓이게 된다. 죽상경화증에 의하여 관상동맥의 내경이 심하게 좁아지면, 심근의 산소요구량이 증가되지 않는 휴식상태에서도 심근에 산소가 결핍될 수 있다. 때로는 죽상경화증이 있는 관상동맥이 완전히 폐쇄되어 심근에 산소와 영양분의 공급이 완전히 차단되어 급사할 수 있는 무서운 질환이다.

3) 심장질환의 증상과 징후

심근경색증은 운동과 무관하게 발생하며, 휴식으로 경감되지 않고 30분 이상 지속될 수 있으며, 협심증은 운동 시에 발생하며, 휴식 시에 경감된다. 협심증은 일시적이고 심장에 영구적인 손상을 입히지 않지만 위험신호이므로 주의한다.

질환	증상 및 징후	사진
협심증	• 증상 : '가슴 중앙에서 목 언저리', '가슴이 아프고 답답하다', '명치가 아프다', '턱끝이 아프다'고 호소하며 심한 경우에는 진땀이 나고 호흡곤란이 동반된다. • 통증 지속시간 : 30분 이내 (3~10분 정도이나 30분 이상 지속되는 경우는 심근경색으로 의심) • 통증 발생 양상 : 운동 시 발생하며 휴식 시 호전 • 니트로글리세린 반응 : 증상이 호전	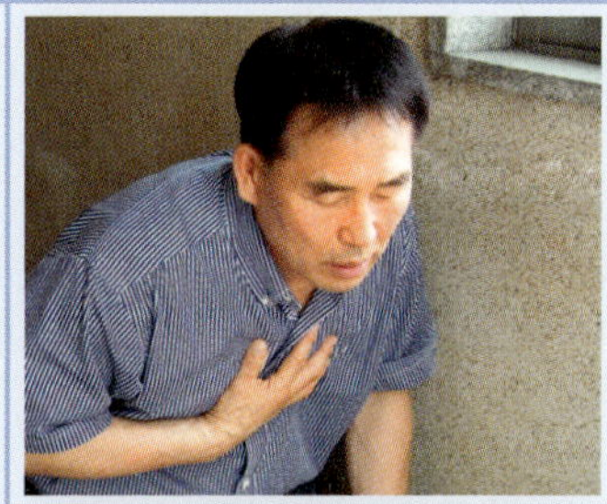
심근경색	• 증상 : 가슴통증, 뒷목통증, 어깨가 자주 뻐근함을 느낌, 소화불량, 복통, 협심증보다 통증이 강하며, 얼굴 창백, 손발이 차갑고 구토 동반, 심한 경우 호흡곤란을 느낀다. • 통증 지속시간 : 30분 이상 • 통증 발생 양상 : 운동과 무관하게 발생하며 휴식시 호전되지 않음 • 니트로글리세린 반응 : 증상이 호전되지 않음	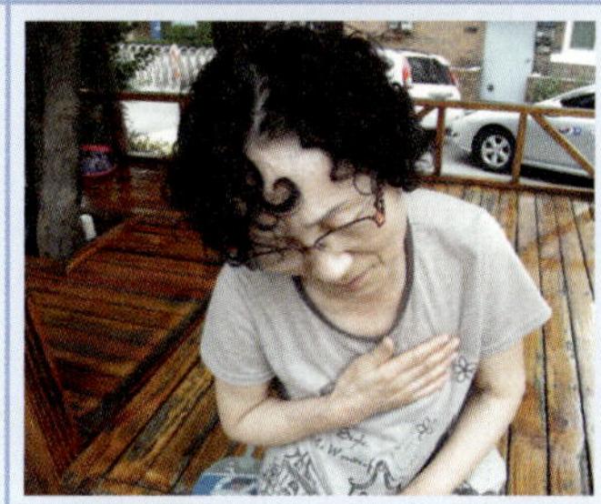

✚ 전구증상으로 발병 전 4주일 이내에 50%에서 협심증 발작이 나타난다.

Q&A

Q 협심증(angina pectoris)의 통증과 일반적인 통증의 차이점은 무엇인가요?

A 심근은 혈액을 많이 필요로 하는데 심장으로 혈액을 공급하는 관상동맥에 좁아져서 심장 쪽으로 혈액이 제대로 흘러 들어가지 않을 때 심근은 혈류의 부족으로 야기되는 통증 증후군을 **협심증**이라 한다. 통증은 주로 앞가슴 부위 쪽에서 왼쪽 어깨와 왼쪽 팔로 방사되며, 목, 턱에 이르기까지 통증이 미치기도 한다. 통증은 수 초에서 2~3분간 지속되는데 30분 이상 지속되면 협심증이 아니라 심근경색으로 본다. 관상동맥이 좁아져 있을 때 협심증 발작의 3대 요인 **3E**, 즉 **운동(Exercise)**, **흥분(Emotion)**, **과식(Eating)**으로 인해 주로 통증이 유발되며 협심증이 오래되면 심근경색으로 발전하여 급사할 위험이 있으므로 40세 이전에 발작이 있었거나 또는 가족 중에 심장으로 사망한 가족력이 있다면 주의해야 한다.

Q 가슴이 어느 정도 통증이 와야 심근경색증이라고 할 수 있는가요?

A 급성 심근경색증은 관상동맥이 완전히 막혀서 심장근육이 죽어 가는 질환으로 병원에 도착 이전에 환자의 1/3이 사망한다. 병원에 도착하여 치료를 받더라도 사망률이 5~10%에 이르는 무서운 질환으로 50% 이상이 아무런 증상이 없다가 갑작스럽게 격심한 가슴통증이 시작되면 심근경색증으로 의심해야 한다. 이 때 발생하는 통증은 일찍이 경험하지 못했던 아픔으로 "가슴이 찢어지듯", "가슴을 짓밟는 듯", "숨이 멎을 것 같은", "칼로 베는 것 같은" 통증의 고통이 30분 이상 지속되면서 죽음의 공포를 경험하면 심근경색증이라 의심할 수 있다. 치료의 핵심은 가장 빠른 시간에 병원으로 이송하여 막혀 있는 관상동맥을 다시 열어 주는 것이다.

관상동맥질환과 흉통을 주 증상으로 나타나는 질환들이 있다.

흉통으로 증상이 나타나는 질환과는 구별을 해야 하는데 대표적인 것이 식도 역류증이다. 또 다소 드물지만 흉통이 발생하는 치명적인 질환으로 대동맥 박리증이 있다. 증상 발생 후 50% 이상이 24시간 내에 사망하는 무서운 질병으로 빠른 시간 내 적극적으로 치료하지 않으면 대동맥 파열로 사망에 이를 수 있다.

참 고

급성 심근경색 시 가슴 통증이 이외의 다른 증상도 있다.
어지러움증, 호흡곤란, 식은 땀, 두근거림, 오심, 구토 등이 올 수 있고, 간혹 상복부 통증으로 나타나 위장 장애로 오해하는 경우가 있다. 심장질환의 위험인자를 갖고 있는 대상자나 고령자의 경우 위와 같은 몸의 이상을 느낄 경우, 병원에 방문하여 심전도 등의 검사를 통해 심장질환의 발생 여부를 확인하는 것이 좋다.

4) 심장질환 응급처치

심장질환 현장 응급처치

- 신체를 조이는 끈이나 단추를 풀어준다.
- 주변을 조용하고 편안하게 해준다.
- 니트로글리세린을 사용하는 환자는 혀 밑으로 약을 넣어준다.
- 환자의 호흡과 맥박을 확인하고 필요시 기본 생명 소생술을 시행한다.
- 상태가 호전되지 않으면 신속히 병원으로 이송한다.

✚ 협심증이 위험한 경우는 드물지만 심근경색의 경우는 발생 후 1시간 이내 주로 사망하며, 심근경색환자의 90% 이상이 심장부정맥(심실세동)이 발생한다.

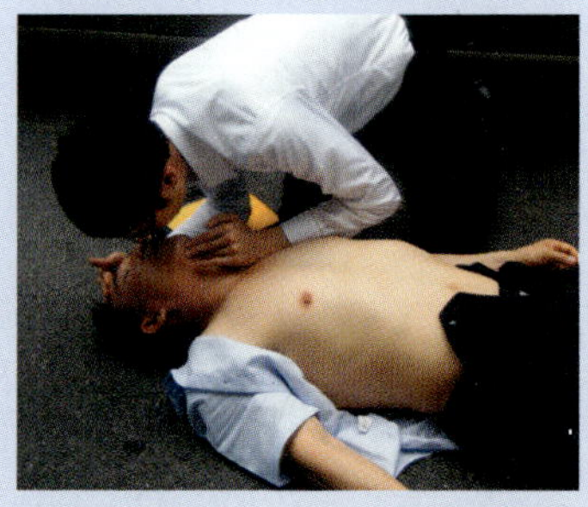

심장질환 응급처치시 주의사항

- 심실세동의 발생 가능성에 항상 유의하도록 한다.
- 환자에게 편안하나 자세를 취하게 해주고, 호흡과 맥박을 주의 깊게 관찰한다.
- 휴식을 취하거나 약을 복용해도 증상이 개선되지 않기 때문에 세심하게 관찰한다.

5) 심장질환 검사방법

심장질환을 검사하는 조영술 방법에는 심전도, 홀터 검사, 운동부하 심전도, 심장 초음파, 핵의학 스캔, 관상동맥 CT조영술, 관상동맥 조영술이 있다.

관상동맥질환의 검사 방법에는 심전도, 홀터 검사, 운동부하 심전도, 심장 초음파, 핵의학 스캔, 관상동맥 CT조영술, 관상동맥 조영술이 있다.

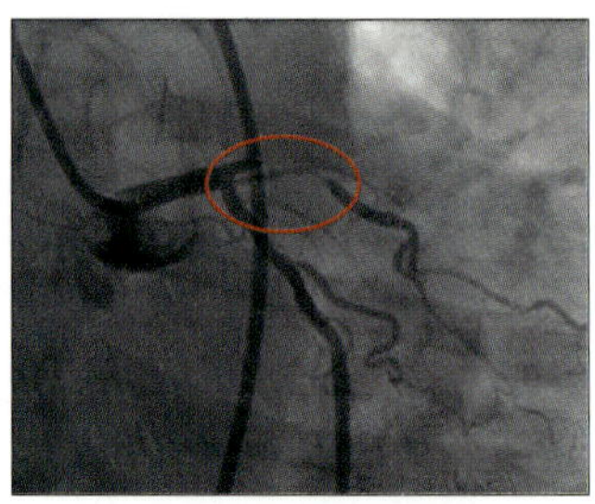

6) 심장질환 검사방법

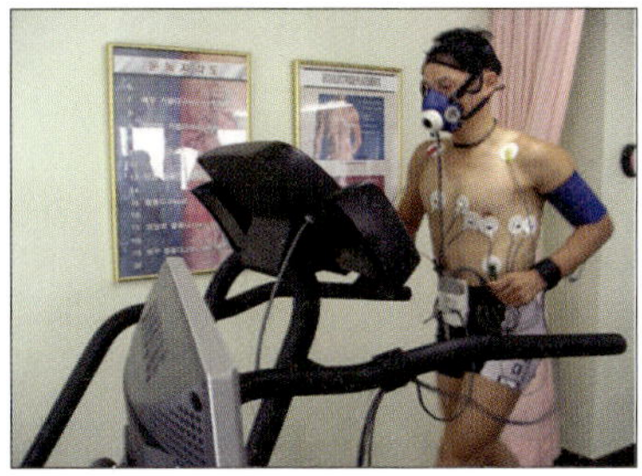

심장질환을 검사하는 방법에는 심전도, 홀터 검사, 운동부하 심전도, 심장 초음파, 핵의학 스캔, 관상동맥 CT조영술, 관상동맥 조영술 등이 있다. 심장은 하루 10만번 정도 수축과 이완 운동을 반복하면서 우리 몸에 혈액을 공급하는 중요한 역할을 수행하고 있다. 따라서 평소 심장에 좋은 운동을 통해 심장질환을 사전에 예방하는 것이 무엇보다 중요하다.

● 심장질환에 좋은 음식

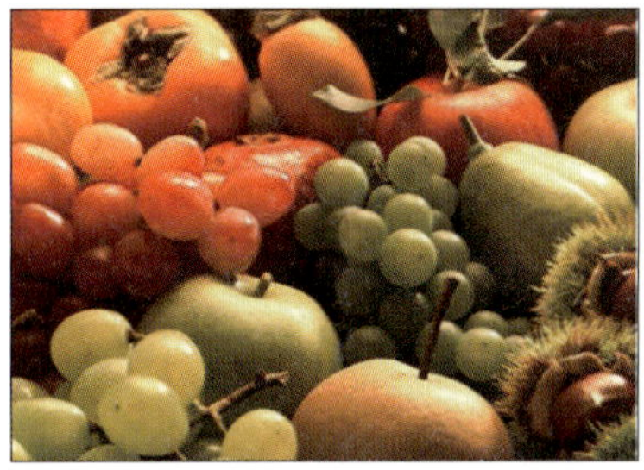

- 토마토, 당근, 호박, 브로콜리와 같은 녹황색 채소를 많이 먹는다. 연어나 고등어와 같은 등푸른 생선에는 오메가3가 풍부한 어류를 일주일 3회 이상 먹는다.
- 콩과 두부는 비만을 예방하고, 식이섬유가 풍부하여 콜레스테롤의 수치를 낮추어 주기 때문에 많이 먹는다.
- 금연을 하고 술은 적당히 2~3잔 정도 마신다.

● 심장질환에 좋은 운동

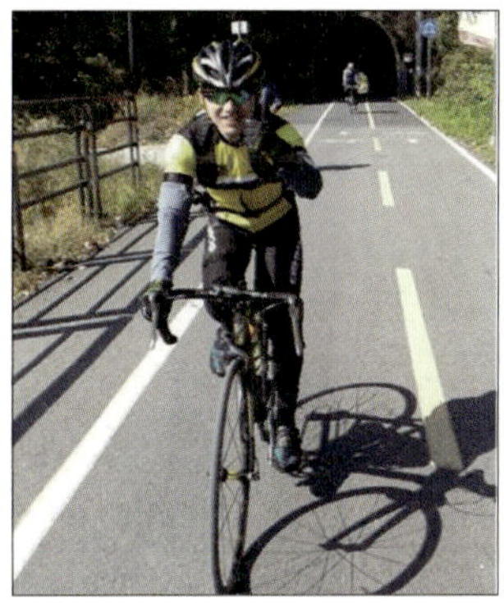

심장 질환에 가장 좋은 운동은 유산소 운동으로 걷기, 달리기, 자전거 타기, 등산 등이며, 운동의 정도와 강도는 심장질환의 상태에 따라 달라진다. 운동은 하루에 20~30분씩, 1주에 3~4회 정도가 적당하며, 운동 시간을 늘리거나 좀 더 힘든 운동을 하였을 때는 2주 정도 지속하여도 무리하지 않은 경우 강도와 시간을 증가시킨다. 하루 20분 이상 걷기운동을 하면 심장 질환 및 뇌졸중 발병 위험을 8% 가량 줄일 수 있다. 이런 유산소 운동은 최소 일주일에 3회 이상 규칙적으로 하여야 효과가 있다. 심장질환 운동처방에 따른 운동의 처방은 다음과 같다.

운동처방	1단계	2단계 (퇴원 후 12주까지)	3단계 (12주 이상)	건강한 성인
운동강도	안정시 심박수 +20	안정시 심박수 +20	최대 심박수의 65~85%	최대 심박수의 65~85%
운동시간	5~20분	20~45분	30~60분	20~60분
운동빈도	2~3회/일	1~2회/일	1~2회/일	3~5회/일
운동양식	관절운동, 트레드밀 걷기, 자전거타기, 계단 오르기	관절운동, 트레드밀 걷기, 자전거타기, 미용체조, 가벼운 근력운동	걷기, 조깅, 자전거 타기, 수영, 미용 체조, 근력운동, 지구성스포츠	걷기, 조깅, 달리기, 자전거타기, 수영, 근지구력운동

Medicine Story

현대의학에서 니트로글리세린의 약효와 문제점

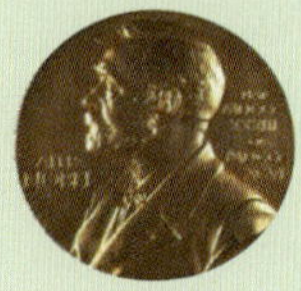

니트로글리세린을 사용한 것은 100년이 넘었지만, 근래에 와서야 약의 정확한 약효와 문제점이 생기는 이유 및 예방할 수 있는 방법이 알려지고 있다. <미 국립 과학 아카데미 발표 자료> <조선일보>

구분	내 용	그림
장기간 사용하면 곧 내성(耐性)이 생겨 효과가 없어진다.	협심증이 돌발하면 즉시 니트로글리세린을 입(설하)에 넣어야 살 수 있다. 이는 갑자기 막혀버린 심장 혈관을 즉시 확장시켜 피를 다시 통하게 해주기 때문이다. 그러나 이 귀중한 약도 계속 사용하면 내성이 생겨 듣지 않게 되므로 심장병자의 장기적 수명 연장에는 별 효과가 없는 것으로 알려져 왔다.	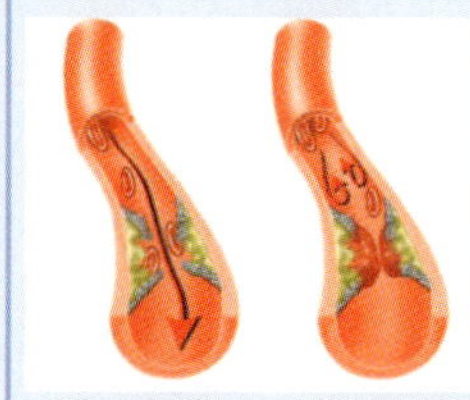
내성이 생기는 이유 1 에너지 공장의 효소를 탕진한다.	세포 안에는 에너지(ATP)를 만드는 미토콘드리아라는 에너지 공장이 있다. 이 공장에서 에너지를 만들기 위해 사용되는 매우 중요한 촉매(효소)가 니트로글리세린을 복용할 때마다 없어진다. 왜냐하면 이 효소가 니트로글리세린을 산화질소(NO)라는 가스로 변화시켜주고 이 가스가 심장 혈관을 확장시켜주기 때문이다. 따라서 니트로글리세린을 계속 복용하면 이 효소가 고갈되어 약효를 발휘할 수 없게 되므로 에너지 공장도 에너지를 충분히 만들지 못하는 이중 고난을 겪게 되는 실로 무서운 결과를 초래하는 것이다.	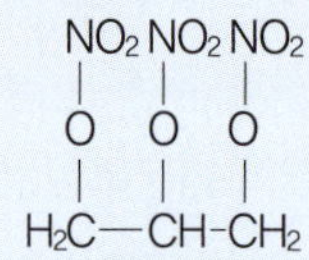 Nytroglycerin (glyceryl trinitrate)
내성이 생기는 이유 2 음주가 약효를 없앤다.	니트로글리세린의 약효를 발휘시켜주는 효소(Aldehyde dehydrogenase)는 술을 해독해주는 효소와 동일하다. 따라 술을 마시면 이 효소가 탕진되므로 니트로글리세린의 약효 내성이 빨리 나타난다. 협심증자는 귀중한 자기 생명의 구급약을 무효화 시켜버리는 음주를 자행해서는 결코 안 될 것이다.	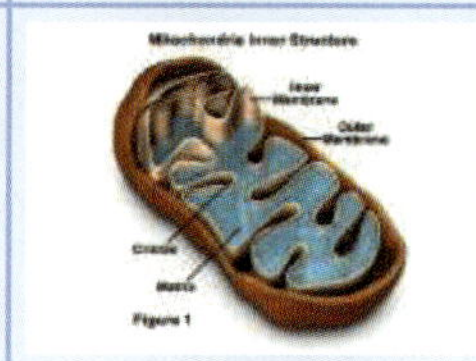
내성이 생기는 이유 3 두통약도 먹지 말아야	아세트아미노펜이라는 두통약도 니트로글리세린의 약효를 발휘시켜주는 효소(ALDH)를 없앤다. 따라서 심장병자는 이 두통약을 피하고 다른 두통약을 선택해야 한다.	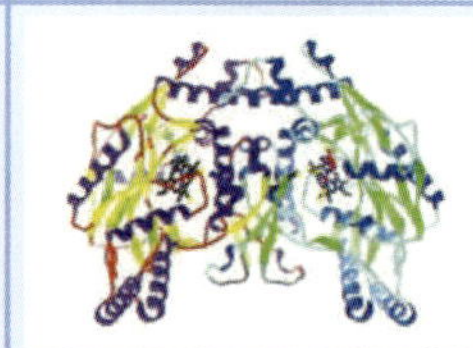
협심증약인 니트로글리세린은폭약의 재료이다.	니트로글리세린은 노벨수상을 창안한 노벨이 백 년 전 사용했던 폭약이다. 당시 이 폭약을 사용하는 노동자들에게만 유난히도 협심증이 없어진다는 사실을 알아내고 이 폭약을 협심증 약으로 사용하게 된 것이다. 이 약이 체내에서 산화질소(NO)라는 가스로 변하여 혈관을 확장시킨다는 것이 알려진 것은 수년 전 일이지만, ALDH라는 효소가 가스를 만든다는 것은 이제야 밝혀진 것이다. **남성 발기 약도 폭약과 같은 원리** 요즈음 남성 성기를 발기시키는 약도 복용하면 가스(NO)로 변하여 혈관을 확장시키는 약으로서 니트로글리세린과 원리가 같다. 원래 협심증약으로 개발하다가 발기 촉진 약으로 둔갑한 것이기도 하다. 이 약도 효과를 오래 누리려면 술을 마시지 않아야 한다.	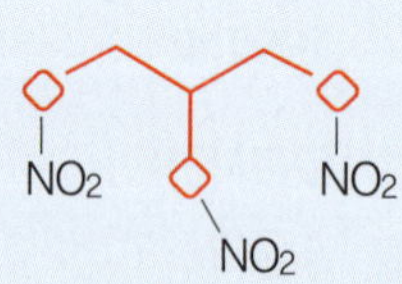

연습문제 06

1 다음 중 혈액의 구성으로 잘 못된 것은?
① 적혈구 ② 백혈구
③ 혈소판 ④ 인슐린

2 질병을 일으키는 물질에 대해 면역 및 식균작용을 통해 우리 몸을 보호하는 역할을 하는 것은?
① 적혈구 ② 백혈구
③ 혈소판 ④ 인슐린

3 30대 후반의 중년이 평소에 운동을 하지 않다가 마라톤 대회에 참가하였다. 달리는 중 심장의 통증을 느껴 잠시 앉아 있었다. 몇 분 후 통증이 사라지고 뛰지 못하고 걸어 들어갔다. 이 처럼 갑자기 운동을 하면 심장의 통증이 생기지만 일정 시간 후 통증이 사라지는 증상을 무엇이라고 하는가?
① 심근경색 ② 협심증
③ 뇌경색 ④ 뇌출혈

4 다음 ( )안에 들어갈 말이 순서대로 나열된 것은?

식균작용을 하는 것은 ( )이고, 혈액응고에 관여하는 것은 ( )이다.

① 적혈구 – 혈소판
② 적혈구 – 백혈구
③ 백혈구 – 혈소판
④ 백혈구–혈장

5 협심증 환자에게 흉통이 있을 때 설하로 투여하는 응급 약물은?
① 아스피린 ② 에프네프린
③ 이소프릴 ④ 니트로글리세린

6 식균작용을 하고 면역기능을 담당하는 세포는?

A. 적혈구	B. 혈색소
C. 혈소판	D. 백혈구

① A, B, C ② A, C
③ A, B, C, D ④ D

7 허혈성 심질환에 대한 설명으로 틀린 것은?
① 협심증과 심근경색이 대표적이다
② 심근의 산소공급과 수요의 불균형으로 온다.
③ 심한 빈혈, 폐질환 증상이 나타난다.
④ 심근경색은 휴식을 취하거나 니트로글리세린을 설하에 투여하면 대개 증상이 해소된다.

8 다음 중 폐순환장애로 인한 폐의 질환이 아닌 것은?
① 폐울혈 ② 폐출혈
③ 폐수종 ④ 폐결핵

9 다음에서 동맥과 정맥의 비교로 옳지 않은 것은?
① 동맥은 벽이 두껍고, 정맥은 동맥보다 얇다.
② 동맥은 탄력이 정맥보다 떨어진다.
③ 동맥은 산소가 풍부한 혈액을 운반한다.
④ 동맥은 정맥보다 혈류속도가 빠르다.

10 폐순환에서 폐정맥은 어디로 유입되는가?
① 좌심방 ② 좌심실
③ 우심방 ④ 우심실

11 체순환(대순환) 과정을 올바르게 나타낸 것은?

① 좌심실→대동맥→모세혈관→대정맥→우심방
② 좌심실→대동맥→모세혈관→대동맥→우심방
③ 우심방→대동맥→모세혈관→대정맥→좌심실
④ 좌심실→우심방→모세혈관→대정맥→대동맥

12 정상 성인의 수축기 혈압과 이완기 혈압은?

① 80/120 mmHg ② 90/110 mmHg
③ 100/100 mmHg ④ 120/80 mmHg

13 다음 중 협심증에 대한 설명으로 비교적 거리가 먼 것은?

① 협심증은 심근의 괴사가 동반되므로 사망의 가능성이 매우 높다.
② 보통 휴식을 취하면 증상이 완화된다.
③ 협심증은 심장의 산소요구량이 심근으로의 산소 공급보다 많아질 때 발생한다.
④ 흉통을 느끼며, 통증이 턱이나 팔 또는 상복부로 전이 될 수도 있다.

14 협심증 환자의 응급처치시 투여할 수 있는 약은?

① 디아제팜 ② 에피네프린
③ 중탄산나트륨 ④ 니트로글리세린

15 니트로글리세린이 관상동맥질환에서 자주 투여되는 이유는?

① 신경안정의 효과로 심리적 안정을 가져온다.
② 관상동맥을 확장시키고, 심장에 혈액 공급을 향상시킨다.
③ 호흡 곤란을 예방한다.
④ 혈압을 높이고 맥박수를 증가시킨다.

16 급성 심근경색의 소견으로 올바르지 않은 것은?

① 심박동수가 증가한다.
② 혈압이 떨어질 수 있다.
③ 저산소증으로 호흡이 깊고 빨라진다.
④ 메스꺼워하거나 구토를 하기도 한다.

17 순환기계의 기능으로 옳지 않은 것은?

① 세포 대사에 관련된 모든 물질은 운반한다.
② 상처, 독소로부터 신체를 보호한다.
③ 외부환경과 내부환경의 지각을 전달한다.
④ 호르몬을 운반하여 인체의 항상성을 유지한다.

18 심장근육에 혈액을 공급하는 동맥의 명칭은 무엇인가?

① 대동맥 ② 관상동맥
③ 경동맥 ④ 기관지동맥

19 심장질환의 위험요인이 아닌 것은?

① 흡연 ② 고 콜레스테롤혈증
③ 고혈압 ④ 규칙적 유산소 운동

20 관상동맥이 완전 차단되었을 때 심근허혈이 발생되는 질환은 무엇이라 하는가?

① 뇌출혈 ② 폐부종
③ 심근경색 ④ 쇼크

제 7 장

뇌혈관 질환

학습 개요

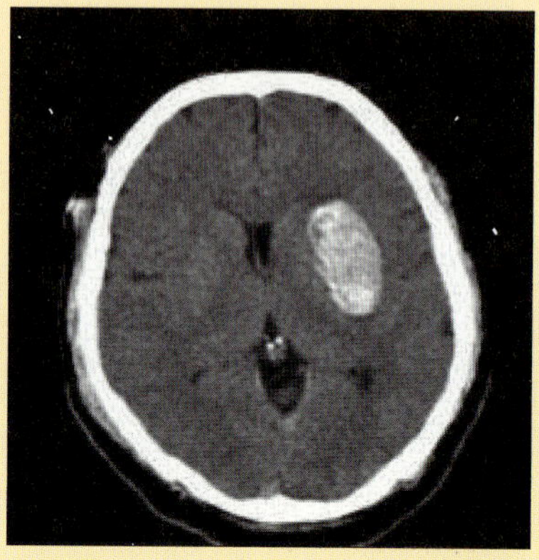

지난해 우리 국민의 10대 사망원인은 암(악성신생물)과 심장 질환, 뇌혈관 질환, 고의적 자해(자살), 당뇨병, 폐렴, 만성하기도 질환, 간 질환, 운수사고, 고혈압성 질환 등으로, 이는 총사망자의 71%를 차지했다. 특히 암과 심장 질환, 뇌혈관 질환은 한국인의 3대 사망원인으로 전체 사망자의 48%를 차지하며, 지난 2007년 이후 뇌혈관질환은 질병 사인 순위 2~3위로 위험한 질환이며 2012년(2013년 9월 통계 자료)에는 25,744명이 사망하였다.

뇌혈관질환은 뇌로 가는 혈류가 차단되어 뇌가 손상을 입는 질환으로 뇌혈류가 4~6분 이상 차단되면 뇌가 손상을 입고 사망하는 무서운 질환이다. 뇌혈관질환의 위험요인으로는 고혈압, 당뇨병, 고지혈증, 흡연, 비만 등을 들 수 있으며, 이외에도 관상동맥질환이나 말초혈관질환이 있는 경우에도 발병의 가능성이 높기 때문에 시간과의 싸움이 큰 관건인 뇌혈관질환에 빠르게 대처하기 위해서 조기 발견이 가장 중요하다.

이런 환자가 발생하였을 때 적절한 의료기관으로 신속한 이송이 중요하다. 우리나라는 뇌혈관질환 치료에 소홀하고 주로 대중치료에 의존하다보니 응급환자가 병원 전 단계에서 40% 이상이 사망하고 있기 때문에 최근들어 뇌졸중 위험이 큰 환자에 대한 교육이 시행되고 있다.

응급처치자는 인간의 뇌는 독립적으로 기능하지 않고 인체 신경계의 한 구성 요소이기 때문에 뇌의 해부 및 생리학과 뇌혈관의 구조를 잘 알아야 한다. 뇌혈관 질환의 원인 및 종류, 뇌졸중의 증상과 징후에 대하여 알아야 하며, 이에 따른 응급처치법을 잘 숙지하여야 한다.

학습 목표

- 뇌혈관 해부생리학 및 구조를 정의하여야 한다.
- 뇌혈관 질환의 원인을 이해한다.
- 뇌혈관 질환의 종류와 유형을 이해한다.
- 뇌졸중의 증상과 징후를 설명할 수 있다.
- 뇌졸중의 응급처치 및 주의사항을 설명할 수 있다.
- 뇌졸중의 척도방법을 설명할 수 있다.

용어 정의

- **뇌(Brain) :** 신체의 신경계를 통제하는 기관으로 의식, 인지, 반응, 통제, 감정 반응, 판단의 기능을 갖고 있다.
- **뇌막(Meninges) :** 뇌를 둘러싸고 있는 막으로 뇌에 접하는 연막, 지주막, 두개골과 연결된 경막이 있음.
- **속목동맥(Internal carotid artery) :** 대동맥에서 분지되는 동맥으로 뇌의 앞쪽에 혈류를 공급하는 동맥
- **척추동맥(Vertebral arteries) :** 빗장밑동맥에서 분지되는 동맥으로 뇌의 뒤쪽에 혈류를 공급하는 동맥
- **뇌혈관 질환(Cerebral disease) :** 뇌에서 발생할 수 있는 모든 혈관질환으로 뇌기능 장애로 쓰러지는 병
- **뇌졸중(Cerebrovascular accident ; CVA, stoke) :** 갑작스럽게 유발된 의식장애, 감각이상, 언어장애 등을 나타내는 증상으로 흔히 중풍이라고도 함.
- **뇌경색(Cerebral infarction) :** 두개 내 뇌동맥이 막혀 그 관류영역에 허혈이 일어남에 따라 기능에 장애가 발생하는 상태
- **뇌출혈(Cerebral hemorrhage) :** 두개 내에 혈관이 터져 뇌조직에 산소 공급이 되지 않는 상태
- **뇌혈전증(Cerebral thrombosis) :** 뇌혈관의 어느 부분이 동맥경화나 혈전 때문에 혈류의 통과 장애가 생겨 발생되는 질환
- **뇌색전증(Cerebral embolism) :** 뇌로 이동해 온 혈전 등에 의하여 뇌동맥이 막히는 질병
- **지주막하출혈(Subarachnoid hemorrhage) :** 지주막과 연막사이에 출혈이 일어난 상태
- **경막외 출혈(Epidural hemorrhage) :** 경막과 두개골 사이에 출혈이 일어난 상태
- **뇌내출혈(Intracerebral hemorrhage) :** 뇌조직 속으로 직접 출혈이 일어난 상태
- **뇌실내출혈(Intraventricular hemorrhage) :** 뇌척수액이 차 있는 뇌실내로 출혈이 발생하는 상태
- **일과성허혈발작(TIA) :** 뇌경색의 전구증상으로서 일과성으로 뇌혈관이 막혀 증상을 일으키나 그 후 혈전이 용해되어 다시 혈류가 재개되어 신경증상은 늦어도 24시간 후에는 사라짐.
- **뇌성마비(Cerebal palsy) :** 출생 전이나 출생 시 또는 출생 후 아직 뇌가 미성숙한 시기에 생기는 뇌의 병변에 의해 발생하는 운동기능 장애를 총칭하는 말
- **뇌졸증(Stroke) :** 갑작스런 의식장애, 감각이상, 수의운동 소실 등의 증상으로 나타나면 뇌출혈과 뇌경색으로 인해 발생
- **뇌동맥류(Cerebral aneurysm) :** 뇌의 동맥에 생긴 동맥자루 이것이 잘 터져 출혈을 일으키거나 주위의 뇌조직 압박에 의해서 두통, 발작을 발생

뇌혈관 질환

CHAPTER 07

1. 뇌의 해부 생리학

뇌(Brain)는 신경 세포가 하나의 큰 덩어리를 이루고 있으면서 중추 신경계를 관장하는 기관을 말한다. 본능적인 생명활동에 있어서 중요한 역할을 담당하는데, 여러 기관의 정보가 일단 이곳에 모여 여러 기관으로 활동이나 조정 명령을 내린다. 또한 고등 척추동물의 뇌는 학습의 중추이다. 성인의 뇌 무게는 약 400 g 정도이며, 이는 10^{12}개 정도의 뉴런을 포함한다. 뇌는 대부분의 움직임, 행동을 관장하고, 신체의 항상성을 유지시킨다.

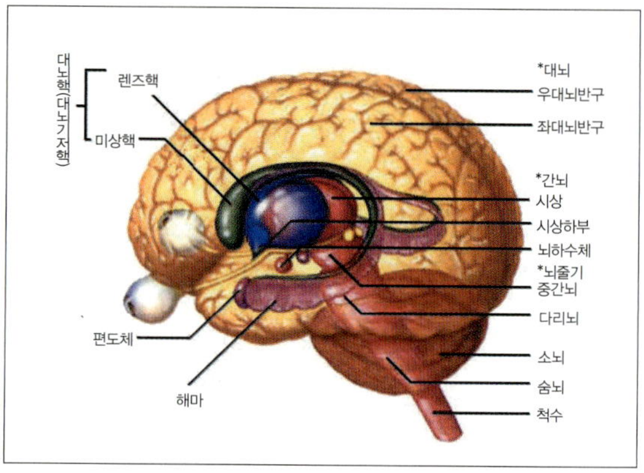

▲ 뇌의 구조

뇌는 크게 대뇌, 뇌줄기, 소뇌로 나눌 수 있다. 대뇌는 좌, 우 두 개의 반구로 나뉘어 거의 대칭 모습을 하고 있다. 각각의 대뇌는 이마엽, 마루엽, 관자엽, 뒤통수엽 등으로 나뉘는데, 이들이 맡고 있는 기능은 서로 다르지만 대체적으로 외부로부터 받아들인 자극을 인식, 해석하고 이에 대해 적절히 반응하도록 온몸에 명령을 내려 보낸다. 대뇌는 지능, 감정, 기억, 추리, 사고 등 인간다운 기능을 수행케 한다. 왼쪽 대뇌에는 언어 중추가 있어 말하고, 이해하고, 쓰고, 읽는 기능을 담당한다. 소뇌는 대뇌의 뒤쪽, 아래쪽에 있으며, 우리 몸의 균형을 잡거나 미세한 운동을 조절하는 기능을 담당한다. 뇌줄기는 대뇌의 바닥 가운데부터 시작하여 아래로 내려가는 구조물로서 아래쪽으로는 척수와 연결된다. 대뇌처럼 고등 기능을 담당하지는 않지만 심장 박동, 호흡 등 생명을 유지하는 데 직접 관계하는 반사 중추들이 모여 있는 중요한 구조물이다.

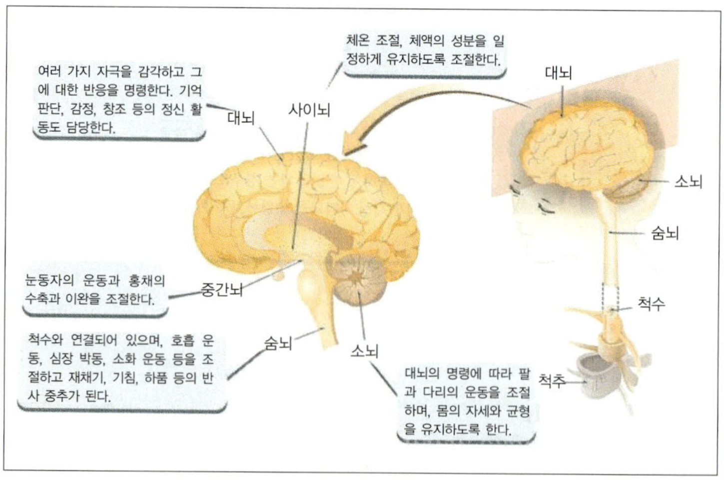

▲ 뇌의 구조와 역할

2. 뇌혈관의 구조

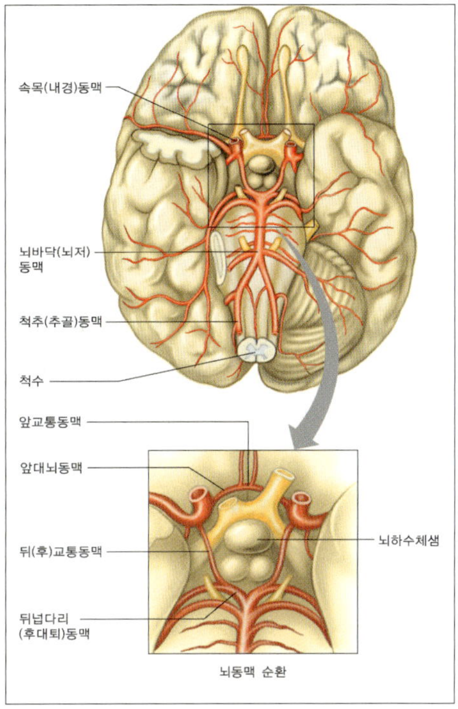

▲ 뇌혈관의 구조

뇌는 지속적으로 적절한 혈류를 공급하는 것이 생명유지에 매우 중요하다. 정상기능을 유지하기 위해서는 혈관을 통해 지속적으로 산소와 포도당이 에너지원으로 공급되어야 한다. 뇌혈류는 동맥관류압에 의해 조절되고 이는 연수의 혈관운동 중추에서 조절된다.

뇌에 혈류를 공급하는 동맥은 대동맥에서 분지되는 목동맥(carotid artery)과 빗장밑동맥에서 분지되는 척추동맥(vertebral artery)이다. 뇌의 앞쪽은 두 개의 목동맥을 통하여 혈류를 받고, 뇌의 뒤쪽은 두 개의 척추동맥으로부터 혈류를 받는다. 척추동맥은 뇌의 기저부에서 서로 합쳐져 뇌바닥동맥(basilar artery)이라는 하나의 혈관을 형성한다. 뇌바닥동맥은 뇌실질부에서 두 개의 목동맥과 만나 원형 혈관의 고리를 형성하게 된다. 이와 같이 목동맥과 뇌바닥동맥이 서로 연결되어 있으므로, 한 쪽 혈관이 막히더라도 다른 혈관에서의 혈류가 뇌손상을 최소화시킬 수 있다. 즉, 뇌혈류는 뇌로의 혈류유지에 지장이 오더라도 이를 극복할 수 있는 이중의 혈류공급 장치를 가지고 있는 것이다.

양측 온목동맥에서 3~4번 목뼈 부근에서 바깥목동맥과 속목동맥으로 나뉘고 바깥목동맥은 안면 및 두피의 혈액공급을 하고 속목동맥이 뇌안으로 뚫고 들어간다. 온목동맥이 가지쳐 갈라지고 속목동맥이 시작되는 부위가 죽상동맥 경화현상이 가장 흔한 부위이다. 대동맥궁에서 출발한 양측 두 개의 척추동맥이 목뼈에 위치한 추골공을 따라 상부로 진행하여 두개저를 통해 두개골 안으로 들어온 후 다시 합쳐져 뇌바닥동맥이 된다. 속목동맥은 뇌안으로 들어와 관자엽(관)을 지나 두개기저부 경사대라는 곳을 지나면서 중요한 분지들을 내어 안동맥, 전맥락총동맥, 후교통동맥이 분지되며 내경동맥의 종단은 전대뇌동맥과 중대뇌동맥으로 분지되어 끝난다. 양측의 척추동맥은 뇌안으로 들어와 소뇌의 후방하부에 혈액공급하는 후하소뇌동맥을 분지한 후 합쳐져 하나의 기저동맥을 형성하고, 그 후에 양측으로 전하소뇌동맥을 내고 기타 뇌교에 혈액을 공급하고 더 상부로 진행한다. 뇌에 대한 혈액공급은 양측의 내경동맥이 후두엽을 제외한 대뇌반구를 담당하고, 척추뇌바닥동맥이 소뇌, 다리뇌, 뇌의 뒤통수엽을 담당하여 각각의 내목동맥, 척추뇌바닥동맥이 1/3씩 담당하고 있다.

Q&A

Q 뇌에 혈류를 공급하는 혈관인 내경동맥과 척추동맥은 서로 연결되어 있나요?

A 속목동맥-척추동맥의 두 혈관계는 윌리스 서클(circle of Willis, cerebral arterial circle, 대뇌동맥 고리, 대뇌 동맥륜)로 연결되어 고리모양을 이룬다. 이러한 뇌혈관의 해부학적 구조는 한쪽 혈관이 막히더라도 다른 혈관에서 혈류를 공급할 수 있기 때문에 뇌손상을 최소화시킬 수 있다. 또한 윌리스 서클(circle of Willis)은 뇌출혈 시 잘 터지는 부분으로 임상적으로도 매우 중요하다.

3. 뇌혈관 질환의 원인

뇌혈관 질환은 뇌로 가는 혈류가 차단되어 뇌가 손상을 입는 질환으로 뇌혈류가 4~6분 이상 차단되면 혈류공급이 차단된 부분의 뇌가 손상을 입고 결국은 사망하는 무서운 질환이다. 미국은 매년 50만 명의 뇌졸중 환자가 발생하며, 이 중 1/4이 사망에 이른다. 우리나라도 뇌질환 치료에 소홀하며 주로 대증치료에 불과하여 병원 전 단계의 중요성이나 신속한 이송, 응급처치가 강조되지 않아 응급환자가 병원 전 단계에서 40% 이상(주택 : 31.8%, 병원 이송 : 7.8%)이 사망하고 있다. 하지만 최근 혈전용해제 및 신경조직보호체계 등에 관한 연구가 활발해지면서 뇌질환 응급처치 중요성이 강조되고 있다.

중풍이라고 일컬어지는 뇌졸중은 뇌에 혈액을 공급하는 뇌동맥이 터지거나 막혀서 발생하며 암, 심장질환과 함께 우리나라 사람들에게 자주 발생하는 무서운 병으로, 크게 허혈성 뇌졸중과 출혈성 뇌졸중으로 나누어진다. 약 85%가 허혈성 뇌졸중이고, 약 10%가 출혈성 뇌졸중, 나머지 5%가 그 밖의 뇌졸중이다.

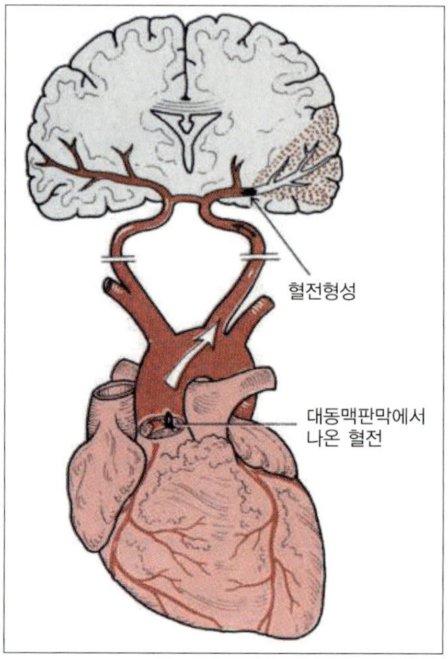

▲ 뇌혈관 관류

허혈성 뇌졸중은 뇌동맥이 막혀서 생기는 병으로 뇌경색이라 하고, 출혈성 뇌졸중은 뇌동맥이 터져서 생기게 되는 병으로 고혈압과 관계된 경우가 가장 흔하다(고혈압에 의해 손상을 많이 받는 혈관이 약해져서 혈압이 오르는 상황에서 터지면서 출혈). 출혈 부위에 따라 경막상 출혈, 경막하 출혈, 지주막하출혈 및 뇌내 출혈 등이 있다. 뇌혈관의 일부가 약해 혈관 벽이 늘어나 꽈리모양으로 불거져 나오는 것을 뇌동맥류라고 한다. 뇌동맥류의 혈관 벽은 매우 얇고 구조적으로도 정상 혈관과 다르기 때문에 약해서 쉽게 터지는데 이렇게 약해진 뇌동맥류가 터져서 발생한 출혈을 지주막하 출혈이라 한다. 원인으로는 뇌혈관 벽의 선천적 결함과 혈관 벽의 퇴행성 변화라는 복합요인으로 주로 40~60세 때 가장 많이 발생하나 최근에는 20~30대에서도 그 발생 정도가 늘어나 전 인구의 1~5%에서 발생한다. 지주막하 출혈의 경우에는 증상이 없어 치료시기를 놓치는 경우가 많다.

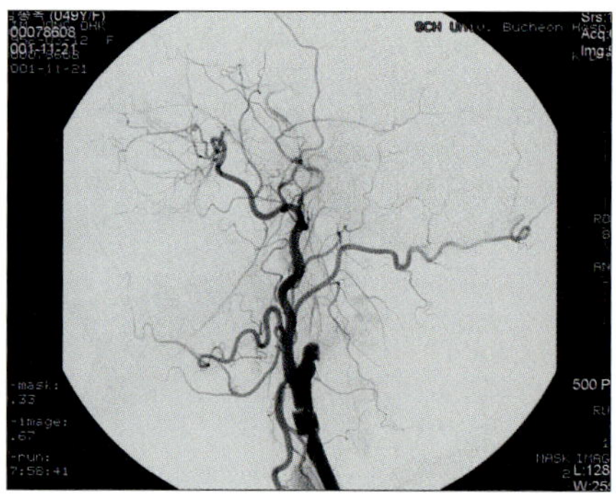

▲ 뇌혈관 조영술

Q&A

Q 뇌졸중을 일으키는 가장 큰 위험요인은 무엇인가요?

A 뇌졸중을 일으키는 요인으로 남자는 흡연이 가장 두드러졌고, 음주, 고혈압, 운동부족, 비만, 고지혈증 순이었다. 여자의 경우 음주와 운동부족이 주된 원인이었고, 흡연과 고혈압이 뒤를 이었다. 뇌졸중 위험은 남성이 여성보다 1.34배 정도 더 높고 사망률도 남성이 여성보다 훨씬 높은 것으로 나타났다. 여성의 생존율이 남자보다 높다는 것은 그만큼 여성들이 뇌졸중으로 인한 장애를 안고 사는 기간이 길다는 것을 뜻한다.

4. 뇌혈관 질환의 종류

뇌 순환이 급격하게 장애를 받아 두개 내 뇌동맥이 폐색되어 관류영역에 허혈이 생기거나, 뇌출혈이 발생되어 조직이 괴사 융해되어 공동화되는 병태를 말하며, 뇌혈관 질환의 종류는 다음과 같다.

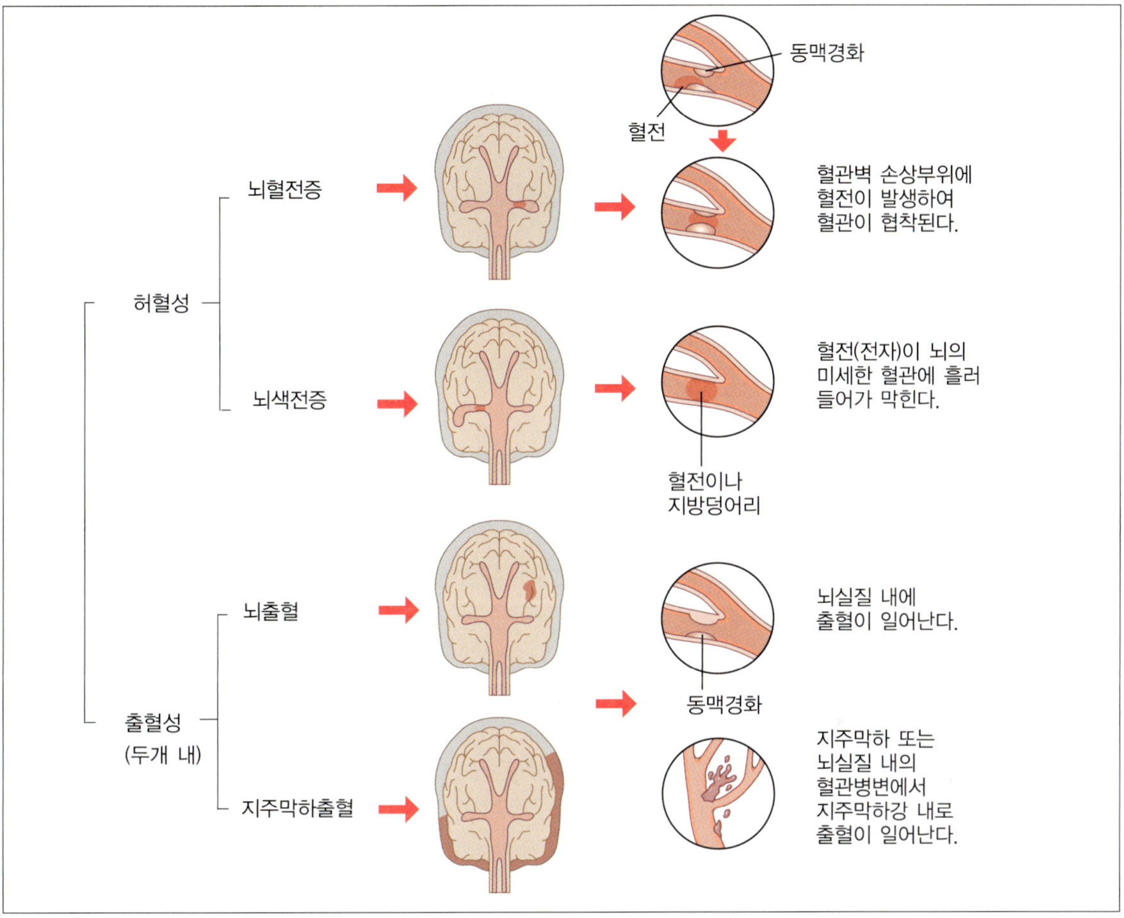

✚ 뇌혈전증, 뇌출혈은 고혈압이 기초 질환인 경우가 많으며, 혈청 총 콜레스테롤치가 낮은 경우에는 뇌출혈, 열공(Lacunar)경색이 일어나기 쉬우며, 높은 경우에는 죽상혈전성 내경색이 일어나기 쉽다. 혈압을 관리하고, 혈청 총콜레스테롤 수치를 150~200 mg/dl로 유지하는 것이 중요하다.

참 고

뇌혈관질환은 뇌혈관이 막히거나 터져서 발생하는 질환으로 우리나라 사망원인 3위이지만 단일질환으로 사망원인 1위이다. 최근에는 계절에 관계없이 발병하며, 특히 30~40대 젊은층이 증가하고 있다. 위험요인으로 65.3%가 고혈압을 가지고 있으며, 당뇨 27.1%, 고지혈증 19.7%, 과거 뇌졸중 병력 34.2%로 특히 뇌졸중 환자의 20.5%가 흡연을 하고 있는 것으로 나타났다.

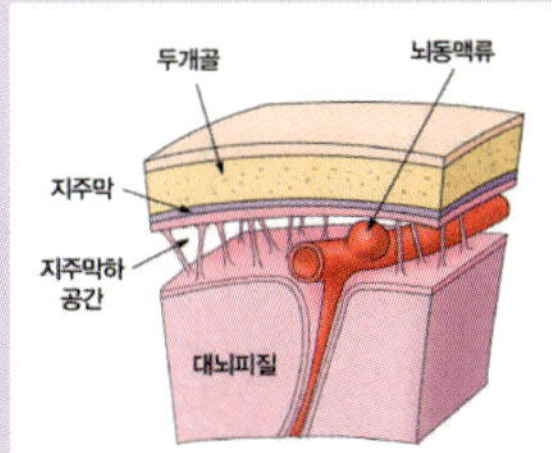

【지주막하출혈】

5. 뇌혈관 질환의 유형

뇌의 일부분에 혈액을 공급하는 혈관이 막히거나 터짐으로 뇌가 손상되어 나타나는 신경학적 결손 증상을 통칭한다. 뇌를 둘러싸고 있는 **뇌막(meninges)**은 3개로 직접 뇌에 접하고 있는 연막, 지주막, 두개골과 연결되어 있는 경막이 있다.

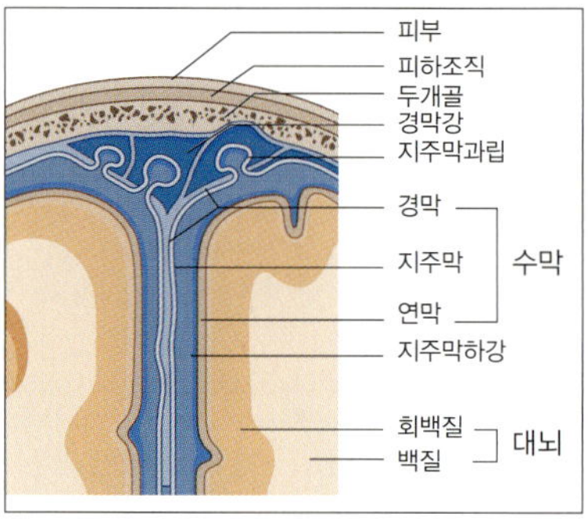

▲ 뇌막의 구조

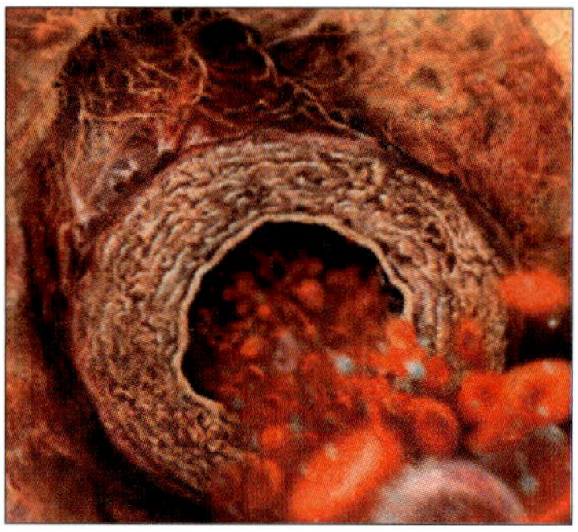

▲ 혈관상태

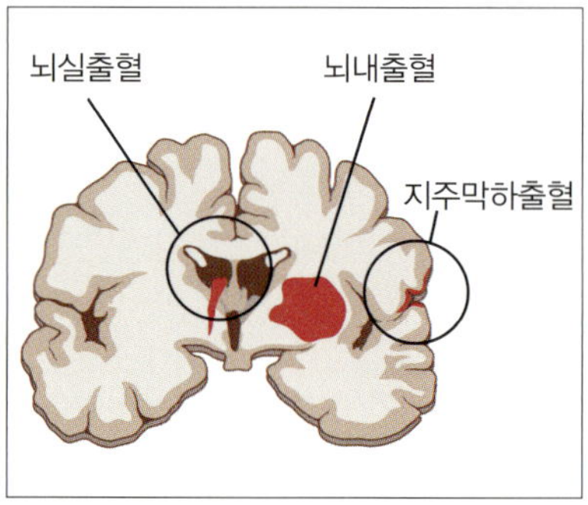

▲ 뇌출혈

1. 지주막하 출혈(SAH)

지주막과 연막 사이에는 뇌척수액이 차 있으며, 비교적 굵은 혈관들이 지주막하 공간을 통과해서 뇌신경세포에 혈액을 공급하는데 여기에 출혈이 발생했을때 뇌지주막하 출혈이라고 한다. 이 출혈의 80~90%는 뇌동맥류(cerebral aneurysm)의 파열로 일어난다.

▶ 뇌동맥류는 동맥이 분지로 갈라지는 부분의 벽이 약한 경우 오랜기간 동맥압에 견디다 못해 풍선처럼 부풀러 올라 꽈리모양을 이루는 상태이다. 우리나라 인구의 1~5%가 뇌동맥류를 가지고 있으며 이의 1%가 파열하여 뇌지주막하 출혈을 일으킨다.

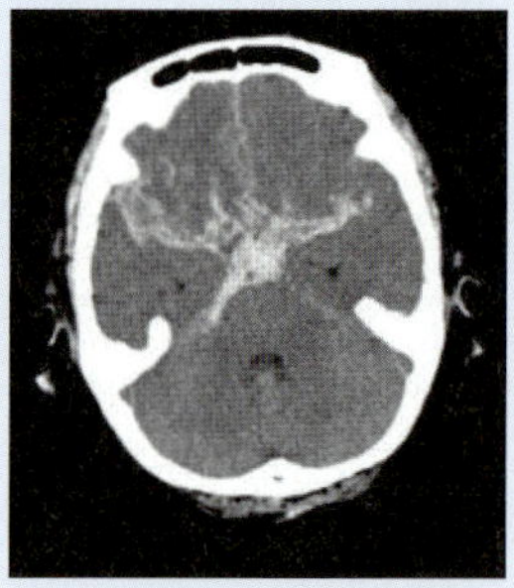

지주막하 출혈

2. 경막외 출혈(EDH)

경막과 두개골 사이의 출혈을 의미한다. 두부외상 중 2% 내외로 발생하며, 60세 이상이나 2세 이하에서는 드물다. 두개골에 외상이 생길 경우 골절을 일으키면서 골절이 없는 경우도 가끔 있다. 경막에 있는 중수막동맥, 정맥 또는 경막정맥동 파열로 출혈하는데, 이때 경막의 혈종이 형성된다.

▶ 혈종이 뇌를 압박하면 환자는 의식이 점차 흐려지고 반신마비가 되어 한쪽 동공이 커지고 대광반사가 없어진다. 시기적으로는 겨울이 많고 밤보다는 낮에, 그리고 활동 시에 많다. 또한 용변, 목욕, 식사, 긴장, 흥분, 과로가 원인이 되는 경우가 많다.

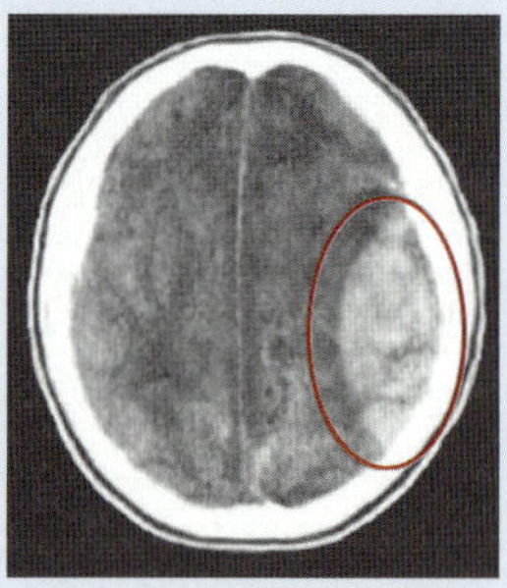

경막 외 출혈

3. 뇌내출혈 (ICH)

압력으로 약해진 뇌혈관이 터져 뇌내출혈을 일으키는 것이다. 뇌졸중 중 우리나라에서 가장 흔히 경험되는 질환이다. 고혈압이 오래 지속되면 혈관벽의 신축성이 감소하여 급기야 동맥경화증에 이르게 되고, 여기에 혈전이 침착하면 뇌경색을, 높은 동맥압에 혈관이 못견디어 파열하면 뇌내출혈을 일으키게 되는 것이다.

▶ 대부분(약 75%)이 고혈압증이 원인인 뇌출혈이고, 드물게 백혈병이나 재생불량성 빈혈 등의 혈액질환과 종양, 외상, 매독 등이 원인이 된다.

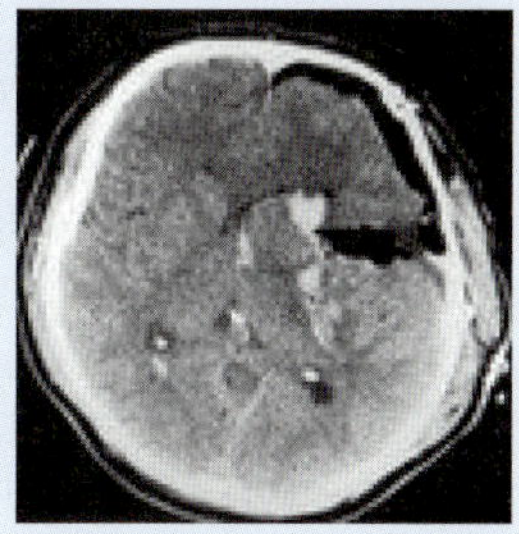

뇌내출혈(ICH)

4. 뇌실내출혈(IVH)

정상적으로 뇌척수액이 차 있는 뇌실 내로 출혈이 생기는 것이다. 뇌실 내 일정 부분의 혈관 발달이 미숙해서 혈관이 매우 약한 상태인데 이 혈관을 통과하는 혈액의 압력이나 용량 등에 의해 혈관이 터져 발생한다.

▶ 증상으로 소량의 출혈이 있는 경우 아무런 증상이 없으며(50%), 갑자기 창백해지거나 빈혈이 발생 ,다량의 출혈이 있는 경우는 경련이 발생한다.

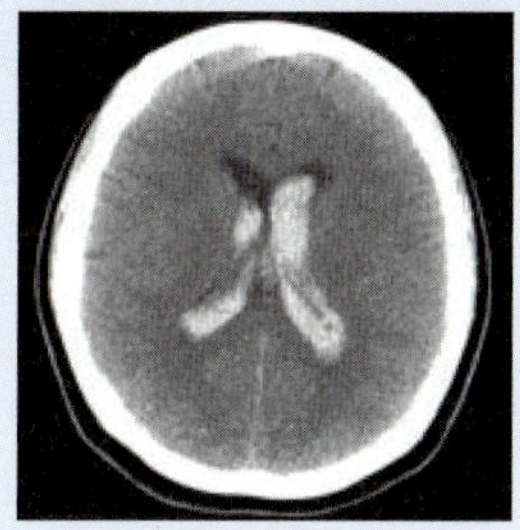

뇌실내출혈

5. 뇌경색(infarction)

뇌경색의 동맥경화증으로 뇌동맥이 좁아진 곳에 혈전이 침착되어 혈관이 막히게 되는 경우와 심장질환이나 경동맥 등 다른 신체부위에서 생긴 혈전 조각이 뇌로 가는 혈관을 막아서 생긴 것이다.

▶ 위험 인자는 혈전을 잘생기게 하는 모든 생활습관병이다. 주로 뇌의 한쪽에서 생기므로 한 쪽 팔다리가 마비되는 것이 가장 전형적인 증상이다. 하루 만에 좋아지는 일과성 뇌허혈증, 즉 TIA가 있고 그외에 시간의 경과에 따라 나눈다.

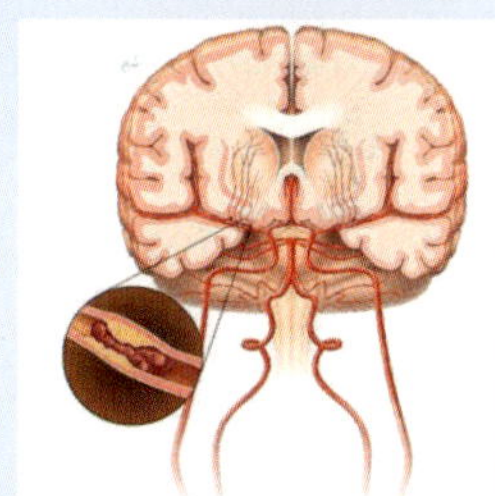

뇌경색

Q&A

Q 뇌졸중(腦卒中, stroke, apoplexy)은 어떤 병인가요?

A 뇌졸중은 사망률이 높고, 치료에 많은 비용과 시간이 들어가며, 치료하여도 장애를 가지는 질환으로 무엇보다도 예방이 중요하다. 질병의 첫 번째 원인으로 뇌졸중 환자의 약 20% 정도는 3개월 이상의 장기 입원 치료를 요하며, 15~30%는 영구적인 장애를 보이고 있다. 뇌졸중 환자의 98%가 편측마비, 언어장애, 시각장애, 어지럼증, 심한 두통의 증상을 보인다. 발병이 시작되고 3시간 이내에 병원에 도착하여야 막힌 혈관을 뚫거나 뇌경색으로 진행되지 않도록 할 수 있다. 혈전용해제는 3시간 이내에 인체에 투여하여야 효과가 있기 때문에 이를 '골든타임'이라 한다. CT, MRI 촬영에 걸리는 시간 등을 감안하여 2시간 이내에 종합병원 응급실에 도착하여야 효과적인 치료가 가능하다.

6. 뇌졸중의 증상과 징후

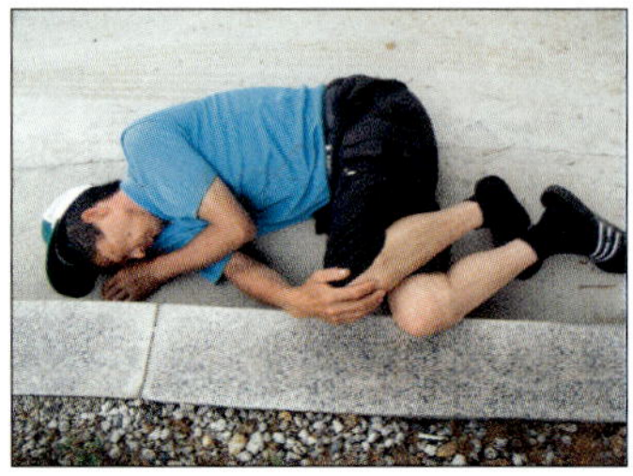

뇌졸중(stroke)은 뇌혈류 이상으로 인해 갑작스레 유발된 국소적인 신경학적 결손 증상을 통칭하는 말이다. 뇌졸중은 증상에 대한 용어로서, 의학적인 질병으로 칭할 때에는 뇌혈관 질환(cerebrovascular accident, 줄여서 **CVA**)이라고 한다. 흔히 중풍(中風)이라고 부르기도 하지만, 중풍이라는 말은 좀 더 광의의 표현이다. 두개 내 뇌동맥이 폐색되고, 관류영역에 허혈이 생겨 조직이 괴사 융해되어 공동화되는 병태를 말한다. 뇌졸중으로 인해 다음과 같은 증상이 나타난다.

- 몸의 편측으로 발생하는 부분적 또는 전체적 마비가 온다.
- 양측이 동시에 마비되는 경우는 매우 드물다.
- 의식상태의 변화(기억장애, 의식혼미, 혼수상태)가 온다.
- 언어 또는 시력장애, 경련, 호흡이나 연하장애(삼키는 것)가 온다.
- 안면근육 마비 및 표정 상실 또는 두통이 온다.

뇌출혈에 의한 국소적인 증상

뇌실질 내에 출혈이 일어나며 일차적 또는 2차적인 뇌장애로 뇌에 국소적인 증상이 일어난다. 대부분의 고혈압을 적절하게 조절하지 않아 발생한다. 출혈이 일어나기 쉬운 부위는 대뇌반구의 시상, 피각, 피질하 뇌간부의 교, 소뇌이며 피각 출혈이 가장 많지만(약 40%), 최근에는 시상 출혈이 증가하고 있다(약 30%), 시상과 피각 양쪽에 출혈이 일어나는 경우도 많으며, 일정량 이상의 출혈이 있으면 혈종이나 거기에 따른 부종이 뇌간부를 압박해서 사망에 이르는 경우도 있다. 특히 출혈부위에 따라 증상은 다음과 같다.

출혈 부위(빈도)	눈의 증상		의식장애	편마비	현기증 구토	심한 두통
	공동편시	기타				
피각 출혈(40%)	환측	병소쪽으로 공동 편시	(+)	(+)	(±)	(+)
사이뇌 출혈(30%)(증가 경향)	내하방	아랫방향 공동 편시(코끝 응시) 병소쪽으로 공동 편시 축동(2mm)과 빛 반사(±), 동공 부동(도너 증후군)	(+)	(+)	(±)	(+)
다리뇌 출혈(10%)	정중앙위	정중앙위, 현저한 축동(pinpoint pupils) 빛 반사(+) 안구두부반사(인형눈 현상(−) 안구 상하운동	(++)	사지마비	(+)	(−)
소뇌 출혈(10%)	건축	병소와 반대쪽으로 공동 편시 축동 빛반사(+)	(±) 정도가 가볍다	(−)	(+++)	(++)

7. 뇌졸중의 척도방법

신시내티 병원전 뇌졸중 척도(Cincinnati Prehospitals Storke Scale ; CPSS)와 로스앤젤레스 병원전 뇌졸중 검사(Los Angeles Prehospital Stroke Screen ; LAPSS)과 같이 간단한 병원전 평가방법들을 이용하여 객관적으로 뇌졸중 환자를 확인할 수 있다. CPSS는 이학적 검사로만 구성되어 있다. LAPSS는 의식의 변화를 초래하는 요인들(예 : 경련의 과거력, 저혈당)을 파악한 후에 안면의 미소, 손의 쥐는 힘, 팔의 힘을 검사하는 방법으로 구성되어 있으며 실증적이고 간략한 병원 전 평가도구를 사용하여 알 수 있는 방법이다.

신시네티 병원전 뇌졸중 검사(Cincinaati pre-hospital stroke scale) 방법

검사 방법	검사 결과	검사 모습
안면 마비 (치아를 보이게 하거나 웃게 함)	• 정상 : 양쪽 안면이 동일하게 움직인다. • 이상 : 얼굴 한쪽이 다른 쪽만큼 움직이지 않거나 표정이 없다(비대칭).	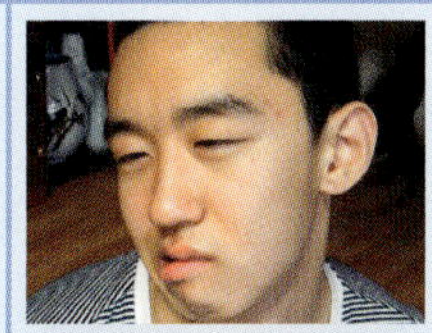 안면 마비
팔 떨어뜨리기 (눈을 감게 하여 양측 팔을 10초 이상 들게 한다)	• 정상 : 양쪽 팔이 같이 움직이거나 같이 움직이지 않는다. • 이상 : 한쪽 팔만 아래로 떨어진다.	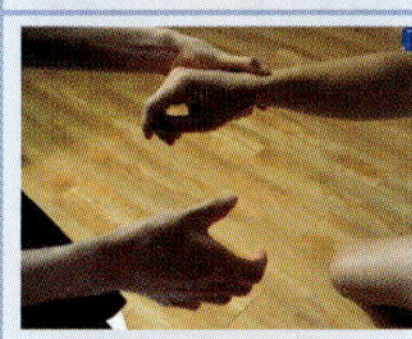 팔 떨어뜨리기
언어 이상 (질문을 통해 환자의 반응을 관찰)	• 정상 : 정확한 발음이다. • 이상 : 말을 못하거나 발음이 부정확하다.	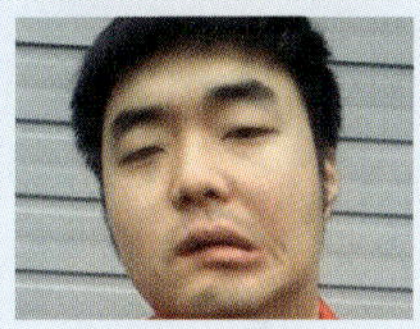 언어 이상

로스엔젤레스 병원전 뇌졸중 검사(LAPSS : Los Angeles Prehospital Stroke Screen)

과거력	예	모름	아니요
1. 45세 이상	☐	☐	☐
2. 발작이나 간질의 과거력 없음	☐	☐	☐
3. 증상발현 < 24시간	☐	☐	☐
4. 평상시에 휠체어나 병상에 누워지내지 않음	☐	☐	☐
5. 혈당 60~400	☐	☐	☐
6. 다음 3개 검사에 명확한 양측의 이상	☐	☐	☐
	양측 동일	우측 약화	좌측 약화
안면미소	☐	☐ 처짐	☐
손쥐는 힘	☐	☐ 약함 ☐ 힘 없음	☐ 약함 ☐ 힘 없음
팔의 힘	☐	☐ 아래로 처짐 ☐ 급격히 감소	☐ 아래로 처짐 ☐ 급격히 감소

8. 뇌졸중 응급처치

뇌졸중 환자는 주의 깊게 활력징후, 혈압, 호흡 등을 관찰해야 한다. 먼저 호흡이 규칙적인가 불규칙적인가를 관찰한다. 뇌졸중이 있는 환자의 호흡에서는 특징적인 지연현상(hesitancy)이 나타난다. 어떤 환자는 호흡이 힘들어 보이지는 않으나 호흡이 빠를 수도 있다. 호흡회수를 관찰하고 호흡보조가 필요한지 여부를 판단하여야 한다.

뇌졸증 현장 응급처치

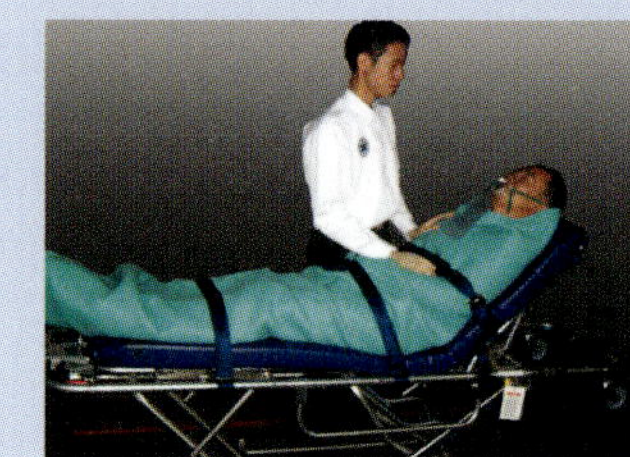

- 119에 신고한다.
- 기도 유지 및 호흡 및 순환을 확인한다. – 호흡이 없을 경우 보조호흡 및 심폐소생술을 실시
- 활력징후를 측정한다.
- 구강 내 이물질 또는 타액 흡입을 확인한다.
- 뇌부종을 막기 위해 상체를 올린 자세를 취해주며, 의식을 주의 깊게 관찰한다.
- 이송 중 기도 유지, 호흡상태, 심박동수, 경련발생 유무를 지속적으로 감시한다.
- 증상이 호전되지 않으면 즉시 병원으로 이송한다. - Golden time

뇌졸중 응급처치시 주의사항

- 인후 근육이 마비될 수 있기에 구강을 통하여 어떠한 음식도 주면 안 된다.
- 의치를 한 경우 제거하고 입안을 청결하게 하고 환자를 안정시켜야 한다.
- 혈압의 저하는 뇌경색을 악화시키고, 고혈압은 출혈을 악화시키므로 혈압유지가 중요하다.

▶ 지속적으로 높은 혈압은 뇌의 심한 부종이 진행되고 있는 증거이다. 뇌의 심한 부종은 뇌세포를 압박하여 파괴시키고 더욱 심한 손상이 발생하기 때문에 뇌졸중을 인지한 즉시 약물치료를 위해 빠르게 병원으로 이송해야 한다. 이송 중이라도 환자의 호흡과 맥박, 의식 상태를 지속적으로 관찰한다.

참 고

뇌졸중(중풍)은 신속한 응급처치가 필요하다.

암 · 심장병과 함께 한국인의 3대 사망 원인인 '뇌졸중(중풍)' 은 시간과의 싸움이다. 뇌혈관이 막혀서 생기는 뇌경색은 특히 분, 초를 다툰다. 발병 후 2~3시간 내에 병원에 도착하여 혈전용해 치료를 받을 경우 후유증을 줄이고 환자의 회복도 당길 수 있기에 통상 '시간이 곧 뇌(Time is brain)' 라 한다. 지방에서 서울까지 환자를 이송하며 시간을 허비하는 것은 환자를 죽이는 행위이다.

또한 뇌경색은 재발이 잦은 만큼 치료가 가능한 가까운 병원에서 꾸준한 관리와 치료를 받아야 한다. 갑작스러운 두통과 함께 뇌졸중의 증상이 나타나면 이들 질환을 의심하며, 고혈압이나 당뇨들과 같은 질환의 치료도 중요하지만 조기 뇌혈관 검진을 통한 조기진단을 받아야 한다. 뇌졸중은 충분히 예방할 수 있는 질환이다.

연습문제 07

1 뇌에 대한 설명이 옳지 않은 것은?

① 뇌는 크게 대뇌, 뇌간, 소뇌로 나눌 수 있다.
② 대뇌는 좌, 우 두 개의 반구로 나뉘어 거의 대칭 모습을 하고 있다.
③ 대뇌는 지능, 감정, 기억, 추리, 사고 등 기능을 수행한다.
④ 대뇌는 전두엽과 후두엽으로만 나뉜다.

2 다음은 뇌의 구조와 역할을 적은 것이다. 이 중 옳은 것은?

① 대뇌 : 여러 가지 자극을 감각하고 그에 대한 반응을 명령
② 간뇌 : 체온 조절, 체액의 성분을 일정하게 유지하도록 조절
③ 중뇌 : 기억판단, 감정 등의 정신 활동을 담당
④ 연수 : 척수와 연결되어 있으며, 호흡, 심박, 소화 등을 조절

3 다음 중 뇌와 척수를 보호하는 것은?

A. 백색질	B. 뇌척수막
C. 사상하부	D. 뇌척수액

① A. B. C ② A. C
③ B. D ④ A. B. C

4 다음의 특징을 가지는 증상은?

> 뇌의 일부분에 일시적인 기능장해를 유발하며, 두부에 충격을 가할 경우 별이 보이거나 의식이 몽롱해지거나 주로 의식 소실을 동반하는 증상을 보이기도 한다.

① 뇌자상 ② 뇌진탕
③ 뇌탈출 ④ 두 개내출혈

5 뇌혈관 질환의 종류가 아닌 것은?

> 뇌혈관질환은 뇌에 손상을 발생할 정도로 혈류가 차단되어 나타난 증상과 징후의 조합이다. 비록 어떤 사람에게도 뇌혈관 질환이 발생할 수있으나 죽상경화증이나 만성 심장질환 또는 고혈압이 있는 사람에게서 주로 발생한다.

① 뇌혈전증 ② 뇌출혈
③ 지주막하출혈 ④ 뇌수막염

6 다음의 특징을 가지는 증상은?

> 언어장애, 편마비, 운동장애의 증상을 보임

① 뇌졸중 ② 뇌출혈
③ 심장판막질환 ④ 혈전

7 뇌졸중의 직접적인 요인이 아닌 것은?

① 혈전증 ② 고혈압
③ 폐렴 ④ 색전증

8 뇌졸중환자가 있다. 응급구조사의 응급처치로 알맞지 않은 것은?

① 주의 깊게 생체징후, 혈압, 호흡 등을 관찰한다.
② 기도가 잘 유지되는지를 확인한다.
③ 기도가 유지되더라도 대비를 위해 기도를 유지할 수 있는 보조기구를 기도에 삽입한다.
④ 목 또는 손목에서 심박동을 확인한다.

9 두부 외상에 의한 뇌손상 중에서, 뇌진탕보다 중하며 의식장해나 운동마비 같은 증상이 생길 수있고 뇌신경 조직이 손상을 받아 미세출혈이나 부종 등이 일어날 수 있는 증상은?
① 뇌좌상 ② 폐좌상
③ 뇌동맥류 ④ 협심증

10 뇌졸중 환자의 응급처리로 옳지 않은 것은?
① 의식 상태를 확인한다.
② 기도 유지 및 호흡 및 순환을 확인한다.
③ 생체징후를 측정한다.
④ 의식 장애가 있는 환자의 경우 마비되지 않은 쪽을 아래로 위치시킨다.

11 뇌졸중의 평가방법 중 신시내티 병원 전 뇌졸중 검사방법으로 옳지 않은 것은?
① 치아를 보이게 하거나 웃게 한다.
② 눈을 감고 한쪽 다리를 10초 이상 들고 있게 한다.
③ 눈을 감고 양측 팔을 10초 이상 들고 있게 한다.
④ 질문을 통해 환자의 발음을 확인한다.

12 뇌줄중 평가를 할 때 응급구조사가 할 수 없는 평가는?
① 얼굴마비 평가 ② 팔의근육약화 평가
③ 언어장애 평가 ④ 뇌졸중 척도 평가

13 다음의 특징을 가지는 증상은?

> 순환계 내에서 형성된 혈전이 형성된 장소로부터 이동하여 다른 장소의 혈관을 막는 현상

① 혈전 ② 뇌출혈
③ 뇌색전증 ④ 뇌졸중

14 60세의 이모씨가 대화 도중 갑작스런 왼쪽 팔의 허약감과 어눌한 말투, 혼돈 등의 증상을 보였다. 해당하는 응급처치가 아닌 것은?
① 구강 내 이물질이 있는지 확인한다.
② 기도, 호흡, 맥박을 확인한다.
③ 환자를 안정시키기 위해 청심환을 먹인다.
④ 의식이 있는지 확인한다.

15 뇌졸중의 증상으로 틀린 것은?
① 의식의 혼미 ② 연하장애
③ 표정상실 또는 두통 ④ 팔 다리의 통증

16 뇌졸중을 유발하는 뇌혈류의 차단 원인으로 옳지 않은 것은?
① 뇌동맥의 응고
② 뇌동맥의 파열
③ 빈혈로 인한 뇌 혈류량의 감소
④ 뇌동맥 경화증에 의한 혈관 협착

17 심근경색의 병력이 있는 55세의 남자환자가 갑자기 어지러움을 호소하며, 한쪽 팔다리가 마비되었다. 의심이 되는 질병은?
① 뇌경색
② 식욕부진성 영양 장애
③ 혈액의 손실
④ 간질발작

18 뇌졸중을 일으키는 위험요인이 아닌 것은?
① 흡연 ② 운동부족
③ 음주 ④ 저혈압

19 혈전이나 지방덩어리가 뇌의 미세혈관을 막아 발생하는 질환은?
① 뇌혈전증 ② 뇌색전증
③ 뇌출혈 ④ 지주막하출혈

20 뇌혈관 질환의 유형중 동맥경화증으로 뇌동맥이 좁아진 곳에 혈전이 침착되어 혈관이 막히게 되는 경우는?
① 지주막하출혈 ② 지주막상출혈
③ 뇌경색 ④ 뇌실질내출혈

제 8 장

호흡기계 질환

학습 개요

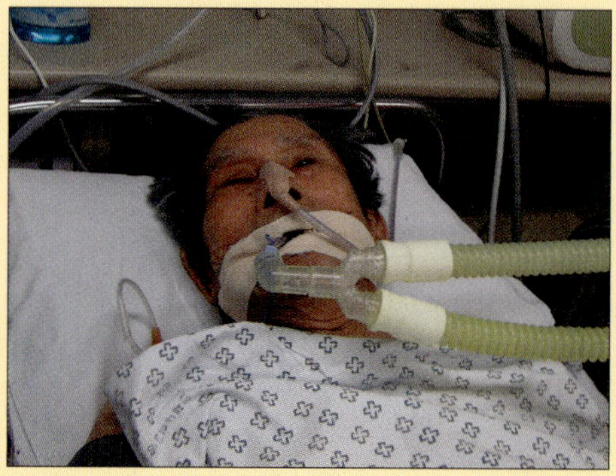

호흡기계(Respiratory system)는 생명활동에 가장 기본적인 호흡작용과 그 밖에 우리가 의사소통 할 수 있게 소리를 내는 가장 직접적이고 중요한 기능을 수행하고 있다. 호흡계는 폐와 기관, 기관지, 후두 등으로 호흡에 관여하는 기관으로 구성되어 있으며, 혈액에 산소를 공급하고 이산화탄소를 제거하는 기능을 수행한다. 기도나 폐에 손상이나 질병이 발생하면, 가벼운 호흡곤란에서부터 심각한 호흡부전에 의한 사망으로 이르는 다양한 임상양상이 발생할 수 있다.

호흡 기능의 장애로 발생되는 질병으로는 코와 인후의 바이러스 감염으로 생기는 비인두염(감기), 아이들에게 많이 발생하는 중이의 감염인 중이염 및 편도선염, 기도의 부종으로 인한 호흡장애인 급성후두기관지염, 폐의 조직에 병원체가 침입하여 염증을 일으키는 폐렴, 작은 세기관지에서 탈락된 세포의 염증성 폐쇄를 초래하는 세기관지염, 세균이나 바이러스가 주된 감염원인인 기관지염, 천명과 호흡곤란이 발작적으로 되풀이되는 급성 인두염, 결핵균이 폐에 만성 염증을 일으키는 결핵 등이 있다. 호흡기질환자는 점차 증가되는 추세로 흡연과 가장 관련이 크며 흡연자가 비흡연자에 비해 질환의 발병률은 무려 25배나 많기 때문에 호흡기 질환으로 입원한 환자가 암 환자 다음으로 많은 것이다.

응급처치자가 의식이 없는 환자에서 가장 우선적인 응급치료는 환자의 기도를 유지하고 호흡을 보조해 주는 것이다. 이를 위해서 산소와 이산화탄소의 교환을 포함한 호흡과정에 대한 전반적인 내용과 호흡계의 구조와 기능을 잘 알아야 하며, 다양한 호흡계 응급질환을 이해하여야 효과적인 응급처치를 할 수 있는 것이다.

학습 중점

- 호흡기의 구조 및 조절기전을 이해한다.
- 호흡과정에서 기도와 폐의 역할을 설명할 수 있다.
- 호흡의 기전에서 가로막, 갈비근사이의 역할을 설명할 수 있다.
- 천식 및 알레르기에 의한 폐질환을 설명할 수 있다.
- 급성폐부종 및 폐색전증 질환을 설명할 수 있다.
- 만성폐쇄성 폐질환의 증상과 응급처치방법을 설명할 수 있다.
- 과호흡 증후군의 증상과 응급처치방법을 설명할 수 있다.

용어 정의

- **호흡기계(Respiratory system) :** 코에서 시작하여 후두, 기관, 기관지를 거쳐 폐포 등 폐호흡에 의한 가스교환에 관계하는 여러 기관
- **상부기도(Upper airway) :** 코, 코곁굴, 인두, 후두로 구성
- **하기도(Lower airway) :** 기관, 기관지, 폐로 구성
- **폐포(Alveoli) :** 산소와 이산화탄소의 교환이 일어나는 폐의 작은 공기낭
- **호흡(Respiration) :** 산소를 들이마시고 이산화탄소를 내보내는 가스교환을 통하여 생존에 필요한 에너지를 만드는 작용
  - **외호흡(Pulmonary respiration) :** 폐 안에서 폐 모세혈관에 있는 막을 통해서 폐포와 적혈구 사이에서 호흡가스가 교환하는 현상을 말한다.
  - **내호흡(Cellular respiration) :** 가스교환에 의하여 흡입된 산소가 체내의 세포 조직에 운반되고, 세포조직에서 소비된 이산화탄소를 방출하는 현상을 말한다.
- **호흡중추(Respiratory center) :** 호흡운동은 뇌의 연수에 있는 호흡중추에 의하여 반사적으로 조절
- **호흡곤란(Dyspnea) :** 호흡이 어렵거나 호흡할 때 통증이 있는 것
- **크룹(Croup) :** 주로 영유아나 소아에게서 알레르기, 이물질, 감염 또는 신생물에 의하여 인두가 급성으로 폐쇄되어 일어나는 호흡기 질환
- **급성 폐부종(Acute pulmonary edema) :** 갑자기 증가된 심장의 압력이나 과도한 혈류량 또는 모세혈관의 투과도가 증가하는 등으로 인하여 폐포간질에 수분이 축적되어 환기에 장애를 초래하는 것
- **만성 폐쇄성 폐질환(Chronic Obstructive Pulmonary Disease ; COPD) :** 만성 기관지염이나 폐기종 등에 의하여 호흡된 공기의 흐름에 만성적인 폐쇄를 가져오는 상태
- **천식(Asthma) :** 기관지의 세기관지가 수축하여 공기의 유입과 배출에 지장을 초래하는 질병. 기관지의 수축으로 인해 숨이 가쁘고 천명음이 청진된다.
- **폐색전증(Pulmonary embolism) :** 폐의 혈관이 혈전이나 공기에 의하여 막히는 질환
- **폐좌상(Pulmonary contusion) :** 폐의 타박상으로 폐조직 내로 혈액이 스며드는 현상
- **공기가슴증(Pneumothorax) :** 늑막강 안에 공기가 존재하는 것(종전에는 기흉이라 표현)
- **긴장성 공기가슴증(Tension pneumothorax) :** 손상된 폐에서 공기가 계속 유출되어 흉강 내의 장기를 압박하는 기흉
- **과호흡증후군(Hyperventilation syndrome) :** 폐의 환기가 증가되는 상태로 동맥혈 이산화탄소의 감소가 특징
- **연가양가슴(Flail chest) :** 여러개의 늑골이 골절되어 흉곽의 정상 움직임이 방해를 받아 흉곽의 역리 운동을 일으키는 것

호흡기계 질환

CHAPTER 08

1. 호흡기의 구조

호흡기는 코에서 시작하여 후두, 기관, 기관지를 거쳐 폐포까지를 말한다. 폐포는 두 폐에서 모두 약 3억 개가 존재하며, 폐포 주변을 지나는 혈관의 혈액과 공기가 서로 만나서 산소와 이산화탄소를 교환한다. 폐에서 공기와 혈액이 마주칠 때 그 사이에 끼인 막의 두께는 불과 1 μm 미만의 아주 얇은 막이지만, 전체의 표면적은 70 m^2로 충분한 가스 교환이 이뤄질 수 있도록 되어 있다. 호흡기는 크게 상부기도와 하부기도로 나뉘어진다.

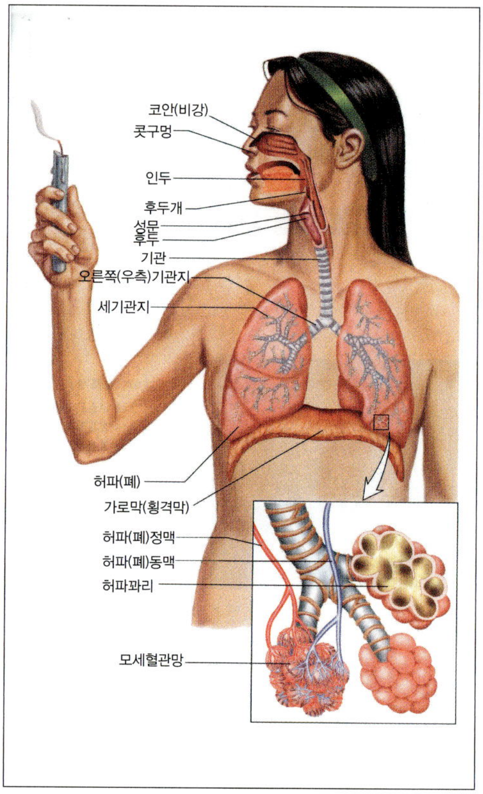

▲ 호흡기계 해부도

1) 상부기도

상부기도는 코, 부비동, 인두, 후두로 구성된다.

(1) 코

코는 연골과 뼈로 구성되어 있고 중격에 의해 구분된 두 개의 비강을 가지고 있다. 흡기하는 동안은 공기를 촉촉하고 따뜻하게 하기 위하여 표면적이 넓어지고 호기 동안은 비말을 증발시키기 위하여 표면적이 넓어진다.

(2) 부비동

위턱굴, 이마굴, 나비굴, 벌집굴이 있다. 코곁굴의 생리적 의의는 아직 충분히 해명되어 있지는 않으나 생체에 있어서 두골(頭骨)의 무게가 이것의 존재로 감소되는 것은 확실하고, 비강을 지나는 공기를 덥게 하는 데도 도움이 된다고 생각된다. 유아 때는 발달이 나쁘고, 성장됨에 따라 부비동의 부피가 커진다.

(3) 인두

구강과 식도 사이에 있는 소화기관의 하나로 깔대기 모양으로 된 통로이고 코와 후두사이에 놓여 있는 공기 및 음식의 통로이다.

(4) 후두

인두와 기관사이의 공기가 통과할 때 도움을 주는 연골구조이다. 후두에는 성대가 있어 음성상자라고 불리기도 하며 음식이 기도로 들어가지 않도록 차단하는 역할도 수행한다.

2) 하부기도

하부기도는 기관, 기관지, 모세기관지, 폐로 구성된다.

(1) 기관

흔히 숨통이라고 부르며 후두에서 일차기관지와 연결되어 있다. 기관은 식도의 앞에 위치하고, C 모양의 연골에 의해 열려 있다. 기관이 사고로 이물질을 삼키거나 질병 때문에 막히게 될 경우 기관을 절개하여 호흡관을 삽입하면 호흡이 가능하다.

(2) 기관지

기관은 오른쪽 왼쪽 기관지로 나뉘어져 있고 양쪽 허파에 이르게 된다. 기관지는 많은 2차 기관지로 나뉘어져 결국 세기관지에 이르게 된다. 천식이 발작하는 동안 기관지의 평활근이 수축하고, 결국 세기관지 수축을 가져와서 쌕쌕거리는 천명음을 유발하게 된다.

(3) 허파

폐는 양쪽의 흉강을 차지하며 오른허파는 세 개의 엽을 가지고 있고 왼허파는 두 개의 엽을 가지고 있는데 폐는 가슴막(흉막, pleura)이라고 불리는 장막근으로 둘러싸여 있다.

가스교환은 폐포에 있는 공기와 모세혈관 내 혈액 사이에서 이루어진다. 허파꽈리는 계면활성제로 채워져 있고 계면활성제의 지질단백막이 표면장력을 낮추고 폐포가 닫히는 것을 예방한다.

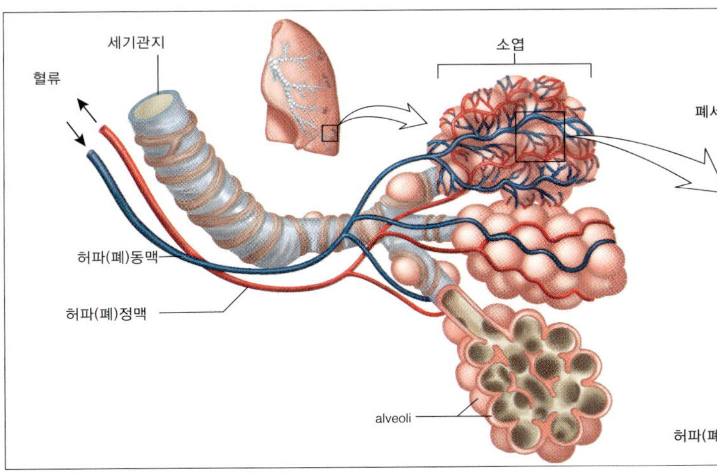

▲ 허파꽈리(폐포)의 혈액공급

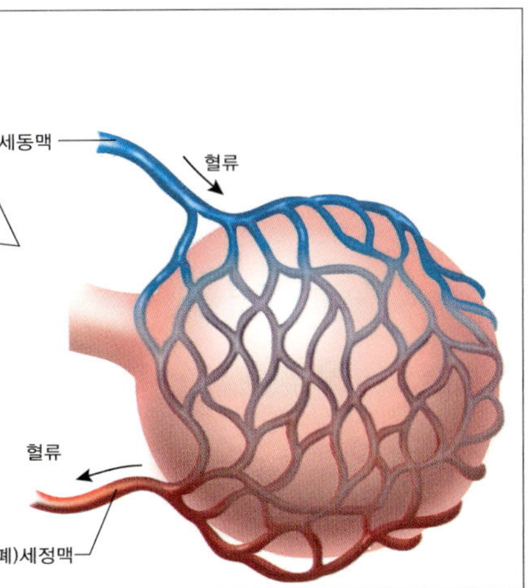

▲ 허파꽈리(폐포)의 모세혈관망

2. 호흡기의 기능

호흡기의 주 기능은 산소를 흡수하고 이산화탄소를 내보내는 가스 교환이다. 가스 교환 기능 외에도 산-염기 균형이 조절, 폐 방어기전 및 발성에 관여하며, 대사기능을 수행하고 폐순환은 혈액저장과 여과장치로 역할을 한다.

1) 가스교환과 운반

가스의 교환과 운반은 항상성 유지에 중요하다. 호흡은 폐에서의 가스교환(외호흡)뿐만 아니라 조직에서의 가스교환(내호흡)을 포함한다. 확산은 농도가 높은 곳에서 낮은 곳으로 분자가 이동하는 것이다. 확산의 원칙은 단지 조직과 폐의 혈액에서 산소 혹은 이산화탄소가 들어오고 나가는 것을 조절하는 것이다.

(1) 가스교환

호흡계는 가스교환을 수행한다. 체내에 존재하는 이산화탄소를 제거하고 산소를 각 신체에 공급한다. 세포호흡으로 ATP를 생산하기 위해 신체는 근육수축과 신경전달을 포함하는 일을 수행한다. 뇌는 혈액 중에 있는 산소의 15~20%를 소모한다. 산소부족은 일차적으로 뇌의 기능에 영향을 준다.

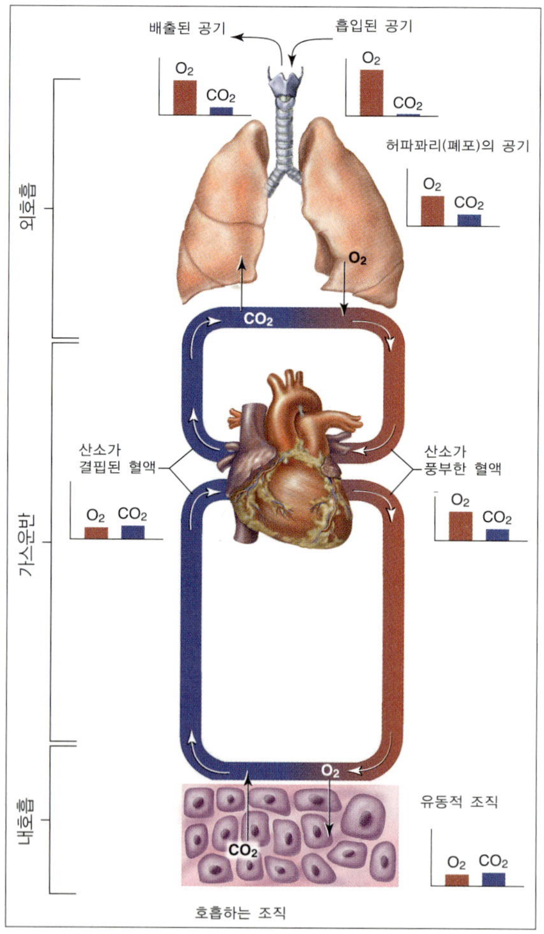

▲ 외호흡과 내호흡

(2) 산소운반

폐혈액에 산소가 들어오면 이후 적혈구의 색을 나타내는 헤모글로빈의 철과 결합한다. 헤모글로빈은 산소를 결합시키고 분리할 수 있기 때문에 산소를 운반하기에 적합하다. 폐포에 농축된 산소는 약간 높은 pH와 약간 낮은 온도 때문에 헤모글로빈이 산소를 흡수하여 산화헤모글로빈이 된다. 조직에서는 낮아진 산소 농도와 약간 낮은 pH, 그리고 약간 높아진 온도 때문에 헤모글로빈은 산소와 분리되고 탈산화헤모글로빈이 된다.

(3) 이산화탄소 운반

폐까지의 이산화탄소 운반은 다음과 같은 단계와 관련이 있다. CO_2가 조직에서 혈액으로 확산된 후 적혈구로 들어와서 적은 양은 헤모글로빈에 의해 흡수되어 카르바미노헤모글로빈의 형태로 존재한다. 대부분의 CO_2는 물과 결합하여 탄산형태로 존재한다. 탄산이 수소이온과 분리되고 중탄산이온이 된다. 수소이온은 폐모세혈관의 pH보다 계통모세혈관의 pH가 낮아지면 분리된다. pH의 차이는 헤모글로빈의 글로빈 부분이 많은 양의 수소이온과 결합되었기 때문에 적고, 수소이온과 결합된 글로빈은 환원혈색소가 된다.

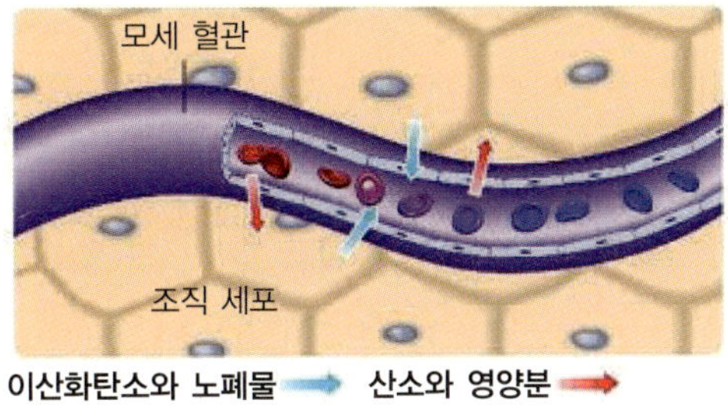

▲ 호흡 생리학

2) 혈액 산-염기 균형조절

호흡기계는 혈액의 이산화탄소 수준을 변화시켜 pH를 변하게 할 수 있다. 조직의 이산화탄소는 혈액중 적혈구로 들어간다. 적혈구에서 확산되어 나온 중탄산 이온은 혈장에서 운반된다. 이 반응으로 이산화탄소가 폐에서 혈액 밖으로 확산될 때 수소이온이 떨어져 나오기 때문에 pH가 낮아진다. 이 반응이 반대로 일어나면 이때는 pH가 높아진다.

3) 폐 방어기전

호흡계는 신체에 병원균이 침입하는 것을 예방하고 계면활성물질은 이를 제거하여 병원균이 침입하지 않도록 한다. 예를 들어, 기관에 있는 섬모는 불순물들을 인후를 향해 쓸어올린다. 호흡기는 면역을 돕는데, 편도에 있는 T세포는 이물질이 체내 전체에 침입하기 전에 억제한다.

Q&A

Q 기침도 폐 방어기전 중 하나인가요?

A 기침은 호흡기도로부터 분비물이나 이물질을 제거하기 위한 하나의 생리적 방어현상이라고 할 수 있다. 기침을 '호흡기를 지켜주는 경비견(watch dog)'이라고 말하기도 한다. 따라서 기침은 호흡기질환과 밀접한 관련이 있는 증상이지만 항상 약을 복용하여 치료해야 하는 것은 아니나, 기침의 빈도가 너무 지나치거나 그 발현기간이 길어지면 병적인 상태를 고려하여 원인을 규명하여야 한다.

기도에 들어갔거나 이물질이 기관에 들어갔거나, 연기나 가스가 기도에 들어갔을 때 하는 기침은 기계적 자극에 의한 방어적인 반응이다. 그러나 감기, 편도염, 기관지염, 폐렴, 기관지 천식, 폐결핵 때 기침을 하는 것은 기관지에 어떤 병변이 생겨 일어나는 것으로 볼 수 있다.

Q 감기와 독감의 차이점은 무엇인가요?

A 감기의 의학적 명칭은 급성 바이러스형 비인두염 또는 급성비염으로 코 목구멍 등 상부 호흡계가 수십여 종의 감기 바이러스에 감염되어 발병하는 전염성이 높은 급성 호흡기 질환이다. 독감은 감기보다 훨씬 위험한 질병으로 인플루엔자 바이러스가 호흡기(코, 인후, 기관지, 폐 등)를 통하여 감염되어 생기는 병으로 감기와는 달리 심한 증상을 보이거나 심한 경우는 생명이 위험한 합병증(폐렴 등)을 유발할 수 있다. 인플루엔자 예방접종은 인플루엔자 바이러스에 대한 백신이기에 다른 종류의 바이러스에 의한 감기에는 효과가 전혀 없다.

3. 호흡기의 조절기전

호흡은 화학감수체(chomoreceptor)가 중추신경계의 숨뇌와 다리뇌를 자극하여 호흡근의 작용을 조절하고 환기의 평형을 유지하는 자동적인 회환과정이다. 인간의 대뇌기능은 의식적으로 호흡양상을 변화시킬 수도 있다. 중요한 감수체는 중추성 화학감수체와 말초성 화학감수체이다.

중추성 화학감수체는 연수 근처에 위치하며 뇌척수액 내의 pH와 CO_2 농도 변화에 민감한 반응을 보이는데, 요약하면 다음과 같다.

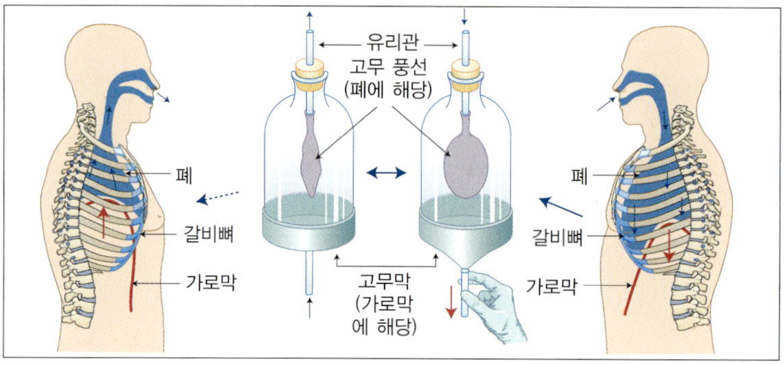

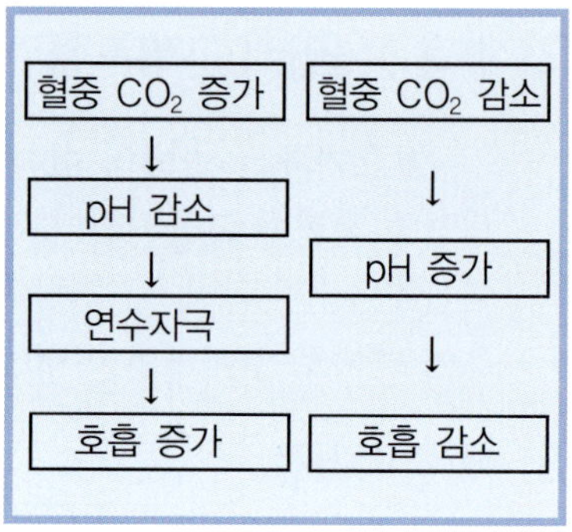

▲ 호흡운동-호기와 흡기

일반적으로 건강한 사람의 환기는 이산화탄소 수준에 대한 중추성 화학감수체의 반응으로 조절된다. 이산화탄소 수준이 며칠 동안 상승하게 되면 호흡조절중추는 그 기능이 마비된다. 말초성 화학감수체는 대동맥궁 부위의 대동맥소체에 위치하는데 정상적인 생리적 상태에서는 기능하지 않는다. 이산화탄소 농도가 상승하여 중추성 화학감수체가 기능을 하지 못할 때, 즉 동맥혈 내 산소 농도가 저하되면 이를 감지하고 신경계 통로를 통해 흥분을 호흡중추로 보내어 호흡수를 증가시킨다. 이때 이산화탄소 농도를 저하시키지 않고 산소 농도만 상승시키면 무호흡과 죽음을 초래할 수 있다.

폐의 기능은 중추신경계의 숨뇌와 다리뇌에 의해 조절된다. 숨뇌에 위치한 호흡성 뉴런의 자극은 척수의 측부와 배부를 지나 숨뇌 다리뇌와 갈비사이근 운동뉴런으로 전달되며, 그 결과로 규칙적인 호흡운동이 이루어진다. 다리뇌에 위치하는 호흡성 뉴런은 흡기와 호기의 주기에 영향을 미친다. 환기는 신경성 반사에 의해 조절되며, 이 신경성 반사는 물리적, 화학적 자극물질에 따라 작용한다.

물리적 자극에 의한 신경성 반사의 한 예는 기침반사다. 흡입된 자극물과 점액은 기관지와 용골부위에 집중적으로 모여 있는 폐 신장감수체를 흥분시켜 기침을 유발한다.

화학적 자극요인은 혈액 내 산소 분압(PO_2)이다. 산소, 이산화탄소, pH의 변화에 반응하는 감수체는 경동맥동 근처의 경동맥소체와 대동맥궁 근처의 대동맥소체 등 두 곳에 위치한다. 화학적 감수체가 있는 또 다른 위치는 혈액-뇌 장벽의 뇌 쪽이다. 산소 분압이 낮아지면 경동맥소체에서 연수로 흥분이 전달되어 환기의 깊이와 속도가 증가된다. 동맥혈의 pH 역시 중요한 자극원이 된다. 산혈증으로 pH가 감소하면 경동맥소체에서 중추신경계로 가는 자극이 증가하여 환기를 자극한다. 이산화탄소 분압도 말초감수체를 자극하는데, 혈액-뇌 장벽의 뇌 쪽에 있는 화학감수체는 이산화탄소 수준과 뇌 세포외액의 수소 이온 농도에 민감하게 반응한다.

4. 호흡기의 사정

호흡에 관련한 사정은 중요하다. 특히 호흡이 곤란한 환자에게는 더욱 그러하다. 호흡기 환자의 습관력, 과거력, 현병력, 가족력 및 신체 사정 등을 통해 호흡기계를 평가할 수 있다.

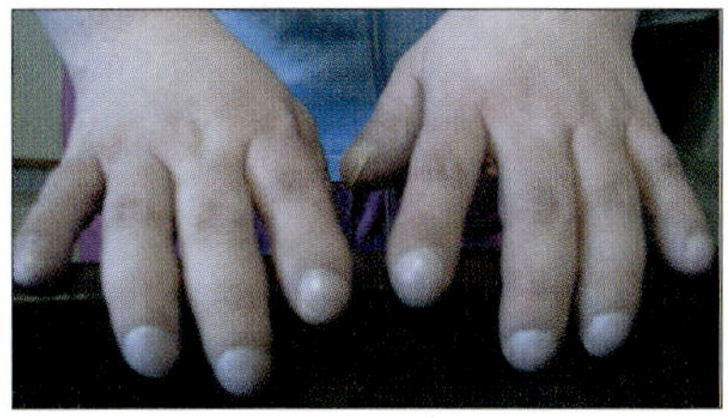

▲ 만성 호흡기질환으로 생긴 곤봉모양의 손가락

● 주관적 및 객관적 자료

정확한 정보를 얻는 것이 호흡기 문제의 형태와 정도를 결정하는데 중요하다.

- 현병력–호흡곤란, 기침, 객담, 천명음, 흉통, 음성 변화, 피로 및 체중변화
- 과거 건강력–알러지, 투약력, 직업과 사회경제 상태, 거주지와 여행력
- 가족력–낭성섬유종, 폐암, 폐기종, 천식 등 유전질환과 결핵 등 감염성 질환
- 시진–청색증, 곤봉지모양 손가락 끝 등
- 촉진–피하기종시 연발음 등, 타진–공기가슴증이나 폐기종시 과다공명음
- 청진–천식과 COPD 대상자에서 천명음. 폐렴, 폐암, 늑막염, 결핵 대상자에게 마찰음 등

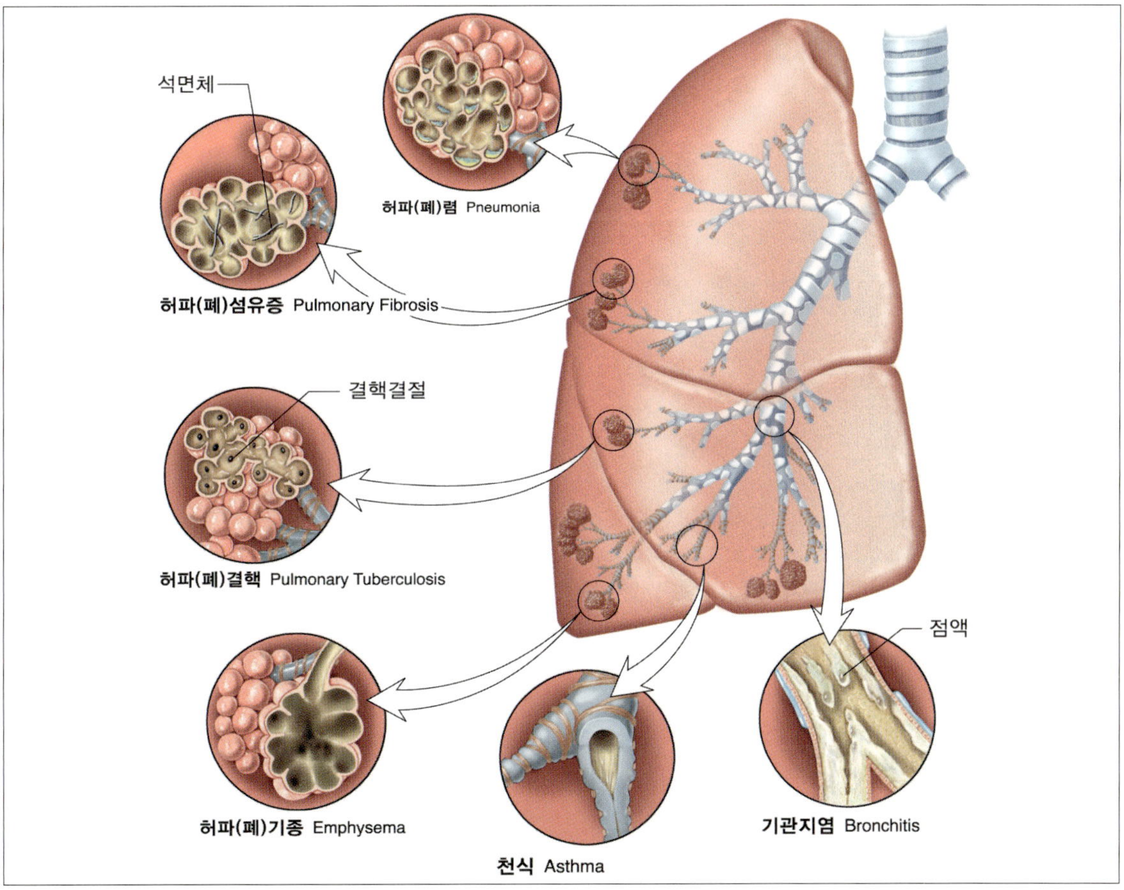

▲ 기관지 폐 질환의 종류

5. 호흡기 질환의 증상 및 응급처치

1) 상기도(하기도) 감염

상기도 감염은 상기도에 감염이 일어나는 상태로 감기, 화농성비염, 급성 인두염, 구내염으로 분류한다. 비강 · 인두 · 후두가 개별적으로 감염되어 있을 때는 각각의 기관명으로 불리지만, 이들의 기관 전체가 감염상태에 있을 때는 상기도감염이라 하며, 그 대표적인 것이 상기도염이다. 또, 특수세균이나 진균의 감염에 의하는 경우는 상기도결핵 · 상기도디프테리아 · 상기도칸디다증과 같이 특수명으로 부르는 경우도 많다. 하부기도에는 기관지, 세기관지와 폐가 포함되며, 이곳의 감염은 상기도 감염의 전파에 의해서 발생한다.

(1) 상기도(하기도) 감염의 증상과 징후

편도선염, 후두염, 기관지염, 폐렴 등의 감염은 약간의 호흡곤란에서부터 기계호흡을 필요로 하는 경우에 이르기까지 다음과 같은 다양한 형태로 나타날 수 있다.

- 잦은 마른 기침에서 시작하여 수일 내 습성기침(밤에 심해짐)
- 점액성, 화농성 객담
- 화끈거리는 흉통
- 호흡 시 휘파람소리
- 발열
- 얕고 빠른 호흡, 호흡곤란

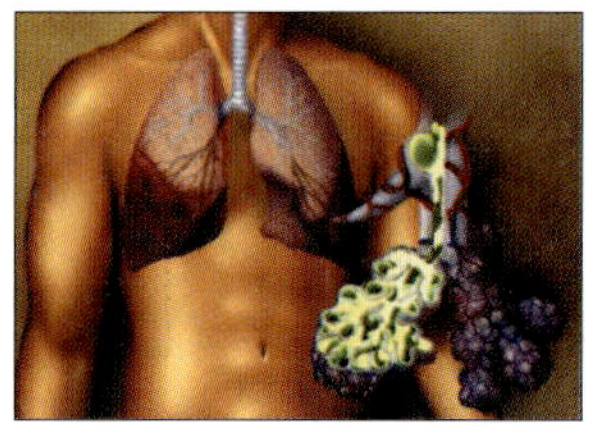

▲ 폐렴으로 폐포 내 분비물 증가

(2) 상기도(하기도) 감염의 응급처치

상기도(하기도) 감염 현장 응급처치

- 따뜻한 산소를 투여한다.
- 충분한 습도를 유지한다.
- 증상 완화를 위해 적절한 약물(항생제, 거담제, 해열제, 진해제)을 투여한다.
- 다량의 수분섭취와 가습기를 사용한 객담배출을 용이하게 한다.
- 증상이 호전되지 않으면 신속히 병원으로 이송한다.

✚ 급성후두염(Croup)은 후두의 점막에 급성의 염증, 감염이 일어난 상태를 말하며 거의가 목감기(급성인두염)의 부분 증세로 일어나며 후두(성대)가 부어 숨쉬기가 곤란해지며, 숨을 들이마시거나, 기침을 할 때 개 짖는 것 같은 소리가 난다. 또한 6세 미만의 어린이에게서 많이 발생한다.

참 고

거담제와 진해제란?

거담제는 분비물의 농도를 묽게 하여 가래가 잘 나오도록 하는 약이다. 물이 가장 좋은 거담제이며, 물을 많이 마시는 것이 도움이 된다. 진해제는 기침중추의 기침반사를 방해하는 약물이며 주로 시럽형태로 기도에 직접 자극하여 구심성 신경자극을 감소시킨다. 따라서 기침약을 먹은 후에는 물을 많이 마시면 인두점막에 있는 기침약을 씻어내게 되어 국소진정효과를 방해한다.

2) 급성폐부종(Acute pulmonary edema)

급성폐부종은 여러 원인에 의하여 폐에 물이 차 호흡이 곤란해지는 상태를 말한다. 심부전, 신부전증 상태에서 많이 발생하며 치료를 하지 않을 경우 폐손상, 폐기능 장애, 폐사까지 유발할 수 있다.

주로 급성폐부종은 심근이 손상을 받아서 혈류를 적절히 순환시키지 못하게 되는 경우와 독성가스 흡입에 의한 폐포의 직접적 자극에 의해 발생한다.

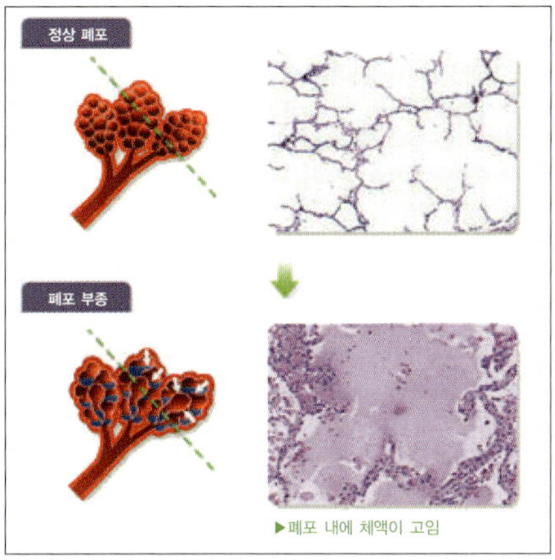

▲ 정상폐포와 폐포부종

(1) 급성폐부종의 증상과 징후

폐부종의 심한 정도에 따라 다르지만 일반적으로 기침, 호흡곤란이 발생하면서 호흡수가 빨라지는 과호흡이 나타난다. 숨이 차면서 숨을 쉴 때에 고양이 소리 같은 천명음이 들리는 경우도 있어 천식과의 감별이 필요한 경우도 있고, 압력 증가 폐부종의 초기에는 신체 피로감, 발 부종으로만 증상이 나타날 수 있다. 급성폐부종의 대표적 증상은 다음과 같다.

- 호흡곤란
- 거품이 나는 붉은(핑크색) 객담
- 발한
- 청색증

(2) 급성폐부종의 응급처치

급성폐부종 현장 응급처치

- 편한 자세(앉은 자세)를 취해준다.
- 기도를 유지하며, 호흡이 없어지면 인공호흡을 한다.
- 산소를 투여한다.
- 기도 내 분비물을 흡입한다.
- 호흡곤란의 증상이 나타나면 병원으로 신속히 이송한다.

Q&A

Q 급성폐부종 환자의 가래는 왜 핑크색인가요?

A 급성폐부종 환자의 가장 큰 증상은 호흡곤란과 붉은 또는 핑크색 객담이라고 할 수 있다. 이 때 가래가 핑크색 거품 형태로 보이는 이유는 폐부종으로 인해 혈액이 폐포 내로 들어가기 때문이다. 보통 기관지확장증이나 폐농양의 경우 고름이 섞인 많은 양의 객담이 나타나는데, 이 객담이 약간 분홍색을 띤다. 거품이 많은 경우는 폐부종을 의심한다.

3) 만성폐쇄성폐질환(Chronic obstructive pulmonary disease)

만성폐쇄성폐질환(COPD)이란 유해한 입자(담배가 대표적)나 가스의 흡입에 의해 발생하는 폐의 비정상적인 염증반응과 함께 완전히 가역적이지 않으며 점차 진행하는 기류제한을 특징으로 하는 호흡기 질환이다. 만성 염증은 소기도의 구조를 변화시키는 개형 및 폐쇄를 일으키며, 염증에 의해 유발되는 폐 실질의 파괴로 폐포가 소기도에 붙어있지 못하게 된다. 또한 폐 탄성의 감소가 동반되어 결과적으로 호기 시 소기도의 내경이 열린 상태를 유지하지 못하여 기류제한이 발생한다. 염증이 오랫동안 지속되어 기관지 벽이 두꺼워지고 점액분비가 늘어나거나, 폐포가 얇아지고 늘어나 숨을 내쉴 때 공기가 충분히 빠져나가지 못해 호흡곤란을 일으킨다.

전세계 사망원인 순위 변동

1990년	2020년
① 심혈관질환	❶ 심혈관질환
② 뇌혈관질환	❷ 뇌혈관질환
③ 급성기도감염	❸ 만성폐해성 폐질환
④ 위장병, 설사병	❹ 급성기도감염
⑤ 임산부 주산기장애	❺ 폐암
⑥ 만성폐해성 폐질환	❻ 교통사고
⑦ 결핵	❼ 결핵
⑧ 홍역	❽ 위암
⑨ 교통사고	❾ AIDS
⑩ 폐암	❿ 자살

자료 : 세계보건기구(WHO)

▲ 만성폐쇄성 폐질환의 사망순위

✚ 만성폐쇄성폐질환 환자는 대기오염과 고령화로 인해 날로 증가하고 있는 추세이며 세계보건기구 에서의 발표처럼 2020년에는 사망원인 중 3위로 오를 전망이다.

(1) 만성폐쇄성폐질환의 증상과 징후

만성폐쇄성폐질환의 증상은 크게 만성기침, 만성객담, 호흡곤란으로 구분할 수 있다. 만성폐쇄성 폐질환은 매우 느린 경과로 정상기도나 폐포, 폐혈관을 손상시킨다.

- 만성기침 – 간헐적이나 매일, 때로는 하루종일, 야간에는 드뭄
- 만성객담 – 기관지 확장 중에는 악취나는 다량의 화농성 객담
- 호흡곤란 – 초기에는 운동 시, 나중에는 휴식 중에도 호흡곤란

이밖에 증상이 심해지면 식욕부진, 체중감소, 심한 허약감 등이 나타나기도 한다.

(2) 만성폐쇄성폐질환의 응급처치

만성폐쇄성폐질환의 현장 응급처치

- 상체를 올려 편안하게 호흡할 수 있도록 한다.
- 호흡곤란 시 저농도의 산소를 공급한다(1~3 L/분 정도).
- 환자가 복용하는 약이 있을 때 복용할 수 있도록 도와준다.
- 상태가 호전되지 않으면 신속히 병원으로 이송한다.

▶ 만성폐쇄성폐질환 환자에게 산소를 공급하는 가장 좋은 방법은 벤트리마스크(venturi mask)를 사용하는 것이다.

✚ 만성폐쇄성질환의 가장 중요한 발병 원인은 흡연이다. 담배 연기의 간접 흡연도 폐질환을 일으킬 수 있으며, 그 외에 고령, 작업장과 주위환경에서 발생하는 미세먼지, 대기오염, 어린 시절 호흡기 감염이 원인일 수 있다. 예방으로 금연을 하면 정상적인 폐기능을 회복할 수는 없으나 폐기능을 악화시키는 것은 예방할 수 있다. 70세 이상 고령자에 있어 네 번째 흔한 사망 원인이다.

4) 천식 또는 알레르기에 의한 폐질환

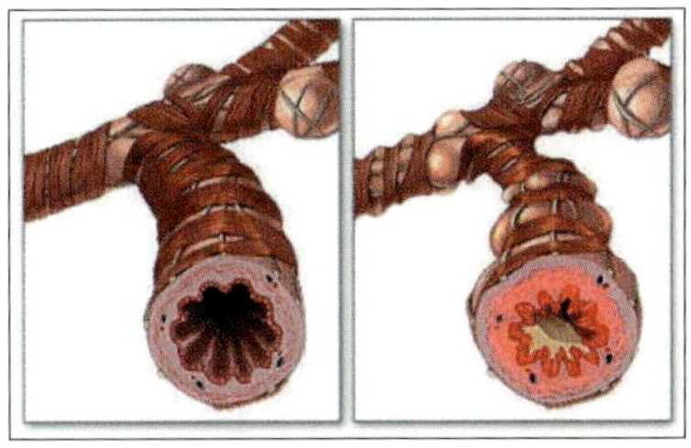

▲ 정상기관지와 천식으로 좁아진 기관지

천식이란 만성적인 기도의 알레르기 염증질환으로 폐 속에 있는 기관지가 때때로 좁아져서 호흡곤란, 기침, 천명 등 호흡기 증상이 반복적으로 그리고 갑작스럽게 발작적으로 나타나는 질환이다.

대부분의 천식발작은 수분 내지 수 시간동안 짧게 지속되며 발작 후에는 임상적으로 완전히 회복된 것처럼 보인다. 하지만 전형적인 천식의 경우 외에 비전형적인 증상을 호소하는 경우도 많이 있다. 즉, 호흡곤란이나 쌕쌕거리는 숨소리의 증상은 없고 단지 마른기침만 반복적으로 나타나는 경우도 있고, 가슴이 답답하거나 흉부 압박감을 호소하는 경우 또는 목구멍에 가래가 걸려있는 것 같은 증상만을 호소하는 경우도 있다.

(1) 천식의 증상과 징후

대부분의 전형적인 경우 천식은 일과성이며 3대 증상이 모두 나타난다. 이 때 환자들은 마른기침과 가슴부위의 압박감을 느끼게 된다. 점차 호흡이 거칠게 들리고 날숨, 들숨 때 천명이 현저해지면서 날숨이 길어지고, 호흡이 잦아지고 맥박이 빨라진다.

• 천식의 3대 증상 – 호흡곤란, 기침, 천명음

(2) 천식의 응급처치

천식 현장 응급처치

- 환자를 안심시키고 마음을 편하게 해준다.
- 상체를 비스듬히 세우면 숨이 덜 차오르므로 상체를 비스듬히 세워준다.
- 실내일 경우 환기를 시키고 미지근한 물을 마시게 하거나 숨을 길게 내쉴 수 있게 도와준다.
- 기관지 확장제 약물투여 및 급성 발작 시에는 에피네프린을 투여한다.
- 필요시 산소를 공급하고 심하면 병원으로 이송한다.

천식 응급처치시 주의사항

- 1분 간격으로 환자의 호흡과 맥박을 체크하여 발작 시간이 길어지거나 약을 먹어도 좋아지지 않는 등 증세가 심하면 도움을 요청한다.
- 산소를 공급해주되 수분을 함유한 것으로 공급하도록 한다.

Q&A

Q 천식과 만성폐쇄성폐질환(COPD)은 어떻게 다른가요?

A 만성폐쇄성폐질환(COPD)과 천식은 비슷한 증상을 보이지만, 천식은 평상시에는 증상이 없다가 증상이 있을 때만 숨이 차고 기침이 나는데 반해, 만성폐쇄성폐질환은 만성적인 증상을 보인다. 즉, 거의 항상 숨이 차거나 기침, 가래가 나오는 것이 특징이다. 천식이 가역적인 기도폐쇄라면, 만성폐쇄성폐질환은 비가역적인 기도폐쇄가 특징으로 계속 진행하는 질환이다.

5) 폐색전증(Pulmonary embolism)

폐는 몸에 필요한 가스 교환을 하는 것이 주된 기능이다. 이를 위하여 폐에는 우심실로부터 나오는 폐동맥이 폐 전체에 걸쳐 분지되어 있으며 이후 모세혈관을 지나 가스 교환을 하고 난 후 폐정맥을 통해 좌심방으로 들어간다. 이 때, 다리에 위치한 깊은 부위의 정맥(심부 정맥)에 혈전(혈관 안에서 혈액이 부분적으로 응고된 것)이 생기고 이것이 우심방, 우심실을 경유하여 폐의 혈관으로 이동하여 폐의 혈관을 막은 상태를 폐색전이라 한다. 색전이라는 용어는 혈전이 혈관을 타고 이동하여 체내의 다른 혈관을 막아 일으키는 병적인 상태를 일컫는다.

대부분 폐색전은 환자에게 아무런 자각증상을 유발하지 않거나 일시적인 호흡곤란만을 유발하는 경우가 많다. 폐색전증은 정맥 내에 혈전이 형성되기 쉬운 환자(운동을 할 수 없는 환자, 혈액질환자)에서 흔히 발생하며, 건강하고 활동적인 사람에게서 발생하는 경우는 극히 드물다.

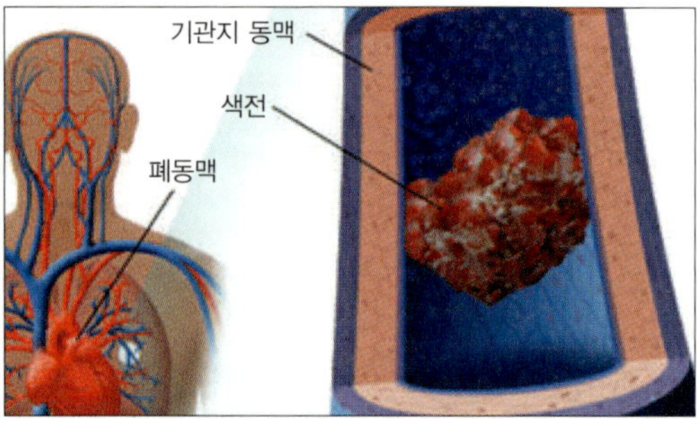

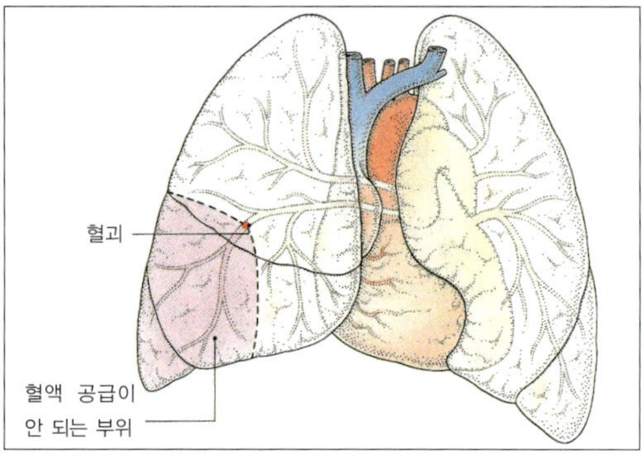

▲ 폐색전증 증상

(1) 폐색전증의 증상과 징후

증상은 혈전이 어느 부위를 얼마나 막았느냐에 따라 달라진다. 커다란 혈전이 주요 폐동맥을 막은 경우엔 예고 없이 사망할 수도 있으며, 조그만 혈전 하나가 떨어져 나온 경우라면 아무런 증상도 나타나지 않는다. 대부분 증상은 수분 이내에 발생하며 다음과 같다.

- 호흡곤란, 기절, 객혈을 동반하는 가슴통증이 나타난다.
- 숨을 들이쉴 때 날카로운 흉통이 느껴지며, 시간이 갈수록 점점 심해진다.
- 기침을 할 때 객혈이 나온다.
- 어지럼증이 생기면서 가슴이 두근두근 뛴다(심계항진).

(2) 응급처치

폐색전증 현장 응급처치

- 일단 증상이 나타나면 환자를 앉은 자세에서 호흡을 보조하면서 이송한다.
- 객혈이 발생하면 흡인되거나 기도가 막히지 않도록 유의한다.
- 급성 반사반응으로 심정지가 발생할 수도 있으므로 심폐소생술을 요하는 경우도 있다.
- 의심되는 환자를 응급센터로 신속히 이송해야 한다.

6) 호흡기 외상장애

가슴 외상은 외상성 사망의 약 25%에 해당하며, 이 중 50%는 의료기관에 도착하기 전에 사망하게 된다. 모든 흉부 외상의 5~15%에서 개흉술이 필요하고, 나머지 환자는 기본적인 소생술, 기관 삽관, 흉관 삽입 등으로 치료할 수 있다. 모든 흉부 외상 환자의 응급초기 접근법은 빠른 사정과 함께 생명을 위협하는 잠재적 상태를 교정하는 심폐소생술이다.

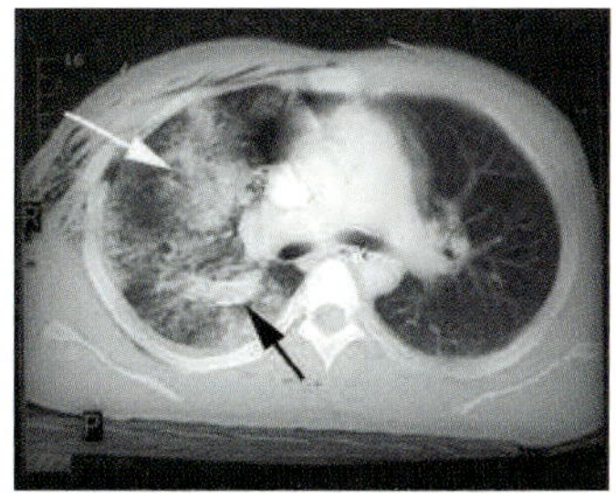

▲ 폐좌상 CT

(1) 폐좌상

폐좌상은 흉강의 감압, 갑작스러운 압박으로 폐조직 내로 혈액이 스며드는 현상을 말하며, 폐좌상은 가장 흔히 발생하는 치명적 흉부 외상이다.

● 폐좌상의 증상과 징후

폐좌상 후의 호흡부전은 즉시 발생하지 않고 시간이 경과된 후에 나타날 수 있다. 이러한 상태는 교통사고 시 빠른 감속으로 인하여 흔히 나타난다. 폐좌상에 의한 간질성 출혈은 거의 대부분 폐포 내 출혈과 관련된다. 간질성 부종은 폐순응을 감소시키고 가스교환이 가능한 영역을 감소시킨다.

- 폐좌상 환자는 처음에는 증상이 나타나지 않고 호흡부전만 발생할 수 있다.
- 점차 객혈을 한다.
- 호흡음 감소
- 악설음, 천명음이 나타난다.

● 폐좌상의 응급처치

폐좌상 현장 응급처치

- 가능하면 환자를 앉은 자세에서 호흡을 돕는다.
- 산소를 투여한다.
- 환자에게 심호흡을 도우며 기침을 권장한다.
- 객혈이 발생하면 흡인되거나 기도가 막히지 않도록 유의하며 기관을 흡인한다.
- 증상이 나타나면 신속히 병원으로 이송한다.

폐좌상 응급처치시 주의사항

- 수분과잉이 되지 않도록 관찰한다.
- 30분마다 환기상태를 확인한다.
- 폐좌상시 동반될 수 있는 연가양 흉부의 증상을 감시한다.

▶ 폐좌상과 관련된 연가양 흉부는 폐실질 손상을 초래한다. 이러한 상황은 급성 호흡곤란 증후군을 발생시킬 수 있다.

(2) 갈비뼈 · 복장뼈골절

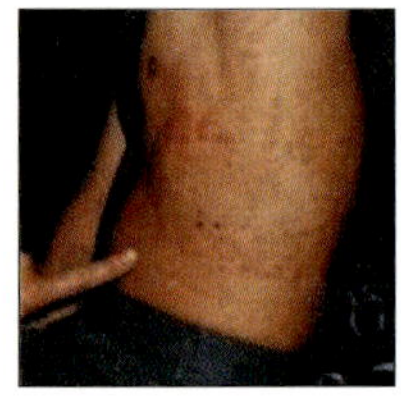

갈비뼈골절은 흉곽의 직접적인 타박상 후에 자주 발생하고, 갈비뼈나 복장뼈골절은 둔한 흉부 외상 때문에 생긴다. 제1, 2 갈비뼈는 보호가 잘 되기 때문에 심한 압박 손상 외에는 일어나지 않으나 제4~8 갈비뼈는 흉곽 근육으로 잘 보호되지 않기 때문에 흔히 골절된다. (복장뼈를 종전에는 흉골이라 표현)

● 갈비뼈 · 복장뼈골절의 증상과 징후

직접적인 충격에 의한 골절은 골편 끝이 흉부 안으로 들어가서 긴장성공기가슴증이나 폐좌상과 같은 흉강 내 손상을 일으킬 수 있다. 흉부 외상 중 가장 흔하며 낙상, 타박상, 교통사고와 같은 비천공 외상에 의해 발생한다. 이는 폐활량을 감소시키며, 골편이 기관이나 기관지, 대동맥이나 주요 혈관, 심장병 등을 찔러 생명의 위험을 초래하고 혈흉, 기흉, 혈기흉을 일으킨다.

- 호흡곤란 : 호흡이 빨라지고 얕은 호흡
- 흉막통 : 호흡 시 손상부위의 통증이 악화됨
- 손상부위 통증
- 객혈 : 폐손상 시 혈액이 폐포 내로 유출되어 기관지를 통해 기침이나 가래와 함께 외부로 유출
- 흡기 시 흉벽이 팽창되지 않는 경우 : 다발성 갈비뼈골절 환자

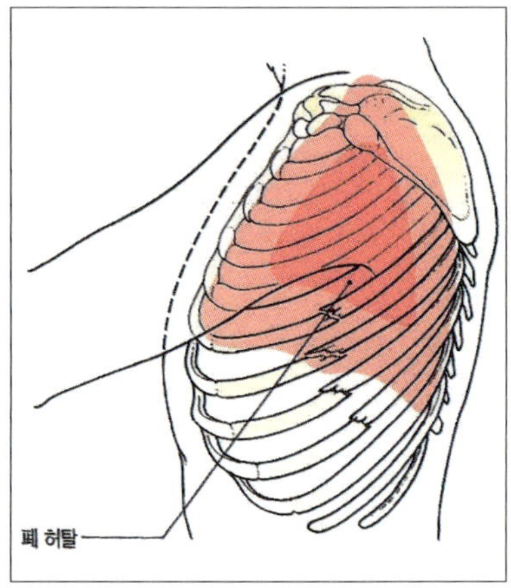

▲ 폐 천공(부러진 늑골의 끝이 폐를 관통하여 호흡 곤란을 유발)

● 갈비뼈 · 복장뼈골절의 응급처치

갈비뼈 · 복장뼈골절 현장 응급처치

- 심호흡, 기침을 할 때 통증감소를 위해 손상 부위를 손으로 지지한다.
- 흉부 주위를 감싸주거나 가슴을 가만히 눌러준다.
- 발성 골절 시 삼각근으로 흉벽을 고정한다.
- 갈비뼈, 복장뼈골절 시에는 고정 등 응급처치가 필요 없으므로 병원으로 신속히 이송한다.

갈비뼈 · 복장뼈골절 응급처치시 주의사항

- 갈비뼈골절시에는 통증조절을 통해 호흡기능을 원활하게 유지하면서 동반된 손상을 조사하는 것이 중요하다.
- 통증으로 인하여 환자가 기침이나 심호흡을 하지 못하는 경우에는 무기폐나 폐렴이 발생할 수 있으며, 특히 폐질환이 있었던 환자에서는 발생빈도가 높다.
- 갈비뼈골절에 의한 통증을 감소시키기 위하여 흉벽을 반창고로 고정시키거나 벨트를 사용하여 외부고정을 시행하는 것은 호흡운동을 방해하므로 유의해야 한다.

(3) 연가양 가슴(Flail chest)

연가양 가슴은 여러 개의 늑골이 골절되어 흉부의 정상 움직임이 방해를 받아 흉곽의 역리운동을 일으킨 것을 말한다. 연가양 흉부는 흡기 동안에 흉부가 안으로 움직이고, 호기 시 밖으로 움직인다. 이러한 흉부의 역리운동은 종격동의 변위를 초래해 주요혈관을 꼬이게 하고 폐쇄시키는 원인이 된다. 교통사고 시 노인에게 빈번히 발생한다.

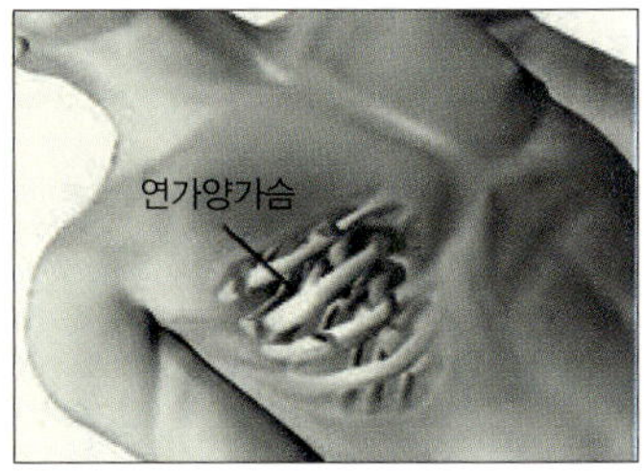

● 연가양 가슴의 증상과 징후

둔한 흉부 외상에 따른 복합적인 갈비뼈골절에 의하며 기흉, 혈흉, 혈기흉을 동반하며 항상 흉부의 한쪽에 혈흉을 초래한다.

- 심한 흉통, 흉곽의 역리호흡(비대칭적인 흉부운동)
- 종격동의 진동
- 호흡곤란의 증대, 호흡 시 보조근육 이용, 호흡곤란에 따른 불안
- 빠르고 얕은 호흡, 청진시 호흡음 감소
- 환기 저하로 인해 저산소혈증, 청색증, 고탄산증 유발

● 연가양 가슴의 응급처치

환자의 기도를 청결하게 하기 위해 심호흡과 기침을 하도록 하며 조심스럽게 흡인을 해준다. 환자에서 호흡곤란, 청색증, 빈맥, 저혈압이 나타나는지 사정한다.

연가양 가슴 현장 응급처치

- 산소를 공급한다.
- 심호흡과 기침을 하도록 도와주며 흡인을 한다.
- 환자의 연가양 분절 부위를 들것 바닥 쪽에 위치하도록 약간 기대게 하거나 바로 눕히고 분절 부위에 외상용 패드를 올려놓는다.
- 베개를 이용하여 외부 고정시킨다.
- 연가양 흉부 발생 시 신속히 병원으로 이송한다.

연가양 가슴 응급처치시 주의사항

- 흉부의 역리운동, 호흡곤란, 청색증, 빈맥, 저혈압이 나타나는지 사정한다.
- 저혈량이나 쇼크는 즉시 치료해야 하기 때문에 환자의 활력징후, 수분과 전해질 균형을 주의 깊게 살핀다.

✚ 응급처치 방법으로 외상용 패드나 압박 드레싱을 대어주며 손상된 쪽으로 환자를 눕히는데, 이것은 가벼운 손상을 치료하기 위한 일시적인 방법이다.

(4) 공기가슴증(기흉, Pneumothorax)

공기가슴증이란 공기주머니에 해당하는 폐에 구멍이 생겨 공기가 새고 이로 인해 늑막강 내에 공기나 가스가 고이게 되는 질환이다. 흉강 내로 공기가 유입만 되고 배출이 되지 않을 경우 종격동(양쪽 폐와 심장 사이의 공간)과 심장이 한쪽으로 쏠려서 발생하는 응급상황인 긴장성 공기가슴증이 발생하기도 한다.

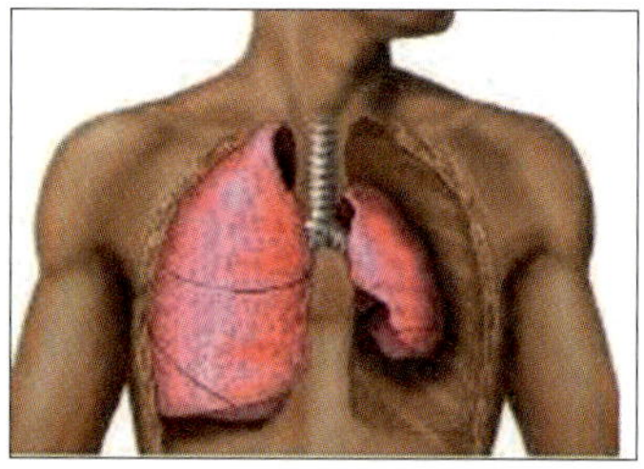

▲ 긴장성 공기가슴증

● 공기가슴증의 증상과 징후

공기가슴증의 두 가지 중요한 증상은 가슴통증과 호흡곤란이다. 가슴통증은 운동과는 관계없이 생기며 보통 24시간 이내에 사라지고, 호흡곤란은 이전에 폐질환이 있었거나 공기가슴증의 정도가 큰 경우에 심하게 나타날 수 있다. 그러나 보통의 경우에는 대부분 가벼운 호흡 곤란만 발생한다.

- 갑작스런 호흡곤란
- 날카로운 양상의 흉통이 한쪽 흉부에서만 발생함
- 마른 기침
- 통증을 동반하는 호흡
- 흉부 압박감
- 심박수 증가

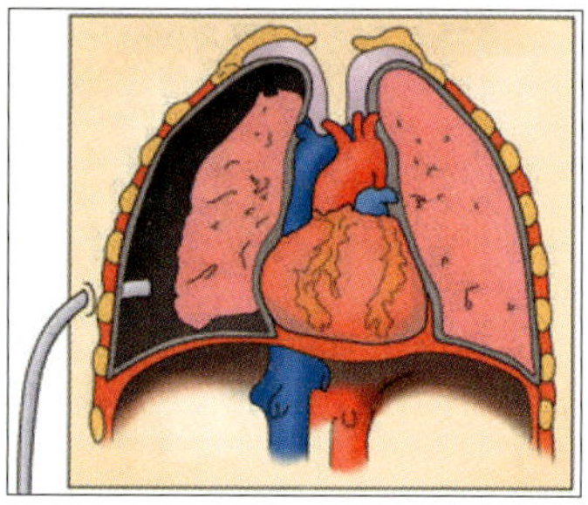

▲ 흉관 삽입 치료법

✚ 긴장성 공기가슴증은 공기가슴증의 증상 이외에도 산소 공급의 부족으로 인한 청색증, 저혈압 또는 쇼크 등이 나타난다.

공기가슴증의 현장 응급처치

- 손상부위를 손이나 폐쇄 드레싱으로 밀봉한다.
- 고농도의 산소공급을 한다.
- 다친 쪽이 아래로 가도록 자세 유지한다.
- 긴장성 기흉으로 발전하는지 감시하며 신속하게 병원으로 이송한다.

✚ 긴장성 공기가슴증은 파열된 폐조직으로부터 흉강 내로 공기누출이 심할 때 폐와 심장과 기관, 대동맥 등 종격동 구조물들이 반대편으로 밀리게 되는 경우를 말한다. 이런 경우에는 심한 호흡곤란, 심장마비 등이 초래될 수도 있기 때문에 응급조치가 절대적으로 필요하다.

Q&A

Q 공기가슴증은 재발되나요?

A 공기가슴증의 특징은 재발성이 있다는 점이다. 일차 발병 후 재발 확률이 약 50% 정도이고, 한 번 재발한 경우에는 다시 발병할 확률이 점점 높아진다. 재발 시 같은 쪽에 공기가슴증이 생길 확률은 약 75%이며, 대부분 2년 안에 재발한다. 그러나 소기포를 절제하는 수술을 받은 경우 재발 확률은 5% 이하로 떨어진다.

7) 과호흡증후군(Hyperventilation)

과호흡증후군 환자는 보통 신경질적이고 죽음을 두려워하며, 평상시보다 많은 양의 공기로 호흡함에도 불구하고 공기가 가슴으로 들어오지 않을 것으로 믿는다.

(1) 과호흡증후군의 증상과 징후

증상으로는 어지러움, 종종 손과 발의 둔함과 얼얼함이나 차가워지는 느낌이 든다고 하며, 때로는 조이는 듯한 예리한 가슴통증이 호흡증가와 함께 발생할 수 있다. 호흡과 심박동수가 증가하며 혈압은 정상이다. 청색증이 발생하지 않는다는 사실이 과다호흡이 호흡곤란의 원인이라는 열쇠가 되기도 한다.

- 숨을 매우 가쁘게 쉰다.
- 손발이 마비되는 느낌이 들며 저리다.
- 가슴이 답답하며 숨이 막혀 죽을 것 같은 느낌이 든다.

(2) 과호흡증후군의 응급처치

과호흡증후군의 현장 응급처치

- 특별한 원인이 없는 경우 안심시키는 것으로도 충분한 치료가 될 수 있다.
- 혈중 이산화탄소압을 올리는 방법으로는 종이봉지를 이용한 호흡이 있다.
- 다른 질환의 기왕력이 있는 경우에는 신속히 병원으로 이송한다.

▶ 종이봉지 호흡법은 환자가 배출된 공기를 재흡입함으로써 혈중 이산화탄소를 증가시킬 수 있다. 배출공기에는 이산화탄소만 있는 것이 아니고 최소한 16%의 산소가 있으므로 산소결핍은 걱정할 필요가 없다.

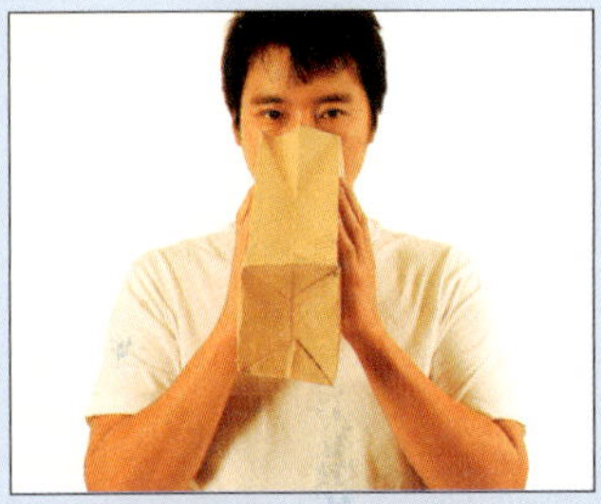
▲ 봉지 호흡법

참 고

호흡곤란의 정의

- 호흡을 증가시킬 필요를 느끼는 것
- 환기장애로 인해서 호흡이 힘들거나 할 수 없다는 불쾌한 느낌
- 병적으로 숨이 차는 것
- 호흡이 힘들다고 느끼거나 호흡이 이상하다고 느끼는 것
- 호흡이 힘들거나 불편하거나 불쾌하게 느끼는 것
- 호흡근에 도달하는 자극을 느끼는 것
- 호흡근 운동에 필요한 노력을 느끼는 것
- 호흡이 힘들어지는 것을 느끼는 것
- 호흡증가가 필요하다는 것을 반사적으로 느끼는 것
- 숨이 차다고 느끼거나 숨이 모자란다는 것을 느끼는 것

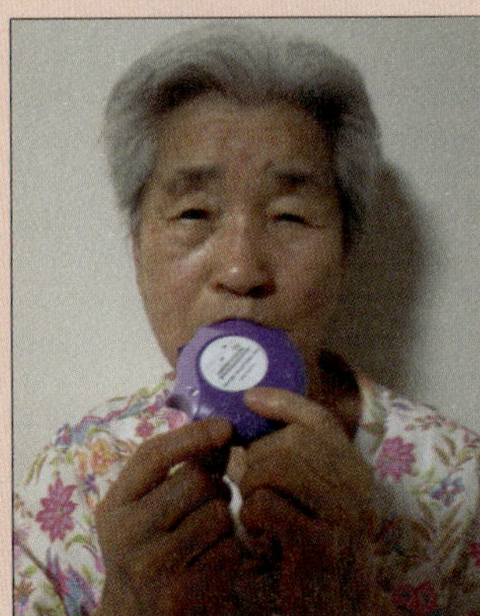
▲ 천식으로 인해 기관지확장제 흡입

Medicine Story 뇌졸중보다 무서운 패혈증

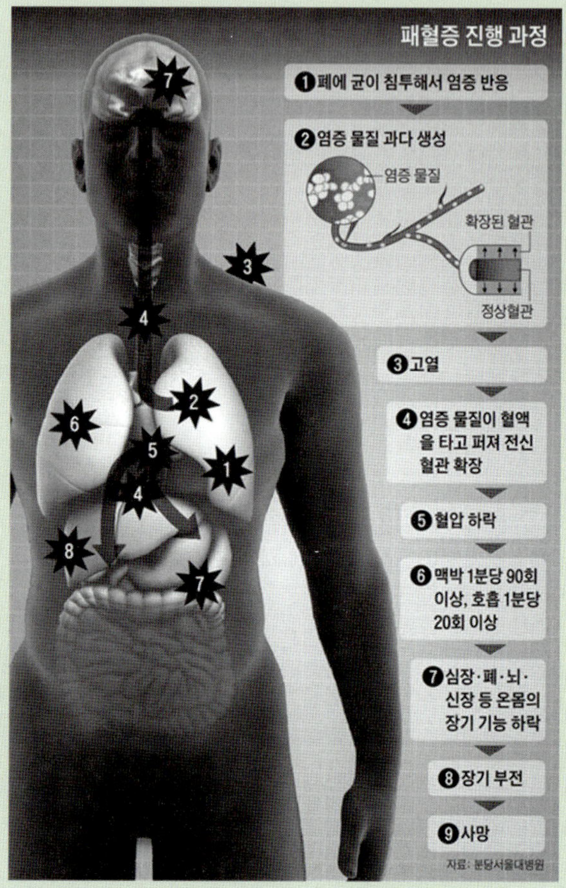

패혈증은 병균이 몸 안에 들어와 염증을 만들고 혈액을 통해 폐에서 염증이 전신에 퍼지면서 패혈증이 발생하는 치명적인 병으로 패혈증 환자의 30일 이내 사망률이 20~30%로, 뇌졸중(9.3%) · 심근경색(2.7~9.6%)보다 높다. 2012년 국내 패혈증 환자는 6만 9864명이었다(건강보험심사평가원 자료). 패혈증 하면 대부분 익히지 않은 어패류를 먹은 뒤 걸리는 비브리오패혈증을 생각하지만 비브리오패혈증 발생 비율은 전체 패혈증의 1~2%에 불과하며 전체 패혈증의 45%는 폐렴, 19%는 신우신염 같은 요로감염, 15%는 간담도염에서 비롯된다우리 몸이 혈액순환이 안 되면 몸 안에서 산소 부족을 해결하려고 심장이 평소보다 빠르게 움직이면서 폐도 숨을 과하게 쉰다. 이때 염증 물질은 혈관을 넓히는 작용을 하기 때문에 염증이 심해질수록 피의 흐름이 정체되면서 혈압이 떨어지게 된다. 결국 염증 물질이 계속 나와서 혈관을 계속 넓히면 결국 심장과 폐도 탈진 상태에 이르기 때문에 뇌 · 신장(콩팥) 같은 장기도 산소 부족으로 점차 기능을 잃게 된다. 패혈증 사망 원인은 결국 다발성 장기부전으로 이어지지만 초기 증상 발생 6시간 내에 병원 치료를 받으면 패혈증 사망 위험을 크게 낮출 수 있다

자칫하면 생명까지 빼앗을 수 있는 병이지만, 패혈증에 대해 제대로 이해하는 사람은 드물다. 패혈증 하면 대부분 익히지 않은 어패류를 먹은 뒤 걸리는 비브리오패혈증을 생각하지만 비브리오패혈증 발생 비율은 전체 패혈증의 1~2%에 불과하다. 전체 패혈증의 45%는 폐렴, 19%는 신우신염 같은 요로감염, 15%는 간담도염에서 비롯한다. 우리나라 사람이 패혈증을 제대로 알고 있는 사람은 27%로 뇌졸중(93%), 심근경색(80%)에 대한 인지도보다 훨씬 낮기 때문에 이에 대한 대처 능력도 떨어지는 것이다. 이러한 패혈증 초기 증상은 ① 체온이 38도 이상 올라가거나 36도 이하로 떨어지고 ② 숨을 1분에 20회 이상 쉬며 ③ 맥박이 1분에 90회 이상 뛰고 ④ 의식이 떨어지는 것으로 4가지 중 2가지 증상이 나타날 때 즉시 응급실로 이송하여 현장에서 간단한 치료만으로 완쾌가 가능하다.

패혈증은 증상을 억제하는 것 이외의 치료법이 없으며 순식간에 증상이 악화될 수 있고, 치료도 병원에서 전문적으로 이뤄지기 때문에 환자의 입원치료가 필수적이다. 초기일 땐 일반 병실에서 항생제만 사용하지만 열이 오르고 혈압이 떨어지면 수액치료와 함께 산소호흡기를 사용해야 한다. 심하면 중환자실에서 혈압을 올려주는 방법이나 투석 치료 등을 받아야 한다(조선일보).

연습문제 08

1 호흡곤란을 호소하는 환자에게 가장 적절한 자세는?

① 옆으로 누운 자세
② 바로 누운 자세
③ 엎드린 자세
④ 반쯤 앉은 자세

2 호흡기계의 기능이 아닌 것은?

① 산소를 흡수하고 이산화탄소를 내보내는 가스 교환
② 산-염기 균형의 조절
③ 폐 방어기전 및 발성에 관여
④ 영양분을 흡수

3 호흡 조절에 대한 설명으로 옳지 않은 것은?

① 호흡의 조절은 중추신경계의 뇌간에서 이루어진다.
② 호흡은 대부분 불수의적이지만 어느 정도까지는 조절될 수 있다.
③ 혈중 이산화탄소 농도가 감소된 경우에는 호흡 조절에 영향이 없다.
④ 호흡의 주요자극은 동맥혈 이산화탄소의 농도로 증가하면 호흡이 빨라진다.

4 흉부 손상 중 연가양 흉부의 설명이 아닌 것은?

① 심한 흉통이 나타난다.
② 흡기 시에 흉곽이 안으로 움직이고, 호기 시에 밖으로 움직인다.
③ 호흡곤란과 청색증이 동반된다.
④ 폐는 손상 받지 않았으므로 늑골만 치료한다.

5 정상호흡 시 호흡기능을 조절하는 것은?

① 혈액 내 적혈구 수
② 혈액 내 산소분압
③ 혈액 내 이산화탄소 분압
④ 혈액 내 영양분

6 호흡기계 평가로 올바르지 않은 것은?

① 호흡곤란이 얼마나 오랫동안 있었는가?
② 호흡곤란은 갑자기 발생하는가?
③ 기침이 있다면 객담이 동반되는가?
④ 알레르기는 호흡기계와 상관 없으므로 과거 병력과 복용 중 약제가 있는지 확인한다.

7 급성 폐부종으로 인한 호흡곤란이 있는 환자의 가래의 특징은?

① 핑크색 거품
② 초록색
③ 노란색의 많은 가래
④ 썩는 냄새가 나는 가래

8 호흡기의 구조에 대한 설명이다. 옳지않은 것은?

① 호흡기는 코에서 시작하여 후두, 기관 기관지를 거쳐 폐포 까지를 말한다.
② 폐포는 두 폐에서 모두 약 3억개가 존재한다.
③ 폐에서 공기와 혈액이 마주칠 때 그 사이에 끼인 막의 두께는 아주 얇은 막이지만, 전체의 표면적은 70 m^2로 충분한 가스 교환이 이뤄질 수 있도록 되어 있다.
④ 호흡기는 크게 상부 중부 하부 기도로 나누어진다.

9 상부기도와 하부기도에 대한 설명이다. 이 중에 옳지 않은 것은?
① 상부기도는 코, 코곁굴, 인두, 후두로 구성된다.
② 코곁굴은 위턱굴, 이마굴, 나비굴, 벌집굴이 있다.
③ 인두는 깔대기 모양으로 된 통로이고 코와 후두사이에 놓여 있는 공기 및 음식의 통로이다.
④ 하부기도는 기관, 기관지, 모세기관지, 폐, 간으로 구성된다.

10 다음은 어떤 증상에 대한 설명이다 이 증상은 무엇인가?

> 여러 원인에 의하여 폐에 물이 차 호흡이 곤란해지는 상태를 말한다. 심부전, 신부전증 상태에서 많이 발생하여 치료를 하지 않을 경우 폐손상, 폐기능 장해, 폐사까지 유발할 수 있다.

① 급성폐부종 ② 만성폐쇄성질환
③ 폐질환 ④ 천식

11 만성폐쇄성폐질환의 응급처치 중 옳지 않은 것을 고르시오.
① 상체를 올려 편안하게 호흡할 수 있도록 한다.
② 환자가 복용하는 약이 있을 때 복용하지 않게 하도록 한다.
③ 상태가 호전되지 않으면 신속히 병원으로 이송한다.
④ 호흡곤란 시 저농도의 산소를 공급한다.

12 천식의 응급처치 중 옳지 않은 것은?
① 상체를 비스듬히 세우면 숨이 덜 차오르므로 상체를 비스듬히 세워준다.
② 실내일 경우 환기를 시키고 차가운 물을 마시게 하거나 숨을 길게 내쉴 수 있게 도와준다.
③ 환자를 안심시키고 마음을 편하게 해준다.
④ 천식이 심해지면 신속히 병원으로 이송한다.

13 천식 응급처치시 주의사항 중 옳은 것은?
① 2분 간격으로 환자의 호흡과 맥박을 체크한다.
② 산소를 공급해주되 수분을 함유한 것으로 공급하도록 한다.
③ 발작 시간이 길어졌을 때 즉시 물을 준다.
④ 환자를 위해 분위기를 조용하게 맞추는 건 환자에게 위험하다.

14 연가양 가슴의 증상과 징후가 아닌 것은?
① 심한 흉통, 흉각의 역리호흡
② 종격동의 진동
③ 깊은 호흡, 청진시 호흡음 증가
④ 환기 저하로 인해 저산소혈증, 청색증 고탄산증 유발

15 공기가슴증에 대한 설명이다. 옳지 않은 것을 고르시오.
① 기흉이란 공기주머니에 해당하는 폐에 구멍이 생겨 공기가 새고 이로 인해 늑막강 내에 공기나 가스가 고이게 되는 질환이다.
② 기흉의 증상은 호흡이 적어지는 것이다.
③ 기흉의 정도가 큰 경우에 심하게 나타날 수 있다.
④ 기흉은 대부분 가벼운 호흡 곤란만 발생한다.

16 키가 180 cm이고 몸무게가 50 kg인 19세 남자아이가 가슴통증과 호흡곤란 청색증을 나타내고 있다. 호흡음을 들어보니 왼쪽에서 호흡음이 감소해있다. 이 환자의 응급처치로 올바르지 않은 것은?
① 다친 쪽이 위쪽으로 가도록 자세 유지한다.
② 손상부위를 손이나 드레싱으로 밀봉한다.
③ 산소를 공급한다.
④ 신속하게 이송한다.

제 9 장

신경계 손상

학습 개요

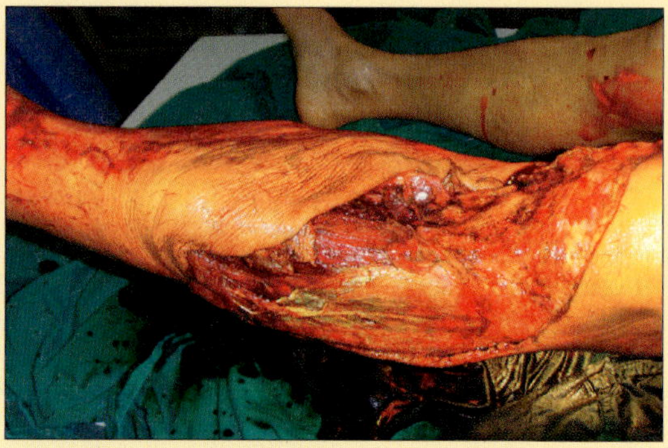

신경계는 몸 안팎에서 일어나는 각종 변화로 인한 자극을 빠르게 전달하여 그에 대한 반응을 생성하는 기관으로 사고, 기억, 판단, 감각, 운동, 인지, 대화, 행동 및 인격을 관장하는 중추이다. 즉, 신체 내·외부에서 일어나는 여러 자극을 받아들이고 지각, 감각, 운동 및 정신작용을 통해 적절하게 반응함으로써 여러 체계의 신체기능에 직접적인 영향을 미친다.

산업재해 및 교통사고로 인해 두부손상 및 신경계 손상의 빈도가 증가되고 있다. 신경계의 손상은 아주 위험하며 자주 발생하는데도 불구하고 사고 순간 손상을 인지하지 못해 환자의 상태가 악화되거나 이송할 때 치명적인 손상을 가져오게 된다. 또한 신경계 손상은 즉각적인 생명을 위협할 뿐만 아니라 신경학적 결손과 같은 심각한 합병증을 발생시켜 사회 경제적 문제를 야기한다.

응급처치자는 뇌와 신경계의 해부학적 구조와 기능을 이해해야 한다. 척추 및 두부손상 환자를 함부로 이동하는 등 부적절한 응급처치는 환자의 예후에 부정적 영향을 미칠 수 있으므로 응급처치자는 신경계 손상 환자의 후유증을 최소화하고 생존율을 증가시키기 위하여 응급처치 방법과 주의사항을 숙지하여야 한다.

학습 중점

- 뇌의 해부학적 구조와 기능을 이해한다.
- 두개내압 항진의 원인 및 증상과 응급처치를 설명할 수 있다.
- 두부손상의 기전과 종류를 성명할 수 있다.
- 두부손상의 증상 및 징후와 응급처치를 설명할 수 있다.
- 신경계의 해부학적 구조와 기능을 이해한다.
- 중추신경계와 말초신경계를 분류하고 각 기능에 대해 이해한다.
- 신경계 손상에 대한 사정을 할 수 있다.
- 척추손상의 증상 및 징후와 응급처치를 설명할 수 있다.

의학 용어

- **대뇌(Cerebrum) :** 뇌의 3부분 중 가장 큰 부분이고 때때로 '큰 뇌'라고도 한다. 청각, 균형, 언어, 인지, 감정, 개성 등을 통제하는 여러 개의 엽(lobe)으로 이루어져 있다.
- **사이뇌(Diencephalon) :** 시상과 시상하부 구분. 모든 감각계의 중계 중추로 대뇌겉질과 변연계를 연결하며 여러 가지 신경 정보를 통합 중계 처리한다.
- **뇌줄기(Brain stem) :** 척수와 대뇌 사이에 있는 뇌의 일부분으로 소뇌에 의하여 싸여 있다. 호흡, 심혈관계 활동과 같은 생명을 위한 작용을 조절한다.
- **소뇌(Cerebellum) :** 뇌의 중요한 3부분 중 하나로서, 운동기능과 평형을 조절한다.
- **두개내압(Intracranial pressure) :** 두개골 안쪽의 압력이다. 두개 내의 뇌조직, 뇌척수액, 두개 내 혈액의 양에 의해 영향을 받는다.
- **머리손상 :** 외부의 충격으로 머리의 손상을 입은 상태
  - **두피열상(Scalp laceration) :** 두개골을 싸고 있는 피부가 손상을 받아 찢어진 상태이며, 작은 열상이라도 대량 출혈로 인한 쇼크를 일으킬 수 있다.
  - **뇌진탕(Cerebral concussion) :** 물리적 충격에 의하여 뇌의 기능에 일시적인 장애가 나타나는 것. 의식상실, 역행성 건망증, 감정불안과 같은 정신기능의 장애를 동반할 수 있다.
  - **뇌좌상(Cerebral contusion) :** 머리에 타격을 받아 생긴 뇌의 타박상으로 출혈, 종창, 골절 등을 동반할 수 있다.
  - **두개골 골절(Skull fracture) :** 뇌를 싸고 있는 뼈가 함몰되거나 부서짐.
- **신경계(Nervous system) :** 해부학적으로 중추신경계와 말초신경계로 나누어지며, 기능적으로 수의신경계와 자율신경계로 나누어진다.
- **중추신경계(Central nervous system) :** 신경계에서 가장 많은 부위를 차지하는 부분으로 뇌와 척수를 말한다. 말초신경계와 함께 인간의 행동을 제어한다.
- **말초신경계(Ceripheral nervous system) :** 외부의 자극을 감지하여 중추신경계로 전달하고, 중추신경계에서 오는 반응을 기관에 전달하는 역할을 한다.
  - **체성신경계(Somatic nervous system) :** 말초신경계의 한 갈래로서 운동신경과 감각신경으로 구분되며 필요한 신호를 수의근에 전달하여 신체의 의도적인 행동을 조절한다.
  - **자율신경계(Autonomic nervous system) :** 자신의 의지로 제어할 수 없는 말초신경계로 주로 내장기관을 무의식적으로 제어하는 역할을 한다.
- **뇌신경(Cranial nerves) :** 뇌로부터 나와서 뇌와 가슴부분의 근육이나 감각기관을 직접 연결시켜주는 말초신경으로 12쌍의 뇌신경으로 구성되어있다.
- **교감신경(Sympatic nerve) :** 신체가 위급한 상황일 때 이에 대처하는 기능
- **부교감신경(Parasym pathetic nerve) :** 에너지를 보존하는 것으로 심박동수는 감소하고 동공이 수축하고 소화관의 연동운동과 분비샘이 증가하며 항문과 방광의 조임근은 이완되고 방광벽이 수축한다.

신경계 손상

CHAPTER 09

1. 머리 손상

머리 손상은 크게 머리뼈와 얼굴 골절로 인한 직접적 손상과 두피열상 · 뇌진탕 · 뇌출혈 · 두개내출혈 · 뇌좌상 등의 간접적 손상으로 나눌 수 있다. 두개골이 골절된 것을 개방성 두부손상이라고 하고, 두개골 골절이 없는 경우에는 폐쇄성 두부손상이라고 한다. 원인의 대부분은 교통사고와 작업장 안전사고이다.

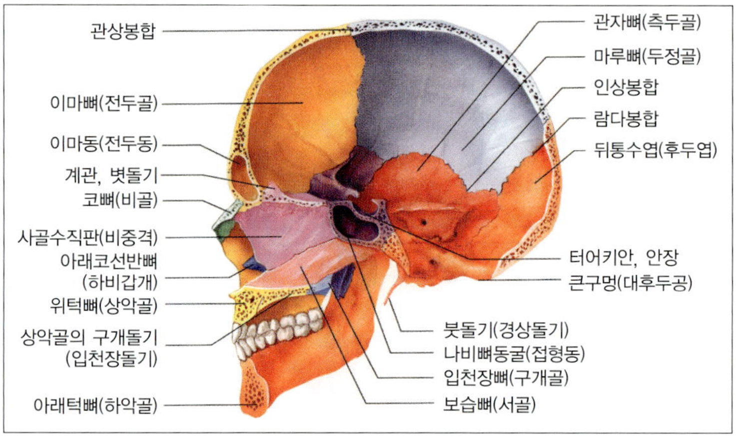

▲ 두개골의 시상면

1) 뇌의 해부학적 구조와 역할

머리뼈 속에 있는 것이 뇌, 척추관 속에 있는 것이 척수이다. 뇌와 척수는 신경계의 기능적 중심으로서 중추신경계라 한다. 머리뼈 23개의 뼈로 구성되어 있으며, 두개강을 둘러싸는 부분을 뇌머리뼈, 얼굴 부분을 얼굴머리뼈라고 한다.

뇌에서 뚜렷하게 관찰되는 열 중에서 종렬(longitudinal fissure)은 뇌를 좌우 반구로 구분하고, 중심구는 이마엽과 마루엽의 경계가 되어 각 반구를 상하로 구분한다. 중심구를 중심으로 대뇌피질의 운동 및 감각영역이 나누어진다.

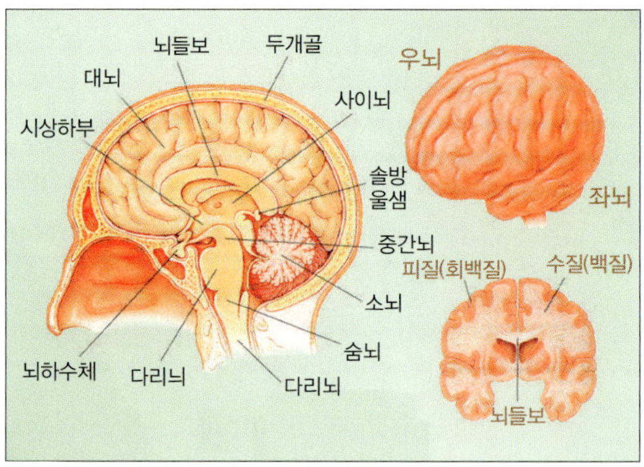

▲ 뇌의 구조

측열(lateral fissure)은 뇌의 아래쪽에서 시작되어 바깥쪽으로 이동하고 뇌의 옆쪽으로 구부러지며, 이곳에 측두엽이 위치한다. 이들 주름에 의해 엽이 나누어지고 엽의 명칭은 두개골의 부분과 일치한다.

뇌를 구분하고 그 기능을 말함에 있어서 우리가 주의할 점은 편의상 나누어서 이야기하지만 뇌의 각 부분은 치밀하게 연결되어져 있어서 한 부분이 어떤 한 기능을 전담한다고 하기는 힘들다는 점이다. 뇌의 한 부분에 문제가 생기면 뇌의 다른 부분에서 그 역할을 담당하게 된다.

(1) 대뇌(Cerebrum)

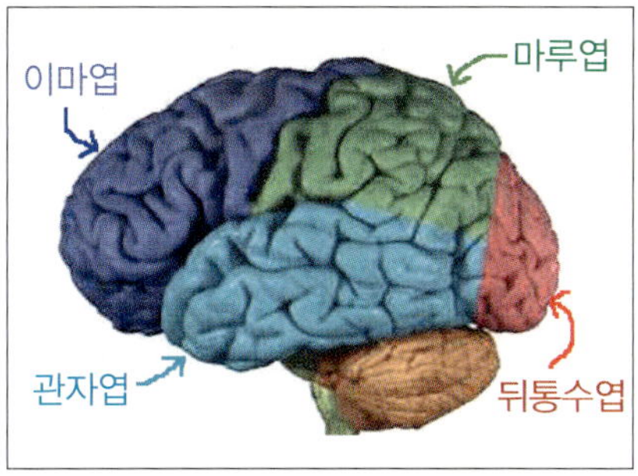

▲ 대뇌의 엽(lobe)

대뇌는 뇌 전체 무게의 80%를 차지하고 있다. 대뇌의 바깥쪽은 회백질로 내부는 백색질로 이루어져 있다. 이러한 색의 차이는 대뇌는 바깥쪽인 대뇌겉질이 신경세포들의 세포체와 수상돌기로 되어 있고 속 부분인 속질에는 신경축삭이 많이 분포하기 때문이다.

대뇌는 앞에서 뒤로 깊은 고랑이 있으며, 이 고랑을 중심으로 좌우의 두 개 반구로 구성되어 있다. 좌반구는 연속적(시간적)이고 논리적인 사고를 주로 담당하며, 우반신의 운동을 지배한다. 우반구는 공간적이고 감성적인 사고를 주로 담당하며 좌반신의 운동을 지배한다.

뇌의 총면적은 신문지 한 페이지에 해당하는 넓이(2.240 cm^2)이며, 주름이 잡혀 있어 대뇌의 표면적인 부피에 비해 매우 넓다. 이 겉질 부위가 우리의 정신작용을 총괄 지배하는 약 140억 개의 신경세포의 집합체이다. 두뇌 반구는 두 개가 나란히 붙은 호두 모양이며, 4개의 영역으로 이루어져 있다.

- 이마엽(frontal lobe) : 대뇌의 앞쪽 부분으로 사람들이 열이 있는지 알아볼 때 손바닥으로 짚는 이마의 속 부분이다. 이마엽은 인식기능, 언어중추역할을 한다.
- 마루엽(parietal lobe) : 이마엽 바로 뒤에 위치한다. 피부의 감각, 즉 촉각이나 취하고 있는 자세, 위치 등을 감지한다. 마루엽이 손상되면 마비상태가 오기도 하며, 몸이 크게 뒤틀린 듯한 감각을 초래하고, 주위 물체와의 공간적인 관계를 인지하지 못하게 된다.
- 관자엽(temporal lobe) : 대뇌의 양측면에 붙어 있으며 소리와 냄새의 정보를 처리한다.
- 뒤통수엽(occipital lobe) : 대뇌의 뒤쪽에 위치하며 시신경에서 받아들인 시각정보를 분석한다.

✚ 뇌는 대뇌, 소뇌, 사이뇌로 구성되어 있다. 대뇌는 뇌의 용적의 대부분을 차지하며 기억, 감정, 판단, 지시의 기능과 함께 인간을 발달시키고 유지시키는 역할은 모두 수행한다. 소뇌는 운동을 조절하는 중추 기능이며, 사이뇌(간뇌)은 체온 조절이나 호흡 조절을 하는 생존을 위해 가장 중요한 부위이다. 대뇌와 소뇌로부터 척수로 가는 모든 신경이 이곳을 거쳐가기 때문에 여기를 손상 당하면 환자는 의식을 잃게 되면서 팔다리의 마비, 심장의 박동과 호흡 중추 기능의 상실로 부상자나 환자는 사망하게 된다.

Q&A

Q 틱(Tic)증상은 뇌의 어디와 관련이 있나요?

A 틱증상은 대뇌 좌우의 불균형에서 오는 것으로 스스로 조절할 수 없는 크고 빠른 근육이나 움직임이나 음성이 조절되지 않는 증상을 말한다. 틱은 스트레스를 받을수록 심해진다. 그러다 보니 많은 부모가 스트레스를 틱의 원인이라 생각하고 아이가 하고 싶은 대로 내버려두는 경향이 있다. 하지만 스트레스는 틱증상을 악화시킬 수 있는 요소일 뿐 근본 원인은 아니다. 정상적으로 작동하지 못하는 바닥핵의 조절기능은 스트레스를 줄여도 쉽게 회복되지 않는다. 바닥핵을 포함한 전체적인 뇌기능을 개선해야 좋아진다. 특히 좌 · 우뇌 어느 쪽 바닥핵의 기능이 떨어져 있는지를 먼저 진단하고, 불균형을 맞춰주는 뇌 자극 운동이 필요하다.

(2) 사이뇌(Diencephalon)

사이뇌는 모든 감각계의 중계중추로 대뇌겉질과 변연계를 연결하며, 여러 가지 신경정보를 통합, 중계 처리하게 된다. 아편 수용체가 많아 통증과 관계가 크다. 사이뇌(diencephalon)는 시상과 시상하부로 이루어져 대뇌반구의 중심부에 있다.

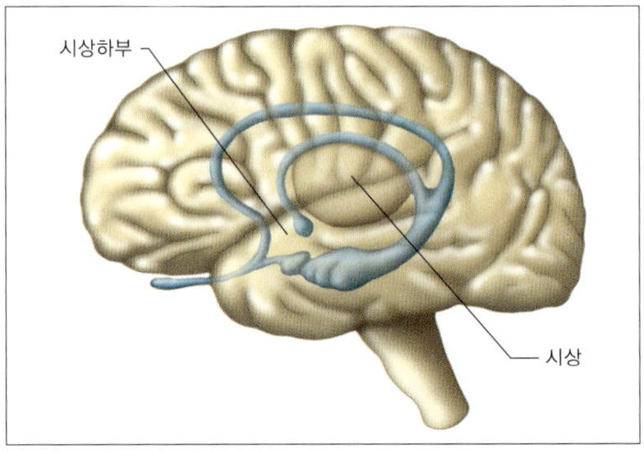

▲ 시상과 시상하부

시상은 후각을 제외하고 모든 감각적 자극을 대뇌겉질까지 올려 보내 전달하고 통증의 인식, 주어진 자극의 식별, 주의력 집중을 전달한다. 시상하부는 체온, 식욕, 수분의 균형, 뇌하수체 분비, 감정 · 정서반응, 혈관운동 조절, 수면과 의식의 주기를 조절하거나 영향을 미친다. 사이뇌는 크게 시상과 시상하부로 구분할 수 있다.

사이뇌의 구조와 기능	
시상 (thalamus)	• 사이뇌의 80%를 차치하는 중심부 부분이다. • 몸의 대부분의 감각정보(후각 제외)를 중개하는 터미널 같은 구실을 한다. • 감정, 예측능력과 같은 이마엽 겉질의 기능에 영향을 미친다. • 공포, 분노 같은 강렬한 감정과 관련된 일반적 신체 움직임과 기분에도 영향을 미친다.
시상하부 (hypothalamus)	• 변연계와 뇌줄기를 연결하며 아래에 뇌하수체로 연결되는 부분으로 뇌하수체의 중추를 조절한다(항상성 유지, 자율신경계, 내분비계, 감정 등). • 각 내장기능과 본능적인 충동에 관련된 활동을 조절하고 감정과 분위기의 관계를 담당하는 많은 기능에서 중요한 역할을 한다. • 스트레스와 관련된 신체장애 질병(공포, 분노관련)과 직접적으로 연관되며, 먹고 마시는 것 체온조절, 심장기능, 내장운동, 성적활동 조절에 관여한다. • 수면 각성주기에 대한 반응을 신체의 각 영역에 연결시킨다.

(3) 뇌줄기(Brain stem)

뇌줄기는 사이뇌와 이어지는 부분으로 중간뇌(mid brain), 다리뇌(pon), 숨뇌(medulla oblongata)를 합쳐 부르는 말이다. 상행로(감각)와 하행로(운동)가 지나가는 길목이다. 망상활성계를 통해 변연개와 상호작용하며 척수를 뇌에 연결한다. 뇌신경핵이 위치하며 호흡, 심혈관계 활동과 같은 자동적인 신체의 기능을 조절한다.

우리 뇌의 가장 깊은 곳에 있는 뇌줄기는 기본적인 생명 유지 기능을 담당하기 때문에 "생명의 뇌"라 부른다.

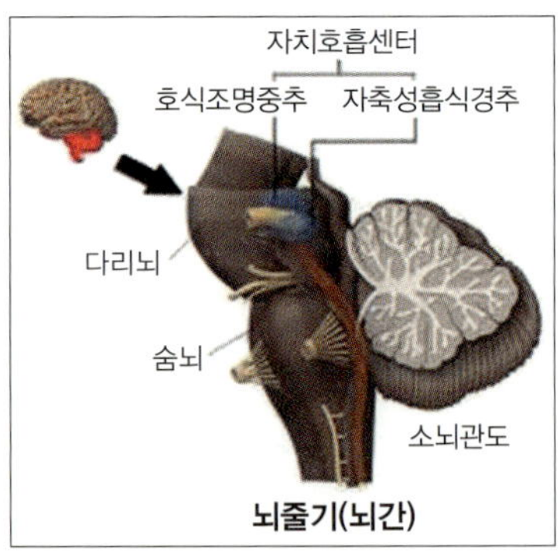

▲ 뇌줄기의 구조

① **중간뇌(mid brain)**

중간뇌는 다리뇌(pon)의 바로 위에 있으며 뇌줄기 중 가장 작은 뇌이다. 중간뇌는 배측부와 복측부로 나누어진다. 복측부를 대뇌각(cerebral peduncle)라고 하며, 배측부를 중간뇌덮개(tectum)라고 한다. 중앙부를 피개(tegmentum)라고 한다. 대뇌다리 바로 뒤에 짙은 회색을 띤 활 모양의 흑질(substantia nigra)이 있다. 피개는 흑색질을 경계로 대뇌다리의 배측 부위를 형성한다. 제 3, 4뇌신경의 기점으로 운동조정, 안구운동을 지배한다.

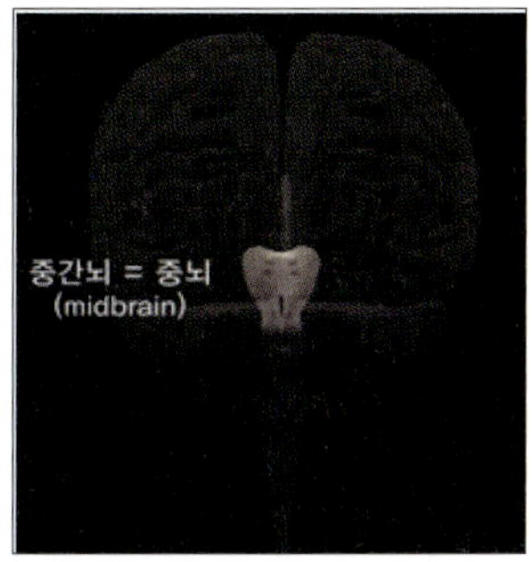

▲ 중간뇌

중간뇌의 구조와 기능

대뇌다리	• 대뇌에서 하행하는 운동신경이 지나는 신경로(추체로계, 수의적 운동)이다.
피개	• 피개에는 바깥피라밋계통의 핵(적핵, 흑색질)과 뇌신경핵(동안신경, 도르레신경, 삼차신경)이 존재하고, 중간뇌수도관이 있다. 적핵은 적핵에서 기시하여 척수의 후주에서 끝나는 적핵척수로를 형성하여 바깥피라밋계통을 이룬다.
중간뇌덮개	• 중간뇌덮개 위에는 2쌍(4개)의 사구체가 있다. 상구는 시각반사와 안구운동에 관한 반사중추가 있다. 눈에 광선이 닿으면 동공이 축소되는 광선반사(light reflex), 눈에 물체가 갑자기 다가오거나 각막이 자극되면 안검이 닫히는 안검반사와 각막반사를 담당한다. 하구는 청각반사중추와 호흡조절 중추가 있다. 중간뇌덮개는 대뇌로 흥분을 전달하는 구심성 감각신경이 지나는 백색질이다.

② **다리뇌(pons)**

중간뇌의 아래 부위이며, 뒤통수뼈 저부의 사대(clivus) 위에 있다. 중간뇌의 대뇌다리와 경계를 이루고 있다. 다리뇌의 표면은 주로 가로로 가는 신경섬유로 되어 있다. 다리뇌의 좌우 양측은 중간소뇌다리(중간뇌의 중앙부, 즉 피개에는 소뇌와 연결되는 위소뇌다리가 있음)으로 소뇌와 연결되어 있다. 다리뇌의 외측 중앙부에서 삼차신경이 다리뇌와 중간소뇌다리의 경계부가 된다. 다리뇌의 복측면(전면) 숨뇌와의 경계부에서 뇌신경인 삼차신경, 갓돌림신경, 얼굴신경, 속귀신경 등이 나온다.

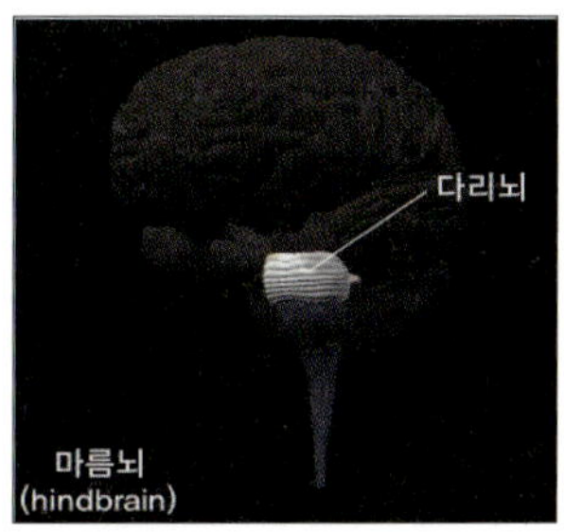

▲ 다리뇌

다리뇌의 기능

- 대뇌반구에서 소뇌로 정보를 중계한다.
- 제5(삼차신경), 6(갓돌림신경), 7(얼굴신경), 8(속귀신경)뇌신경의 기시부가 있다.
- 불수의적 호흡반사에 관여한다.

③ 숨뇌(Medulla oblongata)

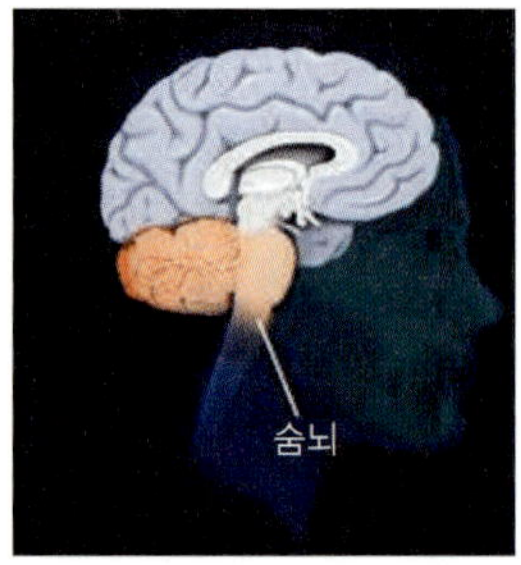

숨뇌는 척수와 다리뇌 사이에 있는 길이 약 3cm, 무게 6~7g의 기관으로 척수에서와 같이 회백질이 안에 있고 바깥층이 백색질로 되어 있다. 뇌줄기 중에서 가장 아래 부위로 가장 작은 부분이다. 원추모양 위로는 다리뇌에 연속되고, 밑으로는 척수로 이어진다. 제4뇌실의 하부 1/2이 숨뇌에 이어있고, 제4뇌실은 숨뇌회백질과 백색질로 둘러싸여 있다.

숨뇌는 제9, 10, 11, 12 뇌신경의 기점이 되며 대뇌와 척수를 잇는 마지막 단계의 기관으로 운동을 전달해 주는 척수와 직접 연결하고 있다.

숨뇌의 기능

- 호흡, 심장박동수, 혈압 등을 조절하는 생명유지중추이다.
- 생명유지와 직결되는 내장기능을 조절하는 등 주된 자율신경계 조절을 맡고 있다.

(4) 소뇌(Cerebellum)

소뇌는 숨뇌와 다리뇌 뒤쪽에 있다. 대뇌 다음으로 신체운동에 중요한 대뇌의 자문기관이다. 소뇌는 뇌줄기와는 다르게 겉질이 회백질이며 그 내부가 백색질이다. 이 백색질 속에 다시 회백질로 된 부위가 있는데, 이것을 소뇌핵이라고 한다. 소뇌 표면에는 옆으로 주름이 많아서 회백질의 면적이 넓다. 소뇌의 모든 기능은 의식과 관계없이 이루어진다.

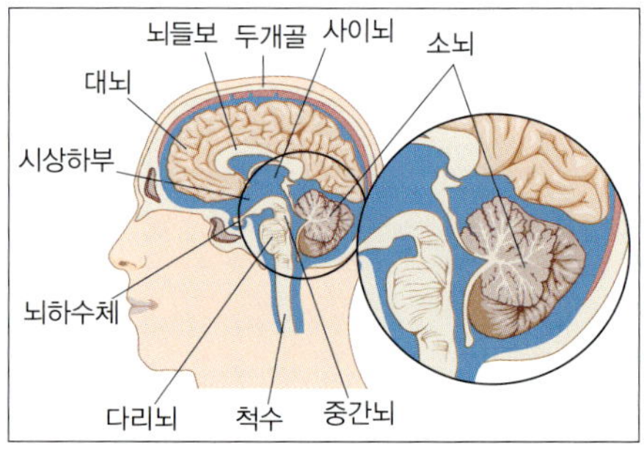

▲ 숨뇌의 해부

소뇌는 운동기능을 조절하는 역할을 맡고 있으며 특히 평형감각을 관장한다. 이외에도 근육의 긴장과 이완 같은 운동을 조절한다. 때문에 소뇌에 손상이 오면 운동기능이나 평형감각을 조절할 수 없어서 정밀하게 움직일 수 없게 되며, 걸음걸이도 불안정하게 된다.

소뇌의 기능

근운동 조절	• 소뇌는 대뇌의 운동영역과 신경섬유를 주고 받으며, 또한 근육 속에 있는 근방추의 고유수용기에서도 신경섬유를 받아 근육운동 상황을 알고 그 정보를 대뇌의 운동영역으로 올려 보내 간접적으로 근운동을 원활하게 조정한다. ▶ 연필을 잡으려고 손을 뻗는 동작은 대뇌가, 그 목표물을 정확하게 조준하는 일은 소뇌가 한다.
자세의 균형	• 몸의 자세와 균형을 바로 잡게 한다. 몸의 자세와 균형이 흐트러지면 내이의 반고리관에서 흥분파가 발생돼 소뇌의 구심성 경로를 통해 소뇌로 들어오게 되고, 소뇌에서는 이러한 정보를 종합하여 분석한 후 대뇌로 보낸다. ▶ 골격근에 직접 명령을 내리지 않지만 잘 조정하면 원활한 운동을 할 수 있도록 평형을 유지시킨다.
기타	• 시각, 청각 및 촉각 조정에도 영향을 미친다. 소뇌를 완전히 제거했을 경우 사지가 강직성 발작을 일으킨다.

2) 두개내압(Intracranial pressure)

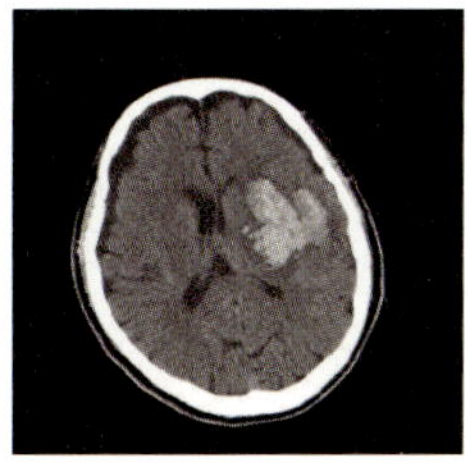

▲ 두개내압상승

두개내압은 대기압에 대한 상대적인 관계를 감안한 두개강 내 압력을 말한다. 두개내압은 두개 내의 3가지 성분, 즉 뇌조직, 뇌척수액, 두개 내 혈액의 양에 의해 영향을 받는다.

(1) 두개내압 생리

두개강은 약 1,500 cc 정도의 부피이며, 정상인 경우 뇌(87%)와 뇌척수액(9%), 혈액(4%)이 들어 있다. 일반적으로 뇌는 부피가 줄어들 수 없기 때문에 두개강 내압을 일정하게 유지하는데 혈액과 뇌척수액이 주된 부피 완충 역할을 한다.

두개강 내압이 올라가면 일차적으로 뇌혈류를 조절하여 두개강 내압을 유지하나, 이러한 방법이 실패하면 2차적으로 압력이 높은 곳에서 낮은 곳으로 뇌를 이동하게 된다. 두개강 내압이 한계치 이상으로 항진되면 뇌혈류가 감소하게 되어 뇌실질의 허혈이 오게 되며, 이로 인해 뇌가 손상된다.

• 정상 두개내압 : 대기압보다 5~10 mmHg 높은 압력사이를 오르내린다. 상한은 15 mmHg이다.

(2) 두개내압 항진의 원인 및 증상

두개내압 항진의 원인은 다음과 같다.

• 머리외상
• 자발성 뇌실질 내 출혈
• 뇌막염
• 뇌종양
• 뇌경색
• 뇌동정맥 기형
• 뇌지주막하 출혈
• 뇌농양
• 정맥동 혈전증 등

두개내압이 상승하면 뇌혈류 흐름이 현저히 감소하고 허혈상태는 혈관운동의 중추를 자극하게 되어 혈압이 상승하게 된다. 두개내압 항진시 증상은 다음과 같다.

• 두통
• 동공확대 및 대광반사 소실
• 혈압상승 및 서맥
• 구토
• 갓돌림신경 마비
• 다양한 이상 호흡

(3) 두개내압 항진 시 응급처치

두개내압의 증가는 응급을 요하는 위험한 상황으로 발전할 수 있으므로 뇌관류압과 뇌혈류를 원활하게 유지시켜 주는 것이 중요하며 지속적인 관찰이 필요하다.

두개내압 항진 현장 응급처치

- 자세를 교정한다(머리를 30~40도 경사 유지).
- 과호흡을 유도하여 뇌혈류량과 뇌혈액 용적을 감소시킨다(가장 효과적인 방법).
- 기침, 구토, 동통, 체온 상승과 같은 뇌압상승을 유발하는 원인을 피하도록 한다.
- 저체온이 되도록 하여 뇌대사를 저하시켜 뇌혈류량을 감소시켜야 한다.

3) 머리손상

머리손상이란 외부의 충격으로 머리에 손상을 입은 상태를 말한다. 원인은 각양각색이지만 우리나라의 경우 교통사고가 가장 많다. 교통사고 손상 부위 중 가장 많은 곳은 하지이며 다음이 머리이다. 그러나 교통사고로 사망한 경우에 있어서는 두부손상이 75~80%를 차지한다. 두부손상은 사망률이 높고 치료 후에도 후유장해가 많기 때문에 현장 응급처치의 중요성이 강조되고 있다.

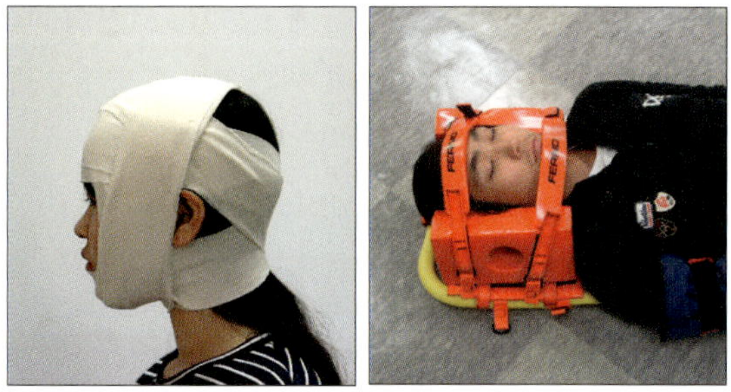

▲ 머리손상 환자 응급처치

(1) 머리손상의 기전

머리에 갑작스럽게 미치는 힘의 결과로 발생하게 되는데 발생 원인을 일반적으로 다음과 같다.

- 가속도(acceleration) : 움직이는 물체에 머리가 움직이면서 부딪쳐 발생한다.
- 감속도(deceleration) : 머리가 움직이면서 정지한 물체에 머리가 부딪쳐 발생한다.
- 변형(deformation) : 두개골 골절과 같이 밀착된 구조에 통합성의 파열과 기형을 초래한다.

머리손상의 기전

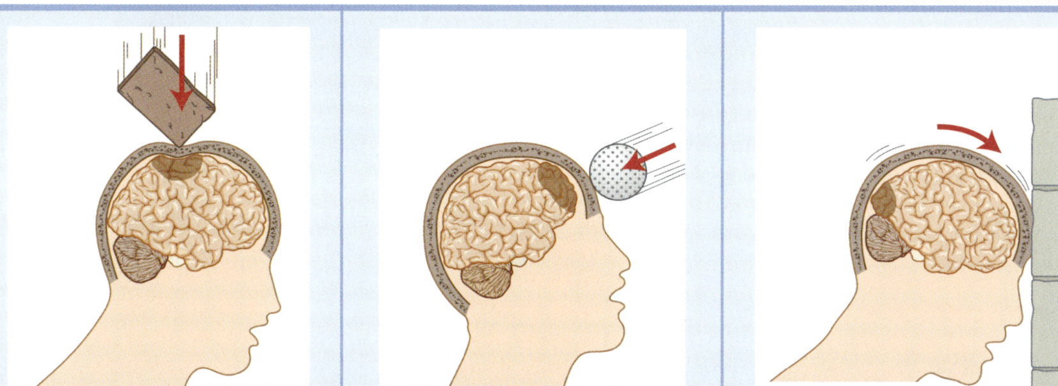

가속성 손상과 변형, 개방성 손상, 충격손상	가속성 손상, 폐쇄성 손상, 충격손상	감속성 손상, 폐쇄성 손상, 반충손상

머리손상 원인과 부위에 따라 다음과 같이 구분하기도 한다.

- 회전 손상(가속도-감속도 손상) : 움직이는 물체에 움직이지 않는 머리가 충돌한 후에 다시 머리가 움직이지 않는 물체에 충돌하는 경우다.
- 충격손상(Coup injury) : 타격을 받은 쪽의 뇌에 생기는 손상이다.
- 반충손상(Contrecoup injury) : 타격을 받은 반대편에 생기는 손상이다.
- 개방성 외상 : 칼, 총알 같은 이물에 의하여 생기거나 혹은 두개골 골절 시에 골편에 의하여 생기는 상처이다.

(2) 머리손상의 종류

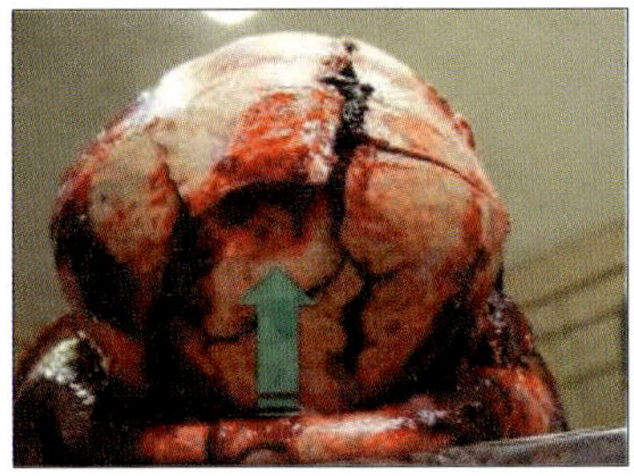

▲ 두개골 골절

머리외상을 발생시키는 손상은 두개골골절, 뇌혈관손상, 뇌좌상 등의 1차적 손상과 그로 인하여 병발하는 두개내혈종, 뇌부종, 두개내압 항진 등의 2차적 손상이 있다.

머리의 손상 중 두피손상은 후유증이 발생하지 않는다. 두개골 골절도 그 자체로는 후유장해가 발생하지 않으나, 두개골 함몰골절로 인한 두개강 내압상승 또는 두개골 기저골절에 동반된 뇌손상이나 두개강 내 출혈 등은 환자의 생명과 관련하여 치료 후에도 후유증이 잔존한다.

해부학적 위치에 따른 머리손상의 종류

두피열상	찢어진 상태, 안면, 두피에는 작은 열상이라도 출혈이 많으면 허혈성 쇼크가 발생
뇌진탕(Cerebral concussion)	뇌기능의 일시적 장애 발생으로 영구적인 손상을 유발하지 않으나 환자관찰이 중요하다. 의식 저하, 의식이 명료하다 점차 나빠지는 경우, 두통, 구토가 점차 심해지는 경우도 발생
뇌좌상(Cerebral contusion)	뇌조직에 손상이 발생되며, 혈관을 손상시켜 출혈과 부종을 일으킬 수 있음
두개내 출혈 (Intra-cranial hemorrhage)	경막외 혈종으로 주먹에 맞아 의식을 잃었다가 깨어난 후 다음날 사망하는 경우도 발생
두개골 골절	두개골 변형(함몰)으로 눈 주위의 반상출혈 등으로 뇌 척수액이 코나 귀로 흘러나옴
뇌신경 손상 및 뇌부종	말초신경 자체의 손상으로 감각통합의 문제 발생, 뇌손상과 뇌부종으로 인한 2차 손상이 나타남
뇌좌상	외상 또는 외부 충격에 의하여 뇌 실질에 출혈이 발생한 경우, 함몰골절에서 발견되며, 5분 이상 지속되면 무의식 상태가 올 수 있음

두부손상 시 두개 내 출혈은 출혈 부위의 해부학적 위치에 따라 다음과 같이 구분한다.

두개 내 출혈의 종류

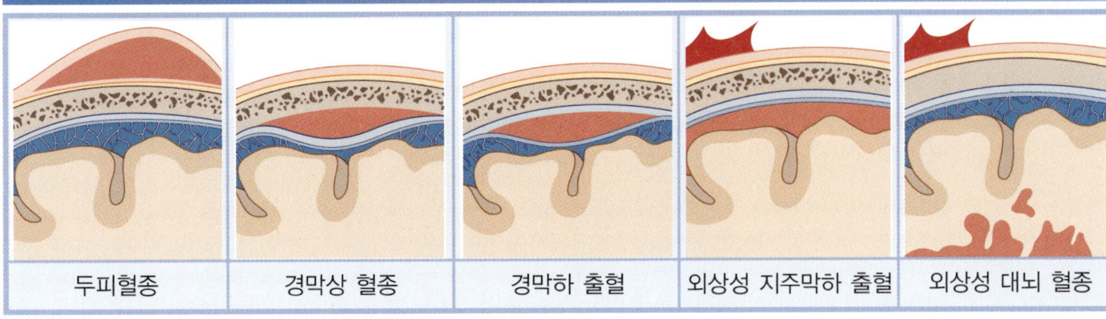

두피혈종	경막상 혈종	경막하 출혈	외상성 지주막하 출혈	외상성 대뇌 혈종

(3) 머리손상의 증상 및 징후

호흡의 변화와 마비, 뇌부종, 저산소증에 의한 청색증, 동공의 확대, 빛에 대한 반사능력의 저하, 두통, 어지럼증, 오심, 전신 허약감, 반신마비, 두개부의 변형 및 함몰, 눈 주위와 귀 뒷부분의 멍, 코와 귀에서 뇌척수액이 흐르거나, 물체가 겹쳐 보이는 복시현상, 혈압과 맥박 및 호흡이 비정상적, 경련과 발작 장애가 일어난다.

반신감각장애	손상된 뇌의 반대 측의 얼굴, 팔, 다리에 감각장애가 생기며, 경우에 따라 감각이상이 심해져서 몹시 불쾌하게 저리거나 아플 수도 있음
언어장애	정신은 명료한데 갑자기 말을 못하거나, 남의 말을 이해 못하는 등의 증상
발음(구음)장애	말을 하거나 알아들을 수는 있으나 혀, 목구멍, 입술 등의 근육이 마비되어 정확한 발음을 할 수 없는 경우
시력(시야)장애	한쪽 눈이 갑자기 안보이거나, 시야의 한 귀퉁이가 어둡게 보이는 증상
의식장애	아무리 자극을 주어도 환자가 깨지 못함

(4) 머리손상의 응급처치

머리손상 현장 응급처치

- 우선 기도유지 확보와 호흡 및 순환장애를 확인한다.
- 소독한 후 출혈부위를 지혈한다.
- 귀나 코에서 뇌척수액이 흐를 때는 그대로 흐르도록 한다.
- 기도를 확보하기 위해서는 구강내로 인공기도기를 삽입한다.
- 경부를 고정해야하며, 산소공급과 호흡, 순환기능을 유지해야한다.
- 의식변화를 살피고 경련에 대한 준비를 한다.
- 다른 부위 손상 검사와 출혈부위 지혈을 한다.

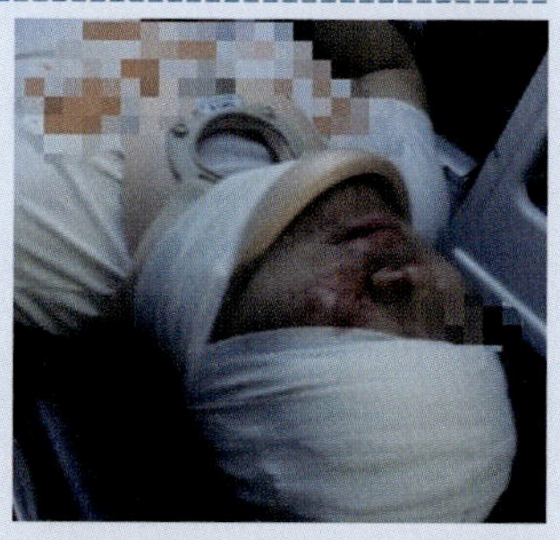

머리손상 응급처치시 주의사항

- 타박상인 경우는 머리를 모로 돌려 움직이지 않게 고정 후 이송해야 한다.
- 뇌척수액이 누출 됐을 경우에는 거즈를 덮고 압박해서는 안된다
- 외부 온도가 21도 이상이면 환자의 몸을 보온하지 않는다.
- 목뼈손상이 우려되는 경우에는 경추를 반드시 고정시킨 후 이송한다.
- 목, 척추 손상이 우려되는 경우에는 반듯하게 뉘어야 한다.
- 머리가 다쳤다면 약간 머리를 올린다(경추보호주의).

참 고　머리손상 시 참고사항

- 생명유지와 관련된 기도손상, 호흡장애, 순환장애에 대한 응급처치가 우선적으로 시행한 후 다음과 같은 처치가 이루어져야 한다.

머리손상 외의 다른 부위에 대한 응급처치	• 머리손상 때는 대부분은 다발성 손상이 동반되기 때문에 다른 신체부위의 손상이 있는지 평가한다. 머리손상은 대개 상당한 물리적 충격에 의하여 발생하므로, 이러한 충격이 다른 신체부위에도 가해졌을 가능성이 높기 때문이다. • 입이나 구강에서의 출혈, 의치, 구토 또는 타액은 기도를 폐쇄시킬 수 있기 때문에 신속히 제거해야 한다. 구강 내 이물질이 기도로 유입되는 것을 방지하기 위하여 환자의 체위를 옆으로 기울이며, 이러한 경우, 환자와 척추고정판을 동시에 옆으로 돌리도록 한다.
지혈	• 모든 개방성 창상은 출혈이 발생하므로 소독된 거즈로 덮고 압박하여 지혈시켜야 한다. 뇌척수액이 누출되면 소독된 거즈를 덮고 압박하지는 않는다.
경련치료	• 머리손상 환자에서는 경련이나 발작이 나타날 수 있다. 경련하는 동안에는 경부고정과 적절한 기도확보를 시행하기는 어려우나, 최소한 기도확보를 위한 기본적인 처치로 인공기도(airway)를 구강 내로 삽입해야 한다.
환자의 올바른 자세	• 뇌부종을 최소화하기 위해서는 들것에 누운 환자의 자세를 머리 15 cm 정도를 올려 주는 것이 효과적이다.

머리 손상시 현장에서 우선하여야 사항

- 외부의 충격으로 머리에 손상을 입은 경우에 귀나 코로부터 출혈이 있는지, 귀나 코로부터 맑은 액체가 나오는지를 먼저 확인
- 머리손상 발견시 중요한 정보를 파악
  - 어떻게 다쳤는지를 확인 : 맑은 액체나 피가 귀나 코에서 흐르면 두개기저부 골절을 암시
  - 의식의 변화 상태와 무의식 상태의 지속시간
  - 구토의 유무 : 소아의 경우 두부손상 시 대부분 구토
  - 두통, 현기증, 오심, 전신 허약감, 목이나 척추부위에 통증을 확인
- 현장에서 조치할 내용
  - 기도손상, 호흡 장애, 순환 장애에 대한 응급처치가 먼저 선행
  - 지혈이 우선. 모든 개방성 창상이 출혈이 있으면 깨끗한 천 또는 소독거즈를 덮고 압박지혈하며, 이때 뇌척수액이 누출시는 소독거즈를 덮고 압박은 하지 않음
  - 경련시 호흡보조 기구를 구강 내로 삽입
  - 뇌부종을 최소화하기 위해 두부를 15 cm 정도 올림 → 척수손상 의심 시는 바로 누운 자세유지

(5) 머리손상의 유형별 응급처치

머리손상의 손상부위와 정도에 따라 분류되며, 처치는 다음과 같다.

두피열상	• 출혈에 의한 쇼크를 일으킬 수 있으므로 초기 처치가 중요하다. 소독된 거즈로 압박하면 지혈이 된다. 열상부위가 넓으면 거즈로 덮고 탄력붕대로 압박 고정하여 지혈한다. ▶ 이송 중에는 드레싱을 제거해서는 안되며, 출혈이 지혈될 때까지 소독 거즈를 덮어 손으로 압박하고, 일단 지혈되면 거즈 위로 탄력붕대를 감아준다.	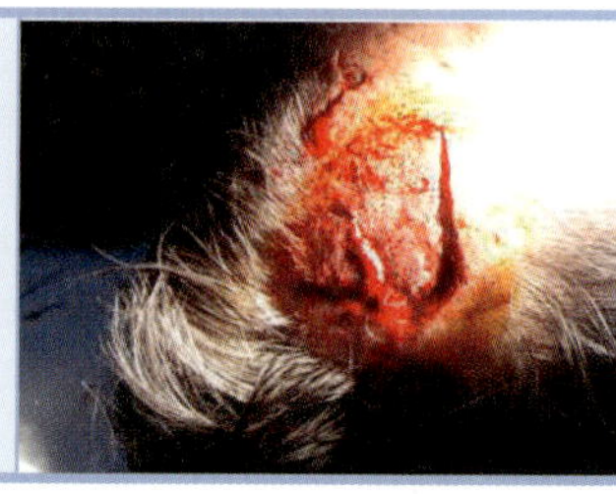
뇌진탕	• 머리나 안면에 물리적 충격에 의해 뇌진탕을 일으킬 수 있다. 증상으로는 의식소실, 두통, 어지럼증, 피로, 과민성, 집중력장애, 기억장애 등이 있는데 일시적인 장애로 영구적인 손상을 가져오는 것은 드물다. ▶ 어떤 임상적 증상을 호소하거나 징후가 발견되면 의식 상태와 함께 신경학적인 장애가 나타나는지를 살펴봐야 한다.	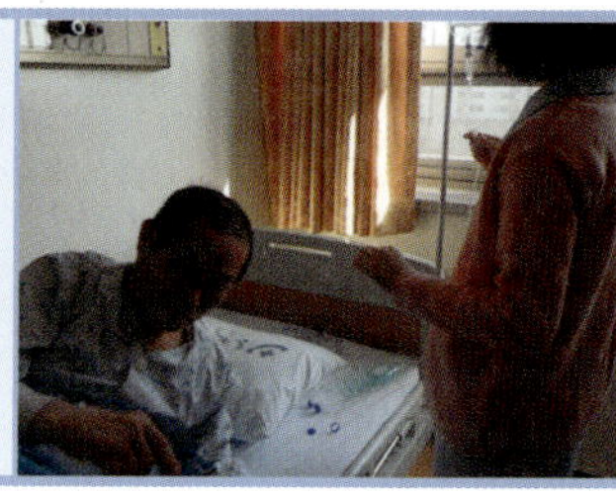
두개내 출혈	• 두개 내에 형성된 혈종이 뇌를 압박함으로써 나타나며, 증상이나 징후들은 주로 두부손상 직후에 나타나고 두개 내에 커다란 혈종이 유발되면 뇌를 압박하여 영구적인 뇌손상이 유발될 수 있다. ▶ 처치는 뇌진탕의 경우와 유사하며 병원으로 즉시 이송하여야 한다.	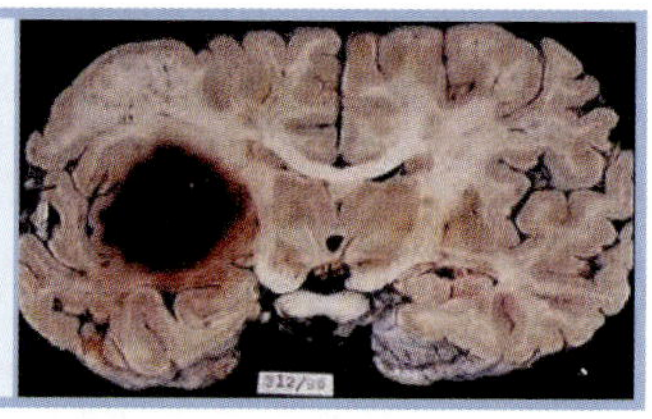
뇌좌상	• 뇌진탕보다 심각한 편이며, 혈관 손상으로 출혈과 부종이 따른다. 뇌좌상 환자의 일부에서 뇌손상의 징후가 나타나는 경우가 있다. 증상으로는 활력징후(vital sign)의 변화, 감각마비, 근력약화, 의식소실, 동공확대 등이며 뇌 조직이 압박되면 의식상태 악화와 심한 경우에는 호흡장애를 초래한다. ▶ 처치는 뇌진탕의 경우와 유사하며 병원으로 즉각 이송해야 한다.	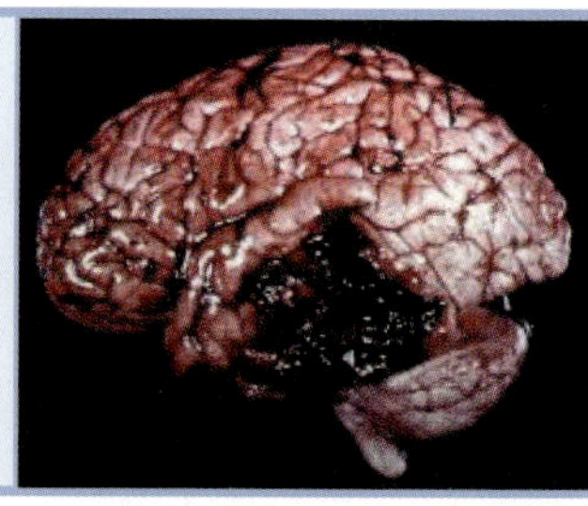
두개골 골절	• 코나 귀 또는 개방성 골절의 창상으로부터 맑거나 핑크빛의 혈성 액체가 나온다. 누출부위를 소독하고 소독된 거즈로 덮어 준다. 이때 기도확보와 호흡유지, 환자의 의식 상태를 지속적으로 관찰하여야 한다. ▶ 척추 손상을 막기 위해 경부고정을 시행한다.	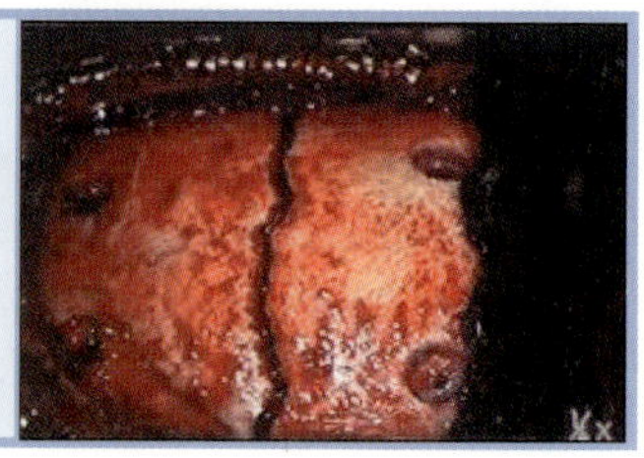

2. 신경계 손상

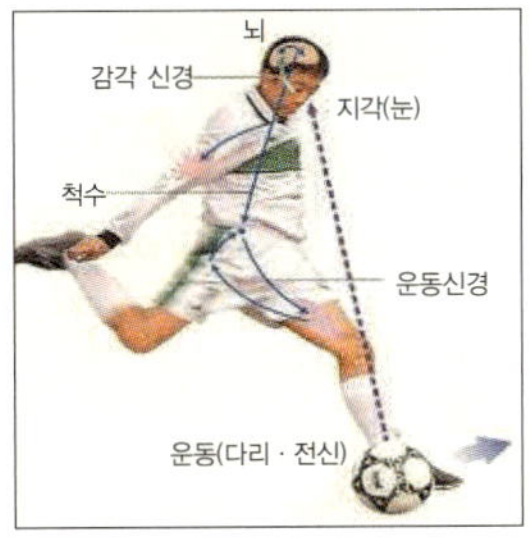

▲ 신경전달로

머리와 척추는 해부학적 위치 때문에 흔히 외상의 대상이 된다. 머리는 자동차사고나 낙상사고 시 충격을 받는 최초의 부위가 될 수 있고 종종 고의적인 둔상이나 관통상의 표적이 되기도 한다. 척수는 뇌와 신체 내 모든 기관을 연결해주므로 척수장애가 있으면 뇌와 근육 및 신체기관 사이의 모든 신경전달기능에 장애를 일으킨다.

척수손상은 자동차 사고나 낙상으로 빈번하게 발생하고 다이빙이나 신체에 무리가 있는 운동경기로 발생할 수 있다. 이러한 손상은 아주 위험하며 자주 발생하는데도 불구하고 사고 순간 손상을 인지하지 못해 환자의 상태가 악화되거나 이송할 때 치명적인 손상을 가져오게 된다. 머리 및 척수 손상의 가능성을 가진 외상환자는 순서에 맞게 빠짐없이 포괄적으로 평가해야 한다. 예견되는 손상만 단순히 평가를 해서는 안 된다. 또한 활력징후를 측정하고 환자의 병력을 청취하여야 한다.

1) 신경계의 해부학적 구조와 기능

신경계는 몸 안팎에서 일어나는 각종 변화로 인한 자극을 빠르게 전달하여 그에 대한 반응을 생성하는 기관으로 이러한 작용을 하기 위한 특수한 세포인 신경세포로 구성되어 있다. 이 신경세포에는 뉴런이라고 하는, 신호전달의 가장 기본이 되는 세포도 있으며 글리아세포(glial cell)라는 좀 더 보조적으로 작동하는 세포도 있다. 뉴런은 세포본체가 되는, 핵이나 미토콘드리아 등이 있는 신경세포체와 거기서 뻗어 나온 돌기로 구성되어 있다. 이 돌기는 수상돌기와 축삭돌기 두 가지가 있는데, 둘 다 섬유 형태로 뻗어 있으며 특히 축삭돌기는 매우 가늘고 길게 뻗어 있다. 때문에 축삭돌기를 흔히 신경섬유라고 한다. 신경은 여러 가지 의미로 쓰이지만 보통 이러한 신경섬유의 다발을 일컫는다.

신경계는 중추신경계와 말초신경계로 구분하며, 중추신경계는 뇌와 척수로 되어 있고, 말초신경계는 뇌신경(12쌍)과 척수신경(31쌍)으로 되어 있다.

신경계는 중추신경계와 말초신경계로 구분하며, 중추신경계는 뇌와 척수로 되어 있고, 말초신경계는 뇌신경(12쌍)과 척수신경(31쌍)으로 되어 있다.

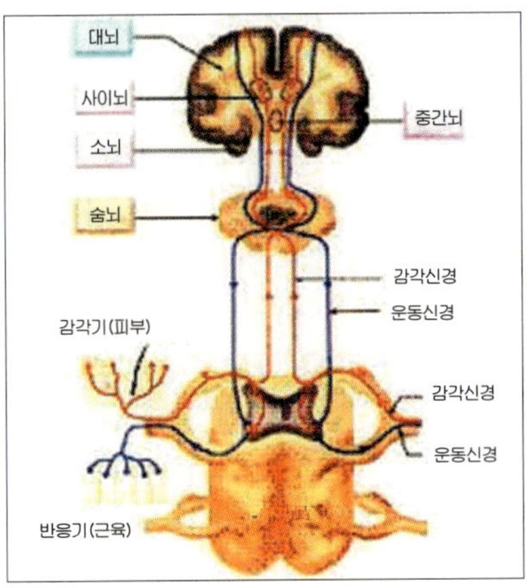

▲ 신경계의 구조

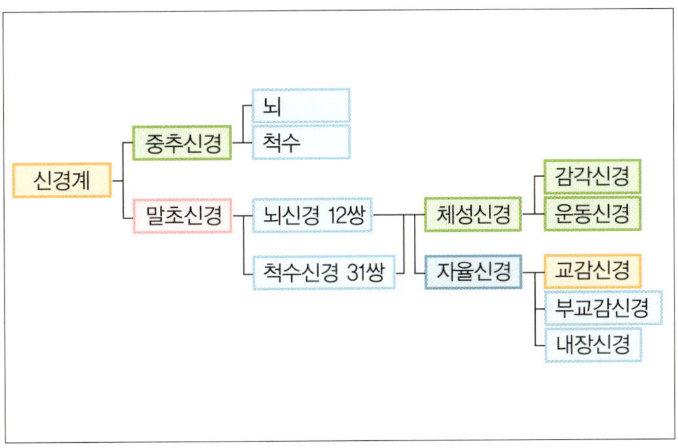

▲ 신경계의 분류

(1) 중추신경계

중추신경계는 뇌와 척수의 두 부분으로 구성되어 있다. 편의상 두 개강 내에 있는 것을 뇌라 하고, 척추관 내에 있는 것을 척수라 부른다. 우리 몸의 대부분 신경세포는 중추신경계 내에 위치해 있다.

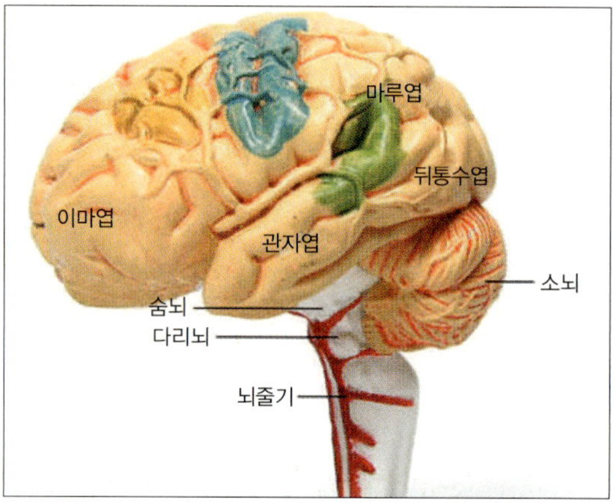

▲ 뇌

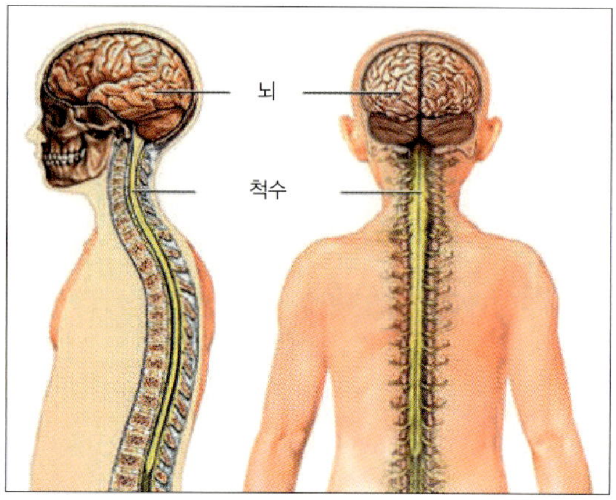

▲ 중추신경계

뇌는 대뇌, 간뇌, 뇌줄기(중뇌, 교뇌, 연수), 소뇌로 구분되며 기능과 구조에 대해서는 생략한다. 척수는 숨뇌에 이어져 척추뼈 속으로 내려간 중추로서, 겉질은 백색질이며 속질은 회백질이다. 척수의 배쪽(앞쪽)으로는 운동 신경이 모여서 된 다발이 좌우로 1개씩 나와 전근을 이루고, 등쪽(뒤쪽)으로는 감각 신경이 모여서 된 다발이 좌우로 1개씩 들어가 후근을 이룬다. 후근에는 감각 신경의 세포가 모여서 된 척수신경절이 있다. 척수의 전근과 후근은 합해져 1쌍의 척수신경을 이루며, 몸의 각 부분에 분포하게 된다. 따라서 피부와 같은 감각기로부터 오는 흥분은 후근의 감각 신경을 통해 뇌로 전달되며, 뇌에서의 명령은 전근의 운동신경을 통해 반응기로 전달된다. 이와 같이 척수는 뇌와 감각기, 뇌와 반응기 사이의 흥분 전달의 통로가 되며, 배뇨 · 배변 · 무릎반사 및 젖과 땀 분비의 중추가 된다.

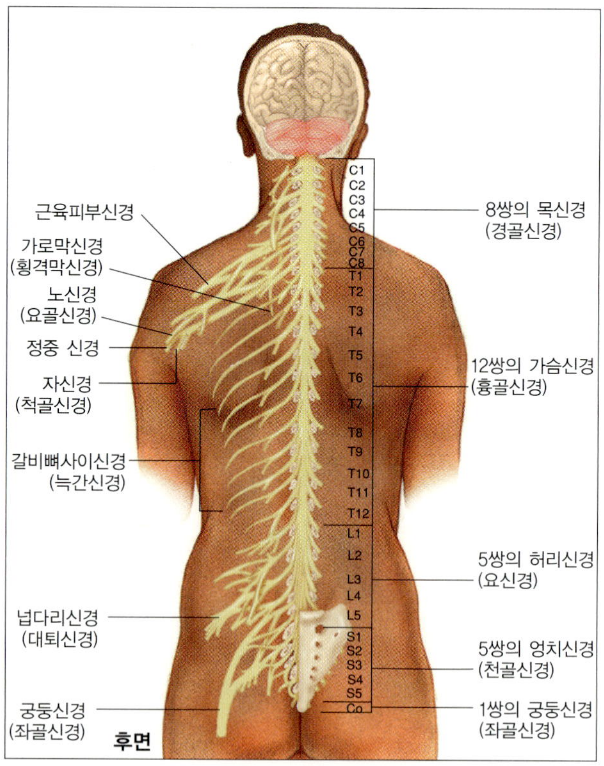

▲ 척수신경(오른쪽 : 신경종류와 수, 왼쪽 : 말초신경위치)

(2) 말초신경계

말초신경계는 뇌, 척수의 중추신경계로부터 나가 신체의 여러 기관에 분포하고 있는 신경의 총칭이다. 여기에는 감각, 운동을 담당하는 체성신경계와 불수의적으로 여러 장기조직의 생리작용을 조정하고 있는 자율신경계가 있다. 체성신경계에는 직접 뇌로부터 나오는 12쌍의 뇌신경과, 척수로부터 나오는 31쌍의 척수신경이 있어, 각각 말초자극을 중추에 전하는 지각신경, 중추로부터의 명령을 말초에 전하는 운동신경, 분비신경 등이 있다.

자율신경계는 대뇌의 지배를 받지 않으며 내장기관, 혈관, 피부에 분포하는 운동신경으로 사이뇌, 숨뇌, 척수의 지배를 받는 신경이다. 또한 자율신경계는 교감신경과 부교감신경으로 나뉘는데 이 둘은 하나가 활발해지면 다른 하나는 억눌려지는 방식인 길항작용을 통해 제어된다.
자율신경계는 소화, 호흡, 땀 같은 신진대사처럼 의식적으로 제어할 수 없는 기능에 관여하고 있다.

① 체성신경계

체성신경계는 31쌍의 척수신경과 12쌍의 뇌신경으로 구성되어 있다. 뇌신경의 종류와 기능은 다음과 같다.

• 뇌신경

중추부	신경의 이름	분포와 기능
대뇌	후각신경(CN1)	후각을 전달하는 감각
	시각신경(CN2)	눈의 망막에 분포, 보기 감각
중간뇌	눈돌림신경(CN3)	눈의 동안근과 모양체, 홍채의 분포, 동안근의 수축
	도르래신경(CN4)	눈의 동안근에 분포, 동안근의 감각
숨뇌	삼차신경(CN5)	얼굴의 피부, 턱, 혀에 분포, 턱과 혀 등의 감각과 운동
	갓돌림신경(CN6)	동안근에 분포, 동안근의 감각
	얼굴신경(CN7)	얼굴의 피부에 분포, 얼굴의 근육운동, 표정 등 조절
	속귀신경(CN8)	내이에 분포, 청각과 균형감각
	혀인두신경(CN9)	목, 혀, 목구멍에 분포, 미각
	미주신경(CN10)	부교감신경이 함께 들어 있으며 심장, 위 등의 내장에 분포,
	더부신경(CN11)	인두, 어깨의 근육에 분포, 목의 근육운동
	혀밑신경(CN12)	혀의 근육에 분포, 혀의 운동

✚ 척수신경은 신경섬유로 구성되어 있으며 피부 및 다른 장기로부터 척수까지 감각자극을 전달하거나, 척수에서 근육까지 운동자극을 전달한다. 척수신경은 추골과 추골 사이의 추간공에서 체절에 대응하여 좌우로 갈라져 나와 있으며, 뇌에서 갈라져 나온 뇌신경과는 구분되고 있다. 사람의 몸에는 모두 31쌍의 척수신경이 있는데, 이들은 각각 목신경 8쌍, 등신경 12쌍, 허리신경 5쌍, 엉치신경 5쌍, 꼬리신경 1쌍으로 이루어져 있다.

척수신경은 각각 전근과 후근의 1쌍이 척수에서 갈라져 나온 뒤 합쳐져서 하나가 되고 있다. 전근은 척수전각에서 나온 운동신경 다발(운동섬유 다발)로 운동을 일으키고, 후근은 척수후각에서 나온 감각섬유 다발(지각섬유 다발)로 감각을 전달한다.

② 자율신경계

체성신경계와 달리 자신의 의지로 제어할 수 없는 말초신경계를 자율신경계라고 한다. 자율신경계는 교감신경과 부교감신경으로 나뉜다. 교감신경계는 몸을 많이 움직이거나, 공포와 같은 상황에 처해 스트레스가 많아지면 활발해진다. 교감신경계의 활성화로 인해 이러한 스트레스에 대처하는데 필요한 반응과 에너지공급이 나타나게 되며 그에 따라 혈압과 심장박동수가 높아지고 동공이 확대되고 소름이 돋는다.

이러한 교감신경계의 작용에 반해서, 편안한 상태가 되면 부교감신경계가 활성화된다. 부교감신경계가 활성화되면 심장박동수와 혈압이 낮아지고 소화기관에 혈액이 많이 돌아가서 소화효소분비가 활발해져서, 에너지를 확보하는 방향으로 온몸이 작동하게 된다. 하지만 이 둘이 언제나 반대 방향으로 작동하는 것은 아니며 어떤 기관에 따라서는 서로 협력해서 작동하기도 한다. 예를 들어, 침샘에서는 부교감신경의 활성화에 의해 많은 양의 묽은 침이 나고 교감신경의 활성화에 의해 진한 침이 조금 나오는 식이다.

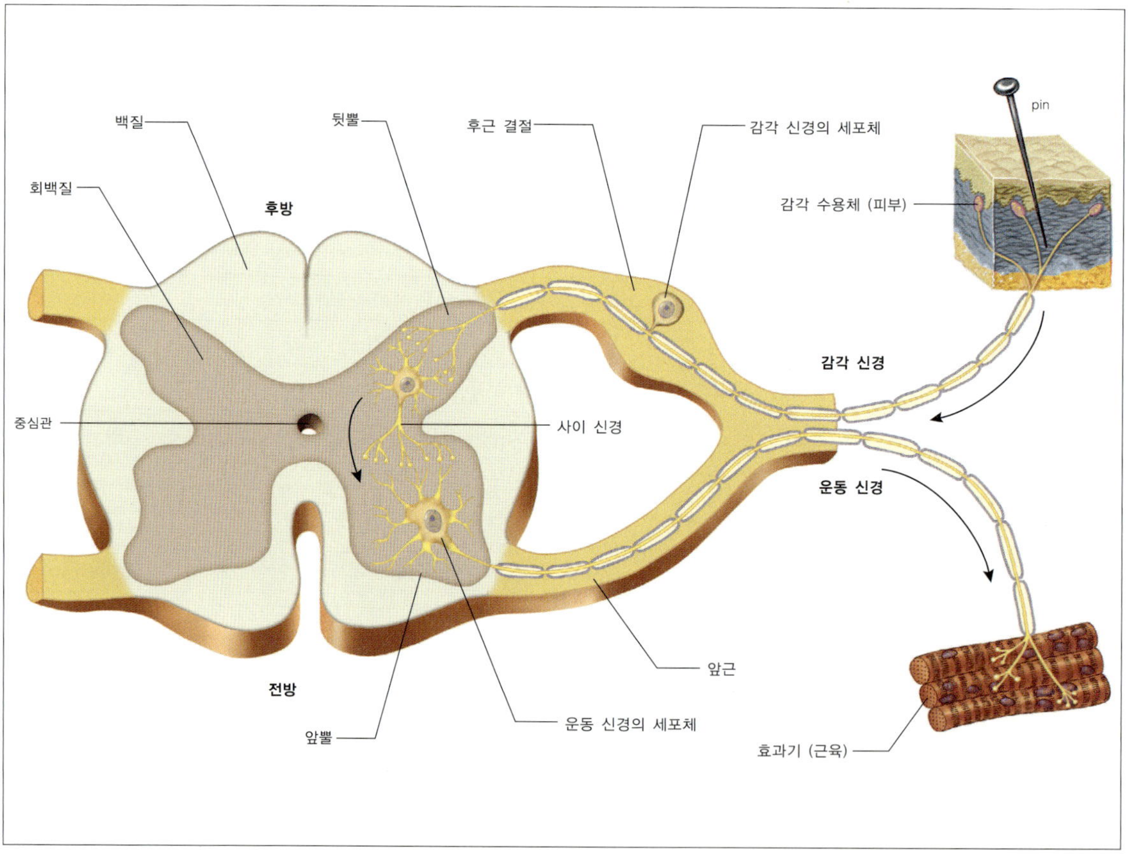

▲ 자율신경계에 의한 장기의 신경분포 : 자율신경계는 무의식적으로 조절되므로, 뇌는 자율신경계의 조절운동에 대하여 의식적인 제어를 하지 않는다. 교감신경과 부교감신경으로 구분되며 두신경계는 신체장기에 함께 분포하지만 상반되는 영향을 나타낸다.

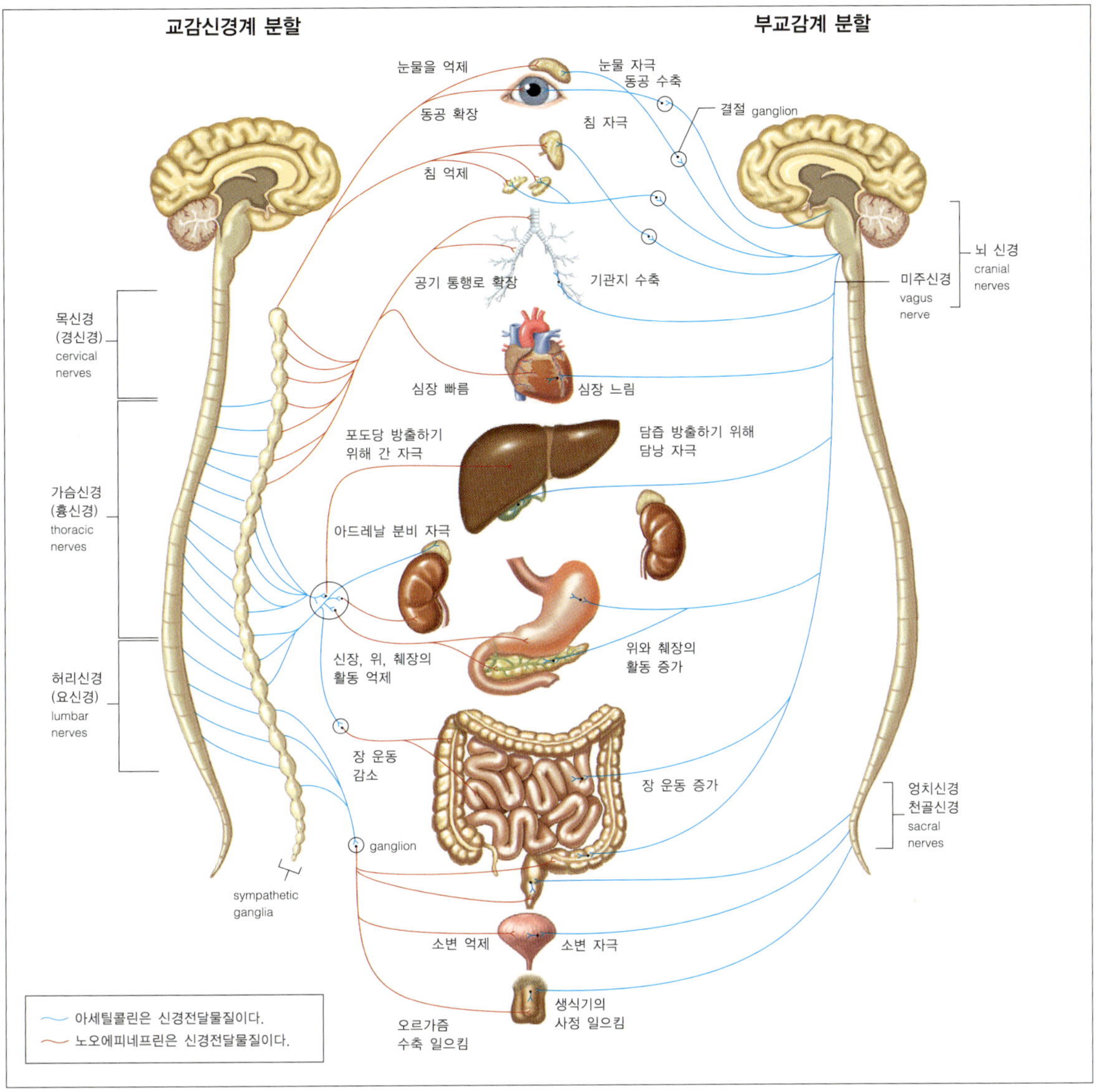

▲ 자율신경계의 구조와 기능

Q&A

Q 감각장애가 일어나는 이유는 무엇인가요?

A 감각장애란 "환자가 주관적으로 신체부분에의 감각이 정상에서와 같이 느껴지지 않거나 감각적 분별능력이 어딘지 모르게 다른 것같이 느껴지는 상태"를 말한다.

감각은 피부, 머리, 안면과 전신의 혈관 또는 내장 등에 있는 말초신경의 감각수용기(온각, 통각, 압각, 심부감각 등)에서 발생하며, 말초신경(후근)이나 내장신경을 통하여 척수로 들어가서 척수 안을 상행(감각의 종류에 따라 경로는 다르다)하며 시상(감각의 중요한 중계점)까지 간다. 시냅스 후 시상에서 대뇌겉질 체성감각영역(마루엽)에 이른다. 이 경로에서 장애가 일어나면 감각신호의 전달이 불가능하여 감각장애가 발생한다.

2) 신경계 손상의 사정

중추신경계 손상은 기도-호흡-순환의 평가 및 확보가 무엇보다도 중요하다. 신경계 손상의 사정은 다음과 같은 절차를 따른다.

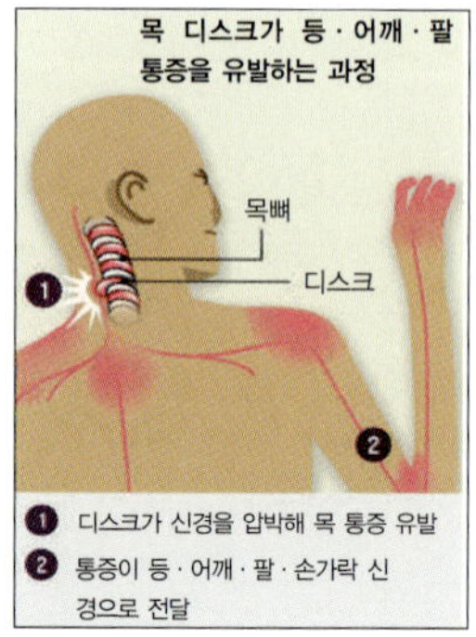

- 기도유지력의 상실 및 구토여부를 확인하기 위하여 기도유지 상태를 진찰해야 한다.
- 호흡상태를 평가하면 두부손상을 시사하는 진단적 징후들을 찾아낼 수 있다.
- 다음의 호흡형태는 뇌줄기손상을 의미할 수 있으므로 신속한 이송이 요구된다.
  - 중추신경성 과호흡
  - 체인스토크 호흡(주기적으로 호흡이 커졌다 작아졌다 무호흡이 나타나기를 반복)
  - 빈호흡(산만하고 헐떡이듯이 호흡)
  - 실조성 호흡(불규칙하고 힘들여 억지로 쉬는 듯하며 가쁜 듯이 호흡)
  - 빈사성 호흡(길게 무호흡이 있다가 간혹 헐떡이듯이 호흡)
- 순환상태를 점검 시 맥박이 느리고 강하게 뛴다면 쿠싱반사의 일부일 가능성이 있다.
- 환자의 지남력 수준 및 자극에 대한 반응정도를 평가함으로써 의식수준을 확인한다.
- 생명에 위협이 될 수 있는 눈에 보이는 손상의 초기 징후들을 확인해야 한다.

3) 척수손상

대부분의 척수손상은 교통사고, 낙상, 다이빙사고, 총상과 자상 등의 신체적 상해에 의해 발생하며, 때때로 외과수술 중 발생하는 의료사고에 의해 일어난다. 척수손상은 신체의 중추신경계에 아주 심각한 타격을 가한다.

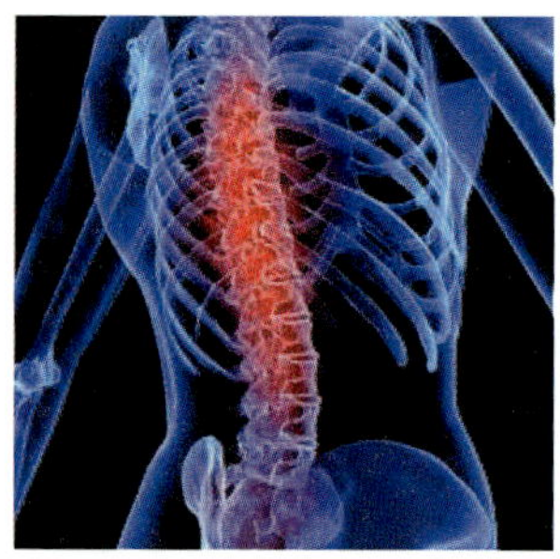

▲ 척수손상

(1) 척수손상의 증상과 징후

척수손상 시에는 손상 부위에 심한 통증, 무감각, 근육약화, 손상부위 변형, 통증은 허리부터 발바닥까지 느껴지며, 소변이 잘 나오지 않거나 변비 증세와 가스가 대장에 찬다. 또한 신체부위에서 찌릿한 통증을 유발한다.

- 마비
- 감각손실
- 자율신경계 장애
- 성기능 장애
- 신경인성 장 및 방광 기능의 장애

✚ 전신증상으로는 체온조절 중추의 장애 때문에 발한, 호흡에 의한 체온조절을 할 수 없고 환경온도에 좌우된다. 국소증상으로는 운동마비, 지각마비, 배뇨장애 등이 주된 것이며 합병증으로는 욕창, 이소성 골화, 경축 등이 있다.

(2) 척추손상 시 응급처치

척추손상의 응급처치는 2차적인 척수의 손상을 최대한 줄이고 신경학적 기능을 최대한 회복하기 위한 처치가 되어야 한다. 척추손상 시 응급처치는 외상처치의 일반적인 원칙에 준하여 시행된다. 즉, 생명유지와 직결되는 치명적 손상에 대한 신속한 검사와 응급처치를 시행하고 나서, 척추고정과 함께 일반적인 응급처치를 실시해야 한다. 신경학적인 장애가 없다고 해서 척추손상을 배제할 수는 없다. 또한 환자가 걸을 수 있다고 해서 척추손상을 배제해서도 안 된다.

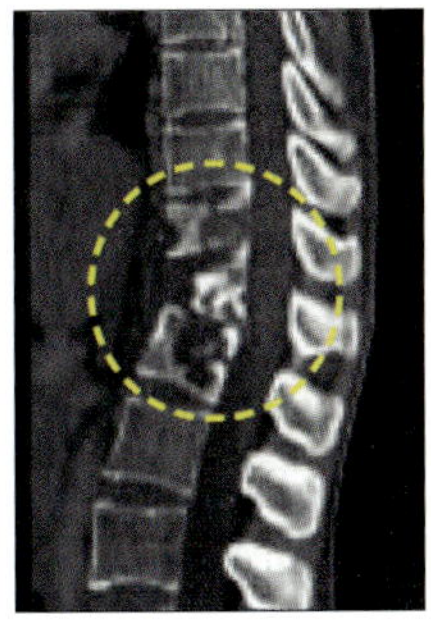

척추손상 현장 응급처치

경추손상 환자의 기도확보	• 기도상태를 파악하여 확보하고 척추를 움직이지 않게 하여야 한다. • 양손으로 머리를 일정한 힘으로 부드럽게 견인하면서 목이 중립이 되도록 고정하여야 한다. 이때는 턱들어올리기법을 이용하여 기도를 유지해 주어야 한다.
호흡상태 확인	• 호흡상태를 점검 할 때 목주변의 평가, 즉 경정맥의 팽만, 기관의 편위, 경추부위의 변형이나 압통 등을 점검한 후 경부고정 장치를 한다. • 심폐소생술이 필요하면 환자를 단단한 바닥에 눕힌 상태에서 시행해야 하는데, 이때 긴 척추고정판이 있으면 척추고정판 위에 눕힌다.
순환상태 확인	• 척추고정판을 사용함으로써 흉추와 요추까지도 보호할 수 있다. • 다이빙 사고 시에도 항상 경부고정을 해야 한다.
척추성 쇼크의 치료	• 척추손상으로 오는 쇼크의 처치는 고농도의 산소를 투여하고 완전하게 척추를 고정하여 병원으로 빨리 후송하는 것이다. 경우에 따라 산소 마스크를 적용하는 것도 도움이 된다.
신경학적 평가	• 의식수준, 동공의 상태, 말을 할 수 있는지, 손 발가락의 움직임, 감각 등을 수시로 점검해야 한다. • 감각상실이 있다면 부위를 표시하고 기록해 둔다.
척추손상 시의 고정	• 척수손상이 악화되는 것을 방지하기 위하여 노력해야 한다. • 이차적인 손상을 유발하지 않도록 척추를 고정시켜 • 머리와 목이 일직선으로 유지하여야 한다. • 손상된 부위가 움직여서 1~2 mm 정도만 전위되어도 척수손상을 유발 할 수 있다.

척추손상 응급처치시 주의사항

- 혼자서 양팔에 들거나 또는 어깨에 걸치고 옮기지 않는다.
- 손상 상태를 파악할 수 없을 때는 함부로 이동하지 않는다.
- 손상부위는 고정 후 안전한 장소로 이동한다.
- 무의식 속에서 환자가 움직여 2차 손상이 발생하지 않도록 조치를 취해야 한다.
- 심폐소생술이 필요한 물에 빠진 환자도 경추손상의 가능성이 있으므로 환자의 목을 뒤로 젖혀서는 안된다.

4) 기타 신경계 손상시 응급처치

증상과 징후 및 응급처치

뇌전증(간질)	• 간질성 발작이 반복적으로 재발되는 경우를 말한다. • 단순부분 발작과 부전신 발작이 있으며, 의식 소실 없거나 몸이 뻣뻣해진다. ▶ 이송하기 전에 기도유지와 혀가 말려들어가지 않도록 하며, 구토, 침 등에 의하여 기도가 막히지 않도록 고개를 옆으로 돌린 상태에서 후송한다.
얼굴신경 마비	• 얼굴 중 한 쪽에 마비가 온다. • 초기 증상은 귀 뒤쪽의 통증이 선행되며, 이후 한쪽 얼굴전체가 마비된다. • 마비가 된지 않은 정상 얼굴 쪽으로 입이 돌아가고 마비된 쪽의 이마에는 주름살도 잡히지 않고 눈도 제대로 감을 수가 없다. ▶ 특별한 치료 없이도 1~2개월 후 회복 가능함.
뇌졸중	• 중풍이라고 부르는 질환이다. • 뇌혈관이 막히는 뇌경색과 뇌혈관이 파열되는 뇌출혈로 인하여 발생한다. • 증상은 한쪽 팔 다리의 힘의 약화, 한쪽 팔 다리 또는 얼굴 및 몸통 부위의 감각이 둔해지거나 저린 증상, 말이 어둔해지는 증상이 나타남. ▶ 시력장애, 어지럼증 등 뇌졸중이 의심되면 아주 신속히 병원으로 후송한다 (혈전 용해제는 6시간, 항응고제는 24시간 이내).
다발성 경화증	• 팔다리의 힘이 빠지거나 감각 이상, 어지럼증, 시력장애, 대소변장애 등으로 국소적인 기능 이상이 잦은 재발 및 완화를 반복하는 탈수초성 질환이다. ▶ 추정원인은 면역 결함, 바이러스, 유전적 소인 등 약물치료를 받는다.
두통	• 일반인들이 대부분 경험하는 두통의 종류는 약 300가지 정도가 있다. • 심한 경우 어지럼증, 구토, 안통, 오심, 위장장애 등을 호소한다. 만약에 이전에 경험하지 못한 격심한 두통이 갑자기 발생한다면 진찰을 받는다.
치매	• 의식장애는 없으면서 지적 기능의 저하 또는 성격변화와 일상생활의 장애 등이 동반된다. • 치매질환은 '알츠하이머병'으로 60~70%를 차지한다.

참 고 척수손상 정도에 따른 분류(Frankel 척도)

완전손상(complete)	손상 척수 이하의 운동, 감각신경계의 완전 손상
감각만 있음(sensory only)	운동신경계는 완전한 마비이며, 손상 척수 이하 부위의 감각신경 기능만 유지된 손상
운동기능은 있으나 쓰기 어려움(motor useless)	운동기능은 있으나 실질적으로 사용하기 어려운 정도의 손상
운동기능이 사용가능함(motor useful)	손상 척수 이하 부위의 운동기능도 유지된 손상
회복(recovery)	신경학적 증상이 없음

연습문제 09

1 두부손상에 대한 설명 중 옳지 않은 것은?

① 두부 손상은 크게 머리뼈와 얼굴 골절로 인한 직접적 손상, 두피열상 뇌진탕 뇌출혈 뇌좌상 등의 간접적 손상으로 나눌 수 있다.

② 두개골이 골절된 것을 폐쇄성두부손상 두개골 골절이 없는 경우 개방성 두부손상이라고 한다.

③ 두부 손상의 원인은 대부분 교통사고와 작업장 안전사고이다.

④ 두부에 외력이 가해져서 발생한 손상을 두부외상이라고 한다.

2 다음은 어떤 형태의 두부 손상에 대한 설명인가?

> 주로 물리적 충격에 의해 손상을 입는 것으로 뇌진탕보다 훨씬 심각하고 출혈과 부종을 유발하며 영구적인 뇌조직 손상을 가져온다.

① 뇌좌상 ② 두개 내 출혈
③ 두개골 골절 ④ 두피열상

3 다음 중 외상성 두부 손상과 가장 거리가 먼 것은?

① 두피열상 ② 뇌진탕
③ 뇌좌상 ④ 뇌색전증

4 두부손상 시 응급처치로 옳지 않은 것은?

① 경추손상이 우려되면 경추를 반드시 고려

② 귀나 코에서 뇌척수액이 흐를 때는 소독거즈로 덮고 압박

③ 의식변화를 살피고 경련에 대한 준비를 한다.

④ 뇌압상승을 방지하기 위해 머리를 약간 올린다.

5 두부손상의 증상과 징후로 옳지 않은 것은?

① 주로 양측이 모두 마비된다.

② 정신은 명료한데 갑자기 말을 못하거나, 남의 말을 이해 못하는 증상이 나타난다.

③ 갑자기 눈이 보인다.

④ 아무리 자극을 주어도 환자가 깨어나지 못한다.

6 다음 중 비외상성 두부 손상으로 분류하기 어려운 것은?

① 뇌혈전 ② 뇌졸중
③ 뇌색전증 ④ 두개골 골절

7 의식 장애를 동반한 안면부 및 두부 손상환자의 경우 가장 의심해야 하는 것은?

① 척추손상 ② 근육손상
③ 흉부손상 ④ 상지골절

8 다음은 소뇌에 대한 설명이다. 옳지 않은 것은?

① 호흡, 심장박동수, 혈압 등을 조절하는 생명유지중추이다.

② 운동기능을 조절하는 역할을 맡는다.

③ 시각, 청각 및 촉각 조정에도 영향을 미친다.

④ 몸의 자세와 균형을 바로 잡게 한다.

9 다음은 무엇을 설명한 내용인가?

> 대기압에 대한 상대적인 관계를 감안한 두 개강 내 압력을 말한다. 두개 내의 3가지 성분, 즉 뇌조직, 뇌척수액, 두개 내 혈액의 양에 의해 영향을 받는다.

① 두개내압 ② 뇌막염
③ 정맥동 혈전증 ④ 뇌농양

10 두개내압 항진 시 응급처치로 옳지 않은 것은?
① 과호흡을 유도하여 뇌혈류량과 뇌혈액 용적을 감소시킨다.
② 뇌압 상승의 경우 반드시 고농도 산소 투여한다.
③ 다리부분을 약간 높여 중요부위의 순환을 돕는다.
④ 기침, 구토, 동통, 체온상승과 같은 뇌압상승을 유발하는 원인을 피하도록한다.

11 두부손상의 유형별 응급처치이다. 다음중 옳지 않은 것은?
① 두피열상 : 출혈에 의한 쇼크를 일으킬 수 있으므로 초기 처치가 중요하다. 소독된 거즈로 압박하면 지혈이 된다. 열상부위가 넓으면 거즈로 덮고 탄력붕대로 압박 고정하여 지혈한다.
② 뇌진탕 : 어떤 임상적 증상을 호소하거나 징후가 발견되면 의식 상태와 함께 신경학적인 장애가 나타나는지를 살펴봐야 한다.
③ 뇌좌상 : 뇌진탕보단 덜 심한편이므로 뇌진탕과 같이 살펴보아야 한다.
④ 두개골 골절 : 척추 손상을 막기 위해 경부고정을 시행한다.

12 신경계 손상의 사정으로 옳지 않은 것은?
① 기도유지 상태를 진찰한다.
② 호흡상태를 평가하면 두부손상을 시사하는 징후를 찾을 수 있다.
③ 지남력 수준 및 자극에 대한 반응정도를 평가하여 의식수준을 확인한다.
④ 순환상태 점검 시 맥박이 느리고 강하게 뛰는 것은 정상적이다.

13 다음은 어떤 손상을 설명한 글이다. 이 손상은 무엇인가?

> 교통사고, 낙상, 다이빙사고, 총상과 자상 등의 신체적 상해에 의해 발생하며, 때때로 외과수술 중 발생하는 의료사고에 의해 일어난다.

① 척추 손상　② 신경계 손상
③ 중추 손상　④ 쇼크

14 척추 손상의 일반적인 증상과 징후가 아닌 것은?
① 무감각　② 통증
③ 운동이상　④ 각혈

15 척추손상의 증상이 아닌 것은?
① 마비　② 자율신경계 장애
③ 감각손실　④ 빈사성 호흡

16 척추손상의 징후로 옳지 않은 것은?
① 손상부위에 심한 통증이 있다.
② 갑작스러운 구토가 나타난다.
③ 허리부터 발바닥까지 느껴지는 통증이 있다.
④ 소변이 잘 나오지 않거나 변비증세가 있다.

17 대뇌의 엽에 대한 설명으로 옳지 않은 것은?
① 이마엽은 대뇌의 앞쪽 부분으로 인식기능 언어중추 역할을 한다.
② 마루엽은 이마엽 바로 뒤에 위치하며 피부의 감각, 촉각이나 취하고 있는 자세 등을 감지한다.
③ 측두엽은 대뇌의 양측면에 붙어 있으며 소리와 냄새의 정보를 처리한다.
④ 뒤통수엽은 대뇌의 뒤쪽에 위치하며 미각을 인지하다.

18 척추 손상환자의 일반적인 응급처치방법이 아닌 것은?
① 기도 유지 및 경부고정
② 100% 산소 공급
③ 머리 고정대는 착용 시 환자의 움직임이 있으므로 가능한 착용시키지 않는다.
④ 척추 손상의 의심되는 환자는 함부로 움직이지 않는다.

제 10 장

위험한 응급질환

학습 개요

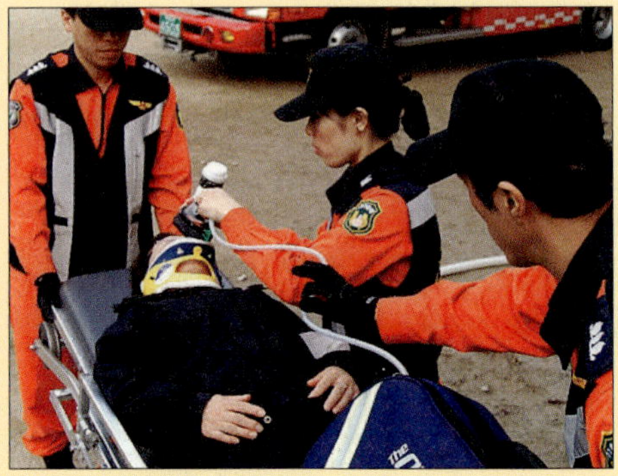

외상 이외에도 갑작스런 복통이나 신체의 통증, 호흡곤란, 고열, 의식변화 등 예고 없는 증상을 호소하는 응급환자들의 경우 각각의 증상별로 여러 질환을 의심할 수 있고 이들 중에 일부는 적절한 처치를 받지 못하여 치명적인 결과를 유발하기도 한다.

건강에 심각한 문제가 될 수 있는 중증 질환이 발생한 경우 사람들이 가장 많이 찾게 되는 곳이 응급센터이다. 한 대학병원의 응급의료센터에 3개월간 방문환자의 질환을 조사한 결과 급성위장관염 등 복부질환, 흉부질환, 두경부질환, 사지질환 환자가 가장 많은 것으로 조사되었다.

특히 통증을 동반한 경우 응급센터를 방문하는 것으로 나타났다. 응급센터를 가장 많이 방문하게 하는 복부질환의 대표적인 증상인 복통은 충수염, 위장관출혈, 동맥류 파열 등으로 증상과 징후를 알고 정확한 진단을 내린다면 적절한 치료와 질환의 경과 및 예후에까지 영향을 미칠 수 있다.

응급처치자는 소화기계의 해부를 이해하고 복부 응급질환인 충수염과 위장관 출혈의 원인, 증상과 징후, 응급처치를 알아야 한다. 또한 응급상황이 가능한 질환인 갑작스런 의식의 변화, 발작, 실신, 소아경련 등의 원인, 특징적인 증상 및 징후, 응급처치에 대해 잘 숙지하여야 한다.

학습 중점

- 충수염의 해부학, 원인, 증상, 응급처치법을 설명할 수 있다.
- 위장관 출혈의 해부학, 원인, 증상, 응급처치법을 설명할 수 있다.
- 실신의 원인과 증상, 응급처치법에 대해 설명할 수 있다.
- 뇌전증의 원인과 증상, 응급처치법에 대해 설명할 수 있다.
- 소아경련의 원인과 증상, 응급처치법에 대해 설명할 수 있다.

용어 정의

- **막창자꼬리염(충수염 Appendicitis) :** 충수돌기에 생기는 염증
- **막창자꼬리(충수돌기Appendix) :** 외부 상으로는 복부의 아래 오른쪽 부위에 위치하며, 맹장의 가장자리에 붙어 있는 약 10cm 길이의 조그만 원추형의 소화 장기
- **막창자(맹장 Cecum) :** 대장이 시작되는 처음 부분으로, 근위부는 회장에 연결됨.
- **돌창자(회장 Ileum) :** 공장과 결장 사이에 위치하는 소장의 일부분으로서 소장의 끝 부분
- **급성복통(Acute abdominal pain) :** 복부 병변으로, 갑작스런 복막의 자극과 심한 복통을 일으키는 것. 응급으로 진단과 치료를 필요로 하는 병변
- **유착(Adhesion) :** 서로 분리되어 있어야 할 생물체의 조직면이 섬유소나 섬유 조직 따위와 연결되어 붙어버리는 일
- **맥버니압통점(McBurney' s point) :** 배꼽과 오른쪽 장골극을 연결하는 선상에서 장골극으로부터 1/3에 있는 점으로 충수염을 진단하는 압통점이다.
- **반사압통(Rebound tenderness) :** 아픈 부위를 손으로 눌렀다가 떼는 순간 통증을 느끼는 것
- **전상장골극(위앞엉덩이뼈가지 : Anterior superior iliac spines) :** 장골능의 앞쪽 끝부분으로, 하복부의 양쪽 외측에서 만져지는 골격의 융기
- **복부상한(Abdominal quadrants) :** 배꼽을 중심으로 수직선과 수평선을 그어서 복부를 4등분한 부분을 말한다. 4등분된 각 부분은 우상복부, 좌상복부, 우하복부, 좌하복부로 명명된다.
- **위장관 출혈(Gastrointestinal hemorrhage ; GI) :** 식도나 위, 소장, 대장 등 위장관의 점막 손상으로 혈관이 노출돼 피가 나오는 것
- **상부위장관 출혈(Upper gastrointestinal bleeding) :** 식도, 위 그리고 상부 십이지장에서 발생한 출혈
- **대장게실증(곁주머니증 : Diverticulosis) :** 대장의 점막층이 대변이 머물러 있어 상승된 압력에 의해 근육층이 적거나 얇게 된 부분이 돌출된 상태
- **토혈(Hematemesis) :** 위장관의 출혈에 의하여 혈액을 입으로 토하는 것
- **흑색변(Melena) :** 타르와 같이 묽고, 짙은 검은색 대변의 배설
- **혈변(Hematochezia) :** 대장이나 직장에서 출혈되어 혈액이 항문을 통하여 배설되는 것
- **실신(Syncope) :** 급작스런 뇌혈류 감소로 인하여 일시적으로 의식을 잃고 자세를 유지하지 못해 쓰러지는 증상
- **뇌전증(간질, Epilepsy) :** 무의식 중에 심각한 운동반응이나 변화를 유발하는 뇌의 비정상적인 활동에 의해 야기되는 경련
- **발작(Seizure) :** 중증 경련에서부터 수초간의 단순한 의식소실에 이르기까지 여러 형태로 나타내는 간질의 증상
- **경련(Spasm) :** 근육의 갑작스럽고 격심한 불수의적 수축
- **열성경련(Febrile convulsion) :** 높은 고열 혹은 체온 상승으로 경련이 유발되는 것

CHAPTER 10

위험한 응급질환

1. 응급질환

우리는 외상 외에도 주변에서 많은 응급상황들을 접할 수 있다. 갑작스런 복통, 호흡곤란, 고열, 두통, 의식변화 등의 예고 없는 증상을 호소하는 응급환자들의 경우 각각의 증상별로 여러 질환을 의심할 수 있고 이들 중에 일부는 적절한 처치를 받지 못하여 치명적인 결과를 초래하기도 한다.

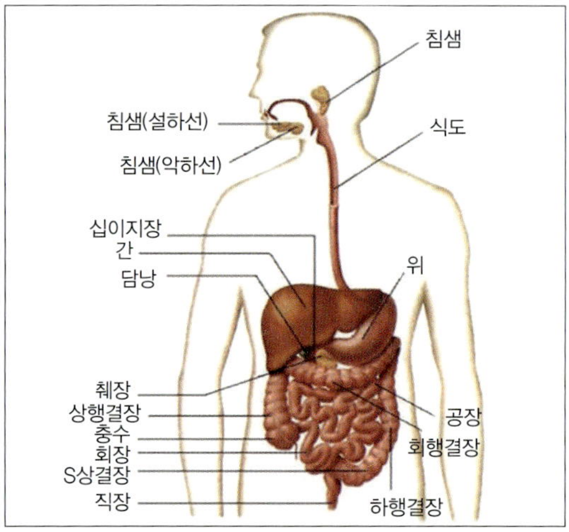

▲ 소화기계 해부학

복통은 충수염, 위장관 출혈 등 응급환자들이 호소하는 여러 증상 중 아주 흔한 증상 중 하나이며 그 원인도 다양하다. 갑작스럽게 발생한 복통의 대부분은 응급수술을 받아야 하는 경우가 많지만, 동맥류 파열 등의 아주 급한 상황을 제외하고는 정확한 진단이 될 때까지 다소 여유가 있다. 정확한 진단은 적절한 치료와 연결되고 질환의 경과 및 예후에까지 영향을 미칠 수 있으므로, 각 질환의 특징적인 증상과 응급처치법을 잘 숙지하고 있어야 한다.

2. 막창자꼬리염(충수염, Appendicitis)

막창자꼬리염은 충수돌기에 급성 또는 만성의 염증성 변화가 생긴 것으로 가장 흔한 외과적 응급상황 중 하나이며, 급성복통의 가장 흔한 원인이다. 충수염은 10~30세의 젊은 성인에게 흔히 발생하고, 여자보다 남자에게 더 많이 발생한다. 충수염은 예방이 가능하지 않으므로 조기에 발견하는 것이 중요하다.

1) 막창자꼬리염(충수염)의 해부학

충수돌기는 오른쪽 하복부 대장과 소장의 연결부위에 위치하고 있는 약 10 cm 정도의 작은 손가락 모양의 끝이 막힌 장관을 말한다.

충수돌기의 정확한 위치는 사람에 따라 다르나, 주로 막창자꼬리 후방(65%)이나 골반강 내 위치(30%)하는 경우가 가장 많고, 길이는 약 10 cm 정도이나 개인차가 크다. 충수돌기는 명확히 정의된 기능은 없으며, 유미즙으로 차 있어 장과 함께 연동으로 비워진다.

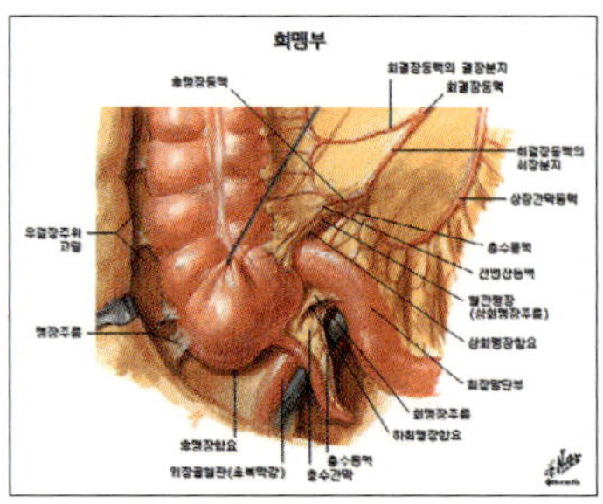

▲ 충수돌기의 해부학

2) 막창자꼬리염의 원인

막창자꼬리염의 원인은 명확하지 않지만 대부분 충수돌기 개구부가 대변이 딱딱하게 굳어 덩어리가 된 분석(fecalith) 등의 불완전한 배출과 감염 또는 알레르기 등에 의해 폐쇄되면서 시작되는 것으로 알려져 있다. 10대의 경우 점막하 림프조직이 지나치게 증식하여 폐쇄를 일키는 경우가 많고, 성인의 경우 분석에 의한 폐쇄가 많다.

이러한 충수염의 주요 원인은 아래와 같다.

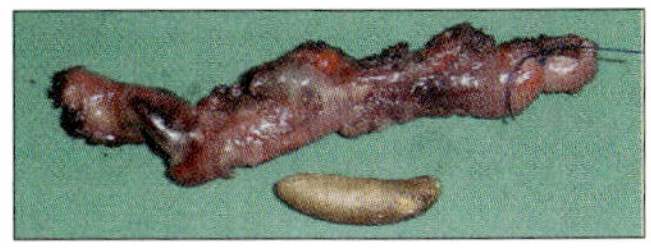

▲ 수술로 적출한 충수와 분석

- 분석, 이물질, 기생충, 종양 등으로 인한 충수돌기의 폐쇄
- 장벽의 부종, 섬유상태(fivrous conditions)
- 유착에 의한 장의 외적폐색(external occlusion)
- 급성기관지염, 세균성 이질 등 충수 림프조직의 증식

Q&A

Q 머리카락 때문에 충수염에 걸릴 수 있는가?

A 머리카락은 진성케라틴이라는 물질로 이루어져 있으며, 몸 안에는 그걸 분해할만한 효소를 가지고 있지 않다. 충수염은 머리카락은 물론 포도나 수박씨, 생선뼈, 못이나 달걀껍질 등에 의해서 충수가 차고 그로 인해 염증이 생겨서 일어난다. 폭음, 폭식, 감기, 위장염이나 변비, 과로 등에 의한 체력의 소모, 충수가 정상보다 길어서 내용물이 정체되기 쉽거나 유착, 굴곡, 분석의 존재 등이 충수염의 주원인이다.

3) 막창자꼬리염의 증상과 징후

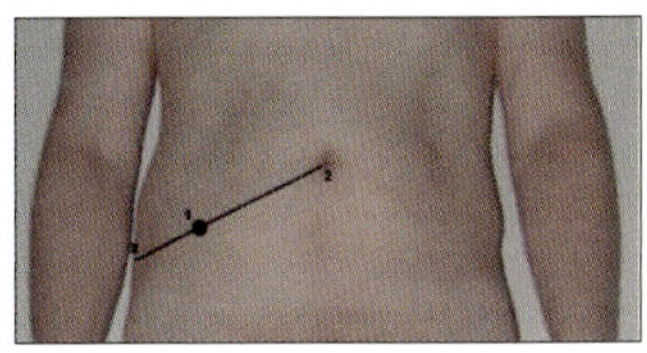

▲ 맥버니점

막창자꼬리염 환자의 95% 이상에서 복통이 발생한다. 충수돌기가 정상적인 위치에 있는 사람은 배꼽과 오른쪽 전상장골극 가운데통증이 생긴다. 그러나 사람마다 충수의 위치가 다르기 때문에 그 위치에 따라 좌하복부, 상부치골, 고환, 옆구리 등 우하복부가 아닌 다양한 위치에 통증이 나타날 수도 있어 다른 질병으로 인한 복통과 구별하기 어려울 수 있다. 그 증상과 징후는 아래와 같다.

- 복부 전체 또는 배꼽 근처에서 시작하여 우하복부로 국소화되는 통증을 호소한다.
- 식욕부진, 오심, 구토, 설태, 변비나 설사, 얕은 호흡 등이 나타난다.
- 판자같이 단단한 복부, 맥버니점의 반사압통이 관찰된다.
- 통증 감소를 위해 누워서 다리를 꿇어 올려 오른쪽으로 구부린 특징적인 자세를 취한다.

Q&A

Q 맹장염과 충수염은 어떻게 다른 것인가?

A 소장이 대장과 연결되는 부분에 맹장이 있고 맹장에 매달려 있는 지렁이 같은 부분이 충수다. 우리가 흔히 말하는 맹장수술은 이 충수를 절제하는 것이고, 맹장염이라고 부르는 증상이 충수염이다. 충수는 장과 연결되어 있기 때문에 여러 가지 물질이나 음식물(포도나 수박씨, 생선뼈, 달걀껍질 등)이 들어와 염증을 일으키기 쉽다.

5) 막창자꼬리염 응급처치

막창자꼬리염은 방치되었을 때 천공 등의 후유증이 수술로 인한 합병증 보다 훨씬 심각하므로 막창자꼬리염이 의심될 때는 응급으로 충수절제술을 하여야 한다. 복통을 호소하는 환자에 대해서는 막창자꼬리염을 의심하여야 하고, 의심되는 환자는 정확한 진단과 수술적 치료를 위해 신속히 병원으로 이송하여야 한다.

막창자꼬리염 현장 응급처치

- 자리에 눕히고 절대안정 시킨다.
- 기도를 유지하고 구토를 하면 구토물을 제거해준다.
- 활력징후를 측정하고 통증의 양상을 관찰한다(위치이동, 국소화).
- 쇼크의 증상이 있는지 주의 깊게 관찰한다.
- 병원으로 신속히 이송한다.

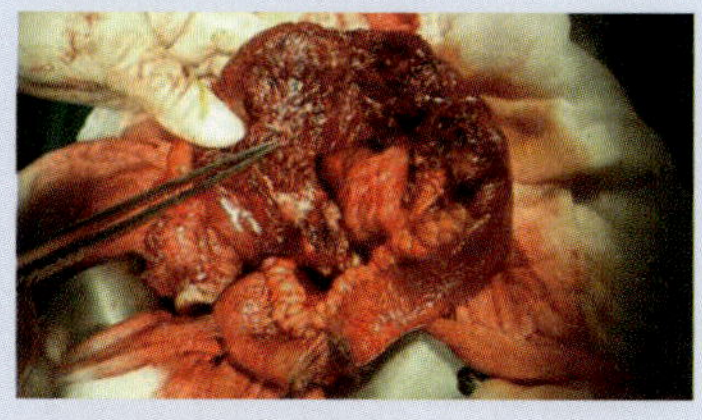

막창자꼬리염 응급처치 시 주의사항

- 통증이 있는 곳을 확인할 때는 통증부위와 먼 곳부터 촉진한다.
- 심한 통증을 호소하더라도 진통제를 투여해서는 안된다.
- 입을 통하여 음식물 등 그 어떤 것이라도 절대 주지 않는다.
- 더운물 찜질, 관장, 완화제는 장운동을 자극하여 천공을 초래할 위험이 있으므로 금한다.

✚ 막창자꼬리염 수술은 전신 마취를 하여 우하복부에 약간의 절개를 넣은 후 충수절제를 한다. 최근에는 복강경을 이용한 수술도 가능하다. 대부분 수술 후 1~2일 내에 방귀가 나오며, 그 후 경구 섭취를 시작하고 5~7일 사이에 퇴원한다. 합병증은 상처 감염이 가장 많으며, 염증이 심하면 간혹 배 안에서 농양 또는 장루 같은 문제를 일으키는 경우도 있다.

Q&A

Q 통증이 심한데 진통제를 사용하면 안 되는 이유는 무엇인가요?

A 충수돌기염에서 통증의 양상을 잘 관찰하는 것은 진단을 위해 매우 중요하다. 진통제에 의하여 환자의 복통이 경감되면 의사가 환자의 동통양상, 복통부위를 정확히 알 수 없으므로, 중증의 환자를 경증으로 오인하거나 수술이 필요한 환자를 내과적 치료가 필요한 환자로 오진할 수 있다.

Q 막창자꼬리염을 수술하지 않으면 어떻게 되나요?

A 막창자꼬리염이 있는 충수는 시간이 지나면 터지게 된다. 충수가 터지는 것은 안쪽의 고름이 조금씩 새어나오게 되는 것으로, 이는 충수염의 증상이 시작되어 이틀이 지나면 대부분이 겪게 된다. 이때 염증이 서서히 진행되면 충수 주변의 맹장, 회장, 장간막 등이 터진 충수를 둘러싸서 염증이 확산되지 않고 충수 주변에만 한정되고 혹과 같은 형태를 만든다. 그 안에서 염증은 계속되어 결국 고름주머니가 만들어지는 충수주위농양이 된다. 병이 급히 진행되면 그렇게 둘러쌀 틈도 없이 고름이 뱃속 전체에 퍼지는 복막염이 된다.
아주 드물지만, 염증이 진행되고 충수가 터지기 전에 염증이 저절로 가라앉기도 하는데 대부분이 재발해서 수술해야 하므로 충수염이 저절로 낫기를 바라고 수술을 미루는 것은 위험한 일이다.

3. 위장관 출혈(Gastrointestinal hemorrhage, GI)

위장관은 식도에서 항문까지 이르는 소화기관을 통틀어 부르는 명칭이다. 위장관 출혈은 식도나 위, 소장, 대장 등 위장관의 점막 손상으로 혈관이 노출되어 피가 나오는 것을 말한다.

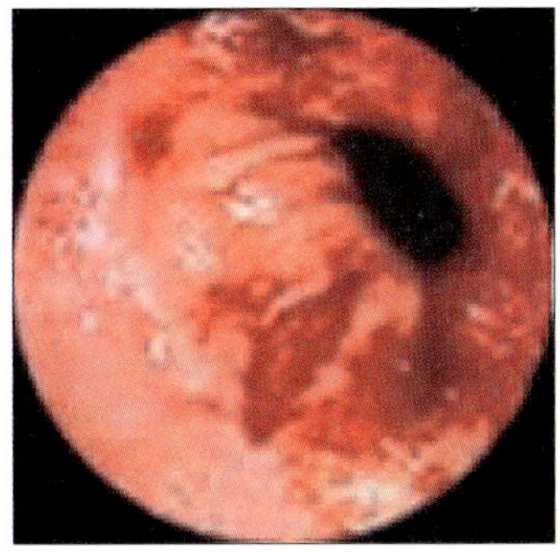

▲ 위장관 출혈

출혈 부위가 위와 십이지장의 위쪽이면 상부 위장관 출혈, 그 아래쪽이면 하부 위장관 출혈, 그리고 상세 불명의 위장관 출혈로 분류한다. 위장관 출혈이 발생되면 그 출혈된 혈액은 대변과 섞여 항문으로 나오는 하혈, 구토에 의해 입으로 나오는 토혈의 형태로 배출된다. 하혈은 소화관 어디에서 출혈이 발생해도 나타나지만 토혈은 상부 위장관 출혈이 발생했을 때만 나타나고 일반적으로 출혈량이 많을 때 발생한다. 이는 가장 흔한 소화기계 질환 중 하나로, 가을이나 겨울, 봄에 접어들면서 주로 발생하는데 매년 1,000명 당 0.7~1.5명의 빈도로 발생하는 것으로 보고되어 있다.

1) 위장관의 해부학

위장관은 음식물의 섭취, 소화, 흡수 등을 수행하는 식도에서 항문까지 이르는 소화기관의 총칭이다. 소화기계는 음식물이 통과하여 흡수되는 장소인 소화관과 소화를 돕는 효소 등을 분비하는 소화선으로 구성된다. 주요 기능은 영양물을 최소단위 분자까지 소화 · 분해하여 영양물의 특이적인 구조를 없애는 것이다.

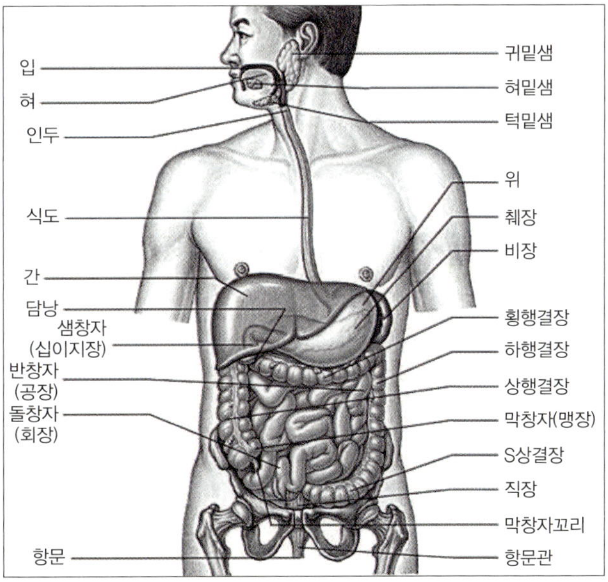

▲ 사람의 소화기계

인두에서 위까지 이어지는 식도는 음식물 등의 통로로 내면은 중층편평상피(세포가 여러 층으로 겹친 벽)로 되어있다. 위는 식도부, 분문부, 위저부, 유문부로 구분되며 펩신, HCl를 분비하고 신경지배를 받는다. 따라서 스트레스에 의한 위 장애가 일어날 수 있다. 장은 십이지장, 공장, 회장, 결장, 직장으로 구별하며 음식물의 소화와 흡수에 있어 중요한 부분이다. 그 외 담즙분비, 글리코겐의 생성, 저장, 분해, 해독작용 등을 하는 간과 여러 소화효소를 합성하여 십이지장으로 보내며 내분비선이 있어 인슐린을 생성하는 췌장이 있다.

2) 위장관 출혈의 원인

위장관 출혈의 원인은 여러 가지가 있으나, 가장 대표적인 것이 소화기 궤양을 일으키는 헬리코박터 파이로리균 감염과 약물이다. 위장관 출혈의 종류는 상부 위장관 출혈, 하부 위장관 출혈, 상세불명의 위장관 출혈로 구분되며 종류별 원인은 다음과 같다.

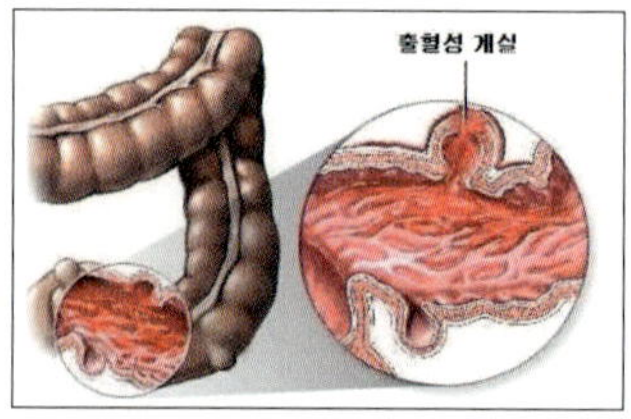

▲ 대장게실증

위장관 출혈의 종류

상부 위장관 출혈	• 위나 십이지장 등의 소화성 궤양 질환 : 약 50% • 식도나 위 등의 정맥류 : 약 20% • 말로리-바이스병변(심한 과음 후 구토로 식도가 찢어진 질환) : 약 10% • 미란성 식도염, 듈라포이 병변(큰 혈관이 궤양 없이 노출), 악성 종양
하부 위장관 출혈	• 치질이나 치열 등 항문의 국소적 문제(가장 흔한 원인) • 혈관형성이상, 대장게실증 • 대장이나 소장의 종양과 허혈성 대장염, 염증성 대장질환 등
상세 불명의 위장관 출혈	• 혈관형성이상(가장 흔한 원인) • 소장의 종양, 듈라포이 병변

3) 위장관 출혈의 증상과 징후

대부분 환자들은 심한 증세가 나타날 때 병원을 찾게 되는 경우가 많아 위험한 상황까지 가게 된다. 빈혈이 생기거나 미세한 혈변이 오랫동안 지속되면 그 원인 규명을 위한 진단이 필요하다. 이에 대한 증상과 징후는 아래와 같다.

- 토혈이나 하혈 등 출혈 증상이 관찰된다.
- 약하고 빠른 맥박이 촉지되며, 갈증, 오심, 구토, 불안감을 호소한다.
- 소변량이 감소하고 피부가 차갑고 축축해진다.
- 동공이 확대되고 반응이 느려진다.

출혈의 특징 및 원인

형태	특징	주요 원인
토혈	선홍색~흑갈색의 피를 구토	• 상부위장관(위, 식도, 십이지장) 출혈 • 1000 mL 이상 출혈
흑색변	검거나 암흑색 대변	• 상부위장관(위, 십이지장, 소장)에 50 mL 이상 출혈
혈변	선홍색 대변	• 상부위장관의 대량 급성 출혈, 대장 출혈 • 치질, 치열 등 항문의 국소적 문제

✚ 내시경 검사는 출혈부위나 병변 상태 · 혈관 노출의 확인 등의 진단과 동시에 지혈을 통한 치료적 역할을 함께 할 수 있다. 내시경적으로 지혈을 할 수 없는 경우에는 출혈부위의 수술적인 치료나 혈관 조영술을 통한 색전술이 시행될 수도 있다.

4) 위장관 출혈 응급처치

위장관 출혈의 경우 빠른 진단과 적시의 치료가 사망률에 큰 영향을 미칠 수 있다. 이에 내과적 치료는 전신상태를 호전시키고, 재출혈을 감시하며, 수술적 치료를 요하는 환자를 적시에 찾아내는 것이 그 목표가 된다.

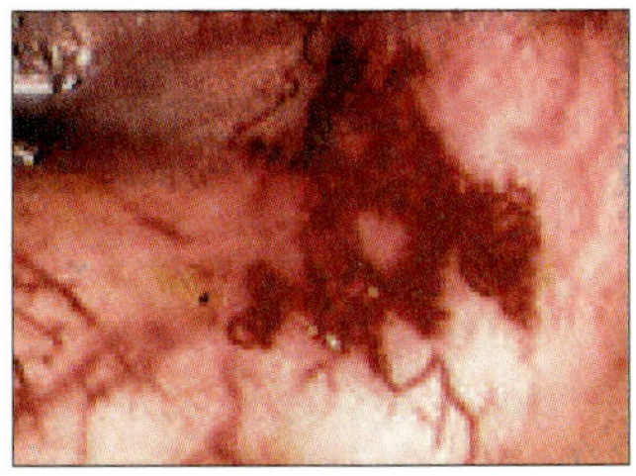

▲ 위장관에서 출혈 흔적

위장관 출혈 현장 응급처치

- 부상자의 각도 유지-호흡 확인-순환 확인을 매 10분마다 관찰한다(특히 맥박 주의 관찰).
- 혈액량 감소로 인한 쇼크가 의심되면 부상자를 눕히고 다리를 올려준다.
- 병원으로 빠르게 이송한다.

위장관 출혈 현장 응급처치 시 주의사항

- 입으로 물이나 음식을 주지 않는다.
- 통증부위와 출혈의 양과 종류, 부위를 기록 유지하고, 보관이 가능하면 그 증거물은 구조자가 도착할 때까지 보관한다.

참 고 위장관 출혈의 지혈

위장관 출혈의 지혈은 그 부위에 따라 상이하다. 체강이나 기관의 내부 출혈시에는 응급구조사가 시행할 수 있는 지혈방법이 없으므로 위장관 출혈이 의심되는 환자는 신속히 병원으로 이송되어야 한다. 이송하는 동안에는 응급의료진에게 혈액형 등 환자에 대한 정보, 가능성 있는 진단명을 사전에 통보하여 응급의료진이 필요한 준비를 할 시간적 여유를 제공해야 한다. 각 처치 단계마다 연관성이 있어야 하고 각 단계별, 부서별 협력체계를 유지하여야 한다.

상부위장관 출혈의 증상인 흑변과 토혈의 원인별 발생 빈도

① 십이지장궤양 ② 위궤양 ③ 식도정맥류 ④ 위암 ⑤ 출혈성위염 ⑥ 식도염 ⑦ 기타

Q&A

Q 변에서 피가 나오면 무조건 치질인가요?

A 흑색변(melena)이 있었다면 상부 위장관 출혈이 있었을 가능성이 많지만, 하부 위장관 출혈이 있었는데 혈액이 장내에서 오래 정체되어 있었던 경우에도 흑색변은 나타나기 때문에, 상부 위장관 및 하부 위장관의 출혈 둘 다에 초점을 맞추어 검사한다. 위염, 혹은 위나 십이지장의 소화성 궤양이 있을 가능성이 있으며, 대장의 게실증이나 염증성 질환이 있을 가능성이 있기 때문이다. 악성 종양의 가능성도 전혀 배제할 수 없으므로 특히 체중이 감소되면 내시경 검사를 시행해보는 것이 바람직하며, 위내시경 검사와 대장내시경 검사를 같이 시행하는 것도 도움이 된다.

4. 실신(Syncope)

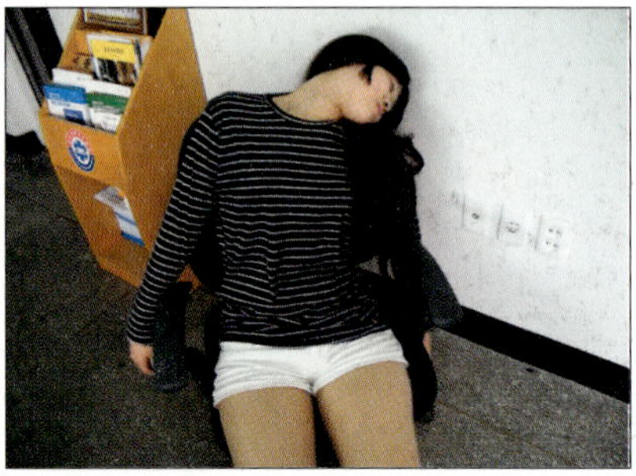
▲ 실신한 환자

신체 한 부분에 일시적으로 혈액순환의 장애가 나타나는 것으로, 급작스런 뇌혈류 감소로 인하여 일시적으로 의식을 잃고 자세를 유지하지 못해 쓰러지는 증상이다. 수축기 혈압이 60 mmHg 이하로 떨어지거나 뇌혈류가 6~10초 이상 중단될 때 발생한다.

대개 환자가 앉아 있거나 서 있는 자세에서 증상이 시작되고 실신조짐이 먼저 나타난 후 사지에 맥이 풀리며 주저앉거나 쓰러져 수초 내지 수분 정도 의식을 잃으나, 자연적으로 의식이 회복되고 특별한 신경학적 장애를 남기지 않으므로 특별한 소생술은 필요하지 않다. 인구의 20~40%가 일생에 한 번 정도는 실신을 경험하며, 특히 노인 및 여자에게 발생 빈도가 높다.

1) 실신 원인

실신은 일시적이고 자연적으로 치유될 수 있는 것부터 만성적이고 반복적이며 잠재적으로 치명적인 상태에 이르게 하는 것까지 다양하나, 심장정지와 같이 심각한 심장 이상증상의 조짐일 수 있으므로 정확한 검사와 치료가 필요하다. 특히 노인들은 일상적인 일로 치부하는 경향이 있으므로 각별한 주의가 필요하다. 그 원인은 아래와 같다.

- 격렬한 운동을 갑자기 할 경우
- 피를 보거나 사고를 목격하여 놀란 경우
- 두려움 등의 감정적 자극에 노출된 경우
- 탈수 및 공복과 동반된 열실신
- 통증이 심한 병을 앓거나 신체손상으로 인한 통증 · 공포
- 장기간 한 자세로 서 있거나 누운 자세에서 갑자기 일어설 때

2) 실신 증상 및 징후

실신의 증상은 원인에 따라 다소 차이가 나며, 의식 소실의 정도와 기간도 다양하다. 그 주요 증상은 아래와 같다.

- 창백해지고 식은 땀이 나며, 복부불편감, 오심, 구토 등이 발생한다.
- 시야가 흐려지고 이명이 들리며, 현기증이 오면서 쓰러질 것 같은 두려움을 느낀다.
- 증상완화를 위한 노력으로 하품, 한숨, 숨을 크게 쉬기도 한다.
- 동공 확대, 빠르고 깊은 호흡, 맥박은 느리고 약하다.
- 의식의 소실되면서 모든 자극에 반응이 없어진다.

3) 실신 응급처치

실신 환자는 우선 뇌혈류량을 최대로 늘리기 위해 노력하여야 하고 기도유지에 주의한다.

특별한 원인이 없는데 노인에게 갑자기 실신이 나타났다면 부정맥 등에 의한 실신을 의심하고 즉시 병원으로 이송하여야 한다.

실신 현장 응급처치

- 기도를 유지한다.
- 앉아 있는 경우에는 머리를 양 무릎 사이로 내리고, 누워 있다면 다리를 올려준다(뇌 혈류량 증가).
- 목, 가슴 및 허리의 꼭 조이는 옷은 느슨하게 풀어준다.
- 활력징후(특히, 맥박)를 측정 및 관찰한다.
- 심한 경우 병원으로 이송한다.

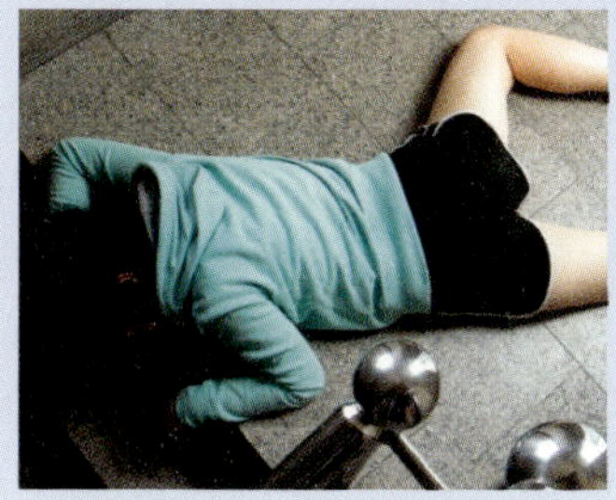

실신의 예방

실신의 예방은 실신이 발생하는 기전에 따라 다르다. 혈관억제실신은 혈관확장이 잘 일어날 만한 상황(더운 환경, 허기, 피곤, 알코올 중독)이나 정서적 흥분상태를 피하는 것으로써 충분히 예방할 수 있다. 기립성저혈압환자의 경우 잠자리에서 급히 일어나지 않도록 한다. 일어나기 전에 수 초간 다리운동을 하고, 침대 모서리에 앉았을 때 어지럼증을 느끼지 않으면 걷기 시작하도록 한다.

참 고 **의학 용어 변경**

- '간질(癎疾)' 이 '뇌전증(腦電症)' 으로 변경
  - 우리나라에서 간질의 유병율은 전인구의 1~1.5%를 차지하는 흔한 만성 뇌질환임에도 불구하고 오랜 기간 형성된 사회, 문화적으로 부정적 인식과 편견으로 간질 환우들이 사회적 불이익을 당하고 있었다. 특히 취업과 결혼에 대한 어려움을 호소하고 있는 현실에 대한 사회적 편견과 차별을 불식시키고 합리적이고 과학적인 이해를 증진시키는데 기여할 것으로 판단하였다.
- '정신분열증[精神分裂病, schizophrenia]' 이 '조현병(調絃病)' 으로 변경
  - 뇌의 기질적 이상은 없는 상태에서 인간의 인지, 지각, 정서, 의지, 행동 및 사회활동으로 예전에는 정신분열병(증) 또는 정신분열반응이라고도 했던 병으로 2011년 10월 20일 부로 조현병으로 명칭을 개정. 이는 '현악기의 줄을 조율한다.' 는 사전적 의미로 정상적으로 현악기가 조율되지 못했을 때의 모습이 마치 조현병으로 혼란을 겪는 환자의 상태를 보는 것과 같다는 전문가들의 의견과 여론 수렴 절차를 거쳐 결정된 용어이다.
- 갑상선(甲狀腺)이 갑상샘[thyroid gland]으로 변경
  - 목 앞부분 후두 바로 아래에 대사와 성장에 필요한 호르몬을 분비하는 갑상샘을 기존의 한자어 용어를 되살려 갑상샘으로 변경하였음.

5. 뇌전증(간질, Epilepsy)

발작 혹은 경련은 뇌신경세포에 생긴 돌발적인 기능 이상 때문에 운동, 감각, 자율신경기능, 정신기능이나 의식 상태의 장애가 돌발적으로 반복해서 나타나는 질환이다.

뇌전증은 비교적 흔한 질환으로 그 발병률과 유병률은 후진국에서 선진국보다 2~3배 높으며, 생후 1년 이내에 가장 높았다가 급격히 낮아지고 청소년기와 장년기에 걸쳐 낮은 발생률을 유지하다가 60세 이상의 노년층에서는 다시 급격히 증가하는 U자형의 형태를 보이며, 여성보다 남성에게 조금 더 많고(10 : 8 정도), 전체 환자 가운데 70% 이상은 20세 이전에 첫 발작이 생긴다.

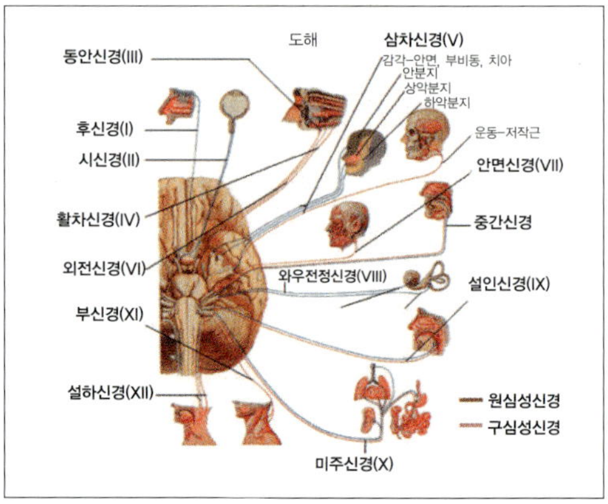

▲ 뇌신경

1) 뇌전증 원인

뇌전증의 정확한 병태생리는 밝혀지지 않았으나 산소와 당의 특정대사로 추측하며 여러 가지 가능성이 제시되고 있다.

발작이 반복적으로 발생한 사람은 간질이 있다고 볼 수 있으며 의식 변화, 불수의적 운동과 같은 임상 양상에 근거하여 진단하고, 이때 치료가 가능한 원인이 있는지 알아보아야 하며 병력 조사, 이학적 검사 및 신경학적 검사, 그밖에 필요한 임상검사를 통해 확진 및 발생 부위와 원인을 규명하는 것이 중요하다. 이에 대한 원인은 아래와 같다.

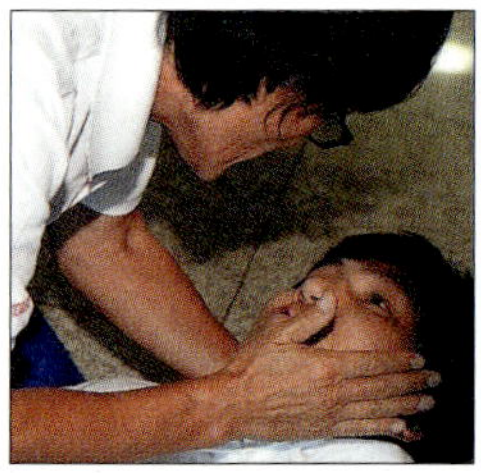

▲ 발작 환자

- 뇌졸중, 뇌종양 등 뇌의 병리적 변화 및 뇌혈관 질환
- 전해질불균형, 비타민결핍, 당뇨, 대사성질환
- 선천기형, 유전, 미숙아, 분만 전후의 손상
- 두부외상 및 감염
- 알코올, 약물중독, 간질유발약물
- 임신, 월경관련 내분비장애

Q&A

Q 뇌전증 약은 평생 복용해야 하나요?

A 의사와 상의해서 약을 끊을 수도 있다. 일반적으로 간질 발작이 없었던 기간이 2~4년 정도 되고, 발작이 시작된 후 1년 이내에 조절되었으며, 발작이 20~35세 사이에 시작된 경우 뇌파검사에서 정상이면 약을 끊을 수 있다. 그러나 간질 중첩상태가 여러 번 생긴 경우, 여러 가지 종류의 간질이 복합적으로 있는 경우 등에서는 약을 끊은 후 예후가 좋지 않다. 항경련제를 갑자기 중단하면 대발작이나 간질 중첩상태가 발생하거나 뇌전증이 재발될 수도 있으므로 서서히 감량해서 끊어야 한다.

Q 식사도중 발작했을 때에는 어떻게 대처해야 하나요?

A 식탁에 앉아서 식사를 하고 있었을 경우에는 우선 환자를 바닥에 내려 눕히고 한 손으로 턱을 밀어 올려 머리를 뒤로 젖히고 다른 한 손으로 이마를 누른다. 이 상태에서 발작이 멎는 것을 기다려 호흡이 회복되면 턱을 밀어 올린 채로 머리를 옆으로 돌려 회복자세를 취한다.

2) 뇌전증 증상 및 징후

뇌전증 발작은 크게 부분 발작과 전신 발작으로 나뉘는데 부분 발작은 대뇌겉질(피질)의 일부분에서 시작되는 신경세포의 과흥분성 발작을 의미하고, 전신발작은 대뇌양쪽반구의 광범위한 부분에서 시작되는 발작을 의미한다. 그에 따른 증상과 징후는 아래와 같이 다양하다.

부분 발작	• 한 쪽 얼굴, 손 · 팔다리의 규칙적인 떨림, 감각이상을 느낀다. • 가슴이 두근거리고 땀이 나는 등의 자율신경계증상이 나타난다. • 낯선 물건 · 장소가 친숙하게 느껴지는 등의 정신증상을 호소한다. • 전신이 강직되고 청색증, 의식장애와 반복적 행동(자동증)이 나타난다.
전신 발작	• 갑자기 정신을 잃고, 호흡곤란, 청색증, 고함 등이 나타난다. • 사지가 뻣뻣해지다가 눈동자가 위로 돌아가며 사지가 심하게 뒤틀린다. • 입에서 침과 거품이 나오고 무의식 상태에서 대변이나 소변을 보기도 한다. • 발작 후 졸음, 깊은 수면, 일시적인 의식 장애, 일정 기간에 대한 기억의 소실 등이 나타난다.

3) 뇌전증 응급처치

일반적으로 간질 발작이 시작되면 아무 것도 그것을 정지시키지 못한다. 소발작이 있는 경우는 특별한 간호를 필요로 하지 않지만, 대발작인 경우에 환자가 다치지 않고 발작할 수 있게 하고 기도유지에 유의하며 주의 깊게 관찰한다.

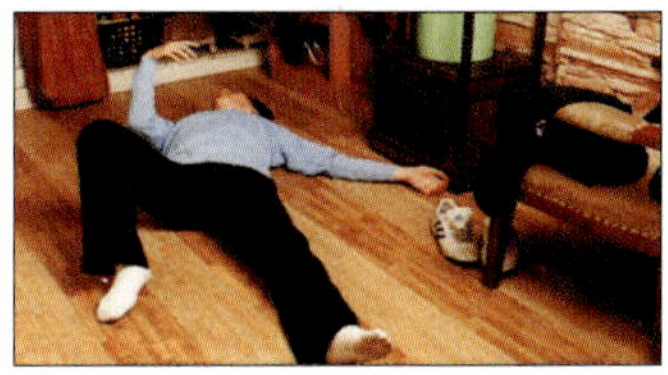

▲ 발작시 주변 위험 물건을 치운다.

뇌전증 현장 응급처치

- 환자 주위에 위험한 것들을 치우고 방석 같은 것을 받쳐주어 외상으로부터 보호한다.
- 혀의 손상방지와 기도유지를 위해 수건으로 싼 압설자를 끼운다(억지로 하지 않는다).
- 발작 후에는 구강내 분비물을 제거하고 측와위로 눕혀 흡인을 방지하고 휴식하게 한다.
- 정확한 경련기간, 종류, 무의식 기간, 청색증, 거품, 동공확대나 축소 등의 증상을 관찰하고 기록한다.
- 발작이 오래 지속될 경우(15분 이상) 신속히 병원으로 이송한다.

뇌전증 응급처치 시 주의사항

- 발작 중인 환자에게 어떠한 음식물이나 마실 것을 주지 않는다.
- 발작 중에는 동작을 억지로 멈추기 위해 붙잡거나 주무르기 등의 행동은 하지 않는다.
- 발작 중인 환자의 입에 손을 넣지 말고 설압자 등을 이용하여 기도를 유지해 준다.
- 손상을 받을 수 있는 위험한 곳이 아니라면 환자를 다른 곳으로 옮기려하지 않는다.

✚ 대부분 환자에게서 뇌손상은 이미 돌이킬 수 없는 경우가 많아 치료는 약을 사용하여 발작을 예방하고 사회생활에 잘 적응할 수 있게 하는 것이다. 따라서 가장 효과적인 치료는 항경련제 투여하는 것으로 대개 항경련제는 발작이 없어진 뒤에도 몇 년간 더 복용해야 한다.

6. 소아 경련(Seizure in childhood)

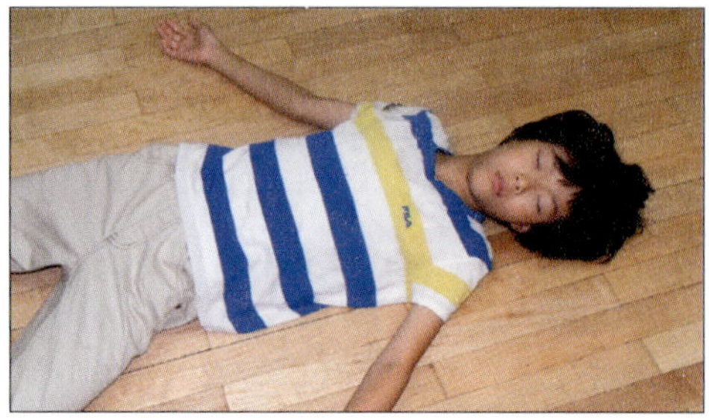
▲ 경련으로 쓰러진 어린이

어린이는 경련발작을 일으키기 쉬운 신체조건을 가지고 있으므로 10% 정도의 어린이가 소아경련을 경험하게 된다. 처음 발작이 쉽게 다른 신경증후를 만든다든지 습관성으로 되어 간질병소를 만드는 등의 특수한 조건을 가지고 있기 때문에 '소아경련'으로서 특별히 취급하고 있다.

고열을 동반하는 감염으로 인한 열성경련은 전체 소아의 5~7%가 경험할 정도로 흔한 증상으로 주로 열에 대한 조절 능력이 미숙한 6개월에서 6세 사이의 소아에게서 많이 발생하며, 체온의 급작스런 상승의 결과로 발생한다. 지속시간은 5분 이내이며 2세 이전에 자주 발작하다가 6세경이면 없어진다.

1) 원인

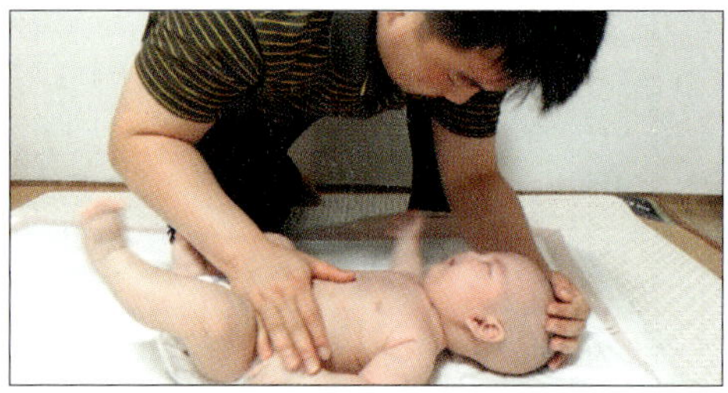

소아 중 특히 영아들은 아직 뇌가 덜 성숙했기 때문에 어른에게는 문제가 되지 않는 작은 외부자극에도 잘 놀라게 된다. 가장 흔한 경우로 열로 인한 열성경련이며 뇌파검사, 형태변화의 문제, 생화학적 이상의 문제 등 폭넓게 검사하여 조기진단을 정확하게 하고, 치료를 얼마나 정확히 하였느냐에 따라 예후도 다르다. 일반적인 원인들은 아래와 같다.

- 갑작스런 고열
- 출생 손상(외상, 저산소증)
- 뇌의 선천적 발육 이상, 뇌종양
- 중추신경계의 급성 감염(뇌막염, 뇌염)
- 칼슘부족
- 원인모를 특발성 간질

Q&A

Q 5세 아이가 1년에 한두 번씩 하는 경련, 어떻게 대처해야 하나요?

A 열성 경련은 열에 대한 조절 능력이 미숙한 다섯 살 미만 소아에게 흔하고, 18~36개월 기간에 가장 많고, 여아보다 남아에게 많다. 유전적 요인으로 가족 중 열성 경련을 경험한 경우, 열성경련 발생 확률이 높게 나타난다. 이 열성경련은 자라면서 자연히 없어지기 때문에 크게 걱정할 필요가 없으며 일반적으로 열과 동반하여 나타나는 열성경련은 직접적인 뇌손상은 입히지 않는다. 그러나 일년에 한두 번 꼴로 경련(경기)를 한다는 것은 정확한 진단이 필요하다. 경련 양상을 정확하게 확인하고 뇌전도 또는 MRI 등 정밀 검사를 받아 다른 질환으로 인한 경련과의 감별도 필요하다.

2) 증상과 징후

'열성경련' 은 전체 소아의 5% 정도가 경험할 정도로 흔하다. 열성 경련은 '단순형 열성경련' 과 '복합성 열성경련' 으로 나눈다.

단순형 열성경련은 열이 갑자기 오르고 온몸이 굳거나 떨면서 눈이 고정되는 등의 발작 증상이 수 분 동안 지속된다. 열성경련의 10% 정도에서 발생하는 복합형 열성경련은 발작 시간이 좀 더 길고 전신이 아닌 몸의 일부만 경련을 일으키거나 몸의 경직 대신 늘어지는 형태의 발작을 보이고 한 번 발열이 있을 때 두 번 이상 발작 증상을 발작 시간 및 증상 등에서 약간의 차이를 보인다.

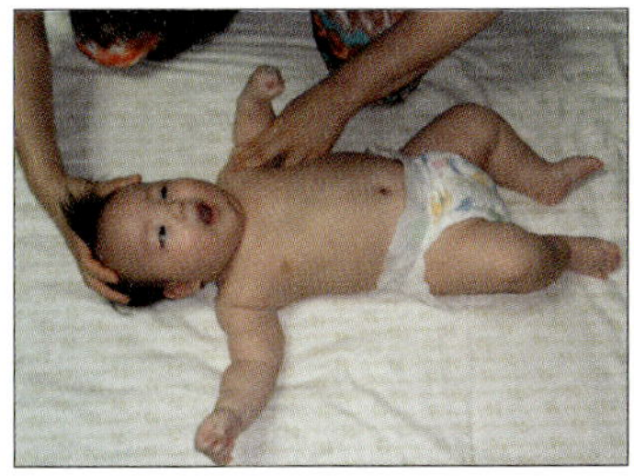

▲ 경련 중인 영아

열성경련은 시간이 경과하면 대부분 증상이 호전되지만 경련을 자주 할 경우에는 중추 신경계 질환이나 구토나 설사에 따른 전해질 불균형, 간질 등의 질병과의 감별 진단을 위해 전문의의 정확한 검진을 받아야 한다. 이에 대한 증상과 징후는 아래와 같다.

- 갑작스런 고열(소아 경련의 가장 흔한 원인)이 관찰된다.
- 눈은 한쪽으로 고정되고, 얼굴근육에 경련이 발생한다.
- 전신근육이 경직되고, 얼굴이 창백해지고 청색증이 발생한다.
- 심하면 의식이 소실되기도 한다.

3) 응급처치

소아경련은 열이 막 오르기 시작할 무렵 발생하므로 대부분의 부모들은 아이가 열이 발생한 사실을 모르고 있다 갑자기 경련을 경험하게 되는 경우가 많고, 열성경련을 완벽하게 예방하기는 쉽지 않으므로 어린아이를 키우는 부모 등은 경련이 발생하였을 때 즉시 대처할 수 있는 방법들을 숙지한다.

소아 경련 현장 응급처치

- 주변에 위험한 물건을 치우고, 부드러운 방석 등을 받쳐서 외상을 방지한다.
- 기도유지, 옷을 느슨히 풀어주어 호흡을 편하게 한다.
- 경련이 끝나면 미지근한 물수건으로 몸을 닦아주거나 해열제를 복용시킨다.
- 경련이 10분 이상 지속될 경우, 응급의료체계에 연락하여 신속히 병원으로 이송한다.

소아 경련 응급처치 시 주의사항

- 경련 중인 환자를 억압하지 않는다(근 · 골격계 손상 유발 가능).
- 경련 중에는 입으로 물이나 약을 먹여서는 안 된다.
- 과거의 경련의 유무와 간질의 유무를 확인한다.
- 약물의 복용 여부를 확인한다.

7. 소아 탈장

탈장은 뱃속의 장기가 복벽 근육층의 약해진 틈으로 밀려나오는 증상이다. 전체 탈장 환자의 60%가 14세 미만으로 남자 아이의 경우 태아일 때 고환이 뱃속에 있다가, 사타구니를 타고 내려와 음낭 쪽으로 옮기는 과정에서 복압이 높아져 탈장이 된다. 여자 아이의 경우는 자궁을 받치는 근육이 내려온 길이 안 막히면 탈장이 되는 것이다.

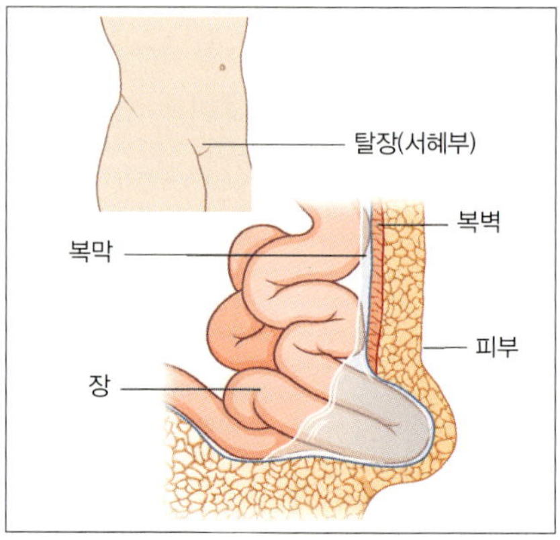

✚ 남자의 경우 10명 중 4명은 평생에 한 번 탈장을 겪을 정도로 흔한 질환이지만 한 번 탈장이 생긴 아이는 언제든 다시 탈장될 수 있고, 탈장이 반복돼 장기가 복벽에 끼어 혈액이 순환되지 않을 경우 괴사할 수 있다. 영유아 탈장은 아랫배를 1~2 cm 정도만 절개하고 수술하기 때문에 당일 퇴원할 수 있고, 흉터는 자라면서 없어진다.

1) 소아 탈장 위치와 증상

- 탈장 위치 : 서혜부탈장(사타구니 부위), 제대탈장(배꼽부위), 대퇴탈장(넓적다리와 아랫배가 만나는 선 바로 아래)으로 구분한다.

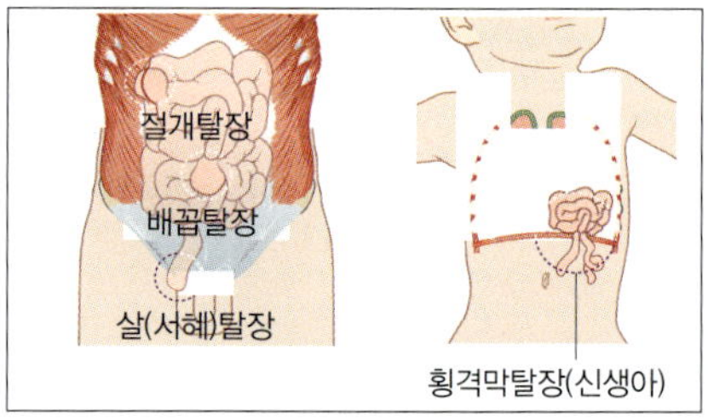

2) 소아 탈장 증상 및 징후

탈장의 60~70%는 선천적인 원인에 의해 발생하며, 탈장은 특별한 자각증상이 없기 때문에 평소 세심한 주의가 필요하다.

- 탈아랫배나 서혜부가 볼록하게 튀어나오고, 그 부위를 손으로 누르면 대부분 장이 일단 제자리로 들어간다. 이때 만지면 말랑말랑하고 손으로 누르면 뱃속으로 쏙 들어갈 경우 의심한다.

3) 소아탈장 응급처치

억압탈장은 저절로 낫지 않기 때문에 반드시 수술이 필요하며 자연치유가 없다. 다만 탈장의 전단계인 음낭수종(짝부랄)은 출생 후 3개월 이내 생긴 것은 일부 자연 치유되지만 생리적 음낭수종은 보통 3개월 가량 관찰하다 6개월 이후 크기가 커졌다가 작아졌다 변하면 크기가 점점 커지는 음낭수종은 복강과 연결된 통로가 열려 있다는 증거로 이때 수술을 한다.

탈장 주의사항

탈장을 방치할 경우 탈장부위로 장이 내려와서 꼬여서 괴사될 수도 있으며 극심한 통증과 전신발열 등의 증상이 나타난다. 이 때 신속하게 이송하여 응급수술을 받아야 한다. 탈장 예방법으로 아이들에게 배변시 배에 지나친 힘을 주는 것을 피하도록 교육시키고 변비가 생기지 않도록 규칙적인 배변습관을 갖도록 한다.

연습문제 10

1 급성 복통을 일으키는 가장 흔한 원인으로 발병빈도가 가장 높은 질환은?
① 위염 ② 급성 충수염
③ 간염 ④ 담낭염

2 충수염의 주요 원인으로 옳지 않은 것은?
① 장벽의 부종
② 격렬한 운동
③ 이물질, 기생충, 종양으로 인한 충수돌기의 폐쇄
④ 유착에 의한 장의 외적 폐색

3 충수염의 응급처치로 옳지 않은 것은?
① 자리에 눕히고 절대 안정 시킨다.
② 통증의 양상을 관찰한다.
③ 통증이 있는 곳에서 먼 곳부터 촉진하며 통증을 확인한다.
④ 심한 통증이 있다면 진통제를 투여해서 안정시킨다.

4 급성 복통에 대한 설명으로 옳지 않은 것은?
① 급성 복통은 갑자기 복부의 통증이 나타난다.
② 응급수술을 요하는 경우가 많다.
③ 복막염이 있는 환자는 움직이지 않을 때 통증이 소실되므로 최대한 안정을 취해야 한다.
④ 복부 통증의 병력을 파악할 때 통증의 위치와 유형, 다른 증상과 징후가 발병하였는지 파악해야 한다.

5 50세 성인 남자가 2일 전부터 검고 냄새가 심한 대변을 보았고 1시간 전부터는 피를 토하였다. 이 사람에게 예상할수 있는 질환은?
① 직장 출혈 ② 식도 정맥류 출혈
③ 십이지장 궤양 ④ 위궤양

6 18세 남자가 식욕이 없고 오심과 미열이 나며, 배꼽 주위와 오른쪽 아랫배에 압통과 복벽강직, 배꼽근처에 통증이 있었다. 의심되는 질병은 무엇인가?
① 충수염 ② 요로결석
③ 천식 ④ 심근 경색

7 소아의 고열 및 열성 경련에 대한 설명으로 옳지 않은 것은?
① 햇빛에 오래 노출된 아이는 열사병이 발생할 수 있다.
② 경련이 끝나면 미지근한 물수건으로 몸을 닦아준다.
③ 대체로 열성 경련은 발작시간이 1~2분으로 짧다.
④ 경련 중일 때는 손가락이나 젓가락 등을 입에 넣어 기도를 확보한다.

8 위장관 출혈에 대한 설명이다. 옳지 않은 것은?
① 출혈 부위가 위와 십이지장 위쪽이면 상부 위장관 출혈이라 한다.
② 토혈은 하부 위장관 출혈이 발생했을 때만 나타난다.
③ 위장관 출혈의 가장 대표적인 원인은 헬리코박터 파이로리균 감염이다.
④ 위장관 출혈은 가장 흔한 소화기계 질환 중 하나다.

9 다음은 소아경련에 관한 설명이다. 옳지 않은 것은?
① 주로 열의 조절 능력이 미숙한 6개월에서 6세 사이의 소아에게서 많이 발생한다.
② 경련 중일 때에는 움직이지 않게 팔다리를 꽉 잡는다.

③ 갑작스러운 고열이 소아경련의 가장 흔한 원인이다.
④ 경련이 끝나면 미지근한 물수건으로 몸을 닦아주거나 해열제를 복용시킨다.

10 간질의 응급처치로 옳지 않은 것은?
① 위험한 곳이 아니라면 환자를 다른 곳으로 옮기려고 하지 않는다.
② 발작을 멈추기 위해 환자를 붙잡고, 팔다리를 주무른다.
③ 발작 중인 환자에게 어떠한 음식물이나 마실 것을 주지 않는다.
④ 발작 중인 환자의 입에 손을 넣지 말고 설압자 등을 이용하여 기도를 유지한다.

11 다음은 실신에 대한 설명이다. 옳지 않은것은?
① 피를 보거나 사고를 목격하여 놀란 경우, 실신이 일어날 수 있다.
② 수축기 혈압이 60 mmHg 이하로 떨어지거나 뇌혈류가 6~10초 이상 중단될 때 발생한다.
③ 장기간 한 자세로 서 있거나 누운 자세에서 갑자기 일어설 때 실신이 생길 수 있다.
④ 실신은 자연적으로 의식이 회복되고 특별한 신경학적 장애를 남기지 않으므로 확실한 검사를 받을 필요는 없다.

12 다음이 설명하고 있는 것은?

> 외부 상으로는 복부의 아래 오른쪽 부위에 위치하며, 맹장의 가장자리에 붙어 있는 약 10 cm 길이의 조그만 원추형의 소화장기.

① 맹장　② 회장
③ 충수돌기　④ 신장

13 다음이 설명하고 있는 증상은?

> 중증 경련에서부터 수초간의 단순한 의식소실에 이르기까지 여러 형태로 나타나는 간질의 증상

① 실신　② 간질
③ 발작　④ 경련

14 발작의 설명으로 옳은 것은?
① 급작스런 뇌혈류 감소로 인하여 일시적으로 의식을 잃고 자세를 유지하지 못해 쓰러지는 증상
② 중증 견련에서부터 수 초간의 단순한 의식소실에 이르기까지 여러 형태로 나타내는 간질의 증상
③ 근육의 갑작스럽고 격심한 불수의적 수축
④ 무의식 중에 심각한 운동 반응이나 변화를 유발하는 뇌의 비정상적인 활동에 의해 야기되는 경련

15 간질 발작의 증상과 징후에 대한 설명으로 옳지 않은 것은?
① 사지가 뻣뻣해지다가 눈동자가 위로 돌아가며 사지가 뒤틀린다.
② 입에서 침과 거품이 나온다.
③ 무의식 상태에서 대변이나 소변을 보기도 한다.
④ 기침을 하며 객혈이 나온다.

16 위장관 출혈의 증상과 징후로 옳지 않은 것은?
① 갈증, 오심, 구토, 불안감을 호소한다.
② 소변량이 감소하면서 피부가 차갑고 축축해진다.
③ 맥박이 느려진다.
④ 동공이 확대되고 반응이 느려진다.

17 실신의 응급처치로 옳지 않은 것은?
① 활력징후를 측정 및 관찰한다.
② 기도를 유지한다.
③ 앉아 있는 경우에는 머리를 꼿꼿이 세워주고 누워있다면 다리를 올려준다.
④ 심한 경우 병원으로 이송한다.

제 11 장

생활습관병 질환

학습 개요

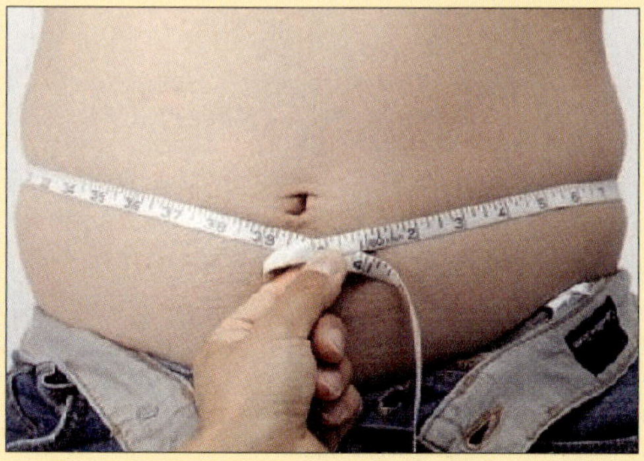

생활습관병(Life Style Disease)은 "풍요의 질병"으로 바르지 못한 생활습관에 의해 발생할 수 있는 질환의 총칭으로 비감염성 만성질환을 말한다. 이러한 질환이 최근 들어 증가하는 이유는 인간의 수명이 연장되면서 고령화 사회가 빠르게 진행되기 때문이다. 암, 심혈관계 질환, 뇌질환 및 당뇨병과 같은 만성 퇴행성 질환이 늘고 있기 때문이다.

최근까지 성인병이란 용어를 사용하다 생활습관에 의해 일어난다 하여 생활습관병이라 표현하기 시작하였다. 미국은 만성질환(chronic disease)으로 불리며, 영국은 생활습관관련병(life-style related disease)이라한다. 프랑스 역시 생활습관병(maladie de comportement)이라는 의미의 용어를 사용하며, 독일은 문명이 발달하면 증가한다는 의미에서 문명병(zivilisationskrankheit)이라 한다. 스웨덴에서는 유복한 사람이란 의미에서 '유복병(valfardssjukdomar)' 이라 하며, 일본에서는 만성퇴행성질환이 성인에서만 발생하지 않는다는 사실에 착안해 1996년부터 후생성에서 성인병 대신 생활습관병이라는 용어를 사용하고 있다. 생활습관병은 식습관, 운동, 흡연, 음주, 스트레스, 휴식 등 일상생활과 관련된 활동으로 인해 발생하는 질환으로 심혈관질환, 당뇨, 고혈압, 고지혈증 같은 만성 퇴행성 질환이 잘못된 생활습관이라는 공통점으로 국민 3명 중 1명이 사망하고 있다. 올바른 식생활과 규칙적인 운동, 절주를 통한 금연 등을 통해 극복할 수 있는 질환이다.

응급처치자는 죽음의 4요소라는 고혈압, 당뇨, 고지혈증, 비만의 위험요인과 이에 따른 합병증을 예방할 수 있는 방법을 알아야 하며, 다양한 응급상황에서 적절한 응급처치 방법과 이에 따른 주의사항 등 그 대처 방법을 잘 알고 있어야 한다.

학습 중점

- 고혈압의 위험요인과 합병증을 설명할 수 있다.
- 고혈압의 증상과 징후를 알고 응급처치를 할 수 있다.
- 당뇨병의 원인, 증상과 징후를 설명할 수 있다.
- 고혈당, 저혈당의 응급처치를 설명할 수 있다.
- 고지혈증의 증상과 징후를 알고 치료요법에 대해 설명할 수 있다.
- 비만의 원인을 알고 예방하는 방법에 대해 설명할 수 있다.

용어 정의

- **생활습관병(Life style disease) :** 사회가 경제적으로 풍요해지고, 평균수명이 길어지면서 발생빈도가 증가하는 질병들로 성인병으로 알고 있는 제 2형 당뇨병, 비만, 만성 간질환, 심장질환, 고혈압 등이 여기에 속함.
- **혈압(Blood pressure) :** 동맥벽에 가하는 혈액의 압력
  - **수축기혈압(Systolic blood pressure) :** 심장의 좌심실이 수축시에 동맥벽에 저항하는 혈액의 최대 압력
  - **이완기혈압(Diastolic blood pressure) :** 심실의 확장되고 혈액이 유입될 때 측정되는 혈액의 압력
- **고혈압(Hypertension ; HTN) :** 정상범위를 넘어 비정상적으로 높은 혈압
- **당뇨병(Diabetes mellitus ; DM) :** 탄수화물을 산화하는 기능이 저하된 대사성 질환으로, 대개는 인슐린의 부족으로 발생
  - **제1형 당뇨병 :** 자가 면역에 의한 췌장의 베타세포 파괴로 인한 인슐린 결핍으로 발생하는 당뇨병. 인슐린의존형, 소아형 당뇨병이라고도 함.
  - **제2형 당뇨병 :** 인슐린량의 결핍이나 포도당 요구에 대한 지연반응으로 발생하는 당뇨병. 인슐린비의존형, 성인형 당뇨병이라고도 함.
- **인슐린(Insulin) :** 췌장의 베타세포에서 분비되는 호르몬으로 혈중의 당을 몸속의 여러 장기에 들어가게 해주는 호르몬
- **혈당(Blood glucose) :** 혈액 속에 포함되어 있는 포도당. 세포의 주된 에너지원으로 음식물의 단백질, 탄수화물, 지방에서 만들어지며 혈액을 통해서 각 세포로 전달
- **포도당(Glucose) :** 탄수화물 대사의 마지막 산물이며 생명체의 주 에너지원
- **저혈당(Hypoglycemia) :** 혈액에 당이 부족한 상태. 인슐린 과다, 적은 양의 식사, 운동, 술 또는 이러한 것들이 복합적으로 작용하여 일어날 수 있음
- **고혈당(Hyperglycemia) :** 혈액에 당이 너무 많은 상태. 인슐린 부족, 과식, 운동부족, 질병, 스트레스 또는 이러한 것들이 복합적으로 작용하여 일어날 수 있음
- **혈당 검사(Blood sugar test ; BST) :** 혈액 속의 당의 농도를 검사하는 것
- **당뇨성 케톤산증(Diabetic ketoacidosis) :** 인슐린의 부족으로 혈당이 올라가고 지방 분해가 증가하게 되어 케톤체가 생성되는 것. 제 1형 당뇨병에서 주로 발생
- **당뇨성 혼수(Diabetic coma) :** 혈당이 너무 낮거나 높아서 의식이 없는 상태
- **비케톤성 고삼투압성 혼수(Non-ketonic hyperglycemic coma) :** 혈당이 지나치게 높아져서 혈액의 삼투압이 병적일 정도로 높아지는 상태
- **고지혈증(Hyperlipidemia) :** 중성지방과 콜레스테롤 등의 지방대사가 제대로 이루어지지 않아 혈액 내에 지방이 많아진 상태
- **비만(Obesity) :** 체내에 지방조직의 과잉 축적으로 몸무게가 늘어난 경우
- **표준체중(Standard weight) :** 신장을 기준으로 하였을 때 사망률이 가장 낮은 체중
- **체질량지수(Body mass index ; BMI) :** 체중을 신장의 제곱으로 나눔. 신장의 영향을 받지 않고 체지방의 정도를 표준체중보다 비교적 정확하게 반영

생활습관병 질환

CHAPTER 11

1. 생활습관병

하루의 대부분을 앉아서 일을 하거나 움직이지 않고 보내는 생활방식은 비만이나 심장질환과 같은 현대인의 질병 발생의 주요한 요인이 되고 있다. 한 사회가 경제적으로 풍요해지고 사람들의 평균수명이 길어지면서 발생빈도가 증가하는 질병들을 "생활습관병"이라고 부른다. 우리가 '성인병' 으로 알고 있는 제2형 당뇨병, 비만, 만성 간질환, 심장질환, 고혈압, 동맥경화, 뇌졸중, 골다공증, 알레르기 그리고 암 등이 모두 여기에 속한다. 생활습관병이란 개념을 도입하게 된 이유도 생활습관을 개선하면 만성 퇴행성 질환의 발생과 진행을 예방할 수 있음을 알리기 위한 것이다.

1) 생활방식(Lifestyle)과 질병과의 관계

생활방식이란 한 개인이 일상적으로 취하고 있는 식습관, 운동, 흡연, 음주, 스트레스 그리고 휴식 등을 의미하는데, 이는 건강을 좌우하는 가장 큰 요인이 된다. 어려서부터 가지고 온 생활습관으로 중년이 되면서 신진대사율이 떨어지고 에너지가 축적되어 피하지방이 두터워져 체중이 증가한다. 이에 따라 심장의 부담이 커져 동맥경화증과 각종 심장질환, 뇌졸중, 고혈압 등이 발생하고, 또한 체중의 증가는 인슐린 요구량을 증가시켜 당뇨병을 유발시킨다.

2) 생활습관병 주요원인

식습관, 생활방식, 환경적 요인 등이 생활습관병의 발생에 관여하는데, 이 요인들은 인간의 삶의 질을 높여주는 것으로 간주되어 왔다. 이를 구체적으로 살펴보면 다음과 같다.

- 자동차 이용의 증가
- 격렬한 신체 운동의 감소
- 평균수명의 연장
- 음주와 흡연의 증가
- 여가 시간, 비활동 시간의 증가
- 고지방, 고열량, 가공 처리된 음식의 만연
- 저렴한 가격의 식품을 대량으로 손쉽게 살 수 있는 사회적 접근의 용이

Q&A

Q 성인병을 언제부터 생활습관병이라 하였는가요?

A 대한내과학회는 심장병 · 당뇨병 · 고혈압 등이 대부분 흡연 · 과식 · 과음 · 운동부족 등 잘못된 생활습관의 반복에 의해 발생한다고 하여 2003년 5월부터 성인병을 '생활습관병' 으로 명명했다. 실제 이 병의 60% 이상은 생활습관을 바꿈으로써 예방 및 치료가 가능하다고 판단하고 있다.

3) 생활습관병 유형

(1) 흡연으로 인한 생활습관병

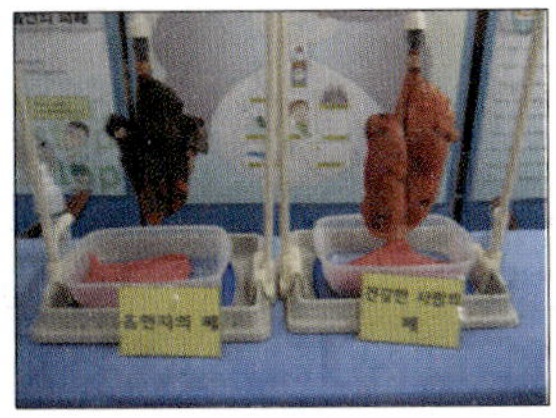

흡연은 사망 및 질병의 발생과 관련된 위험요인 중 예방 가능성이 가장 크다. 담배에는 400여종의 유해물질과 발암물질이 들어있다. 흡연은 심혈관질환(관상동맥질환), 암(폐암, 후두암, 구강암, 식도암), 그리고 호흡기질환으로 인한 사망과 관련이 있다.

(2) 음주로 인한 생활습관병

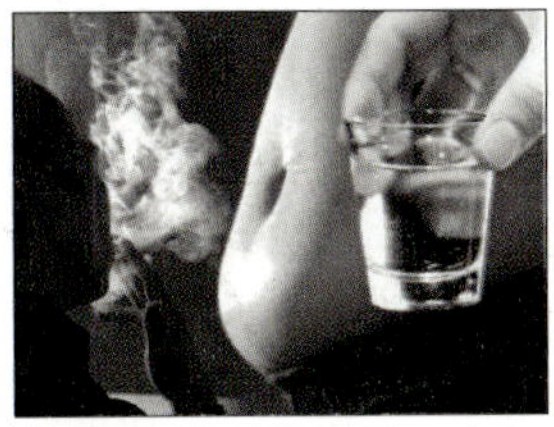

음주는 신경계질환, 암(구강암, 후두암, 식도암, 간암), 간질환(간염, 지방간, 간경화), 심혈관질환(고혈압, 부정맥, 심근병) 등의 원인이 된다.

(3) 영양과다로 인한 생활습관병

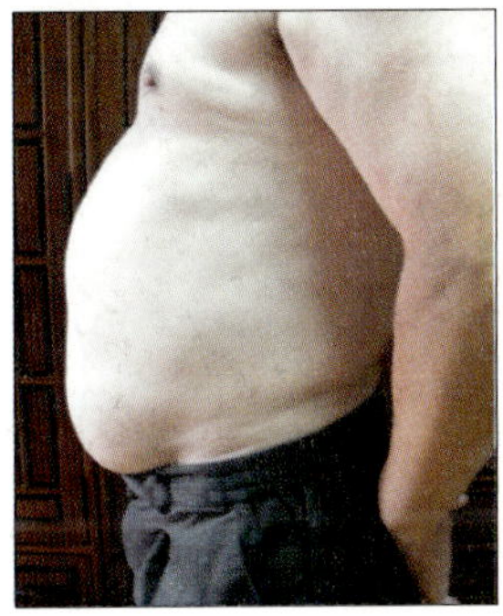

고지방, 고열량의 식습관은 결장암, 자궁내막암, 유방암, 그리고 전립선암을 증가시키는 반면, 과일과 야채의 충분한 섭취는 소화기나 호흡기암을 줄여 준다. 육류의 과도한 섭취는 LDL-콜레스테롤을 증가시켜 동맥경화를 일으키고, 음식을 짜게 먹으면 혈압을 상승시켜서 심혈관질환의 위험성을 증가시킨다. 커피를 많이 마시는 경우 혈압이 상승하고 혈중 지질 농도가 올라가서 심혈관질환의 위험도가 증가한다. 지방과 열량이 많은 서구형 식사는 당뇨와 밀접한 관련이 있다.

(4) 운동부족으로 인한 생활습관병

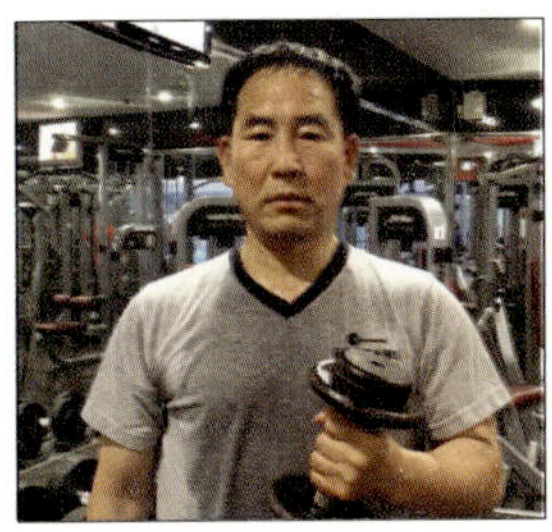

비만한 사람에서는 고혈압과 암의 발생률이 증가한다. 규칙적으로 운동하는 것이 대장암, 유방암 등의 발생을 감소시킨다. 소아 · 청소년기의 과체중과 비만은 성인기까지도 이어질 가능성이 높고 심혈관질환과 당뇨 등을 초래할 수 있다.

(5) 생활습관과 정신적 질환

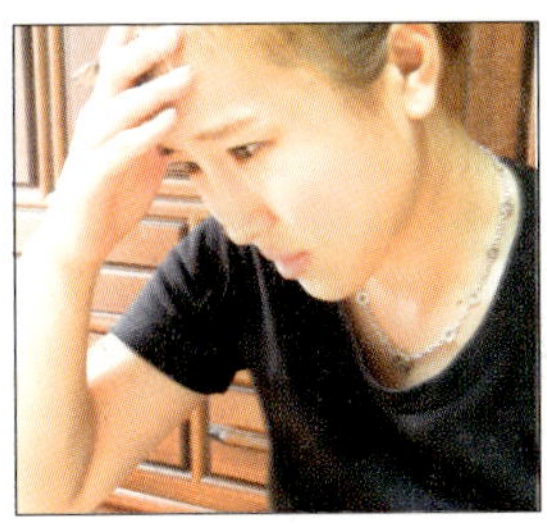

적당한 운동의 결여는 체력을 저하시키고 스트레스에 취약하도록 만들어 여러 정신적 질환을 부추길 수가 있다. 충분한 휴식을 취하지 못하고 스트레스에 많이 노출되는 사람일수록 우울증, 스트레스성 질환, 수면장애, 물질 사용장애(흡연, 음주, 약물) 등으로 진행할 가능성이 높다. 다이어트를 위한 단식은 이후에 폭식증이나 과식증을 야기하며, 불규칙한 식사는 이와 같은 식이장애를 고착시키는 원인이 된다.

2. 고혈압(Hypertension)

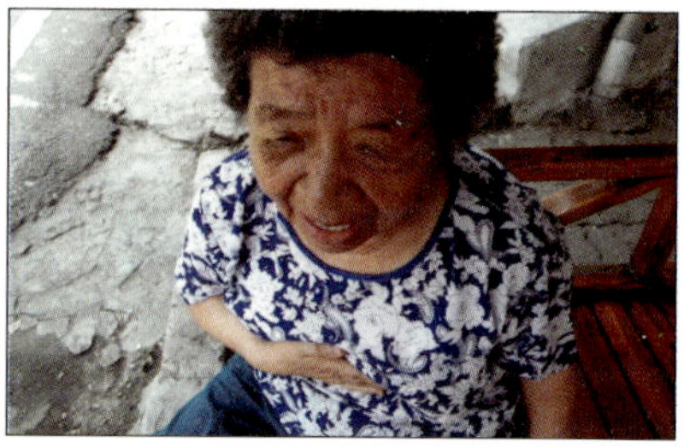

혈압이란 혈액이 혈관벽에 가하는 힘이다. 정상상태에서는 심장이 박동하면 혈액이 혈관벽을 따라 혈관벽에 대해 규칙적인 압력을 가하는데, 혈관은 수축하거나 이완하는 유연성이 있어서 압력을 일정하게 유지한다.

혈압이 상승하는 것은 심장의 수축력이 증가하는 경우, 혈관의 유순도(늘어나는 정도)가 떨어지는 경우, 혈관 내부의 직경이 좁아지는 경우 등 여러 가지 이유 때문에 혈관에 유연성이 없어지거나 혈관 주위의 근육이 혈관을 수축하게 한다. 그 결과로 좁아진 혈관을 통해서 같은 양의 혈액을 모세혈관으로 보내기 위해서는 심장이 더 세게 펌프질을 해야 하기 때문에 혈압이 올라간다.

혈압은 심장이 수축하면서 혈액을 내보낼 때 혈관에 가해지는 압력인 수축기 혈압(최고혈압)과 심장이 이완(확장)하면서 혈액을 받아들일 때 혈관이 받는 압력인 이완기 혈압(최저혈압)으로 읽는다.

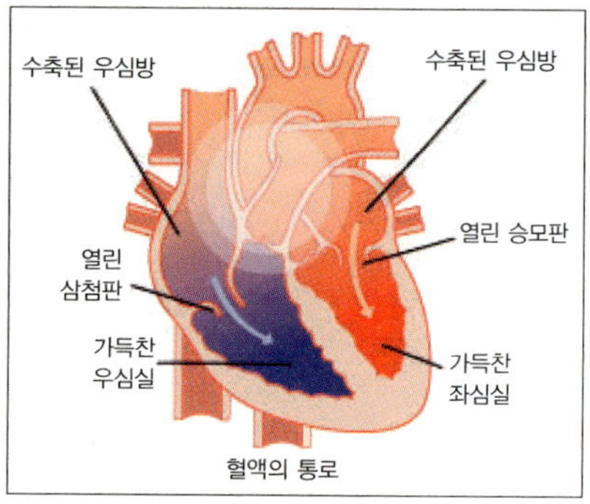

▲ 이완기 혈압

고혈압은 동맥이나 정맥의 수축기와 이완기의 압력이 상승되어 비정상적으로 높은 상태이다.

고혈압은 병명이라기보다 하나의 증세로, 질환 자체로 인한 특별한 불편감이나 자각 증상은 없다. 그러나 고혈압으로 인하여 울혈성심부전 등 관상동맥성 심장병, 신부전증, 뇌혈관 질환, 기타 맥관성 합병증들을 일으키고, 이러한 합병증으로 인하여 사망률을 높이는 '소리없는 살인자' 일 수 있기에 약물요법이나 비약물요법 등으로 조기 조절함으로서 합병증을 최소화하는 것이 중요하다.

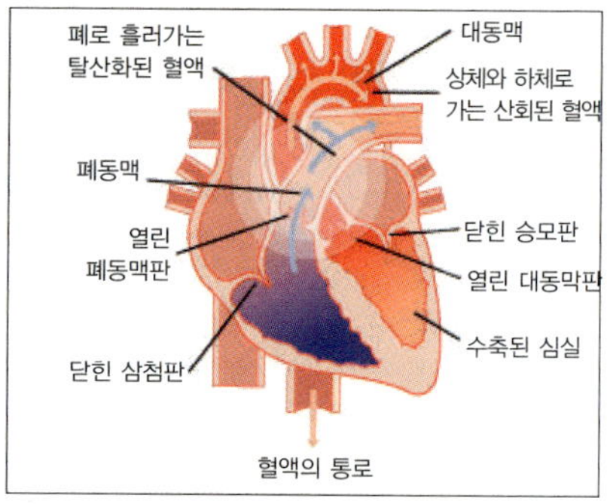

▲ 수축기 혈압

1) 고혈압 위험 요인

고혈압은 별다른 증세가 없는 것이 큰 특징이다. 합병증이 생길 때 까지 수년간 고혈압을 가지고 지낼 수도 있기 때문에 다음과 같은 고혈압의 위험 인자를 가지거나 병력이 있을 경우에는 고혈압을 의심해야 한다.

- 고령(60세 이상)
- 짜게 먹는 식습관
- 당뇨 및 고지혈증
- 운동 부족, 비만
- 지속적인 스트레스
- 흡연 및 음주
- 유전인자(가족 중에 고혈압, 뇌졸중, 심장마비, 신장 장애를 가진 사람이 있는 경우)

2) 고혈압 종류와 원인

고혈압은 보통 원인에 따라 크게 두 가지로 분류할 수 있는데, 원인 질환이 밝혀져 있고 이에 의해 고혈압이 발생하는 경우를 2차성 고혈압이라고 하고, 원인 질환이 발견되지 않는 경우를 본태성(1차성) 고혈압이라고 한다. 전체 고혈압 환자의 약 95%가 본태성 고혈압이다.

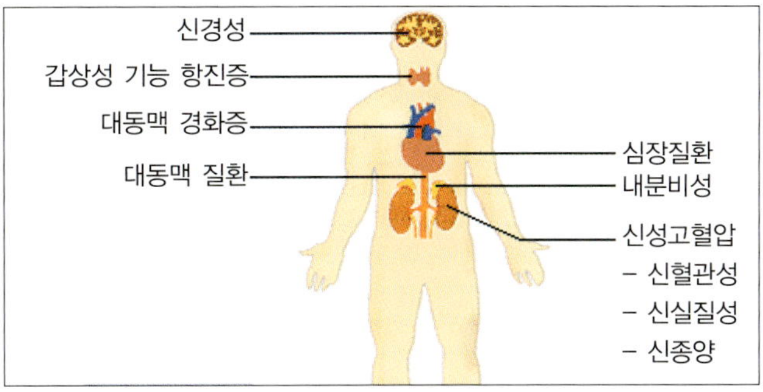

▲ 고혈압의 원인

구분	내용
1차성 (본태성) 고혈압	• 발병원인 : 원발성 또는 원인 불명 • 고혈압 요인 : 식습관에 따른 유전, 연령의 증가, 과다한 염분섭취, 비만, 추위, 심한 스트레스, 과음과 흡연 등 ▶ 동맥경화증, 협심증, 심근경색증, 심부전 등 합병증의 위험성 크다.
2차성 (속발성) 고혈압	• 발병원인 : 특정 질환에 의해 생기는 고혈압, 고혈압의 5%에 해당 • 고혈압 요인 : 경구용 피임약, 만성신부전이나 신혈관성 고혈압과 같은 신장 혈관이나 신실질 질환, 당뇨병과 같은 내분비 질환, 임신, 뇌염 · 뇌종양 · 정신적 장애 등 신경계 질환, 화상 등 ▶ 원인질환을 치료함으로써 고혈압을 완화시킨다.

3) 고혈압 분류

고혈압 진단은 혈압의 측정만으로 가능하다. 혈압의 측정은 수은 혈압계, 아네로이드 혈압계, 전자혈압계 등을 사용할 수 있다. 두 번 이상 측정한 혈압의 평균 수축기 혈압이 140 mmHg 이상이거나 이완기 혈압이 90 mmHg 이상인 경우를 고혈압이라고 진단하나 고혈압 전단계부터 고혈압으로 분류한다.

고혈압을 진단한 후에는 혈압의 정도에 따라 다음과 같이 고혈압의 정도에 따라 치료 방향을 결정한다.

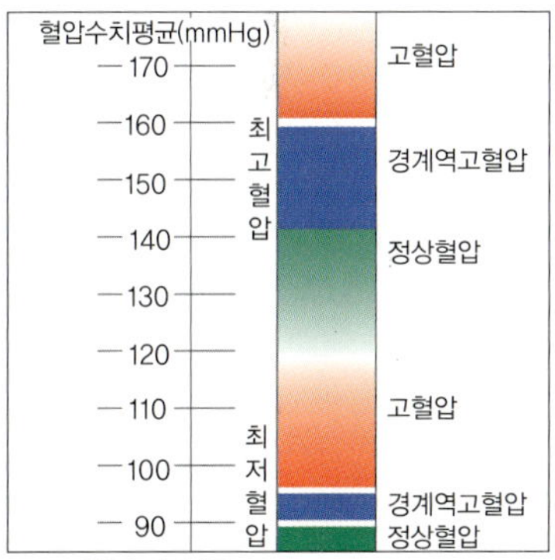

▲ 고혈압의 분류

4) 고혈압 증상 및 징후

구분	수축기혈압 (mmHg)	이완기혈압 (mmHg)	생활습관 교정	초기 약물 치료 필수적응 없을 때
정상	120 미만	80 미만	장려	-
고혈압 전단계	120~139	80~89	필수	불필요
고혈압 1기	140~159	90~99	필수	단일약물
고혈압 2기	160 이상	100 이상	필수	복합약물

고혈압은 무증상인 경우가 많아 질환이 상당히 진행된 후에 진단되는 경우가 많기 때문에 정기적인 검진을 통하여 조기 발견하는 것이 중요하며 다음과 같은 증상이 있다면 고혈압을 의심해 보아야 한다.

- 이유 없이 머리가 무겁고, 아프고, 어지러운 경우
- 숨이 차고 가슴이 두근거리고 어깨가 쑤시는 경우
- 손발이 저리고, 얼굴과 사지가 쉽게 붓는 경우
- 쉽게 피로를 느끼며 밤에 잠이 들지 못하는 경우

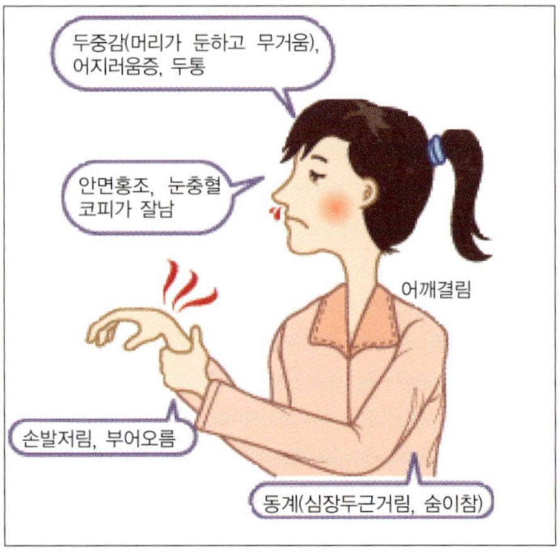

▲ 고혈압 증상

고혈압 자각증상

혈압	경증	대부분 없음
	중등증	두통(아침), 후두통 박동성, 어지럼
	중증	두통, 혼미, 혼수, 경련, 시력장애
심장	좌심 부전	호흡곤란(운동성, 야간발작성, 기좌)
신장	신부전	야간뇨, 혈뇨
중추신경	뇌졸중	두통, 어지럼, 이명, 기억력장애, 감정불안
	동맥 폐색증	간헐성파행증
	대동맥 파열	극심한 흉통
눈	망막증	시력장애

Q&A

Q 혈압 측정 방법과 고혈압 진단 기준은?

A
- 5분 정도 안정된 상태로 앉는다.
- 혈압 측정 30~60분 전에는 술, 커피, 담배를 피하고 측정 전에 소변을 본다.
- 측정할 팔의 높이를 심장 높이에 두고, 소매가 끼는 옷은 피한다.
- 고혈압 진단 : 최소 2회 이상, 다른 날에 측정해서 평균치로 판단하며, 당뇨병과 만성 신장 질환이 있으면 130/80 이상부터 고혈압으로 진단한다.

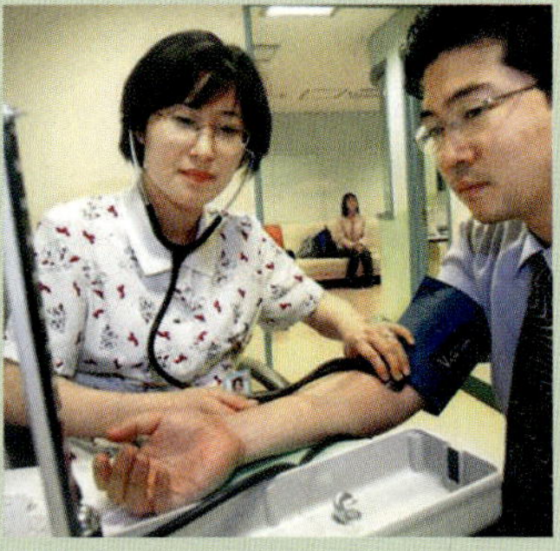

✚ 혈압은 하루 중 깨어 있거나 신체 · 정신적 활동이 있을 때 상승하며, 휴식 · 수면 중일 때 낮아진다. 따라서 안정된 상태에서 혈압 측정을 위해서는 아침에 일어나면 지속적으로 혈압이 상승하기 때문에 화장실을 다녀온 후 측정하는 것이 좋다. 최소 2~3회 반복해서 측정하고 차이가 10~20 정도 나면 한 번 더 측정하여 차이가 크지 않으면 평균값을 구하면 된다.

5) 고혈압 합병증

고혈압에 의한 합병증은 장기손상으로 나타나는데 혈관손상이 심할수록 장기의 손상정도가 심하며 이를 표적장기 손상이라고 한다. 뇌, 심장, 신장, 눈 등이 주로 표적이 되는 장기이다.

뇌질환	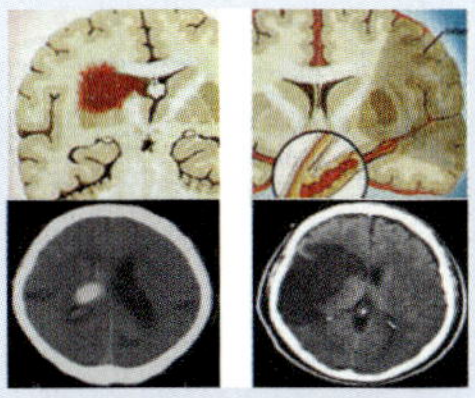	• 뇌졸중(중풍)은 고혈압의 합병증 중 한국인에게 가장 많이 발생하는 질환으로 뇌혈관이 터지거나 막혀 발생하며, 고혈압 환자는 정상인보다 7배 더 많이 뇌질환이 발생한다.
심부전	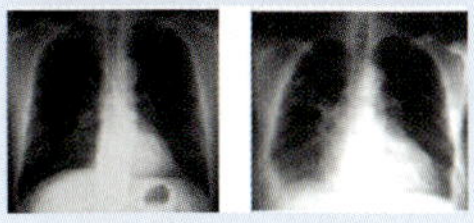	• 고혈압이 시간이 지나면서 심장기능이 떨어져 체내에 필요한 혈액량을 공급하지 못하는데 이를 심부전이라고 하며, 고혈압 환자에게서 정상인보다 4배 더 발생률이 높다. 심부전이 오면 호흡곤란, 간비대 복수 및 체중증가로 힘든 삶을 보내게 된다.
관상 동맥 질환	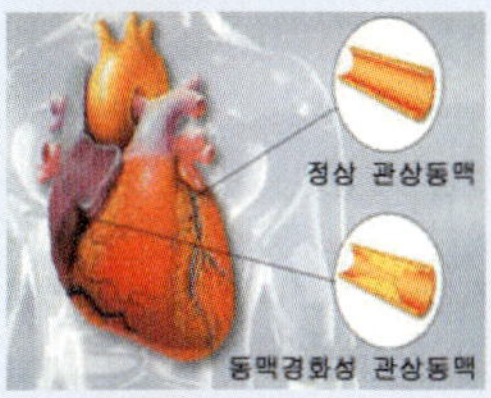	• 관상동맥질환은 고혈압환자에게서 정상인보다 3배 더 높게 발생한다. • 심장 자체에 혈액을 공급해주는 관상동맥에 경화증이 진행되어 심장근육에 혈류 부족상태가 생기면 협심증, 심근경색증 등이 발생한다(심근경색증의 통증이 오면 사망에 이를 수 있음).
부정맥	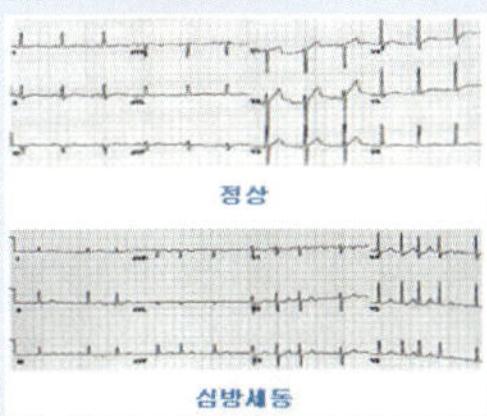	• 고혈압은 심방세동 등의 부정맥을 일으키기도 하는데, 특히 고혈압 환자가 심부전을 동반하는 경우에는 40% 정도에서 심방세동이 동시에 발생할 수 있다. 이러한 심방세동은 뇌졸중(중풍)을 일으킬 수 있는 중요한 원인이다.
신기능저하	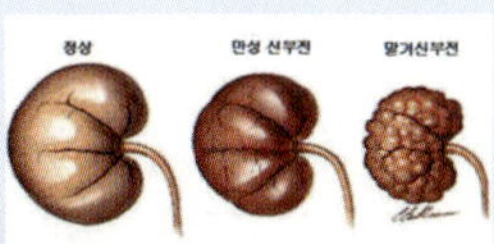	• 고혈압이 장기간 계속되면 신장의 모세혈관이 높은 압력에 손상을 받아 결국 노폐물을 여과해 주는 기능을 잃어버리고 나중에는 신부전이 와서 빈혈, 부종 등의 증상이 나타나게 된다.
눈	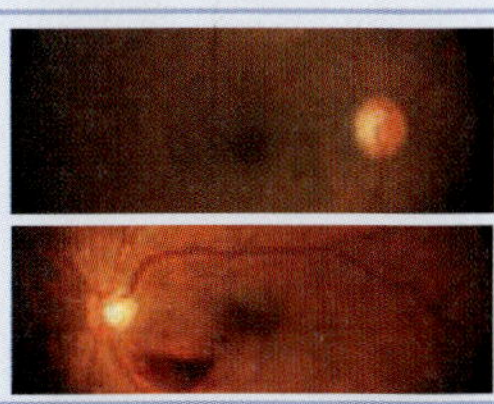	• 고혈압성 망막증이란 높은 압력에 망막의 모세혈관이 견디지 못하고 출혈을 일으켜 망막의 기능이 상실되어 시력이 떨어지고 결국은 실명하게 되는 무서운 합병증이다.
대동맥 박리증	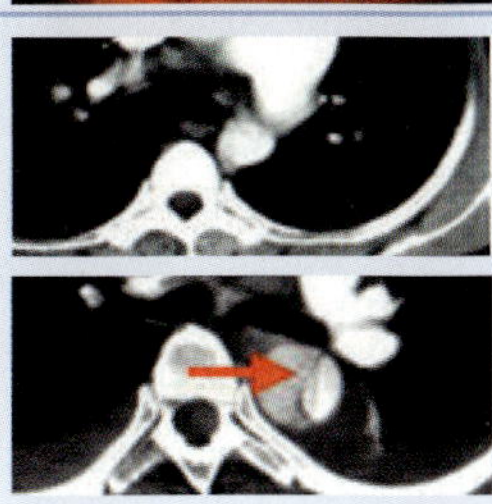	• 혈관 내피 세포가 손상되어 있는 고혈압 환자가 갑자기 혈압이 상승하게 되면 우리 몸의 가장 큰 혈관인 대동맥이 찢어질 수 있으며, 이로 인한 극심한 흉통과 저혈량성 쇼크를 초래하게 된다.

6) 고혈압의 응급처치

고혈압 환자는 급격한 혈압 상승이나 뇌졸중, 심근경색 같은 합병증으로 갑자기 쓰러질 위험성이 높다. 만일 고혈압 환자가 계속 두통이나 현기증을 호소하고, 말이 어눌해지며, 얼굴에 경련 등이 일어나면서 갑자기 쓰러지게 된다. 이 때 당황하지 말고, 먼저 응급의료체계에 연락을 취한 후에 즉시 응급처치를 시작해야한다.

고혈압 현장 응급처치

- 환자를 안전하고 평평한 곳에 눕힌다.
- ABC's를 확인하고 심폐소생술 등의 응급처치를 실시한다.
- 병원으로 빠르게 이송한다.

고혈압 응급처치시 주의사항

- 의사의 처방 없이 우황청심환이나 혈압약을 복용하는 것은 매우 위험하다.
- 의식이 없는 환자에게 물이나 음식물을 먹이지 않는다.
- 어느 한쪽이 마비가 된 경우, 마비된 쪽을 아래로 눕혀 반대편 신체 부위의 혈액순환을 원활하게 한다.
- 실내 온도가 너무 높으면 혈관이 확장되어 보상기전으로 혈압이 상승하므로 환기나 통풍을 해주는 것이 좋다.

고혈압의 특징과 예방수칙(대한고혈압학회발표)

- 인구 1만명 당 고혈압 환자수는 80세 이상이 4천 790명으로 가장 많았고 70대와 60대가 그 뒤를 이어, 고령화가 환자 증가에 밀접한 연관이 있는 것으로 나타났다.
- 고혈압은 나이가 들수록 발생빈도가 증가하는 질환으로서 연령이 늘면 혈관도 노화되어 동맥경화와 고혈압 발생빈도가 높다. 고혈압이 협심증, 심부전증, 심근경색 등 심장질환과 신장질환 등을 유발할 수 있는 만큼 발생 시 적절한 치료를 받을 것을 권고하고 있다.
- 예방 생활수칙 7가지
  - 음식을 싱겁게 골고루 먹는다.
  - 살이 찌지 않도록 적정 체중을 유지한다.
  - 매일 30분 이상 적절한 운동을 한다.
  - 담배는 끊고 과음을 피한다.
  - 지방질 섭취는 줄이고 야채를 많이 섭취한다.
  - 스트레스는 피하고 평온한 마음을 유지한다.
  - 1년에 2회 정기적인 혈압 측정을 하고 의사의 진찰을 받는다.

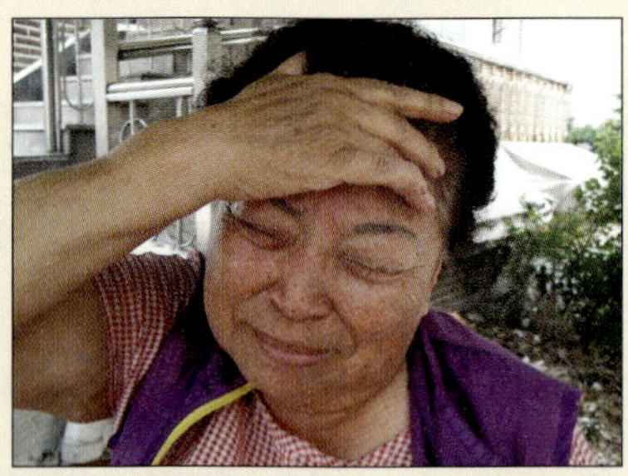

✚ 혈압상승과 관련된 영양상태 : 영양을 섭취하지 않거나 자주 끼니를 거르는 사람은 칼슘, 칼륨, 마그네슘과 같은 중요한 영양소들을 충분히 섭취할 수 없다. 이러한 무기질을 적정한 수준으로 유지하는 것은 전체적인 건강에 필수적이다. 과도한 알코올 섭취와 다량의 지방을 섭취하는 것과 마찬가지로 혈압을 높일 수 있다. 소금(나트륨)의 과량 섭취는 수분을 체내에 축적시키는데, 수분이 많아지면 혈압이 상승하게 된다.

3. 당뇨병(Diabetes Mellitus ; DM)

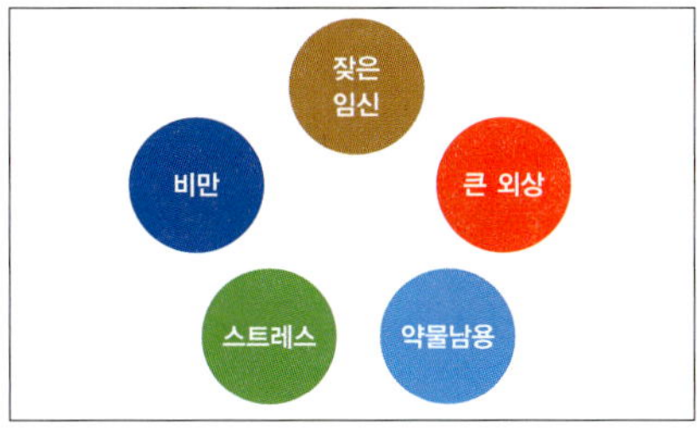

▲ 당뇨병의 원인

우리 몸은 음식물을 섭취해서 영양소를 공급받고 소화, 흡수 과정을 거쳐 영양소의 분해산물인 포도당이 혈액을 통해 온몸의 세포에 전달되어 에너지원으로 사용된다. 이러한 과정을 당질대사라 한다.

당뇨병은 인슐린 작용의 부족에 의한 만성 고혈당증이 특징적인 대사장애로서, 인슐린의 수요와 공급이 서로 맞지 않는 불균형 상태이다. 현대에서 가장 중요한 만성 질병으로서 특히 선진국일수록 발생 빈도가 높다. 당뇨병이 사망의 직접적인 원인은 아니라 할지라도 실명, 신부전, 비외상성 하지 절단, 관상동맥 질환과 뇌졸중이 증가하는 주요 원인이 되어 영구적인 불구를 초래할 수 있다. 우리나라의 당뇨병 인구는 평균수명의 연장, 비만 인구의 증가 등으로 점점 증가 추세에 있다.

1) 당뇨병 원인

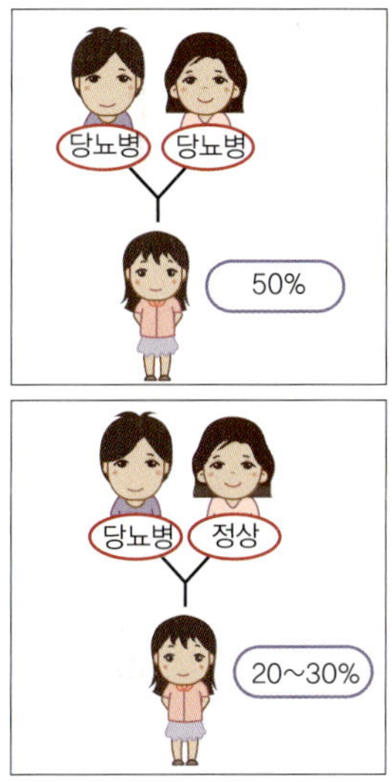

▲ 당뇨병의 유전적 원인

당뇨병은 췌장에서 만들어지는 인슐린의 분비량이 부족하거나 정상적인 기능이 이루어지지 않아 발생하며, 그 원인을 규명하기 위한 연구가 활발히 진행되고 있다. 주 원인은 다음과 같다.

- 유전적 요인(원인 중 가장 큰 가능성)
- 운동 부족(동맥경화 등 생활습관병의 원인)
- 당질과 지방을 지나치게 섭취하는 식생활
- 인슐린과 글루카곤, 뇌하수체 등의 호르몬 이상
- 이뇨제, 경구용 피임약 등의 장기간 복용

2) 인슐린의 기전(음식물 소화 과정)

포도당이 세포로 들어가 에너지원으로 쓰이기 위해서는 인슐린이 필요한데 만일 이와 같은 과정 중 몸에 인슐린이 없거나, 분비가 적거나, 부적절하게 사용되면 혈액 속의 포도당 농도가 정상 범위를 유지하지 못하게 되어 여러 가지 증상을 일으키게 된다.

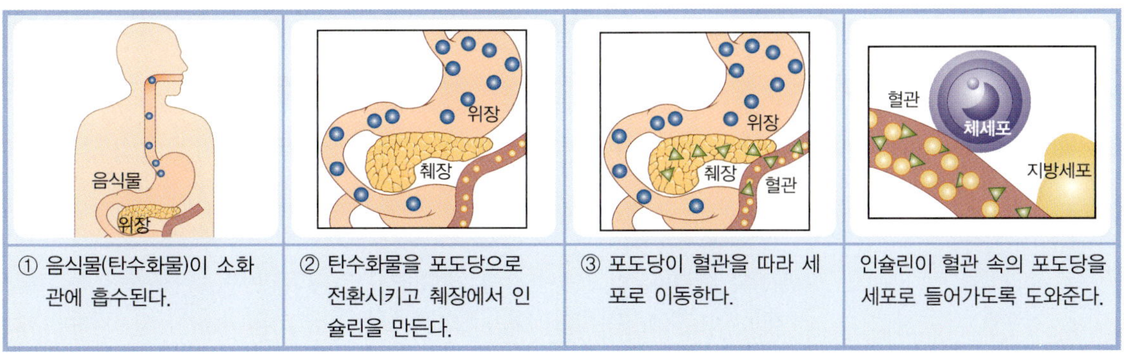

① 음식물(탄수화물)이 소화관에 흡수된다.	② 탄수화물을 포도당으로 전환시키고 췌장에서 인슐린을 만든다.	③ 포도당이 혈관을 따라 세포로 이동한다.	인슐린이 혈관 속의 포도당을 세포로 들어가도록 도와준다.

3) 당뇨병 종류

당뇨병은 혈액 속에 당 성분이 증가되면서 대사 장애를 가지는 질환이다. 췌장에서 만들어지는 인슐린이 절대적 · 상대적으로 부족하거나 조직 내에서 작용이 되지 않아 혈중의 당 성분이 많아지는 것이다. 당뇨병 발병의 원인과 특성에 따라 다음과 같이 구분한다.

구분	내용
제1형 당뇨병 (인슐린 의존형 당뇨병, 소아형 당뇨병)	• 인슐린 분비의 절대적 결핍으로 발생하며(당뇨병 환자의 약 10%), 유전적 요인과 바이러스 감염 또는 다른 환경적 인자들과 연관이 있다. 제1형 당뇨병 환자들은 생명을 유지하기 위해 인슐린치료를 필요로 하며, 주로 20세 이하의 어린 연령층에서 발생하기에 소아형 당뇨병이라 한다. ▶ 인슐린 투여로 치료가 가능하나 급성 형태가 많고 여아에게 발생빈도가 높으며, 성인보다 어린이에게 증상이 심하게 나타난다.
제2형 당뇨병 (인슐린 비의존형 당뇨병, 성인형 당뇨병)	• 인슐린 결핍이나 포도당 요구에 대한 지연반응으로 발생한다. 식사요법과 운동요법으로 체중을 줄이면 50~80%는 치유가 가능하기에 인슐린을 맞지 않아도 생명에 지장이 없을 정도이므로 인슐린 비의존형 당뇨병이라고도 한다. • 당뇨병환자의 90% 정도가 제2형 당뇨병이며 약 80% 가량은 자신이 당뇨병인지 모르고 있는다. ▶ 40세 이후에 주로 발생하기 때문에 성인형 당뇨병이라한다. 운동부족, 과식, 스트레스 등으로 말초부위에서 인슐린에 대한 감수성이 둔화되어 당대사 장애가 오랜 기간을 두고 발병한 경우이다.
제1.5형 당뇨병	• 췌장기능이 떨어져 인슐린 분비가 안되는 '1형', 복부비만 · 고혈압 등으로 인슐린 저항이 높은 '2형'의 특징을 함께 갖고 있는 당뇨병을 말한다. • 아시아인에게 특히 많으며 현재 국내 당뇨병 환자의 15~20%를 차지하는 것으로 추정한다. ▶ 소아 · 청소년기에 단백질은 적게, 당분은 많이 섭취해서 췌장의 베타세포가 기능을 점차 잃어 발생한다.
임신성 당뇨병	• 임신 중 처음 발견되었거나 임신과 함께 생긴 당 조절 이상을 말하며, 임신 전 진단된 당뇨병과는 구분된다. 임신부의 2~3%가 발병하며, 대부분 출산 후 정상화 된다. ▶ 산모가 비만인 경우, 고혈압이 있거나 요당이 나오는 경우에는 보통 임신 24~28주에 간단한 임신성 당뇨병 검사를 받아야 한다.
영양실조 당뇨병	• 췌장질환, 내분비질환, 특정한 약물, 화학물질, 인슐린 혹은 인슐린 수용체 이상, 유전적 증후군에 의해 당뇨병이 유발되는 경우이다.

당뇨병 유형 비교

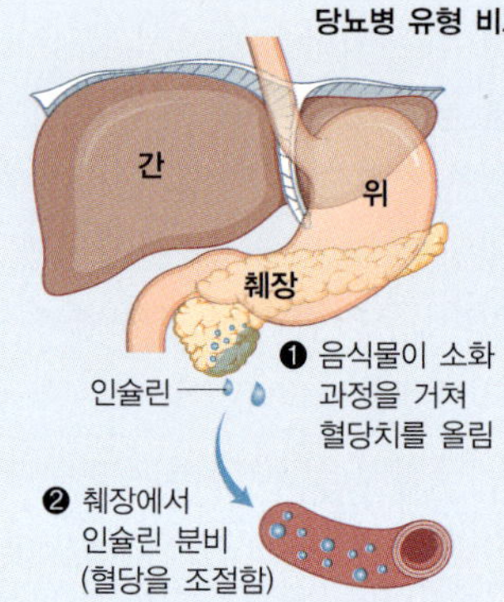

1형 당뇨병	췌장 기능이 떨어져 인슐린 분비가 거의 안됨
2형 당뇨병	인슐린은 정상 분비. 비만 등의 이유로 인슐린 저항성이 생겨 인슐린이 제대로 작동하지 못함
1.5형 당뇨병	인슐린이 잘 안 나옴. 인슐린 저항성이 있어 나오는 것도 제대로 작용하지 못함

인슐린 분비나 작용에 문제가 생겨 혈당치를 낮추지 못함

4) 당뇨병 증상과 징후

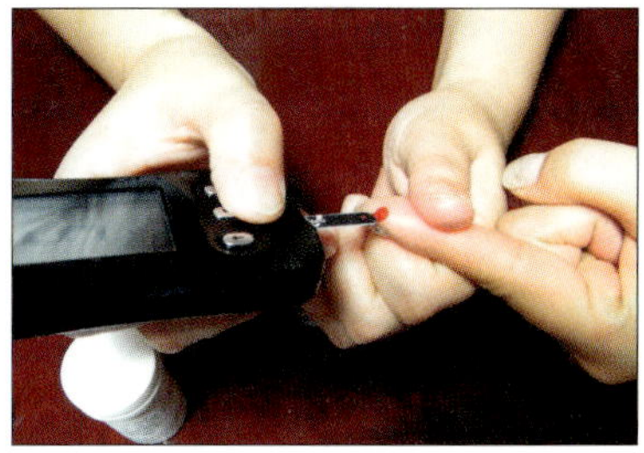

건강한 사람이 신체검사를 통해 갑자기 당뇨병 진단을 받기도 하는데 실제 당뇨병 환자의 20% 정도는 특별한 증상을 나타내지 않으나 심한 공복감, 체중감소, 소변량의 증가 그리고 물을 평소보다 많이 마시면 당뇨병을 의심하며 아래의 내용 중 혈당치가 두 번 이상 확인되면 당뇨병으로 진단한다.

- 평상시 혈당 수치 200 mg/dL 이상
- 8시간 공복상태에서 혈당이 126 mg/dL 이상
- 75g의 포도당을 마신 후 2시간째 혈당이 200 mg/dL 이상

✚ 만성폐쇄성폐질환 환자는 대기오염과 고령화로 인해 날로 증가하고 있는 추세이며 세계보건기구에서의 발표처럼 2020년에는 사망원인 3위로 오를 것으로 추정된다.

참 고 **경구당부하검사(Glucose Tolerance Test : GTT)란**

- 12시간 금식한 상태에서 당 수치를 측정, 기록한다.
- Glucola(콜라향 포도당음료) 75 mg를 물 250~300 mL에 녹여 5~10분 사이에 마신다.
- 30분 후에 당 수치를 측정, 기록한다.
- 한 시간 간격으로 당 수치를 도합 6번 측정 기록한다.
- 정상 수치와 비교한다.

(1) 혈당검사를 주기적으로 해야 하는 사람

- 40세 이상으로 비만인 사람과 당뇨병 가족력이 있는 사람
- 목이 마르고 소변을 자주 많이 보거나, 많이 먹어도 체중이 주는 사람,
- 당뇨병을 잘 일으키는 질환(만성 췌장염, 내분비 질환)이 있는 사람
- 당뇨병을 일으키는 이뇨제, 부신피질 호르몬제 오랜기간 동안 복용 중인 사람

✚ 당뇨병은 초기에 치료하지 않으면 결국은 상처부위를 절단하여야 한다. 2011년에 당뇨병으로 사망한 사람은 11,272명이지만 당뇨로 인해 다리 등 신체를 절단하는 환자는 연간 15,000여 명에 이른다.

Q&A

Q 단 음식을 많이 먹으면 당뇨병에 걸리나요?

A 당뇨병은 혈당을 낮춰주는 인슐린이 분비되지 않거나 분비되더라도 비만 등으로 인해 그 기능을 발휘하지 못해 혈당이 높아지는 질병이다. 당뇨병의 원인은 유전, 비만, 스트레스 등이 꼽히고 있다. 단 음식을 많이 먹어서 비만이 되면 당뇨병에 걸릴 가능성이 높아지지만 단 음식이 직접적인 원인이 되어서 당뇨병을 일으키지는 않는다.

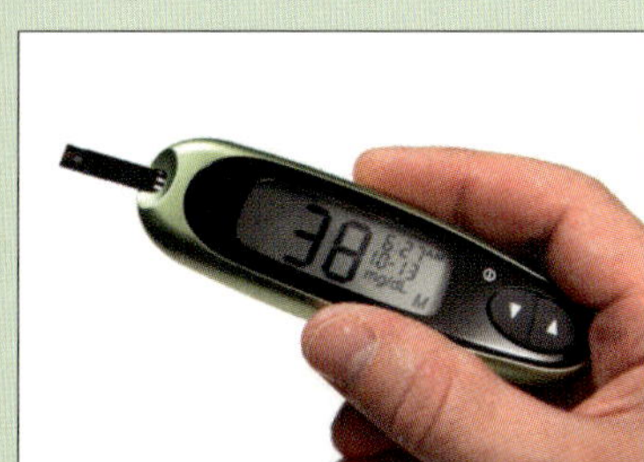

5) 당뇨병 진단기준

당뇨병 진단은 다갈, 다뇨, 다식, 쇠약감 등의 특징적인 임상증상과 혈당 및 당부하 검사에 근거를 두고 진단한다. 혈당검사는 환자의 혈액으로 당뇨 여부를 선별하는 검사이다. 공복시 혈당은 4시간 동안 수분을 제외한 음식을 섭취하지 않은 상태에서 검사하며, 140 mg/dL 이상이 2~3회가 되면 당뇨병을 의심한다. 식후 혈당검사는 식사 후에 실시하는 검사로서, 표준 식사 2시간 후 혈당이 정상으로 돌아오므로 당질이 얼마나 잘 소화되었는지를 알기 위해 실시하는 검사로 기준은 다음과 같다.

진 단	공복 혈당	2시간 후 혈당
정 상	100 mg/dL 미만	140 mg/dL 미만
당뇨병	126 mg/dL 이상	200 mg/dL 이상
내당능 장애	126 mg/dL 미만	140~199 mg/dL
공복혈당 장애	100~125 mg/dL 미만	140 mg/dL 미만

내당능 장애(IGT)란

혈당이 정상보다 높으나 당뇨병으로 진단될 만큼 높지 않은 것으로, 내당능장애가 있는 환자는 당뇨가 나타날 수도, 나타나지 않을 수도 있는 상태

6) 당뇨병 자가혈당 측정

최근 자가혈당 측정기가 보급되어 당뇨병 환자에게 혁신을 일으켰다. 검사결과가 인슐린이나 경구용 혈당하강제 용량, 운동 및 식이요법 조정에 사용되므로 정확하게 측정하도록 주의사항 등을 잘 알고 따라야 하며, 혈당 검사와 자가 혈당을 동시에 측정하여 정확성을 확인할 필요가 있다.

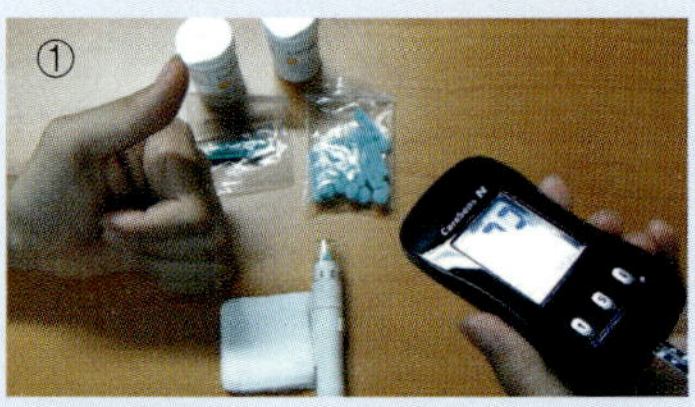

혈당기, 시험지, 채혈침, 채혈기, 알코올 솜을 준비하여 혈당기에 시험지를 삽입한다.

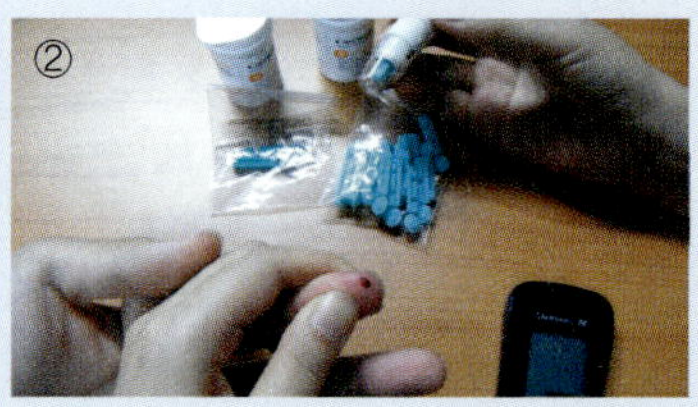

알코올 솜으로 부위를 소독하고 채혈기로 찌른다.

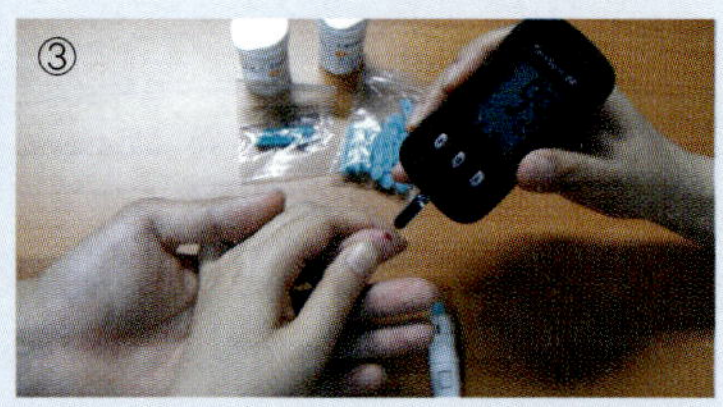

시험지 끝부분에 혈액이 닿게 하여 흡수시켜 혈당의 수치를 확인한다.

Q&A

Q 공복시 혈당이 125 mg/dL 이면 당뇨병 아닌가요?

A 공복시 측정한 혈당치가 126 mg/dL 이상이면 당뇨로 판단할 수 있지만, 당뇨병의 진단은 그리 단순하지는 않다. 당뇨병은 우연히 검사한 혈당농도가 200 mg/dL 이상이고 다뇨, 다음, 다식 및 체중감소 등의 전형적인 증상이 있는 경우, 공복시 혈당이 2회 이상 140 mg/dL 이상인 경우 등 여러 검사와 환자의 문진 등을 종합하여 진단한다.

또한 단순히 공복시 혈당이 125 mg/dL 이하라고 정상혈당인 것은 아니다. 당뇨병은 서서히 진행되기 때문에 정상과 당뇨병 사이에 당뇨병 전기인 '내당능 장애 또는 공복 혈당장애' 라는 단계가 있다. 이는 공복 혈당수치가 100~125 mg/dL인 당뇨병 발병 '직전' 상태로 전국에 약 400만 명이 있으며, 이중 매년 5% 정도가 당뇨병으로 진입하고 있다. 심장 및 뇌혈관 질환 등의 동맥경화증의 진행은 이미 내당능 장애 상태부터 영향을 받기 때문에 주의하여야 한다.

7) 당뇨병 급성 합병증과 응급처치

당뇨병의 치료 목표는 당뇨병의 진행을 정지시킴과 동시에 당뇨병에 빈발하는 합병증의 발생 및 진전을 예방하는 데 있다. 이를 위해 우선 체중조절과 식이요법을 실시하고 그것으로 충분히 조절할 수 없는 경우에는 인슐린 요법 또는 내복약 치료 등을 실시한다.

(1) 당뇨성 케톤산증(Diabetic Ketoacidosis)

고혈당은 혈액 내 당분이 140 mg/dL 이상인 상태로 혈액 내 비정상적인 고농도 당의 존재를 의미하며 포도당은 세포 내로 들어가지 못하고 혈액내에 축적된다. 이때 세포 내 에너지로 당질이 이용될 수 없고 세포의 에너지 요구가 증가함으로써 신체는 저장된 단백질이나 지방을 이용하기 시작한다. 지방대사가 증가함으로써 간은 많은 케톤체를 형성하여 혈액 내에 케톤체를 축적하고 소변으로 케톤체를 배설하게 되어 발생한다. 대사성 산중독의 한 형태로 케톤체와 유리지방산의 증가, 고혈당증, 전해질 불균형 및 저혈량증이 나타나고 심해지면 의식을 잃게 되는데 이를 당뇨병 혼수라고 한다.
제1형 당뇨병에서 주로 발생하며 증상은 12~48시간 동안 점차적으로 진행되며 즉각 치료하지 않으면 환자는 의식을 잃고 혼수상태에서 사망할 수도 있다. 그 원인과 증상은 다음과 같다.

원 인	• 인슐린 주사를 맞지 않았거나 용량을 너무 적게 맞았을 때 • 호흡기계, 비뇨기계, 위장염 등의 감염이 있을 때 • 임신, 외상, 수술, 불안 등 정서적 · 신체적 스트레스 등이 있을 때	
증 상	• 다뇨증, 다갈증, 다식증 • 빈맥, 빠르고 깊은 호흡(과일냄새) • 혈압하강, 점차적인 의식수준의 저하	• 오심, 구토, 설사, 복통, 발열 • 따뜻하고 건조하며 홍조된 피부

(2) 고혈당 혼수(비케톤성 고삼투압성 혼수 ; Non-ketotic Hyperglycemic Coma)

혈액 속 포도당의 농도가 600 mg/mL 이상으로 높은 상태로 인슐린이 부족한 것이 아니라 인슐린이 몸 안에서 생산되어도 작용을 못하는 인슐린 저항성으로 발생한다. 이는 주로 나이가 많은 제2형 당뇨병 환자에서 발생하는 급성 합병증으로 심하면 혼수 및 경련 증상이 나타나며 사망률 50% 이상으로 매우 위험하다. 그 증상과 원인은 다음과 같다.

원 인	• 과식, 당류를 과다 섭취 시 • 인슐린 병행시 적절한 양을 사용하지 않는 경우 • 심한 질병이나 스트레스, 운동/활동 거의 없음 • 감염	
증 상	• 두통, 잦은 배뇨, 탈수증상 • 구토, 설사, 복통, 공복감	• 흐릿한 시야, 갈증 • 심할 경우 혼수, 신기능 장애

● 고혈당 환자의 응급처치

고혈당성 환자에게서는 빠른 회복을 보기 어려우나 처음부터 정확히 치료할 경우 성공적인 결과를 가져올 수 있다.

고혈당 환자의 응급처치

- 기도유지와 호흡확인, 산소공급을 우선 실시한다.
- 의식이 없을 경우 구토에 대비하여 고개를 옆으로 돌려준다.
- 혈당측정기로 혈당을 검사한다.
- 의식이 있고 구토증상이 없다면 탈수를 막기 위해 충분한 수분을 공급한다.
- 가능한 경우 심장모니터링 및 활력징후를 수시로 확인한다.
- 병원으로 빠르게 이송한다.

고혈당 환자 응급처치 시 주의사항

- 의식이 없는 경우 먹을 것이나 마실 것을 주지 않는다.
  - 탈수 증상이 있을 경우 위험 예방을 위해 목이 마르지 않을 정도로 수분을 공급한다(의식 있는 경우).
- 심한 구토, 설사를 할 경우에는 몸안의 염분까지 부족할 수 있으므로 약한 소금물을 타준다.
- 혈당 검사로 혈당이 높다고 무조건 인슐린을 투여하지 않는다.

(3) 저혈당증(Hypoglycemia)

혈액 속에 포도당의 농도가 비정상적으로 낮은 상태로 60 mg/dL 이하일 때 나타나기 시작한다.

저혈당은 인슐린 주사 후 5~10분 후, 포도당 소모 후 30~60분 이내에 빨리 나타나기 때문에 매우 위험하므로 즉시 병원으로 이송하여야 한다.

구분	내용
원 인	• 인슐린이나 혈당강하제의 과다 사용 • 식사를 거르거나, 늦게 할 때 • 설사 또는 구토 • 평소보다 운동량이 많은 경우 • 과도한 음주 또는 당의 섭취 증가없이 음주 • 췌장의 종양 발생시
증 상	• 약하고 빠른 맥박 • 차고 습한 피부 • 공복감, 두통, 현기증, 진전, 피로감 • 오한 또는 식은 땀, 불안감으로 안절부절 • 알코올에 취한 것 같은 외양 • 입술 또는 혀 주위 무감각 • 아무런 이유 없이 기분 또는 행동변화 • 경련, 심한 경우 혼수

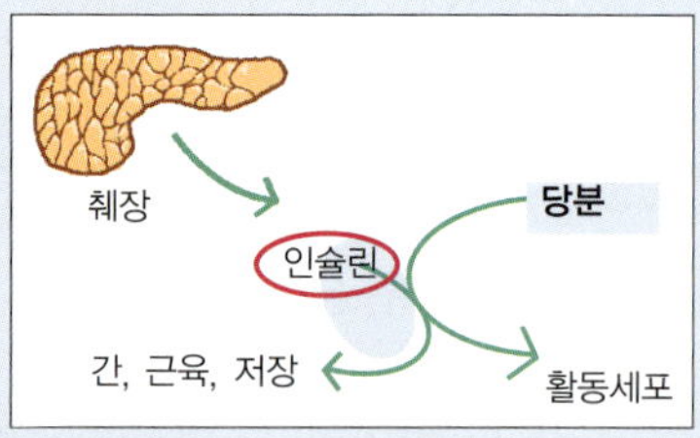

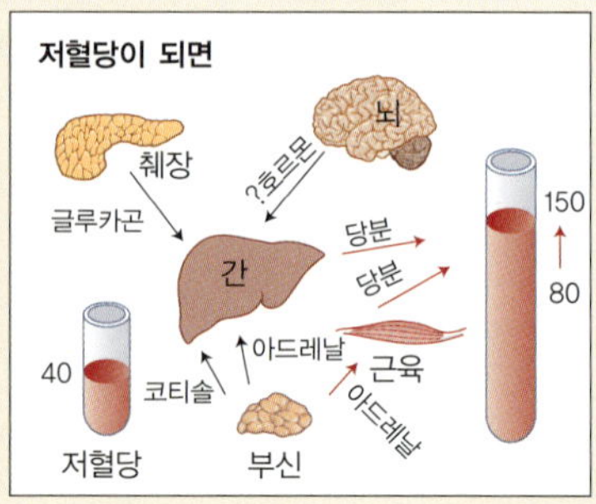

● 저혈당 응급처치

저혈당성 쇼크 환자에서는 환자의 상태를 명확히 평가하고 적절히 처치할 경우, 정상으로의 빠른 회복을 볼 수 있다.

저혈당 환자 응급처치

- 기도유지와 호흡확인, 산소공급을 우선 실시한다.
- 혈당측정기로 혈당을 검사한다.
- 환자의 식사여부를 확인한다.
- 의식 있는 경우에는 설탕, 꿀, 과일시럽, 음료수(오렌지주스), 초콜렛 등을 먹인다.
- 의식 없는 경우에는 아무것도 먹이지 않고 병원으로 신속히 이송한다.

저혈당 환자 응급처치 시 주의사항

- 의식이 있는 환자에게 구강으로 당분을 섭취시킬 경우 기도유지에 각별히 주의한다.
- 심한 경우 45~60분 이내에 치료하지 않으면 치명적인 뇌손상을 야기하므로 주의한다.
- 약 복용 및 식사 등 시간을 잘 지키고 혈당검사에 따라 약의 용량을 잘 조절한다.
- 긴급 시 사용할 당분으로 사탕, 각설탕을 항상 휴대한다.

8) 당뇨병의 만성 합병증

당뇨병 환자에게 흔히 발생하는 만성합병증은 크게 혈관병변, 신경병증, 족부병변, 피부병변으로 나눌 수 있다. 그 중 미세혈관장애는 눈과 신장이 가장 심각하게 영향을 받는다. 그러므로 정상혈당 수준의 유지와 규칙적인 운동프로그램, 식이요법, 정기적인 검사를 통해 만성합병증 예방에 노력해야 한다.

- 관상동맥질환 사망률 2배 이상 높고 동맥경화증 진행을 촉진
- 뇌혈관 및 말초혈관질환 : 기절, 마비, 간헐적 파행증 등
- 시야흐림, 백내장, 당뇨성 망막증, 시력 상실 등
- 신병증 : 단백뇨부터 말기 신부전증까지 다양
- 말초신경질환 : 하지 무감각 및 저림, 심한 통증
- 자율신경병증 : 기립성 저혈압과 졸도, 설사, 배뇨곤란, 발기부전 등

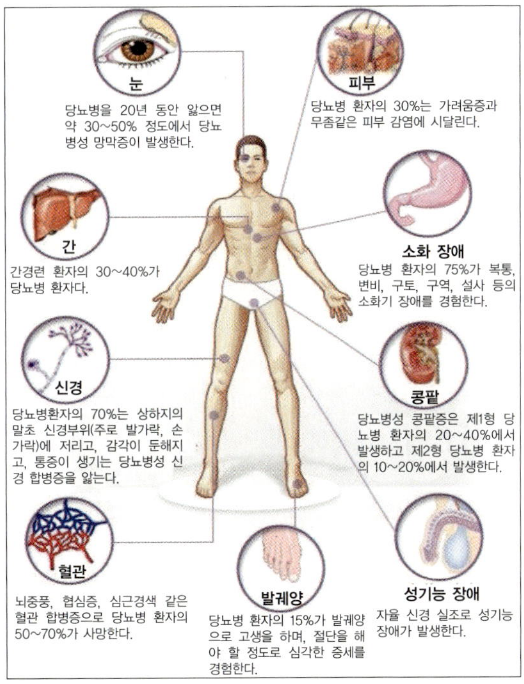

▲ 당뇨병의 합병증

9) 당뇨병 합병증의 예방법

당뇨병은 완치보다 혈당의 적절한 조절과 합병증 발생 등 악화방지가 치료의 목적이 되는 질환으로 무엇보다 중요한 것은 자신의 생활 방식이나 주변 환경에서 당뇨를 악화시키는 요인을 찾아 그것을 개선하는 것이 중요하다. 따라서 당뇨병에 대한 정확한 이해와 잘못된 생활 습관을 바로 잡아 당뇨병을 관리하므로서 당뇨로부터 오는 합병증을 미리 예방할 수 있다.

(1) 식사요법

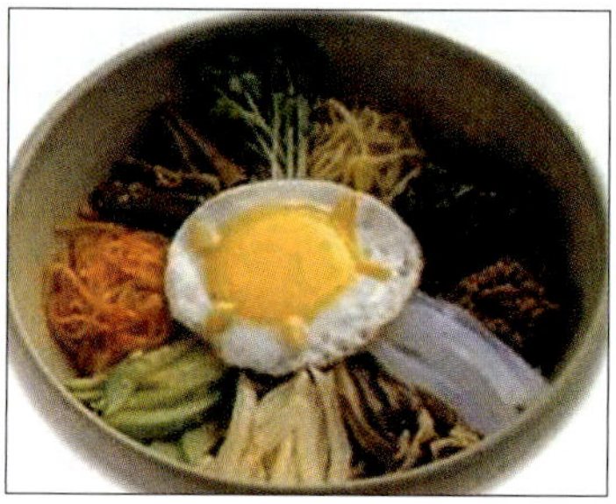

음식을 무조건 금지, 제한하는 것이 아니라 당뇨병 환자에게 맞는 음식의 종류, 분량, 식사시간을 적절히 조절하는 것을 말한다.

- **목표 및 원칙** : 적절한 체중 유지, 3대 영양소의 적절한 영양 섭취와 규칙적인 식사습관
- **유형별 식사요법 원칙**
  - 제1형 당뇨병(인슐린 의존형, 소아형 당뇨병) : 정상적인 성장을 위한 충분한 열량 섭취와 인슐린 요법을 평소 식사와 활동에 맞추도록 한다.
  - 제2형 당뇨병(인슐린 비의존형, 성인형 당뇨병) : 식습관과 생활습관 개선을 통해 인슐린 저항성을 개선하고 대사 조절 능력을 향상 시킨다.

(2) 운동요법

식사요법 다음으로 중요한 치료방법으로 합병증이 없는 당뇨병 환자에게 적용되며 심장, 신장 등 합병증이 있는 당뇨병 환자, 혈압이 300 mg/dL 이상인 환자에게는 오히려 위험할 수도 있다.

(3) 약물요법(경구 혈당 강하제)

식이요법과 운동요법을 꾸준히 계속하여도 더 이상 효과가 없을 때 시작한다. 그 작용기전은 췌장을 자극하여 인슐린 분비를 증가시키고 분비된 인슐린의 작용을 강화시켜 혈당을 떨어뜨리는 것이다.

(4) 인슐린요법

식이요법만으로는 충분히 조절할 수 없는 경우 인슐린 요법을 병용한다.

인슐린 치료 시 주의사항

- 철저한 식이요법을 계속 유지 한다.
- 저혈당 및 고혈당 등 합병증에 대해 이해한다.
- 저혈당 증상(현기증, 의식장애, 식은땀 등)이 나타나면, 즉시 당분 섭취 및 포도당 주사 등의 응급처치를 시행한다.

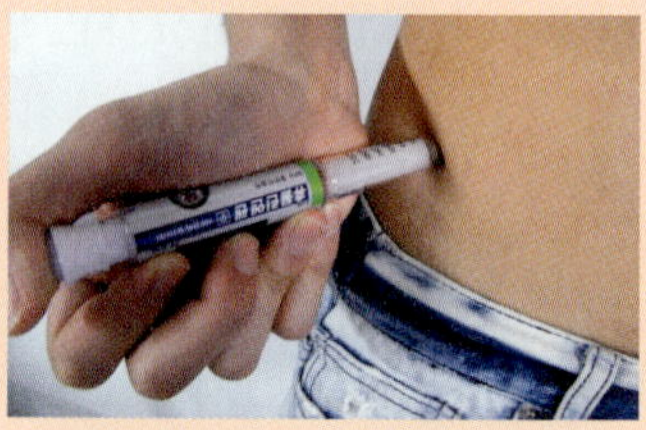

10) 당뇨병 환자 발 관리법

당뇨초기증세	당뇨중기증세		당뇨말기증세
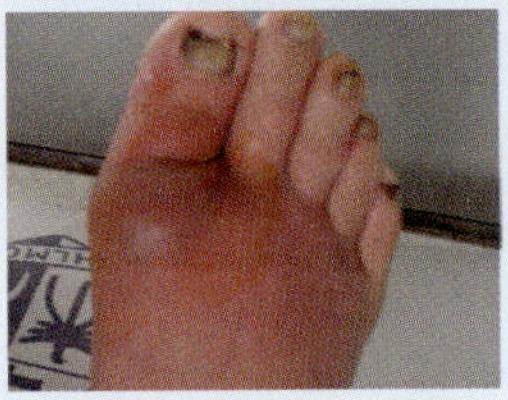	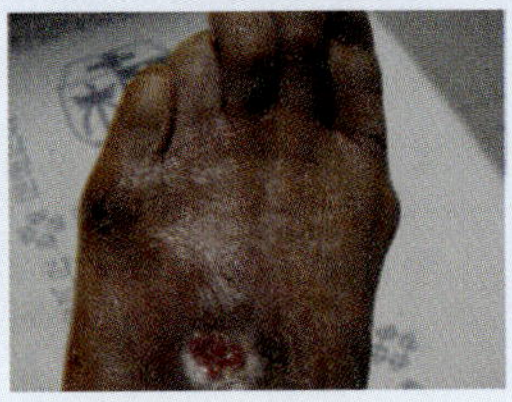	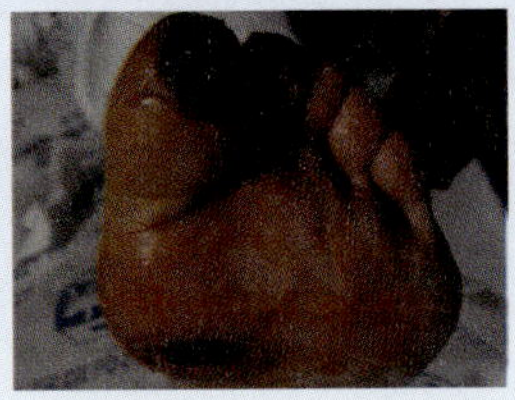	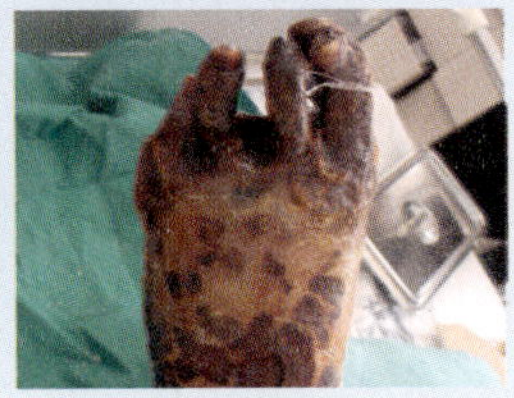

- 반드시 금연한다.
- 발을 습하지 않도록 말리고 실내에서도 실내화 및 양말을 신는다.
- 꽉 끼는 신발을 신지 않고 신발 안에 이물질이 있으면 제거한다.
- 뜨거운 물이나 물건에 데지 않도록하고 상처가 생기지 않도록 한다.
- 상처, 굳은살, 물집, 티눈, 사마귀 등을 함부로 뜯지 않고 병원으로 이송한다.

당뇨병 합병증 예방을 위한 주의사항

- 규칙적인 식사와 생활 습관을 가진다.
- 약물치료는 체중조절, 운동요법과 식이요법을 병행하여 사용한다.
- 음주와 흡연을 삼가하고 충분한 수면과 안정을 취한다.
- 규칙적으로 체중과 혈당 검사를 시행하며 정기적으로 담당의사에게 상담 · 진찰을 받는다.

Q&A

Q 당뇨병 환자들이 반드시 지켜야 할 사항?

A
- 투약은 반드시 의사와 상의한다.
- 운동 전에 심폐기능을 확인하고 전문의를 통한 안전진단을 받은 후 실시한다.
- 저혈당에 대비해서 사탕 등 당분이 든 음식을 항상 휴대하여야 한다.
- 발을 항상 청결하게 유지하고 다치지 않도록 주의한다.
- 단시간 강한 운동은 혈당이 급증하고 케톤체가 생길 우려가 있으니 삼가한다.
- 운동량에 비해 지나치게 숨이 가쁜 경우, 운동을 중단하고 의사와 상의해야 한다.

참 고 **질병(고혈압 당뇨병)의 유병률**

- 고혈압은 만 30세 이상 10명 중 3명, 당뇨병은 10명 중 1명이 앓고 있는 '국민 질병'이다. 고혈압 · 당뇨병 환자의 상당수는 잘못된 생활습관을 개선하기보다 평생 약에 의존하려고 하기 때문에 고혈압 환자의 58.9%, 당뇨병 환자의 66.3%가 매일 약을 먹고 있다. 환자 스스로 '고혈압 · 당뇨병 약은 평생 먹어야 한다'는 선입관 탓에 생활습관을 바꿔 질병 원인을 없애려 노력하기보다는 약을 먹는 편한 길을 선택하다 보면 질병은 더 악화되면서 약 의존도는 높아진다. (국민건강영양조사)

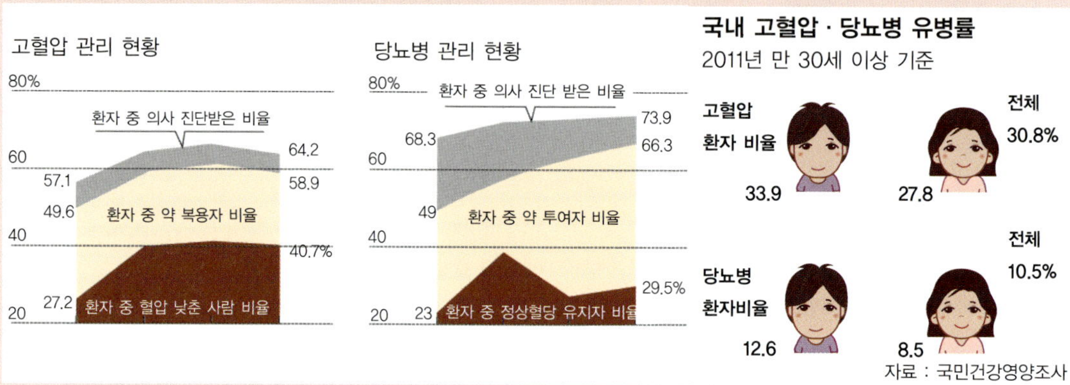

당화혈색소(Glycated Hb = Hemoglobin A1C = Hb A1C)

- 당화혈색소(Glycated Hb = Hemoglobin A1C = Hb A1C) : 사람의 적혈구에는 혈색소(헤모글로빈)는 산소운반에 아주 중요한 단백질이다. 혈당이 상승하면 혈액 내의 포도당 일부가 혈색소와 결합한다. 이렇게 포도당과 결합된 혈색소를 당화혈색소라고 하며 헤모글로빈 에이원씨(Hb A1c)라고도 부른다.
- 당뇨치료를 3~6개월 정도로 목표하여 당화혈색소 수치가 떨어지지 않으면 곧바로 다음 단계 치료를 하는 방법을 말한다.

당화혈색소(%)	관리상태	평균 혈당
13	합병증의 위험 높음	330
12		300
11		270
10		240
9		210
8	합병증의 위험 낮음	180
7		150
6	정상범위	120
5		90
4		60

기준	일반인	당뇨인 목표	주의 요망
공복	100 이하	110 이하	140 이상
식전혈당	100 이하	80~120	140 이상
식후 2시간	140 이하	180 이하	180 이상
취침 전	120 이하	100~140	140 이상

✚ 혈당검사는 매일 혈액 속의 당분을 알아보는 검사인 반면, 당화혈색소는 평균 8주간의 혈당치를 반영하며 공복에 관계없이 아무 때나 할 수 있고, 검사결과에 영향을 미칠 수 있는 변수도 거의 없는 방법이다.

4. 고지혈증(Hyperlipidemia)

혈액 내로 흡수된 지방은 단백질과 결합하여 물에 용해된 형태의 리보단액으로 되는데 이것을 혈청지질이라 하는데, 콜레스테롤과 중성지방이 대표적이다.

고지혈증은 어떤 증상이 나타나는 것이 아니라 혈청지질이 과다하게 증가한 상태로, 이들이 혈소판 응집기능 항진, 혈소판 응고시간의 단축 등에 영향을 미쳐 혈액의 끈적임의 정도가 상승하게 되어 혈관의 변화 및 폐쇄 등이 진행되는 침묵의 질병이다. 이러한 변화로 뇌경색, 심근경색 등을 일으켜 사망의 직접적인 원인이 되고, 협심증, 심근경색, 뇌졸증, 동맥경화증, 지방간, 췌장염의 주범이 된다. 최근에는 비정상적인 혈액 내 지질상태를 이상지질혈증(dyslipidemia)으로 정의하기도 한다.

Q&A

Q 콜레스테롤이란?

A 콜레스테롤은 인체의 기능을 정상적으로 유지하는데 필수적인 지방 영양소로 왁스같은 지질의 일종으로 사람 체중의 약 10%가 지방〔지방산, 중성지방, 콜레스테롤〕으로 구성되어 있다. 콜레스테롤은 혈액에 녹지 않기 때문에 혈액으로 이동하기 위해서 지단백질이라는 복합체를 이용한다. 콜레스테롤은 간에서 생성되고 동물성 식품에서 확보되며 1/3은 음식에서 흡수하고 나머지는 신체에서 생성되어 여러 가지 호로몬의 재료가 되며 세포막, 피부, 담즙산 등을 만드는데 필요한 영양소이다.

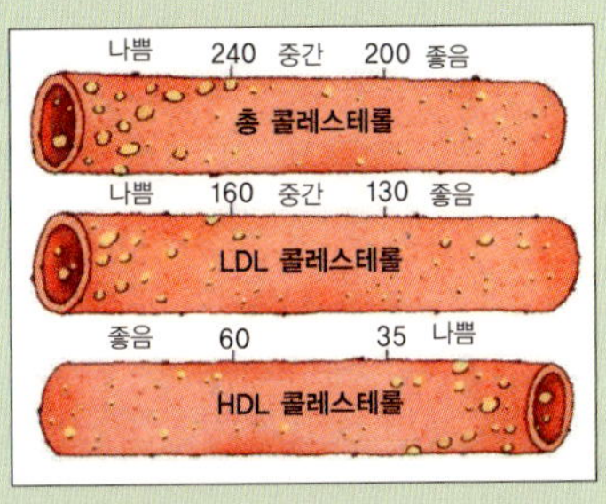

- 총콜레스테롤 : 콜레스테롤이란 총콜레스테롤을 말한다. 이는 3 종류의 지질 속에 포함되어 있는 콜레스테롤을 합친 값으로 정상수치는 150~200 mg/dL,이다. 콜레스테롤과 혈액 속을 순환하고 있는 다른 지방성 물질들이 혈관 내벽에 쌓이면서 혈관을 좁게 함으로써 혈액의 흐름을 억제함으로 심장마비와 뇌출혈을 일으킨다. 총콜레스테롤이 240 mg/dL 이상이거나 중성지방(저비중콜레스테롤) 150 mg/dL 이상이면 심장병에 걸릴 위험이 아주 높기 때문에 고지혈증이라 한다.
- LDL콜레스테롤 : 나쁜 콜레스테롤이라하며, 저밀도 지단백질(low-density lipoprotein/LDL)은 간에서 생성되어 조직과 세포로 콜레스테롤을 운반한다. 콜레스테롤은 이곳에서 지단백질과 분리되어 세포에서 사용된다. LDL은 혈액과 조직 속 동맥경화를 촉진시켜 뇌졸중이나 심장병의 원인을 제공한다. 정상수치는 130 mg/dL 이하이며, 혈관성질환 및 당뇨 예방을 위해서는 70~100 mg/dL 이하를 유지하여야 한다.
- HDL콜레스테롤 : 좋은 콜레스테롤이라 하며, 고밀도 지단백질(high-density lipoprotein/HDL)은 세포에서 소모되지 않은 과량의 콜레스테롤을 조직에서 다시 간으로 운반해주며, 운반된 콜레스테롤은 간에서 분해되어 담즙산으로 분비된다. HDL은 동맥벽 세포에서 콜레스테롤을 떼어내 간으로 보내는 역할을 하기 때문에 동맥경화를 지연시키거나 감소시킨다. 정상수치는 남성 50, 여성 60 mg/dL 이상을 유지하여야 한다.
- 중성 지방(트리글리세라이드) : 우리 몸에 필요한 칼로리보다 높은 칼로리를 섭취하면 남는 양이 지방이 되며, 탄수화물을 많이 섭취한 후 열량(운동)으로 사용하지 못하고 남은 것이 중성 지방으로 체내에 축적되는 것이다. 중성지방 수치가 150 mg/dL 이상인 경우를 고지혈증(이상지질혈증)이라 한다. 중성지방을 저장용 에너지라 한다. 필요하지 않은 중성지방은 지방세포에 저장되어 g당 9kcal의 높은 에너지이기 때문에 식사량을 조절하면 혈중수치를 낮출수 있다
- 콜레스테롤을 낮추기 위해서는 반드시 식이조절, 체중조절, 신체활동량 증진이 바탕이 된 생활습관 개선이 필요하며 이미 진행되고 있는 사람은 생활습관 개선과 함께 약물요법이 함께 지속되어야 한다.

1) 고지혈증 원인

고지혈증은 유전적인 요인으로 인해 혈액 내에 특정 지질이 증가하여 발생하는 경우가 많지만, 육류섭취가 늘어난 식생활의 변화, 운동부족, 비만이나 술, 당뇨병 같은 다른 질환 등과 같은 다른 원인에 의해서도 생길 수 있다.

고지혈증의 대표적인 원인은 다음과 같다.

- 유전적 원인 : 선천적인 이상으로 간에서 콜레스테롤 제거가 잘 안 되는 경우
- 불규칙한 식사나 포화지방, 육류 등 지방음식의 과잉섭취, 고탄수화물 식이 등 영양소 불균형
- 흡연 및 과음, 이뇨제, 고혈압약, 스테로이드제, 부신피질호르몬제 등의 약물

아무 증상이 없어도 고지혈증 검사가 필요할 경우

- 45세 이상의 남성과 55세 이상의 여성
- 고혈압과 당뇨병이 있는 사람
- 조기 폐경 후 여성 호르몬제를 복용하지 않는 여성
- 담배를 피우고 술을 많이 마시는 사람
- 심혈관질환의 가족력이 있는 사람

Q&A

Q **고지혈증 환자는 왜 탄수화물을 제한해야 하나요?**

A 탄수화물을 지나치게 많이 섭취할 경우 중성지방이 증가하고 HDL－콜레스테롤은 감소할 수 있으며, 과식까지 하게 되면 체내에 많은 지방질이 축적되어 비만증과 동맥경화를 초래하는 원인이 될 수 있으므로 과량의 단순당질의 섭취를 제한해야 한다.

과잉 섭취 시 중성지방을 상승시키는 식품으로는 밥, 국수, 감자, 고구마, 옥수수, 떡, 설탕, 사탕, 설탕이 들어간 과자나 케이크, 청량음료, 과일류가 있다.

참고 **신체 나이 자가 진단법**

병원에서 호르몬, 혈액, 유전자 검사 등을 받지 않더라도 신체 노화 정도를 측정할 수 있는 자가진단법으로 측정하자.

- 피부 탄력 검사 : 엄지와 집게 손가락으로 손등 피부를 5초간 잡아 당겼다가 놓는다. 피부가 당겨졌다가 원상태로 복구하는데 1~2초 걸리면 피부 탄력 나이가 20~30대, 3~5초라면 40~50대, 10초 이상이면 60대 이상이다.
- 순발력 검사 : 엄지와 중지를 약 10 cm 쯤 벌려 다른 사람이 30 cm 자를 위에서 아래로 예고 없이 떨어뜨리면 잡는다. 자를 잡았을 때 손가락과 자의 아래 끝과의 거리를 잰다. 3회 측정 후 평균치가 0~10 cm면 순발력이 20~30대, 11~20 cm면 40~50대, 21~30 cm면 60대 이상이다.
- 정적 균형 검사 : 신체의 전반적인 신경근육 기능을 파악하는 검사로 두 눈을 감고 오른발로 선다. 오른발 무릎을 45도 구부린 채 왼발은 지면에서 15 cm 높이로 든다. 두 손은 허리에 댄다. 이 자세가 무너질 때까지 걸리는 시간을 측정한다. 5분 간격으로 3회 측정해 평균치를 기록했을 때 신경근육 기능 상태는 25초 이상 : 20~30대, 10~24초 : 40~50대, 9초 이하 : 60대 이상이다.
- 안구조절 검사 : 한 손에 자의 한쪽 끝을 잡고 측정하려는 눈 바로 아래 안면 뼈에 댄다. 반대편 손은 편안하게 읽을 수 있는 거리에서 명함을 쥔다. 명함을 눈에 가깝게 서서히 움직인다. 흐리게 보이기 시작하는 거리를 측정해 기록한다. 20~30대는 10 cm, 40~50대는 30 cm, 60대 이상은 100 cm 정도이다(헬스조선).

2) 고지혈증 증상

혈액 속의 콜레스테롤이나 중성지방이 증가되어도 대부분의 사람은 아무런 증상이 없으며, 일상생활에 지장이 없다. 그러나 고지혈증이 오랫동안 지속되어 혈관에 동맥경화, 심혈관질환, 뇌혈관질환 등 합병증이 발생하면 그와 연관된 증상이 나타날 수 있다.

대부분 환자들은 이런 합병증과 연관된 증상이 시작되면 치료를 계속해도 고통이 많고, 때로는 조기에 사망하게 된다.

따라서 고지혈증에 의한 합병증을 효과적으로 예방하고 관리하기 위해서는 고지혈증을 조기에 발견하여 적절하게 치료하는 것이 필요하고, 예방이 최선의 길이다. 고지혈증 환자는 발생한 합병증에 따라 다양한 임상증상을 나타낼 수 있는데, 대표적인 증상들은 다음과 같다.

- 눈꺼풀 가장자리에 실점이 노랗게 튀어나는 황색판종이 나타난다.
- 각막 가장자리에 흰 테가 발생한다.
- 손바닥에 노랗게 줄무늬가 생기거나, 손등이나 무릎에 노란 두드러기가 나타난다.
- 아킬레스건이나 팔꿈치, 압박 받은 부위에 황색종이 나타난다.
- 췌장염이 발생시 그 증상으로 복통이 나타난다.

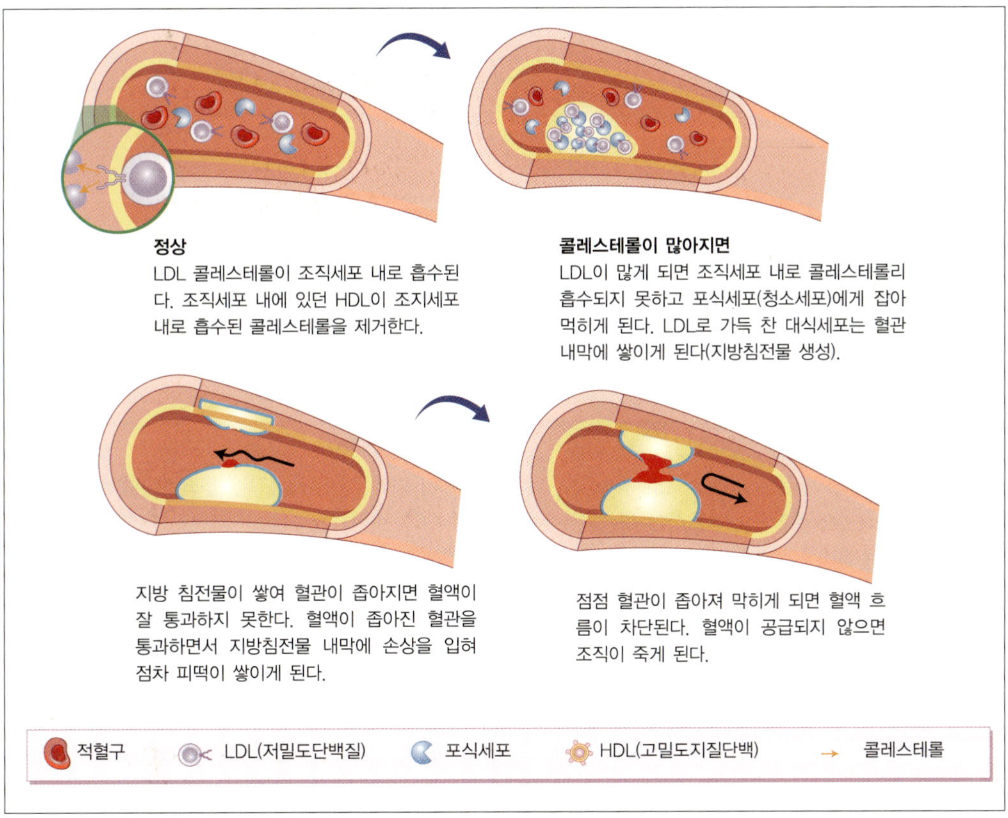

▲ 고지혈증에 의한 혈관변화

3) 고지혈증의 종류

고지혈증은 원인에 따라 본태성(1차성)고지혈증, 속발성(2차성)고지혈증으로 나눌 수 있다.

본태성 고지혈증은 고칼로리와 콜레스테롤을 많이 먹는 식생활, 운동부족, 유전적 이상에 의한 지질대사 장애 등이 원인이 된다. 만약 혈중 콜레스테롤 수치가 특별한 이유 없이 300 mg/dL가량 상승하면 부모 중 한쪽에서, 500 mg/dL까지 상승하면 부모 양쪽에서 문제의 유전자를 받았을 가능성이 크다. '가족성'으로 진단되면 운동 · 식이요법만으로 치료하기 힘들어 처음부터 약물을 복용할 수도 있다. 속발성 고지혈증은 당뇨병, 신장질환, 내분비이상 등의 질환이 원인이 되어 나타나는 것이다. 고지혈증은 원인과 종류에 따라 치료 방침이 달라지기 때문에 정확한 진단이 중요하며 각 종류별 원인은 다음과 같다.

본태성(1차성) 고지혈증	속발성(2차성) 고지혈증
• 가족성 고콜레스테롤혈증 • 가족성 고중성지방혈증 • 가족성 복합고지혈증 • 가족성 이상베타 지단백혈증 • 가족성 지단백 리파제 결핍증 • 가족성 아포단백질 C-II 결핍증 • 원인 불명의 일차성 고지혈증	• 비만증 • 당뇨병 • 갑상선 기능저하증 • 신증후군, 요독증 • 에스트로젠 • 알코올 • 간질환 등

4) 고지혈증의 진단 기준

고지혈증의 진단은 금식을 한 후 시행하는 채혈검사가 필요하다. 혈액을 채취하여 혈액 내 총콜레스테롤, 중성지방, HDL-콜레스테롤, LDL-콜레스테롤 수치를 측정하여 진단할 수 있다.

총콜레스테롤 수치와 LDL-콜레스테롤 수치에 의한 진단 기준은 다음과 같다.

• 바람직한 콜레스테롤 : 200 mg/dL 미만 • 경계수준 콜레스테롤 : 200~239 mg/dL • 고콜레스테롤혈증 : 240 mg/dL 이상 • 고중성지방혈증 : 중성지방 200 mg/dL 초과	• 바람직한 LDL-콜레스테롤 : 130 mg/dL 미만 • 경계위험수준 LDL-콜레스테롤 : 130~159 mg/dL • 고위험수준 LDL-콜레스테롤 : 160 mg/dL 이상

동맥경화와 직접 관련되는 LDL-콜레스테롤은 고지혈증의 판단에 중요한 자료인데, 그 이유는 혈청 총콜레스테롤치가 240 mg/dL을 넘지 않아 고지혈증으로 진단되지 않아도 LDL 콜레스테롤이 160 mg/dL 이상이면 주의가 필요하기 때문이다.

또한 HDL-콜레스테롤이 낮은 것도 동맥경화의 원인이 되기 때문에 HDL-콜레스테롤이 40 mg/dL 이하이면 문제가 된다. HDL-콜레스테롤이 저하되는 원인으로는 지방 섭취가 많고 영양균형이 나쁜 식사, 운동부족, 비만, 흡연, 스트레스 축적 등이 대표적이다.

5) 고지혈증의 치료

고지혈증의 치료 목적은 동맥경화를 막고 심근경색과 뇌경색을 예방하는 것으로서, 고지혈증 치료의 원칙은 LDL-콜레스테롤과 중성지방은 높아지고 HDL-콜레스테롤이 떨어진 위험인자를 찾아 의사의 진단과 지시에 따라 스스로 생활습관을 개선하려고 노력하는 것이다. 고지혈증이 다른 질환에 의해 이차적으로 발생한 경우에는 원인 질환의 치료를 우선으로 해야 한다.

고지혈증의 치료를 시작할 때는 보통 약을 사용하지 않고 식사요법과 운동으로 개선하려고 꾸준히 노력을 한 후 약물요법을 고려한다. 약물을 사용할 경우에도 식이요법과 운동요법을 병행하여야 한다. 식이요법, 운동요법, 약물요법 중 어느 것이나 소홀히 하면 원래의 나쁜 상태로 쉽게 돌아가 버릴 수 있기 때문에 계속 적정상태를 유지하기 위해서는 생활습관을 점차 바꿔야 한다.

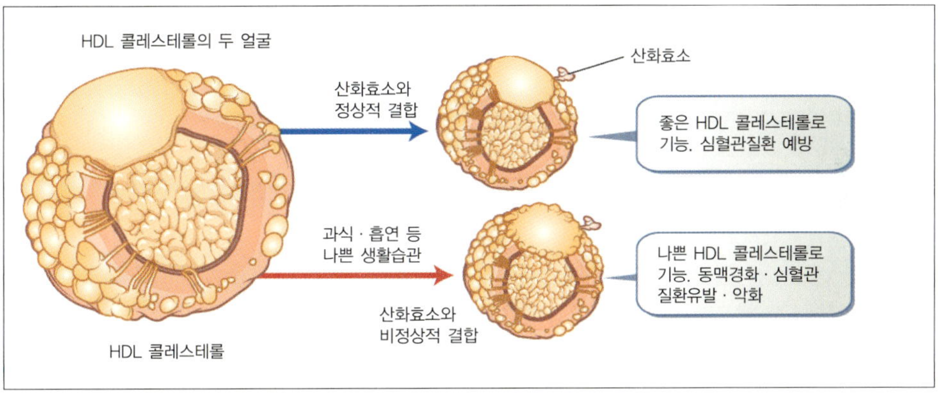

(1) 식사요법

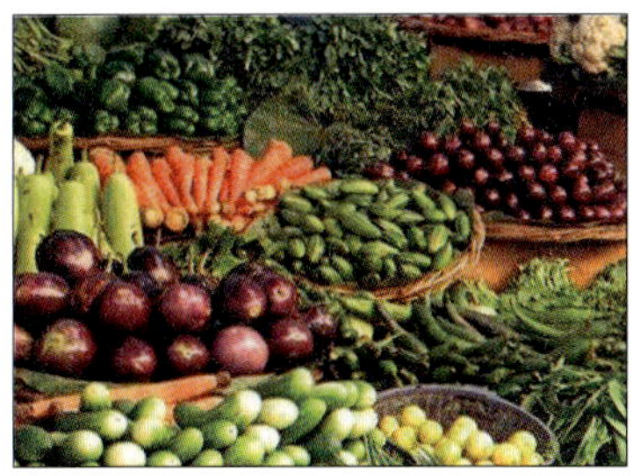

고지혈증 치료의 중심은 생활습관을 바꾸는 식사요법이 매우 중요하다. 고지혈증의 정도와 종류에 따라 칼로리와 영양소 등을 확인하고 전문가와 상담을 통하여 적절히 조절하여야 한다.

- 규칙적인 식사 및 운동을 통해 적정 체중을 유지한다.
- 포화지방산은 총 칼로리의 10% 미만으로 제한하고, 불포화지방산으로 대체하여 섭취한다.
- 잡곡류, 채소류, 해조류 등 섬유소가 많은 식품을 충분히 섭취한다.
- 비만인 경우 과일이나 우유는 조금씩 섭취하고, 탄수화물 및 단순당질 섭취를 제한한다.
- 햄, 소시지, 핫도그, 반조리 식품 등 가공식품, 고염분 식품의 섭취를 피한다.
- 금연, 절주(주 1~2회 이내, 1회 1~2잔 이하)한다.

미국심장학회 발표 콜레스테롤을 낮춰주는 10대 식품

- 표고 버섯(Shitake Mushrooms)
- 호두(Walnuts)
- 연어(Salmon)
- 마늘(Garlic)
- 콩(Uncooked Soy)
- 블루베리(Blueberries)
- 아보카도(Avocado)
- 검은콩(Black Beans)
- 사과(Apples)
- 녹색잎채소(Dark Green, Leafy Vegetables)

(2) 운동요법

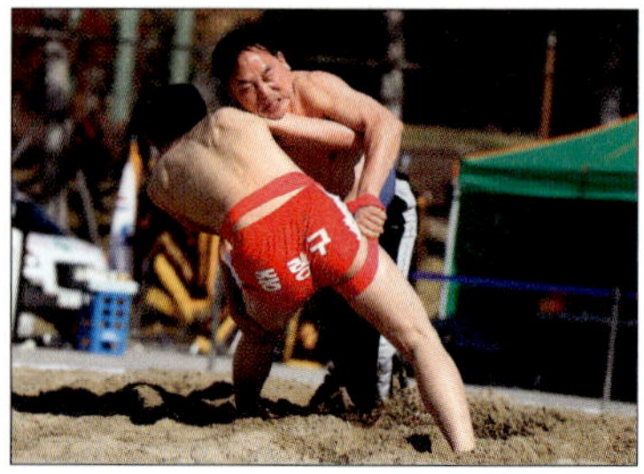

고지혈증 치료에 있어 운동은 필수적으로 요구되는 치료방법이다. 장기간(8~16주)의 규칙적인 운동은 바람직한 신체조성의 변화를 가져올 뿐만 아니라 지질강하에 효과적으로 영향을 미쳐 혈관내피세포의 기능을 향상시키고 궁극적으로 고지혈증으로 발생할 수 있는 동맥경화나 혈관질환을 예방하는 역할을 하므로 적절한 식이요법과 함께 규칙적인 운동으로 적정 체중을 유지하는 것은 매우 중요하다.

고지혈증 환자에게는 속보, 자전거, 수영, 조깅, 줄넘기, 에어로빅 등 유산소 운동을 1일 40~60분 동안 실시하는 것이 좋으며, 그 중에도 땀이 흠뻑 날 정도로 빠른 걸음으로 걷는 속보를 매일 규칙적으로 해주면 아주 효과적이다. 운동을 중단하면 지질 수치는 빠르게 가역적으로 되돌아갈 수 있음을 명심하여야 한다.

고지혈증에 있어 운동요법의 핵심 목표

운동형태	운동강도	운동빈도	운동시간	최소칼로리 소비량	적정칼로리 소비량
유산소운동 (속보, 수영, 등산 등)	최대 능력의 40~70%	1~2회	40~60분/일	1000~1200 kcal	1000~1200 kcal

✚ 운동요법으로는 걷기, 조깅, 수영과 같은 전신 지구성 운동이 적합하며, 강도는 최대심박수의 60~80% 정도로 심박수의 측정이 곤란한 경우에는 약간 숨이 차는 느낌이 있을 정도, 호흡의 곤란을 느끼지 않으면서 이야기할 수 있을 정도이면 된다. 고지혈증은 운동량보다 운동강도 쪽이 효과 면에서 중요하다. 고혈압이 있는 사람이나 고령자는 최대 산소섭취량이 50%가 넘지않은 운동강도로 운동을 실시한다. 즉, 고지혈증을 가진 40세의 운동강도로, 최대 심박수 = 220 − 40 = 180회/분으로 목표심박수 60%인 경우 : 180 × 0.6 = 108회/분, 70%인 경우 : 180 × 0.7 = 126회/분이다.

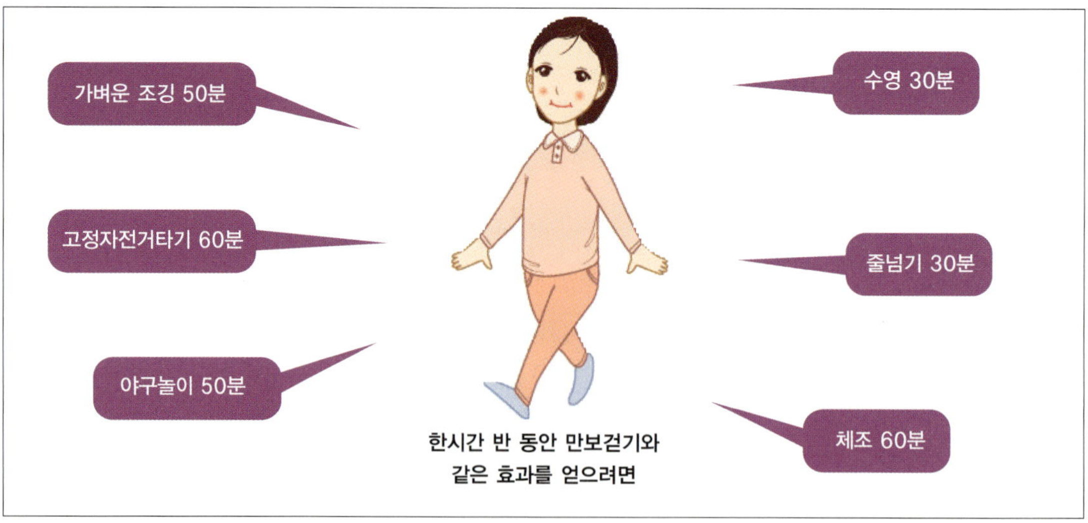

▲ 만보 걷는 것과 같은 칼로리를 소모하는 운동

(3) 약물 요법

3개월 정도 운동과 식이요법을 병행하면서 경과를 지켜본 후 식사요법을 포함한 비약물 요법에 반응이 없고 LDL콜레스테롤 농도와 관상동맥질환 위험인자에 따른 약물요법의 적용기준에 따라 약물치료 여부를 결정하게 된다. 그러나 유전적인 소인이 강한 고지혈증일 때는 식사나 운동요법을 해도 효과를 기대할 수 없는 경우가 많기 때문에 처음부터 약물요법을 실시하기도 한다.

고지혈증에서의 약물요법은 혈액 내 저밀도 지단백-콜레스테롤 농도와 관동맥질환에 대한 위험범주별로 치료방향을 정하게 된다. 혈청 중성지방 농도가 150~190 mg/dL일 경우에는 체중 감량, 신체 활동량 증가 등과 같은 생활양식의 변화가 필요하다. 그러나 중성지방 농도가 200~400 mg/dL일 경우에는 필요한 경우 저밀도 지단백을 낮출 수 있는 약물 요법을 1차적으로, 중성지방을 낮출 수 있는 약물 요법을 2차적으로 고려하게 된다. 혈청 중성지방이 500 mg/dL 이상인 경우에는 지방질 섭취를 더욱 줄이고, 체중 감량, 신체 활동량 증가와 함께 중성 지방을 낮출 수 있는 약물 요법을 동시에 시작해야 한다.

고지혈증에 관련된 약은 높아진 지질의 종류에 따라 매우 다양하다. 일반적으로 콜레스테롤을 낮추는 약물(담즙산 유도체, HMG, CoARI, Probucol, Neomycin)과 중성지방을 낮추는 약물(Fibrates, Nicotinic acid)로 분류되며, 단독 약물요법 또는 복합약물요법을 사용한다.

고지혈증 환자는 정밀한 검사 및 의사 상담을 통해 본인에게 맞는 약을 복용하고 처방된 복용방법을 반드시 지켜야한다. 고지혈증 약의 경우 치료약이 아니라 증세를 완화시키는 약이기 때문에 증세가 호전되었다고 임의로 약을 끊거나 조절하면 안 된다.

고지혈증 자가 진단

구분	질문	구분	질문
1	조금 걸으면 다리(종아리)가 아프다.	13	간식을 즐긴다.
2	아킬레스건(발꿈치)이 부었다.	14	커피를 자주 마신다.
3	기름진 음식을 좋아한다.	15	담배를 많이 피운다.
4	언제나 식사시간이 불규칙하다.	16	야채를 잘 안 먹는다.
5	이유 없이 짜증나고 초조하다.	17	사무직이다(실내에서 일한다).
6	직장에서 중간 관리직이다.	18	달걀 요리를 좋아한다.
7	편식이 심하다.	19	가끔 어지럼증을 느낀다.
8	취침 전에 잘 먹는다.	20	업무 외 잔업이 많다.
9	초콜릿이나 케이크 등을 좋아한다.	21	비만인 편이다.
10	평소 스트레스를 많이 받는 편이다.	22	변비가 있다.
11	잠이 안 오고 수면 부족이다.	23	규칙적인 운동을 하지 않는다.
12	계단을 오르내릴 때 숨이 차다.	24	언제나 배부르게 먹는다.

- 5개 이상 : 콜레스테롤 체질일 가능성이 있다.
- 10개 이상 : 콜레스테롤에 주의할 필요가 있다.
- 15개 이상 : 위험한 체질이 되어 있다. 정기적 검사와 생활습관 개선이 필요하다.

5. 비만

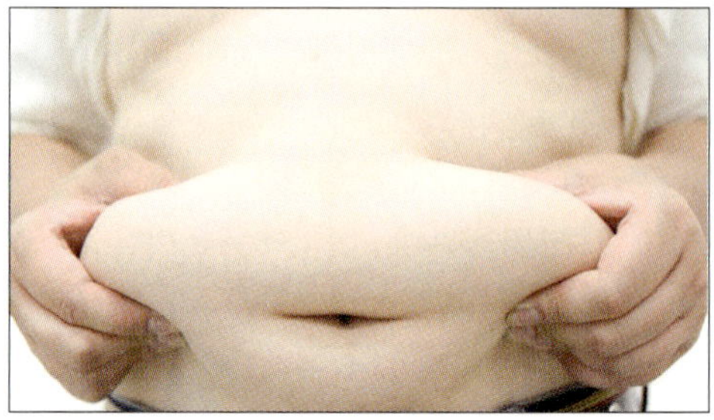

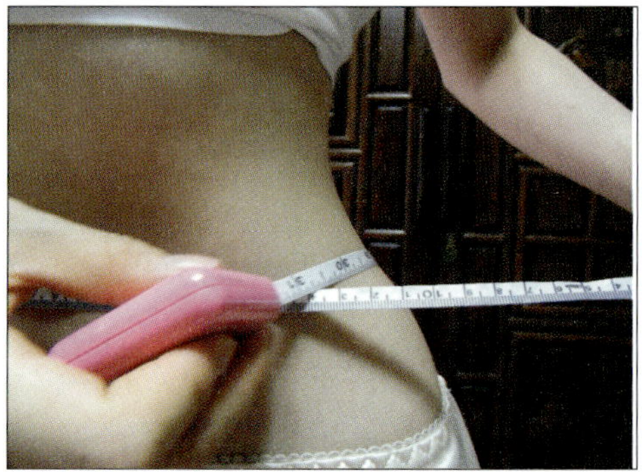

비만이란 체내에 지방조직의 과잉 축적으로 몸무게가 늘어난 경우를 말한다. 비만은 단순히 미용의 문제가 아니라 고혈압, 당뇨, 관상동맥 질환 등 심각한 합병증과 여러 가지 건강상의 문제들을 야기할 수 있어 장기적인 치료와 관찰을 요구하는 만성질환이다. 일반적으로 남성은 체지방 백분율이 20% 이상일 때를 말하며, 15%를 넘게 되면 운동능력이 감소하고, 대사 및 호흡 순환계에 이상이 발생하게 된다. 여성은 체지방 백분율이 30%이상일 때를 말하며, 40%를 넘게 되면 외모나 일상적인 활동에서 심리적인 큰 부담감등 신체와 정신적인 건강의 문제가 많이 발생하게 된다.

체지방의 증가는 지방세포수의 증가나 지방세포의 비대를 통해 이루어지며, 그 이유는 유전, 영양과잉, 시상하부 및 내분비 조절 기능의 차이 때문으로 보고되고 있다. 사춘기 이전에는 주로 지방세포의 수가 증가하고, 사춘기 이후는 지방세포의 크기가 증가하여 체지방이 증가한다. 유년기에 생성된 과잉 세포는 줄어들지 않기 때문에 증가된 체지방을 감소시키는 것은 쉽지 않고, 이는 우리가 소아기 비만에 더욱 관심을 갖는 이유이기도 한다. 우리나라 성장기 아동의 경우 연차적으로 신장과 체중이 빠르게 증가하면서 비만이 심해져서, 1998년 7.2%이던 남자 초등학생의 비만율이 2001년에는 15.4%로 3년 동안 두 배 이상 증가하였다. 2012년도에는 13.6%로 다소 줄어든 반면 중학생 비만율은 14.1%로 꾸준히 증가하고 있다. 이는 중학생이 초등학생보다 아침 결식 비율이 높고 라면 섭취가 많은데다 과일 · 채소 섭취가 낮기 때문이다(식품의약품안전청 조사결과).

Q&A

Q 소아비만이 더 문제가 되는 이유는 무엇인가요?

A 체지방의 증가는 지방세포수의 증가나 지방세포의 비대를 통해 이루어진다. 사춘기 이전에는 주로 지방세포의 수가 증가하여 체지방이 증가하고, 사춘기 이후로는 지방세포의 크기가 증가하여 체지방이 증가한다. 소아기에 비만이 생기면 지방세포의 수가 늘어나며 일단 증가한 세포는 줄어들지 않기 때문에 일단 살이 빠지더라도 다시 비만이 되기 쉽고 성인 비만으로 이어질 가능성이 많다(약 80~85%). 그리고 고혈압, 고지혈증, 동맥경화, 당뇨병, 지방간 등이 조기에 나타날 수 있으며, 아동 스스로가 심리적인 부담감을 느껴 친구들이나 주위 사람들과 잘 어울리지 못하고 소극적인 성격으로 변하기 쉽다.

소아비만이 가장 많이 나타나는 시기는 젖먹이 때, 5~6세, 그리고 사춘기 때이며, 생후 7개월까지는 자연스러운 현상으로 걱정하지 않아도 되나 3세부터는 조심해야 한다.

1) 비만의 원인

비만은 오랜 기간에 걸쳐 에너지 소비량에 비해 영양소를 과다 섭취할 경우 에너지 불균형에 의해 유발된다. 비만의 원인은 유전요인이 약 30%이며 환경적 요인이 70%로 에너지 대사의 이상 같은 내분비적 요소, 유전적인 요소, 사회 환경적인 요소, 경제적 요소 등 많은 요소가 복합적으로 작용하고 있다. 비만은 원인에 따라서 단순 비만과 증후성 비만으로 분류한다. 단순 비만은 비만증 환자의 대부분을 차지하며 특별한 병적 원인 없이 운동량과 섭취한 음식량의 불균형을 이룰 때 나타난다. 증후성 비만은 유전, 내분비, 시상하부성, 전두엽, 대사성 등 2차적 요인에 의한 비만으로 전체 비만 5% 미만이다. 비만의 주요원인은 다음과 같다.

- 유전적 요인 : 양 부모가 비만일 때 약 70%, 부모 중 한쪽이 비만일 때 약 40%, 부모가 모두 말랐을 때는 약 10%
- 과도한 음주나 카페인 섭취, 과식, 야간에 간식 섭취 등의 식습관
- 열량섭취가 정상적인 사람과 같지만 운동량이 부족한 사람
- 불안, 고민, 슬픔, 욕구불만과 같은 스트레스 등 심리적 장애
- 스테로이드제, 항우울제, 신경안정제, 에스트로겐, 경구피임약 등 약물복용
- 신체 불균형과 나쁜 자세 및 사회, 문화, 경제적 요인
- 중추신경계 이상, 호르몬 이상

2) 비만의 기준

비만은 일반적으로 표준 체중을 초과하여 운동 장애나 기능 장애를 일으킬 정도로 뚱뚱한 몸을 기준으로 하는데, 실제 체중과 신장별로 정해진 표준 체중과의 차가 표준 체중의 20%를 넘는 경우를 비만, 20~30%를 경증 비만, 30~50%를 중등증 비만, 50% 이상을 중증 비만으로 분류하고 있다.

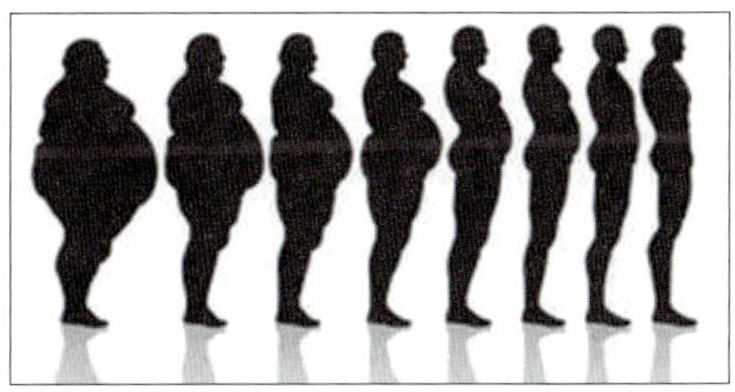

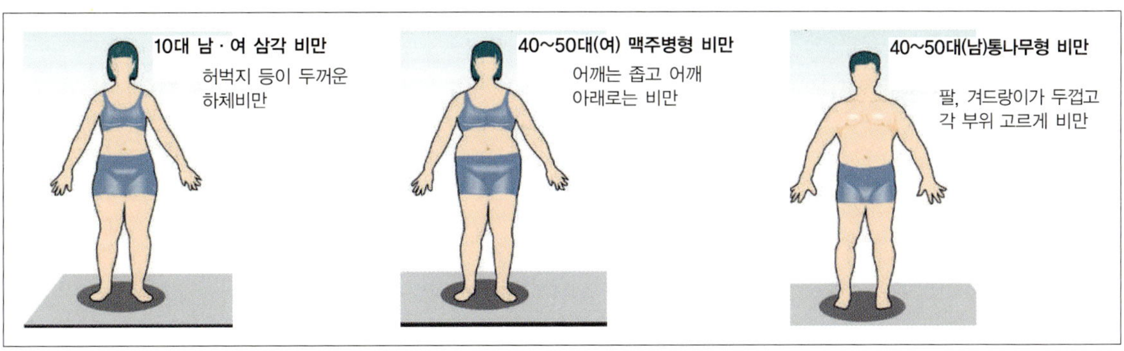

▲ 남녀 비만체형 유형별 특성

3) 비만 측정법

비만도를 측정하는 방법에는 여러 가지가 있다. 가장 흔히 사용되는 것은 체중과 신장을 이용하여 계산해보는 방법이 있지만 같은 몸무게라 할지라도 운동으로 다져진 근육의 양에 따라 달라지기 때문에 단순히 체중을 이용하여 비만을 판단하는 것은 옳지 않다.

휴대용 체지방 측정기	고정용 체지방 측정기	피하지방 두께 측정기	디지털 비만 체중계
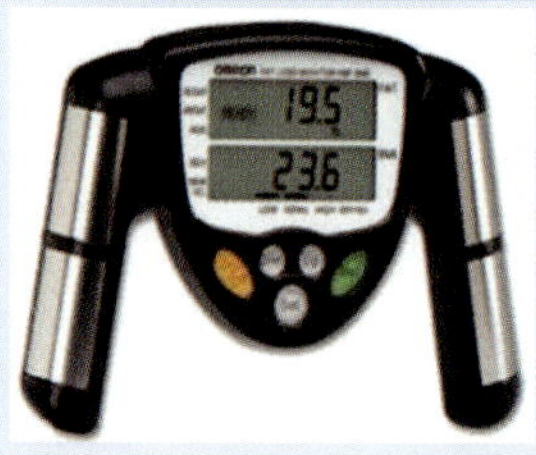	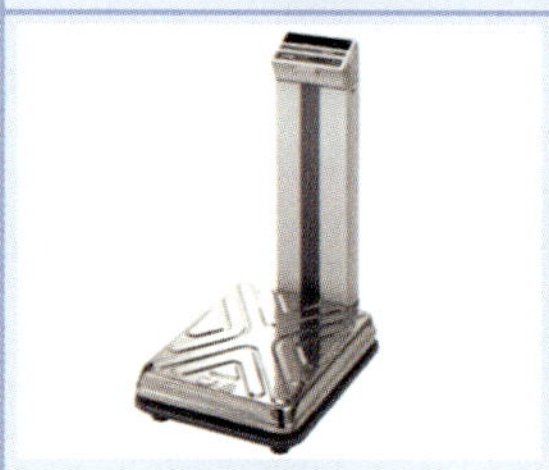	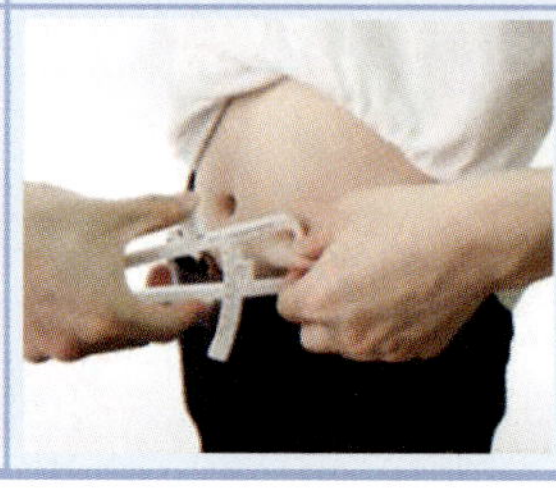	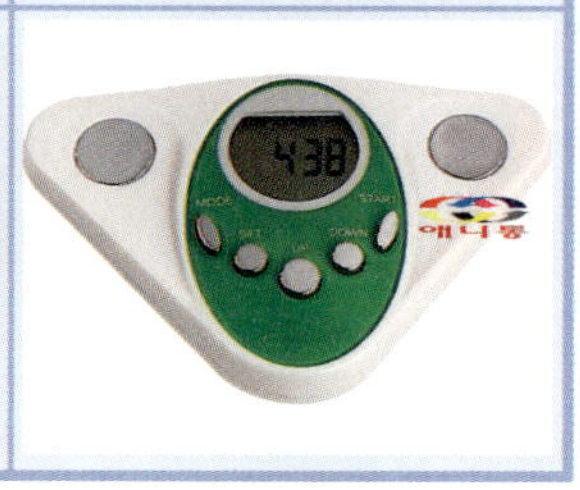

(1) 표준체중법

표준체중이란 신장으로 기준으로 하였을 때 사망률이 가장 낮은 체중을 말한다. 그러나 이 방법은 키가 작은 사람에게서는 비만자가 많아지게 되고 키가 큰 사람에게서는 비만 정도가 적은 경향이 있으므로 표준체중에 너무 연연해하는 것은 바람직하지 못하다.

이에 비해 실제로 측정한 체중이 표준체중에 비해 어느 정도 초과되어 있는가를 나타내는 것을 비만도라 한다. 몇 % 이상이 비만이라는 절대적인 기준은 없으나 일반적으로 표준체중의 10% 이내를 정상, 10% 이상을 과체중, 20% 이상을 비만이라 한다.

표준체중(kg) = (현재 신장 cm − 100) × 0.9
비만도(%) = (실제체중 − 표준체중) / 표준체중 × 100

(2) 체질량지수(BMI)

체질량지수는 체중을 신장의 제곱으로 나눈 것으로 체지방과 관련이 되며 상대적으로 신장에 영향을 받지 않고 체지방의 정도를 표준체중보다 비교적 정확하게 반영할 수 있고 매우 간단히 규정할 수 있는 장점이 있다.

체질량지수 = 체중(kg) ÷ 신장$(m)^2$
가장 이상적인 지수는 22 정도이고, 25 이상이면 비만으로 판정한다.

- 저체중 : 18.5 미만
- 정상체중 : 18.5~23
- 과체중 : 23 이상
- 위험체중 : 23~25 미만
- 1단계 비만 : 25~30
- 2단계 비만 : 30 이상

남자	BMI(kg/m^2)
저체중	18.5 미만
정상체중	18.5~24.9
과체중	25.0~29.9
저지방 단백질	35.~39.9
극단적인 비만	40.0 이상

(3) 캘리퍼(Calliper)를 이용한 피부주름 측정법

피하지방량과 체지방량이 일정한 관계에 있으므로 피부주름(피하지방)의 두께를 측정하면 체지방량을 추정할 수 있다. 피부주름은 특별히 고안된 장치(캘리퍼)를 이용해 측정하며, 피하지방 두께는 계산식으로 체밀도를 구하고, 이 밀도에서 체지방량을 구한다.

피부 주름의 측정 부위는 상완(삼두박근의 견봉돌기와 주두돌기의 중간점), 어깨뼈 아래(어깨뼈 첨단각의 바로 아래)를 측정한다. 이 부위가 측정이 쉽고, 오차가 적으며, 체밀도와의 상관도가 높다. 이 부위의 피하지방 두께를 더한 값이 남성에서 35mm, 여성에서 45mm를 넘어서면 체지방율이 각각 20%, 30%인 기준을 초과해 비만으로 판정한다.

이러한 피부주름 측정법은 재현성과 신뢰성이 낮아 경험자의 기술과 숙련도를 요하는 단점이 있어 임상에서 많이 이용되지 못하고 있다.

(4) 허리둘레 측정법

복부비만은 허리둘레를 측정하는 것으로 간단하게 측정이 가능하다. 숨을 내쉬고 편안한 자세로 서서 최하위 갈비뼈와 최상위 골반뼈의 중간부위를 줄자로 측정하면 된다.

	남 자	여 자
정상	90 cm(35인치 미만)	80 cm(31인치 미만)
복부비만	90 cm 이상	80 cm 이상

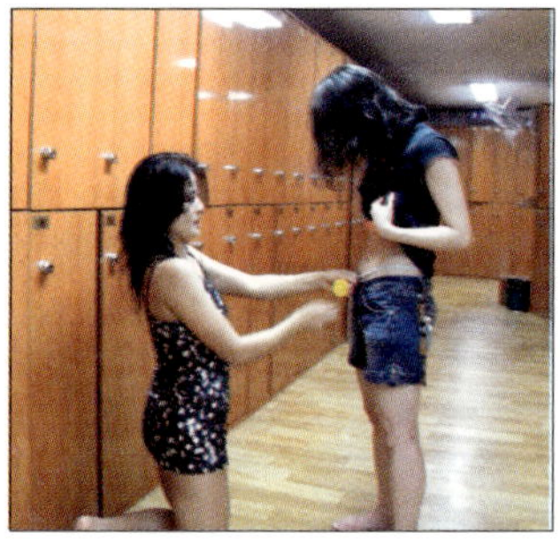

▲ 허리둘레 측정

(5) 허리둘레 대 엉덩이둘레 비율 측정법

피부주름 두께 측정법(캘리퍼를 사용)이 있다. 비만이 병적인가 아닌가에 대해서는 체지방의 양과 지방이 어느 곳에 침착되는가가 중요하다.

배 부분에 지방 침착이 많은 복부형 비만은 같은 체질량지수를 가지면 성인병 발생률이 더욱 높다. 허리둘레는 배꼽을 지나는 배의 둘레를 측정하고, 엉덩이 둘레는 둔부의 최대 돌출 부위를 측정하여 아래 계산법을 이용한다.

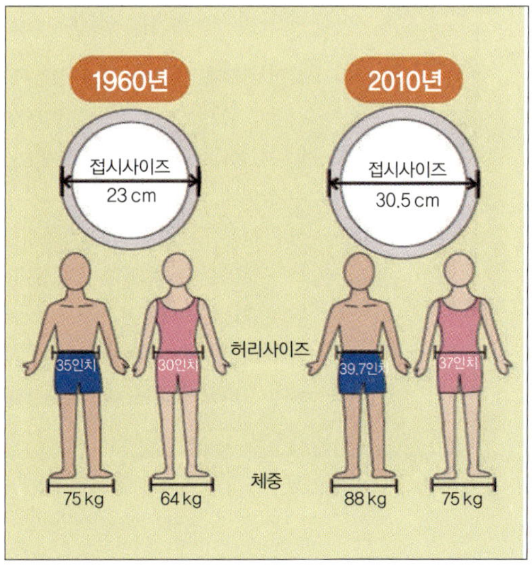

> 허리둘레 대 엉덩이 둘레 비율 측정 법
> = 허리둘레/엉덩이둘레 × 100
> 〈정상범위〉 남자 : 0.8~1.0 사이, 여자 : 0.7~0.85 사이
> 비율이 높을수록 복부비만의 정도가 심한 것으로 판단

4) 비만의 증상

여러 가지 원인으로 지방이 과도하게 축적이 되어 비만이 발생하는데 특징적인 임상증상은 없으나, 우리 신체 모든 부분에 영향을 미칠 수 있어 비만환자들마다 다양한 증상을 호소한다.

- 만성피로감을 호소한다.
- 숨이 차다.
- 가슴이 두근거리고 머리가 아프다.
- 몸이 자주 붓고 아프다.
- 허리가 아프고 퇴행성관절염이 온다.
- 소화가 안되고 가스가 찬다.

● 비만으로 인한 합병증

비만과 생활습관병은 여러 통계에서 밀접한 관계가 있는 것으로 나타나고 있기 때문에 비만에 대한 관리가 필요하다. 체중이 표준보다 25% 이상 초과자의 사망률은 1.7배 높으며, 40% 이상 초과자는 2.2배나 높은 것으로 나타났다. 비만은 신체 모든 부위에 악 영향을 미친다.

- 고혈압, 당뇨병
- 고지혈증
- 허혈성 심장질환 및 동맥경화증
- 지방간 , 담석증
- 관절염, 폐기능 장애
- 생식기 이상
- 암질환
- 심리적 질환

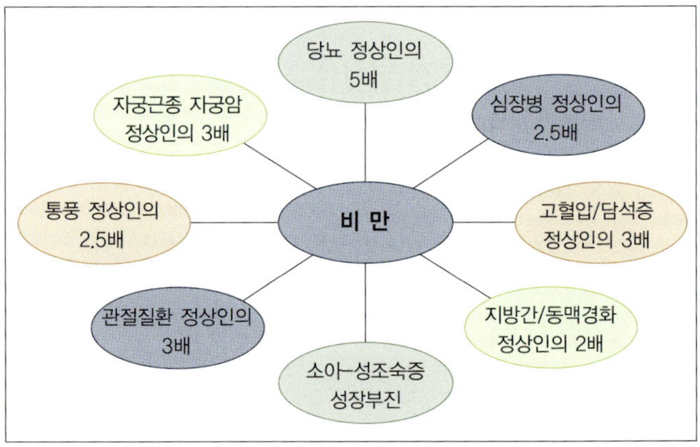

Q&A

Q 비만치료제를 장기간 복용해도 괜찮나요?

A 비만치료제로는 배고픔을 덜 느끼게 해주는 '식욕억제제'와 지방흡수를 방해하여 지방을 밖으로 나가게 하는 '지방분해효소 억제제'가 있다.

향정신성의약품인 '식욕억제제'는 중추신경계에 영향을 미치는 마약류로 남용 및 습관성을 나타낼 수 있어서 식약청은 복용을 '4주 이내'로 권고하고, 그 기간내에 만족할 만한 체중감량을 얻었을 경우에만 치료를 지속하나, 3개월 이상 복용하지 않도록 주의사항을 두었다. 향정신성 식욕억제제는 장기간 복용 시 심장에 관련된 심각한 심혈관계 질환, 정신분열병 유사 정신이상, 중증의 피부병, 불면, 자극과민 등이 나타날 수 있다. 또한 과량 투여시 혼수, 호흡촉진, 혼란, 환각, 공격성이 나타날 수 있으며, 치명적인 중독 시 경련, 혼수상태, 사망을 초래할 수 있다. 무엇보다 비만치료는 식이요법과 운동요법을 병행해야 효과를 볼 수 있음을 기억하여야 한다.

5) 비만을 예방하는 방법

비만 예방에 가장 중요한 것은 생활습관을 개선하는 노력이며, 이 외에도 사회 환경(패스트푸드, 대중교통 발달 등)도 영향을 미치므로 국가적 차원에서 이에 대한 관심이 필요하다.

비만 예방

• 식사 요법

비만은 칼로리 섭취가 소비되는 것보다 많기 때문에 생긴다. 식사 요법은 비만을 치료하는 가장 효과적인 방법으로 칼로리 섭취량을 1일 500 kcal 감소시키면 1주일에 약 0.5 kg의 체중을 감소시킬 수 있다.

- 규칙적으로 식사하면서 과식 · 폭식하지 않고 천천히 식사한다.
- 기름진 음식, 단음식, 불필요한 간식이나 야식 섭취를 줄인다.

• 운동 요법

운동으로 체중을 줄이기 위해서는 꾸준한 운동과 함께 식이요법을 병행한다. 운동을 위해 특별히 시간을 내기 어려운 경우에는 일상생활 중에 활동량을 최대한 늘리도록 한다.

- 운동은 하루 30~50분 정도 규칙적으로 한다.
- 걷기, 뛰기, 줄넘기, 자전거, 수영, 등산, 에어로빅댄스 등이 좋다.

상반신 운동 능력 평가(1분간 '엎드려 팔굽혀펴기' 횟수)

	우수	양호	보통	무난	취약
40대 남자	40회 이상	30~39	20~29	12~19	0~11
50대 남자	35회 이상	25~34	15~24	8~14	0~7
50대 이상	30회 이상	20~29	10~19	5~9	0~4

12분 달리기 테스트 남자기준(12분 동안 최대 달릴 수 있는 거리)

	매우 건강	평균	매우 허약
20대	2800m 초과	2200~2399m	1600m 미만
30대	2700m 초과	2000~2299m	1500m 미만
40대	2500m 초과	1700~2099m	1400m 미만
50대	2400m 초과	1600~1999m	1300m 미만

※여자는 남자 기준에서 200~400m 빼면 됨

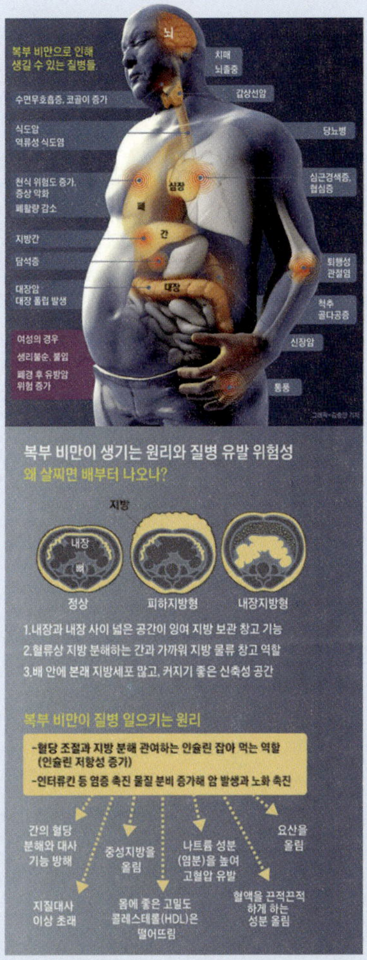

복부비만의 원인과 질병(조신일보 참조)

• 수술 요법

비만 치료를 위한 수술로는 위를 축소시키거나 지방 조직을 제거하는 수술, 음식물의 영양소를 흡수하는 소장을 절제하여 영양소가 흡수되지 못하게 하는 수술 등이 있다.

비만의 원인은 유전요인이 30%, 환경적 요인이 70%이다. 비만체질이 유전될 수는 있으나 비만이 유전되지 않을 수 있다. 인체가 섭취한 열량보다 많은 열량을 소모하면 체중이 감소하기 때문에 균형있는 식습관을 유지하고 규칙적인 운동으로 기초대사량 증가와 칼로리를 소모하면 적정체중을 유지할 수 있다.

Medicine Story

남성 비만 감소, 여성 비만 대폭 증가

비만 인구 비율은 19세 이상 인구의 31.9%로 31.4%인 전년에 비해 0.5% 늘어났으며, 특히 남자는 35.2%로 36.5%인 전년에 비해 줄어든 반면 여자 비만율은 28.6%로 26.4% 전년에 비해 2.2%나 늘어났다.

▶ 한국여성의 "표준체중"과 "가장 예쁜 체중표"

한국여성(22~24세 기준)의 평균 신장은 160.2 cm이며, 평균 몸무게는 51.7 kg이다.

의학적으로 정상체중(표준체중)을 기준으로 "가장 예쁜 체중"은 약간 마른 느낌이 드는 몸무게로 여성의 몸매가 가장 슬림하면서도 가장 예쁘게 보이는 상태를 측정한 몸무게라 한다.

하지만 이 도표를 수치로 참고할 뿐이며, 정작 중요한 것은 체지방률이다(나이트슬림 다이어트 자료).

의학적으로 정상체중(표준체중)					
키	정상체중	키	정상체중	키	정상체중
145cm	46.2kg	155cm	52.8kg	165cm	59.8kg
146cm	46.8kg	156cm	53.5kg	166cm	60.6kg
147cm	47.5kg	157cm	54.2kg	167cm	61.3kg
148cm	48.1kg	158cm	54.9kg	168cm	62.0kg
149cm	48.8kg	159cm	55.6kg	169cm	62.8kg
150cm	49.5kg	160cm	56.3kg	170cm	63.5kg
151cm	50.1kg	161cm	57.0kg	171cm	64.3kg
152cm	50.8kg	162cm	57.7kg	172cm	64.3kg
153cm	51.4kg	163cm	58.4kg	173cm	65.8kg
154cm	52.1kg	164cm	59.1kg	174cm	66.6kg

가장 예쁜 체중					
키	예쁜체중	키	예쁜체중	키	예쁜체중
145cm	38.9kg	155cm	44.5kg	165cm	50.4kg
146cm	39.4kg	156cm	45.0kg	166cm	51.0kg
147cm	40.0kg	157cm	45.6kg	167cm	51.6kg
148cm	40.5kg	158cm	46.2kg	168cm	52.2kg
149cm	41.1kg	159cm	46.8kg	169cm	52.8kg
150cm	41.6kg	160cm	47.4kg	170cm	53.5kg
151cm	42.2kg	161cm	48.0kg	171cm	54.1kg
152cm	42.7kg	162cm	48.6kg	172cm	54.7kg
153cm	43.3kg	163cm	49.2kg	173cm	55.4kg
154cm	43.9kg	164cm	49.8kg	174cm	56.0kg

Q 체중만 감량하면 정상적인 신체가 될 수 있다.

A 체중을 줄이는 것은 심혈관 질환 등의 위험을 줄일 수 있다. 하지만 비만관리보다 더 중요한 것은 복부비만 관리로 건강에 해로운 콜레스테롤 수치, 높은 중성지방, 인슐린 저항성(체내에서 생산된 인슐린에 반응하거나 이용할 수 없는 신체의 상태)처럼 당뇨병, 심장 마비, 뇌졸중 또는 다른 심혈관질환의 위험을 늘리는 중요한 원인 중 하나다. 체중을 줄이면서 꾸준한 운동과 건강한 식생활을 통해 체중과 함께 허리 둘레도 줄여야 한다.

Q 허리둘레만 줄이면 건강할 수 있다.

A 허리 둘레 측정은 복부비만을 진단하는 가장 간편한 지표로 각종 질환에 대한 위험을 예측할 수 있는 방법이다. 남자 허리 둘레 90 cm, 여자 허리 둘레 80 cm가 넘는다면 심 정지 및 발작의 발생 확률이 매우 높기 때문에 주의해야 한다. 또한 건강한 심장을 위해 허리둘레, HDL(고밀도)-콜레스테롤과 LDL(저밀도)-콜레스테롤의 혈중 수치, 혈중 지방수치, 혈압, 혈당 등 심혈관 및 대사 질환과 밀접하게 관련이 있는 5가지 주요 위험요소를 정기적으로 측정하고 관리하여야 한다.

연습문제 11

1 저혈당에 가장 민감한 기관은?
① 뇌 ② 심장
③ 폐 ④ 간장

2 당이 세포내로 들어가 대사되기 위하여 반드시 있어야 하는 물질은?
① 인슐린 ② 글루카곤
③ 에스트로겐 ④ 랑게르한스

3 당뇨병으로 의식수준이 떨어지고 있는 환자에게 가장 먼저 취해야 할 조치는?
① 기도를 개방한다.
② 옆으로 눕게 한다.
③ 환자의 입안을 흡인시킨다.
④ 백밸브마스크로 산소를 공급한다.

4 당뇨성 혼수의 증상으로 틀린 것은?
① 과일향 냄새가 난다.
② 의식수준의 변화는 없다.
③ 호흡이 빠르고 깊다.
④ 맥박이 빠르고 약하다.

5 정상적인 혈당의 수치는?
① 80~100 mg/dL
② 100~150 mg/dL
③ 150~200 mg/dL
④ 200~250 mg/dL

6 동맥이나 정맥의 혈압이 비정상적으로 높은 상태를 무엇이라 하는가?
① 저혈압 ② 당뇨병
③ 관상동맥증후군 ④ 고혈압

7 고혈압의 위험요인으로 틀린 것은?
① 60세 이상 ② 고혈압의 가족력
③ 비만 ④ 꾸준한 운동

8 고혈압의 증상으로 틀린 것은?
① 수십년이 진행되도 증상이 없을 수 있다.
② 머리가 아프거나 뒷머리가 무거워진다.
③ 얼굴이 창백하다.
④ 손발이 저리거나 부어오른다.

9 고혈압의 합병증으로 틀린 것은?
① 뇌졸증 ② 심부전
③ 관상동맥질환 ④ 천식

10 당뇨병의 원인으로 옳지 않은 것은?
① 비만
② 운동 부족
③ 이뇨제, 경구용 피임약 장기복용 시
④ 호흡관련 질환이 있는 경우

11 당뇨병 환자의 발 관리법으로 틀린 것은?
① 맨발 보행은 삼가고 실내에서도 실내화나 땀 흡수가 잘 되는 양말을 신는다.
② 발에 상처를 내지 않기 위해 꼭 끼는 신발으을 신고, 신발 안에 이물질이 있는지 확인하고 제거한다.
③ 미지근한 물로 씻고, 습하지 않도록 잘 말린후 파우더나 보습제를 바른다.
④ 뜨거운 물이나 물건에 데지 않도록 주의한다.

12 고혈압의 응급처치에 대한 설명으로 틀린 것은?
① 의식여부에 상관없이 혈압약을 복용
② 의식이 없는 상태에서 구토할 경우 옆으로 눕혀준다.
③ 환기나 통풍을 해준다.
④ 한쪽 마비가 온 경우 마비된 쪽을 아래로 향하게 눕혀 반대쪽 순환을 돕는다.

13 고혈당 혼수의 증상으로 옳지 않은 것은?
① 두통 ② 발열
③ 구토 ④ 복통

14 고혈압의 위험요인이 아닌 것은?
① 흡연 및 음주
② 짜게 먹는 식습관
③ 일시적인 스트레스
④ 유전인자

15 혈당 검사를 주기적으로 해야하는 사람으로 옳지 않은 것은?
① 40세 이상으로 뚱뚱한 사람
② 만성 췌장염, 내분비 질환이 있는 사람
③ 이뇨제, 부신피질 호르몬제 등을 오랜기간 복용 중인 사람
④ 가족 중 과거력이 없는 사람

16 당뇨병의 종류를 크게 나눈 개수로 맞는 것은?
① 2개 ② 3개
③ 4개 ④ 6개

17 다음은 당뇨병에 대한 설명으로 맞는 것은?

> 췌장질환, 내분비질환, 특정한 약물, 화학물질, 인슐린 혹은 인슐린 수용체 이상, 유전적 증후군에 의해 당뇨병이 유발되는 경우이다.

① 제 1형 당뇨병
② 제 2형 당뇨병
③ 임신성 당뇨병
④ 영양실조 관련 당뇨병

18 의식이 있는 저혈당 당뇨병 환자에게 우선시 되는 응급처치는?
① 인슐린을 주사한다.
② 말단 정맥로를 확보한다.
③ 사탕이나 설탕 등의 당을 먹인다.
④ 물을 먹인다.

19 고혈압의 응급처치에 대한 설명으로 틀린 것은?
① 의식여부에 상관없이 혈압약을 복용시킨다.
② 의식이 없는 상태에서 구토할 경우 옆으로 눕혀준다.
③ 환기나 통풍을 해주는 것이 좋다.
④ 한쪽마비가 온 경우 마비된 쪽을 아래로 향하게 눕혀 반대쪽의 순환을 돕는다.

20 고혈압의 합병증으로 틀린 것은?
① 뇌졸중(중풍) ② 심부전
③ 관상동맥질환 ④ 천식

21 혈압의 높은 압력에 망막의 모세혈관이 견디지 못하여 망막의 기능이 상실되어 시력이 떨어지는 합병증은의 이름은?
① 심실세동
② 급성 관상동맥 증후군
③ 녹내장
④ 고혈압성 망막증

제 12 장

드레싱과 붕대법

학습 개요

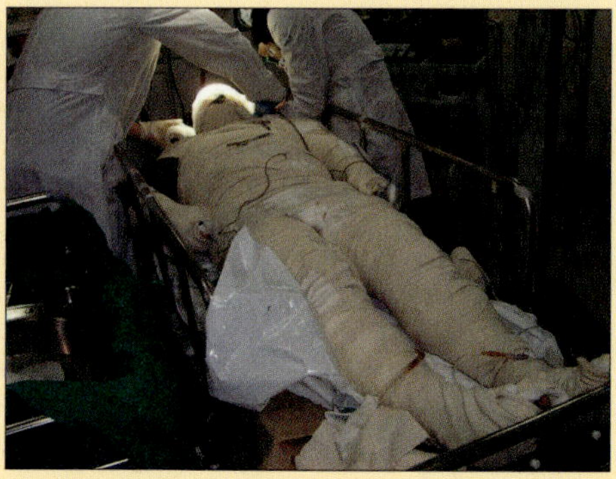

응급상황에서 환자나 부상자에게 드레싱과 붕대 사용은 상처 치유의 일련의 과정으로 잘못하면 상처 특성에 적합하지 않아 상처회복을 방해할 수 있다. 드레싱 및 붕대 사용은 감염과 출혈방지와 상처의 분비물 흡수를 위해 소독된 것을 사용하여야 하나 사고 현장에서 이러한 것이 구비되지 않을 경우 깨끗한 천이나 오염이 방지된 것을 확보하여 응급처치를 하여야 한다.

드레싱은 상처 부위에 거즈나 접착밴드를 사용하여 상처가 감염되지 않도록 도와주는 것을 말한다. 상처 치유는 공기에 노출한 상처보다 필름으로 덮어 습윤하게 유지한 상처가 더 빨리 낫는다. 이는 상처수복을 위한 산소는 혈액이 충분히 공급하고 있으며, 대기 중 산소는 오히려 해가 되거나 상처수복을 지연시킬 수 있기 때문이다. 습윤드레싱은 상처수복, 드레싱횟수, 통증 예방에 효과적이다. 거즈를 교체할 때 신생 조직들이 거즈의 사이로 자라 붙어버려 거즈제거 시 신생조직들이 같이 제거가 되지 않도록 유의해야 한다. 붕대는 드레싱을 상처에 붙어있게 하거나 고정하기 위해 사용하는 천으로 지혈을 위해 상처에 압박을 가하고 부목 및 드레싱을 유지할 목적으로 사용한다. 이러한 방법들을 잘못 시행하면 오히려 불편감만 주고 때에 따라 상처가 악화되어 환자나 부상자의 생명을 위험하게 할 수 있다.

응급처치자는 드레싱 재료의 유형과 적용 양상에 따라 다양함을 이해하고 현장에서 적절한 드레싱 방법을 알아야 한다. 붕대는 종류와 목적에 따른 사용원칙과 방법을 잘 숙지하여 응급처치할 수 있어야 한다.

학습 중점

- 상처에 따른 적절한 드레싱 사용방법을 이해하며 설명할 수 있다.
- 지혈 시 사용하는 기구 및 드레싱 사용을 시범 보일 수 있다.
- 드레싱과 압박붕대의 적용을 설명할 수 있다.
- 응급처치 시 사용하는 삼각건, 붕대 등의 쓰임을 알고 실제 적용할 수 있다.
- 드레싱과 붕대의 종류에 따른 특징 및 사용법을 숙하하여 적용할 수 있다.

용어 정의

- **드레싱(Dressing) :** 외상이나 염증 따위를 약품이나 거즈, 붕대 등을 사용하여 치료하는 것
- **감염(Infection) :** 인체에 해로운 세균들이 우리 몸의 자연적인 방어벽을 뚫고 인체 내로 침입한 상태
- **소독(Disinfection) :** 병의 감염이나 전염을 막기 위하여 병원균을 죽이는 것
- **멸균(Sterilization):** 곰팡이, 바이러스, 세균 따위의 모든 형태의 미생물을 약품이나 높은 열로 죽여 균이 없는 상태로 만드는 일
- **무균(Aseptic) :** 무감염이나 세균성 물질이 없는 상태로 소독된 것
- **손상(Injury) :** 외상으로 인해 피부와 조직의 통합성이 파괴된 것(외력이 강하게 피부와 피부 밑 조직에 작용하여 찢어지거나 피부가 과도하게 늘어나 찢어진 손상)
- **결출상(Avulsion) :** 살이 찢겨져 떨어진 상태로 늘어진 살점이 상처부위에 붙어 있기도 하고 완전히 떨어져 나가기도 하는 상처
- **삼출액(Exsudate) :** 염증이 생긴 국소에 혈관에서 액체 및 세포성분이 밖으로 나와 병소에 모이는 것을 삼출이라 하고 그때, 액체성분은 단백질의 함량이 크고 혈장에 가까운 액체 성분이 그대로 나오는 액체
- **열 절연(Heat insulation) :** 열을 차단하는 것
- **청색증(Cyanosis) :** 피부와 점막이 푸른색을 나타내는 것
- **8자대(Eight-bandage ; 맥수대) :** 주로 관절부를 중심으로 해서 이용하며, 다수의 운동이 가능하도록 마는 붕대. 사선으로 한 번은 올라가도록 하고, 한 번은 내려가도록 감는 것
- **회귀대(Regression bandage) :** 환행대를 이용해 붕대를 고정시킨 후 가운데의 붕대의 처음과 끝이 오게 하면서 양쪽으로 한 번씩 번갈아 가며 붕대를 앞에서 뒤로 감아 나감. 신체말단, 절단 부위 말단 머리에 적용
- **붕대(Bandage) :** 상처나 부스럼 따위를 감싸 매는 데 쓰이는 소독한 천
- **삼각붕대(Triangle Scarf) :** 상처를 고정시키기 위해 삼각형으로 된 천 통상 삼각건이라 함.
- **밴드(Band) :** 반창고를 말함. 상처나 부스럼 따위를 감싸 매는 데 쓰이는 소독한 천으로 잘 늘어나고 바람이 잘 통하는 면포나 거즈를 사용하여 만듬. 대일밴드에서 처음으로 지금 사용하고 있는 밴드를 출시하였기 때문에 대일밴드라는 공통어를 사용함.
- **거즈(gauze) :** 하나의 실로 성기게 짠 평직 면직물로 소독한 것은 붕대 및 의료용으로 사용 함.

▶ 반창고는 1900년대 미국의 어얼 딕슨이라는 사람에 의해서 개발되었다. 최초에는 자신이 직접 혼자서도 치료를 할 수 있는 반창고를 만들기 위해 한쪽 면이 끈적한 외과 치료용 테이프와 거즈 한 조각을 패드 안쪽에 포개고 난 후 그것을 테이의 중간에 얹는 방법으로 만들어 사용한 것이 지금의 밴드 반창고가 되었다.

드레싱과 붕대법

CHAPTER 12

1. 드레싱(Dressing)

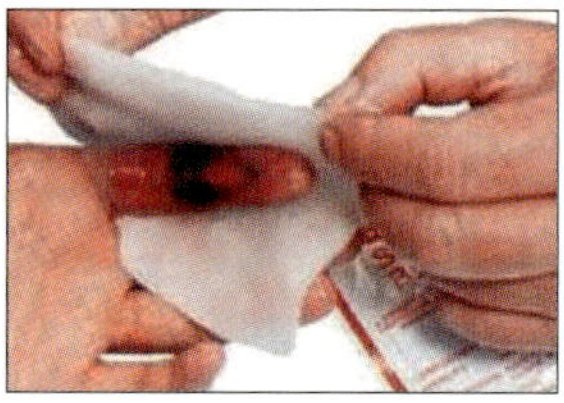

드레싱은 상처부위에 거즈나 접착밴드를 사용하여 상처가 더 이상 감염되지 않도록 도와주는 것을 말한다. 즉, 드레싱은 상처로 인해 생긴 피와 분비물을 흡수하고 지혈을 돕고, 통증의 감소와 예방을 위해 사용하는 것이다. 따라서 감염을 최소화하기 위해 소독된 무균 드레싱을 사용하여야 한다. 하지만 위급한 경우 사고 현장에서 소독된 드레싱이 없다면 깨끗한 천(손수건, 수건 등)을 사용한다. 이때 드레싱은 상처 부위보다 크고 두꺼운 것으로 상처 위에 골고루 압박이 가능하며 부드럽고 흡수성이 있는 것이어야 한다.

1) 드레싱의 사용 목적

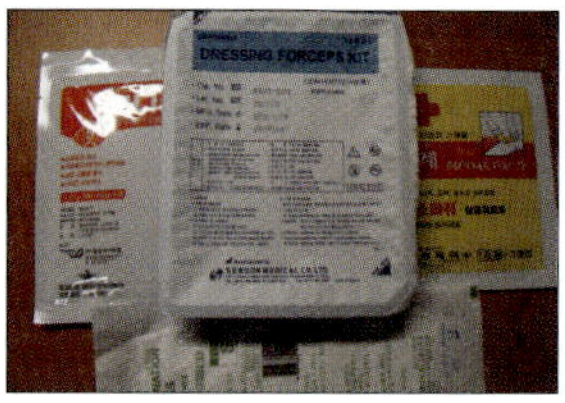

드레싱은 출혈 방지 및 감염과 오염을 방지하기 위해 사용하며, 추가 손상으로부터 상처를 보호하기 위해 사용한다.

- 혈액과 체액을 흡수하며, 상처부위를 지지한다.
- 상처부위에 열 절현연효과를 증진시켜 상처치유에 도움을 준다.
- 드레싱과 상처간의 높은 습도 유지하여 상처에 거부감을 줄인다.

2) 드레싱의 종류

상처 보호 위해 사용되는 드레싱에는 거즈 패드, 접착밴드 드레싱, 외상용 드레싱 등이 있다.

거즈 패드	작은 상처에 사용, 크기별(5 × 5 cm, 10 × 10 cm 등)로 나뉘어서 무균포장 되어 있으며, 체액이 많은 화상이나 분비물이 있는 상처에 주로 사용	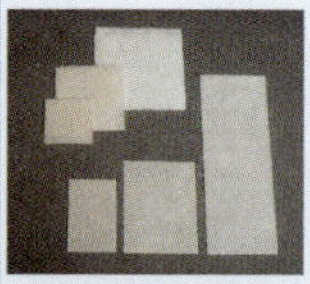
접착 밴드	혈액이나 체액이 응고 되었을 때 혹은 작게 베인 상처 및 찰과상에 무균 드레싱과 붕대를 혼합한 형태로 사용. 일회용 밴드	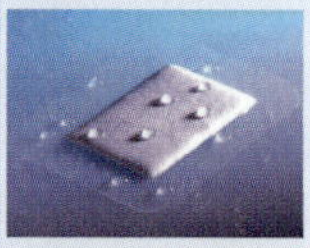
외상 드레싱	크고 두꺼우며 흡수성 소재로 소독되어 있음. 출혈이 심한 베인 상처나 결출상에 유용하게 사용	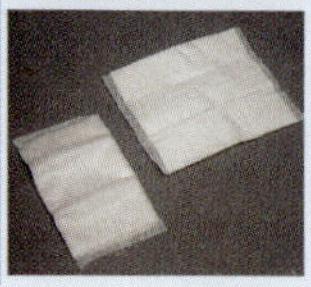

3) 드레싱 방법

드레싱과 붕대를 사용하기 전에 가능하면 손을 씻고, 의료용 장갑을 착용한 후 응급처치를 한다.

- 상처를 덮을 만큼 충분한 크기의 무균드레싱을 사용하고, 상처 바로 위에 드레싱 한다.
- 무균 드레싱이 없다면 깨끗한 천(손수건, 수건, 세탁한 천)을 이용하여 드레싱 한다.
- 두껍고 부드러우며, 흡수성이 있는 드레싱을 사용한다.
- 드레싱 후에는 붕대나 반창고를 사용하여 고정하여 준다.

4) 드레싱 응급처치

현장에서 드레싱 응급처치를 하는 경우와 방법은 다음과 같다.

드레싱 현장 응급처치

무균 드레싱	무균드레싱은 붕대가 달린 드레싱 패드를 말한다. 무균 드레싱은 다양한 크기가 있고 낱개로 잘 포장되어 있다. ▶ 만일 포장이 파손되면, 그 드레싱은 더 이상 무균상태가 아니다.	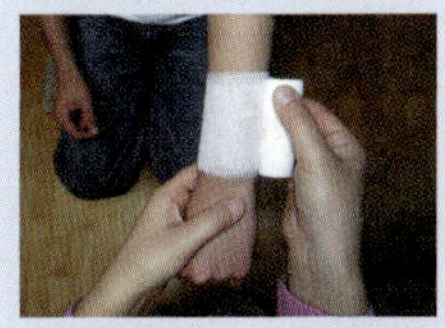
거즈 드레싱	거즈를 몇 겹으로 접어서 만들며, 부드럽고 유연하게 상처를 감쌀 수 있다. 무균 드레싱이 없으면 거즈패드를 사용할 수 있다. ▶ 거즈에 면 패드를 대어 혈액이나 분비물을 흡수할 수 있게 한다.	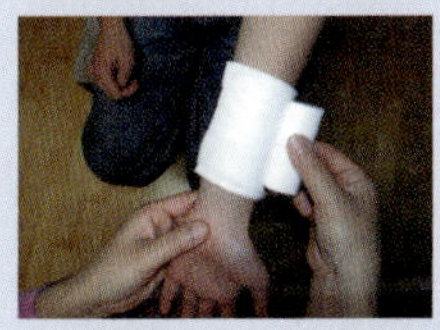
접착 드레싱	흔히 반창고(밴드)를 이용하는 것으로 반창고에 거즈나 셀룰로오스 패드가 부착되어 작은 상처에 사용할 수 있도록 만들어졌다. ▶ 현장에서 사용이 가능하도록 다양한 크기로 포장되어 판매되고 있다.	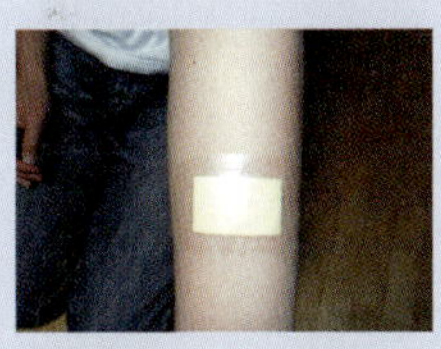
현장 드레싱	준비된 드레싱 재료가 없다면 현장에서 구입 가능한 깨끗한 재료를 이용하여 드레싱을 한다. 잔털이 많거나 상처에 부착되어 떨어지지 않을 재료는 가능하면 사용하지 않는다.	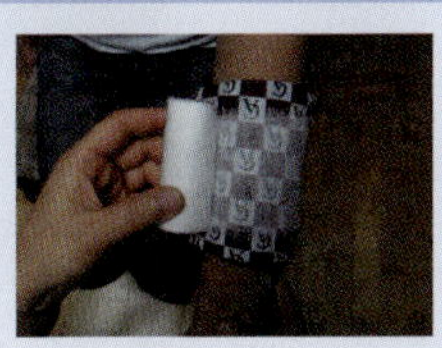

드레싱 응급처치 시 주의사항

- 솜뭉치나 약솜은 드레싱으로 사용하지 않는다(상처에 엉겨 붙어 제거하기 힘듦).
- 피가 멈출 때까지 젖은 드레싱을 떼지 않는다.
- 출혈이 계속되면 멈출 때까지 드레싱을 계속 그 위에 덧대면서 압박한다.
- 깨끗한 천이 없을 경우 상처 닿는 면을 다리미로 살균하여 사용한다.

2. 붕대(Bandage)

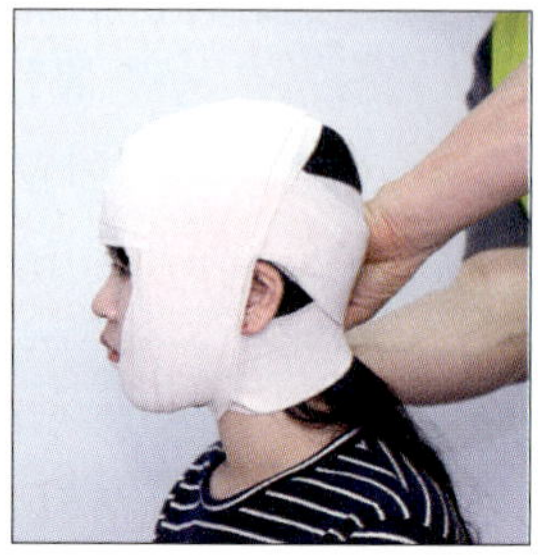

붕대는 신체의 어떠한 부분이라도 감쌀 수 있다. 즉, 붕대는 드레싱을 상처에 붙어있게 하거나 고정하기 위해 사용되는 소독한 헝겊으로 지혈을 위해 상처에 압박을 가하고, 부목 및 드레싱을 유지할 목적으로 사용한다. 붕대는 신축성 있고 바람이 잘 통하는 면포, 거즈 따위로 만들며, 더러운 것으로부터 상처부위를 보호하거나 출혈을 멈추게 하기 위해 사용되므로 깨끗한 것을 사용해야 하지만, 반드시 소독할 필요는 없다. 붕대는 너무 조이지 않으면서 풀어지지 않게 묶어야 하며, 자주 검사하여 필요하면 느슨하게 해준다. 또 젖은 붕대는 마르면 상처를 조이기 때문에 사용하지 않는다.

1) 붕대의 용도

붕대는 부목 또는 드레싱을 제자리에 고정시키고, 국부적으로 압박하여 지혈을 시키는 용도로 사용한다.

- 부종을 억제하거나 예방한다.
- 신체의 사지나 관절을 고정시키거나 약한 부분을 지지한다.
- 상처의 삼출액을 흡수하고, 감염으로부터 보호한다.

2) 붕대의 종류

환부를 보호하고 고정하거나, 관절을 보호하고 피로를 덜기 위하여 감는 의료용 보조장구로 그 종류는 다음과 같다.

삼각 붕대 (삼각건)	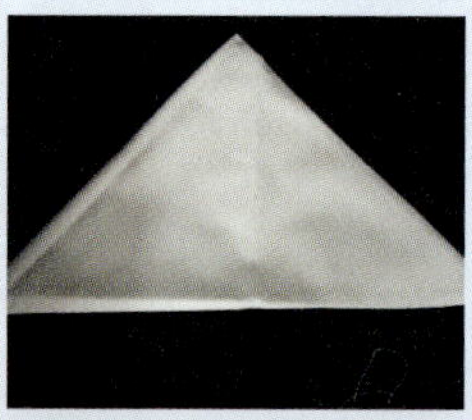	손, 발, 어깨, 가슴 등에 상처, 골절, 탈구 부위의 드레싱을 유지시키거나 뼈 또는 관절을 고정시키거나 손 혹은 팔꿈치를 받쳐주는 삼각 모양의 천으로, 응급 시에 즉석에서 적절한 크기로 만들어 사용할 수 있다. 반창고가 없어도 드레싱을 고정할 수 있어 편리하다.
롤 붕대 (탄력붕대)	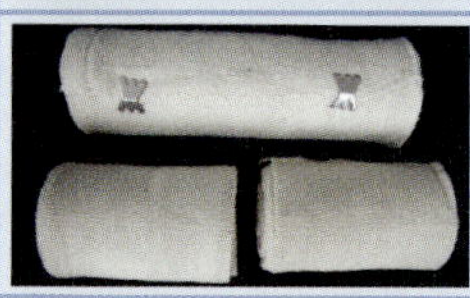	드레싱을 유지하고 손상부위를 지지하며, 지혈하도록 압력을 가하고, 손상부위를 고정하기 위하여 사용된 부목을 유지하기 위해 사용하며, 신축성이 있고 거즈와 유사한 재질로 되어 있으며 폭이 다양하다.
접착식 테이프 (반창고)	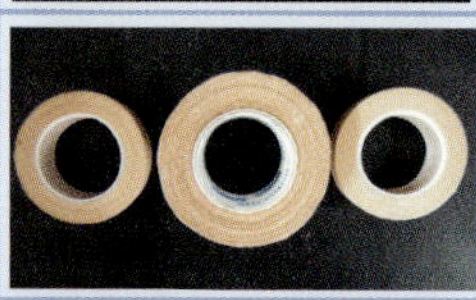	여러 가지 폭을 가지고 주로 롤 붕대를 고정하거나 작은 드레싱을 고정 시 사용(알레르기 있는 사람은 특수 피부 테이프를 사용)
접착 붕대	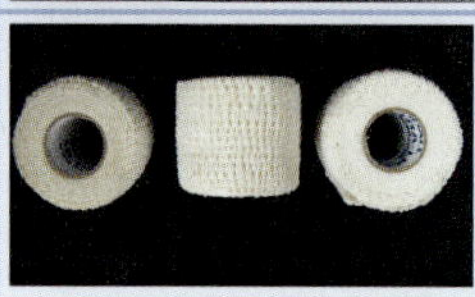	작은 절상이나 찰과상에 사용하는데 드레싱과 붕대의 혼합형으로 폭이 다양하며, 접착성질이 있어 고정되며, 사용하기에도 편리하다.

3) 붕대 적용 부위

붕대는 통상 4가지 정도로 구분한다. 사용 전에 붕대가 탄탄히 감겨 있는지, 적당한 폭인지 확인한다. 신체의 각 부위마다 적당 한 폭의 붕대가 필요하다. 붕대는 너무 좁은 것보다 약간 넓은 것이 낫다.

- 2인치(약 5 cm) : 손, 발, 손가락, 발가락에 사용
- 3인치(약 8 cm) : 손목, 발목에 사용
- 4인치(약 10 cm) : 팔(상지)에 사용
- 6인치(약 13 cm) : 다리(하지), 배(복부)에 사용

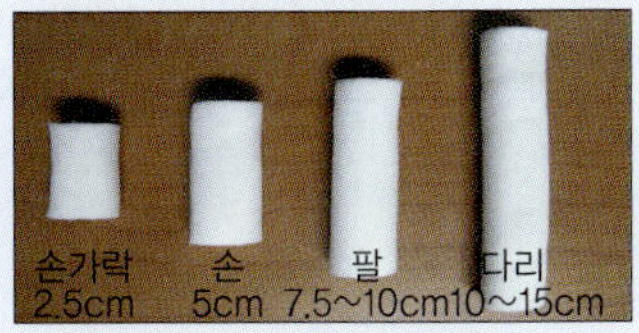

4) 붕대 고정 방법

롤 붕대의 고정은 특수클립, 안전핀, 반창고 등을 사용하며, 아무것도 없으면 간단하게 끼워 넣기나 붕대를 갈라 직접 묶는 방법이 있다.

반창고	붕대클립	핀이용	끼워 넣기
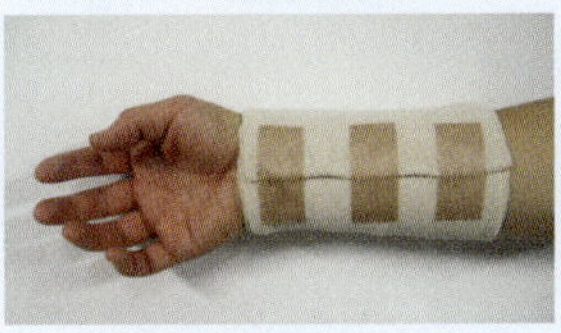	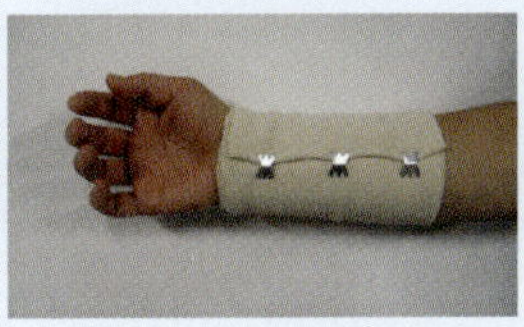	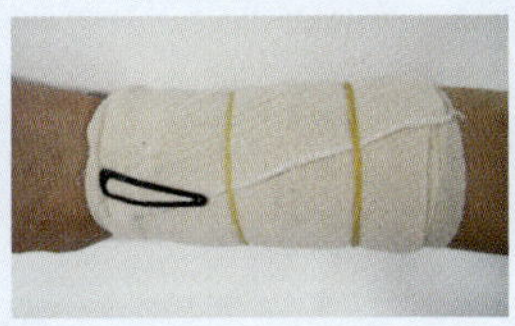	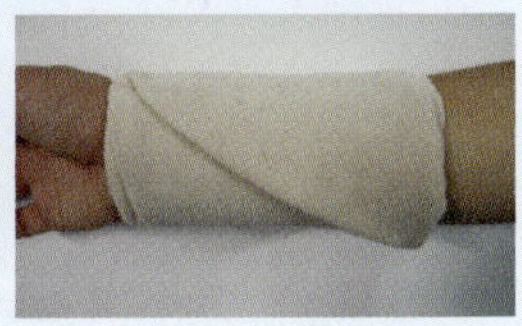

5) 붕대 사용의 일반적 원칙

환자에게 붕대 사용의 필요성을 설명하고, 가장 편안한 자세(앉거나 눕힘)로 눕히고 상처부위를 심장보다 높게 유지한 후에 붕대를 감는다.

- 오른손으로 잡고 좌우로 돌리고, 말단 중앙 쪽으로 감고 붕대를 하늘로 향한다.
- 관절 부위는 약간 구부린 상태로 정상 체위를 유지하여 붕대를 감는다.
- 뼈의 돌출 부위와 함몰 부위에는 패드를 넣어 피부에 통증과 마찰을 방지한다.
- 겹치는 간격이 균일하고, 조이지 않을 정도(손가락 두 마디 공간 정도)로 감는다.

붕대 사용 시 주의사항

- 신체의 말단 부위에서 중심부위로 감으며, 너무 단단하게 매지 않는다.
- 붕대의 시작과 끝은 상처부위나 압박 받는 부위를 피하여 매듭을 한다.
- 노출된 신체 말초 부위를 주의깊게 관찰하면서 항상 사지의 맥박을 점검한다.

✚ 붕대 사용 후 혈액순환이 잘 되는지 피부색의 변화를 통해 확인한다. 손톱이나 발톱에 청색증이 나타나고, 피부에 감각이 없고 손가락이나 발가락을 움직일 수 없다면 붕대를 풀어서 느슨하게 다시 감는다.

6) 붕대 종류에 따른 사용법

(1) 압박붕대 사용법

일반적으로 붕대 감기 방법에는 다음의 4가지 방법을 사용한다.

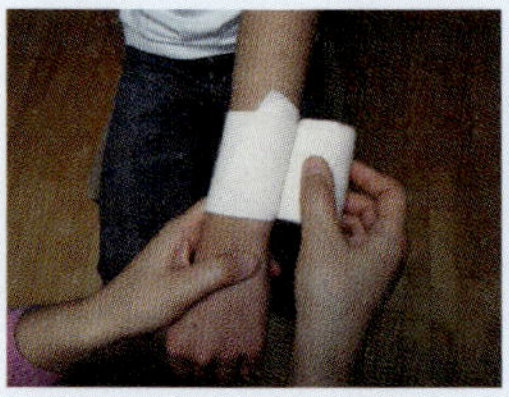	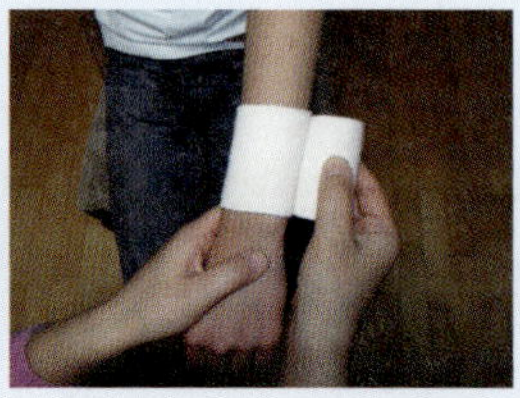	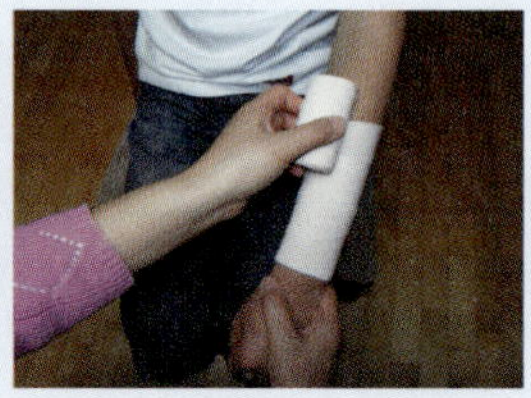	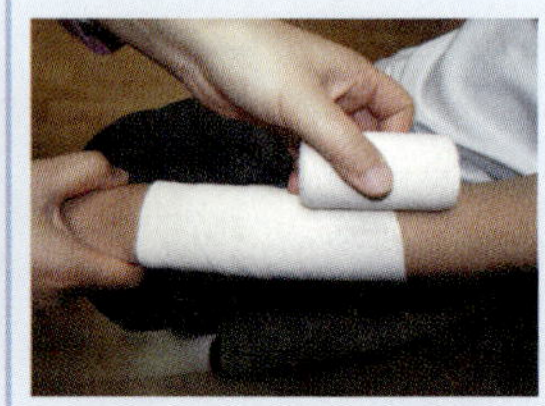
환행대 : 붕대 매기의 기본이며, 붕대 끝부분을 부상부위의 아래 또는 위에 매고 안쪽에서 바깥쪽으로 한 자리에서 여러 번 돌려 감는다.		**나선대** : 팔, 다리, 손가락 등 비교적 굵기가 고른 부위에 환행대로 감은 후 붕대 너비의 1/2~1/3 이상 겹치는 방법으로 평행하게 감는다.	
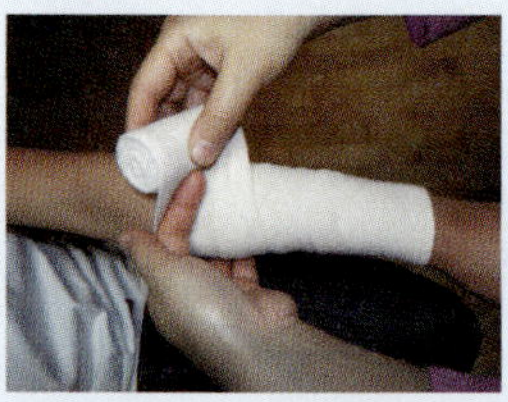	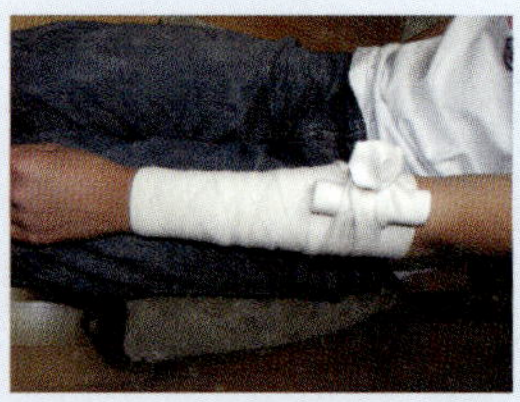	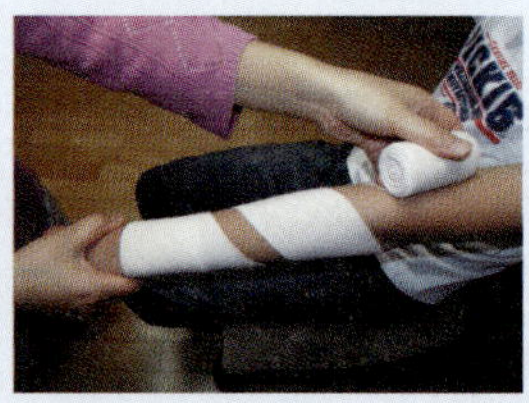	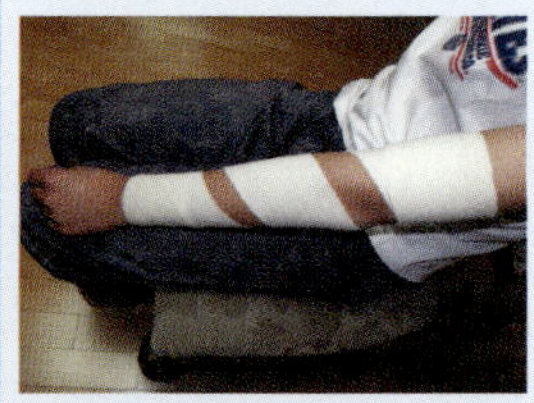
절전대 : 굵기가 다른 다리의 하부나 전박에는 붕대를 감을 때마다 뒤집어 감아 붕대가 흘러내리지 않도록 2/3~3/4정도 서로 겹치게 감는다.		**사행대** : 큰 거즈나 부목을 고정할 때 사용하며, 처음 감은 환행대에 붕대가 포개지지 않도록 하여 붕대의 너비의 간격을 벌려 나선 모양으로 감아올리고 감아 내린다.	

✚ 붕대 감기의 끝맺음을 할 때는 상처부위를 피하여 한번 똑바로 감고 끝을 고정한다.

(2) 손가락 부목 응급처치

손가락 부목(Finger cover splint)을 사용하여 환부를 고정 지지한다. 가볍게 고정하는데 유용하지만, 충분한 압박을 가할 수 없어 상처를 지혈하지는 못한다.

손가락부목 모습	손가락을 부목에 끼움	부목을 반창고로 지지
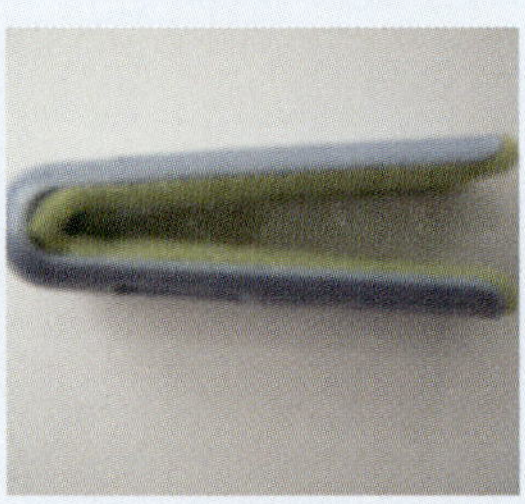	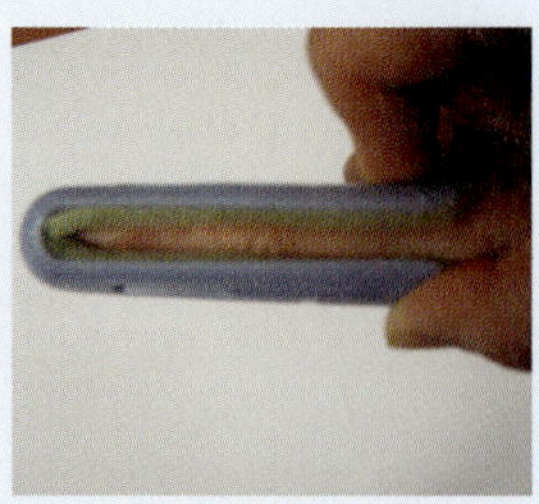	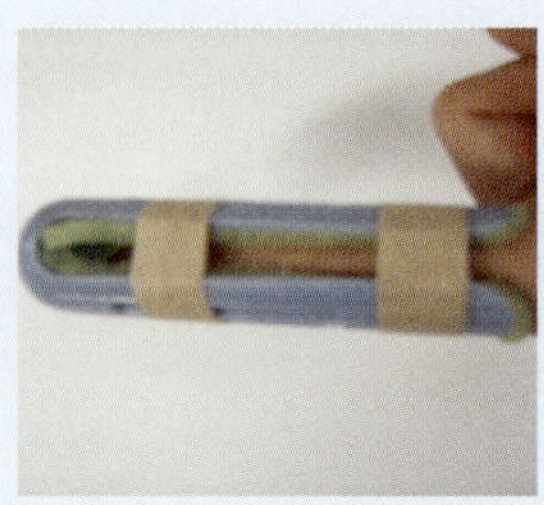

7) 붕대 사용

(1) 팔꿈치(무릎)붕대 응급처치

팔꿈치에 붕대를 감을 때 항상 관절 양쪽으로 충분히 넓게 감아 압박을 균일하게 한다. 무릎에도 동일하게 사용할 수 있다.

구분	방법	사진
팔꿈치 감기	• 관절을 약간 구부린 자세로 유지한다. • 붕대의 끝을 관절에 두고 팔꿈치나 무릎의 상처부위를 감싸고, 관절의 중심을 기점으로 하여 감는다. • 관절의 아래 · 위로 돌리며 감은 붕대의 2/3를 덮으면서 감는다. • 혈액순환에 지장이 있으니 붕대를 너무 꽉 조이게 감지 않고 손가락 2개가 들어갈 정도로 감는다.	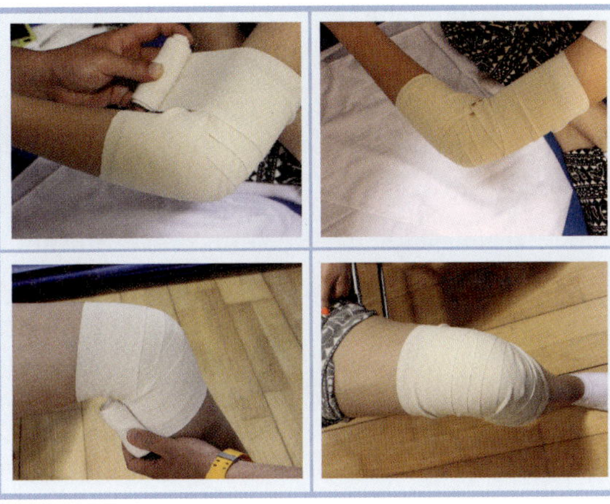
무릎 감기		

(2) 손(발)에 붕대 응급처치

롤 붕대는 손이나 발을 드레싱으로 고정시키기 위해, 삐거나 좌상 입은 손목, 발목을 지지하는데 사용한다. 부상부위에 압박을 가하기 위해 관절 부위를 충분히 감싸 준다.

구분	방법	사진
손붕대 감기	• 환자가 자신의 상처부위를 지지하게 한다. • 손(발)목에서부터 붕대를 감기 시작한다. • 손바닥(발바닥)과 손등을 감싸며 사선으로 감는다. • 마지막은 손(발)목에서 마무리 한다. • 혈액순환의 상태를 확인한다.	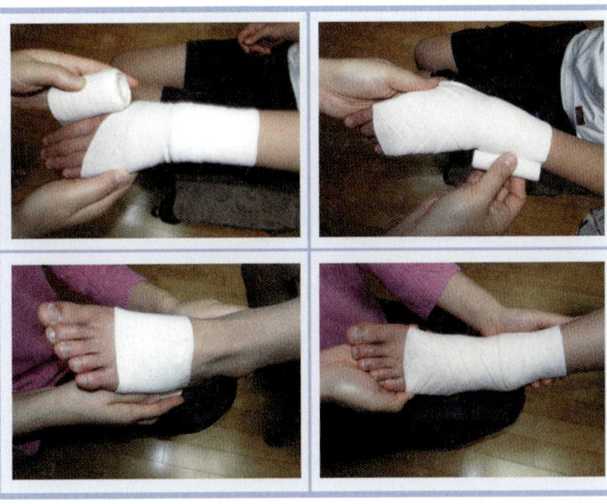
발붕대 감기		

부종이 생겼을때 얼음주머니 사용법

- 비닐주머니의 절반 정도에 각진 얼음이나 조각난 얼음을 채운다.
- 부상부위에 얼음주머니를 놓고 압력을 가한다.
- 10~15분간 상처부위를 찜질하고 필요하면 얼음을 보충한다.

(3) 아래턱의 붕대 응급처치

하악골 손상의 응급처치는 다음과 같은 순서로 양쪽 귀가 노출되도록 8자로 교차하면서 붕대를 감아준다.

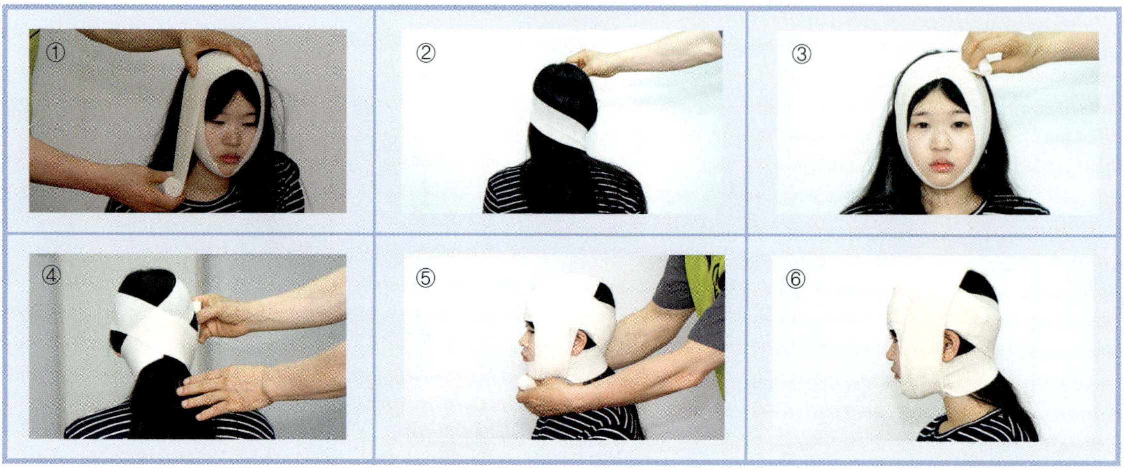

✚ 목 부위를 감을 때 호흡에 지장을 줄 수 있으므로 주의한다.

(4) 머리의 붕대 응급처치

머리에 상해를 입었을 경우, 무균 드레싱을 반창고로 고정한 후 붕대를 이용하여 회귀하면서 다음과 같은 순서에 따라 감아서 고정한다(회귀대).

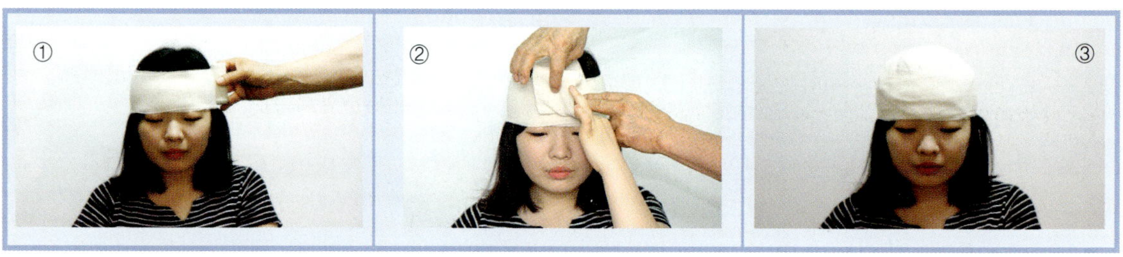

(5) 한쪽 눈의 교차 붕대 응급처치

한쪽 눈에 상해를 입었을 때에는 무균 거즈로 손상된 눈을 보호하고, 반창고로 고정한 후 다음과 같이 붕대로 고정을 한다. 이때 눈에 압박감을 주지 않도록 한다.

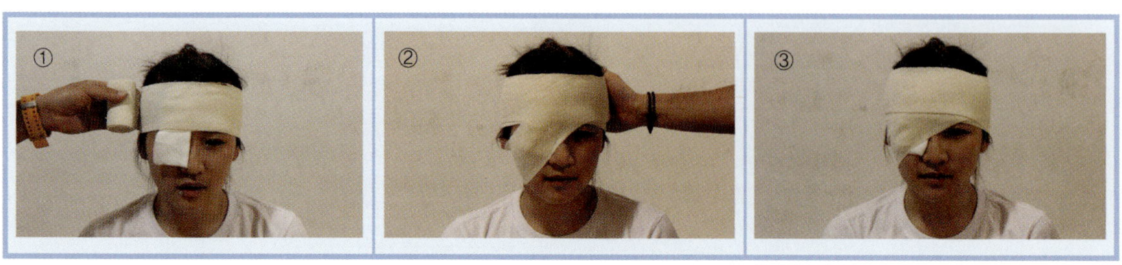

(6) 절단된 부위에 붕대 감기

절단된 부위에 붕대를 감는 방법은 먼저 환행대로 붕대를 고정한 후, 절단부위의 전후를 회귀하면서 보호해 주고, 노출되는 피부가 없도록 붕대를 감아 고정해준다.

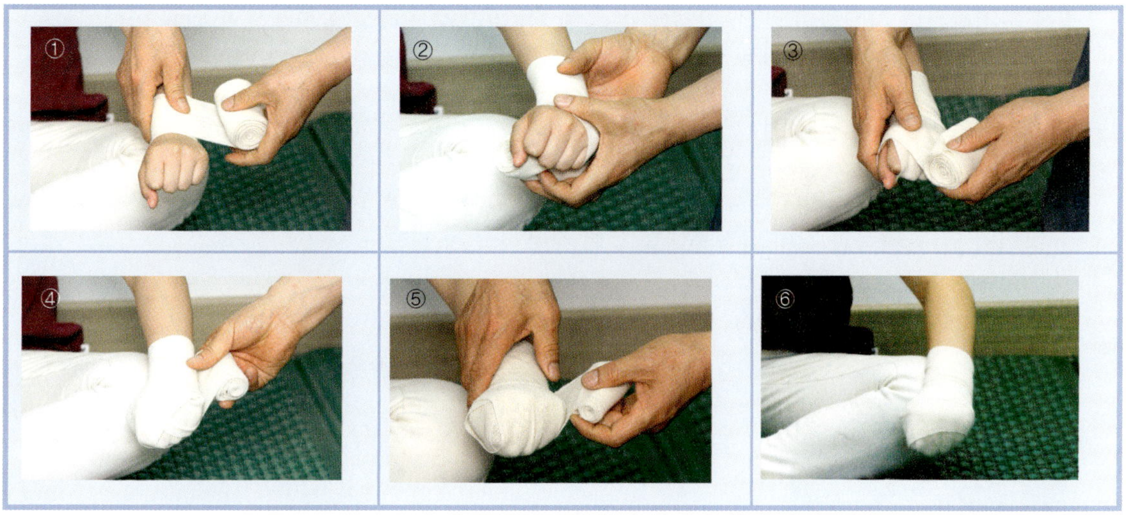

(7) 찔린 물체 고정붕대 응급처치

찔린 물체의 상태를 유지하면서 드레싱을 고정한다. 붕대로 드레싱 부위를 위 아래로 감싸면서 고정하고, 혈액순환 상태를 확인한다.

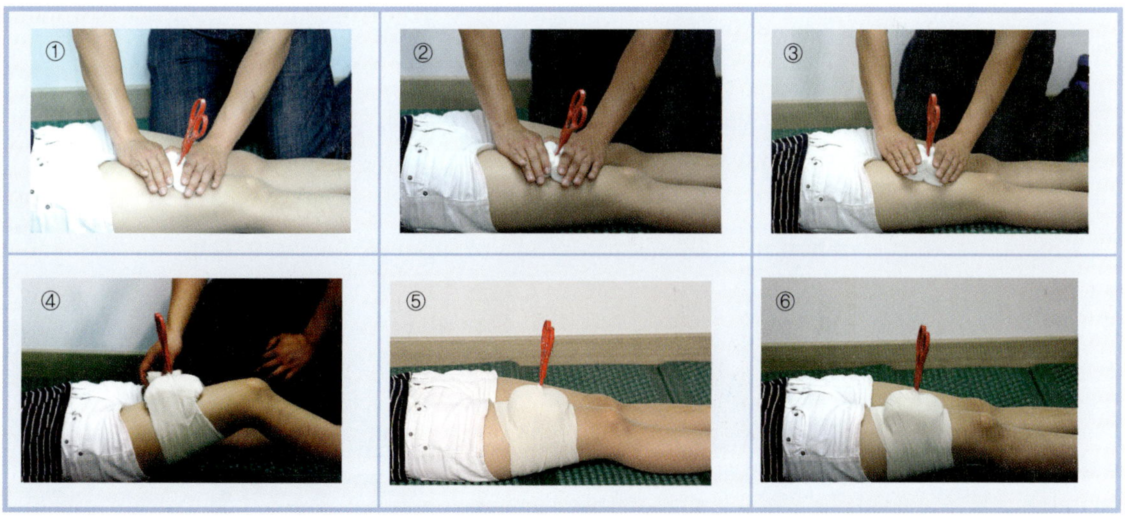

✚ 이물질을 움직이거나 제거하지 않는다. 삽입된 이물질의 바로 위 피부나 바로 인접한 조직 위에는 압력을 가하지 말아야 한다. 삽인된 이물질은 절대로 제거하지 말아야 하지만, 이물질이 경부의 상기도(upper airway)를 폐쇄하는 경우와 뺨을 관통하여 출혈이 심한 경우에는 이물질을 제거해야 한다.

3. 삼각붕대(Triangle Scarf)

삼각붕대는 부상자의 응급 치료에 붕대 대용으로 쓰는 삼각형의 헝겊을 말하며, 정사각형의 튼튼한 헝겊을 대각선으로 자르거나 반으로 접어 사용한다. 접은 상태에서는 사지의 지지나 부피 큰 드레싱을 고정하는데 사용하며, 펼친 상태에서는 손, 발, 머리의 드레싱을 고정하기 위해 어깨에 메는 붕대로 사용한다. 일반적으로 붕대로는 감기 어려운 머리, 가슴, 어깨 부위를 쌀 때 사용한다.

1) 삼각붕대의 명칭과 보관법

삼각붕대를 삼각건이라고도 한다. 용도에 따라 삼각붕대를 접어서 사용하는 방법과 펴서 사용하는 방법이 있다. 다음과 같이 삼각붕대를 접어 사용하고, 보관한다.

삼각붕대 명칭		삼각붕대 보관법	
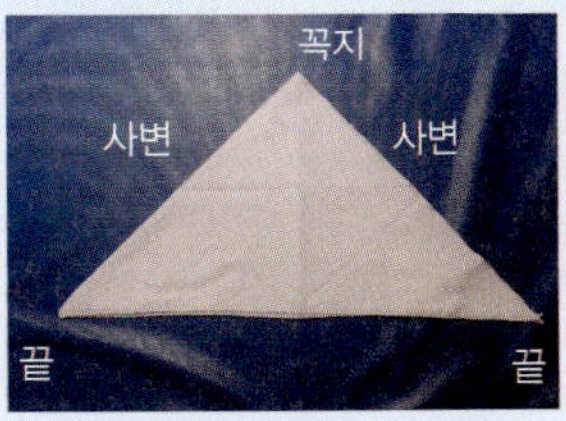 편 삼각건	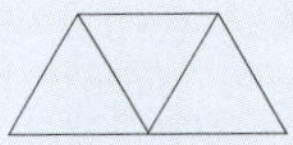 1절 접은 삼각건 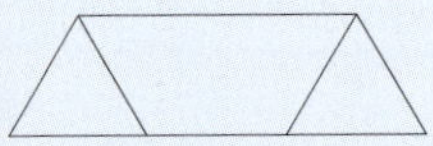 2절 접은 삼각건  3절 접은 삼각건	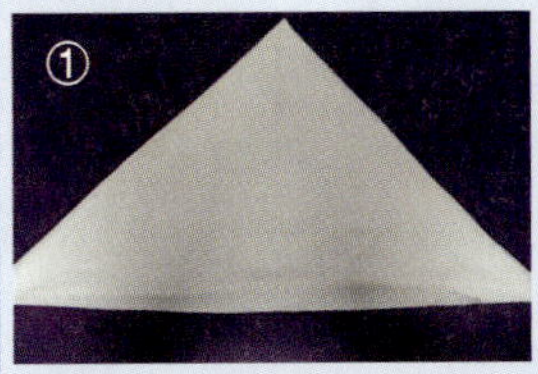 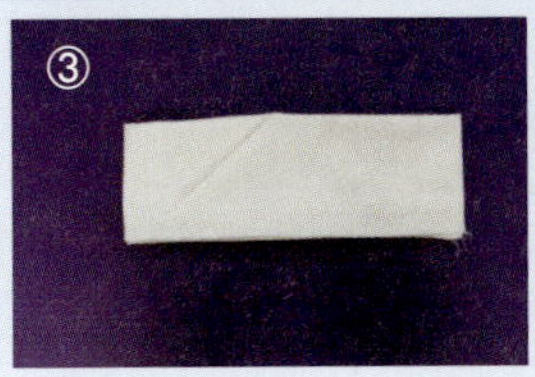 	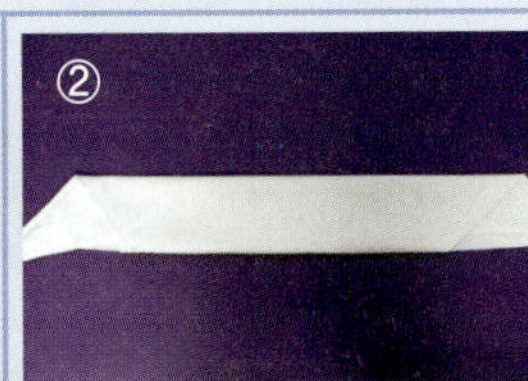 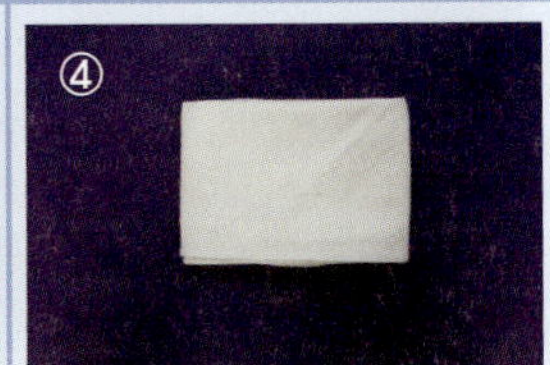

2) 삼각붕대의 사각매듭법

사각 매듭은 매듭을 묶고 난 뒤에 쉽게 풀기 위한 방법이며, 응급상황에서 신속하게 풀 수 있도록 매듭묶기와 풀기를 다음과 같은 방법으로 한다.

매듭 묶기		매듭 풀기	
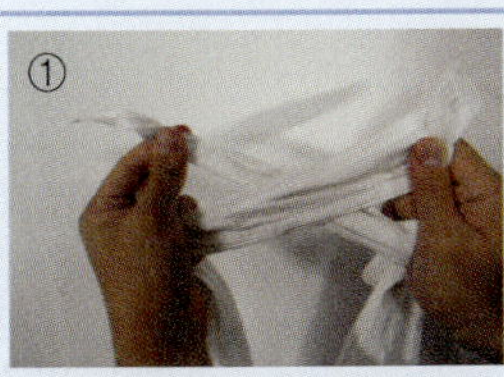 	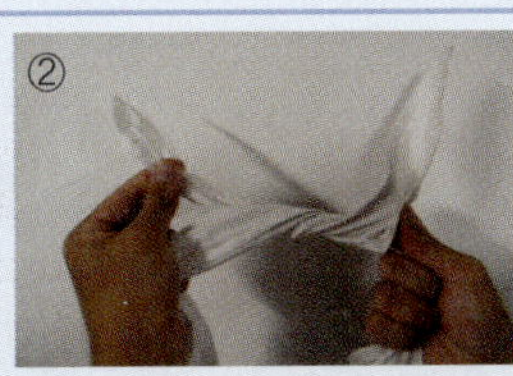 	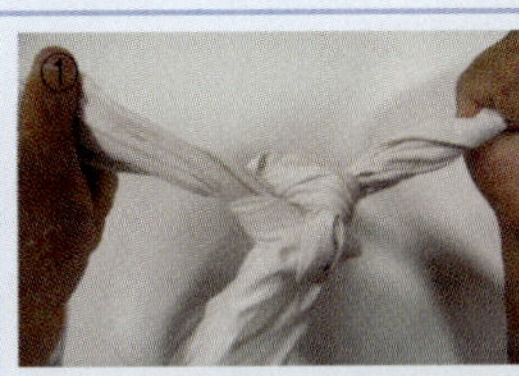 	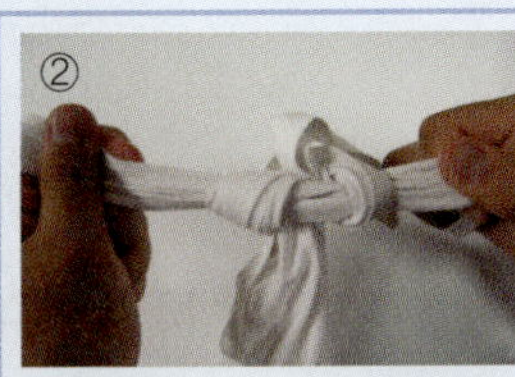
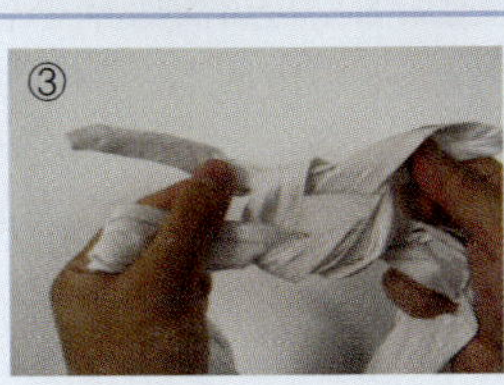 	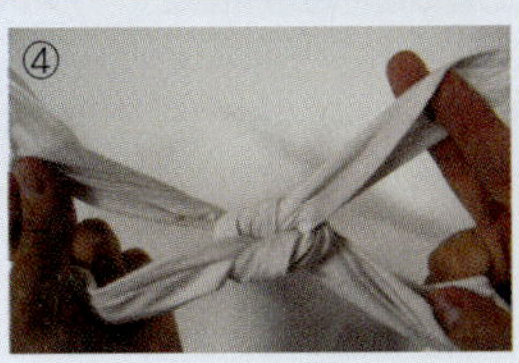 	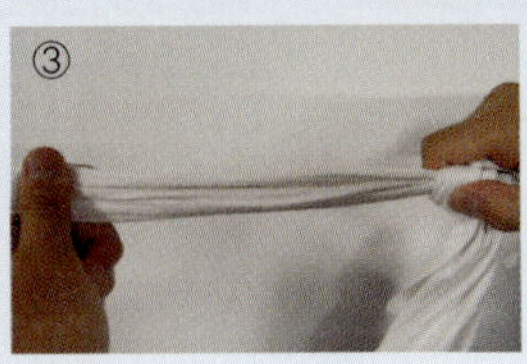 	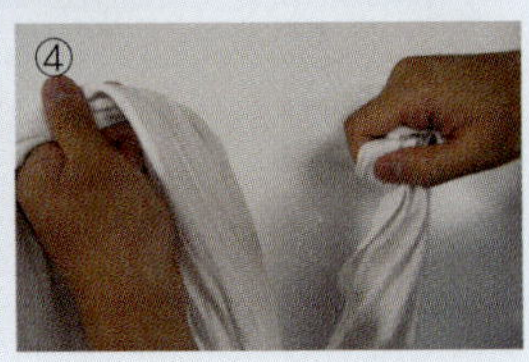

3) 삼각붕대 응급처치

손상부위에 적절한 삼각붕대 사용방법을 선택하여 손상부위와 드레싱을 고정한다. 그리고 부상자가 불편함을 호소하지 않고 견고해야 하며, 미관상으로도 단정해야 한다.

(1) 손(발) 응급처치

펼친 삼각붕대는 손과 발의 드레싱을 고정시킬 수는 있으나, 출혈을 억제할 정도의 압박을 가하지는 못한다.

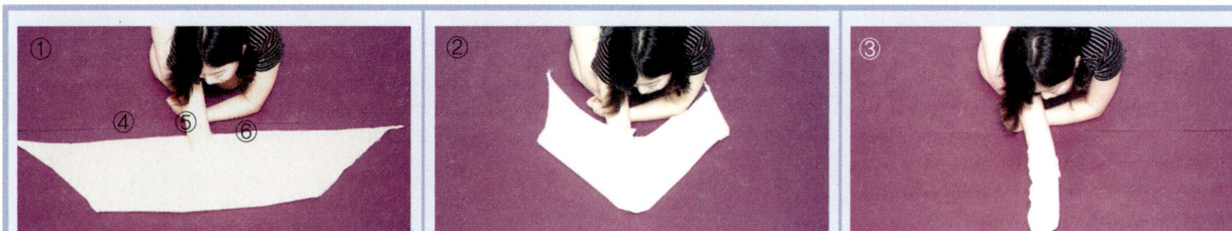

삼각붕대를 펴놓고 손가락이 삼각의 정점부분을 향하게 하여 그 위에 환자의 손을 놓는다. 삼각붕대가 두 끝을 서로 반대 방향으로 손목을 둘러 감아 정점 위에서 맞매듭을 묶고, 정점을 끌어당겨 삼각붕대가 단단히 되게 한 다음 정점을 매듭 위로 덮고 안으로 끼워 넣는다.

(2) 머리 응급처치

삼각붕대를 사용하여 머리나 이마의 출혈을 지혈하고, 상처부위를 고정한다. 머리에 댄 드레싱을 제자리에 고정시키는데 사용할 수 있으나, 출혈을 억제할 정도의 압박을 가할 수 없는 단점이 있다.

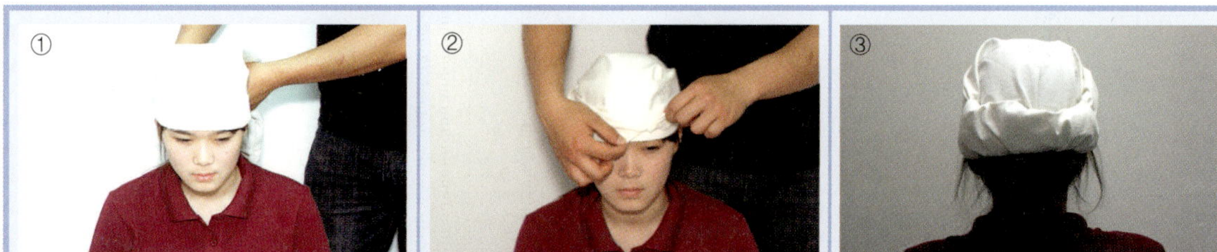

삼각붕대의 밑변을 3~5 cm 폭으로 접어서 접은 부분의 중심이 이마 중앙의 눈썹 위에 오도록 한다. 삼각붕대의 양끝을 머리 뒤로 돌려 감고, 교차하여 다시 앞으로 오게 하여 이마의 중앙에서 묶는다.

붕대 사용 후 혈액 순환 확인 방법

- 의료진이 도착할 때까지 붕대 감은 직후 10분 마다 혈액순환을 점검한다.
- 부상 후 부종으로 붕대가 꽉 조이게 되어 혈액순환 장애를 일으키므로 혈액순환의 재점검이 필요하다.
  - 모세혈관 재충혈의 상태를 수시로 확인하기 위하여 너무 꽉 쪼이지 않게 묶되, 손가락과 발가락의 한 마디 정도를 노출시킨다.

(3) 거상 걸대로 사용

팔 부위를 다친 환자에게 사용하며, 응급처치 후 옷핀 등을 이용하여 관절부위를 추가로 고정해 준다.

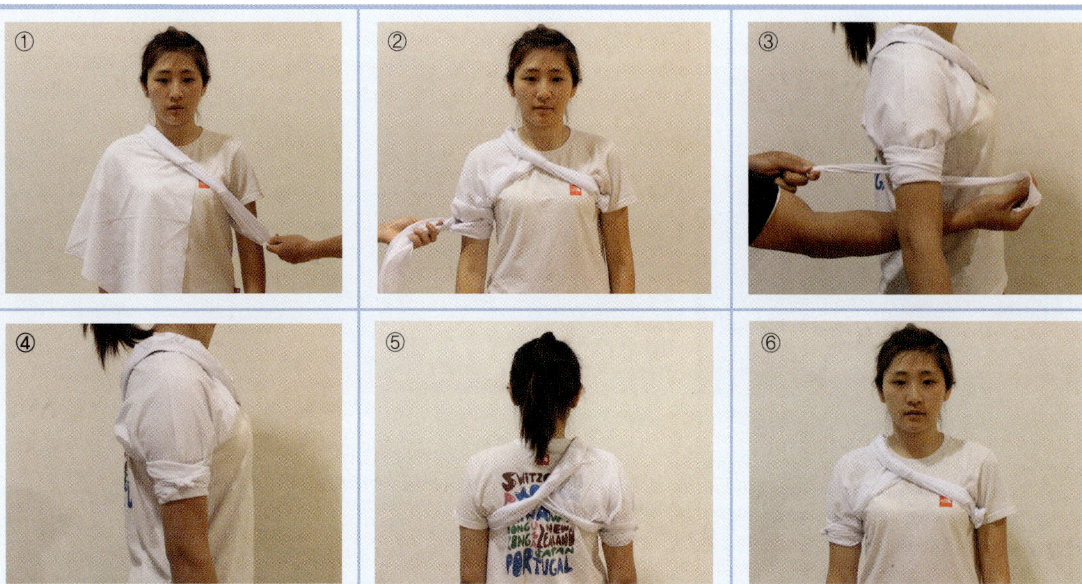

손을 올린 자세로 팔목을 지지한다. 아래팔의 상처를 고정하고, 출혈을 억제하기 위해 사용한다. 화상 상처의 부종을 막기 위해서 사용하거나 단순 골절이나 다발성 골절에도 사용한다.

(4) 팔걸이 응급처치

팔걸이는 어깨손상 시 팔을 지지하거나 고정시키기 위하여 사용한다. 팔을 올린 상태에서 상박을 지지하는 것으로 출혈을 억제하며, 화상 상처에 부종을 막기 위해 하기도 한다.

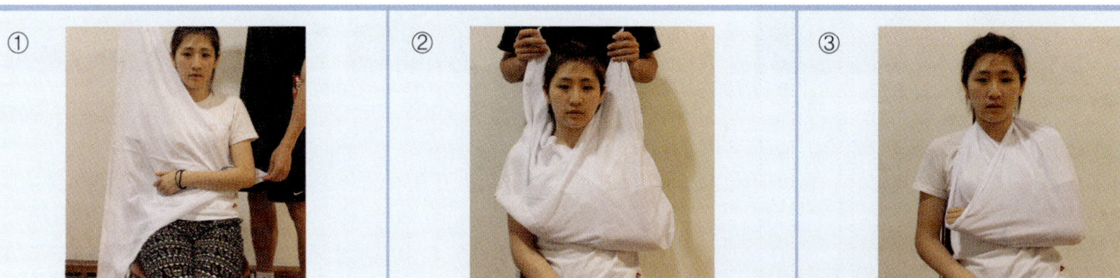

삼각붕대의 한 쪽 끝을 부상당하지 않은 어깨에 걸치고, 다른 한 쪽 끝은 가슴 앞에 늘어뜨리고, 삼각붕대 꼭지점은 부상당한 팔꿈치 밑에 둔다. 부상당한 팔을 L자로 가슴에 붙이고, 앞으로 늘어뜨린 삼각붕대의 끝을 잡고 팔을 감싸면서 부상당한 쪽 어깨로 가져가 목 뒤를 지나 다치지 않은 쪽 어깨선 앞에서 묶는다.
(손끝이 팔꿈치보다 5~10 cm 높게 함)

(5) 어깨 응급처치

어깨나 위팔에 댄 넓은 드레싱을 고정하기 위하여 사용하며, 두 개의 삼각붕대를 사용할 경우 그 중 한 개는 좁게 접는다(엉덩이 처치도 어깨 처치와 같은 방법으로 함).

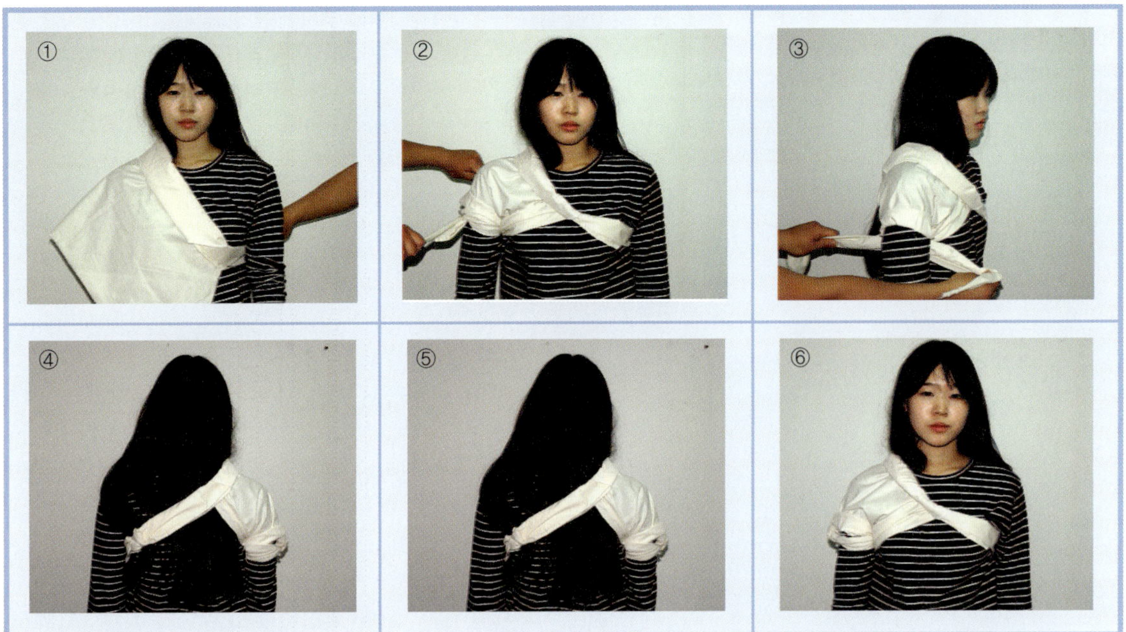

펴 놓은 삼각붕대 꼭지점 부근에 세 번 접은 다른 삼각붕대를 놓고 밑변이 평행하도록 하여 2~3번 접는다. 넓은 삼각붕대로 상처를 덮고, 접은 삼각붕대의 양 끝을 부상당하지 않은 쪽의 겨드랑이 바로 앞에서 묶는다. 부상당한 어깨 쪽 삼각붕대의 양 끝을 겨드랑이 밑으로 돌렸다가 다시 상완부로 돌려서 묶는다.

(6) 가슴(등) 응급처치

가슴이나 등에 총상이나 화상을 입은 경우 넓은 드레싱을 고정하기 위해 사용한다.

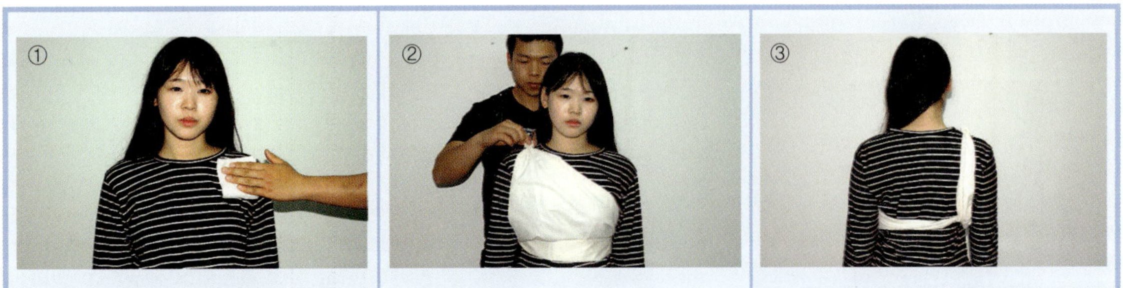

부상당한 쪽의 어깨 위로 상처를 덮으며 삼각붕대의 꼭지점을 보내고, 삼각붕대의 양끝을 등으로 돌려 부상당한 어깨 바로 밑에서 한 쪽 끝은 길게 다른 한 쪽은 짧게 하여 묶는다. 길게 남아 있는 삼각붕대의 끝을 등위로 올려서 삼각붕대의 꼭지점과 함께 어깨 위에서 묶는다.

Medicine Story 얼음과 더운물을 이용한 치료 효과

운동 중 염좌나 부종이 생길 때 통증을 경감시키고 상처 부위를 빨리 낫게 하기 위해 얼음을 이용할 것인지 더운물로 마사지를 할 것인지 잘 판단해야 한다. 치유기간을 단축시키기 위해 부상 초기에는 얼음으로 시간이 지나며 더운물을 이용하는 운동 손상시 상해처치 방법을 적용하도록 한다. 얼음과 더운물 이용을 적절히 잘 하여야 한다.

냉찜질

혈관 수축	혈류 감소로 부종예방, 염증반응 느려짐, 화농 억제
부분 마취, 근육긴장감소	통증 경감
혈액의 점도 증가	손상부위의 혈액응고 촉진
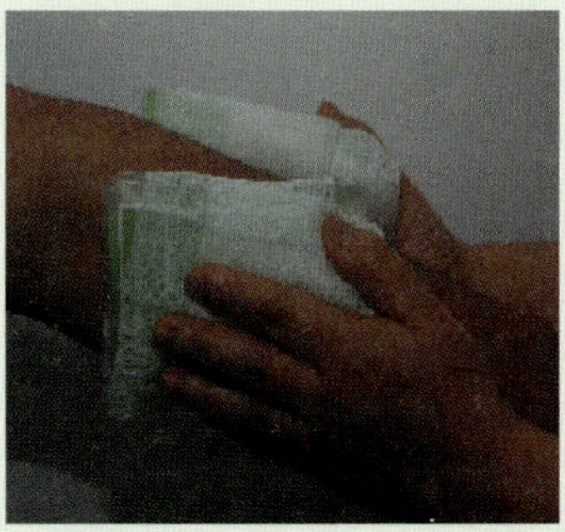	• 상처로 인한 연조직 손상의 통증 완화에 효과적이다 • 신경전달 속도를 느리게 해서 통증 자극량을 극소화하고 지각적으로 통증을 낮춘다. • 얼음물주머니를 이용한 냉 마사지법은 다리를 삐었을 경우에 많이 사용한다. • 얼음주머니와 반대측 자극법이 있다(반대측 자극법은 통증반대부위에 얼음 맛사지 해서 통증을 감소시키는 방법이다). • 얼음적용은 얼음에 대해 과민반응이 있거나 당뇨병 환자, 류마티스성 관절염 환자에게는 사용하지 않는 것이 좋다.

온찜질

혈관 확대, 순환촉진	혈류가 증가되어 노폐물 제거와 영양소 전달, 상처치유 증진
조직 대사 증진	체온의 보존, 보온 효과, 안위 증진
근육의 긴장도 완화	근육의 경직 시 통증 경감
혈액의 점도 감소	상처부위에 백혈구 등의 이동이 증진되어 혈액 응고 지연
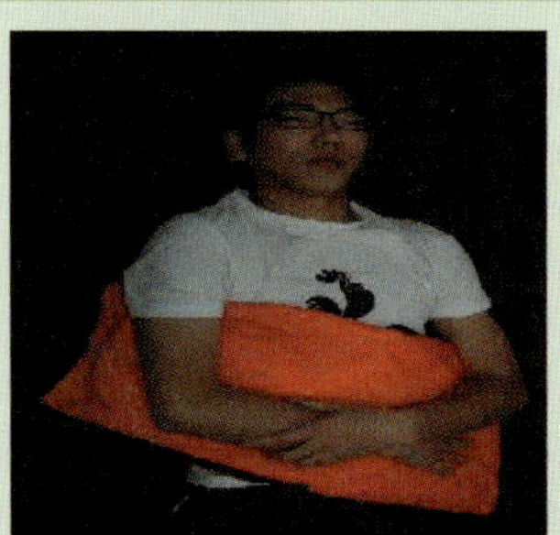	• 손상부위 혈액순환을 촉진시켜 염증산물을 제거한다. • 더운물 이용은 마사지와 마찬가지로 근육을 이완시켜 긴장과 불안을 완화시킨다. • 근육경련성 통증, 관절염 통증 등에 효과적이다. • 종류에는 더운물 주머니, electric heating pad 등이 있으나 이는 표재성 열요법으로 화상 위험이 있어 주의하여 사용해야 한다. • 초음파, 단파와 같은 심재성 열요법은 심부에까지 더운물을 적용할 수 있다.

연습문제 12

1 상처부위에 대한 드레싱을 설명한 것이다. 옳지 않은 것은?
① 거즈나 접착밴드를 사용하여 상처가 더 이상 감염되지 않도록 도와주는 것이다.
② 상처로 인해 생긴피와 분비물을 흡수하고 지혈을 돕는 것이다.
③ 통증의 감소와 예방을 위해 사용하는 것
④ 소독된 드레싱이 없다면 물로 소독만 해준다.

2 드레싱의 종류 중 아닌 것은?
① 거즈 패드 ② 접착 밴드 드레싱
③ 외상용 드레싱 ④ 깨끗한 천

3 드레싱 방법 중 옳지 않은 것은?
① 드레싱과 붕대를 사용하기 전에 가능하면 손을 씻고, 의료용 장갑을 착용한 후 응급처치를 한다.
② 두껍고 부드러우며, 흡수성이 있는 드레싱을 사용한다.
③ 드레싱 후에는 붕대나 반창고를 사용하여 고정하여 준다.
④ 상처를 덮을만큼 충분한 크기의 무균드레싱을 사용하였기 때문에 또 드레싱을 할 필요가 없다.

4 드레싱 응급처치 방법 중 틀린 것을 고르시오
① 무균드레싱 : 포장이 파손되면, 그 드레싱은 더 이상 무균상태가 아니기 때문에 사용하면 안된다.
② 거즈드레싱 : 무균 드레싱이 없으면 거즈패드를 사용할 수 있다.
③ 현장드레싱 : 현장에서 구입 가능한 깨끗한 재료를 이용한 드레싱을 한다.
④ 접착드레싱 : 현장에서 사용을 하면 안 되는 드레싱

5 드레싱 응급처치시 주의사항 중 옳지 않은 것은?
① 솜뭉치나 약솜은 드레싱을 하고 사용한다.
② 피가 멈출 때까지 젖은 드레싱을 떼지 않는다.
③ 출혈이 계속되면 멈출 때까지 드레싱은 계속 그 위에 덧 대면서 압박한다.
④ 상처나 드레싱 위에서 기침하거나 숨 쉬거나 말하지 않는다.

6 드레싱의 사용 목적으로 옳지 않은 것은?
① 출혈을 방지한다.
② 오염을 방지한다.
③ 상처를 보호한다.
④ 분비물을 흡수하지 못한다.

7 다음은 어떤 치료를 설명한 글이다 이 설명한 글은 어떤 치료인가?

드레싱을 상처에 붙어있게 하거나 고정하기 위해 사용되는 소독한 헝겊으로 지혈을 위해 상처에 압박을 가하고, 부목 및 드레싱을 유지할 목적으로 사용한다.

① 붕대 ② 드레싱
③ 거즈 ④ 압박붕대

8 붕대의 용도를 설명 중 옳지 않은 것은?
① 신체의 사지나 관절을 고정시킨다.
② 신체의 약한 부분을 지지한다.

③ 상처의 배출물을 흡수한다.
④ 감염으로부터 보호하지는 못한다.

9 환부를 보호하고 고정하거나 관절을 보호하고 피로를 덜기 위하여 감는 의료용 붕대 종류를 나열하였다 이중 의료용 붕대가 아닌 것은?
① 삼각붕대 ② 거즈붕대
③ 접착식 테이프 ④ 접착붕대

10 신체의 각 부위마다 적당 한 폭을 나열한 것이 다 틀린 것은?
① 2인치 : 손, 발, 손가락, 발가락
② 3인치 : 손목, 발목
③ 4인치 : 팔
④ 5인치 : 다리, 배

11 붕대사용 시 주의사항이다 옳지 않은 것은?
① 신체의 말단 부위에서 중심부위로 감는다.
② 붕대의 시작과 끝은 상처부위나 압박받는 부위를 피하여 매듭을 한다.
③ 지혈을 하기위해 붕대를 단단하게 맨다.
④ 노출된 신체 말초 부위를 주의깊게 관찰하면서 항상 사지의 맥박을 점검한다.

12 압박붕대의 4가지 방법을 나열하였다 이중 옳지 않은 것은?
① 환행대 : 붕대 메기의 기본이다.
② 나선대 : 팔, 다리 손가락 등 비교적 굵기가 고른 부위에 환행대로 감은 후 붕대 너비의 1~2이상 겹치는 방법으로 평행하게 감는다.
③ 절전대 : 굵기가 다른 다리의 하부나 전박에는 붕대를 감을때마다 뒤집어 감아 붕대가 흘러내리지 않도록 2/3~3/4 정도 서로 겹치게 갊는다.
④ 사행대 : 큰 거즈나 부목을 고정할 때 사용하며, 처음 감은 환행대에 붕대가 포개지지 않도록 하여 붕대의 너비의 간격을 벌려 나선 모양으로 갈아올리고 갈아 내린다.

13 붕대의 사용 원칙으로 옳지 않은 것은?
① 겹치는 간격이 균일하고 조이도록 감는다.
② 드레싱과 상처가 오염되는 것을 막기 위해 드레싱의 전후방 5cm 정도를 덮어 감는다.
③ 뼈의 돌출 부위와 함몰 부위에는 패드를 넣어 피부에 통증과 마찰을 방지한다.
④ 말단 중앙 쪽으로 감고 붕대를 하늘로 향한다.

14 붕대의 길이에 따른 적용부위이다 적절하지 않은 것은?
① 2인치 : 손, 발, 손가락, 발가락
② 2.3인치 : 손목, 발목
③ 3.4인치 : 팔, 다리
④ 4.6인치 : 다리, 배

15 롤 붕대의 고정 방법으로 옳은 것을 모두 고르시오.

가. 특수클립	나. 안전핀
다. 갈라묶기	라. 끼워넣기

① 가, 나, 다 ② 가, 나
③ 가, 다 ④ 가, 나, 다, 라

16 붕대에 대한 설명으로 옳은 것을 고르시오

붕대 매기의 기본이며, 붕대 끝부분을 부상부위의 아래 또는 위에 매고 안쪽에서 바깥쪽으로 한 자리에서 여러 번 돌려 감는다.

① 환행대 ② 나선대
③ 절전대 ④ 사행대

제 13 장

근골격계 손상 및 부목법

학습 개요

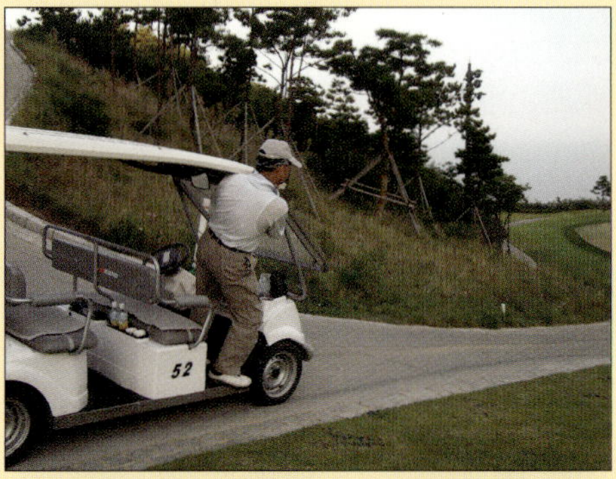

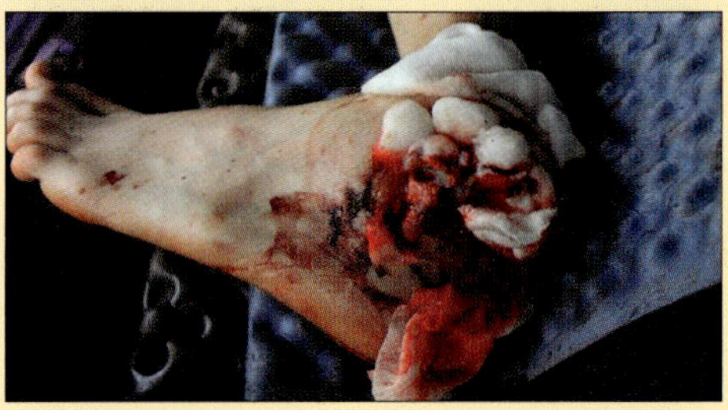

2012년 사망원인 통계에 따르면 운수사고, 추락사고, 타살 등 사망의 외인에 의한 사망률(인구 10만 명당)은 61.9명으로 남자(83.8명)가 여자(39.9명)보다 많았으며 운수사고도 남자(18.7명)가 여자(6.5명)보다 많았다. 추락사고 역시 남자(6.3명)가 여자(2.1명)의 3배가 넘었으며, 익사 사고도 남자(2.3명)가 여자(0.6명)보다 많았다. 남녀의 평균수명 차이가 나는 이유는 질병으로 인한 차이보다 사고로 인한 사망률이 높기 때문이다. 대부분 남자들이 활동 중 응급상황에서 손상을 받는 부분은 근골격계의 손상이 80%를 차지하며 외부의 물리적인 충격을 흡수하지 못하여 근육과 골격이 손상되는 것이다.

우리 몸은 206개의 뼈로 구성되어 신체 외형유지 및 외부의 충격으로부터 내부 장기보호의 기능을 수행하며, 신체는 600개 이상의 근육으로 구성되어 있다. 이러한 골격은 근육이 부착하는 고정물이 되어 중력에 대하여 바로 설 수 있도록 하며 신체가 일정한 외형을 유지할 수 있도록 한다. 또한, 골격은 근육의 수축과 이완에 의하여 신체의 움직임이 가능하도록 구성되어 있다. 하지만 이러한 근골격계도 부상이나 연령에 따라서 신체조직의 탄력과 강도는 변화되면서 외부의 충격에 쉽게 손상을 받는다. 직접적으로 환자의 생명과는 연관되지 않는 경우가 많지만 현장에서 적절한 처치를 하지 않으면 사고 후에 큰 장애를 남길 수 있다.

응급처치자는 근골격계의 해부 생리적 구조를 잘 이해하여야 하고, 또한 손상에 따른 효과적이고 적절한 부목을 사용할 수 있어야 한다. 병원 전 단계에서 환자에게 고통을 경감시키고 치료 기간을 단축하기 위해서 현장 응급처치를 잘 하여야 한다.

학습 중점

- 근골격계의 해부 생리학적 구조에 대하여 설명할 수 있다.
- 골절과 탈구, 염좌의 증상과 징후 응급처치 방법과 주의 사항을 설명할 수 있다.
- 부목 고정의 일반적인 원칙에 대하여 설명할 수 있다.
- 각종 골절의 증상을 인지하고 응급처치를 할 수 있다.
- 각종 부목(공기부목, 진공부목, 알루미늄부목) 등을 이용한 응급처치를 할 수 있다.

용어 정의

- **근육(Muscle) :** 근세포들이 모인 몸, 내장 등의 운동을 담당하는 기관
- **골격근(Skeletal muscle ; 가로무늬근) :** 골격의 가동성 부분에 붙어서 그 운동을 관장하는 수의근으로 운동신경, 감각신경, 자율신경이 분포
- **평활근(Smooth muscle ; 민무늬근) :** 척추동물의 심장근 이외의 내장근은 모두 평활근임. 운동이 활발하지 않은 부분에 발달되면 쉽게 피로를 느끼지 않는 성질을 가진 불수의근
- **심근(Myocardium) :** 심장벽의 중층(심근층)을 이루고 있는 두꺼운 근육으로 불수의근이면서 가로무의근
- **골격(Skeleton) :** 인체의 몸을 지탱하고 체형을 형성하는 기관으로 체격이나 자세를 지탱하게 하고, 내장기관 보호 등의 역할을 수행함.
- **뼈(Bone) :** 척추동물에서 몸을 지탱하는 단단한 조직. 뼈를 구성하는 경골조직은 골세포로 되어 있고, 풍부한 골기질 속에 묻혀 있음.
- **관절(Joint) :** 두 개의 벼 또는 그 이상의 뼈가 서로 이어져 있는 곳으로, 관절의 종류는 마주대하는 두 뼈 사이에 어떠한 조직이 들어 있느냐에 따라서 나눠짐(섬유관절, 연골관절 및 윤활관절).
- **골간(Bone shaft) :** 긴뼈의 원통형 중간부위
- **근위부(Proximal) :** 몸통 쪽에 가까운 쪽을 몸쪽 혹은 근위부라고 함. 위치를 말할 때 쓰이는 말로 심장을 기준으로 몸에 가까운 쪽을 의미
- **원위부(Distal) :** 위치를 말할 때 쓰이는 말로, 심장을 기준으로 몸에서 멀어지는 쪽을 의미
- **골절(Fracture)의 종류 :** 외력의 작용이 강하여 뼈가 부분적 또는 완전히 분리된 상태. 이러한 원인으로는 외상성골절, 병적골절이 있고, 골절의 상태에 따라 단순골절(폐쇄성골절), 복잡골절(개방성골절) 등으로 분류한다.
  - **개방성 골절(Open fracture) :** 부러진 뼈가 피부를 뚫고 나온 경우
  - **폐쇄성 골절(Closed fracture) :** 부러진 뼈가 피부조직을 뚫지 않은 경우
- **탈구(Dislocation) :** 관절을 구성하는 골 · 연골 · 인대 등의 조직이 정상적인 생리적 위치관계에서 이동한 상태
- **염좌(Sprain) :** 관절 손상의 일종으로서 지지하는 인대의 일부가 손상되지만 인대의 연속성은 유지되는 상태
- **공기부목(Air splint) :** 공기를 주입하여 골절부위를 고정하는 부목
- **견인부목(Traction splint) :** 대퇴골의 골절을 고정하고, 하지를 신체의 종방향으로 견인하는 부분
- **쇼크방지용 바지(Military anti-shock trousers ; MAST) :** 출혈로 인한 혈액의 소실이나 여러 이유로 쇼크가 발생하거나 의심될 경우에 하체의 혈액을 심장과 뇌로 공급해주는 장비
- **구출고정대(Kendrick extrication device ; KED) :** 조끼형태의 고정 장치로 환자의 척추와 머리를 동시에 고정하여 중추신경계를 보호하기 위한 장비

근골격계 손상 및 부목법 CHAPTER 13

1. 근골격계의 해부 생리학

근골격계는 다양한 결체조직과 신체의 기능에 관여하고 있는 골, 근육, 연골, 인대와 관절로 구성된다. 근골격계는 생리적으로 움직임과 자세변화를 가능하게 해주며, 신체의 다른 조직을 지지하고 생명기관과 연조직을 보호하는 기능뿐 아니라 적혈구를 생성, 칼슘과 인 등의 무기질을 저장하는 기능이 있다.

1) 근육계(Muscle system)

근육은 수축과 이완작용을 하는 특수조직으로 되어 있어 운동을 할 수 있으며, 뼈나 신경, 혈관을 보호한다. 근육운동은 신경계의 지배를 받는다. 신경은 근육에서 대뇌로 정보를 보내고, 대뇌는 정보를 분석하여 신경을 통해 근육을 움직이게 한다. 근육은 신체운동을 유도하는 구조물의 한 형태로 600개 이상의 근육으로 구성되어 있으며, 근육의 기능에 따라 골격근, 평활근, 심근으로 나눈다.

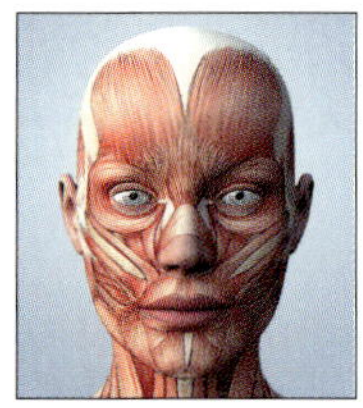

골격근	대부분이 골격에 붙어 있고, 뇌의 의도적인 명령에 따라서 움직이는 운동으로 '수의근'이라 한다(횡문근). • 골격근에는 동맥, 정맥, 신경이 분포한다. • 골격근은 근막이라는 조직에 의하여 둘러싸여 있다. ▶ 건은 근막이 모여 구성되는 질기고 탄력성 있는 섬유조직으로 건에 의하여 골격에 고정되게 된다	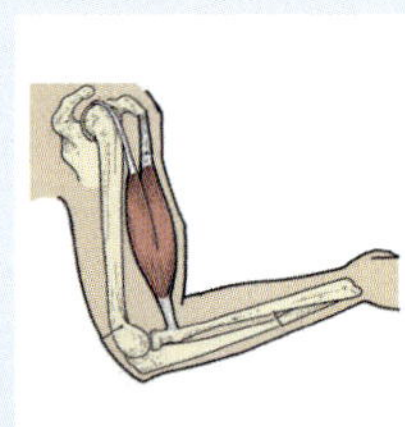
평활근	자율적으로 시행되는 신체운동의 대부분을 수행하며 소화기, 비뇨기계, 혈관, 기관과 같은 공동장기(원통형 구조물)로 평활근의 수축과 이완운동에 의하여 내부의 내용물이 아래로 내려가거나 통제된다. ▶ 현미경으로 관찰하면 골격근에 발생되는 가로무늬가 발견되지 않으므로 민무늬근이라 한다.	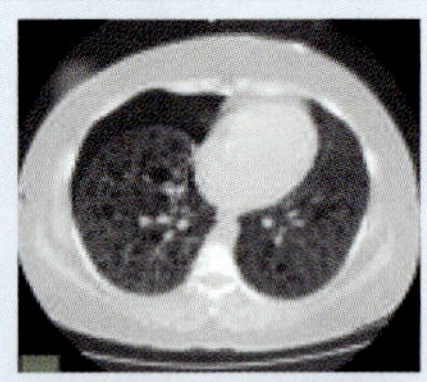
횡격막	횡격막은 수의근과 불수의근의 특징을 모두 갖고 있으며, 늑골궁과 요추에 위치한다. 근육으로 된 막으로 횡격막의 위쪽은 가슴, 아래쪽은 배로 구분이 된다. 횡격막의 상하운동에 의해 호흡운동이 이루어진다.	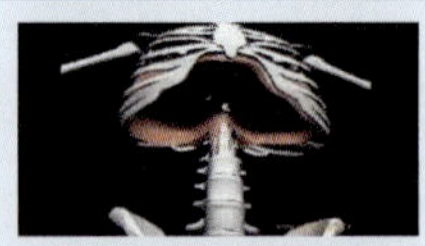
심근	혈액공급이 매우 풍부하고 자체 내부에는 조절기능을 갖춘 특별한 불수의근으로 심근의 특이한 구조와 기능으로 인하여 평활근이나 골격근과는 다른 범주의 근육으로 분류된다. ▶ 심근의 근육은 서로 붙어 있어 전기적 신호 형태로 정보를 교환한다.	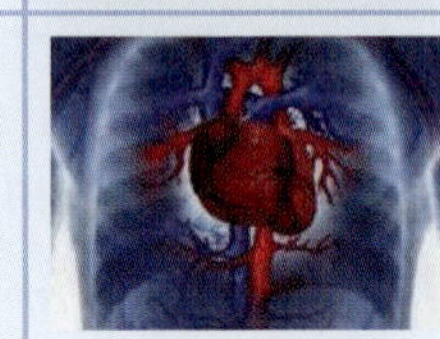

2) 골격계(Skeletal system)

뼈가 일정한 배열을 통해 인체의 기본적인 구조를 이루는 것을 골격이라 한다. 골격은 뼈, 연골, 인대 등으로 구성되며, 뼈 및 연골은 관절의 형태로 서로 연결되어 있으며, 인대가 이들 관절을 지탱해준다. 뼈는 골세포와 골질의 세포간질로 되어 있는 특수결합조직이다. 골질은 칼슘과 인의 저장창고로 85%의 인산칼슘과 10%의 탄산칼슘을 포함하고 있어 단단하다.

신체의 골격계는 206개의 뼈로 구성되어 있으며, 10대 후반에 접어들면 골격의 성장은 대부분 멈춘다.

이 기간 후에는 외형상 변화가 거의 없으며, 골격계의 기능은 다음과 같다.

골격계의 기능

- 저장기능 : 칼슘, 인 등의 무기질이나 염화물을 저장하고 필요에 따라 혈액에 방출한다.
- 조혈기능 : 골에 칼슘, 인산나트륨, 마그네슘, 이온을 저장하는 역할로 혈액 세포를 만들어내는 조혈작용으로 뼈 속에도 혈관이 있어 골절되었을 때 접골을 가능하게 한다. 장골의 골단, 편평골, 단골 등의 해면질에 있는 적색골수에서는 활발한 조혈이 이루어진다.
- 보호기능 : 외부의 충격으로부터 몸의 중요한 기관인 심장, 간 등의 내부 장기를 보호한다.
- 지지기능 : 관절을 움직이는 근육을 지지(支持) 하여 붙어 있게 하고, 신체의 무게를 지탱해 주는 균형유지 기능이 있다.
- 지렛대 작용 : 골에 부착된 근육의 수축으로 관절을 축으로 이용, 우리 몸을 효율적으로 움직이게 하여 신체의 운동이 가능하도록 지렛대 역할을 한다.

뼈의 구성요소

골막 (periosteum)	연골로 덮힌 뼈의 관절단 표면을 제외한 모든 뼈의 표면을 싸고 있으며, 근육이나 건이 뼈에 부착할 수 있는 자리를 마련해 준다. ▶ 이 섬유성의 골막은 강한 결합조직의 막으로 혈관과 신경이 많이 분포되어 뼈에 영양을 공급하고, 뼈를 보호하여 뼈의 재생에 중요한 역할을 한다.
골질 (osteoid)	골질은 치밀질과 해면질의 두 조직으로 되어있다. 외부에 있는 치밀질은 골세포와 기질로 조밀하게 구성되어 있으며, 단단한 부분으로 주로 혈관이나 신경이 통하는 관인 하버스계로 구성된다. ▶ 내부의 해면질은 스펀지처럼 구멍이 많은 골소강들이 서로 얽혀있는 망상구조로 되어있으며, 그 속에 조혈기관인 골수가 있다.
골수 (bone marrow)	골수에는 적골수와 황골수가 있는데, 적골수는 많은 혈관을 보호해주는 약간의 결합조직으로 구성되어 있다. ▶ 황골수는 많은 혈관과 세포들을 지니는데 적골수의 조혈작용이 중지되어 주로 지방으로 대치된 상태의 골수로 성인의 장골의 골간에서 볼 수 있다.

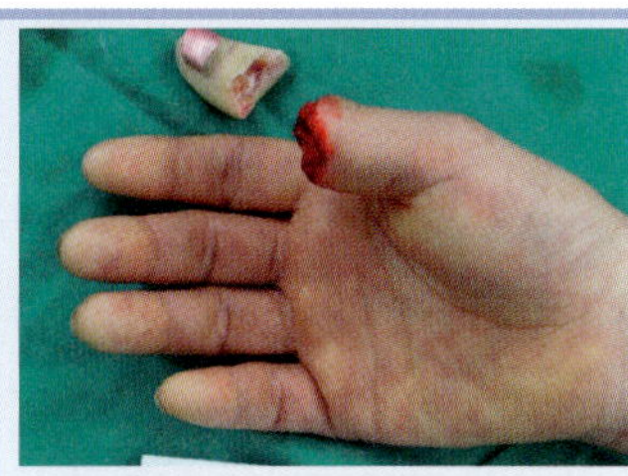

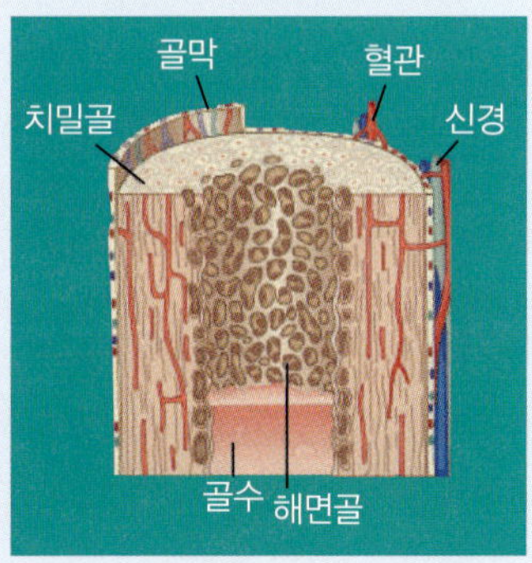

뼈의 구조

뼈는 어느 부위이든 조직학적 구조는 모두 같지만, 그 단면을 보았을 때는 치밀골과 해면골의 두 부분으로 구별이 된다. 뼈를 형태에 따라 구분하면 긴뼈와 짧은뼈, 납작뼈과 불규칙뼈로 분류한다.

긴뼈 (long bone)	• 길고 양끝 또는 한쪽 끝에 관절부가 있는 뼈로 손목과 발목의 뼈들을 제외하고는 사지의 모든 뼈가 장골이다. ▶ 넙다리뼈, 종아리뼈, 정강뼈, 위팔뼈, 노뼈, 자뼈 등	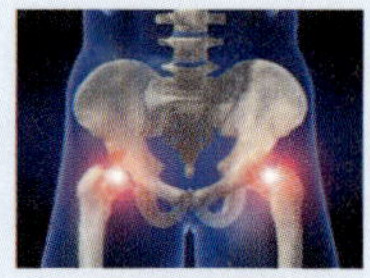
짧은뼈 (short bone)	• 단골은 일반적으로 입방체 모양이고, 대부분 해면골로 이루어진다. ▶ 머손목뼈, 반목뼈, 무릎뼈, 발가락뼈	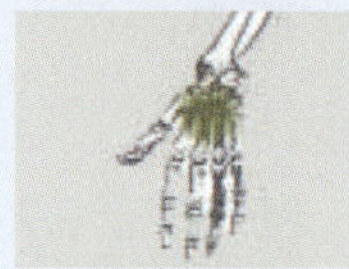
납작뼈 (flat bone)	• 얇고 편평하며 대부분 휘어져 있다. 두 층의 얇은 치밀골 사이에 해면골이 있다. ▶ 머리뼈, 어깨뼈, 광대뼈, 갈비뼈, 복장뼈	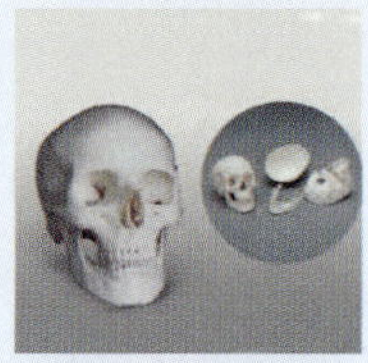
불규칙뼈 (irregular bone)	• 앞의 분류에 해당되지 않는 뼈들을 말하며 2가지 이상의 혼합형이거나 기타 복잡하게 생긴 뼈를 말한다. ▶ 척추뼈, 나비골, 벌집뼈, 꼬리뼈, 엉치뼈, 아래턱뼈	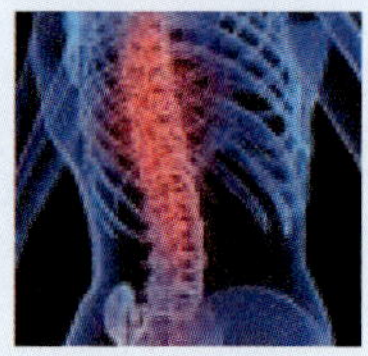

뼈의 바깥은 관절면에 해당되는 곳을 제외하고는 온통 뼈 바깥막(골막, Periosteum)이라고 하는 섬유질의 두꺼운 막에 의하여 덮여 있다. 이 뼈 바깥막에는 혈관이 많이 분포되어 있어 뼈의 표면에 드문드문 나 있는 영양구멍(Nutrient foramen)을 통하여 뼈 속으로 오가는 혈관이 드나든다. 뼈 바깥막에는 많은 감각신경 종말이 분포되어 감각이 매우 예민하다. 뼈 바깥막의 깊은 층에는 뼈가 자라거나 부러졌을 경우에 재생할 수 있는 뼈발생세포(Osteogenic cells) 종류인 뼈모세포(Osteoblasts)가 들어 있다.

근육의 힘줄 또는 인대가 뼈에 와서 붙는 자리의 뼈 바깥막은 특히 뼈에 매우 단단하게 밀착되어 이들이 견고하게 붙어있을 수 있는 바탕을 마련해 준다. 뼈의 속면인 골수공간을 덮고 있는 것은 약한 섬유성 막으로서 뼈속막(골내막, Endosteum)이라고 한다.

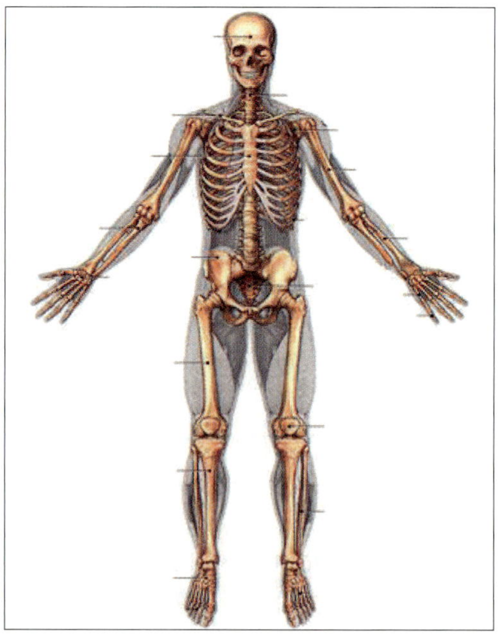

▲ 인체 골격

3) 관절(Joint)과 인대

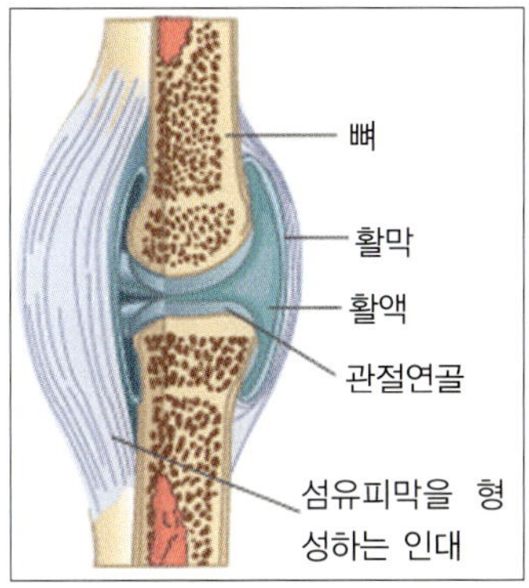

신체에는 206개의 뼈가 있다. 2개 이상의 뼈가 접하는 곳을 관절이라 하며, 뼈와 관절을 연결하는 섬유조직을 인대라고 한다. 관절은 대부분 운동이 가능한 구부러지는 관절과 두개골 관절처럼 구부러지지 않는 것이 있다. 구부러지는 관절의 경우 뼈끝은 연골로 싸여 있으며, 관절의 둘레는 인대라는 질긴 띠로 감싸져 있다. 관절을 둘러싸고 있는 인대는 늘어나 관절의 운동을 가능하게 하면서도 뼈의 끝부분들을 제 위치에 견고하게 붙잡아두는 역할을 하며, 관절을 기름지게 하는 액체를 나누어 주는 윤활 막을 형성한다. 관절이 염좌되면 인대가 손상되거나 인대가 뼈에서 떨어진다.

관절은 두개골, 척주(목뼈 7, 등뼈 12, 허리뼈 5, 엉치뼈 5, 꼬리뼈 4~5개 총 33개의 척추로 구성), 흉곽(갈비뼈 12쌍, 등뼈 12개, 복장뼈 1개), 상지, 골반, 하지, 건, 인대, 연골로 구분한다.

관절의 종류

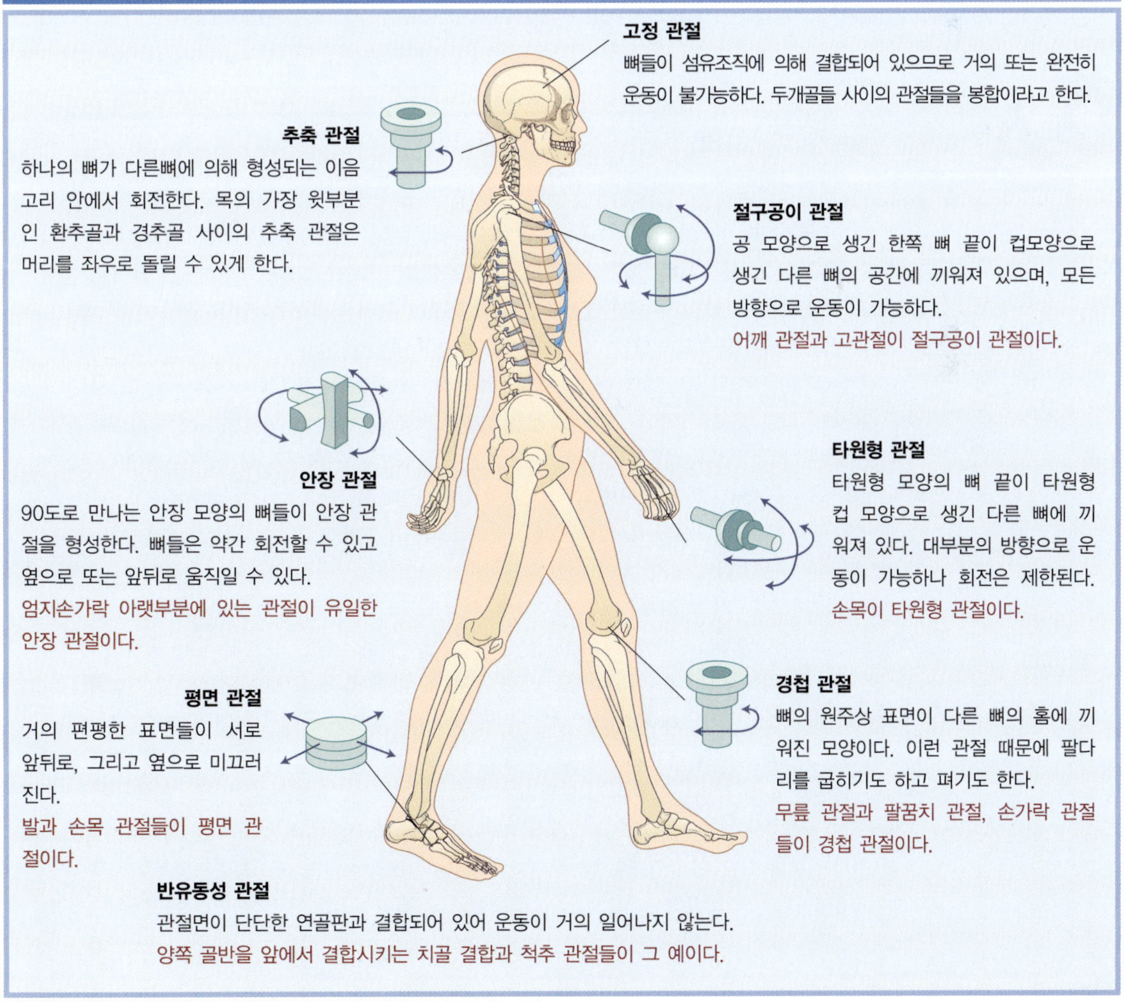

4) 근골격계 손상의 유형

근골격계 손상의 기본적인 형태는 골절, 탈구, 염좌, 좌상의 네 가지 형태지만, 손상된 조직에 따라 구별되기도 하고, 손상의 원인에 따라 분류하기도 한다.

골절 (Fracture)	골격의 연속성이 비정상적으로 소실된 상태(단순골절, 복잡골절)를 말한다.
탈구 (Dislocation)	관절이 빠진 상태, 즉 손상에 의해서 양측 골단면의 접촉상태에 균형이 깨진 상태(분리)를 말한다.
염좌 (Sprain)	인대 등 관절조직이 일부 또는 전체적으로 파열된 상태를 말한다. 골격계를 지지하는 인대의 일부가 늘어나거나 파열되어 관절에 부분 또는 일시적인 전위를 일으키는 손상(관절면이 원래 상태로 복구 됨)이다.
좌상/근염좌 (Strain)	근육이나 건 섬유가 비정상적으로 늘어나거나 찢어진 것을 말하며, 염좌와 달리 인대와 관절의 손상이 없는 근육만의 손상이다.
염전뒤틀림 (Twist)	정강골절 또는 무릎관절과 발목관절 인대손상이 흔한 원인이 될 수 있다.

Q&A

Q 뼈는 어떻게 성장하게 되나요?

A 뼈는 칼슘을 원료로 하여 골 단부에서 성장호르몬의 영향으로 만들어진다. 뼈의 대부분은 무기질로 되어있는데 이 무기질의 90%이상은 칼슘이다. 이외에도 탄산칼슘, 인산마그네슘, 칼륨, 나트륨등의 무기질이 포함되어 있다. 즉, 칼슘은 뼈가 만들어지는 주요 원료가 되는 것이다. 소량이지만 단백질, 지방 탄수화물 등이 뼈의 성장에 매우 중요한 역할을 하고 있으며, 이러한 원료들이 뼈를 만드는데 여러가지 비타민과 효소 등이 작용하고 있다.

일단 뼈가 생겨난 뒤에도 뼈는 어느 정도까지는 계속 성장을 하는데, 팔다리뼈처럼 대롱 모양을 하고 있는 길이와 두께 양쪽으로 자라고, 머리뼈 같은 납작한 뼈에서는 넓이와 두께가 더해진다. 대롱 모양의 뼈는 일반적으로 가운데 뼈몸통과 양쪽 뼈끝을 가지고 있는데, 길이로의 성장은 두 뼈 발생중심이 마주치는 뼈몸통과 뼈끝사이인 뼈몸통끝(Metaphysis)의 뼈끝판(Epi-physeal plate)에서 이루어진다. 즉, 이 뼈끝판의 변두리인 뼈몸통쪽에서 연골이 새 뼈로 바뀌고, 가운데 연골은 다시 증식을 하여 또 뼈가 길이로 늘어나는 것이다.

성장이 끝나가게 되면 이 뼈끝판이 더 이상 자라지 않고 그 자리가 완전히 뼈로 바뀌는데 이것을 뼈끝선(Epiphyseal lines)이라고 하며, 이렇게 되면 더 이상 길이로의 성장은 안 된다. 대롱 모양의 뼈에서 가늘던 뼈가 두께를 더하며 자라나가는 것은 연골의 참여 없이도 뼈를 덮고 있는 뼈바깥막(Periosteum)의 뼈모세포(Osteoblasts)에서 증식이 이어져 치밀뼈의 두께가 더해가고, 뼈속의 골수공간쪽에 면한 치밀뼈는 뼈를 흡수하는 뼈파괴세포(Osteoclasts)에 의하여 밖으로 두꺼워 지는만큼 깎여져 결과적으로는 골수공간도 넓어지는 상태를 이룬다.

머리뼈 같이 납작한 뼈에서는 뼈사이의 이음새 부분인 봉합과 납작한 뼈의 안팎 두 군데서 뼈가 자라나가 뼈 전체가 넓게 되는 한편 두께도 두꺼워진다. 뼈의 바깥면과 속면에서는 대롱 모양의 뼈처럼 바깥쪽의 머리뼈바깥막(두개골막 Pericranium)에서는 증식이 되고 안의 머리뼈속막(두개골내막 Endocranium)에서는 파괴가 되면서 모양을 만들어간다.

2. 골절(Fracture)

골절이란 뼈가 부러지거나 파괴된 상태를 말한다. 교통사고, 추락사고 등이 주요 원인으로 단순골절과 복잡골절로 구분한다.

단순 골절	복잡 골절
피부가 손상되지 않고 골절 부위 근처에 전혀 상처가 없는 것으로 대부분 골절은 단순 골절이지만 주의 깊게 다루지 않으면 개방성 골절로 발전할 수 있다. 개방성 골절보다 흔하며 예후는 좋다.	뼈가 밖으로 나오거나 피부가 찢겨진 골절로 뼈끝이 피부 밖으로 나오면서 상처가 심해진다. 대부분의 경우 혈관이 손상되고 심한 출혈이 동반된다(통상 골절부위에 창상이 있으면 개방성 골절로 판단).
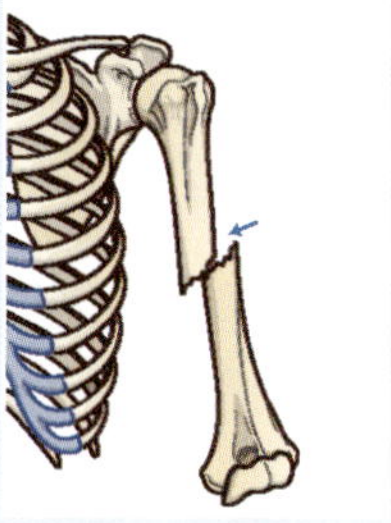 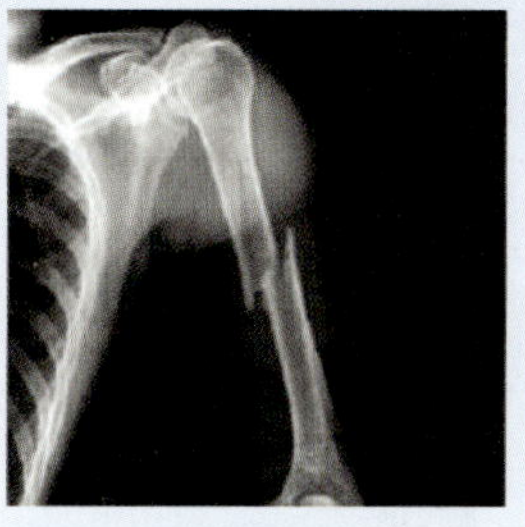	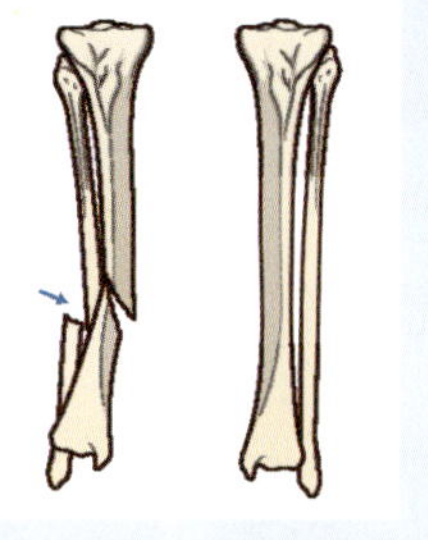 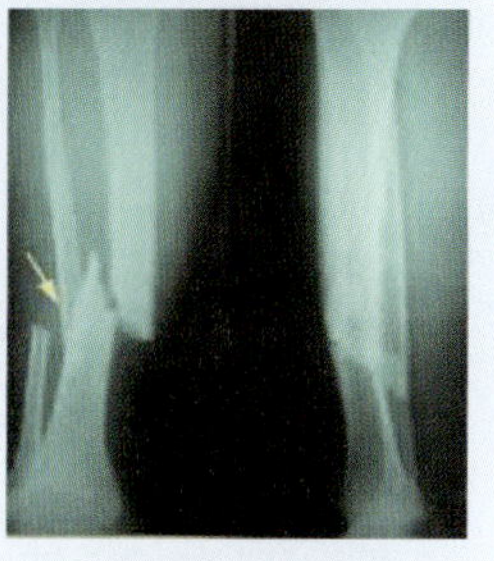

✚ 복잡 골절은 단순 골절보다 출혈이 많아 더 위험하다. 또한 외부환경의 오염물이 골절부위로 침투되므로 골절부위의 감염률이 높다.

1) 골절의 종류

골절은 뼈가 부러졌거나 금이 간 상태를 말하며, 손상의 형태에 따라 다음과 같이 구분한다.

부전골절	분쇄골절	병적골절	골단골절
뼈가 완전히 부러지지 않은 골절. 소아에서 많이 발생(골간의 일부가 손상 받는 불완전 골절).	골격이 손상되어 두 개 이상의 골절편으로 나누어진 상태이다. 뼈가 분쇄되어 조각난 골절.	병으로 인하여 뼈가 쉽게 부러지는 상태가 되어 경미한 충격으로 발생한 골절(골다공증).	골단의 골절로 골격 성장을 유도하는 양측 골단판이 손상된다(성장기 소아).
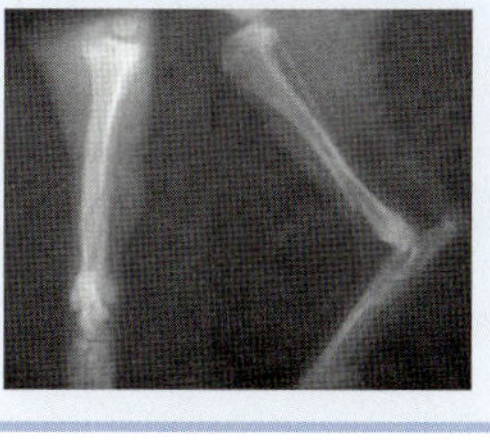	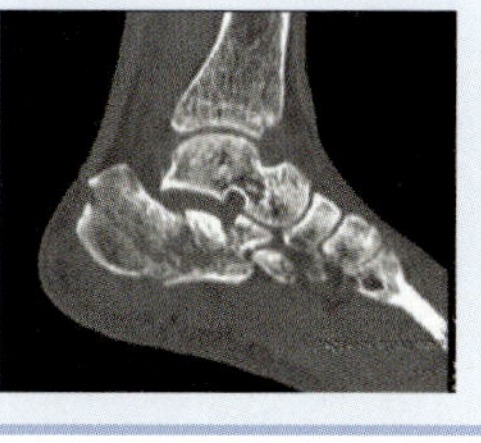	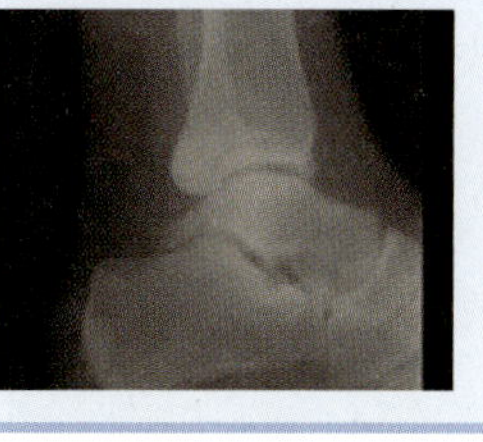	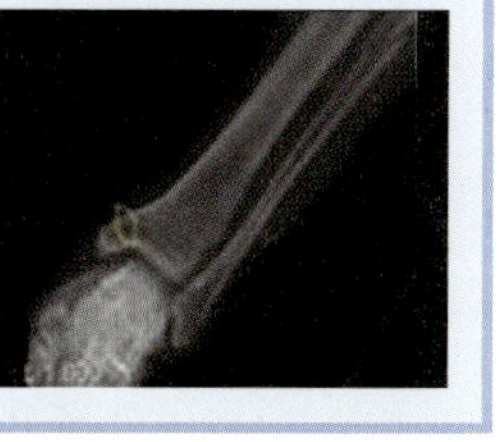

✚ 소아의 골격은 성인보다 유연하기 때문에 동일한 외부의 충격에도 성인보다 골절 발생률이 낮다. 그러나 소아는 외부 충격에 노출될 기회가 많아 골절 발생률이 높다.

2) 골절 시 증상과 징후

근골격계 손상의 일반적인 증상과 징후는 통증, 변형, 반상출혈, 부종, 운동제한 등이 있으며, 구체적인 내용은 다음과 같다.

압통	변형	반상출혈
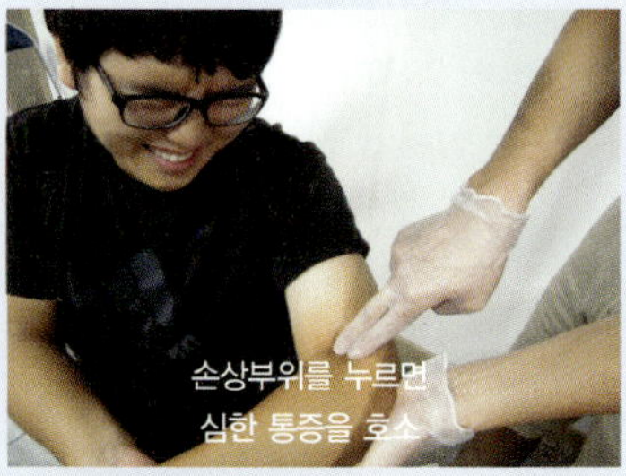 손상부위를 누르면 심한 통증을 호소	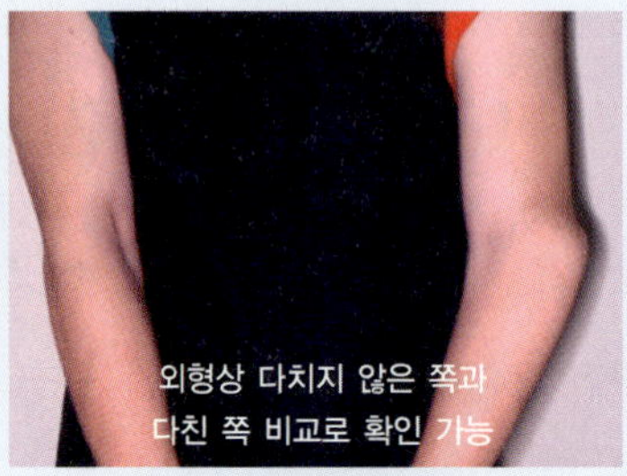 외형상 다치지 않은 쪽과 다친 쪽 비교로 확인 가능	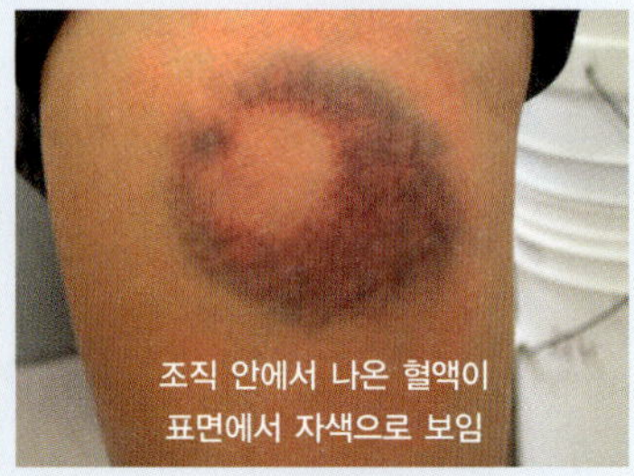 조직 안에서 나온 혈액이 표면에서 자색으로 보임
부종	**운동제한**	**노출된 골편**
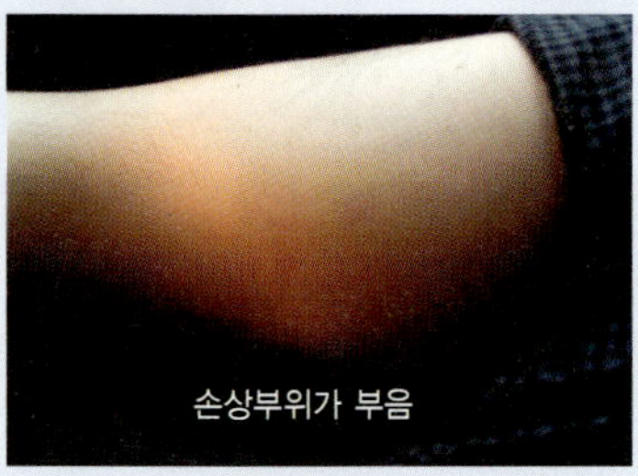 손상부위가 부음	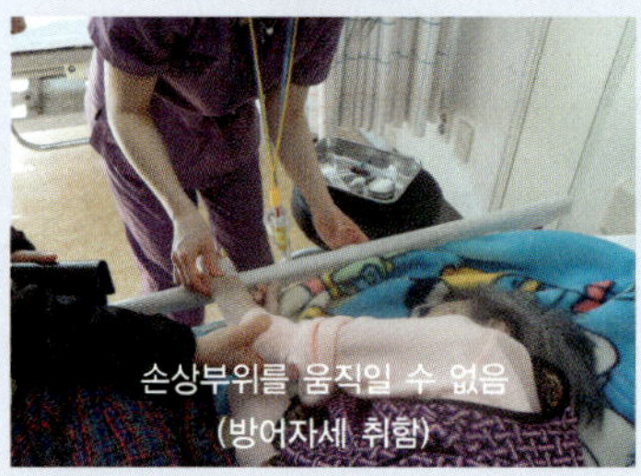 손상부위를 움직일 수 없음 (방어자세 취함)	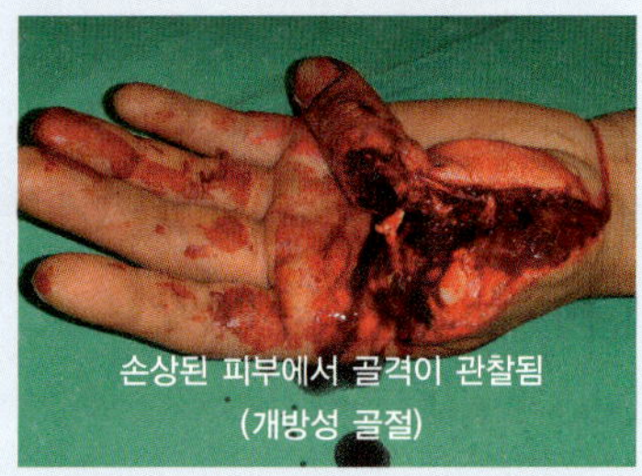 손상된 피부에서 골격이 관찰됨 (개방성 골절)
골마찰	**가성운동**	**염발음**
골절부위의 골편이 마찰되는 것을 느낄 수 있음	관절이 아닌 부위에서 굴절, 회전 등이 발생함	움직일 때 뼈가 부러진 느낌이나 소리가 남(다치는 순간 소리를 듣기도 함)

✚ 골절에는 몇 가지 공통된 증상이 있지만 모든 골절에서 이런 증상이 나타나는 것은 아니다. 골절이 의심될 경우에는 항상 골절로 간주하고 처치한다. 함부로 눌러보거나 꺾어 보지 않는다.

Q&A

Q 고령자에게 골절(Fracture)이 쉽게 일어나는 원인은 무엇인가요?

A 고령자일수록 골다공증이 증가하고, 저골량에 의하여 뼈가 약해지며, 또한 추락사고의 위험도 많아 골절이 쉽게 일어난다. 고령자의 골절예방에는 골다공증의 치료(식사요법, 운동요법, 약물요법)에 의한 뼈 자체의 강화뿐만 아니라 근력 강화, 관절가동 영역의 확보라는 운동능력의 유지 및 증진이나 넘어지는 것을 방지하는 환경 정비가 중요하다.

Q 골절 시 치료기간을 어떻게 산정하나요?

A 가르트(Gurlt)에 의한 골절 치유기간은 중수골 약 2주일, 늑골 약 3주일, 쇄골 약 4주일, 전완골 약 5주일, 상완골 약 6주일, 대퇴골 약 8주일, 대퇴골 경부 약 12주일로 정하며, 골절의 면적이 넓을수록, 또한 연령이 낮을수록 골유합이 빠르기 때문에 정확하게 규정할 수는 없다.

3) 골절 손상 시 응급처치

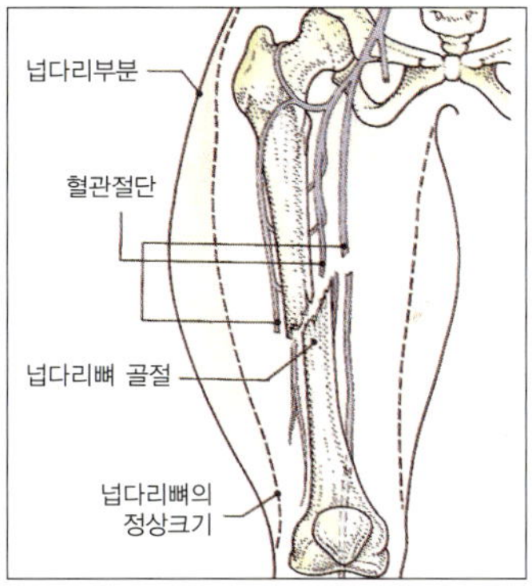

▲ 넙다리 골절

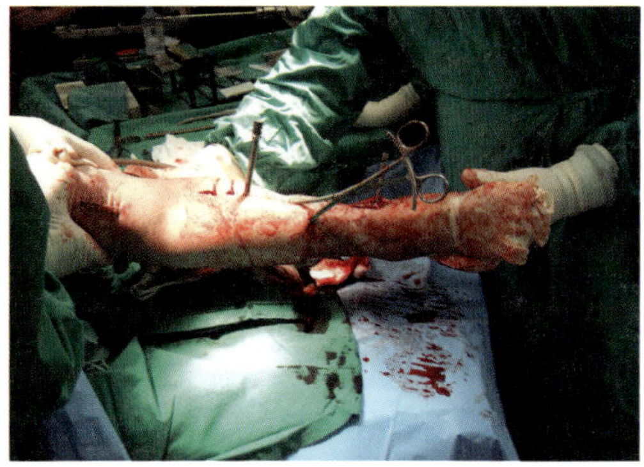
▲ 정강뼈 · 종아리뼈 골절 수술장면

가능한 한 신속하게 환부를 움직이지 않게 한 후 고정한다. 이를 위하여 부목을 사용하는데 골절부위에 또 다른 손상이 생기지 않도록 조심하여 환자를 간호하고 손상부위 전후로 부목을 적용한다. 부목고정은 환자가 응급실로 내원하여 방사선 촬영을 하기 전까지 필요하다.

부목은 연조직, 신경, 혈관의 손상을 방지하고 폐쇄성 골절이 개방 골절로 되지 않도록 예방하여 통증을 덜어주고 골절의 합병증을 최대한으로 예방할 수 있다. 응급시 부목이 없으면 지팡이, 우산, 나무판자 등을 이용하고 신문이나 잡지를 접어서 전박 부위에 부목으로 사용할 수 있다.

골절 손상 시 응급처치

- 환자의 전반적인 상태를 평가(ABC's)한다.
- 손상부위의 검진(보고, 만지기)을 위해 부상 부위의 옷을 제거한다.
- 출혈 시 직접압박으로 지혈하고, 부목으로 고정한다.
- 지속적으로 관찰하면서 신속히 병원으로 이송한다.
  - 원위부의 맥박, 운동, 감각, 모세혈관 재충혈을 지속적으로 관찰하고 평가한다.
  - 원골절부위를 높게 하여 부종을 줄이고 지혈을 돕는다.
  - 쇼크처치를 한다.

골절 응급 처치 시 주의사항

- 현장이 위험하지 않는 한 환자를 옮기지 않는다.
  - 뼈끝의 신경, 혈관, 근육 손상이 일어나기 때문이다.
- 손상이 의심되면 고정하고, 뼈를 맞추려 하지 않는다.
- 개방성 골절로 인해 피부 밖으로 튀어나온 뼈 끝은 다시 넣지 않는다.
- 부목은 가볍고 단단하며, 신체의 폭과 비슷하고, 한 관절 넘는 긴 길이를 사용한다.
- 고령의 환자는 주로 퇴행성 질환이나 노환으로 인한 골절로 통증이 적을 수 있다. 이런 경우 환자의 안위에 중점을 둔다(덜 적극적인 처치).

✚ 골절이 의심될 경우에는 항상 골절로 간주하고 처치한다.

3. 탈구(Dislocation)

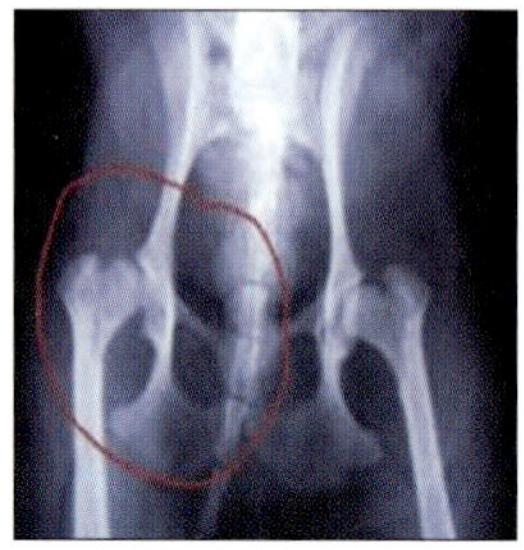

관절의 뼈가 제자리에서 물러난 상태, 즉 관절에서 뼈가 정상위치를 이탈했거나 분리된 상태를 말한다. 탈구가 되면 뼈를 연결하는 인대 및 관절 주위의 혈관, 건(힘줄), 근육 및 신경도 역시 손상을 입을 수 있다. 탈구되면 관절의 모양이 변하기 때문에 골절보다 쉽게 알 수 있다. 주로 손가락, 어깨, 팔꿈치, 허리 등에서 많이 발생하며, 신경 및 혈관손상이 동반될 수 있기 때문에 세심한 주의가 필요하다.

1) 탈구의 종류

탈구는 여러 종류가 있으며 관절포의 손상의 유무에 의한 관절포 내 탈구, 관절포 외 탈구로 나누고, 원인에 따라서는 선천성 탈구와 후천성 탈구 등으로 나뉜다. 후천성 탈구는 외력에 의해 관절부가 관절포 외에 나온 외상성 탈구와 질환에 의한 골 파괴 등으로 인한 병적 탈구, 약간의 외력으로 재발을 반복하는 습관성 탈구, 그리고 자기 의사로 탈구를 일으키는 수의적 탈구로 구분된다.

선천성 탈구		출생 전 혹은 출생 시 관절면의 선천성 이형성에 의해 관절 연골면의 접촉 시 상실되어 탈구가 발생된 것으로 흔히 고관절의 선천성 탈구가 많이 발견됨
후천성 탈구	외상성 탈구	건이나 인대, 근육 등과 같이 관절을 보호하고 있는 연부조직의 관절 유지력보다 더욱 큰 외력이 관절면에 가해져 관절 연골면의 접촉이 상실된 것
	병적 탈구	병적 탈구는 관절염(화농성 및 결핵성), 신경병성 관절증일 때 일어나기 쉽고, 관절 내 삼출물이 많아서 탈구하는 것과 관절이 파괴되어 탈구하는 것
	습관성 탈구	관절을 유지하고 있는 연부조직에 결손이 있거나 외상성 탈구를 일으킨 후에 치료가 불충분하여 반복적으로 탈구를 일으키는 것
	수의적 탈구	환자의 의도에 따라 탈구를 일으키는 것을 말하며, 비수의적 탈구와 대비되는 개념

뼈가 관절에서 이탈한 정도에 따라 탈구와 아탈구로 구분하기도 한다. 아탈구는 관절의 탈구가 불안정한 상태로 관절접촉이 거의 정상이거나 약간 빗나간 정도의 접촉상태를 말한다.

정상	탈구	아탈구
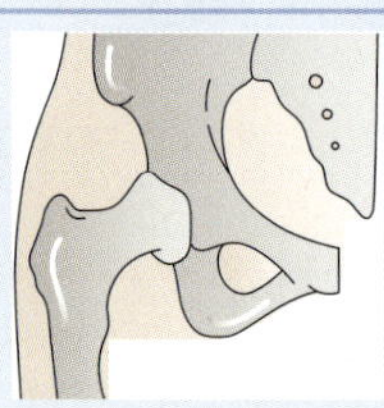	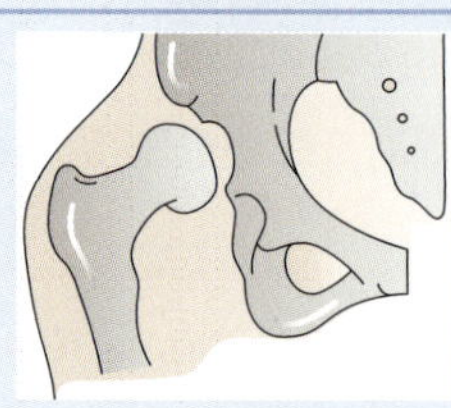	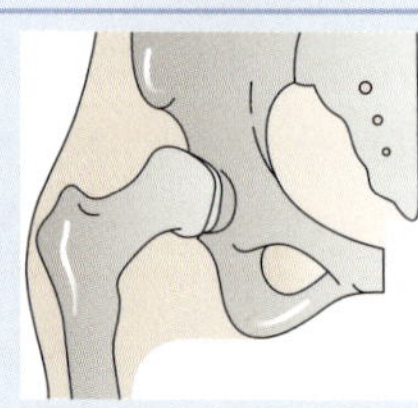

2) 탈구 시 증상과 징후

탈구는 흔히 타박을 당하거나 넘어졌을 때, 심한 근육 운동을 할 때 인대가 늘어나고 찢어져서 발생한다. 주로 손가락관절, 어깨관절, 주관절, 고관절, 발관절 등에서 자주 일어난다.

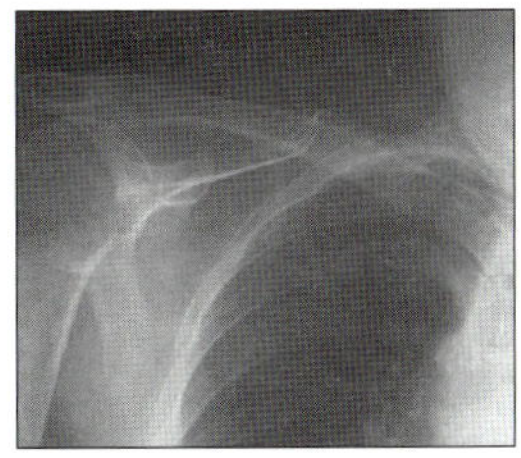

▶ 어깨관절 탈구

통증	손상 시에는 골절 때보다 더 심한 통증을 느끼게 되며 환자는 가끔 골절 시와는 다른 감각을 느끼게 된다. 통증은 탈구된 관절이 정복될 때까지는 심하게 느끼지만 일단 관절이 정복되면 무딘 통증으로 변한다.
사지의 변형	탈구가 발생하면 사지의 변형과 함께 관절의 외형 변화가 보통 동반된다. 예를 들어, 고관절이 후방탈구 되면 굴곡, 내전, 내회전 변형과 함께 하지의 외형상 길이의 단축이 일어나는 것을 말한다. ▶ 만일 포장이 파손되면 변형이 불명확하게 일어나거나 동반된 골절로 인하여 탈구시의 특징적 외형 변화를 관찰할 수 없는 경우가 있다.
기능소실	탈구가 발생하면 통증이나 연부조직의 손상으로 인하여 정도의 차이는 있지만 탈구가 일어난 사지를 움직이지 못하게 된다.
부종	연부조직의 손상과 파열, 뒤따르는 염증 반응으로 인하여 부종이 나타난다. 관절강 내 염증 반응으로 생성된 삼출액은 섬유성 성분이 많아서 유착을 일으킬 가능성이 높다.

3) 탈구 시 응급처치

탈구는 빠르고 정확한 처치를 필요로 하며, 응급처치 요령은 다음과 같다.

현장 응급처치

- 냉찜질 등 차갑게 하여 부종이 일어나지 않게 한다.
- 쇼크(shock)에 대한 응급처치를 한다.
- 편안한 자세를 취하고 탈구부위를 움직이지 않게 부목으로 고정한다.
- 무릎관절, 고관절 탈구는 베개나 윗도리를 접어서 부상당한 다리의 무릎 밑에 괴어 준다.

탈구 응급처치 시 주의사항

- 관절(무릎, 팔꿈치, 발목)에서 10 cm 이내의 골절은 탈구에 준해서 처치한다.
- 환자가 가장 편안함을 느끼는 상태(대부분 발견한 상태)로 고정한다.
- 모세혈관 재충혈이 2초 이상일 경우, 즉시 이송한다.
- 무리한 도수정복을 시도 하지 않으며, 응급의료진의 도움을 요청한다.
- 안이하게 뼈를 맞추려는 시도는 혈관이나 신경에 더 큰 손상을 줄 수 있다.

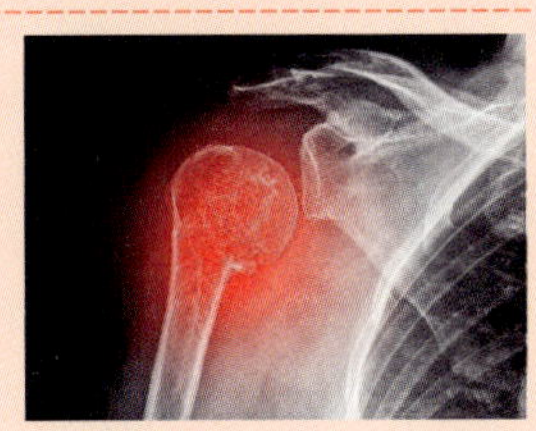

4. 염좌(Sprain)

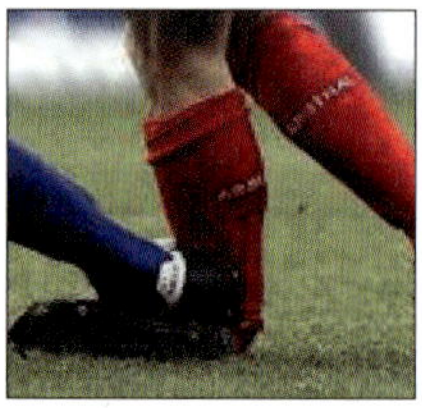

염좌는 인대 등 관절 조직이 일부 또는 전체적으로 파열된 상태를 말한다. 염좌는 과도한 운동이나 심한 근육활동 혹은 무거운 물체나 부상자를 들거나 이동할 때 즉, 관절을 형성하는 뼈가 정상운동 범위를 벗어나는 심한 부하를 받을 때 발생한다. 손상과 동시에 통증을 느끼면서 부위가 아프면서 붓기 시작한다.

1) 염좌의 종류

염좌는 발생 부위에 따라 크게 목 염좌, 손관절 염좌, 발관절 염좌로 구분된다.

경부 염좌	흔히 관찰할 수 있는 경부 질환으로서, 교통사고 후 갑작스런 목관절 움직임이나 잠을 잘못 잔 뒤 생기는 경우가 많다.	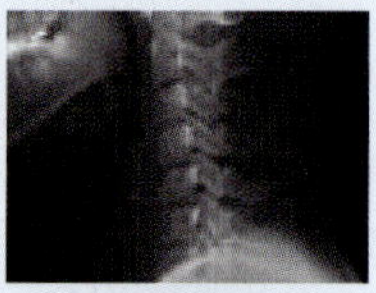
손관절 염좌	팔에 있는 모든 관절에 발생하는 염좌 • 주관절 : 팔꿈치 관절의 염좌 • 어깨관절 : 주로 갑자기 물건을 들거나 멀리 던질 때 발생 • 손가락관절 : 손가락뼈 관절에 발생하며, 발생 빈도가 높고 회복이 더딤	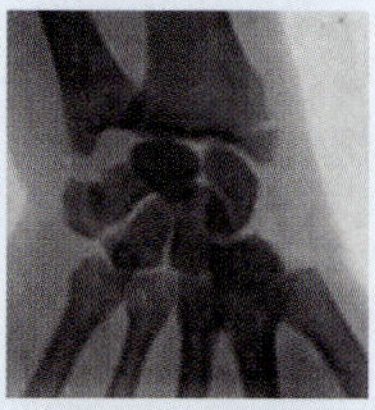
발관절 염좌	다리에 있는 모든 관절에 발생하는 염좌 • 넙다리관절 : 허벅지 관절에 발생하는 염좌로, 타박상에 의해 많이 발생 • 무릎관절 : 무릎 관절의 염좌 • 발등관절 : 발목의 관절에 발생하며, 전체 염좌 중 가장 많이 발생	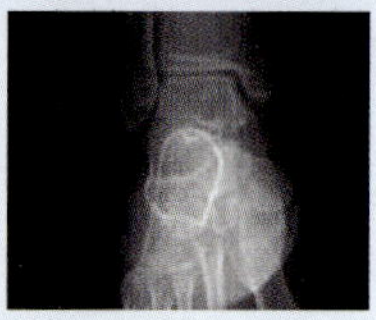

✚ 관절이 있는 모든 부위에는 염좌가 발생할 수 있으므로 염좌의 종류는 다양하나 특히 발목부위의 염좌가 가장 많이 발생하며, 이외에는 손가락, 발가락, 무릎, 손목 관절 등도 염좌의 발생 빈도가 높은 편이다.

2) 염좌 시 증상과 징후

염좌 시 일반적으로 손상 부위를 누르면 심한 통증(압통)을 호소하며, 부종과 반상 출혈(퍼런 멍)이 나타난다.

- 통증으로 인한 관절부의 심한 통증과 운동장애가 발생한다.
- 다치지 않은 쪽과 비교했을 때 변형이 있다.
- 골절과는 달리 마찰음은 없다.
- 상처의 피부색이 곧 변하지는 않지만, 한 번 색이 변하면 오래 지속된다.
- 삐친 쪽으로 굽히면 통증이 심해지고, 반대쪽으로 움직일 때는 통증이 약해진다.

3) 염좌 시 응급처치

염좌된 관절을 고정하고 움직이지 않도록 하는 것이 중요하다. 관절을 고정시키고 더 이상 손상받지 않도록 탄력붕대로 감싸거나 부목, 목발, 지팡이를 이용해 환부를 보호해야 한다. 초기 응급처치법으로 PRICE법이 있다.

염좌 시 현장 (얼음찜질)응급처치

P : 보호(protection)	R : 안정 및 휴식(rest)
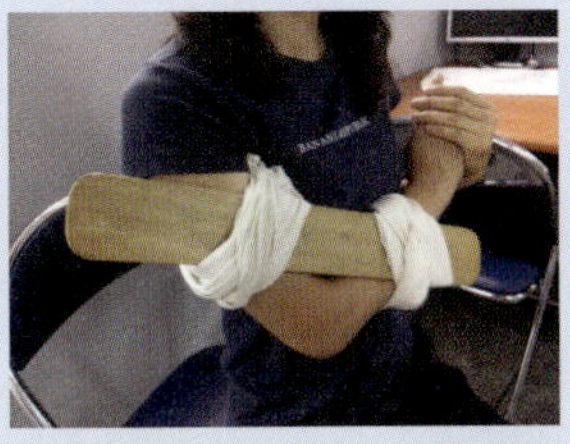 • 손상부위 부목교정 상처부위를 보호하는 것으로 응급처치 시 가장 우선되는 원칙	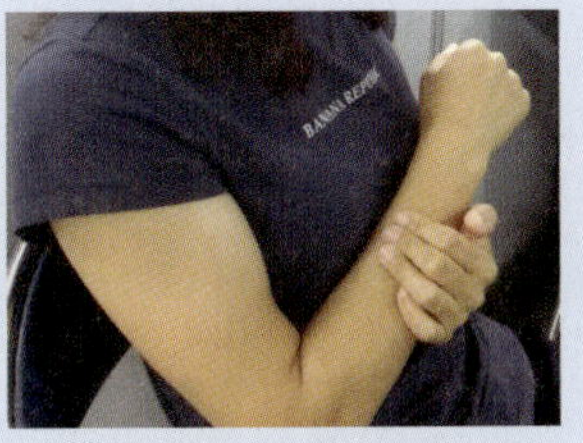 • 손상부위 휴식 계속 움직이면 출혈, 염증, 부종을 유발
I : 냉찜질(ice)	**C : 압박(compression)**
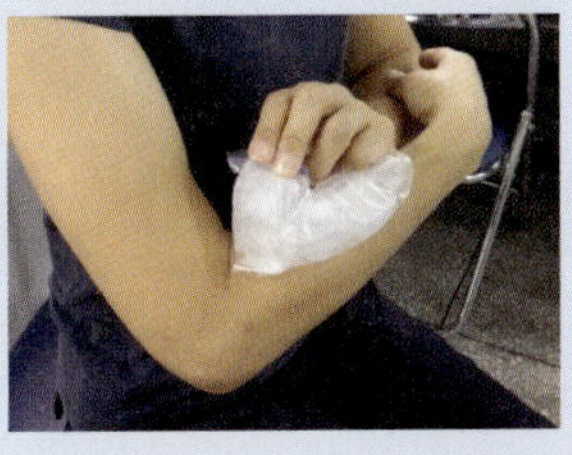 • 손상부위 냉찜질 통증경감, 부종및 출혈억제 효과와 감염 진행을 완화	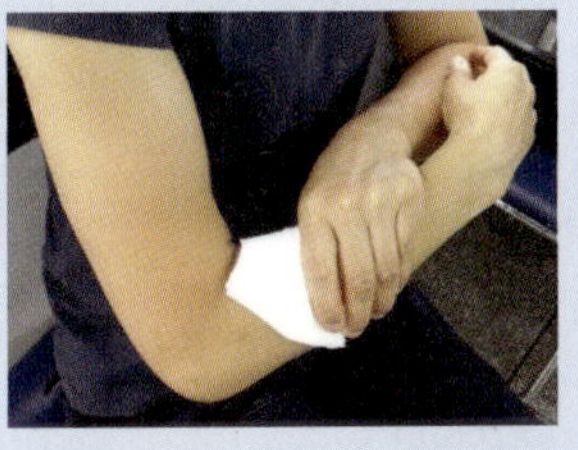 • 손상부위 압박 지혈과 부종억제를 위해 조이지 않게 붕대 감음
E : 거상(elevation)	**손상의 6가지 치료원칙**
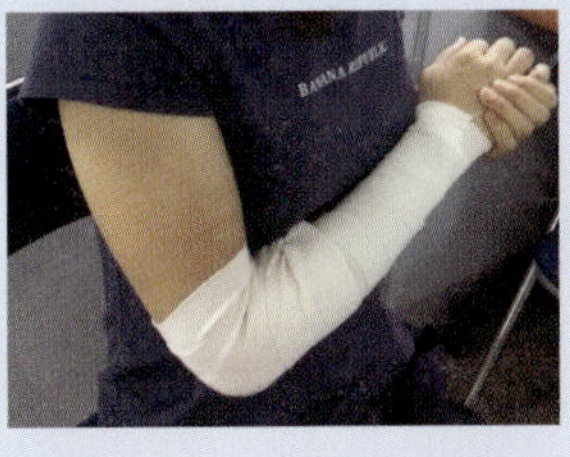 • 이송부위 올림 환부를 심장보다 높은 곳에 위치시켜 부종을 최소화	• 초기 손상의 정도를 최소화한다(추가손상 방지). • 감염의 위험을 감소시키기 위해 오염을 방지한다. • 손상된 조직의 치유를 증진시키는 처치를 시행한다. • 치료기간 동안 전반적인 체력을 유지시킨다. • 손상의 1차 치료 후 기능적 재활치료를 한다. • 손상의 재발을 막기 위해 위험인자를 미리 교정한다.

염좌 현장 응급처치(얼음찜질) 시 주의사항

얼음찜질은 손상부위의 혈류감소로 부종을 예방하고, 염증을 감소시키는 데 효과적이다.

- 30분 정도 사용 후 재사용은 1시간 지난 후 다시 한다.
- 무릎 뒤와 같은 관절부에는 사용하지 않으며 과거 동상 부위에는 사용하지 않는다.
- 순환기 질병이 있거나, 과거 동상 부위에는 사용하지 않는다.
- 너무 오래 하는 것도 안 되지만 빨리 중단하게 되면 효과가 없을 수 있다.
- 팩 등은 직접 대지 않고 수건 등으로 감싼 후 대준다.

5. 부목 고정(Splinting)

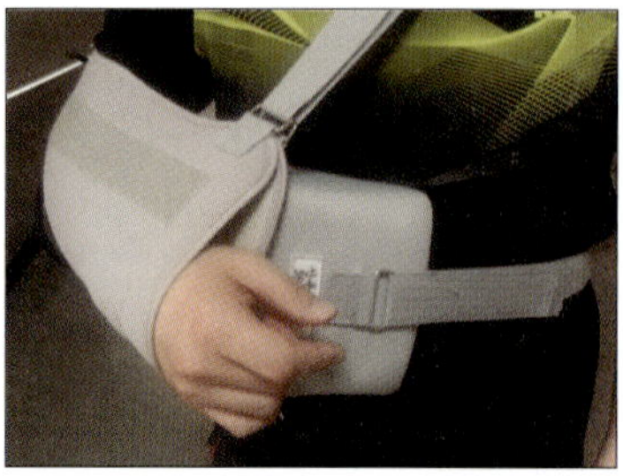

부목 고정이란 사지의 외상, 골절, 탈구, 염좌 등의 응급수단으로서 환부의 기동성을 제한하기 위해 신체에 붙여 고정시키는 교정 장치이다.

상처 부위의 부러진 뼈에 의해 생길 수 있는 추가적인 손상(근육, 척수, 신경, 혈관)을 방지하고, 복잡골절로 악화되는 것을 방지하기 위해 부목으로 고정한다. 또한 뼈에 의해서 혈관이 압박되어 골절 원위부의 혈액순환이 차단되는 것을 방지한다. 손상부위의 과도한 출혈을 방지하고, 통증을 완화시켜 부상부위의 움직임을 방지함으로써 환자 이송에도 효과적이다.

사고 후 부목 고정	우측넙다리뼈 전자하 골절상태	수술 후 골유합된 상태
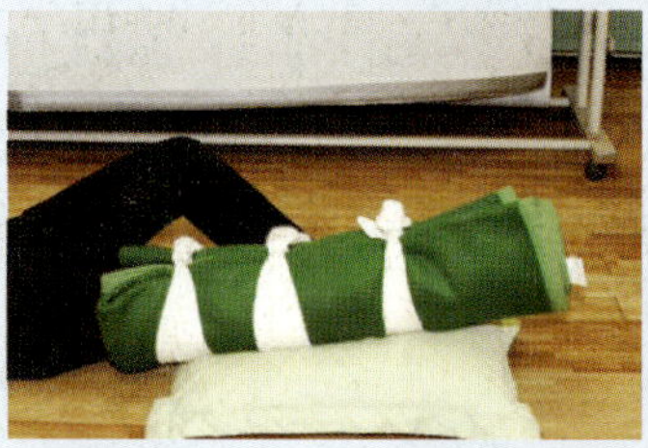	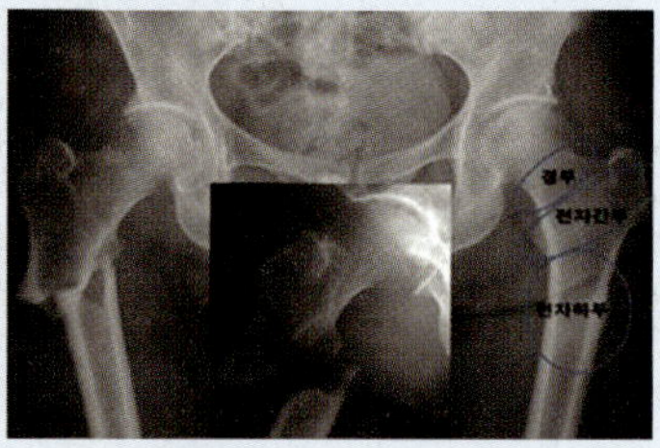	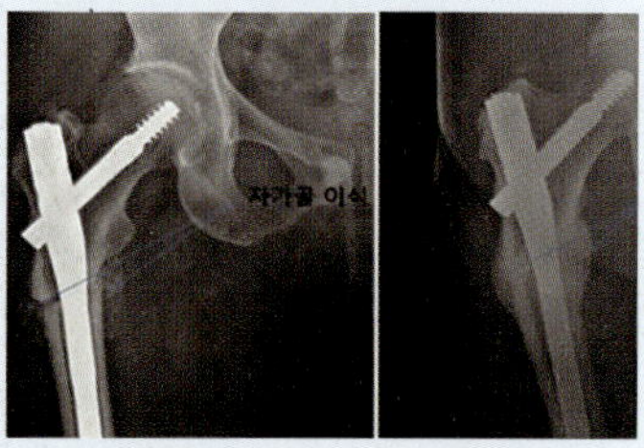

부목 고정 응급처치(일반적인 원칙)

부목고정 전에 기도 및 호흡, 순환을 확인한 후 지혈 및 소독을 하고, 압박붕대를 감은 후 적절한 부목을 선택하여 고정한다. 현장에서 환자나 부상자를 발견한 즉시 골절 부위를 포함한 근위부와 원위부의 관절을 모두 부목으로 고정한다.

- 신체와 접하는 부목 접착 면에는 솜이나 패드를 대고 고정한다.
- 경추 부위를 주의해 다룬다.
- 굽힐 수 있는 팔의 골절 시 삼각건 법으로 팔을 지지한다.
- 골절이 확실하지 않더라도 손상이 의심될 때에는 부목을 이용하여 고정한다.
- 부목을 댄 후에도 골절 원위부에서 맥박 및 감각, 운동기능을 주기적으로 확인한다.

부목 고정 시 주의사항

- 골절이 의심되는 환자나 부상자는 반드시 부목을 댄 후 이송을 하고, 부러진 뼈를 맞추려고 하지 않는다.
- 반드시 부목을 댄 후 부상자를 운반하고, 부러진 뼈를 맞추려고 하지 않는다.
- 골절된 뼈와 양쪽 관절이 움직이지 않게 하고, 이송 전 충격에 대한 처치를 한다.
- 부목을 댄 부위의 혈액순환을 체크하여 이상이 있으면 붕대를 약간 느슨하게 한다.
- 붕대는 항상 다치지 않은 쪽에서 매듭을 한다(관절에 매듭하지 않도록 한다).

1) 부목의 종류

인간이 최초에 사용한 부목은 경성부목(나무부목) 등으로 사용의 불편함과 접거나 굽혀 사용하지 못하는 단점을 보완하며 연성부목과 견인부목으로 발전하였다.

분 류	종 류
경성부목	나무부목, 철사부목, 패드(성형)부목, 알루미늄 부목, 판지(cardboard)부목
연성부목	공기부목, 진공부목
견인부목	견인부목

나무, 철사 부목

나무부목		철사부목	
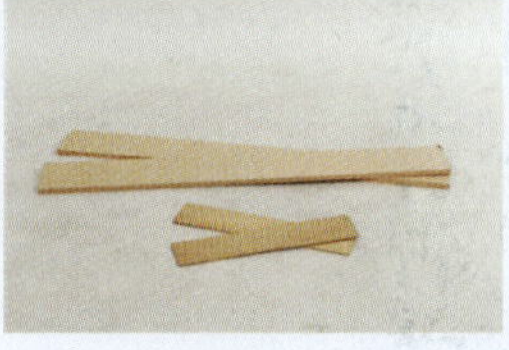	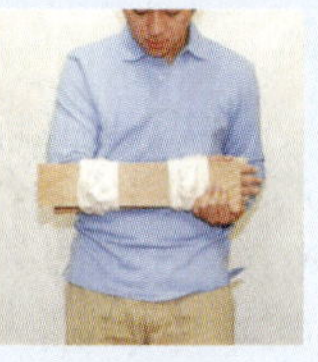	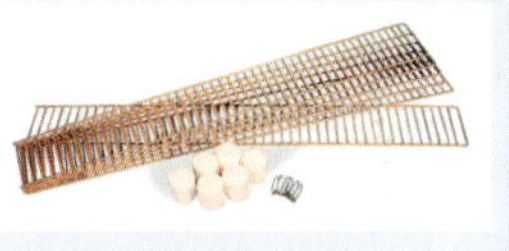	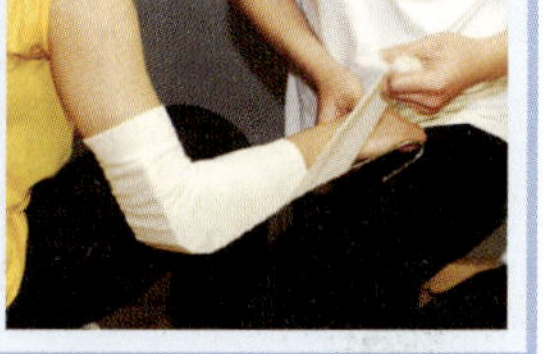
나무로 된 부목. 사지의 골절 시 주로 사용한다.		구부려지는 재질의 철망형 구조부목. 알맞은 모양으로 변형 후 사용한다.	

공기, 알루미늄 부목

공기 부목		알루미늄 부목	
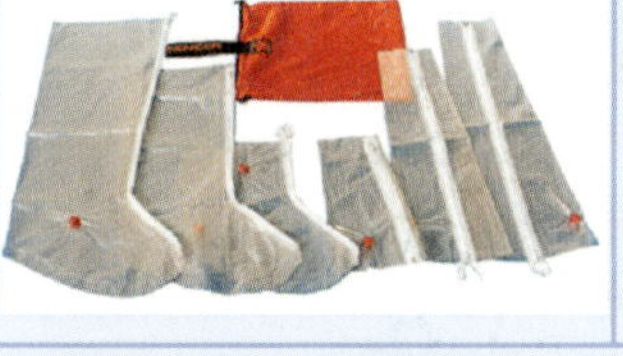	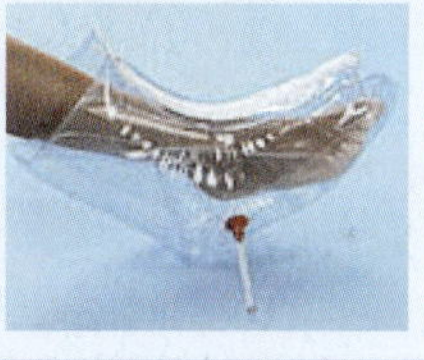	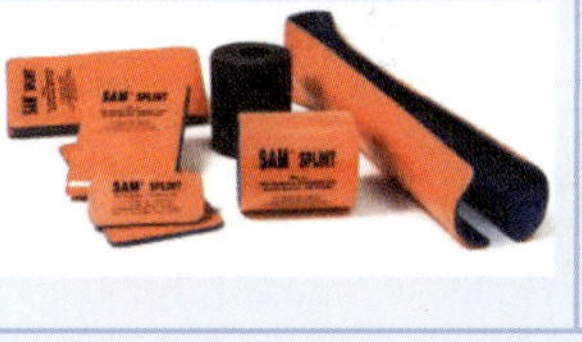	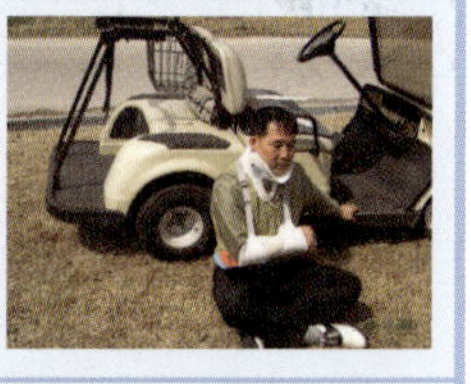
사지 고정 시 사용. 압박지혈의 효과가 있다.		다양한 크기가 있으며, 필요한 모양으로 쉽게 변형 가능하다. 손가락이나 사지 고정에 주로 사용한다.	

진공 부목

팔다리용		전신용	
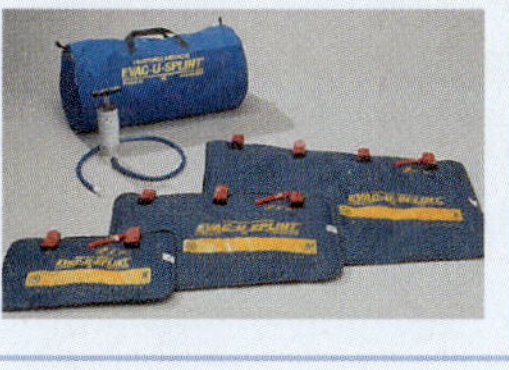	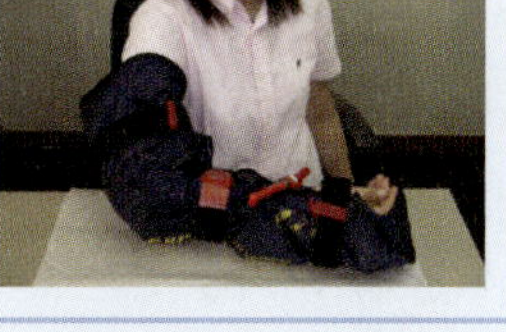	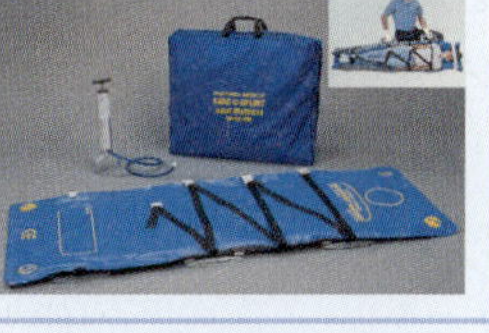	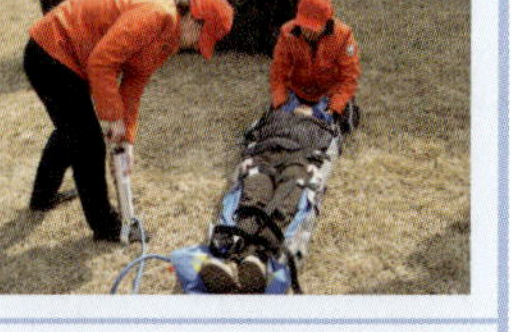
지혈의 효과는 적지만, 사지를 발견된 상태 그대로 고정 가능하다.		완전한 척추고정의 효과는 없지만, 전신을 발견한 상태 그대로 고정할 수 있다.	

경추, 긴 척추고정판 부목

경추 부목

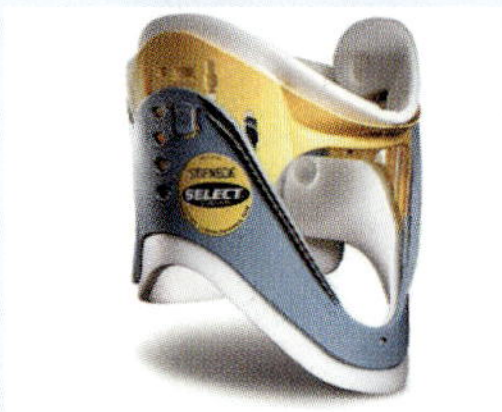

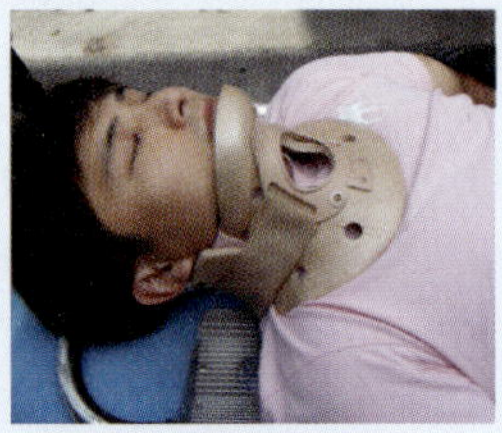

의식이 없거나 경추손상이 예상되는 모든 환자에게 적용한다(사용 후 손으로 계속 고정해주어야 함).

긴 척추고정판

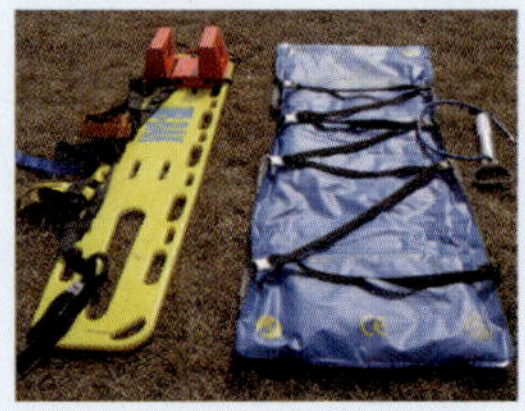

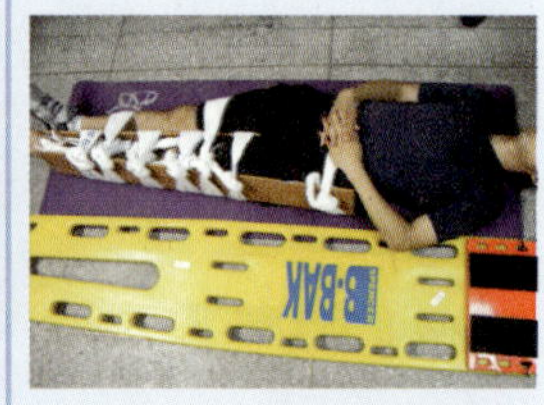

주로 환자를 들것에 옮길 때 이용하며, 통나무 굴리기법(Log-roll)을 사용한다.

견인 부목

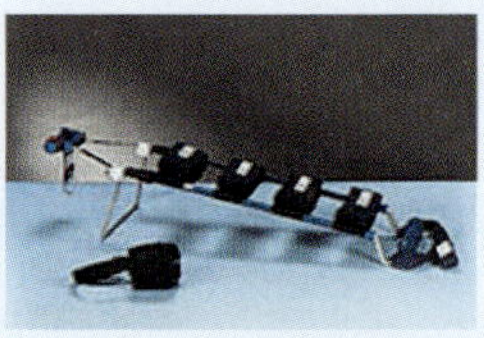

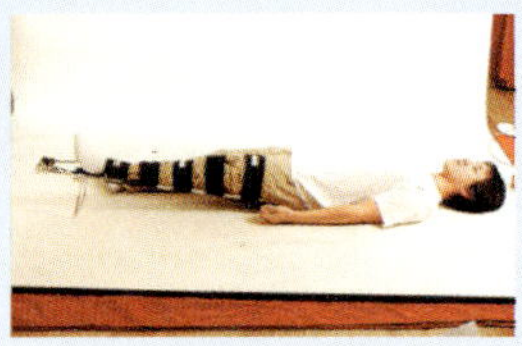

넙다리뼈의 골절로 인해 하지가 짧아졌을 때 사용한다.

쇼크방지용 바지(MAST)

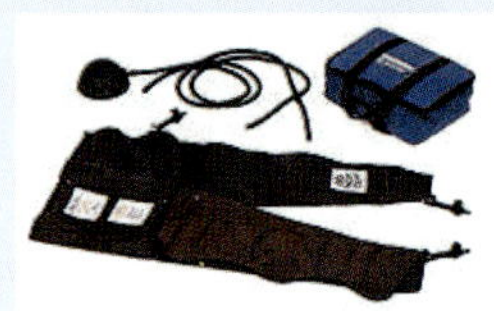

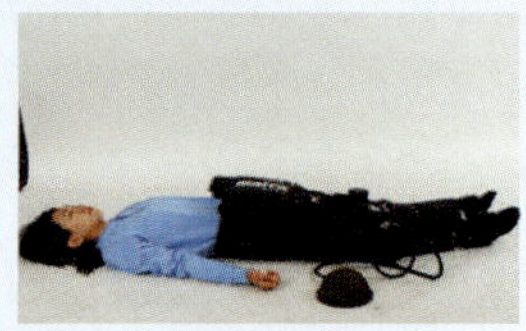

저혈량성 쇼크가 의심될 때 사용한다.

짧은 척추고정판

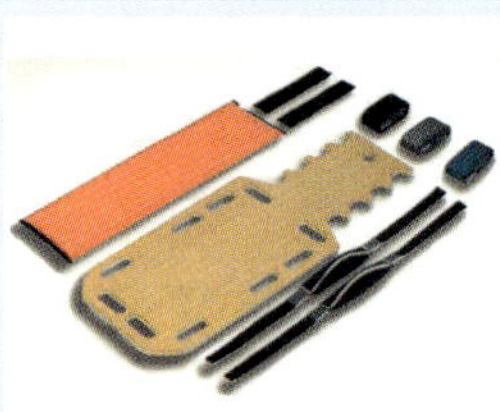

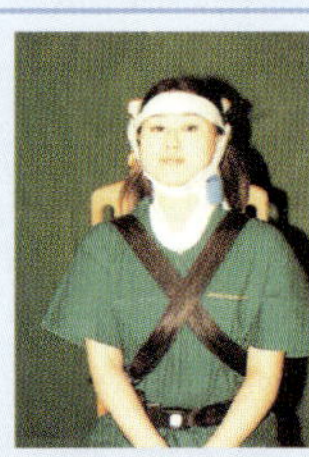

환자가 앉아 있는 자세 등 긴 척추고정판을 사용할 수 없는 경우 척추를 보호하는 장비이다.

구출고정대(KED)

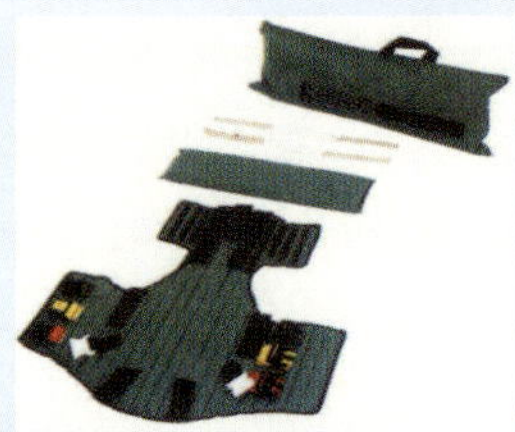

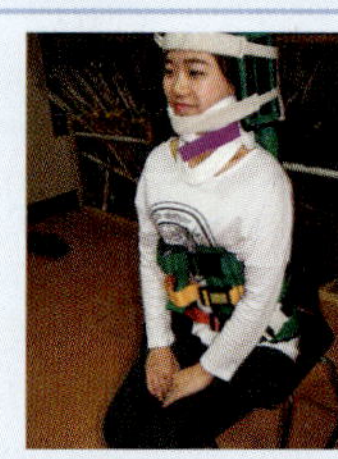

차량에서 발견된 앉아있는 환자에게 주로 사용하며 짧은 척추고정판보다 더 효과적으로 고정한다.

패드 부목 사용 (다리 부위 골절이 의심되는 환자에게 골절 부위 고정 장비)

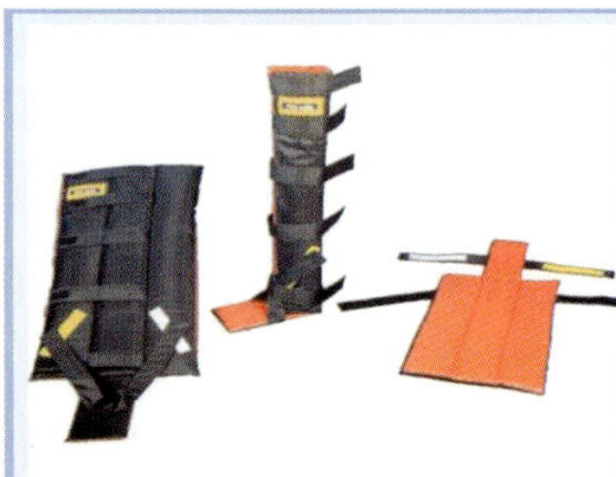

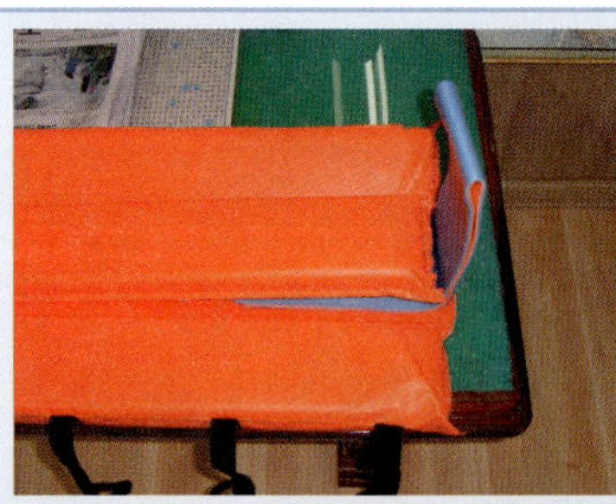

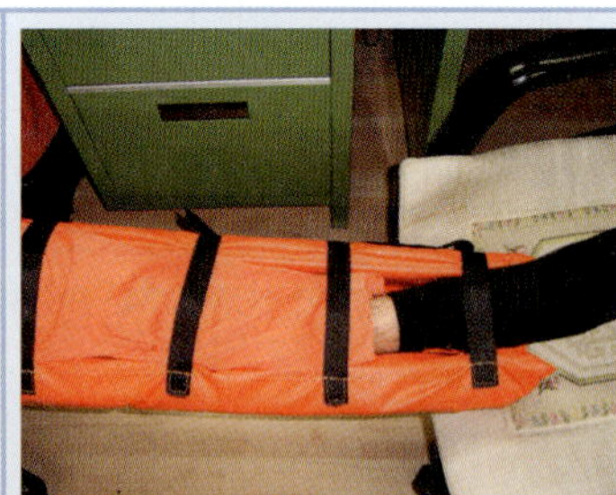

부목이 나무판과 스티로폼으로 구성되어 연성과 경성을 적당히 부여하여 팔과 다리 관절 고정이 좋은 반면에 부목과 하지사이에 공간이 생긴다. dead space 보완 위해 수건, 거즈, 패드 등으로 보완한다. 고정용 끈이 벨크로 되어 있어 결합 및 해체가 용이함(부목착용 X-Ray 촬영 가능).

2) 부목의 사용

(1) 생활 용품 사용

일상생활 중에 자신이 소지하고 있거나 주변에서 쉽게 구할 수 있는 신문지, 타올, 우산, 넥타이, 허리띠, 나무젓가락 등 생활소품을 현장에서 활용한다.

상의 옷 활용

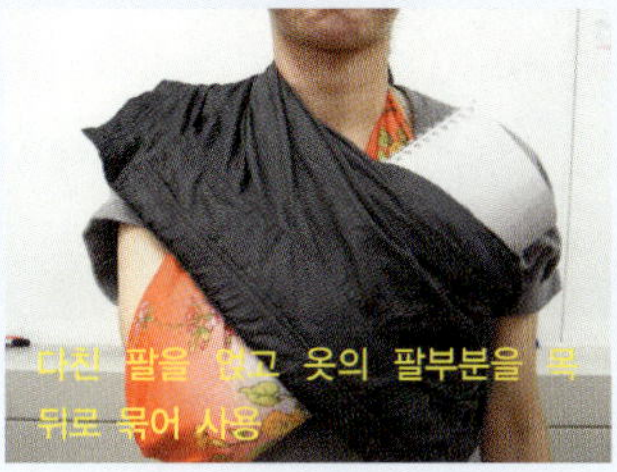

넥타이 활용

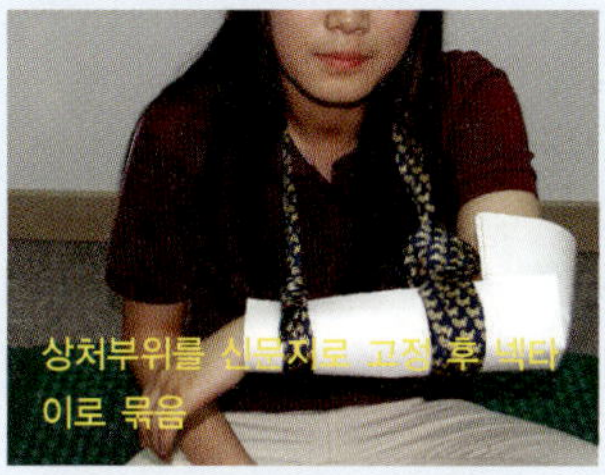

쇼핑백 활용

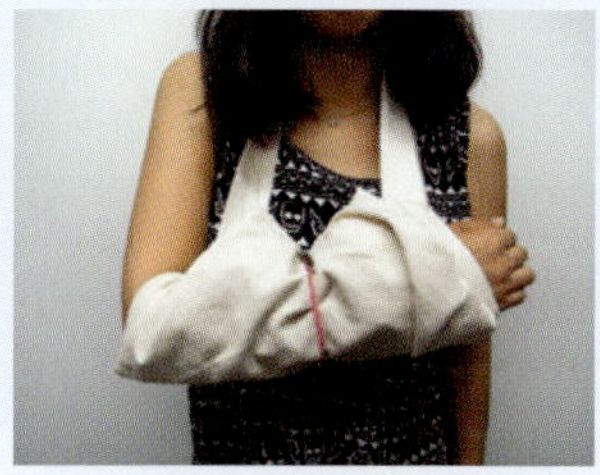

상의옷 활용

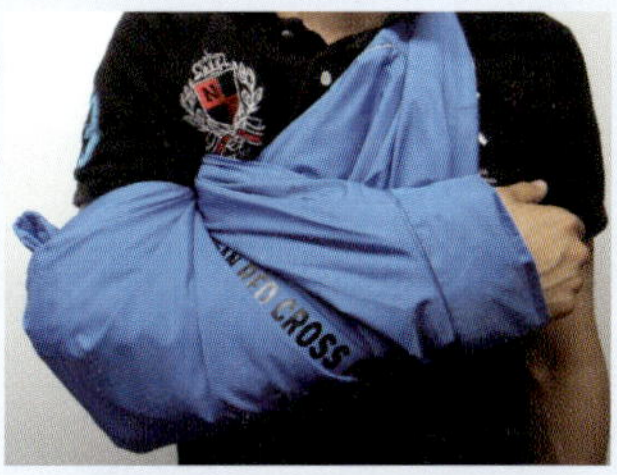

타올(발목) 활용

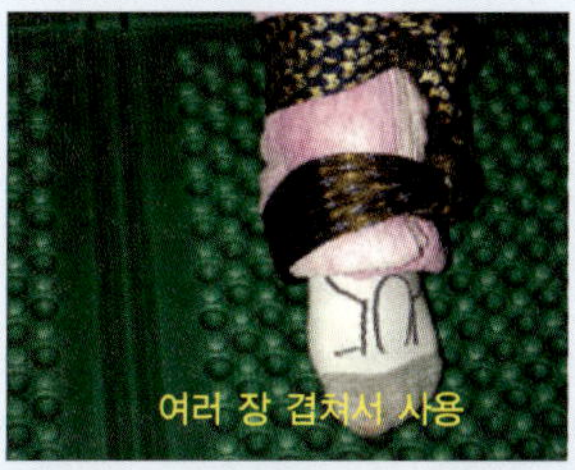

책 활용

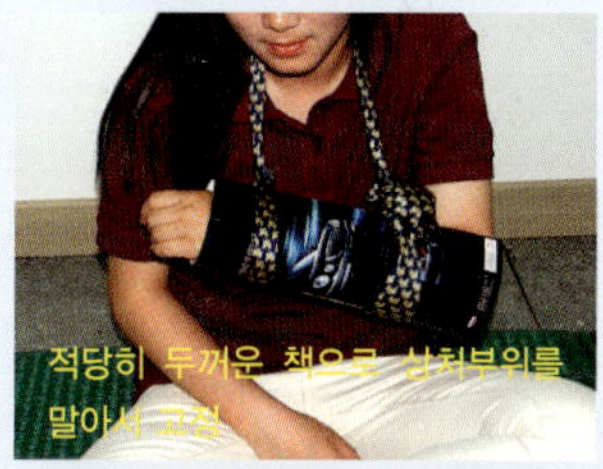

벨트 활용(타올로 부목 사용)

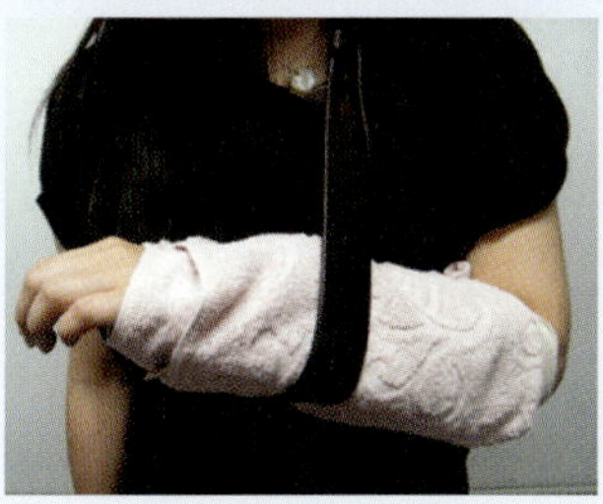

상의 옷 활용

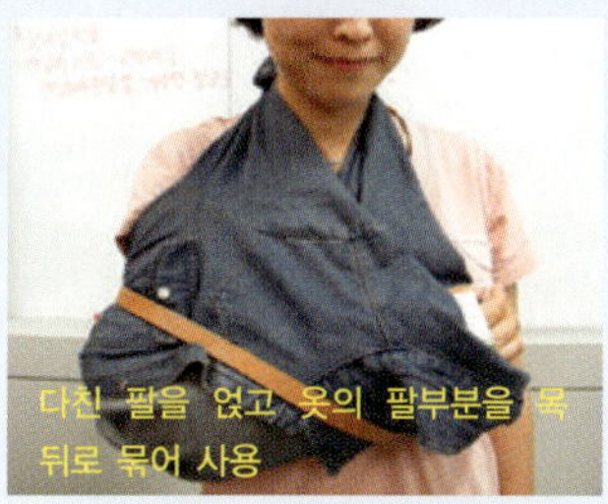

손수건 활용(종이로 부목 사용)

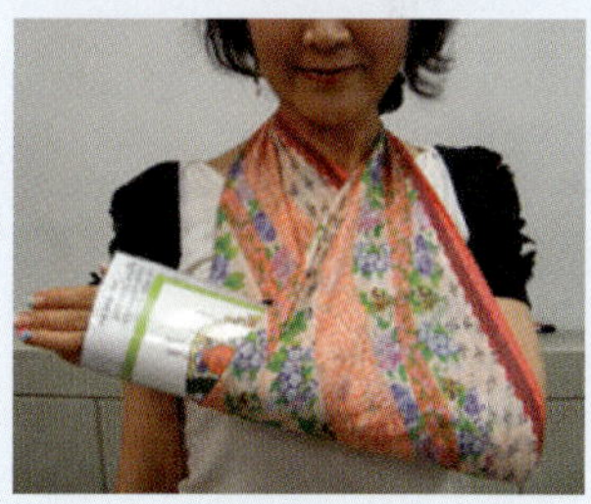

넥타이 활용(붕대로 부목 사용)

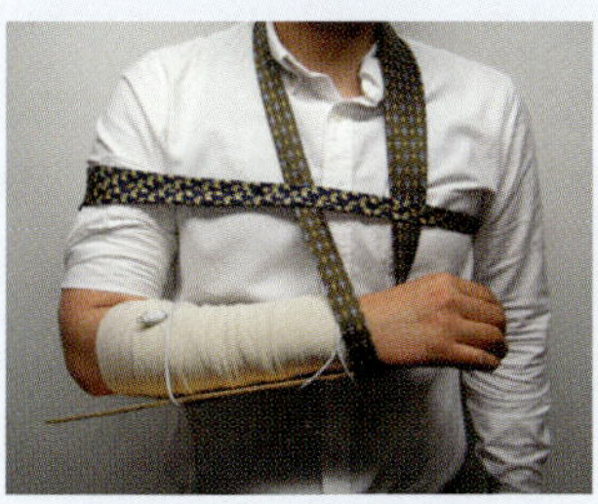

박스 활용(박스를 잘라서 사용)

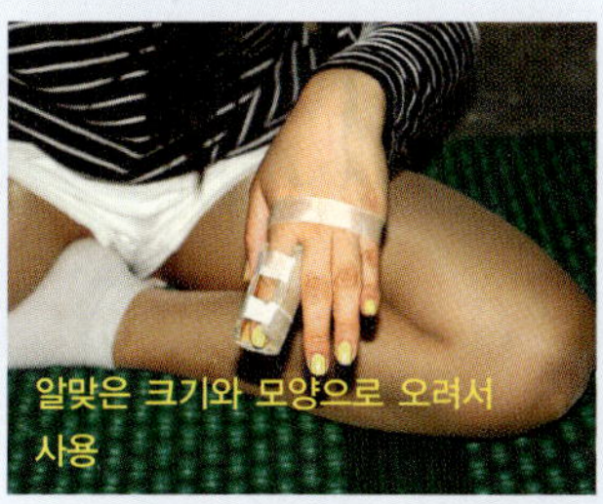

타올 활용(타올로 경추 보호)

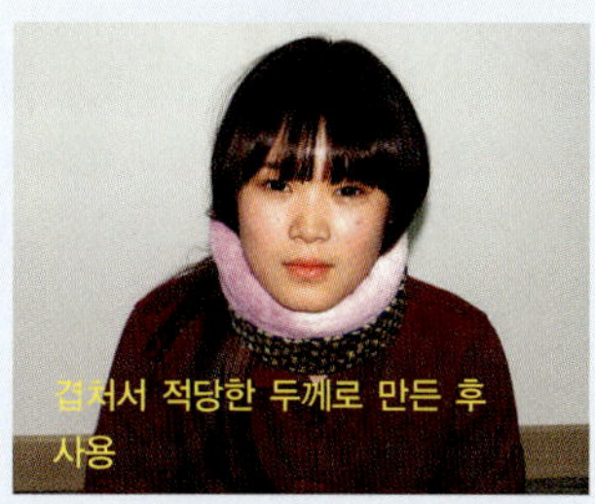

(2) 손상 시 부목 사용

① 빗장뼈(쇄골) 골절 처치

▶ **증상 :** 소아에서 흔한 골절로 부러진 뼈가 피부 위로 만져진다. 다친 팔을 위로 들지 못하고 어깨가 밑으로 처져 있다. 다치지 않은 어깨와 비대칭적이다.

▶ **응급처치 :** 다친 쪽의 손이 팔꿈치보다 약간 높게 하여 반대쪽 어깨에 대고 삼각건으로 묶은 후 팔 전체를 몸에 붙게 삼각건으로 묶는다.

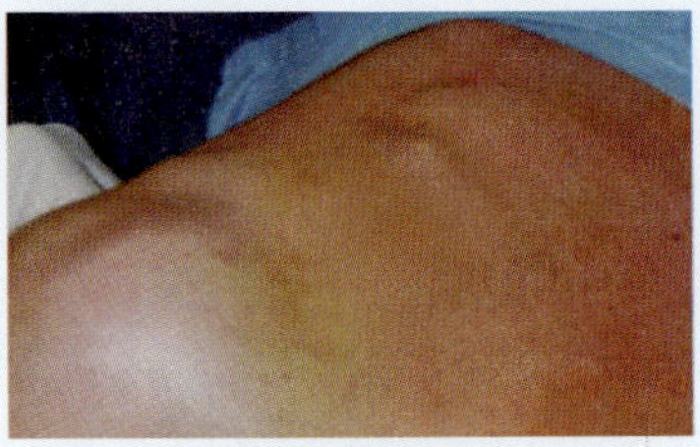
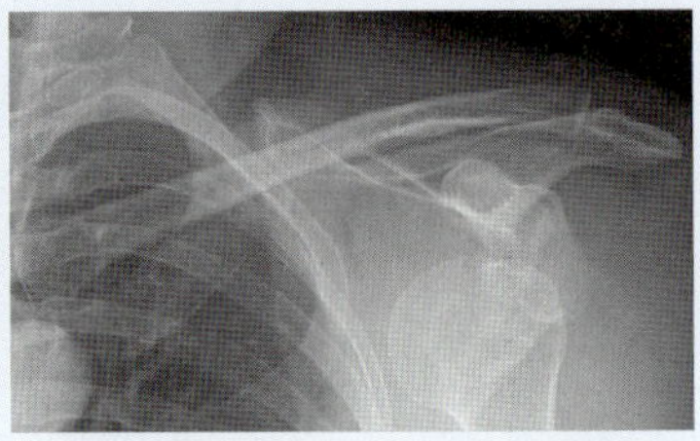
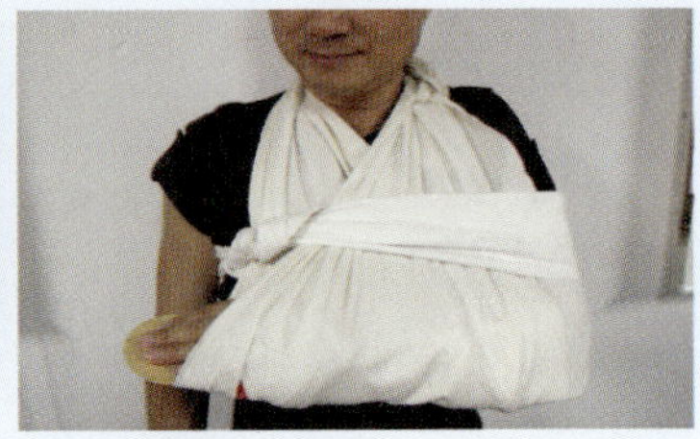

② 갈비뼈(늑골) 골절 처치

▶ **증상 :** 기침, 심호흡 시 심한 통증으로 호흡곤란과 늑골이 폐를 찔렀을 경우 기흉이나 혈흉이 유발될 수 있고 기침 시 선홍색 피가 객담에 섞여 나오며 흉곽의 변형과 멍이 들 수 있다.

▶ **응급처치 :** 상처부위를 드레싱 하고, 담요나 베개로 가슴을 고정한다(다발성 늑골골절로 인한 연가양 흉부 발생 시 모레주머니, 패드 등으로 고정).

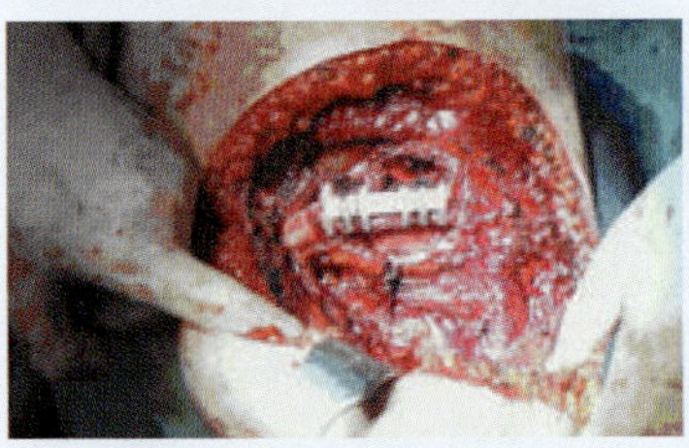
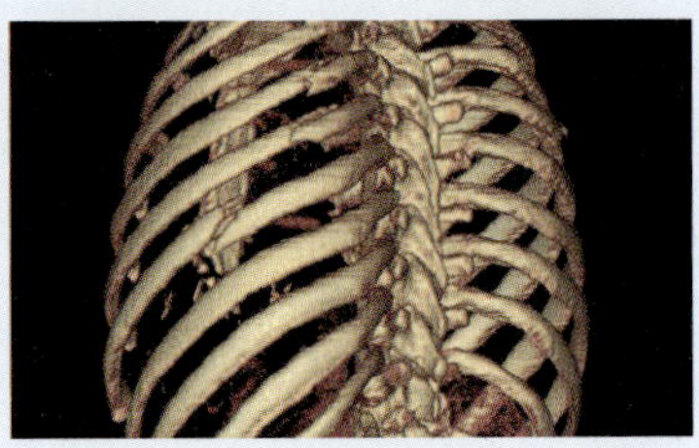
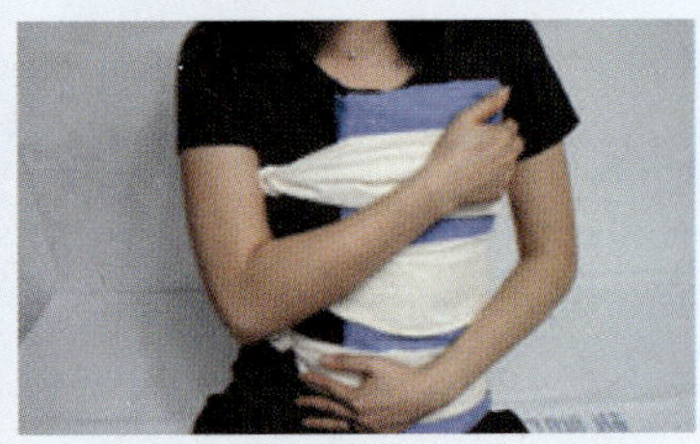

③ 위팔뼈(상완골) 골절 처치

▶ **증상 :** 손을 딛고 떨어지거나 직접적인 타격에 의해 발생하며, 전위가 일어나지 않은 골절이 대부분이다. 팔을 움직이거나 어깨관절의 운동을 할 수 없다.

▶ **응급처치 :** 주관절을 움직일 수 있으면, L자로 구부리고 부목을 바깥쪽에 대고 삼각건을 부러진 뼈 위쪽에 하나, 아래쪽에 하나씩 묶는다.

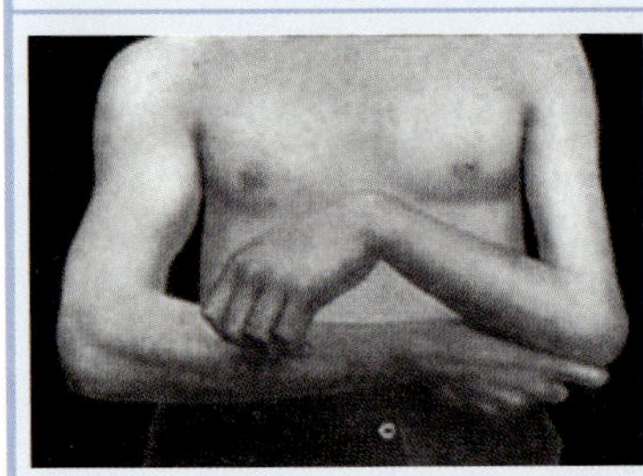
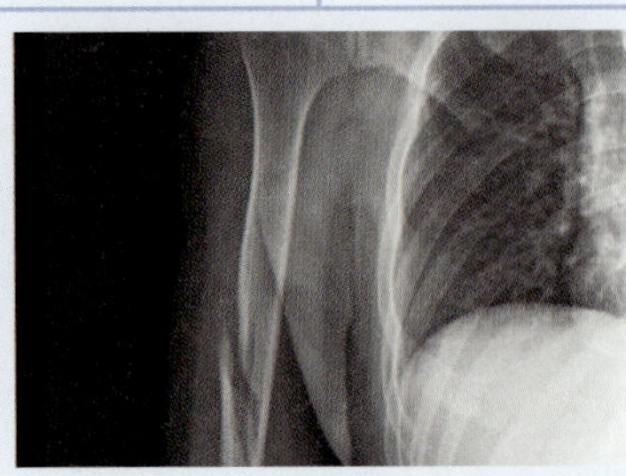
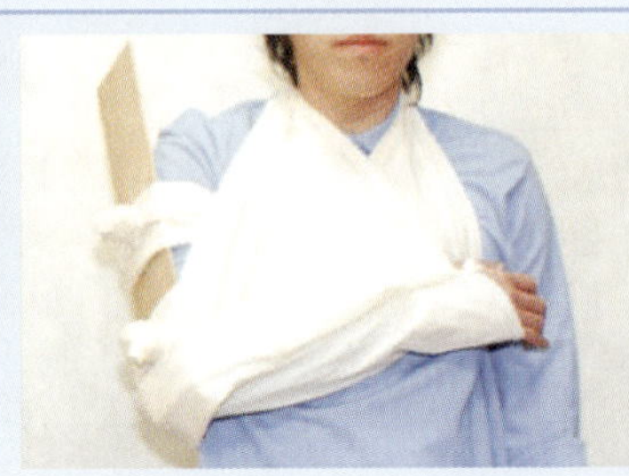

④ 아래팔뼈(전완골) 골절 처치

▶ **증상 :** 부딪히거나 넘어져서 주로 발생한다. 뼈 두 개가 다 부러지면 골절의 일반적인 증상이 나타난다. 노뼈만 골절된 경우 팔꿈치 외측에 압통과 부종이 있다.

▶ **응급처치 :** 주관절에서 손가락 끝에 이를 정도의 긴 부목을 대고 고정하여 손을 팔꿈치보다 높게 하고 넓은 붕대로 팔을 올려 고정한다.

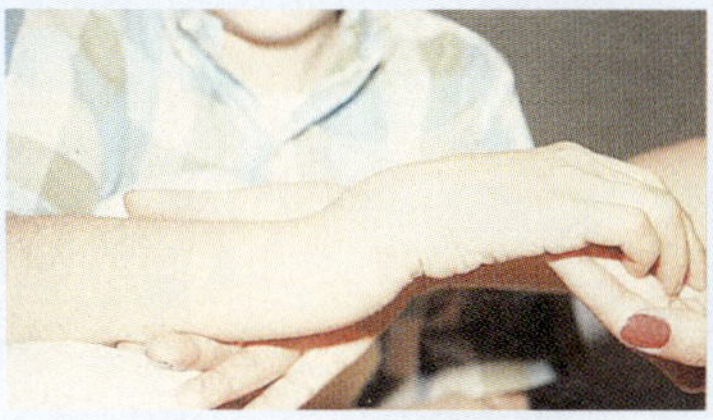
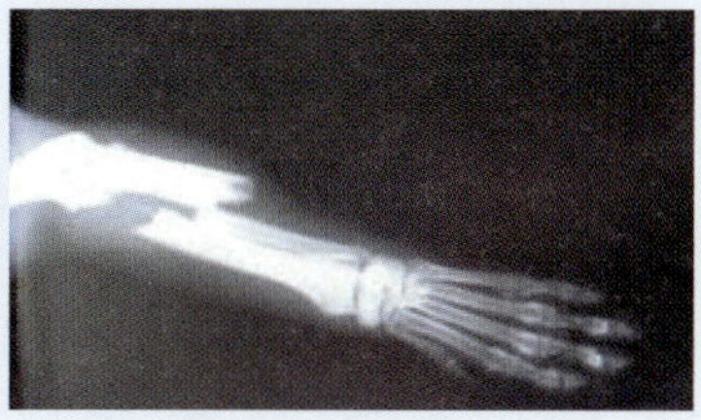
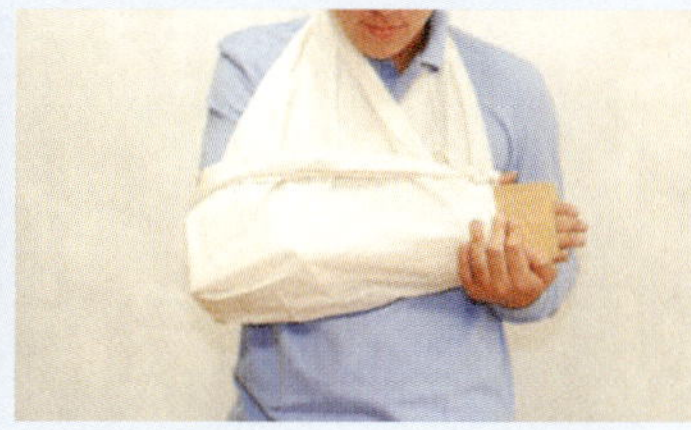

⑤ 팔꿉관절 탈구, 골절 처치

▶ **증상 :** 팔을 구부리고 넘어질 때나 추락에 의해 주로 발생하며, 대부분 후방으로 탈구된다. 통증이 심해 팔을 펼 수 없게 된다.

▶ **응급처치 :** 팔이 편 자세면 겨드랑이에 고이고, 팔을 구부린 경우에는 무리하지 펴지 말고 발견한 그대로 부목 고정한다.

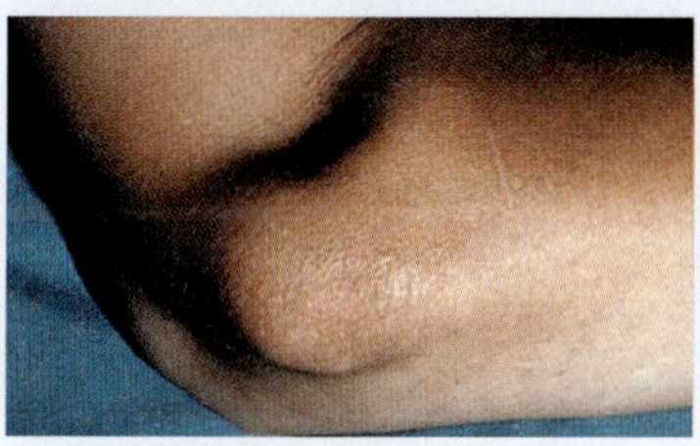
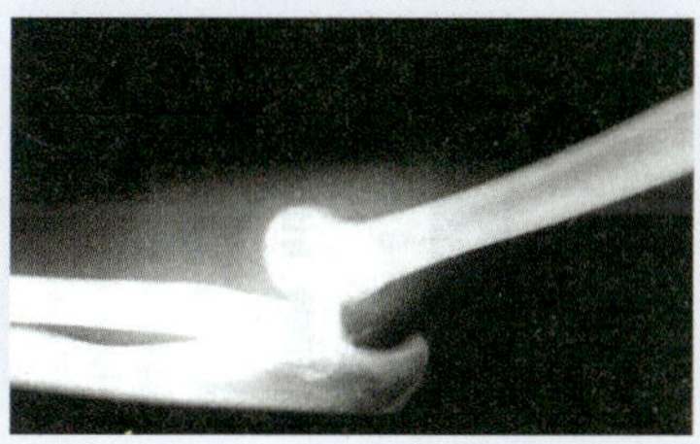
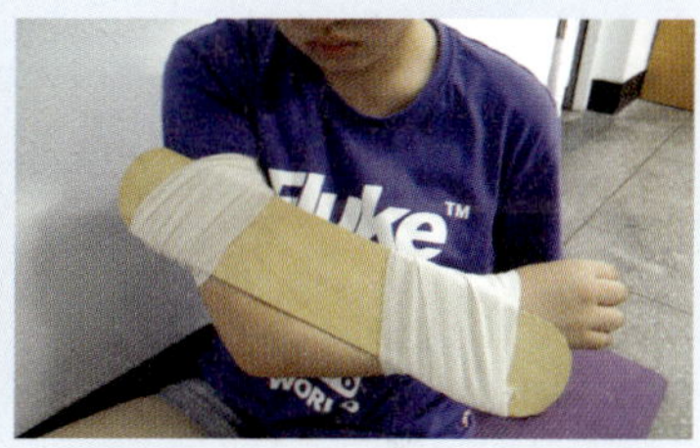

⑥ 무릎뼈(슬개골) 골절 처치

▶ **증상 :** 구르거나 부딪히는 경우에 발생되며, 무릎뼈을 만져보면 뼈의 갈라진 부분을 만질 수 있다. 부종과 통증이 심해 무릎을 펼 수 없게 된다.

▶ **응급처치 :** 긴 부목을 다리 아래쪽에 대고 무릎과 발꿈치에는 패드를 댄다. 무릎뼈 위와 아래쪽을 묶고 다른 붕대로 다리와 부목을 묶는다.

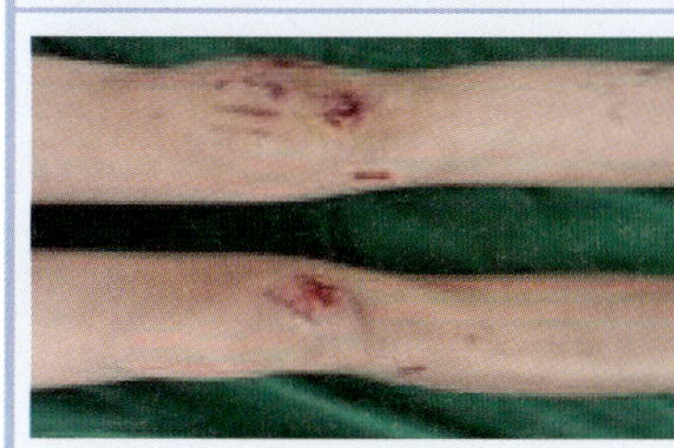
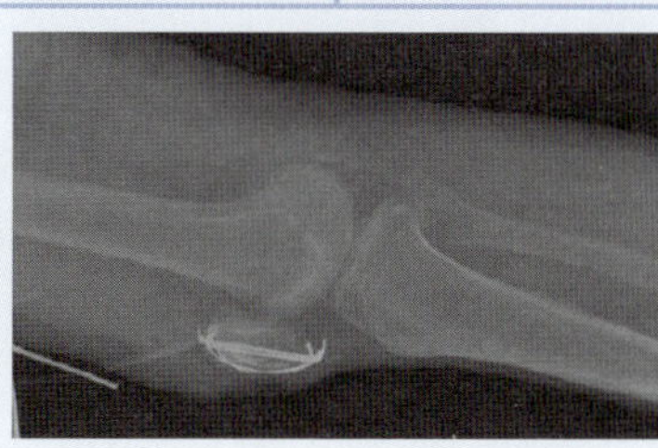
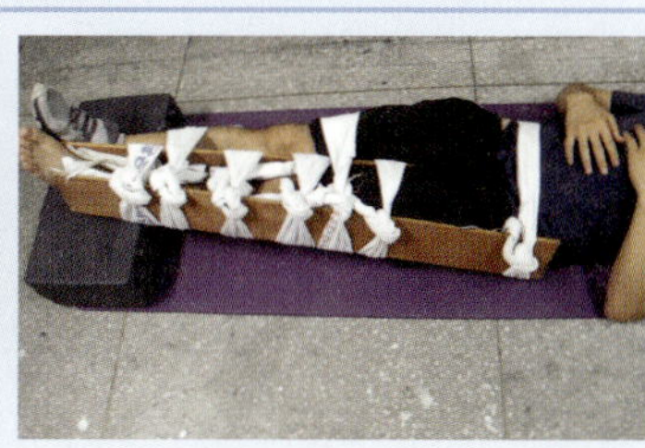

⑦ 넙다리(대퇴) 골절 처치

▶ **증상 :** 고령의 노인들에게서는 쉽게 발생할 수 있다. 또한 다량의 출혈로 저혈량성 쇼크를 유발할 수 있으며, 고관절과 무릎뼈의 골절이 동반될 수 있다.

▶ **응급처치 :** 신경과 혈관의 추가손상이 일어날 수 있으므로 일어나게 하면 안된다. 많은 끈이 필요하며 긴 부목은 바깥쪽에 짧은 부목은 안쪽에 대고 묶는다(가능하면 양다리를 합쳐 묶어 줌).

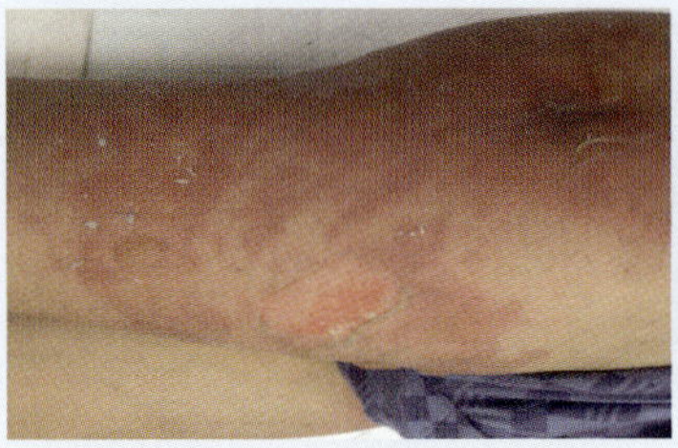
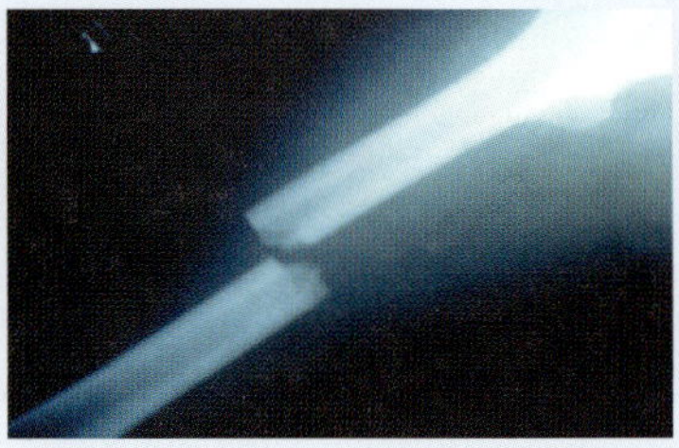
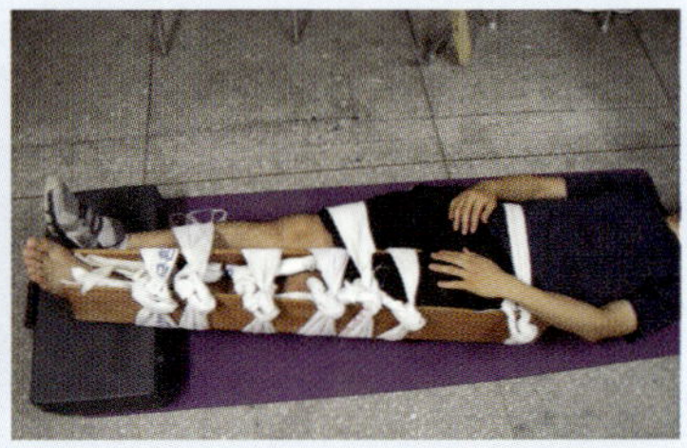

⑧ 종아리(하퇴) 골절 처치

▶ **증상 :** 정강뼈 골절 시 골절의 일반적인 증상이 나타나지만, 종아리뼈만 골절된 경우에는 심한 기형이 나타나지 않아 골절은 염좌로 착각할 가능성이 있다.

▶ **응급처치 :** 발끝을 부드럽게 잡아 올려 패드를 대고 부목 고정한다. 베개나 담요 등으로 상처부위를 높여준다.

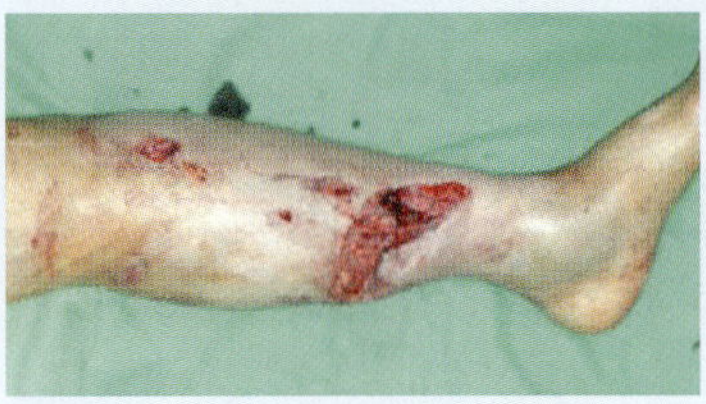
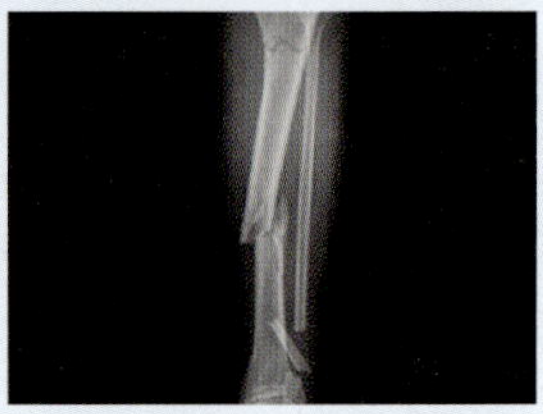
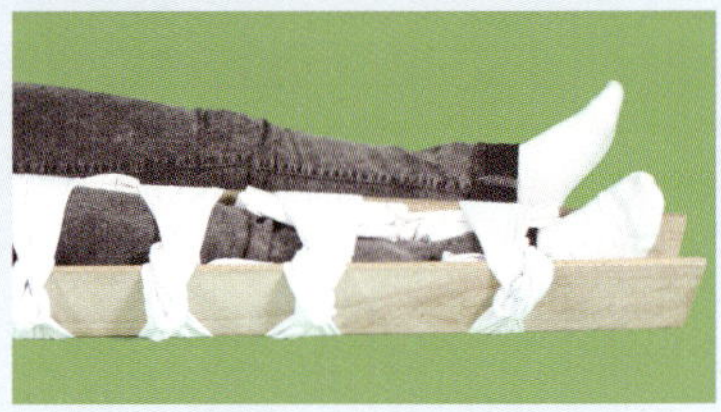

⑨ 발목 골절 처치

▶ **증상 :** 발목 골절시 통증과 부종이 나타나고 변형의 가능성이 있다.

▶ **처치 :** 발등이 부어오를 때는 통증을 막기 위해 적당한 압력으로 붕대를 묶고 다리를 높여준다.

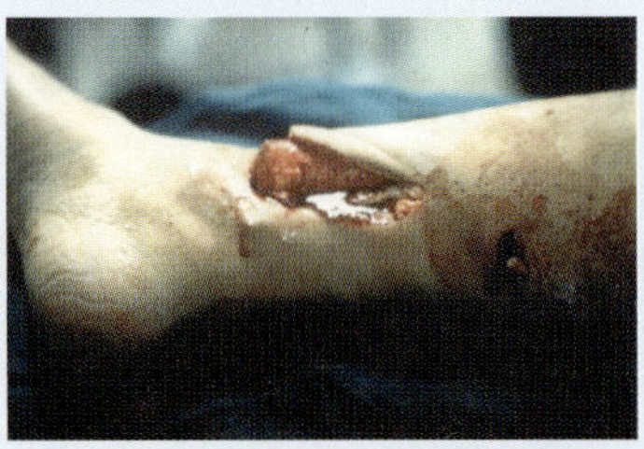
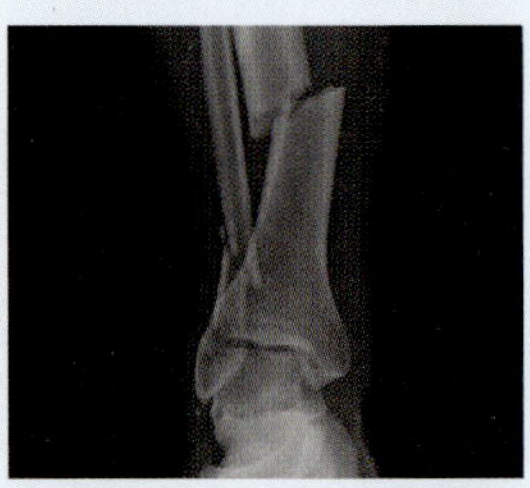
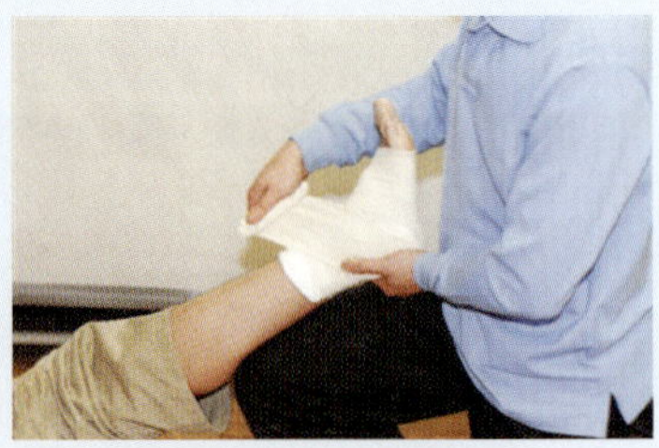

⑩ 손가락(손목) 부목 처치

▶ **증상 :** 손가락 골절의 75%는 안정형 골절로 전위가 일어나지 않기 때문에 대개 도수정복이 필요하지 않다. 내부 출혈로 인해 혈종이 생기기도 한다.

▶ **응급처치 :** 손가락을 펴서 손가락의 아래에 부목을 댄다. 이웃한 정상 손가락을 부목 삼아 고정하기도 한다. 부목을 적용 후 반창고 등으로 고정한다.

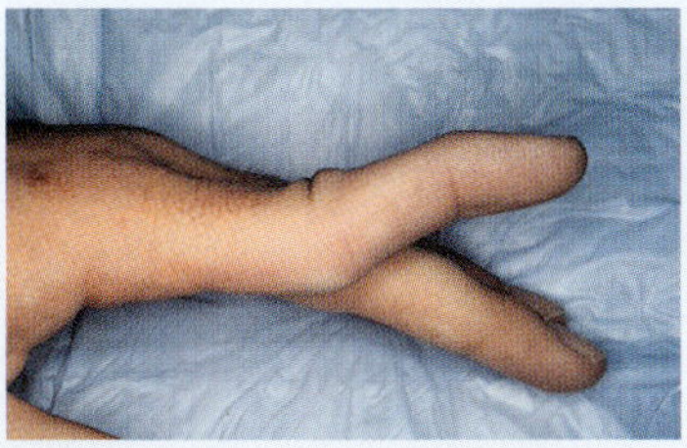
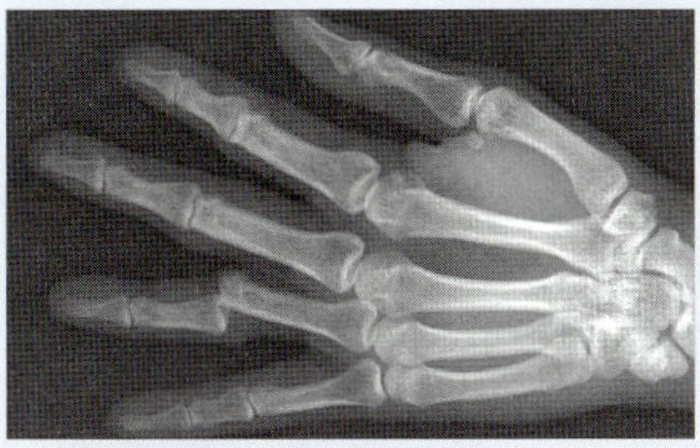
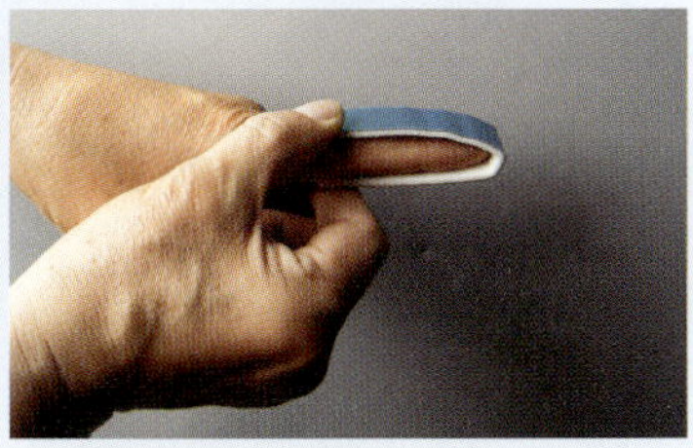

⑪ 견인부목 처치

▶ **증상 :** 다친 쪽의 다리가 짧아지고, 저혈량성 쇼크가 유발될 수 있다. 대퇴의 큰 근육들이 분리된 뼈를 겹쳐지도록 당기므로 극심한 통증을 호소한다.

▶ **응급처치 :** 하지가 부목에 잘 고정되도록 펴고, 하지의 장축으로 평행하게 최소 압력으로 견인한다. 심한 통증을 호소하면 견인을 중지하고, 고정한다.

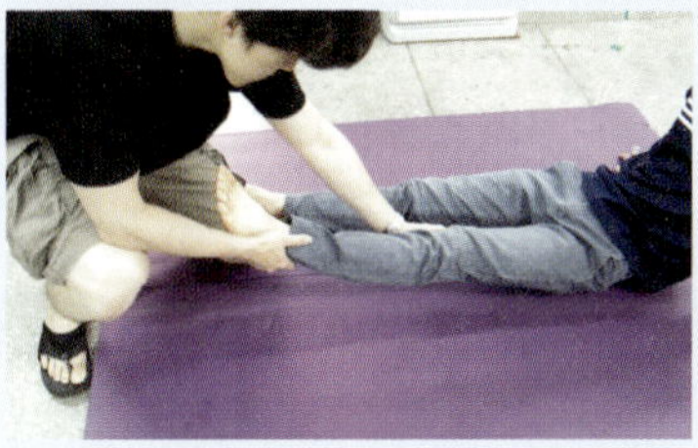
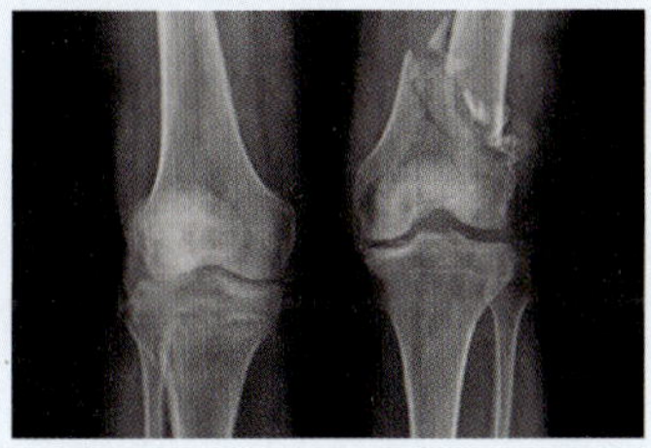
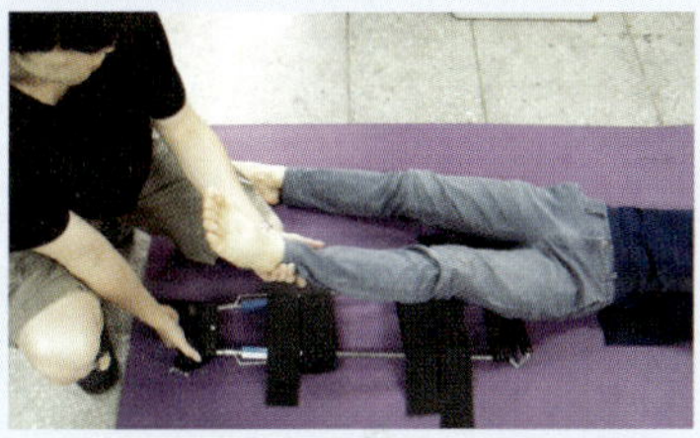

⑫ 항쇼크용 바지

▶ **증상 :** 호흡과 맥박이 빨라져 아무런 반응을 보이지 않는다.

▶ **처치 :** 보통 3구간으로 분류되어 있으면 구간당 압력은 60 mmHg를 넘지 않도록 한다.

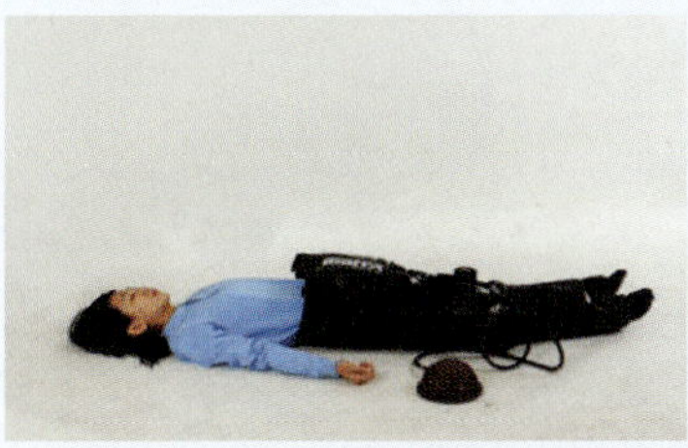
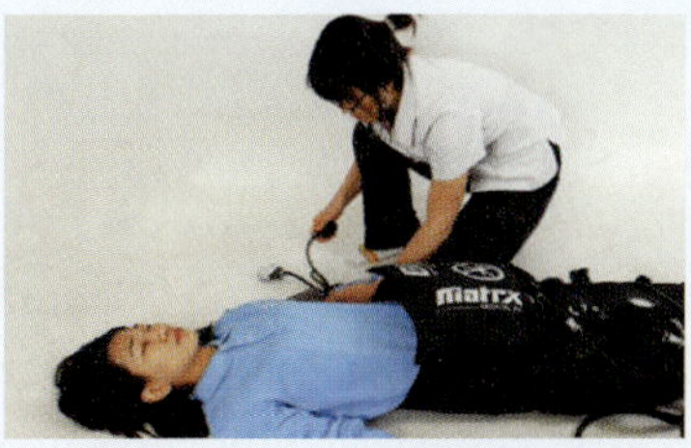
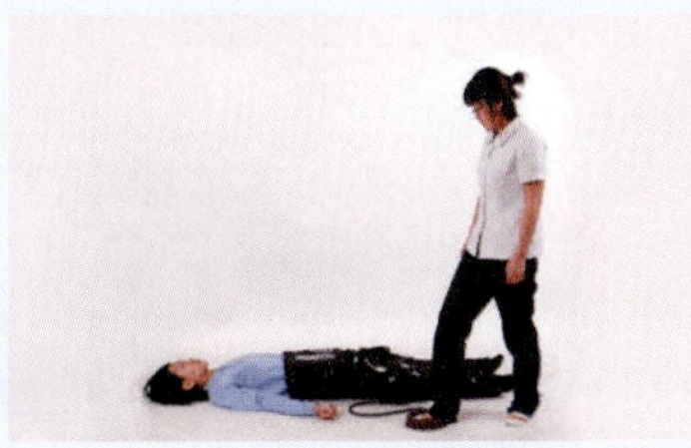

✚ 쇼크 방지용 바지는 공기를 너무 많이 주입시키면 조직이 괴사될 수 있으며, 압력을 급히 내리면 심한 쇼크가 유발될 수 있다. 2시간 이상 착용시 지속적인 압력으로 대사성 산증이 발생할 수도 있다.

⑬ 진공부목 처치

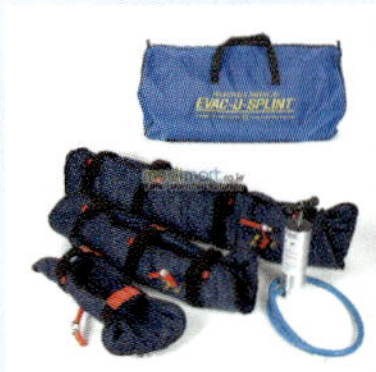

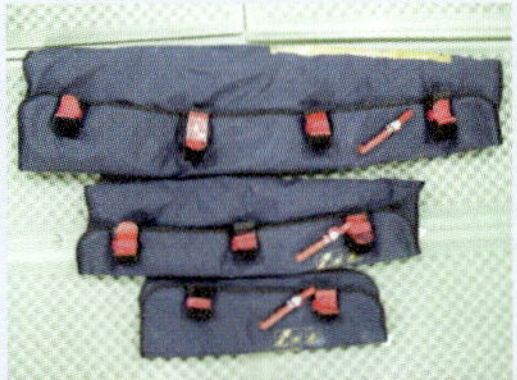

▶ **응급처치** : 상처 부위를 싸고 공기 펌프를 입구에 연결하여 공기를 역으로 빼면 부목의 내부가 진공상태가 되어 그대로 고정이 된다. 공기구멍을 누르면 공기가 빠진다.

소형 : 아래팔을 고정	중형 : 관절을 고정	대형 : 다리를 고정
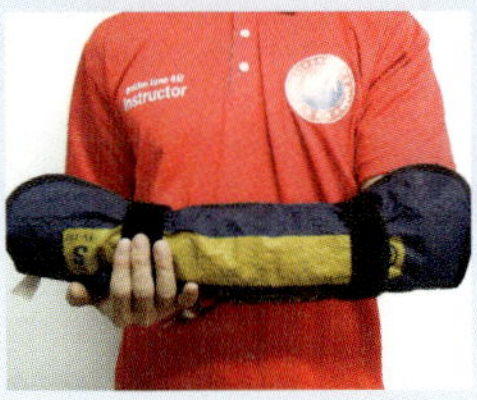	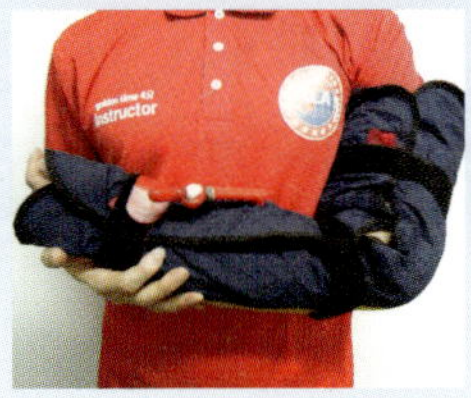	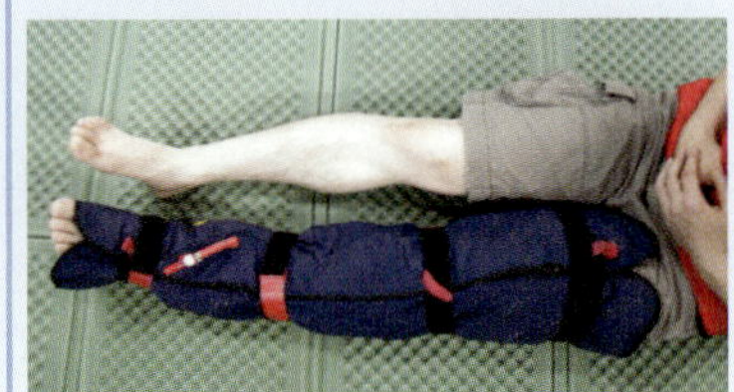

Medicine Story

늑골골절(Rib fracture)이 다른 곳보다 치유가 잘 되는 이유는?

늑골은 가슴부위를 둘러싸고 있으며 폐와 심장 그리고 가슴 부위의 다른 내장 기관들을 보호한다.

사람의 경우에는 12쌍의 갈비뼈가 있고, 길이는 여러 가지이다. 위쪽 7쌍은 연골부가 복장뼈에 직접 붙어 있고(참갈비뼈), 다음의 3쌍은 7번 갈비뼈와 갈비사이근에 의해 연결되어 있으며(거짓갈비뼈), 맨 밑의 2쌍의 갈비뼈는 짧으며 복장뼈와 연결되어 있지 않고 복근 속에 유리되어 있다(부갈비뼈).

갈비뼈는 등쪽(뒤)에서 등뼈, 가슴쪽(앞)에서 복장뼈와 관절을 만들어 연결하고, 갈비뼈 사이는 갈비사이근으로 강하게 연결되어 흉곽의 일부를 구성한다. 늑골은 편평골(flat bone)이면서 얇은 피질골(cortical bone)로 둘러싸인 해면골(cancellous bone)로 형성되어 있다. 이 뼈가 구조상 약하기 때문에 갈비뼈는 단단한 것에 부딪히거나 딱딱한 것에 닿으면 쉽게 골절을 일으킨다.

심하지 않으면 특별한 치료가 요구되지 않으며 간단한 스트랩핑(반창고 고정법), 또는 바스트밴트(흉부 고정대)에 의한 고정 치료만으로 치유된다. 통증이 심할 경우 진통제와 안정제를 사용한다. 치료기간에는 개인차가 있지만 대부분 2~3주일이면 증상은 호전된다.

드물게 강한 충격으로 갈비뼈골절이 자주 일어나면, 연가양흉부(flail chest)를 일으키거나 골절부의 골편이 흉막을 자극하여 혈흉이 폐를 자극하여 공기가슴증을 일으키거나, 폐타박으로 폐좌상 등을 유발하는 등 합병증을 동반할 우려가 있다. 특히 고령자는 혈액 공기가슴증을 일으켜도 증상이 강하게 나타나지 않기 때문에 갈비뼈골절에는 세심한 주의가 필요하다.

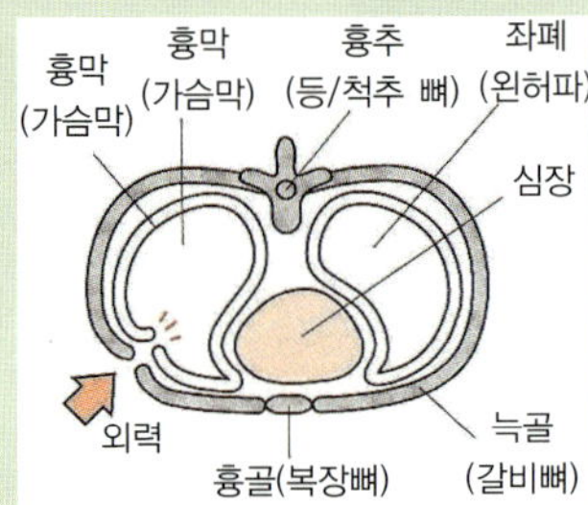

▲ 폐쇄성에 의한 늑골골절

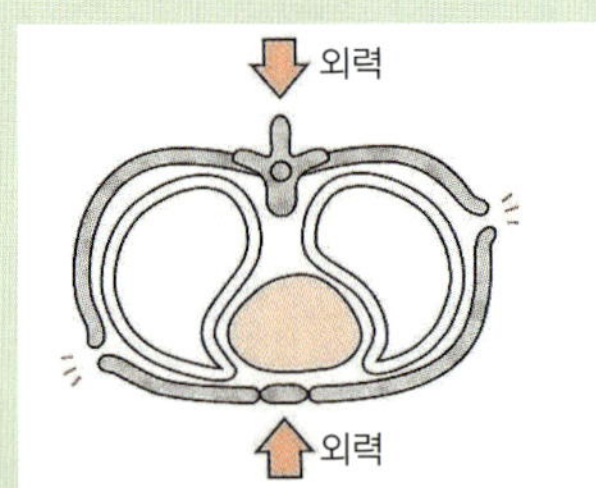

▲ 개방성에 의한 늑골골절

연습문제 13

1 근골격계에 대한 설명으로 옳지 않은 것은?

① 신체의 골격계는 206개의 뼈로 구성되어 있다.
② 10대 후반에 접어들면 골격의 성장은 멈춘다.
③ 10대 후반에 골격의 성장은 멈추고 이기간 후에는 외형상 변화는 거의 없다.
④ 근육의 형태에 따라 골격근, 평활근, 심근으로 나눈다.

2 골절의 분류가 아닌 것은?

① 해부학적인 부위　② 골절의 정도
③ 골절의 방향　④ 골절의 빈도

3 골절의 정의로 알맞은 것은?

① 골격의 연속성이 비정상적으로 소실된 상태를 말한다.
② 관절의 손상에 의해서 양측 골단면의 접촉상태에 균형이 깨진 상태를 말한다.
③ 근육의 긴장이나 열상을 지칭하며 염좌와 달리 인대와 관절의 손상이 없는 근육만의 손상이다.
④ 골격계를 지지하는 인대의 일부가 늘어나거나 파열

4 골절의 종류로 옳지 않은 것은?

① 부전골절　② 분쇄골절
③ 병적골절　④ 퇴행성 골절

5 골절 증상으로 옳지 않은 것은?

① 압통　② 변형
③ 반상출혈　④ 회전운동

6 골절의 응급처치로 옳지 않은 것은?

① 환자의 전반적인 상태를 평가한다.
② 손상부위를 검진하기 위해 부상부위의 옷을 제거한다.
③ 지속적으로 관찰하지 않아도 된다.
④ 출혈 시 직접 압박하고 부목으로 고정한다.

7 골절 응급 처치 시 주의 사항으로 옳지 않은 것은?

① 현장이 위험하지 않는 한 환자를 옮기지 않는다.
② 손상이 의심되면 반드시 고정하고 뼈를 맞추려 하지 않는다.
③ 부목은 무겁고 물렁한 소재여야 한다.
④ 손상 원위부의 순환, 감각, 운동기능(pms)을 검사한다.

8 탈구 시 응급 처치로 옳은 것은?

① 냉찜질을 한다.
② 온찜질을 한다.
③ 탈구 부위를 움직여서 고정한다.
④ 가능한 어깨를 자주 사용한다.

9 부목의 종류로 옳지 않은 것은?

① 나무부목　② 공기부목
③ 고무부목　④ 견인부목

10 생활용품 부목으로 옳지 않은 것은?

① 신문지를 두껍게 접어 사용한다.
② 타올을 여러 장 겹쳐서 사용한다.
③ 우산 두 개로 상처 부위를 고정한다.
④ 고무 호수를 사용하여 고정한다.

11 위팔뼈 골절 증상과 처치로 옳지 않은 것은?
① 상지가 신전된 상태로 손을 딛는다.
② 직접적인 타격에 의해 발생하며 전이가 일어나지 않은 골절이 대부분이다.
③ 주관절을 움직일수 있으면 ㄷ자로 구부린다.
④ 부목을 바깥쪽에 대고 묶는다.

12 아래팔뼈 골절 증상과 처치에 대한 설명으로 옳지 않은 것은?
① 물체에 직접 부딪히거나 손을 짚고 넘어져서 주로 발생한다.
② 뼈 두 개가 다 부러지면 골절의 일반적인 증상이 나타난다.
③ 두개의 부목을 사용하여 고정 시킨다.
④ 주관절보다 20 cm 정도 높이고 손바닥이 가슴쪽으로 향하게 하여 넓은붕대로 팔을 올려 고정한다.

13 염좌에 대한 증상과 징후 옳지 않은 것은?
① 피부색이 변한다.
② 손상부위를 누르면 통증을 호소한다.
③ 부종과 반상출혈이 생긴다.
④ 골절과는 달리 마찰음은 없다.

14 염좌 시 응급 처치로 옳지 않은 것은?
① 기도 및 호흡과 순환을 확인한다.
② 응급처치를 제쳐두고 신속히 병원으로 간다.
③ 손상의 치료에서 초기 응급처치법으로는 RICE(안-냉-압-을)방법이 있다.
④ 손상의 범위를 최소화하기 위하여 다음 응급처치를 시행한다.

15 염좌 응급 처치 시 주의사항으로 옳지 않은 것은?
① 최대한 빨리 중단하는 것이 효과가 좋다.
② 30분 정도 사용하고 재사용 할 때에는 한 시간이 지난 후 적용한다.
③ 무릎 뒤와 같은 관절부에는 사용하지 않는다.
④ 순환기 질병, 과거 동상 부위 등은 사용하지 않는다.

16 부목고정에 일반적인 원칙으로 옳지 않은 것은?
① 현장에서 발견한 즉시 부목으로 고정한다.
② 골절부위를 포함한 근위부와 원위부의 관절을 모두 고정한다.
③ 굽힐수 있는 팔의 골절 시 삼각건 법으로 팔을 지지하다.
④ 손상부위의 과도한 출혈을 방지하고 통증을 완화시킨다.

17 슬개골 골절 증상과 처치로 옳지 않은 것은?
① 슬개골을 만져보면 뼈의 갈라진 부분을 만질 수 있다.
② 긴 부목을 아래쪽에 둔다.
③ 무릎과 팔꿈치에는 패드를 둔다.
④ 슬개골 아래와 위쪽을 묶고 다른 붕대로 다리와 부목을 묶는다.

18 넓적다리뼈 증상과 처치로 옳지 않은 것은?
① 고령의 노인들에게 쉽게 발생할수 있다.
② 젊은층에서는 고에너지 외상으로 발생한다.
③ 다량의 출혈로 저혈량성 쇼크를 유발한다.
④ 긴 부목은 안쪽에 짧은 부목은 바깥쪽에 대고 묶는다.

19 견인 부목 증상과 처치로 옳지 않은 것은?
① 다리의 길이가 다친쪽이 더 짧아진다.
② 대퇴골절은 저혈량성 쇼크가 유발될 수 있다.
③ 하지가 부목에 잘 고정되도록 편다.
④ 상지의 장축으로 평행하게 최소 압력으로 부드럽게 견인한다.

20 부목고정의 효과로 옳지 않은 것은?
① 지혈 ② 통증완화
③ 혈압상승 ④ 신경손상 방지

제 14 장

상처와 출혈

학습 개요

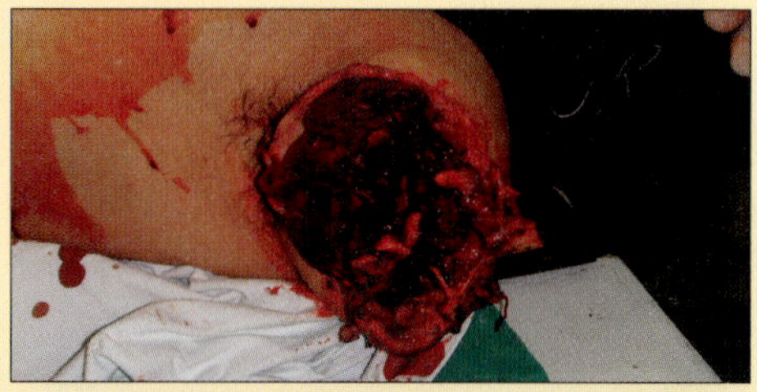

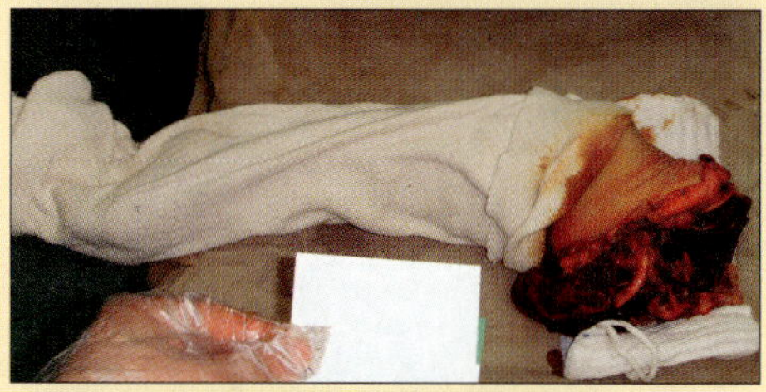

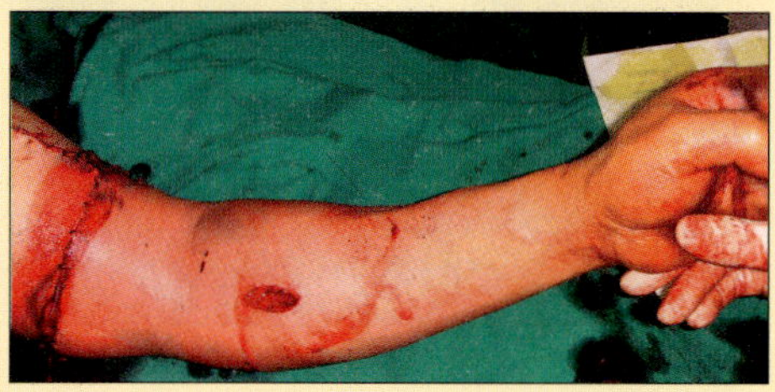

상처는 일상생활에서 자주 접하는 손상으로서 단순한 타박상과 찰과상으로부터 심한 열상, 이물질 관통 등의 중증의 손상까지 다양하게 발생하며 우리나라에서 44세 이하 남녀 연령층의 가장 높은 사망 원인은 외상이다. 종합병원 응급실에서 외상 환자의 수가 30% 정도를 차지하며 많은 DOA(death on arrival ; 도착 시 이미 사망한 자)가 외상으로 일어난다. 또한 외상 환자의 1/3은 현장이나 병원 전 단계에서 사망하기 때문에 현장에서의 적절한 응급처치는 매우 중요하다.

피부는 외부 충격으로부터 신체를 보호하는 방어 역할을 수행하지만, 조직이 비교적 약하기 때문에 물리적 충격에 의하여 손상되기 쉽다. 모든 손상부위는 외부의 감염원(이물질, 감염균 등)으로부터 보호하기 위하여 상처부위를 소독하고 덮어주는 드레싱(dressing)이 필요하며 심한손상으로 인한 과도한 출혈에 빠른 응급처치를 시행하지 않으면 쇼크로 생명이 위태로울 수 있다.

외부출혈은 육안으로 관찰이 가능하여 쉽게 진단과 함께 응급처치가 가능하지만 내부출혈은 전문적 치료를 시행하여야 지혈할 수 있으므로 조기에 진단하여 응급처치와 함께 신속히 병원으로 이송하는 능력을 배양하여야 한다.

응급처치자는 손상부위의 출혈, 감염, 조직손상 등이 계속되지 않도록 상처의 응급처치법에 익숙하여야 하며, 추가적인 손상을 막기 위한 응급처치를 바르게 시행할 수 있어야 한다.

학습 중점

- 피부의 세 가지 기능에 대하여 설명할 수 있다.
- 출혈과 상처에 대한 응급처치시의 일반원칙에 대하여 설명할 수 있다.
- 연조직 손상의 유형에 대하여 설명할 수 있다.
- 외부 출혈의 지혈 방법들을 시범보일 수 있다.
- 폐쇄성 손상과 개방성 손상을 이해하고 그에 따른 응급처치 방법을 시행할 수 있다.
- 내부 출혈과 외부 출혈 시 응급처치 방법을 시행할 수 있다.
- 내부 출혈을 의미하는 소견에 대한 손상부위를 추정할 수 있다.

용어 정의

- **피부(Skin) :** 표피와 진피로 나뉘며 신체보호, 체온조절, 배설, 피부호흡 등의 작용을 하는, 몸의 가장 겉 표면을 감싸고 있는 조직
- **표피(Epidermis) :** 여러 층의 세포로 구성되며 계속적으로 새로운 세포를 생성시켜서 점차 표면 쪽으로 올려 보내면서 견고한 방수막을 형성
- **진피(Dermis) :** 배상층의 의해서 표피와 분리되어 있으며 진피층 안에는 많은 피부의 특수 구조물(땀샘, 피지선, 모낭, 혈관, 신경말단) 등이 위치함.
- **피하조직(Subcutaneous tissue) :** 진피 바로 아랫부분을 말함. 지방 조직이 많으며 체온유지 역할과 섭취한 잉여 영양분을 지방형태로 축적하여 필요할 때 에너지로 사용
- **출혈(Bleeding) :** 동맥이나 정맥의 손상으로 혈액이 바깥으로 누출되는 것
- **타박상(Contusion) :** 외부 상처가 없이 내부 조직이나 장기가 손상을 받은 상태
- **반상출혈(Ecchymosis) :** 조직 안에서 나온 혈액이 표면에 자색 반문으로 보이는 것이며, 원인은 대개가 둔기에 의한 타박으로 발생
- **혈종(Hematoma) :** 손상된 조직의 심부에 혈액이 저류되어 생성된 혈액 덩어리
- **의식(Consciousness) :** 감각성 자극에 반응하고 또 주관적인 경험을 갖는 것이 가능한 상태
- **상처(Wound) :** 외부에서 가해진 힘에 의해 신체조직의 정상적 구조의 연속성이 파괴된 상태
- **찰과상(Abrasion) :** 신체의 일부가 딱딱한 표면에 부딪치거나 긁혀서 피부에 손상을 입은 상처
- **결출상(Avulsion) :** 아직 신체에 잘라진 부위가 붙어 있는 불완전하게 절단된 상처
- **자상(Puncture) :** 칼이나 창과 같은 예리한 물체에 찔려서 생긴 상처
- **절상(Incised wound) :** 끝이 예리한 물체에 찔려서 생긴 체표의 매끈한 상처
- **열상(Laceration) :** 피부가 찢어져서 생긴 상처
- **관통상(Penetrating injury) :** 총탄 따위가 몸을 꿰뚫고 나간 상처
- **보상작용(Compensatory operation) :** 결손이나 상실을 보충하여 잃어버린 평형을 다시 조정하는 작용을 말함.
- **빈맥(Tachycardia) :** 심장의 비정상적 급속 활동 상태로 인해 매분 100회 이상의 맥박을 기록하는 것
- **모세혈관 재충혈(Capillary refill) :**모세혈관(손톱)을 압박하여 혈류를 일시적인 압력으로 중지시킨 후 다시 압력을 해제하면서 혈액이 유입되는 과정을 관찰하는 행위
- **토혈(Hematemesis) :** 위장관의 출혈에 의하여 혈액을 입으로 토하는 것
- **내부출혈(Internal bleeding) :** 흉강, 복강, 골반강 등과 같은 신체 내부에서 출혈하는 것
- **외부출혈(External bleeding) :** 개방성, 상처 혹은 개방성 골절부위에서 출혈되거나 피부 심부의 열상에 의해 출혈하는 것

상처와 출혈

CHAPTER 14

1. 피부의 해부학

피부는 인체의 겉면을 완전히 감싸고 있는 가장 큰 기관으로 3부분으로 나눈다. 여러 층의 세포로 구성된 피부 표면의 표피와 표피의 심부에 위치하면서 특수한 피부 부속물을 함유하는 진피, 그리고 가장 심부에 위치한 피하조직의 독특한 3개층으로 나누어지고, 부속기관으로 털, 피지선, 땀샘(에크린선), 모세혈관 등으로 구성되어 있다.

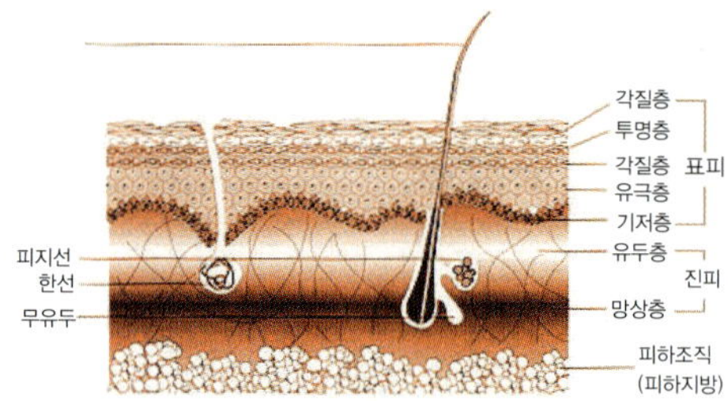

피부의 구조도

표피 (epidermis)	표피는 피부의 가장 바깥쪽의 첫 번째 층으로 여러 층의 세포로 구성되며, 기저에는 배상층이 있으며, 계속적으로 새로운 세포를 생성시켜서 점차로 표면쪽으로 올려 보내면서 견고한 방수막을 형성한다.
진피 (dermis)	진피는 표피 바로 아래층 조직으로 배상층에 의해서 표피와 분리되어 있다. 진피층 안에는 많은 피부의 특수 구조물(땀샘, 피지선, 모낭, 혈관, 신경 말단) 등이 위치하고 있다. ▶ 이곳에서 표피가 생성된다.
피하조직 (subcutaneous tissue)	피하조직은 진피와 근육, 뼈 사이에 있는 부분으로 지방을 다량 함유하고 있으며 피부의 가장 아래층에 있어 피하조직이라 한다. ▶ 지방조직은 외부의 온도를 차단하여 체온을 유지시키는 역할과 에너지를 저장하는 역할을 한다. 피하조직의 두께는 신체부위에 따라 다르며, 성별이나 연령에 따라서도 차이가 크다.

● 피부의 기능

피부는 방어기능, 체온조절기능, 배설기능, 감각기능, 비타민 D 생성기능 등이 있다.

분류	기능	내용
방어기능	외부 충격에 신체를 보호	피부 상해 시 세균침입으로부터 신체를 보호하고, 표피의 외층은 얇은 피지층으로 덮여 있어 방수의 효과가 있다.
체온조절	체온을 유지하고 조절	건강한 신체는 섭씨 36.5℃로 외부 온도가 변함에 따라, 혈액과 땀샘은 기능상에 맞춰 조절한다.
배설기능	노폐물 배출	땀의 분비를 통해 체내의 노폐물(젖산, 염산, 질소 등)을 체외로 배설한다.
감각기능	외부 환경으로부터 자극을 감지	감각신경을 통해 온각, 냉각, 압각, 통각, 촉각에 반응한다.

2. 상처(Wound)

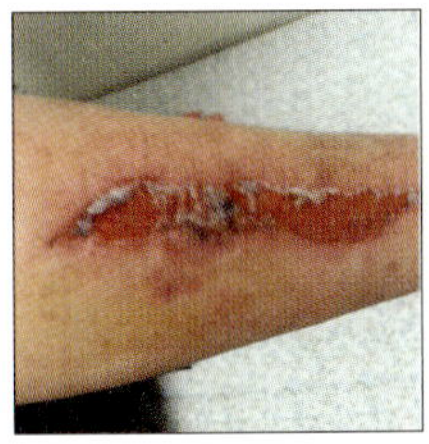

상처란 피부나 체표면에 발생한 비정상적인 균열을 말한다. 피부는 외부의 충격이나 물리적인 현상으로 손상을 당하며, 내부의 장기를 보호하는 첫번째 방어선이기 때문에 손상의 강도에 따라 폐쇄성 손상과 개방성 손상으로 나타난다. 상처의 대부분은 몸 밖으로 개방되어 있으므로 혈액이나 체액을 인체에서 빠져나가게 하고, 세균이 침범하여 염증을 일으키기도 한다.

1) 상처 치유 및 응고 과정

상처의 치유는 일반적으로 5단계의 과정(혈액응고, 염증, 교원질 대사, 창상수축, 상피화)을 거치게 되는데, 이들 중 어떤 단계라도 지연되면 상처 피부의 결합력이 감소되거나 벌어짐이 생겨 반흔현상(흉터)이 심화된다. 정상적인 치유과정에서 결합조직의 합성은 7일 후 최고에 도달한다. 상처는 3주 정도 지나면 정상 피부의 15~20% 강도를 얻고, 4개월이 지나면 60% 정도의 강도를 갖게 된다. 피부에는 가는 주름들인 피부선이 있다. 피부선에 평행한 열상은 기능장애나 흉터를 적게 형성하지만, 피부선을 가로지르는 창상은 명백한 흉터를 남기고 기능장애를 일으킬 수도 있다.

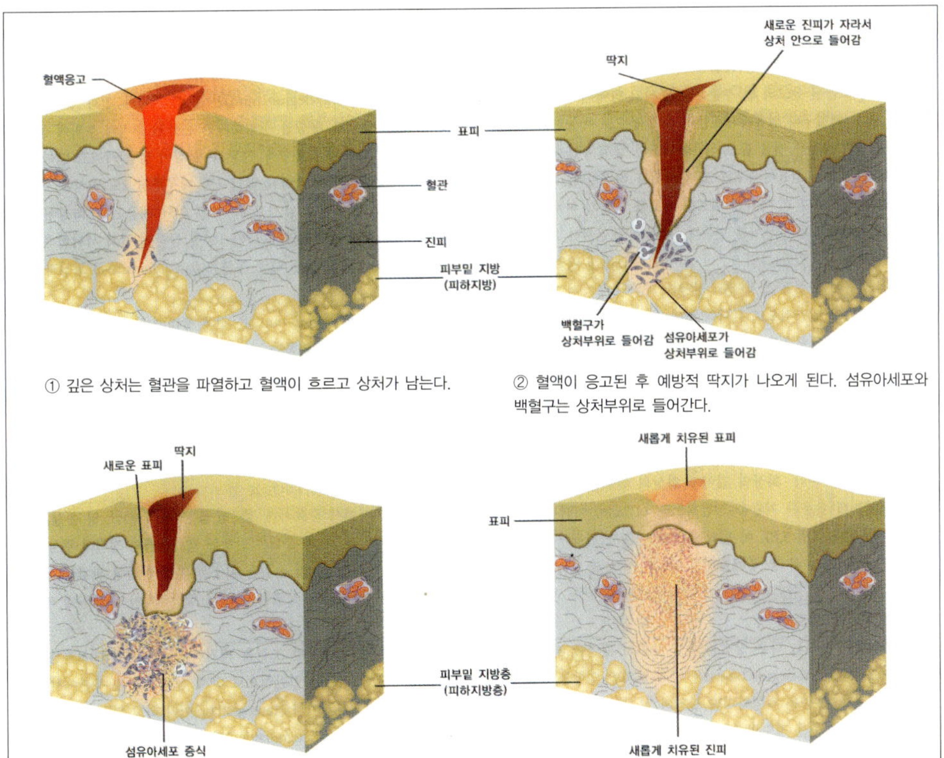

① 깊은 상처는 혈관을 파열하고 혈액이 흐르고 상처가 남는다.

② 혈액이 응고된 후 예방적 딱지가 나오게 된다. 섬유아세포와 백혈구는 상처부위로 들어간다.

③ 새로운 표피가 생기고 섬유아세포는 조직 재생을 촉진한다.

④ 새롭게 치유된 피부

▲ 상처 치유 과정

2) 상처의 종류

정상적인 피부구조가 파괴된 상태를 의미하는 상처는 표피나 신체의 주요 부분을 덮고 있는 점막이 손상되거나 외상에 의해 내부 조직까지 손상된 경우를 말하며 다음과 같다.

결출상 (avulsion)	피부의 일부가 본래의 부위에서 완전히 찢겨 나가거나 피판처럼 달려있는 상태의 상처로 벗겨진 조직은 대부분 피하조직과 근막이 분리되어 피판의 혈액순환이 부족하여 피판이 괴사될 수 있다. ▶ 결출상은 출혈이 심하며, 주로 귀, 손가락, 손에 잘 생긴다.	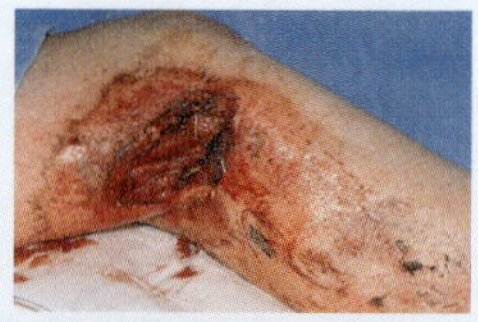
열상 (laceration)	날카로운 모서리에 의해 주로 발생하며, 상처의 가장자리가 톱니 형태로 울퉁불퉁하게 찢겨진 상처를 말한다. ▶ 피부 조직이 찢겨져서 생기며, 심각한 출혈이 있을 수 있다.	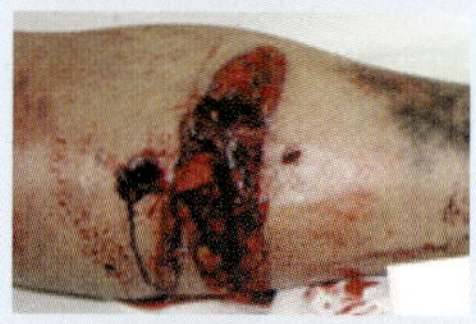
찰과상 (abrasion)	피부의 표피층만 다친 경우로 긁힌 상처를 말한다. 거칠거나 딱딱한 면에 피부가 문질러지거나 긁혀서, 표피와 진피의 일부가 떨어져 나간 것으로 찰과상은 출혈이 심하지 않지만, 심한 통증을 유발한다.	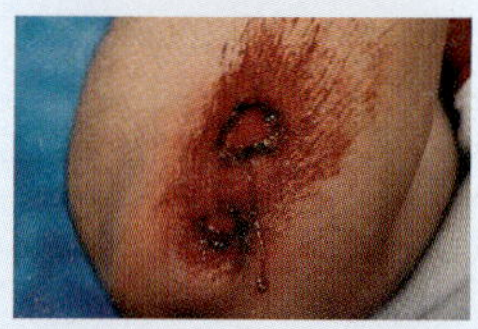
자상 (puncture)	못, 바늘, 칼, 창 등 뾰쪽한 물체에 찔려서 생긴 상처로 입구는 작지만 내부손상이 깊은 상처이다. 상처부위가 깊고 좁기 때문에 소독하기가 어려워 감염의 위험이 높다.	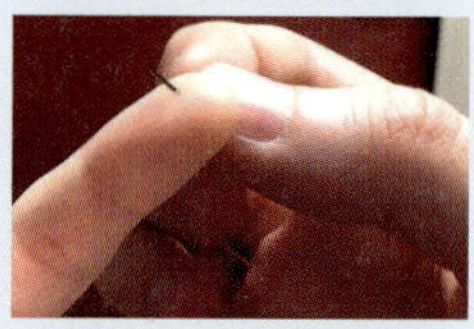
관통상 (penetrating injury)	칼이나 다른 날카로운 물체에 찔리거나, 총상과 같이 빠른 탄환에 의해서 생긴 상처로 심한 내부 손상에 의한 짧은 시간에 대량의 출혈로 치명적인 손상을 유발하거나 세균 오염을 가져온다.	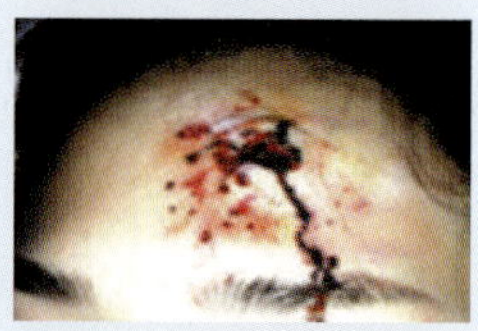
절상 (incised wound)	끝이 날카로운 물체(칼, 가위, 깨진 유리, 종이 등)에 의한 상처로 특징은 상처의 가장자리가 예리하게 절단되어 있고, 잘 감염되지는 않으나 혈관이 절단되면 다량의 출혈이 수반된다.	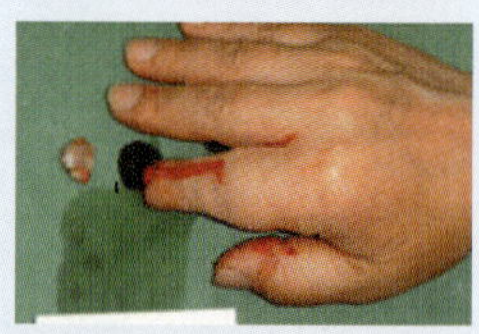

참 고

상처의 혈액이 응고되는 과정

혈액 응고란 혈관 밖으로 나온 피가 굳어지는 현상을 말한다. 상처부위의 손상된 조직세포와 특수 혈액세포는 일련의 반응을 통해 혈액응고 촉매재인 트롬빈(thrombin)을 생성한다. 이것은 혈액단백질과 반응하여 섬유소 응괴를 만드는데, 이것이 엉겨 혈액응고를 형성한다. 혈액의 응고는 딱딱한 딱지로 굳어지면서 치유가 완료될 때까지 상처를 덮어 보호한다.

3. 출혈(Bleeding)

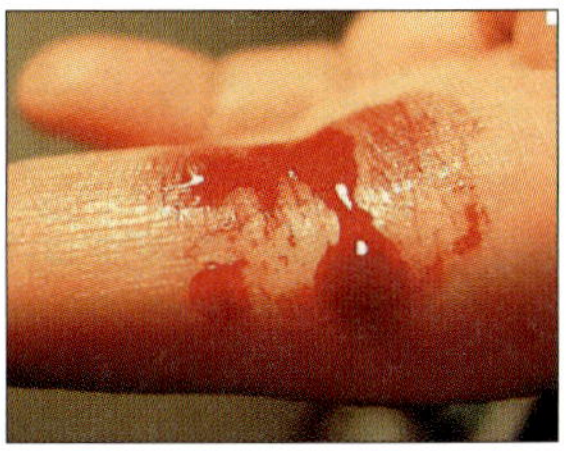

출혈은 혈액이 동맥, 정맥 및 모세혈관에서 밖으로 흘러나오는 것을 말하며, 피부나 점막이 손상되어 피가 몸 밖으로 흘러나오는 외부출혈과 혈관이나 모세혈관에 의한 출혈이 체내 또는 피하에서 일어나는 내부출혈로 나눌 수 있다. 보통 사람의 혈액량은 체중 1 kg당 약 80 mL인데, 예를 들어 체중 60 kg의 사람에게서는 80 mL × 60 = 4800 mL, 약 5 L에 가까운 혈액이 몸속을 순환하고 있다. 출혈은 빨리 치료하지 않으면, 무력감이나 혈압저하, 의식장애 등으로 저산소증 상태가 되어 출혈성 쇼크 증상이 나타나다가 결국에는 비가역 쇼크로 진행되어 사망에 이르게 된다.

✚ 혈액손실이 많거나 빠른 경우, 정상적인 보상작용으로 유지될 수 없으며, 전체 혈액량의 20~25% 정도까지 출혈이 되면 맥박수의 증가와 심장 수축력의 증가 등의 보상 작용의 증상과 징후를 보이면서 심각한 쇼크로 진행될 수 있다.

1) 혈관손상의 유형

혈관 손상은 3가지로 구분하며 혈액의 색깔과 분출 양상에 따라 구분할 수 있다.

동맥손상	밝은 선홍색을 띠며, 상처 깊은 부위에서 심장의 박동과 일치하는 속도와 압력으로 분출하듯 출혈되기 때문에 급히 지혈해야 한다.	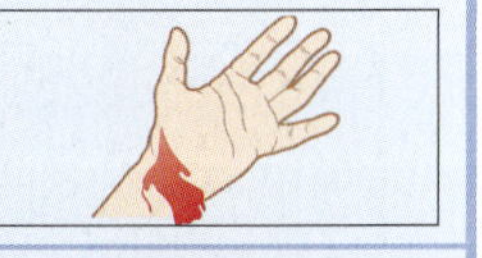
정맥손상	상처가 깊지 않고 검붉은 색 혹은 적갈색을 띠며, 분출되는 양상을 보이지 않고, 일정한 강도와 속도로 흘러나온다.	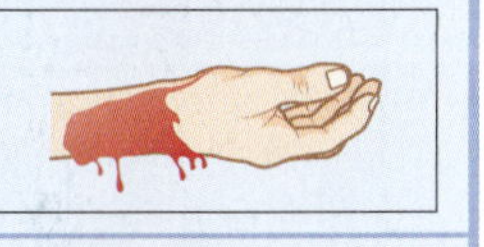
모세혈관 손상	가장 흔히 볼 수 있는 출혈 형태로서 붉은 벽돌색을 띠며, 피가 모세혈관으로부터 조금씩 나오는데 대개는 증세가 심각하지 않으며 지혈이 용이하고 자연적으로 응고되어 멈춘다.	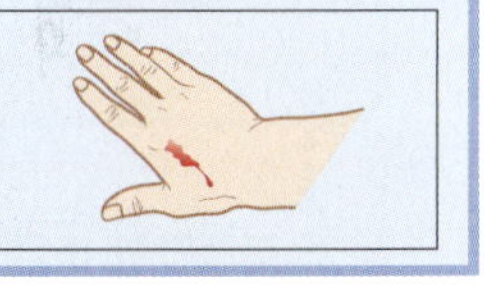

출혈량과 인체의 반응

구분	전체 순환혈액량에 대한 출혈량의 비율	수축기 혈압	맥박 (매 분당)	피부		의식 상태
				온도	색	
1도	10%	불변	약간 증가	불변	불변	명료
2도	15~25%	약간 저하	증가	차다	창백	명료
3도	25~35%	100 mmHg 이하	100 이상	차다	창백	온전치 않음
4도	50%	60 mmHg 이하	안 잡힌다	매우 차다	극도 창백	상실, 혼수

2) 외부 출혈

외부출혈은 개방성 골절부위에서 출혈되거나, 피부 심부의 열상에 의한 출혈과 같이 상처로부터 출혈되는 것을 눈으로 확인할 수 있는 출혈이다. 소량의 출혈은 출혈 후 6~10분 이내에 신체의 자율신경인 방어기전과 보상작용으로 지혈된다. 하지만 직경이 큰 혈관이나 동맥이 손상되면, 괴가 생성되어 출혈이 멈추지 않으므로 외부적인 응급처치로 지혈시켜야 한다.

(1) 직접 압박 응급처치

외부출혈 시 지혈을 위한 가장 일반적인 방법으로 상처가 작거나 출혈이 적은 경우에는 장갑 낀 손이나 깨끗한 천을 이용하여 출혈부위를 약 10분 정도 직접 압박한다. 피에 젖은 거즈는 제거하지 않고 덧대며, 출혈이 계속되면 직접 압박하면서 상처를 심장부위보다 높이고 압박붕대를 감는다.

직접 압박법(국소압박)

- **현장에서 외부출혈이 있을 경우 보편적인 처치방법으로 장갑을 낀 손이나 붕대를 이용하여 압박과 드레싱을 아래와 같이 한다.**

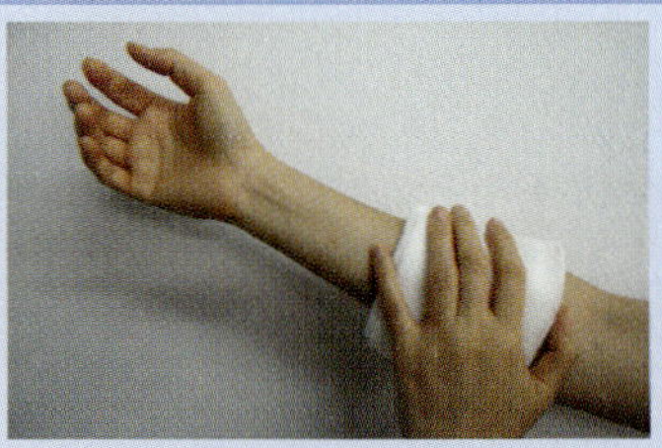	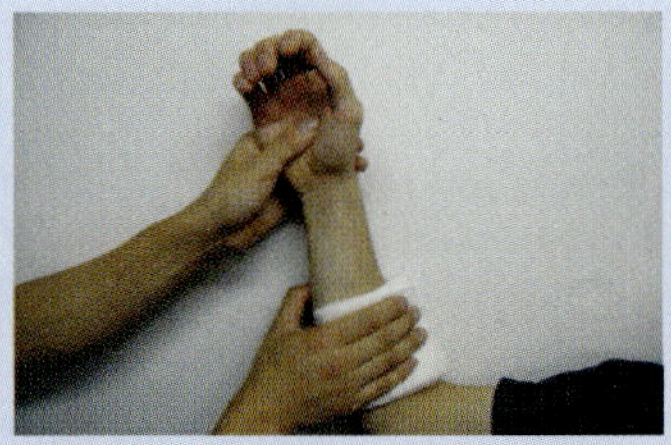	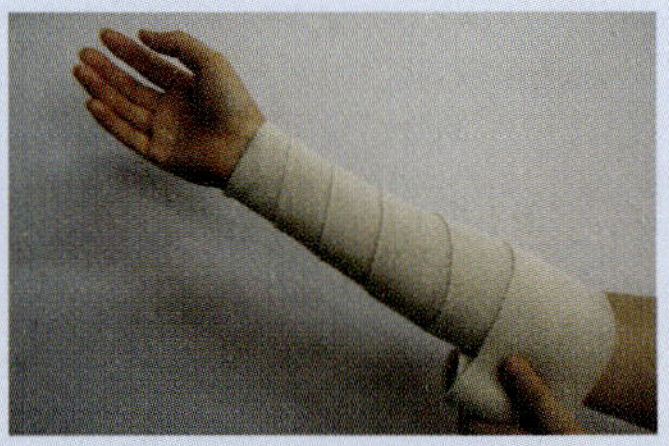
멸균거즈, 패드를 이용하여 상처부위를 직접 압박한다.	환자의 심장보다 상처부위를 위로 높여 준다.	처음 사용한 패드 위에 깨끗한 붕대로 감아준다.

직접압박 주의사항

- 압박붕대를 너무 세게 감지 않는다. 혈액순환이 원활하지 못해 괴사가 일어난다.
- 상처부위를 거상할 때는 반드시 골절의 위험을 확인한다(골절 시에는 거상 하지 않는다).

직접 압박 시 자기보호법 : 치료 전후에 가능하면 일회용 장갑을 착용하고, 비누로 손을 잘 씻어야 한다. 처치자의 몸에 상처가 있으면 그곳을 방수용 붕대로 감싼다.

참 고

상처 감염의 위험인자

- 4~8시간 이상 지난 상처
- 죽은 조직이나 이물질, 침 혹은 분변으로 오염된 경우
- 위치 상 : 발, 하지, 손, 두피, 얼굴의 순서
- 둔상에 의한 상처와 고속의 탄환에 의한 손상

(2) 동맥 압박 응급처치

직접 압박하여 거상한 방법으로 지혈되지 않거나, 압박붕대 위로 출혈량이 많을 경우 신체표면 가까이에서 큰 동맥이 직접 뼈 위를 지나가는 압박점을 사용한다. 상처 가까이에 위치한 동맥을 압박하여 지혈(출혈부위 직접압박과 동맥압박의 동시 사용이 바람직)한다.

동맥점 압박

- 직접 압박으로 지혈되지 않을 경우, 출혈부위의 압박과 동시에 상처 부근의 동맥점을 찾아 압박하여 지혈한다.

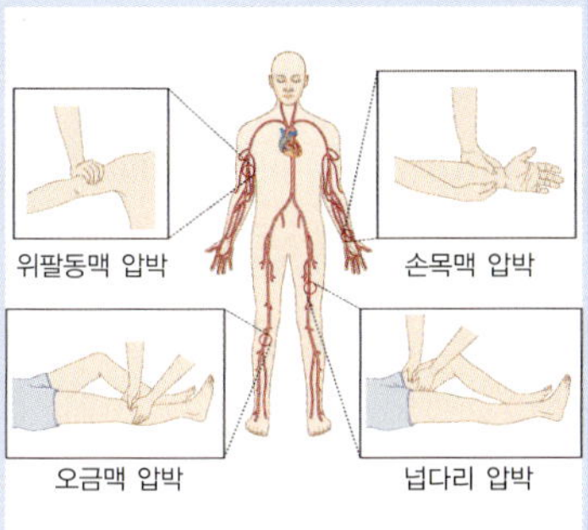

주요 동맥점

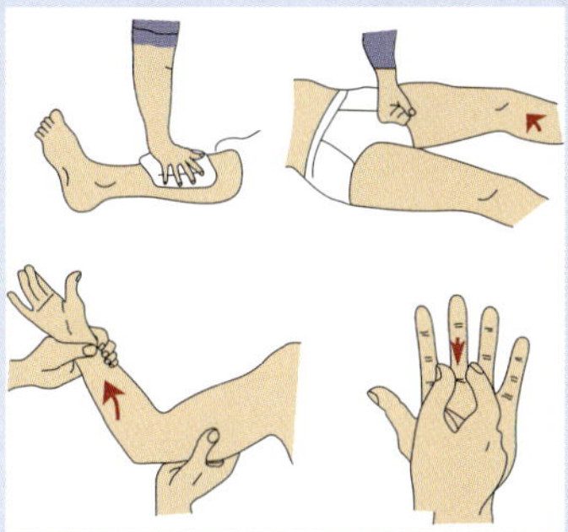

다양한 동맥점 압박

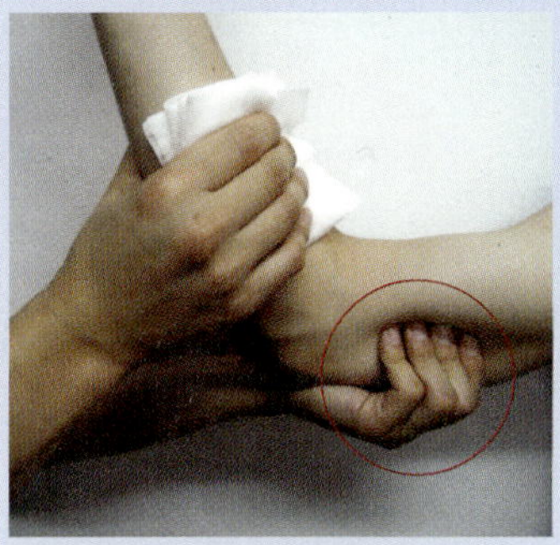

동맥 압박점을 압박

동맥점 압박 주의사항

- 압박점은 반드시 직접압박과 거상으로 지혈되지 않을 경우에만 사용해야 한다.
- 정확한 압박점을 알아야 처치가 가능하다

Q&A

Q 수혈이 왜 필요한가요?

A 수혈(blood transsfusion)이란 일반적으로 과다한 출혈이나 화상, 외상 뒤에 혈액량을 회복하고, 헤모글로빈 수치가 낮은 경우 산소운반능력을 증가시키며, 쇼크를 치료하기 위해 혈액을 제공하는 치료 방법이다. 따라서 1 L 이상의 혈액이 손실되면, 수혈이 필요하다. 수혈 전에 통상 혈액형을 검사해야 한다. 적혈구에는 항원이 있으며, 혈액형은 항원에 따라 4가지(A, B, AB, O)로 나누고, Rh혈액형은 다시 Rh(+), Rh(−)가 있다. 이에 따라 유사한 혈액만 수혈이 가능하기에 환자와 증여자는 반응검사를 위해 함께 빨리 병원으로 가야 한다.

병원치료가 필요한 상처 : 지혈이 되지 않는 경우, 깊이 베이거나 찢어진 상처, 뼈까지 들어난 상처, 팔꿈치나 무릎 등 구부러지는 부위에 상처, 상처가 크고 깊을 때, 이물질이 깊이 박힌 경우, 상처에 이물질이 남아 있는 경우, 눈에 띄는 상처가 남을 수 있는 경우, 상처가 넓고 틈이 벌어진 경우, 눈꺼풀이나 입술이 찢긴 경우

(3) 지혈대

지혈대는 사지로 들어오고 나가는 혈액 모두를 차단하는 장비이다. 팔이나 다리에 심한 출혈이 있을 때 직접 압박과 동맥점 압박으로도 출혈을 막지 못할 경우에 최후 수단으로 지혈대를 사용한다.

현장에서 지혈대 압박 응급처치

- 직접 압박으로 지혈되지 않을 경우, 출혈부위의 압박과 동시에 상처 부근의 동맥점을 찾아 압박하여 지혈한다. 지혈대를 감은시간을 기록하고 20분 경과후 5분간 풀어서 혈액을 순환시킨다..

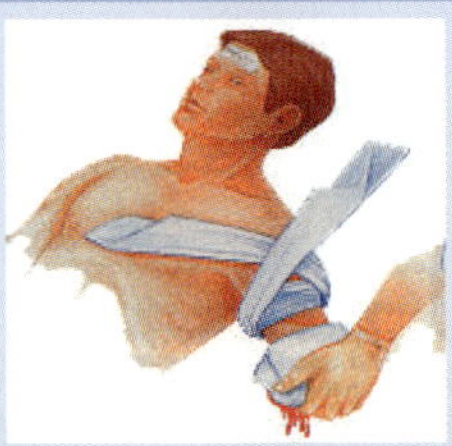	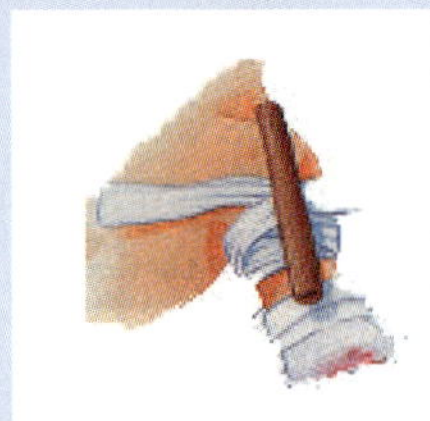	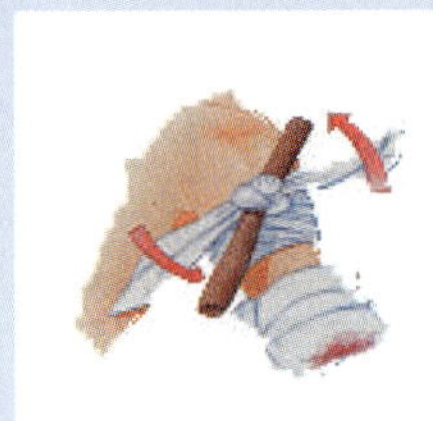	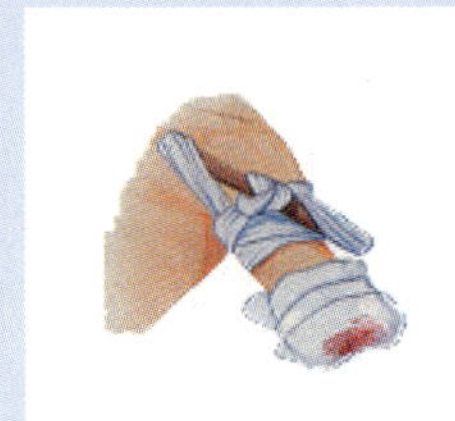
폭이 5 cm 정도 되는 띠를 상처와 가장 가까운 곳에 완전 지혈	지혈대를 노출시키며 맨 시간을 기록, 병원에 이송 ▶ 2시간이 지나면 세포괴사로 1시간 이내 병원이송		지혈대를 풀고자 할 경우 의사의 지시에 따라서 풀도록 한다.

지혈대 압박 주의사항

- 지혈대는 직접압박법, 거상법, 압박점 압박의 방법이 모두 실패한 경우에만 사용한다.
- 몸통, 팔꿈치, 무릎 부위에는 지혈대를 사용하지 않는다(신경손상 유발).
- 피부에 손상을 주는 재료나 폭이 좁은 것은 사용하지 않고, 넓은 것을 사용한다.
- 지혈대 착용 시간을 반드시 기재하고, 착용 후 빠르게 이송한다.

Q&A

Q 혈액은 어디에서 만들어지며, 어떤 작용을 하는가?

A 혈액은 골수 및 조혈모세포에서 만들어진다. 혈액은 액체 성분인 혈장과 고형성분인 혈구로 이루어진다. 액체성분에는 물, 전해질, 단백, 당, 지질, 호르몬, 비타민류, 원소, 면역항체, 기타 노폐물 등이 포함되어 있다. 고형성분에는 적혈구, 백혈구, 혈소판이 포함된다. 혈액의 주된 역할은 각종 물질의 운반이며, 폐에서 섭취한 산소나 소화관에서 흡수한 영양소 등을 전신으로 보내고, 노폐물들을 폐, 신장, 피부를 통해 몸 밖으로 배설하는 작용을 한다.

직조혈 모세포[hematopoietic stem cell] : 조혈 모세포는 우리 몸의 뼈 속에 있는 피를 만드는 조직으로 혈액 속의 적혈구, 백혈구, 혈소판을 생산한다. 또한 자기 복제 능력으로 인해 조혈 모세포에서 혈구가 생성되어 혈액으로 나가 그 양을 일정하게 유지시킨다. 불치의 병으로 알려진 백혈병도 항암제, 방사선 등으로 자신의 병든 조혈 모세포를 모두 소멸시킨 후에 건강한 다른 사람의 조혈 모세포를 이식받으면 완치될 수 있다. 이식을 성공하기 위해서는 환자와 기증자의 조직적 합성 항원(HLA)이라는 유전자형이 일치하여야 한다.

(4) 출혈 시 응급처치

출혈이나 상처의 종류에 관계없이 응급처치는 동일하다. 지혈이 응급처치 전에 시행되어야 한다.

출혈 시 응급처치

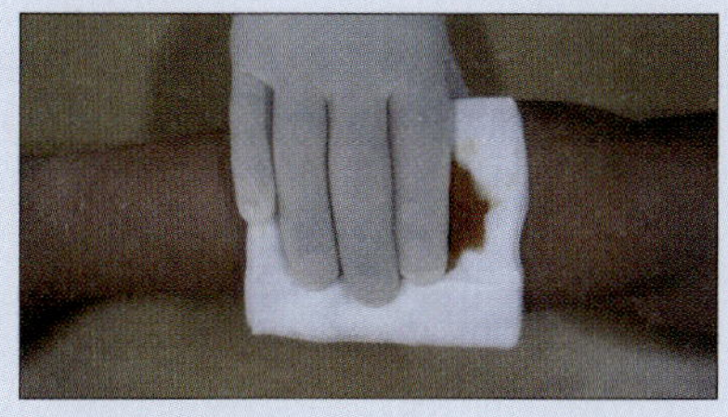

- 상처의 범위와 정도를 먼저 평가한다.
- 처치자는 감염으로부터 보호받기 위하여 의료용 장갑을 낀다.
- 의복을 벗기거나 잘라서 상처 부위를 드러내어 출혈이 되는 곳을 찾는다.
- 소독거즈나 깨끗한 천(손수건, 타올, 깨끗한 헝겊)으로 상처 부위를 완전히 덮고 손가락이나 손바닥으로 직접 압박하여 지혈한다.
- 출혈이 계속되면 상처 부위를 직접 압박함과 동시에 압박점에 압박을 가해서 혈류를 늦춘다.
- 부목으로 상처 부위를 고정한다.

출혈 시 응급처치 주의사항

- 다른 방법이 없는 경우를 제외하고는 맨손으로 상처 부위를 만지지 않는다.
- 찔린 상처 처치 시 이물질을 빼지 말고 거즈와 반창고로 고정한다.
- 피에 젖은 드레싱을 제거하지 말고, 그 위에 새 드레싱을 덧붙여 압박한다.
- 피가 순환되지 않을 정도로 압박 붕대를 단단하게 감지 않도록 한다.
- 눈의 상처나 이물이 박혀 있는 상처 그리고 두개골 골절의 경우엔 직접압박을 하지 않는다.

참고

장애보정수명(Disability-adjusted life year)

질병에 시달리지 않고 사는 건강수명으로 세계보건기구(WHO)는 국가 간 건강 수준을 비교하는 지표를 말한다. 한국인의 기대 수명은 79.7세(2010년)로 실제로 질병을 앓지 않고 생활할 수 있는 기간은 70.3년으로 9.4년 동안 각종 질병 등으로 고통을 받다가 사망한다. 기대수명과 건강수명을 비교하면 일본인 82.6세/73.1세, 중국인 75.7세/67.8세, 미국인 78.2세/67.9세로 일본 9.5년, 중국 7.9년, 미국 10.3년을 나타냈다.

한국인의 건강수명을 줄이는 위험 요소들로는 건전하기 못한 식습관(소금 과다 섭취, 과식, 폭식, 불규칙한 식 습관 등) 13.4개월, 음주 11.1개월, 흡연 9.4개월, 고혈압 7.1개월, 고혈당 6.5개월, 비만 5.5개월, 운동 부족 5.3개월, 대기오염 4.4개월, 직업 스트레스 2.6개월 등이다.

한국인의 생애 전반에 걸쳐 건강한 삶을 방해하는 대표적인 5대 질환으로
① 우울증 · 불안증 등 정신질환, ② 척추디스크 · 관절염 등 근골격계질환, ③ 당뇨병, ④ 심혈관질환, ⑤ 폐렴 · 감기 등 전염성질환 등이다.

(5) 상처에 따라 사용하는 응급처치 약품

피부에 생기는 상처는 피부의 신체 보호기능을 잃게 만든다. 따라서 상처를 치료할 때 농도가 높은 약품을 사용하면 오히려 상처부위의 세포까지 죽일 수 있다. 응급처치의 최우선은 출혈에 대한 지혈이 우선이다. 상처 부위를 깨끗하게 세척하며 흙투성이 같은 지저분한 상처는 지혈을 하고 파상풍에 감염될 위험이 있으므로 병원으로 이송한다.

세척액에 따른 세포손상 정도

세척액의 종류	정상세포의 손상정도
알코올(Alcohol)	100
과산화수소수(H_2O_2)	100
일반 비누	90
희석한 베타딘 용액(포비돈요오드)	5
수돗물, 증류수	5
식염수	0

상처 소독시 주의사항

- 고인 물에 상처 소독은 하지 않음, 수돗물이 없는 경우 깨끗한 물로 상처 세척
- 입으로 상처를 빨아내는 것은 입안에 세균으로 인해 상처 감염의 위험성을 높기 때문에 하지 않음
- 베타딘 용액(포비돈 요오드로 빨간약), 알코올은 상처 주변소독에 도움이 되나, 농도가 진하면 상처 부위 내 세포까지 손상을 입음
- 접착밴드로 상처를 감싸면 병균이 상처 부위에 묻어 감염될 가능성이 높음

포비돈 요오드액	과산화수소수	소독용 에탄올
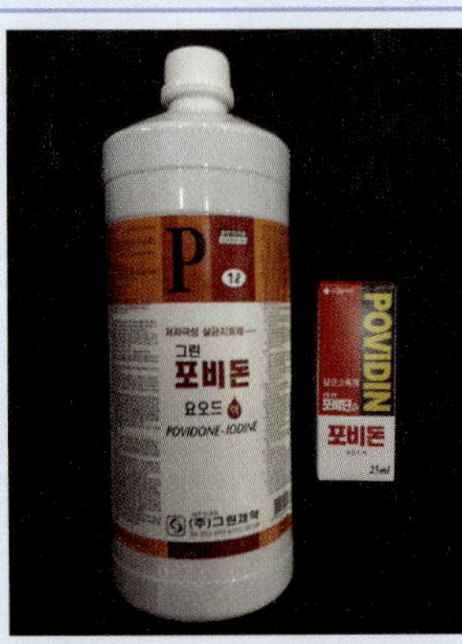	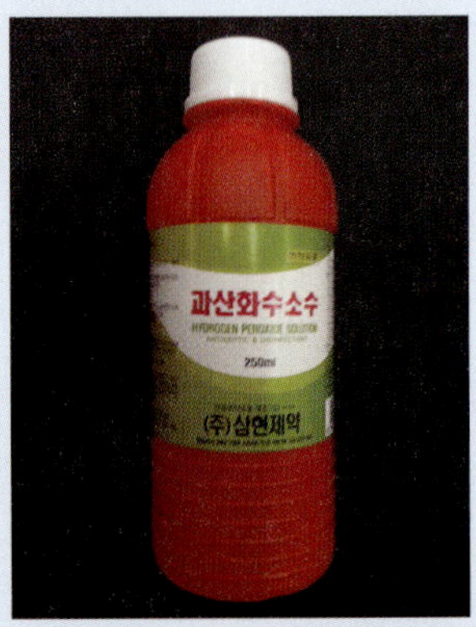	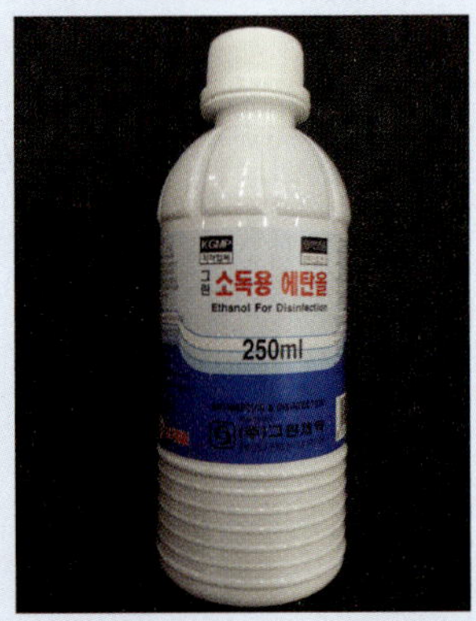
찢긴 상처, 화상, 궤양, 살균, 감염피부면, 시술부위, 주사 및 카테터 부위 사용 ▶ 지속적인 살균효과 있기에 밴드나 드레싱 등으로 상처를 덮어주지 않을 때 사용	상처로 드러난 상처나 피부 혈액에 포함된 효소에 반응해 활성산소를 생성하여 살균 효과 ▶ 상처 외 즉각적인 효과는 없으나 세포독성이 강하여 작은 상처 사용 큰 상처는 쓰라릴 수 있음.	에탄올은 과산화수소수보다 조금 더 넓은 작용으로 주사나 침을 놓을 때 많이 사용 ▶ 신생아의 배꼽소독, 귀를 뚫었을 때, 용창 등에 사용, 알코올 자극성으로 화상에는 사용 않음.

☞ 알코올은 공업용(메탄올)과 소독용(에탄올)으로 구분한다. 알코올이 가진 자극성에 의해 소독시 쓰라림이 발생하지만 살균력이 강하고 인체에 큰 해가 없고 알려지도 발생하지 않는다. 다만 지속력은 없으니 소독 후에 드레싱 등으로 상처를 보호할 필요가 있다. 일코올은 일반적으로 사용이 편리하고 미용상 해도 없게 사용한다면 알코올(에탄올) 75%~85%용액이 가장 적당하다.

3) 내부 출혈

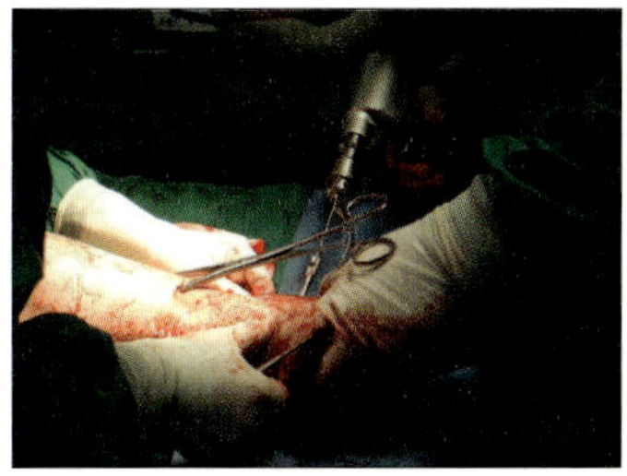

내부출혈은 흉강, 복강, 골반강 등과 같은 신체 내부에서 출혈되는 것으로 육안으로 관찰하기 어렵다. 출혈이 상당히 심하고 지속적으로 진행됨으로 신속한 응급처치나 이송이 수행되지 않는다면, 쇼크에 빠져 짧은 시간 내에 사망할 수도 있다. 외상 후에 외견상 출혈이 없으면서 쇼크의 징후(혈압저하, 빈맥, 차가운 피부, 모세혈관 재충혈의 지연 등)가 나타나면 내부출혈을 의심해야 한다.

(1) 내부출혈의 유형

겉으로 출혈이 보이지는 않지만, 신체 내부에서 출혈이 되는 것으로 내부출혈의 형태는 다음과 같다.

형 태	특 징	주요 원인
토혈	검붉은 색 피를 구토, 1000 cc 이상 출혈 시	위, 식도, 십이지장 출혈
각혈	기침으로 선홍색 피를 내뱉음	폐 손상, 결핵, 기관지확장증
토변(흑혈변)	검거나 암흑색 대변	위, 십이지장, 소장 출혈
혈변	선홍색 대변	대장 출혈, 치질, 치열
혈뇨	피가 섞인 소변	신장 손상, 방광손상, 뇨 결석
반상출혈	멍, 피부색이 검고 푸른색	등에 나타나면 후 복막 출혈의 가능성
혈종	피부아래 연조직에 혈액이 축적된 덩어리	대퇴부 골절 시

(2) 내부 출혈 시 증상과 징후

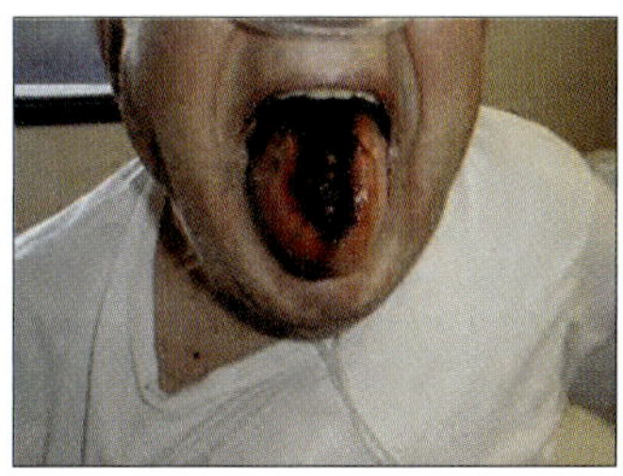

- 맥박이 약하거나 빨라진다.
- 혈압이 저하되고, 피부가 차고 축축하며, 창백하다.
- 오심과 구토가 발생되며, 갈증과 불안감을 느낀다.
- 동공이 확대되거나, 빛에 대한 동공반응이 느려진다.

내부출혈 응급처치 시 주의사항

- 응급처치자는 매 10분마다 활력징후를 측정하고, 관찰한다(특히 맥박수를 기록 유지).
- 내부출혈의 치료는 병원 수술실에서만 가능하기 때문에 빨리 병원으로 이송하여야 한다.

Medicine Story 부종을 유발하는 3대 질병

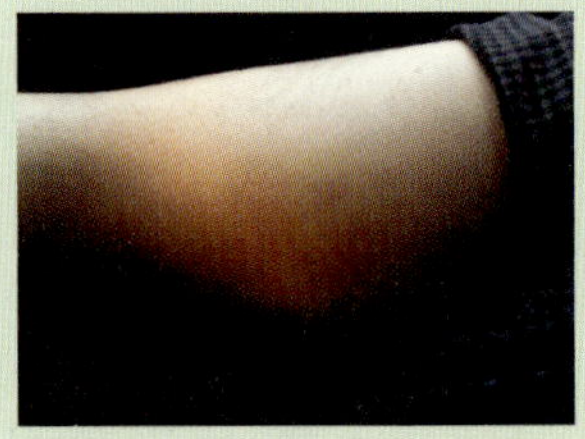

질병으로 생기는 부종이란 세포와 피하 조직 내에 수분이 과도하게 축적된 상태로 몸의 전체 또는 일부가 부어오르는 증상이다. 염분을 많이 섭취하거나, 혈액 내 단백질(알부민)이 적으면 세포 · 조직 내 수분이 많아진다.

- 콩팥 질환 : 아침에는 얼굴, 저녁에는 다리가 주로 붓는다. 소변을 하루에 500 mL 미만(정상 1~1.5 L)으로 콩팥의 기능이 떨어지면 혈액 속 단백질(알부민)이 소변으로 빠져나간다. 혈액 속 단백질이 부족하면 수분(혈장)이 혈관 밖으로 빠져나가 세포 · 조직에 쌓이면서 부종이 나타난다.

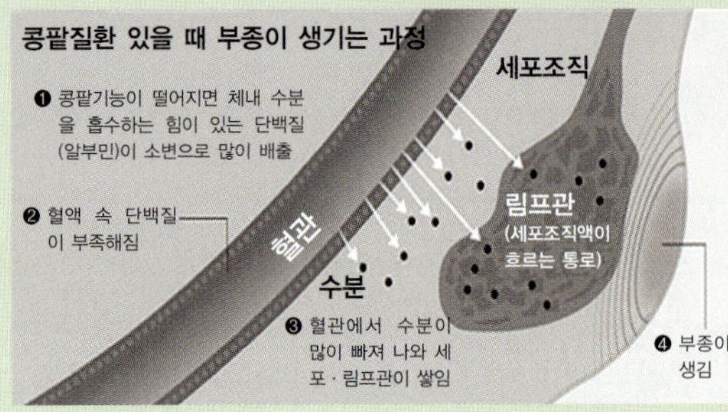

- 심부전 : 호흡 곤란과 함께 발 부위에 부종이 나타나면 심부전(심장기능 저하로 신체에 혈액을 충분히 공급하지 못해 생기는 질환)을 의심한다. 심장의 펌프 기능 약화로 온몸에 공급된 혈액을 심장으로 모으지 못한다. 이로 인해 모세혈관에 혈액이 남게 되면서 부종이 생길 수 있다. 또 다리 부종이 비대칭으로 나타날 때는 혈전이 혈관을 막는 혈전증을 의심해야 한다.
- 갑상선 기능 저하 : 심한 피로감과 함께 온몸이 전체적으로 붓는다. 손가락으로 눌러도 들어가지 않을 정도로 붓는 것이 특징이다. 혈액순환과 각종 신진대사를 조절하는 갑상선호로몬이 부족하면 염분 · 수분 대사 등이 잘 안되므로 부종이 생길 수 있다.

▶ 부종 예방에는 저염식에 운동이 최고

부종 예방에는 저염식이 최고다. 특히 저녁식사 시에는 염분이 많은 찌개나 국을 먹지 않고, 식사 2시간 후에 잠자리에 들어야 한다.

짜게 먹는 사람이 만성 신장병 발생 비율(13.4%)이 싱겁게 먹는 사람(7.3%)의 두 배로 나타났다. 고혈압의 비율(42%)도 싱겁게 먹는 사람(21%)의 두 배로 나타났다. 혈압이 올라 고혈압이 되며, 많이 먹게 돼서 뚱뚱해지고, 그 때문에 당뇨병 발생 위험이 커지며, 나중에는 만성 신장병을 앓을 가능성이 큰 것이다. 짜게 먹는 습관이 있으면 혈당 분해 부담이 커지고 혈관의 동맥경화를 가속해 혈류량이 많은 신장과 심장, 뇌혈관을 망가뜨린다.

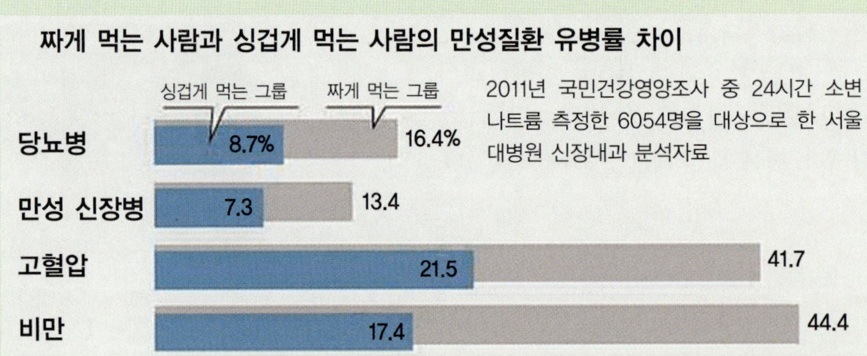

부종을 근본적인 치료를 위해 평소 걷기, 스트레칭, 사우나 등으로 근력을 키우면서 땀을 내 온몸의 혈액순환을 좋게 한다. 세포 사이에 남아도는 수분을 배출하기 위해 몸을 따뜻하게 하여 신장의 기능을 활발하게 하여 발한이나 배뇨를 촉진시킨다. 전신에 부종이 심하면 의사의 처방 아래 일시적으로 이뇨제를 사용하거나 염분 섭취를 제한하는 방법도 필요하다(조선일보 참조).

연습문제 14

1 환자의 팔에 깊고 심한 열상이 있다. 검붉은 색의 혈액이 지속적으로 분출될 때 출혈의 원인이 되는 혈관은?
① 동맥 ② 정맥
③ 모세혈관 ④ 세동맥

2 소량의 삼출성 출혈이 있는 환자에게서 지혈기전에 의해 자동 지혈되는 대략적인 시간은?
① 2~3분 ② 3~5분
③ 6~10분 ④ 10~15분

3 출혈부위를 드레싱하고 이송하는 중에 드레싱 위쪽이 혈액으로 흥건히 젖고 있었다. 이후 바람직한 응급처치는?
① 드레싱을 그대로 두고 지혈대를 착용시켜서 근위부를 꽉 조인다.
② 드레싱을 풀고 출혈부위에 소독거즈를 덮은 후에 압박한다.
③ 드레싱을 풀고 출혈부위 근위부에 지혈대를 착용한다.
④ 소독거즈를 드레싱 위에 덮고 압박한다.

4 교통사고 후 왼쪽 다리에 개방성 골절과 함께 심한 출혈이 있어 압박지혈을 실시하였다. 출혈이 멈춘 것을 확인 하고 환자상태를 평가하던 중 다시 하지의 출혈이 지속됐다면 처치는?
① 먼저 치료했던 부위에 더 많은 양의 소독된 거즈를 충분히 대주고 압박한다.
② 무균법을 적용하여 드레싱을 다시 실시한다.
③ 지혈대를 이용하여 지혈한다.
④ 냉찜질을 적용한다.

5 출혈에 대한 다음 설명 중 옳지 않은 것은?
① 박동성의 출혈은 동맥손상 때에 볼 수 있다.
② 정맥으로부터의 출혈은 대개 암적색의 출혈을 보인다.
③ 정맥성 출혈도 쇼크를 유발할 수 있다.
④ 혈액량의 10%만 출혈이 되어도 바로 증상이 나타난다.

6 외부출혈의 지혈법 중 가장 일반적이며 먼저 선택되는 방법은 무엇인가?
① 직접압박법 ② 선택적 동맥 압박법
③ 공기부목 이용법 ④ 지혈대 이용법

7 외부출혈의 지혈법에 대한 다음 설명 중 옳지 않은 것은?
① 지혈대는 마지막 수단으로 사용되며 여러 가지 합병증을 초래할 수 있으므로 주의하여 사용한다.
② 선택적 동맥압박법은 단독으로 사용해도 대부분의 경우 출혈을 멈추게 할 수 있다.
③ 공기부목은 지혈과 동시에 골절을 고정할 수 있는 잇점이 있다.
④ 혈압계의 커프를 지혈대의 대용으로 사용할 경우 주기적으로 커프의 압력을 점검하여야 한다.

8 피부는 인체의 겉면을 완전히 감싸고 있는 가장 큰 기관으로 해부학적으로 3부분으로 나뉘는데 해당하지 않는 것은?
① 표피 ② 피하조직
③ 진피 ④ 피지선

9 상처의 혈액이 응고되는 과정 중 틀린 것은?
① 혈관이 손상되면 곧 바로 혈관의 확장작용이 일어나면서 출혈을 멈추려고 한다.
② 혈액속의 응고인자들이 활성화되면서 혈관이 손상 부위에 피부린 망을 형성한다.
③ 혈소판이 피부린 망위에서 피딱지를 형성하게 되면서 출혈이 멎게 된다.
④ 피딱지의 형성을 위해서는 수천의 혈소판과 피브린을 반드시 필요로 한다.

10 상처는 여로 종류로 나뉘어 지는데 다음 설명은 어느 상처를 말하는가?

"신체에 가해지는 외부 충격에 의해 피부 및 조직의 심층에 있는 모세혈관이 터져서 발생하며, 출혈이 내부에 있어 피부 표면에 멍이 든 상태"

① 관통상　② 혈종
③ 타박상　④ 긁힌 상처

11 현장에서 동맥 압박 응급처치 부분이 아닌 것은?
① 관자동맥　② 위팔동맥
③ 목동맥　④ 넓적다리동맥

12 내부 출혈 시 현장 응급처치로 틀린 것은?
① 얼음찜질을 한다.
② 압박을 한다.
③ 심장부위보다 낮게 한다.
④ 부목으로 고정한다.

13 지혈대의 사용에 대한 다음 설명 중 틀린 것은?
① 관절 부위에서는 사용하지 않는다.
② 착용 후 매 2시간마다 지혈대를 풀어 원위부의 혈류를 유지시켜 주어야 한다.
③ 착용시간을 반드시 기록하여야 한다.
④ 착용 전후 말단부의 신경 및 순환상태를 검사한다.

14 외부출혈의 지혈법에 대한 다음 설명 중 옳은 것은?
① 선택적 동맥압박법은 단독으로 사용해도 대부분의 경우 출혈을 멈추게 할 수 있다.
② 공기부목은 골절을 고정할 수 있는 장점이 있지만 지혈에는 별 도움이 되지 않는다.
③ 혈압계의 커프를 지혈대의 대용으로 사용할 경우 주기적인 압력점검은 출혈이 지속될 경우에만 시행한다.
④ 지혈대는 마지막 수단으로 사용되며 여러 가지 합병증을 초래할 수 있으므로 주의하여 사용한다.

15 표피와 진피로 나뉘며 신체보호, 체온조절, 배설, 피부호흡 등의 작용을 하는 가장 겉 표면을 감싸고 있는 조직은?
① 피부　② 피하조직
③ 표피　④ 진피

16 지혈대압박 시 주의사항이 아닌 것은?
① 지혈대는 직접압박법, 거상법, 압박점 압박의 방법이 모두 실패하 경우에만 사용한다.
② 몸통, 팔꿈치, 무릎 부위에는 지혈대를 사용해도 된다.
③ 피부에 손상을 주는 재료나 폭이 좁은 것은 사용하지 않고, 넓은 것을 사용한다.
④ 지혈대 착용 시간을 반드시 기재하고, 착용 후 빠르게 이송한다.

17 내부 출혈 시 증상과 징후의 틀린 것은?
① 맥박이 약하거나 느려진다.
② 혈압이 저하되고, 피부가 차다.
③ 오심과 구토가 발생한다.
④ 외상 후 특정한 모양의 멍이 있다.

제 15 장

이물질에 의한 손상

학습 개요

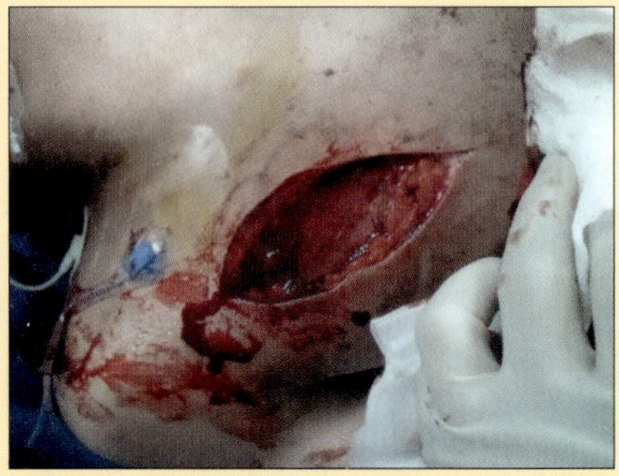

손상(Injury)은 몸이 견딜 수 있는 한계를 넘어서는 물리적인 외부의 힘에 의해 신체에 장애가 일어나는 것이다. 신체가 외부의 물리적 충격에 의해 발생되며 충격의 정도에 따라서 환자의 상태가 결정된다. 약간의 충격은 경미하지만, 강한 충격에는 생명을 위협할 수도 있다. 안전사고는 여러 가지 원인에 의해 일어나며 기계적 손상, 열 · 전기 · 방사선 등에 의한 손상, 화학 약품에 의한 손상 등이 있다. 사고가 일어났을 때 현장에서의 신속한 응급처치가 뒷받침 된다면 외상에 의한 사망률과 신체장애의 발생률을 25~40% 정도 감소시킬 수 있다.

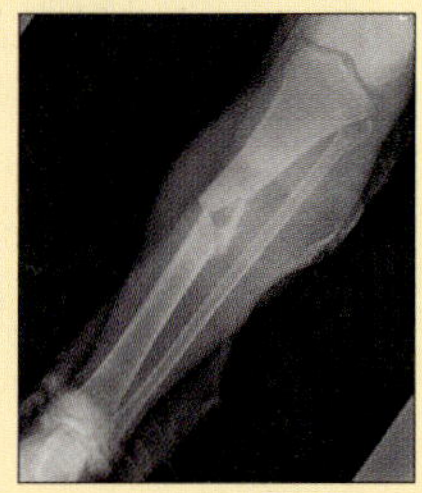

손상환자는 주로 소아와 젊은 연령층으로 사망 및 불구의 가장 큰 원인이며, 실제로 종합병원의 응급실로 내원 하는 응급환자의 1/3~1/4 가량은 손상환자이다. 40대 이하의 사망 원인 중에서 외상에 의한 손상이 가장 많은 비율을 차지하고 있으며 매년 2만명 이상이 사고로 사망하고 있다. 특히 운수사고는 14.4%로 전체 사망률 중에 6위를 차지하며, 1~9세에서는 1위, 10~20대에서는 2위, 30대에서는 3위를 차지하고 있다.

사망사고를 감소시키려면 사고 현장에서 빠른 현장처치와 빠른 이송으로 전문적 치료나 수술까지 시행 될 수 있어야 사망률을 감소시킬 수 있다. 응급처치자는 사고 유형에 따른 손상의 분류와 전신 손상이 일어날 수 있는 기전을 알고, 그에 따른 적절한 응급처치법과 주의사항을 숙지하여 빠른 환자 이송을 할 수 있어야 한다.

학습 중점

- 눈의 기능과 구조를 알고, 눈 손상 시 응급처치를 할 수 있다.
- 이물질에 의한 손상 시 응급처치를 할 수 있다.
- 비출혈 시 응급처치와 주의사항을 설명할 수 있다.
- 치아가 빠졌을 경우 응급처치를 할 수 있다.
- 흉부와 복부 손상 시 응급처치를 할 수 있다.

용어 정의

- **손상(Injury) :** 외부의 작용에 의해서 신체에 장애가 일어나는 것
- **눈(Eye) :** 물체를 보는 기관
  - **각막(Cornea) :** 안구의 동공과 홍채 앞에 있는 투명한 조직층
  - **망막(Retina) :** 눈에서 상이 투영된 것을 감지하는 부위, 즉 눈의 뒤쪽에 있는 이 층은 빛을 전기적 신호로 바꾸어 시신경을 통하여 뇌로 보낸다.
  - **수정체(Lens) :** 눈의 투명한 부분으로, 이곳을 통해서 망막에 영상의 초점이 맞추어진다.
  - **홍채(Iris) :** 동공을 팽창시키고 수축시키는 근육으로서, 각막의 후방에 위치하여 눈으로 들어가는 빛의 양을 조절한다.
  - **동공(Pupil) :** 눈의 홍채. 중간이 동그랗게 열림.
  - **결막(Conjunctiva) :** 안검의 안쪽을 덮고, 안구의 노출된 외면을 덮는 얇은 막
- **코피(Epistaxis; 비출혈) :** 비강으로부터 출혈되는 것
- **귓바퀴(Pinna; 외이) :** 두부의 양측에 돌출하여 있는 귀의 일부분
- **이물(Foreign body) :** 몸 안에 정상적으로 존재하지 않는 다른 물질
- **잇몸뼈(Alveolar bone) :** 위아래 턱부분에 이가 박혀 있는 구멍이 뚫린 뼈
- **세척(Irrigation) :** 물 또는 그 외의 액체로 신체를 씻는 행위
- **공기가슴증(기흉)(Pneumothorax) :** 흉막강 내에 공기나 가스가 축적되는 질환. 폐포나 기관지와 흉막강 사이에 통로가 생기거나, 외상으로 흉벽이 천공되었을 때도 발병할 수 있다.
- **혈흉(Hemotherax) :** 흉막강 안에 혈액이 찬 상태. 심장, 폐, 대혈관의 손상으로 오는 경우가 많음.
- **폐좌상(Pulmonary contusion) :** 폐의 타박상으로, 흉강의 감압, 갑작스러운 압박으로 인해 생긴다.
- **복부둔상(Blunt abdominal injury) :** 뭉툭한 물체에 의하여 가해지는 충격으로 나타나는 복부의 손상
- **저혈량성 쇼크(Hypovolemic shock) :** 체액이나 혈액의 손실로 인하여 유발되는 혈압저하로 오는 쇼크
- **압착손상(Crush injury) :** 무거운 물건에 눌려서 생기는 손상
- **절단(Amputation) :** 잘리거나 베여서 끊긴 상태
- **재접합(Replantation) :** 절단된 부위를 다시 붙이는 것을 말함
- **관통상(Perforating wounds) :** 이물질이 신체에 삽입되어 내부장기에 손상을 준 후에 다시 반대편이나 옆의 신체구조를 통하여 이물질이 이탈된 손상
- **자상(Stab) :** 칼 같은 날카로운 것에 찔려 입은 상처

이물질에 의한 손상

CHAPTER 15

1. 손상의 분류

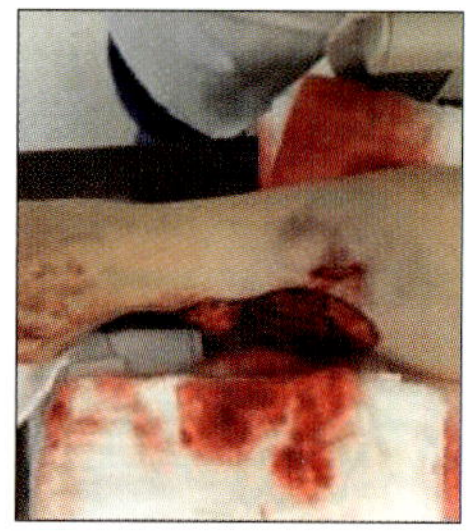

손상(injury)이란 외부의 작용에 의해서 신체에 장애가 일어나는 것으로 외부작용의 종류에 따라서 기계적 손상(베인 상처, 골절 등), 열 · 전기 · 방사선 등에 의한 손상(화상 등), 화학약품 등에 의한 손상(화상, 부식), 동물에 의한 손상(교상) 등이 있다. 손상은 소아와 젊은 연령층의 사망과 불구의 가장 많은 원인이며, 40대 이하의 사망원인 중에서 외상이 가장 많은 비율을 차지하고 있다.

사망자의 대부분이 머리 손상과 체강 손상에 의해 발생하며, 이러한 손상을 감소시키기 위해서는 현장에서 빠른 응급 처치 후 즉시 이송하여야 한다.

1) 사고유형에 따른 손상

사고 유형에 따른 손상의 분류와 예상되는 손상은 다음과 같다.

유형	분류	예상되는 손상
교통사고	운전자(동승자, 보행자. 오토바이) 사고	연조직손상, 골절, 탈구, 내부손상
추락사고	추락, 다이빙 사고	골절, 탈구
관통사고	총상, 자상 사고	연조직손상
화재사고	화재 및 폭발 사고	연조직손상, 골절
운동사고	스포츠(인라인스케이트, 스노보드)사고	연조직손상, 골절, 탈구, 내부손상
기타사고	감전사고, 미끄럼 사고, 기계 사고	연조직 손상, 골절, 내부손상

2) 전신 손상을 의심해야 하는 손상유형

손상기전(차량 내에서)	손상기전(차량 외에서)	이학적 소견
• 동승자의 사망 • 시속 35 km 이상 차량 충돌 • 차량에서 이탈 환자 • 심각한 차량 손상 • 충돌 후 차량 전복 • 환자 구출에 20분 이상 소요	• 차량과 충돌한 환자 • 차량과 충돌한 보행자 • 오토바이 전복 **추 락** • 성인 : 6 m 이상 환자 신장 3배 이상 • 소아 : 3 m 이상 환자 신장 3배 이상 • 폭발에 의한 직접적인 영향	• 맥박수 > 120회/분, 혹은 < 50회/분 • 수축기 혈압 < 90 mmHg • 호흡수 < 10회/분, 혹은 > 29회/분 • 관통상(사지 제외) • 흉벽 동요 • 체표 면적 15% 이상의 화상 • 2개 이상의 장골 골절 • GCS < 13점

2. 눈의 손상

1) 눈의 기능과 해부학적 구조

눈의 안구는 원형이며, 지름은 약 2.5 cm로서 사진기의 렌즈와 같은 기능으로 특수한 감각 세포로 사물을 보는 기능을 가지고 있다. 안구의 형태는 내부에 함유된 젤리와 같은 액체(유리체)에 의하여 유지되며, 안구에 열상이 발생되면 이러한 액체 중 일부가 새어 나오게 된다. 안구 손상 시 주로 아래와 같은 부분에 손상을 입게 된다.

각막	각막의 기능은 안구를 보호하는 방어막의 역할과 광선을 굴절시켜 망막으로 도달시키는 창 역할을 한다. 렌즈가 긁히거나 끌힘 이물질 찔림 등의 사고 시 손상을 입는다.
망막	카메라의 필름에 해당되는 부위로 안구의 가장 후방에 위치하며, 형상과 색상을 감지하는 기관이다. 주로 외부적인 충격(야구공, 주먹 등 외상)에 의해 손상이 발생한다.
수정체	수정체는 각막과 함께 눈의 주된 굴절기관이다. 홍채의 후방에서 사진기의 렌즈 역할을 수행한다. 수정체는 두께를 조절하여 외부의 형상이 망막에 정확히 전달되도록 하는 역할을 한다.
홍채	눈의 색을 결정하며 색소가 많으면 갈색, 적으면 청색으로 보인다. 홍채의 기능은 빛의 양을 조절하는 조리개 역할을 한다.
동공	홍채의 중간에 구멍이 나 있는 부위로 사진기 렌즈의 조리개와 같은 역할을 한다. 밝을수록 반경이 적어지고 어두울수록 커지게 된다. 칼이나 못에 찔리는 경우 주로 손상을 입는다.
눈의 해부학적 구조	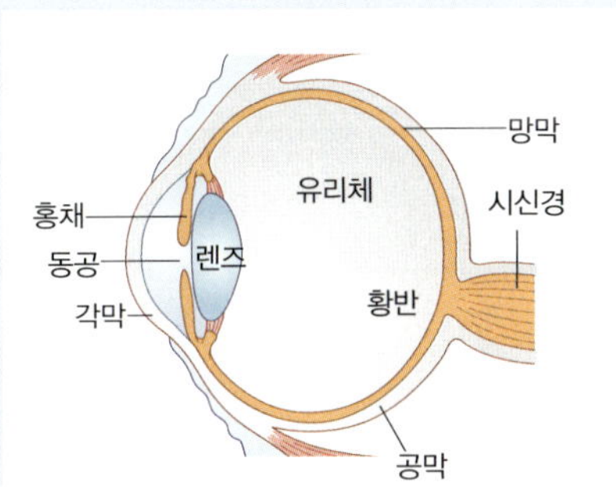 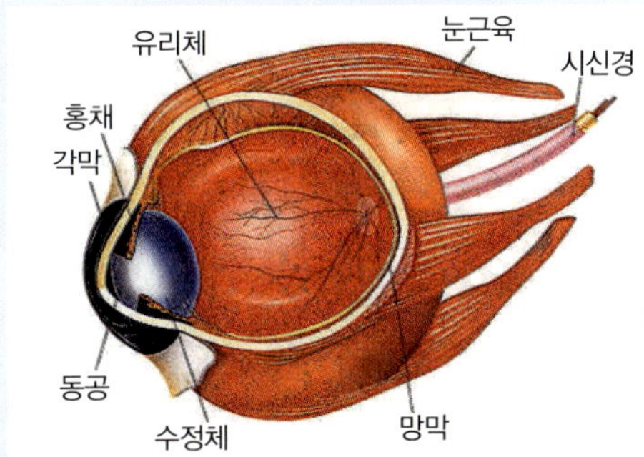

이물체에 의한 손상의 일반적인 응급처치

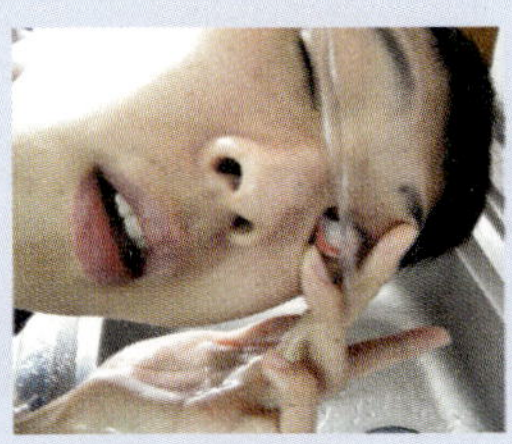

- 작은 이물체는 흐르는 깨끗한 물로 제거하고, 이렇게 해서 제거가 안되는 것은 제거과정에서 조직손상이 악화되고 출혈이 일어날 수 있으므로, 외상 현장에서 제거하지 않고 고정한 상태로 병원으로 이송한다.
- 종이컵 등의 이물체를 덮을 수 있는 덮개를 이용하여 이물체의 움직임을 막는다. 이때 덮개의 높이는 추가손상을 방지하기 위하여 이물체의 높이를 고려해서 적어도 이물체 높이의 75% 이상을 사용한다. 이물체의 덮개를 함께 고정하고 병원으로 이송한다.

2) 눈의 손상 유형에 따른 응급처치

손상된 눈의 적절한 응급치료를 위해 먼저 손상의 정도와 특성을 신속히 판단하여 효율적인 응급치료를 함으로써 통증을 감소시키고 영구적인 실명을 예방할 수 있다. 현장에서 응급처치자는 간단한 시력검사를 통해(손가락에 따라 시력이 움직이는가) 안구의 움직임을 확인한 다음 경미할 경우 동공의 크기나 빛을 통해 동공의 반응을 확인한다.

(1) 눈에 이물질이 들어갔을 때 응급처치

결막표면에는 모래와 같은 작은 이물질이 있어도 환자는 상당한 통증과 이물감을 느끼게 된다. 적은 자극으로도 결막은 충혈과 염증이 일어나게 되며, 눈에서는 자극적인 이물질을 씻어 내기 위하여 눈물의 생성과 분비가 증가하여 계속 눈물을 흘리게 된다.

- **눈을 비비지 못하게 하며, 환자를 안정시킨 후 눈꺼풀을 열어 작은 이물은 흐르는 물에 씻고, 제거하기 힘든 큰 이물질이 들어간 경우에는 이물질이 들어간 눈을 종이컵 등으로 덮고 양쪽 눈을 가급적 모두 감싸서 눈이 움직이지 않도록 한 뒤 병원으로 이송한다.**

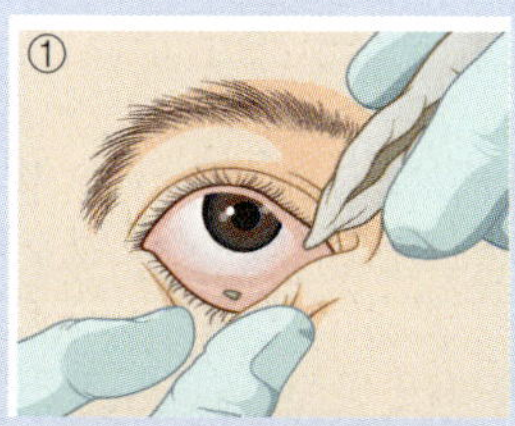

눈꺼풀을 열어 젖혀 이물질을 확인한다.

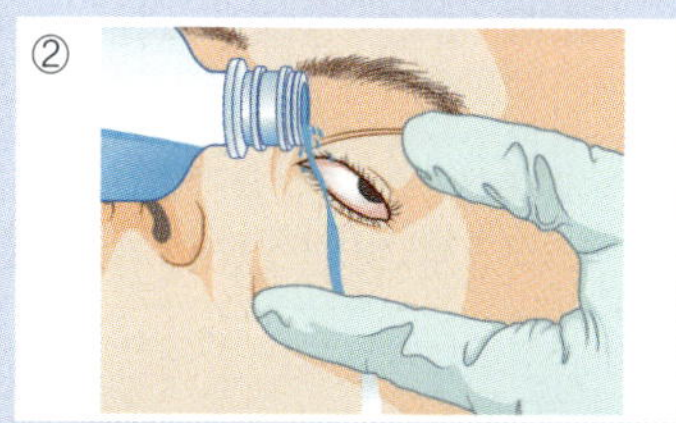

따뜻한 물로 씻어내어(물흘림) 이물질을 제거한다.

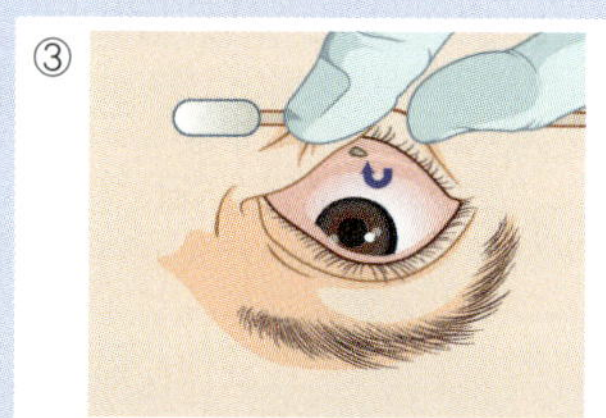

물로 씻어지지 않을 경우 면봉, 적은 거즈, 깨끗한 천으로 제거한다.

(2) 눈에 관통한 이 물체 응급처치

- **칼이나 바늘같이 날카로운 물체에 눈을 찔리는 경우에는 현장에 있는 종이컵으로 가리고, 눈에 박혀 있는 물체는 현장에서 제거하지 않는다. 추가 손상을 막기 위해 고정하고, 다치지 않은 눈도 가려서 다친 안구가 움직이지 않도록 한다.**

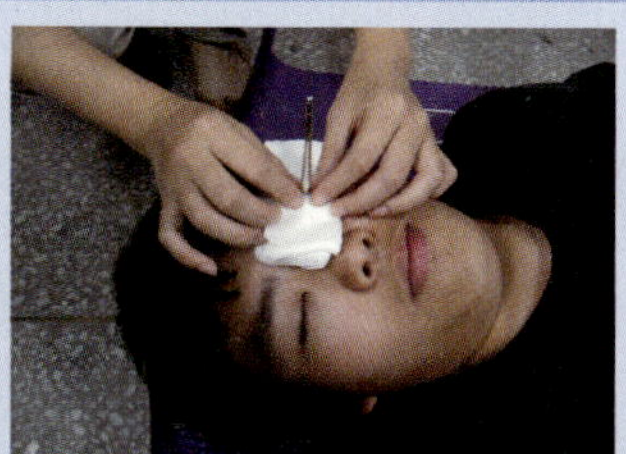

종이컵이나 붕대로 만든 도넛 모양의 패드로 부상당한 눈을 보호한다.

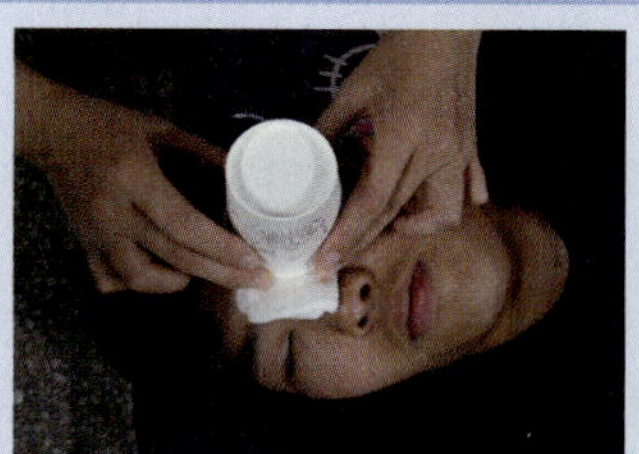

눈을 보호하면서 이물체가 움직이지 않도록 붕대를 감는다.

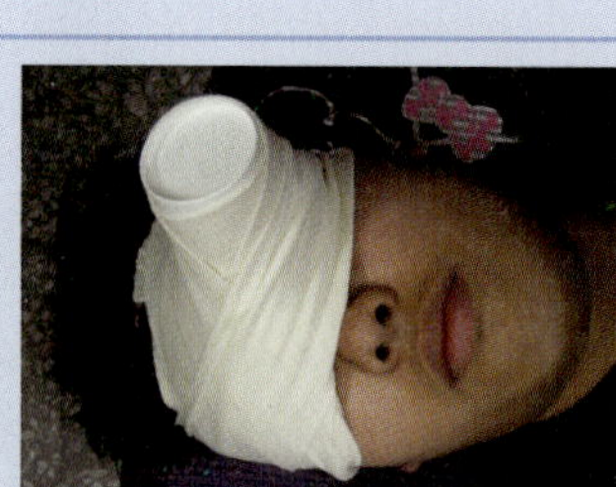

다치지 않는 눈도 가려주어 안구가 움직이지 않도록 한다.

(3) 안구 처치용 장구가 있을 경우의 응급처치

• 안구 손상이 의심되면 현장에서 거즈나 손수건을 이용하여 가볍게 압박한 다음 안구처치용 장구를 이용하여 현장처치 후 고정된 상태로 안과 치료가 가능한 전문 병원으로 이송한다.

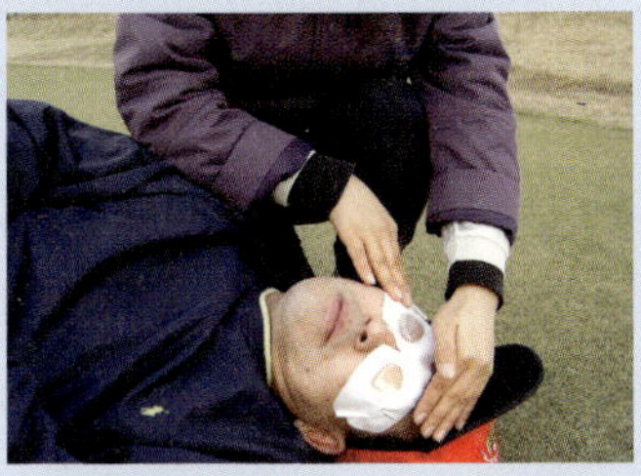

응급처치자는 현장에서 바로 눕혀서 응급처치를 시행할 수 있도록 한다.

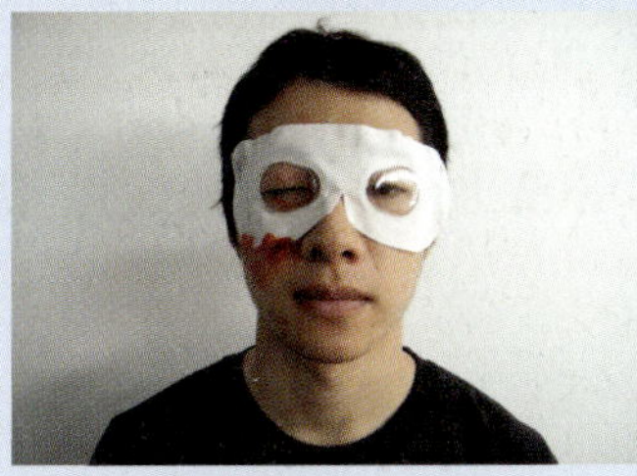

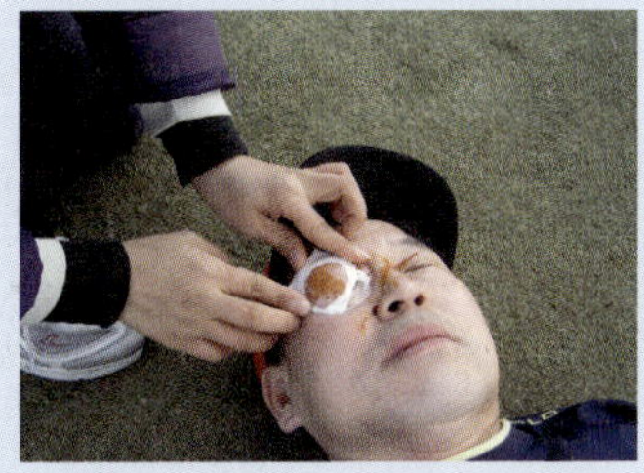

눈 부상 주위를 거즈를 덮은 다음 그 위에 안구덮개를 사용한다. 반대편 눈도 가리고 안정을 시킨 후 신속히 병원으로 이송한다. (좌 : 양쪽눈 처치, 우 : 한쪽눈 처치)

(4) 안구가 나왔을 때 응급처치

• 병원 처치가 반드시 필요 하기 때문에 즉시 병원으로 이송 한다. 눈을 크게 다쳐 안구가 노출되거나 정상 위치에서 이동을 하였을 경우 손상부위가 건조해지지 않도록 생리식염수를 부은 멸균거즈를 이용하여 현장처치를 하고, 다치지 않은 눈도 감아준다. 노출된 안구는 환자가 절대 만지지 못하도록 한다.

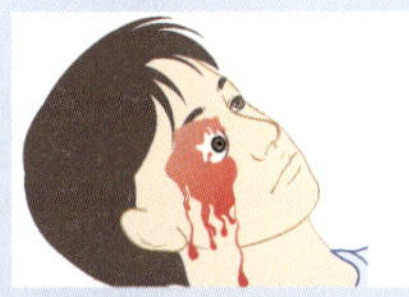

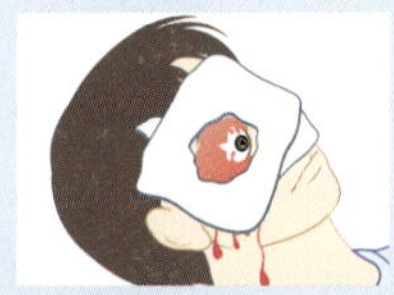

붕대나 거즈를 이용하여 도넛 모양의 패드를 만들어 안구를 보호할 수 있도록 거즈를 덮어준다.

✚ 눈 안쪽에서 바깥쪽 방향으로 흐르듯이 세척하여 화학약품이 다른 쪽 눈으로 들어가는 것을 막는다.

(5) 화학약품에 의한 눈의 응급처치

• 화학약품으로 눈에 화상을 입었을 경우에는 시력에 큰 영향을 줄 수 있으므로 즉각적인 응급처치가 필요하다. 손가락으로 눈을 가능한 크게 벌린 후 환자의 시선을 아래로 하고, 즉시 물이나 생리식염수로 눈을 씻어낸다. 20분 이상 충분히 씻어내며, 양쪽 눈에 차갑게 적신 드레싱을 대고 느슨하게 붕대로 감은 후 병원으로 이송한다.

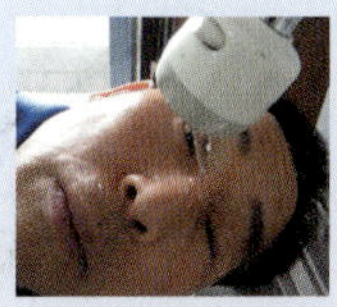

눈 손상 응급처치 시 주의사항

- 눈에 박힌 이물질을 빼거나 박힌 물체를 압박하지 않는다(눈을 문지르지 않음).
- 면봉 등의 건조한 천이나 핀셋 같은 도구를 눈에 사용하지 않는다.
- 눈을 드레싱 할 경우 반대쪽 눈도 붕대를 감아 안구의 교감운동을 막는다.

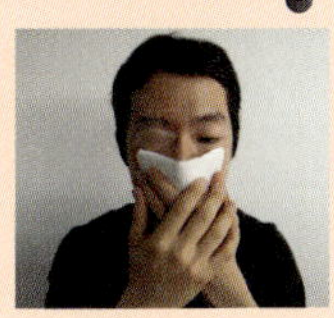

3. 안면 손상

안면과 목은 비교적 외부 충격으로부터 잘 보호되지 않는 구조적 위치로 인하여 손상받기 쉽다. 일부 손상은 생명유지에 치명적일 수도 있다. 또한 안면 손상 시, 물리적인 충격이 간접적으로 경부에 전달되므로 경추골절과 같은 손상이 동반될 가능성이 높고, 상기도의 부분적 또는 완전 폐쇄를 일으킬 수 있으므로 유의해야 한다. 몸에 관통한 이물체는 제거하지 않고, 모두 그대로 고정하여 병원으로 이송한다. 단, 뺨에 박힌 물체가 호흡을 방해할 경우에는 제거할 수 있다.

1) 코의 손상시 응급처치

코는 공기의 통로로 혈관과 점막으로 덮여있으며, 코 속의 연조직이 손상시 출혈이 발생한다.

- **수건(생리식염수)을 이용하여 결손피부에 덮고, 콧등에 얼음찜질과 함께 손으로 양쪽 콧구멍을 압박하여 출혈을 조절한다. 윗입술과 잇몸 사이에 둥글게 말은 거즈를 끼워 넣으면 혈관을 압박하여 비출혈을 조절할 수 있다. 흡입된 이물질이 있으면 현장에서 제거하지 말고 즉시 병원으로 이송한다.**

2) 비 출혈(코피) 시 응급처치

코를 얻어맞거나, 재채기, 코 후비기, 코풀기 등에 의해 비강 내 혈관이 파열에 의해 흔히 발생하며, 감기나 독감 등 염증에 의한 콧속 혈관의 약제나 고혈압 등도 원인이 된다.

올바른 지혈 방법		바르지 못한 방법
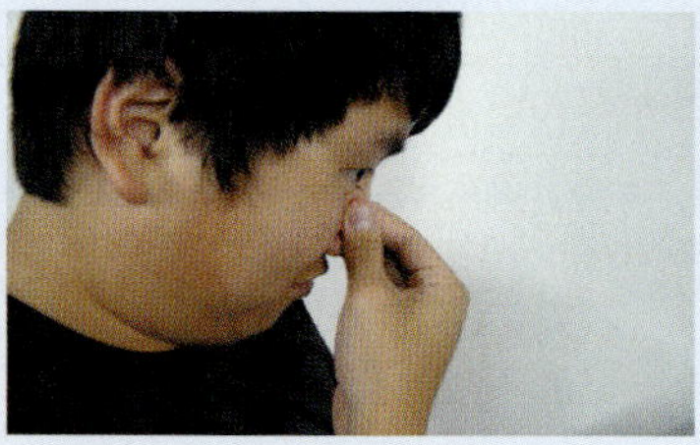	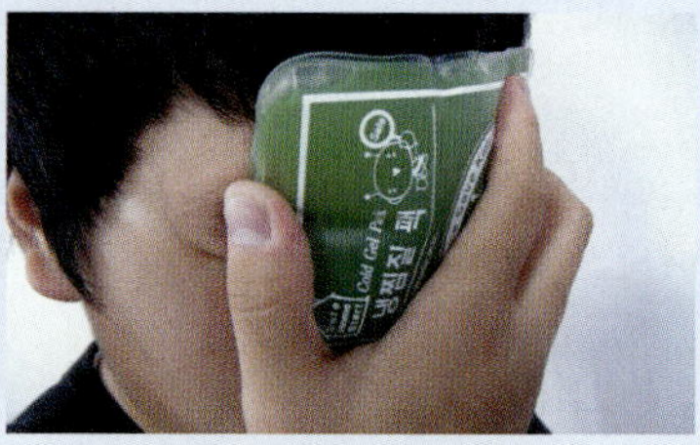	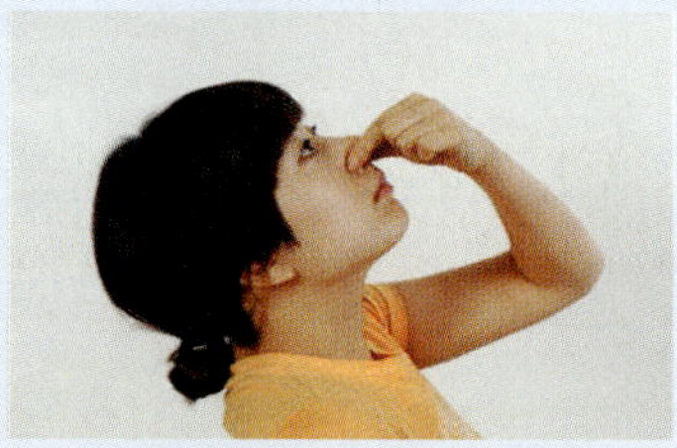

비출혈 응급처치시 주의사항

- 코의 출혈은 앉은 자세로 고개를 앞으로 숙여 피가 흘러내리도록 하며, 연조직 손상으로 출혈이 생기면 얼음찜질과 함께 양쪽 콧구멍을 손으로 압박한다.
- 피가 기도로 넘어갈 수 있으므로 절대로 목을 뒤로 젖히지 않고 눕지 않도록 한다.
- 10분 간격으로 지혈을 확인하여 30분간 계속 출혈이 발생하면 신속히 병원으로 이송한다.
- 지혈이 되면 적어도 4시간 이상 코를 풀지 않도록 하고, 격렬한 활동을 피한다.
- 맑은 액(뇌척수액)이 흘러나오는 경우 머리손상을 의심할 수 있으며 혈액과 혼합되어 나올 수 있다.
- 머리 손상 비출혈이 의심될 때에는 병원 도착 때까지 지속적인 의식 평가를 실시한다.

3) 귀의 손상 응급처치

바깥귀 손상으로 출혈이 있을 수 있지만, 보통 생명이 위험한 정도의 손상을 입는 경우는 드물다. 하지만 귀 밖으로 혈액이나 맑은 액체가 흘러나오는 경우는 심한 머리 손상을 나타내므로 주의해야 한다.

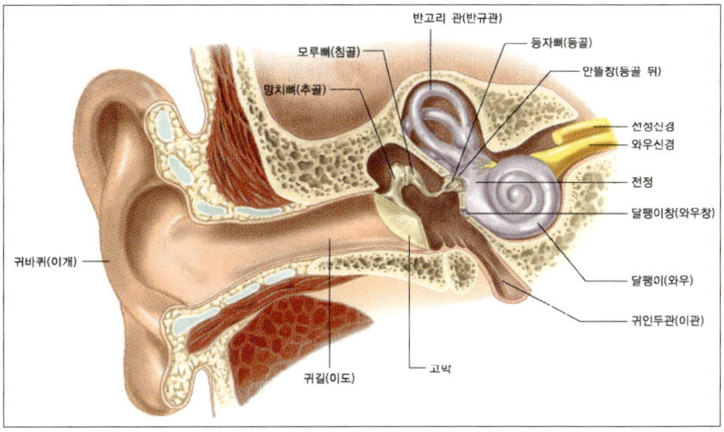

(1) 귓바퀴 손상 응급처치

- 귓바퀴는 베이거나 부분적으로 찢어질 수 있다. 응급처치 후 찢어진 부위를 원위치에 두고 붕대를 감아 병원으로 이송하도록 한다.
- 멸균거즈로 상처를 덮고 지혈을 위해 압박하면서 붕대로 감아 거즈를 고정하고, 분리된 신체조직 일부와 함께 병원으로 이송한다.

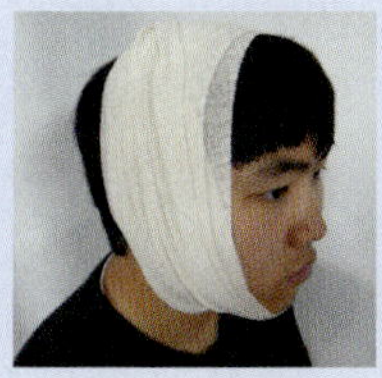

(2) 귓속 이물질 응급처치

- 귀에 벌레가 들어 간 경우

귀를 밝은 쪽으로 향하게 하거나 손전등을 비추어서 벌레가 빛을 보고 나온다는 응급처치는 주의해야 한다. 똑바로 들어간 벌레들이 작은 통로에서 뒤로 후진하거나 돌아서기가 힘들기 때문이다. 오히려 불빛 때문에 더 깊이 들어갈수 도 있다. 이때 올리브유, 베이비 오일, 식용유 등 집안에서 구하기 쉽고 비교적 밀도가 높은 기름 성분을 귓속에 넣어 주는 것이 효과적이다. 벌레를 질식사 시킴과 동시에 배출이 용이하기 때문이다.

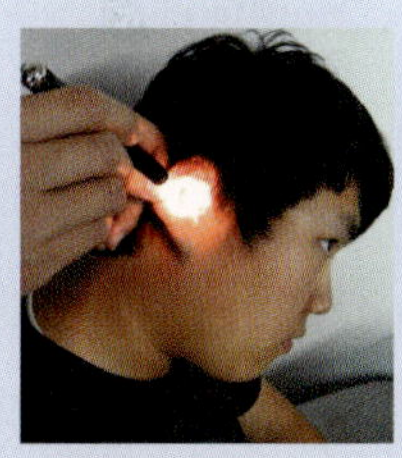

귀의 손상 응급처치시 주의사항

- 귓속에 곡류 종류의 이물질이 있을 때 물이나 기름을 함부로 넣지(귓속 물건이 부풀 수 있음) 않는다.
- 귀나 코에서 맑은 혈액 섞인 물이나 뇌척수액이 흘러나오면 두개골 내 압력이 높아지기 때문에 막지 않는다.

- 분명히 보이고 쉽게 잡히는 이물질이라면 환자의 머리를 움직이지 못하게 단단히 잡은 상태에서 핀셋으로 집어낸다. 하지만 이물질이 잘 보이지 않고 쉽게 잡히지 않는 경우에는 이물질을 무리하게 제거하려 하지 않는다.

4) 치아 손상시 응급처치

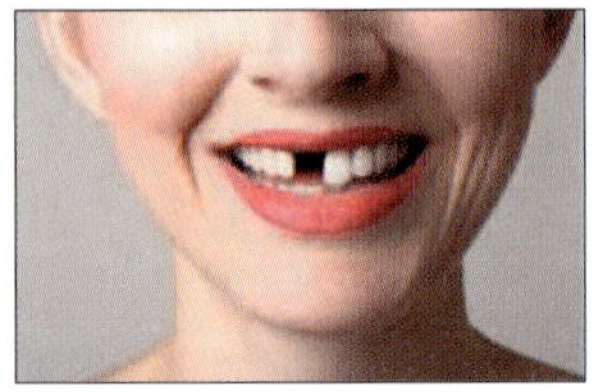

치조골과 이루는 결합이 느슨해지거나 치아의 전위가 일어날 수 있으며, 많은 경우 치조골 골절이 동반된다. 환자는 둔통을 느낄 수 있으며, 치아가 안쪽으로 밀려들어 간 교합장애를 호소하게 된다. 치아 관련 손상은 대개 상당한 통증과 함께 불안감을 동반하므로 침착한 태도로 신속한 처치를 통하여 환자를 안정시킨다.

치아가 흔들리는 경우

정렬상태로부터 2 mm 이하 움직이는 경우	정렬상태로부터 3 mm 이상 움직이는 경우
치아를 원위치로 조심스럽게 정복시키고, 손상부위로 음식을 씹지 않도록 하며, 24시간 이내 치과 치료가 필요하다.	왼쪽의 치료와 함께 거즈를 물어 고정해주고, 즉시 치과치료를 받는다.

치아가 빠졌을 경우

이가 빠진 부위에 거즈를 대어 지혈하고, 빠진 치아를 찾아 치관을 잡고(치근에 손을 대지 않는다) 빠진 치아의 원래 자리에 다시 넣어준다. 원위치 시키는데 실패하였다면 혀 밑에 넣거나 우유에 넣어서 이송한다. 피가 나는 잇몸은 거즈나 천을 적셔서 눌러주어 지혈시킨다. 30분 이내에 원래 있던 자리에 다시 넣어주고 병원으로 이송하면 대체로 예후는 좋다.

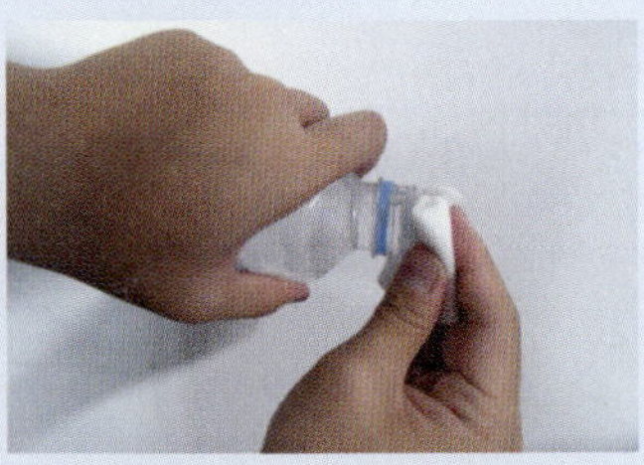	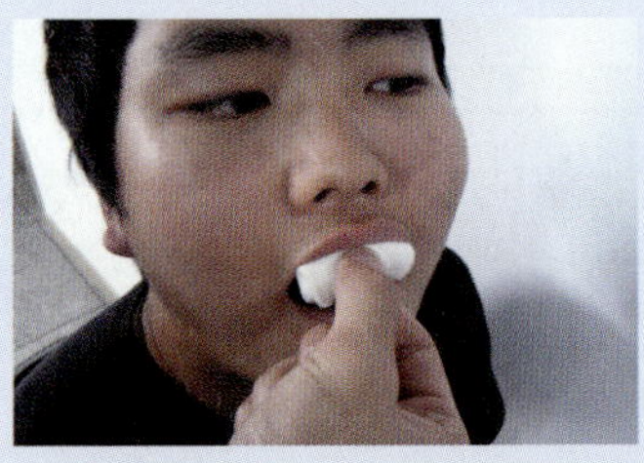	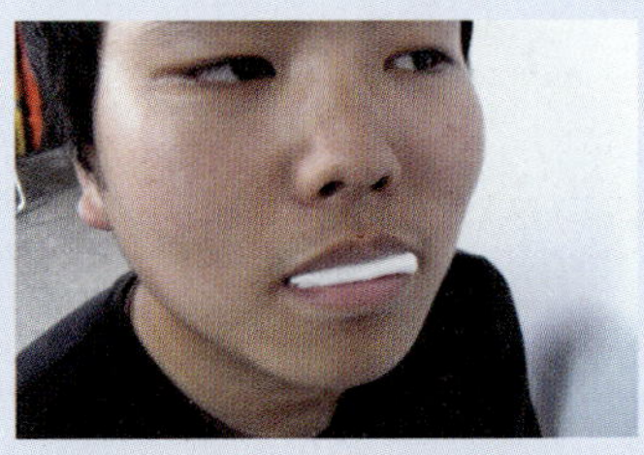
치아가 오염된 경우 식염수로 세척하되 불필요하게 많이 하지 않는다.	치아를 찾아서 머리(crown) 부분을 잡는다. 이때 가능한 뿌리는 만지지 않는다.	치아를 잇몸 속에 원위치 시키고 깨끗한 거즈나 천을 깨물어준다.

치아가 빠졌을 경우 주의사항

- 빠진 치아는 문지르거나 치아에 붙어 있는 조직들을 함부로 제거하지 않는다.
- 빠진 치아는 물이나 구강세정액, 알코올, 베타딘 등에 넣지 않는다.
- 빠진 치아는 치아 표면을 건조시키거나 손상시킬 수 있는 물체 주위에 두지 않는다.
- 반쯤 빠진 치아는 빼지 않는다(그대로 제자리에 붙이고 치과에 찾아가 치아를 고정시킨다).

4. 가슴(흉부) 손상

가슴(흉부)손상은 심장과 폐에 직접적인 손상을 줄 수 있으므로 치명적이다. 모든 흉부손상은 중증이며, 신속한 처치가 시행되지 않으면 환자의 상태가 급속히 악화될 수 있다. 또 흉부의 내부에는 대동맥, 폐동맥, 심장, 대정맥들의 커다란 혈관이 위치하므로 혈관 손상 시에는 출혈량이 상당히 많으며, 손상부위와 기전에 따라 늑골 골절, 공기가슴증, 혈흉, 폐좌상, 심근 좌상, 대동맥 손상 등 다양한 질환이 발생할 수 있다.

1) 갈비뼈 골절 응급처치

- 갈비뼈 골절은 대부분 직접적인 외부 충격이나 압박 에 의하여 발생한다. 갈비뼈 골절의 가장 흔한 증상은 골절부위의 통증과 호흡부전이다. 골절부위에서는 갈비뼈 변형으로 인하여 심호흡, 기침 또는 운동 시는 심한 통증을 느끼게 되므로, 환자는 얕고 빠르게 호흡한다. 때로는 골절부위를 손으로 지지하면서 호흡하는 양상을 나타낸다.

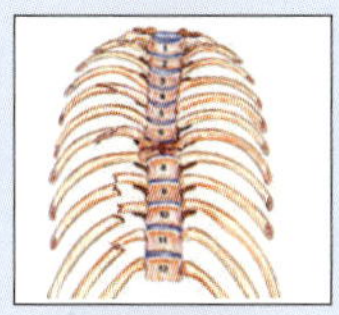

- 단순 갈비뼈골절은 부목고정 않고 환자가 가장 편안해 하는 체위로 신속히 병원으로 이송한다. 다발성 갈비뼈골절은 삼각건으로 흉벽을 고정하여 통증을 감소시키고, 호흡운동을 원활히 하여 호흡부전에 빠지지 않게 하여 산속하게 병원으로 이송한다. 때로는 골절된 갈비뼈의 골절단편이 폐 또는 흉벽을 천공시키거나 파열시켜서 혈흉이나 공기가슴증을 유발할 수 있다.

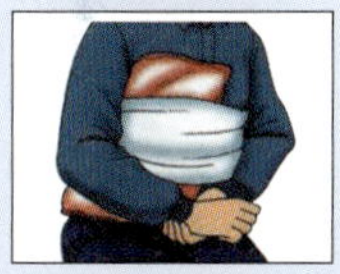

2) 갈비뼈 관통상 응급처치

- 날카로운 물체가 가슴(흉부)을 관통하면서 유발된다. 자상과 총상이 흔한 원인이다. 관통상으로 인해 흉부창상, 갈비뼈 골절, 혈흉, 공기가슴증 등이 동반될 수 있으며, 흉강 내부의 장기를 손상시킬 수 있다. 폐의 열상, 심장손상과 대혈관 손상의 위험이 매우 크다.
- 소독된 거즈를 두텁게 대어 관통되어 박혀있는 물체가 그 자리에서 움직이지 않도록 고정한다. 삽입된 이물체는 현장에서 절대로 제거해서는 안 된다.

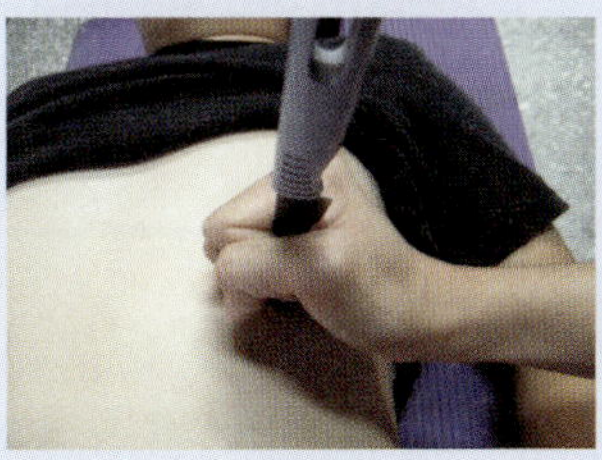	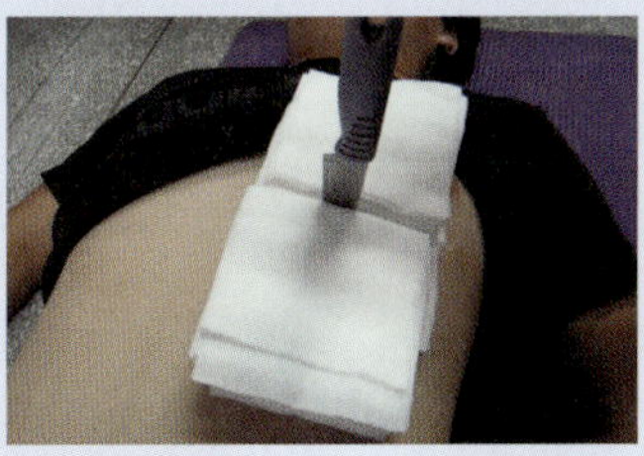	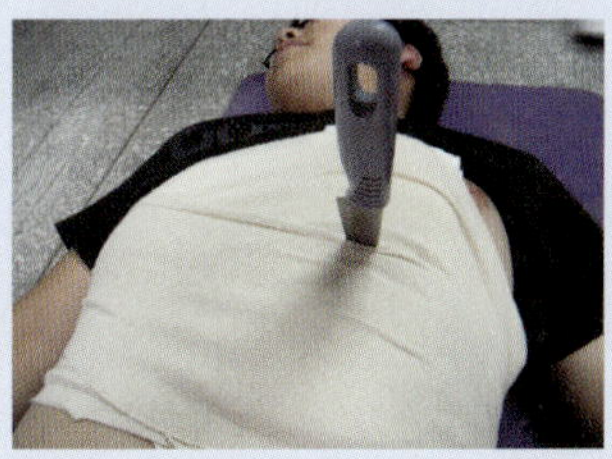
상처부위가 지저분하다면 생리식염수로 세척한다.	관통된 이물질의 둘레를 붕대로 지지한다.	붕대로 지지된 이물질이 움직이지 않도록 고정한다.

3) 개방성 공기가슴증(개방성 기흉)

공기가슴증이란 공기 주머니에 해당하는 폐에 구멍이 생겨 공기가 새고, 이로 인해 늑막강 내에 공기나 가스가 고이게 되는 것을 말한다. 외상 등으로 인해 흉벽에 손상을 입어 공기가 흉막 공간으로 들어가는 경우 발생된다. 폐와 흉강 사이에 공기가 존재하게 되어 폐가 흉벽과 서로 떨어져 분리된다. 따라서 폐의 용적이 감소되고 호흡기능 장애로 이어져 저산소증이 나타난다.

젊은 남성에게 잘 생기며, 갑자기 심한 운동을 한 뒤나 자고 일어난 뒤 생기기도 하며, 교통사고 등으로 갈비뼈 골절과 동반되는 외상성 기흉과 결핵 등의 원인으로 나타나는 자연성 공기가슴증 등이 있다. 방치하게 되면 순환호흡기 허탈로 사망하는 경우도 있다.

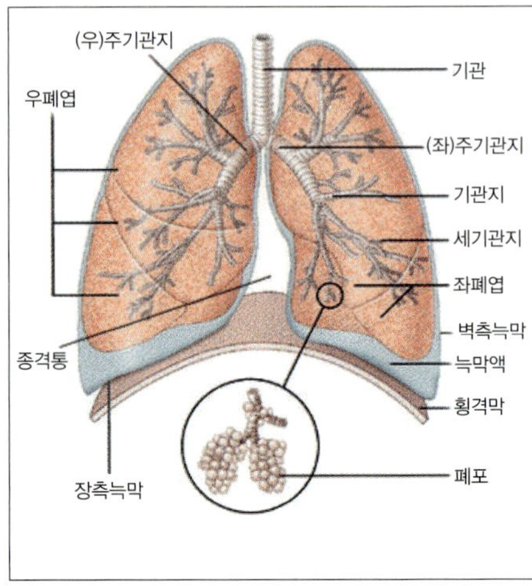

▲ 폐의 해부학

개방성 공기가슴증에 대한 현장 응급처치

- 개방성 흉부 손상 시에는 개방성 상처부위를 신속히 폐쇄시킴으로써 공기가슴증이 점차 커지거나 발생하는 것을 방지할 수 있다. 기도를 유지하고 산소를 투여하며, 개방된 상처를 밀폐시키면서 신속히 병원으로 이송한다.

▶ 흉강내로 공기가 유입만 되고 배출이 안될 경우 양쪽 폐와 심장 사이의 공간과 심장이 한쪽으로 쏠려서 응급상황이 발생될 수도 있다.

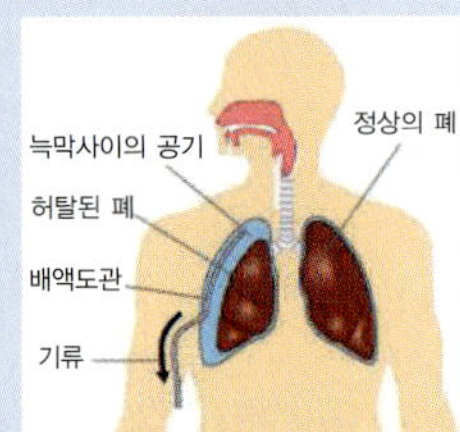

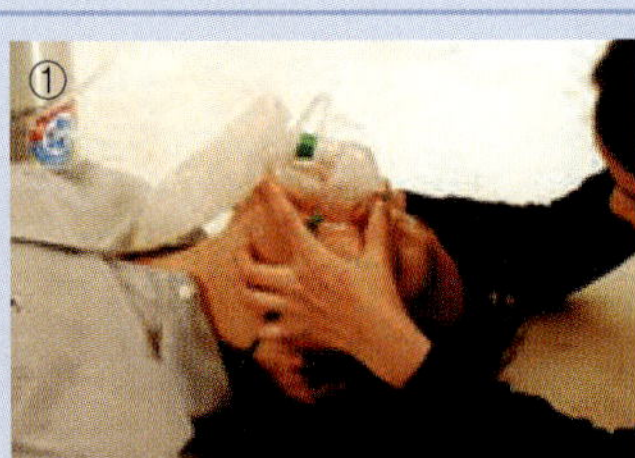	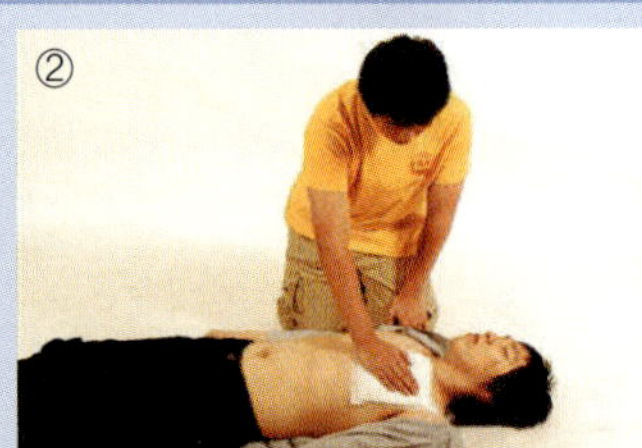	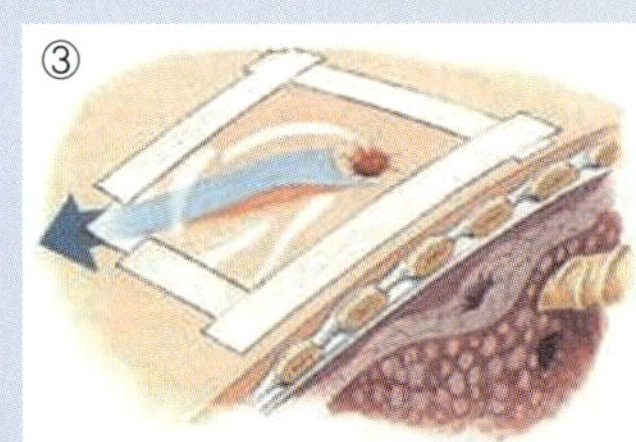
ABC's를 우선적으로 확인한다.	환자를 안정시키고 상처부위를 드레싱 한다.	드레싱의 한 면은 들어간 공기가 나올 수 있도록 막지 않는다.

개방성 공기가슴증의 응급처치 시 주의사항

- 개방된 흉부 응급처치 할 때, 완전히 밀폐시키지 않는다(3면만 드레싱 한다).
- 반창고를 붙일 때, 한쪽 면의 반 정도는 반창고를 부착하지 않는 것이 바람직하다.
- 질식의 위험이 있으므로 환자에게 먹을 것이나 마실 것은 절대로 주지 않는다.

5. 복부손상

복부손상은 자동차 핸들에 충돌하거나 운동 중의 둔상에 의하거나, 칼 혹은 총상 같은 관통상에 의해 복강 내의 많은 장기들이 손상된다. 심한 복부손상은 외부출혈, 복강 내 장기의 노출 등으로 알 수 있는 경우도 있다. 그러나 더 많은 경우 내출혈이나 복강 내 장기의 손상은 쉽게 발견되지 않는다. 복부자상, 압좌 등에 의해 복강 내 혈관이나 장기가 파열될 수 있다. 감염과 쇼크의 위험도 매우 크다.

복부손상의 현장 응급처치

- 환자를 평평한 곳에 눕히고 허리띠나 의복이 꽉 조인 부분을 느슨하게 해 준 후 복부 근육을 이완시키기 위해 환자 무릎 밑에 베개나 담요 등을 놓고 환자의 다리를 구부린다. 상처부위를 압박하여 지혈하고, 창자 등 내부 장기가 밖으로 나와 있으면 건드리지 말고, 물을 적신 깨끗한 천, 살균된 소독천 등으로 덮어서 건조하지 않도록 한다. 복부손상 시 내부 출혈이 동반되어 쇼크의 위험도가 커지므로 처치 후 신속하게 이송한다.

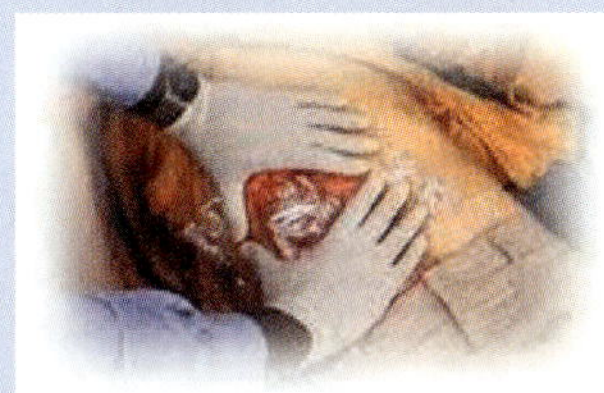

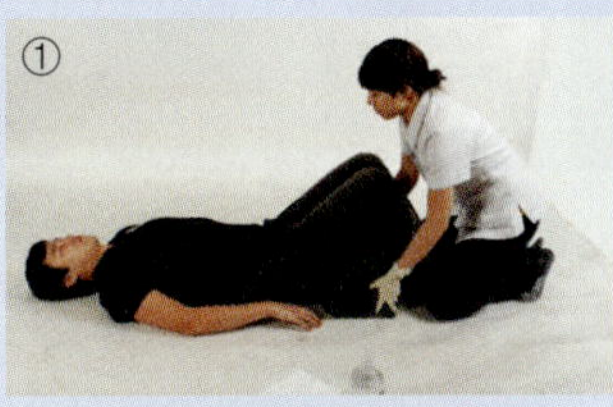	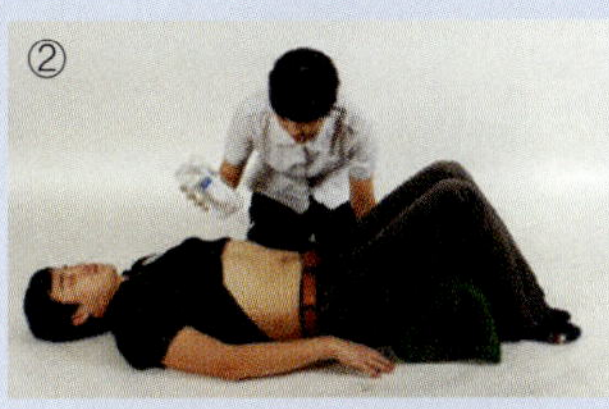	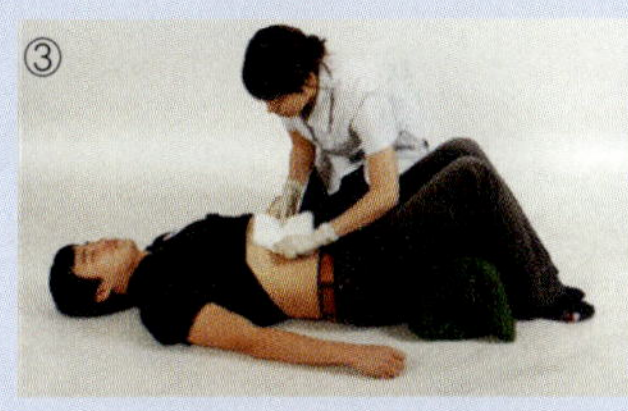
배의 긴장을 줄여주기 위해 다리를 배쪽으로 당겨준다	상처부위가 지저분하면 생리식염수로 세척한다.	생리식염수를 거즈에 적셔 드레싱 한다(절대로 압박하지 않는다).

6. 내부 장기 돌출

내부 장기의 돌출 시 소독된 거즈에 생리식염수를 부어 장기를 덮어주고, 외과수술이 가능한 병원으로 빠르게 이송한다. 내부 장기 도출시 심각한 저혈량성 쇼크가 유발될 수 있으므로 빠른 처치와 이송이 필요하다.

내부장기 돌출시 현장 응급처치

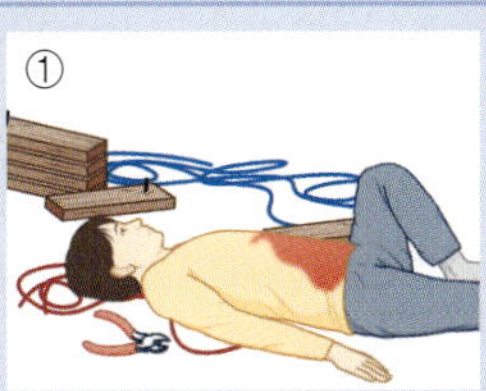	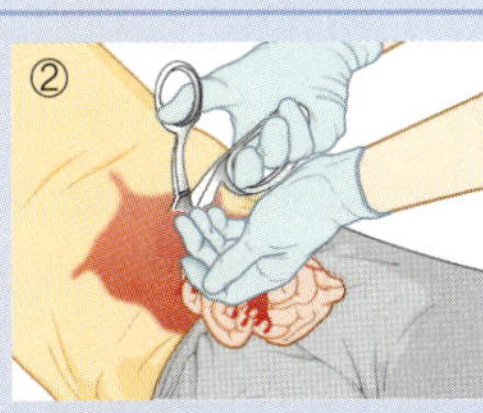	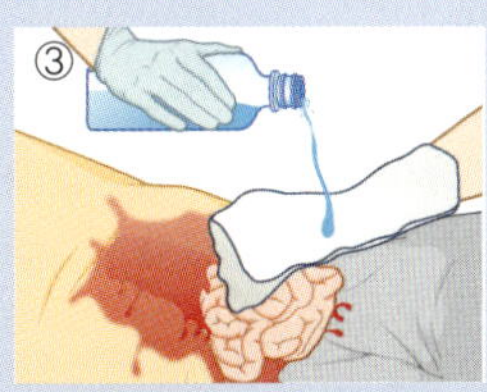	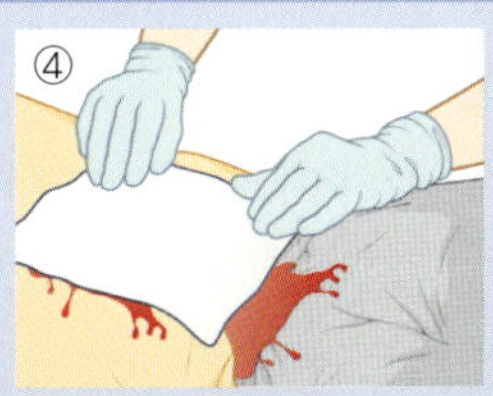
ABC's를 확인한다.	상처부위의 옷을 모두 제거한다.	거즈에 생리식염수를 부어 습기가 있도록 드레싱 한다.	돌출된 장기를 다시 밀어 넣지 않는다.

7. 절단된 신체 손상

손가락이나 발가락처럼 신체의 일부분이 절단되면 상처를 직접압박으로 지혈을 하고, 사지를 높게 올린다. 출혈에 대한 쇼크에 주의하고, 절단된 신체부위를 찾아 환자와 함께 빨리 재접합 수술이 가능한 병원으로 이송시키는 것이 가장 중요하다

손가락 절단 손상 시 응급처치

- 경첩에 노출된 어린아이들에게 위험하여 손가락이 잘려나가는 사고가 빈번히 발생한다. 가정에서 조그마한 부주의에 의해 일어날 수 있는 손상의 유형 중 하나이다.

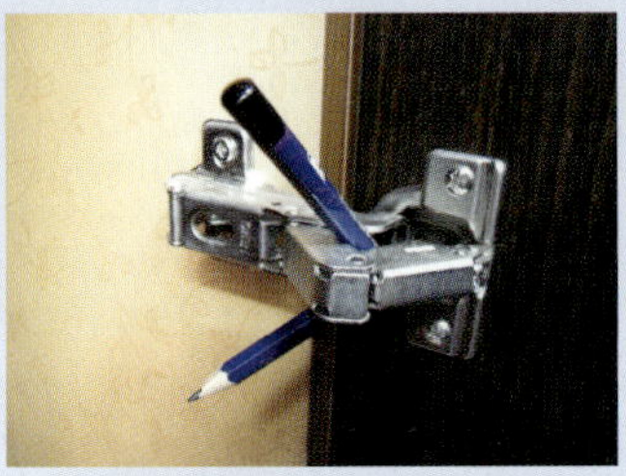	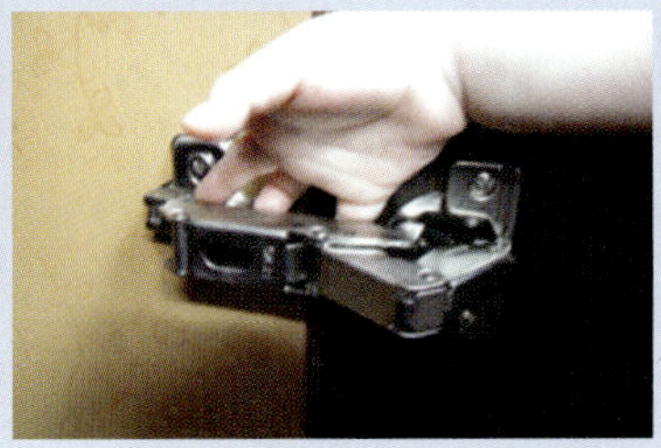	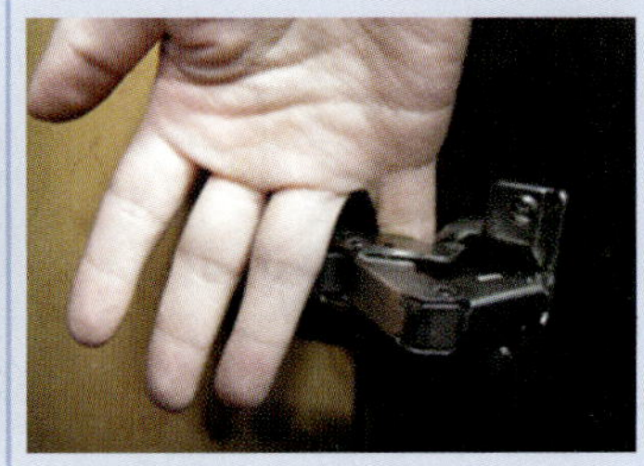
경첩에 볼펜도 쉽게 절단	경첩에 어린아이 · 어른 손가락이 절단되는 모습	

손목 절단 시 현장 응급처치

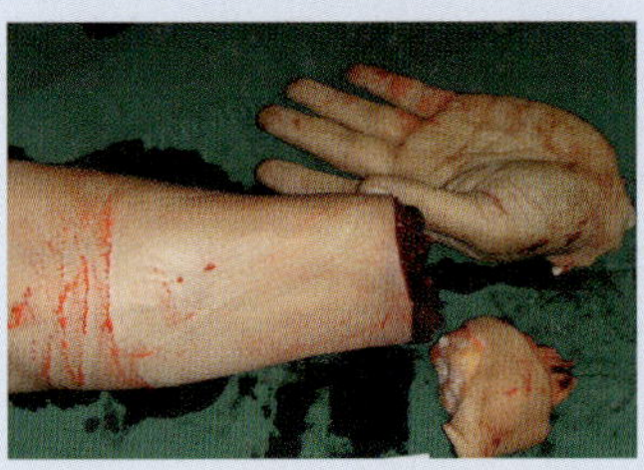	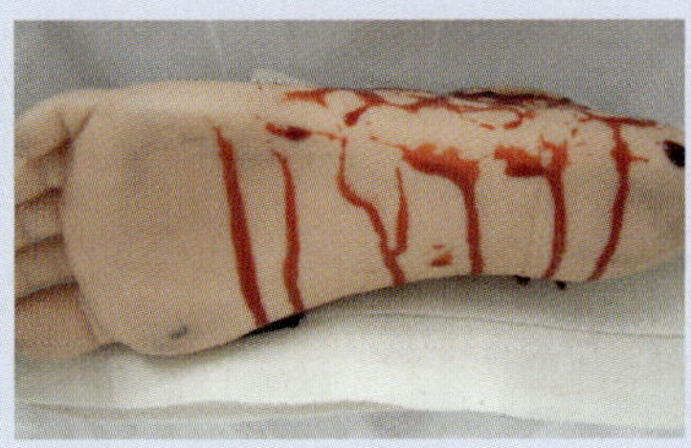	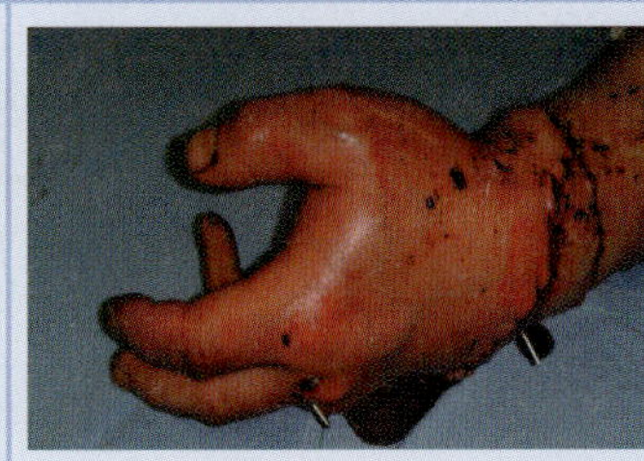
절단된 신체 부위	절단된 신체부위를 아이스박스에 넣어 얼음에 닿지 않게 수건이나 거즈 위에 보관하여 신속히 수지접합 병원으로 이송한다.	

자료제공 : 서울마이크로병원 02-2281-0010

절단된 신체부위 응급처치 시 주의사항

- 잘려나간 부분을 바로 얼음 속에 묻지 않고, 방수용기에 담은 다음 얼음 박스 속에 놓는다.
  - 조직이 손상될 수 있기 때문에 절단부위는 절대 닦지 않는다.
  - 동상이 생긴 피부는 접합이 불가능하다.
  - 조직이 물에 젖으면 부피가 커지고 부드러워지므로 접합이 어려워진다.
  - 절단된 신체부위를 찾지 못하는 경우에는 환자가 떠난 다음 절단 부위를 병원으로 가져 오도록 조치한다.

연습문제 15

1 안구가 나왔을 때 응급처치로 옳은 것은?
① 생리식염수를 부은 멸균거즈를 이용하여 현장 처치한다.
② 무조건 병원으로 간다.
③ 환자가 만지도록 해도 된다.
④ 다치지 않은 눈은 감게 하지 않는다.

2 눈에 이물질이 들어갔을 때 응급처리로 옳은 것은?
① 따뜻한 물로 씻어내어 이물질을 제거한다.
② 마른 거즈로 이물질을 제거한다.
③ 눈을 열어 5분간 유지한다.
④ 흐르는 물에 그냥 눈을 댄다.

3 눈을 관통한 이물체 응급처치가 아닌 것은?
① 종이컵이나 붕대로 만든 도넛모양의 패드로 부상당한 눈을 보호한다.
② 이물체를 움직이지 않도록 붕대를 감는다.
③ 다치지 않은 눈도 가려주어 안구가 움직이지 않도록 한다.
④ 눈을 자주 움직여 고통을 줄인다.

4 화학약품에 의한 눈 손상 시 응급처치는?
① 물이나 생리식염수로 눈을 씻어낸다.
② 눈 바깥쪽 방향에서 안쪽 방향으로 흐르듯이 세척한다.
③ 양쪽 뜨겁게 적신 드래싱을 댄다.
④ 붕대로 꽉 감은 후 병원으로 이송한다.

5 성인과 소아의 출혈에 대한 설명으로 옳은 것은?
① 소아는 체중의 15%가 혈액으로 이루어진다.
② 성인은 체중의 70%가 혈액이다.
③ 영아는 25~30 mL의 실혈로도 쇼크에 빠진다.
④ 성인에서 소량의 출혈은 1초 이내에 자동적으로 지혈된다.

6 환자의 팔에 깊고 심한 열상이 있다. 검붉은 색의 혈액이 지속적으로 분출될 때 출혈의 원인이 되는 혈관은?
① 동맥 ② 정맥
③ 모세혈관 ④ 림프관

7 소량의 삼출성 출혈이 있는 환자에게서 지혈기전에 의해 자동 지혈되는 대략적인 시간은?
① 2~3분 ② 6~10분
③ 10~15분 ④ 20~1시간

8 눈에 둔상을 입은 후 홍체(iris)의 아랫부분에 붉은 피가 고여 있는 것이 관찰되었다. 이를 무엇이라 하는가?
① 수정체 탈구 ② 백내장
③ 안구 열상 ④ 전방 출혈

9 두부손상과 연관된 안구증상은?

가. 양측 동공의 크기가 다르다 나. 안구의 운동이 제한되어있다 다. 안구 내부에서 출혈이 관찰된다 라. 한쪽 안구가 돌출되어있다

① 가 ② 나
③ 다 ④ 가, 나, 다, 라

10 콘텍트렌즈를 제거해야 하는 경우는?
① 안구에 열상이 있다.
② 안구에 이물질이 삽입되어있다.
③ 안검열상이 동반되어있다.
④ 화학물질에 의한 손상이 있다.

11 코 출혈 시 응급처치로 옳은 것은?
① 서 있는 자세로 고개를 앞으로 숙인다.
② 온찜질을 한다.
③ 한쪽 콧구멍만 손으로 압박한다.
④ 기도로 피가 넘어갈 수 있으므로 절대로 목을 뒤로 젖히지 않는다.

12 귀의 응급처치로 옳지 않은 것은?
① 소독 거즈로 상처를 덮는다.
② 지혈을 위해 압박하면서 붕대를 감는다.
③ 거즈를 고정하고 병원으로 후송한다.
④ 분리된 신체조직 일부는 함께 이송하지 않는다.

13 귓속의 이물질에 대한 응급처리 및 응급처치 시 주의 사항으로 옳지 않은 것은?
① 분명히 보이고 쉽게 잡히는 이물질이라면 환자의 머리를 움직이지 못하게 한다.
② 이물질을 섣불리 제거 하지 말아야한다.
③ 핀셋으로 집어낸다.
④ 귀나 코에서 혈액이나 뇌척수액이 흘러나오면 막는다.

14 안면손상 응급처치 주의사항으로 옳지 않은 것은?
① 눈에 화학약품으로 인한 손상이 있을 때 이를 중화시키려하지 않는다.
② 지혈이 되면 적어도 4시간 이상 코를 풀지 않도록 하고, 격렬한 활동을 피한다.
③ 두부 외상의 병력이 있는지 물어보거나 흔적을 찾아본다.
④ 두개골 기저부위 골절로 인한 출혈과의 감별이 필요하지 않다.

15 흉부 손상에 대한 설명으로 옳지 않은 것은?
① 전체 외상환자의 사망원인 중 25%를 차지한다.
② 치명적 사고의 50%에서 흉부 손상이 동반될 정도로 중요한 손상이다.
③ 대부분의 손상은 즉각적인 현장 처치가 이루어지지 않아도 된다.
④ 손상부위와 기전에 따라 늑골 골절, 기흉, 혈흉, 폐좌상, 심근 좌상, 대동맥 손상 등 다양한 질환이 발생할 수 있다.

16 복부 손상에 대한 설명으로 옳지 않은 것은?
① 심한 복부 손상은 외부출혈, 복강 내 장기의 노 등으로 알 수 있다.
② 복부자상, 압좌 등에 의해 장기가 파열될 수 있다.
③ 감염과 쇼크의 위험도 매우 크다.
④ 소독된 거즈에 생리식염수를 부어 장기를 덮으면 안된다.

17 절단된 손목(손가락)의 응급처치가 아닌 것은?
① 절단된 부분을 거즈에 싼다.
② 얼음에 직접 닿게 한다.
③ 수건 등을 깔고 절단된 신체부위를 놓는다.
④ 아이스박스에 보관하여 이송만 잘하면 접합수술이 가능하다.

18 절단된 신체부위 응급처치 시 주의사항으로 옳지 않은 것은?
① 잘려나간 부분은 방수용기에 담은 다음 얼음물 속에 놓는다.
② 동상이 생긴 피부는 접합이 불가능 하다.
③ 신체부위를 찾지 못한 경우 누군가에게 부탁을 해서 환자를 이송한 병원으로 절단부위를 가져오도록 한다.
④ 절단된 부분에 온찜질을 한다.

19 개나 고양이에 물린 경우 증상과 징후로 옳지 않은 것은?
① 출혈이 생긴다.
② 통증이 유발된다.
③ 어지러워 쓰러진다.
④ 부종이나 발적이 나타난다.

제 16 장

체온 손상

학습 개요

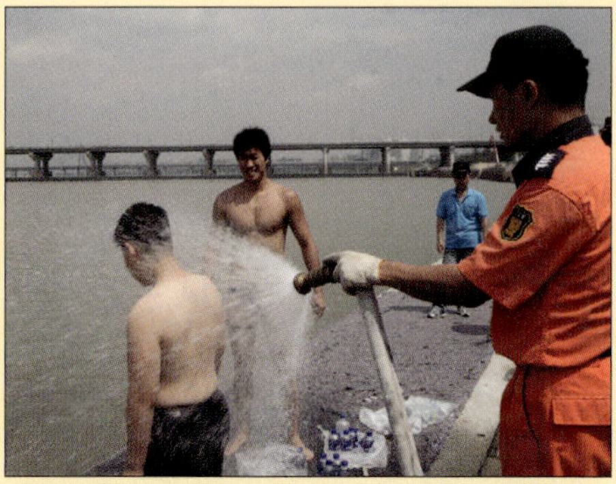

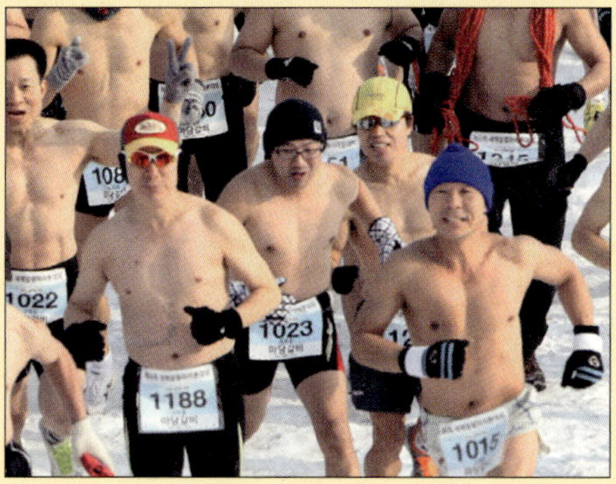

신체의 중심체온(복강, 흉곽 내부 등)은 36.1~37.8℃범위로 유지되며 표면체온은 대사활동과 외부환경에 따라 변화된다. 열 소실과 생산의 균형이 적절하게 이루어지는 것이 중요하며 신진대사의 결과로 열 생산량과 열 소실량의 균형이 깨지게 되면 저체온증 또는 고체온증의 체온 손상이 일어나게 된다.

날씨, 지형, 기압 등 환경적인 영향과 신체적인 활동으로 인하여 체온 손상을 입을 수 있다. 이러한 경우 초기 발견하여 적절한 치료를 하지 않으면 인체는 중증의 손상을 받는다. 더운 환경에서 일어날 수 있는 일사병은 열사병으로 이행되기 쉽고 치료를 하지 않을 경우 사망에 이를 수 있으며, 동상과 동창 또한 적절한 응급처치가 이행되지 않으면 신체 부위를 절단해야 하거나 사망을 초래할 수 있다.

최근에는 경제력의 향상으로 스키, 등산, 스쿠버다이빙 등의 야외 스포츠 활동의 빈도가 늘면서 저체온증 환자의 발생 빈도가 늘고 사망자 수도 증가하는 추세이다.

응급처치자는 체온 손상을 입은 응급환자의 후유증을 최소화하기 위하여 열손상의 유형과 열 소실 기전을 이해하여야 한다. 심박동과 호흡평가로 심정지 확인 후엔 즉시 심폐소생술을 실시하며, 저체온환자 생존과 더 이상의 체온저하방지를 위하여 조심하여 처치하고 적합한 의료기관으로의 신속한 이송하여야 한다. 더위 손상과 추위 손상의 증상과 징후를 파악하며 적절한 응급처치를 할 수 있어야 한다.

학습 중점

- 체온의 정의와 체온 조절에 대해 설명할 수 있다.
- 열경련과 일사병의 증상과 징후를 알고, 응급처치를 할 수 있다.
- 열사병의 증상과 징후를 알고, 응급처치를 할 수 있다.
- 동상과 동창의 증상과 징후를 알고, 응급처치를 할 수 있다.
- 중심체온 감소에 따른 생리적 현상을 설명할 수 있다.

용어 정의

- **체온(Body temperature) :** 신체 내부의 온도
- **중심체온(Core temperature) :** 심장, 폐, 뇌, 다른 주요 장기의온도, 즉 신체 중심의 체온
- **탈수증(Dehydration) :** 체액에서 수분 혹은 전해질, 또는 수분과 전해질이 함께 상실되어 발생하는 상태
- **땀샘(Sweat glands) :** 땀을 분비하는 선
- **발한(Diaphoresis) :** 땀이 나는 현상
- **기모(Gooseflesh; 소름) :** 모낭의 결합조직에 부착한 미세한 평활의 수축에 의해 털이 일어나는 현상
- **저체온증(Hypothermia) :** 장시간 저온에 노출되어 35도 이하로 체온이 떨어지는 상태
- **고체온증(Hyperthermia) :** 체온이 38도 이하로 상승한 상태. 열피로, 열경련, 일사병, 열실신, 열사병이 있음
- **열경련(Heat cramps) :** 더운 환경에서 심한 운동 후, 수분 · 염분 부족으로 근육에 경련이 일어나는 현상
- **일사병(Heat exhaustion ; 열탈진) :** 더운 환경에 노출되어 많은 양의 수분이 소실되어 발생하는 열손상
- **열사병(Heat stroke) :** 고온 · 다습한 환경에서 열을 방출하는 방어기전에 이상이 발생하여 체온조절능력이 소실된 상태. 체온이 상승하고 신속하게 치료되지 않으면 사망
- **무력감(Asthenia) :** 전신 또는 부분적으로 체력이 결핍 또는 상실되는 증상
- **현기증(Dizziness) :** 자신이나 주위 사물이 정지해 있음에도 불구하고 움직이는 느낌을 받는 모든 증상
- **전도(Conduction) :** 물질 이동이 일어나지 않고 고온부에서 저온부로 열이 전달
- **대류(Convection) :** 신체의 표면과 차가운 지역 사이의 공기 움직임으로 인한 신체열의 손실
- **증발(Vaporization; 기화) :** 액체가 열에너지를 흡수하여 기체로 변하는 현상
- **복사(Radiation) :** 에너지의 양이 많은 물질이 에너지를 방출하는 현상
- **동상(Chilblain) :** 추운 환경에 신체를 오래 노출시킴으로써 신체조직이 상해되어 일어나는 증상
- **동창(Frostbite) :** 얼음과 긴 시간 동안 추위에 노출되어 일어나는 손상으로, 깊은 조직에서 발생하는 부분적인 혹은 전체의 피부의 괴사
- **환각(Hallucination) :** 외부의 자극이 없는데도 불구하고 마치 외부에서 자극이 들어온 것처럼 느끼는 현상
- **혼수(Coma) :** 강력한 자극을 주어도 의식이 회복되지 않는 무의식상태
- **임계온도(Threshold temperature) :** 사망자가 증가하는 기온 값으로 우리나라에서는 섭씨 31도로 조사됨

체온 손상

CHAPTER 16

1. 체온의 이해

인간은 체온이 36.5℃ 정도 일정하게 유지하고 있다. 인체 중앙의 복부와 흉부의 기관, 중추신경계, 골격근으로 구성된 내부 핵심 안의 온도를 중심체온이라고 하며 약 37.5℃에서 최고의 기능을 발휘 하며 비교적 일정하게 유지되고 있지만 아침. 저녁의 시간이나, 연령, 여성의 생리 등의 요인과 질병에 따라 변화성을 가진다.

반대로 바깥 피부 온도는 어떤 손상 없이 20℃에서 40℃까지 변동이 가능하다. 신체는 의도적으로 핵심 부위의 일정한 온도유지를 돕기 위해 변화 되며 신체적인 활동과 환경적인 영향으로 인해 체온 손상을 입을 수 있다. 인체의 체온은 열 생산과 열소실의 균형 상태를 반영하며 신진대사의 결과로 열 생산량과 열소실량의 균형을 유지 할 수 없으면 체온 손상이 일어나게 된다.

체온(body temperature)이란 신체 내부의 온도를 말하며 신체의 부위에 따라 차이가 있지만, 항문에서 6 cm 이상 들어간 곳에서 측정한 직장의 온도를 동상 표준체온으로 보통 노인이 가장 낮고 성인보다 소아가 약간 높다.

우리 몸의 구성요소인 세포가 정상적인 기능할 때 신진대사가 나오게 되며 신진대사의 결과로 열 생산량과 열소실량의 균형을 유지할 때 최적의 환경이 조성된다. 신체활동과 환경적인 영향으로 인체의 기관계들의 조화와 균형이 깨어져 체온 조절에 문제가 발생하면 체온 손상이 일어나게 되며, 이러한 경우 초기에 발견하여 적절한 치료를 하지 않으면 인체는 중증의 손상을 받게 된다. 더운 환경에서 일어날 수 있는 일사병은 열사병으로 이행되기 쉽고 치료하지 않을 경우 사망에 이를 수 있으며 동상과 동창 또한 적절한 응급처치가 이행되지 않으면 신체부위를 절단해야 하거나 사망을 초래할 수 있다.

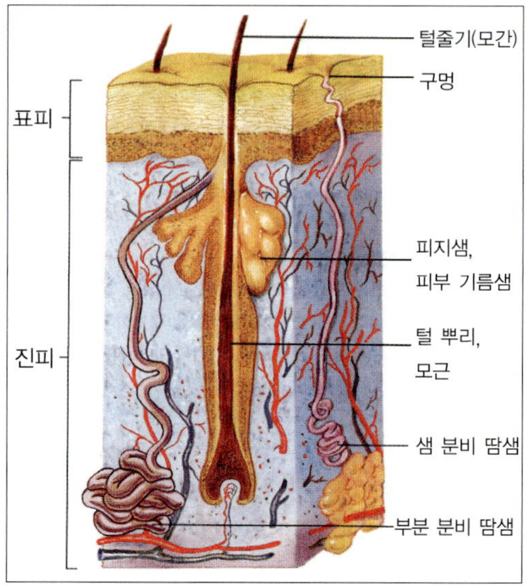

▲ 피부의 진피 및 표피 구조

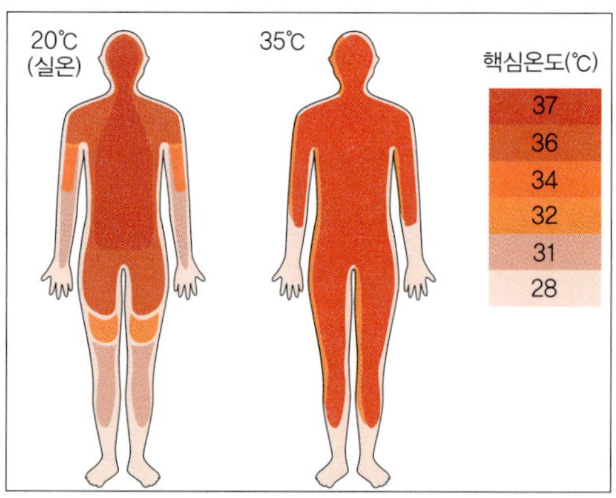

▲ 온도변화에 따른 체열표

1) 체온

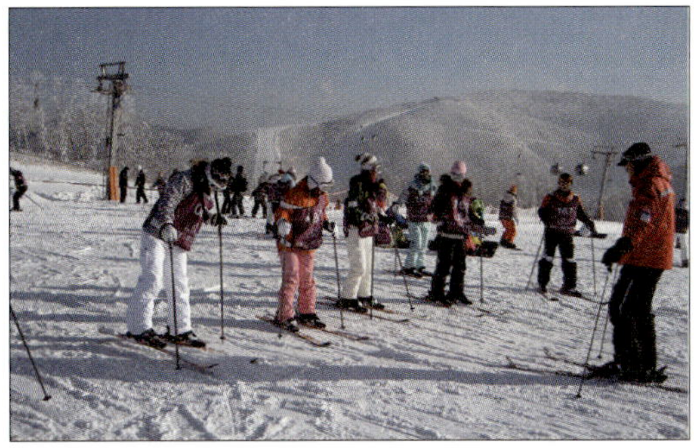

인체의 체온 조절 중추는 시상하부에 있으며, 말초의 온도변화를 받아들이는 열수용기와 열생산 중추와 열손실 중추를 가지고 있으며 신체활동에 사용되는 에너지는 근육운동에 25%만 사용되고 나머지 75%는 열로 전환되어 체열에 부가된다. 따라서 우리 인체는 체온 조절을 적절하게 유지하기 위해 여러 인체조직의 협동이 필요하다. 심부조직의 체온, 즉 중심체온(core temperature)은 보통 1℃ 이상 변하지 않으며 보통 정상체온은 36~38℃(36.5~37.5℃)이며, 중심 체온은 상태에 따라 35~42℃ 사이를 오르내리지만 38℃ 이상을 고체온(hyperthermia)이라 하고 35℃ 이하를 저체온(hypothermia)이라 한다.

인체의 내부온도는 일정한 범위 내에서 일일 섭씨 1℃ 정도의 변화를 나타낸다. 체온이 너무 높을 때 신체 조직에서는 손상이 발생한다. 더운 환경에서 심한 운동을 하거나 장시간 햇볕에서 받거나 시간당 2L의 수분을 땀으로 흘리게 되어 보충을 하지 못하면 탈수증에 빠지게 된다. 짧은 시간에 체온이 40~41℃ 이상으로 상승하면 돌이 킬 수 없는 손상으로 개인의 체온 한계를 벗어나며 이 상태가 계속되어 42.2℃ 이상이 되면 세포 단백질이 변성되어 결국은 사망에 이르게 된다.

체온유지에 가장 중요한 3가지 요인은 온도, 습도, 바람이다. 땀이 증발되는 과정을 통해서도 체온이 떨어진다. 대기온도가 매우 높으면 혈관확장을 통한 열 발산만으로는 체온 조절이 불가능하게 된다. 이때는 땀이 많아져 증발에 의한 체온을 감소시키는 효과가 나타난다. 그러나 주변 습도까지 높으면 땀의 증발이 잘 안되고 피부에 오랜 기간 머물게 되어서 체온조절기능이 떨어지게 된다.

참 고

불쾌지수

불쾌지수란 날씨에 따라서 사람이 불쾌감을 느끼는 정도를 기온과 습도를 이용해 나타낸 수치를 말한다. 불쾌지수는 습도를 고려하기 때문에 낮 최고기온이 높다고 불쾌지수가 높지는 않다. 불쾌지수 산출 공식은 '0.72(기온+습구온도)+40.6'이다. 불쾌지수가 '보통(68~75 미만)' 단계인 경우에는 약 10%의 사람이, '높음(75~80 미만)' 단계에서는 약 50%의 사람이 불쾌감을 느낀다. 불쾌지수가 '매우 높음(80 이상)'인 경우에는 대부분의 사람이 불쾌감을 느낀다. 기상청은 6~9월 사이 기상청 홈페이지를 통해 알려준다.

열지수

열지수는 일사병이나 열경련의 위험도를 나타내는 지수(화씨(℉)로 표기)로 습도와 기온을 복합하여 나타낸다. 열지수가 55℉ 이상에서 열에 지속적으로 노출될 시 열사병, 일사병 위험이 매우 높다. 41~54℉ 미만에서는 일사병 등 열로 인한 탈수가 일어날 위험이 높아진다. 열지수 32~41℉ 미만에서 열에 노출되면 열사병 발생 가능성이 생기고 32℉ 미만에서는 신체활동 시 피로감을 유발할 위험이 있다. 기상청에서는 6~9월 홈페이지를 통해 열지수를 발표한다.

2) 체온 조절 기능

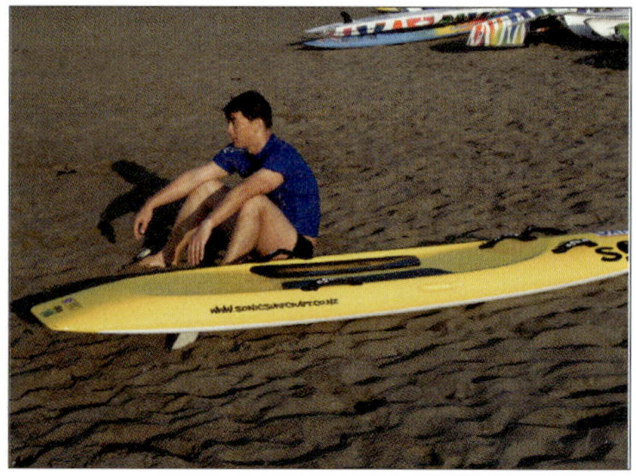

동물은 주위 환경에 관계없이 항상 일정한 체온을 유지하는 항온동물과 주위환경에 따라 체온이 변하는 변온동물로 나눈다. 항온동물은 온혈동물로 포유류와 조류가 이에 속하며, 변온동물은 냉혈동물로 어류, 파충류 및 양서류 등의 하등동물이 여기에 속한다. 인간은 항온동물이기에 체온을 유지하려는 기능을 가지고 있다. 시상하부는 체온조절에 있어 중요한 역할을 수행하는데 말초혈관 이완과 수축, 발한, 떨림 등으로 온도를 조절한다. 신체의 중심체온은 항상 일정(36.1~37.8℃)하게 유지되며 표면체온은 대사활동과 외부 환경에 따라 열소실과 생산이 균형이 적절하게 이루어지며 이 균형이 깨지면 자체온증 또는 고체온증이 유발한다.

(1) 체온이 떨어질 때

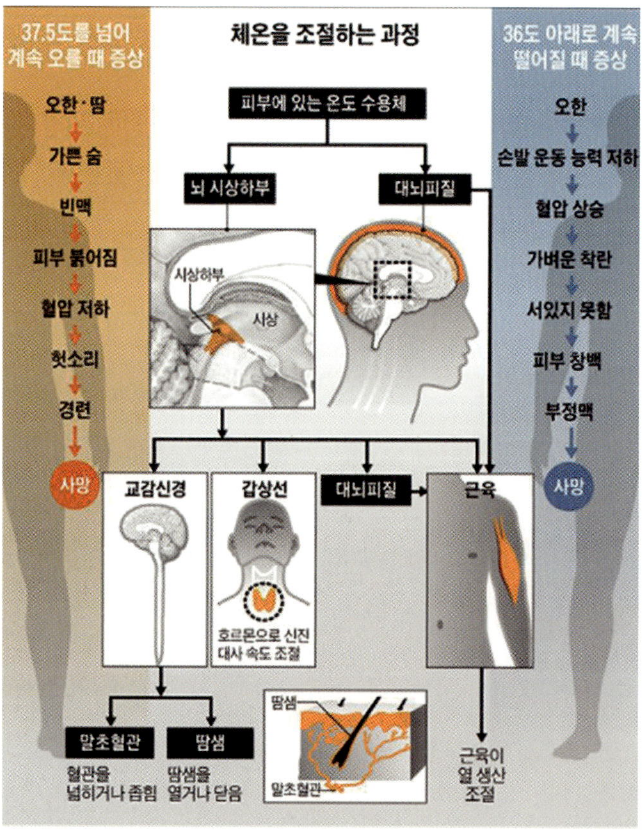

체온이 떨어질 때의 몸의 첫 반응은 오한이다. 체온조절시스템이 체온을 올리기 위해 근육을 떨게 하는 것이다. 이로 몸의 움직임이 둔해지면서 걸음걸이가 흔들리고 가벼운 착란 증상이 나타난다. 열 보존을 위해 말초 혈관이 좁아지면서 혈압이 상승하고 심장은 열 손실을 만회하기 위해 보통 때보다 많이 뛰기 때문에 심혈관질환을 앓는 사람이 추위가 심할 때 심정지로 사망할 수 도 있는 것이다. 30℃ 이하가 되면 제대로 서있을 수 없고, 말초 혈관에 혈액 공급부족으로 피부가 창백해진다. 체온을 올리기 위해 심장이 과도하게 뛰면서 건한 사람도 부정맥 · 심장마비로 사망할 수 있다. 정상 체온보다 0.5~1도만 낮아도 면역력이 떨어지고 혈액순환이 제대로 안 되기 때문에 체내 대사에 필요한 효소의 활동이 약해져 산소나 영양분이 몸에 제대로 운반되지도 않기 때문에 36℃ 아래의 체온에서는 당뇨병, 골다공증, 암, 치매 같은 질환이 나타날 수 있다(조선일보 참조).

(2) 체온이 높아 질 때

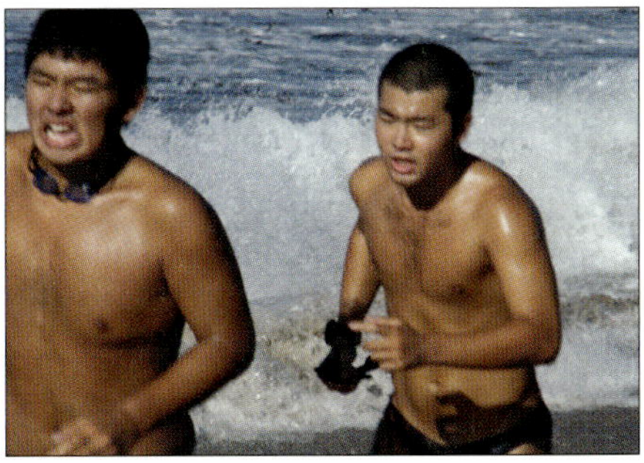

체온이 상승하면 몸은 땀이나 호흡 등으로 열 배출을 위해 말초 혈관이 넓어지면서 피부가 붉어진다. 호흡으로 열을 배출하려다보니 호흡도 빨라진다. 체온이 39℃ 이상이면 저혈압으로 쓰러질 수 있으며, 39.5℃가 넘으면 뇌 기능이 손상을 가져오기 시작한다. 강렬한 햇빛에 오래 노출돼 체온이 40℃ 가까이 오르는 일사병, 고온 환경에서 신체의 열발산이 이뤄지지 않아 체온이 40℃를 넘어서면 열사병이 발생할 수도 있다.

(3) 질병으로 체온이 높아질 때

감기, 독감, 세균에 의한 호흡기 질병 등에 걸려도 체온이 38~40℃까지 오를 수 있다. 몸의 면역체계가 바이러스 등과 싸우는 과정에서 체온이 상승하기 때문에 일사병 등과는 다르다. 면역체계가 작동하면서 발열 물질이 배출되기 때문에 이 물질이 체온조절시스템의 기준 온도를 높이기 때문에 체온이 정상 범위로 잘 떨어지지 않는다. 이 때 몸의 기준 온도가 높아지므로 추운 곳에 있을 때처럼 오한이 나며 열이 올라간다. 감기의 경우, 건강한 경우에 해열제를 복용하여 강제로 체온을 낮추기보다 물을 마시거나 쉬는 게 좋다. 감기 바이러스와 싸우는 면역세포의 힘을 약화시킬 수도 있기 때문이다. 하지만, 오한으로 인한 근육통 때문에 몸의 컨디션이 떨어질 때는 발열 물질 생성을 차단하는 해열제를 복용해서 체온조절시스템의 기준 온도를 낮추는 것이 도움이 된다.

체온 보존 수단		체온 방출 수단	
혈관수축	피부에서 인체의 심부로 혈류 전환하여 중심부의 열을 보존	혈관확장	피부 혈관을 확장하여 혈액의 온도가 감소
기모(모발)	체모를 세워 따뜻한 공기 보존	발한	땀이 기체로 변하면서 인체의 열 에너지를 흡수함
근육운동	근육의 떨림으로 열을 생산	열생산감소	떨림과 화학적 열발생이 억제되어 열생산이 감소
인체세포	음식물을 열에너지로 변환시킴	심박출량 증가	피부의 혈액순환을 증가시켜 열 배출 도움
피부접촉	피부에 태양열, 불, 더운공기, 더운음식이 접촉 시 열을 흡수함	호흡량 증가	호흡률이 증가하면서 따뜻한 공기가 배출되고 물이 증발함
피부해부	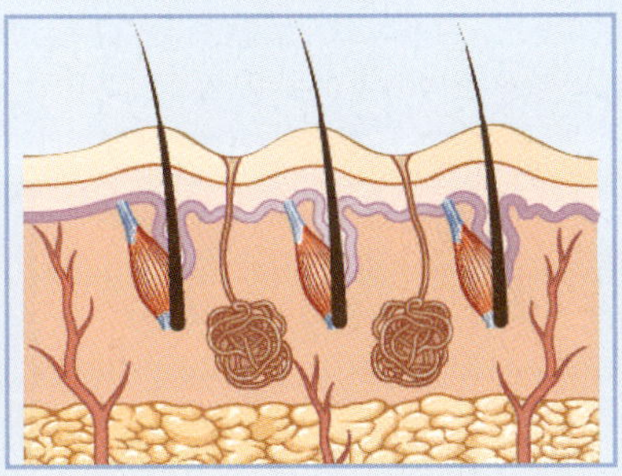	피부해부	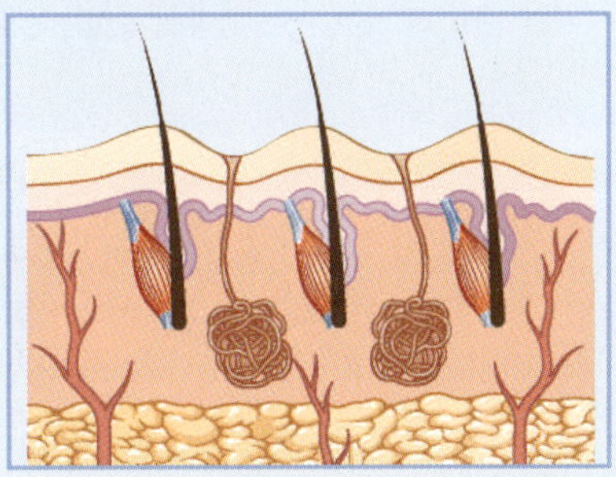

3) 체온 측정 수단

정상체온은 사람마다 다르며, 평균체온은 정상체온에서 0.3~0.6℃ 정도로 차이가 난다. 기초체온을 측정할 때 매일 같은 조건으로 측정하는 것이 좋다. 매일 아침 6~7시 경 일정한 시간에 기상하자 말자 움직이지 않고 측정한다. 가능하면 4시간 이상 수면을 취한 후에 측정한다.

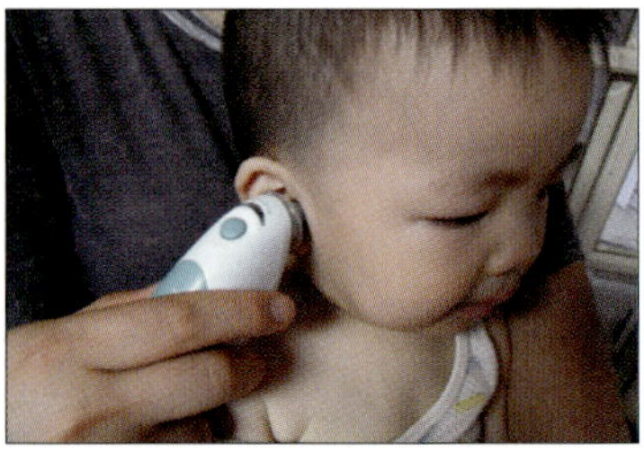

(1) 신체 부위에 따른 온도

체온측정에 가장 보편적으로 이용되는 부위는 4가지 방법이 있다.

부위	장점
구강온도	직장온도보다 0.3~0.5℃ 낮음
직장온도	중심체온으로 심부온도 대표
액와온도	구강온도보다 0.2℃ 낮음
고막온도	시상하부 온도와 유사

체온	신체 반응
28℃	근육 기능 부전, 의식불명, 사망에 이름
30℃	체온조절 능력 상실, 환각상태
33℃	의식 소실 기능, 근육 경직
37℃	정상
42℃	중추신경계 장애
43℃	사망에 이름

참 고

자율신경에 따른 체온조절

사람의 간뇌 시상 하부에는 체온 조절 중추가 있어, 추울 때는 발열량을 늘리고 열발산량을 줄여 체온을 올려주고 반대로 더울 때는 발열량을 줄이고 열발산량을 늘려 체온을 내려주는 역할을 수행한다. 추울 때는 간뇌 시상 하부의 체온 조절 중추의 작용으로 뇌하수체와 교감 신경을 자극한다. 교감 신경은 부신 속질에서 아드레날린의 분비를 촉진시키고, 뇌하수체에서는 갑상샘 자극 호르몬(TSH)과 부신 겉질 자극 호르몬(ACTH)의 분비가 증가시킨다. 각 호르몬은 갑상샘에서의 티록신의 분비와 부신 피질에서의 당질 코르티코이드의 분비를 촉진시킨다. 교감 신경은 피부의 모세 혈관과 입모근을 수축시키고, 땀샘에서의 땀 분비를 감소시킴으로써 열발산량을 줄이기에 발열량은 증가하고, 열발산량은 감소하여 체온은 높아진다.

더울 때는 체온 조절 중추의 작용으로 부교감 신경이 흥분한다. 부교감 신경은 간과 근육에서의 물질대사 및 심장 박동을 억제하여 발열량을 줄인다. 또한 부교감 신경은 피부 모세 혈관과 입모근을 이완시키고, 땀샘에서의 땀 분비를 증가시킴으로써 열발산량을 늘린다. 따라서 발열량은 감소하고, 열발산량은 증가하여 체온은 낮아지게 된다.

✚ **이마 체온계 :** 비삽입식으로 이마에 대고 2~3초간 가볍게 훑는 방식으로 아기들에게 체온을 측정한다. 이는 거부감을 줄이고 수면 중의 아이들의 체온측정도 가능하다. 갓난아이는 귓구멍이 작아 고막체온계를 사용하기 힘들고 수은체온계는 긴시간 적용하기 때문에 최근에 많이 사용하고 있다.

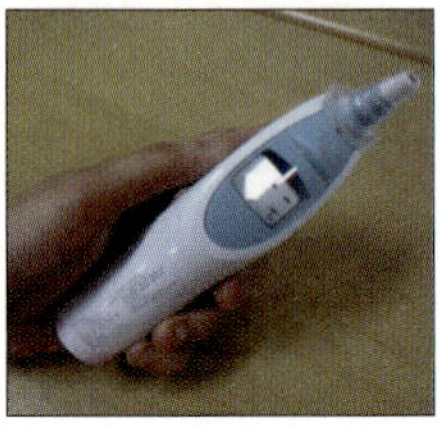

2. 더위 손상(Heat injury)

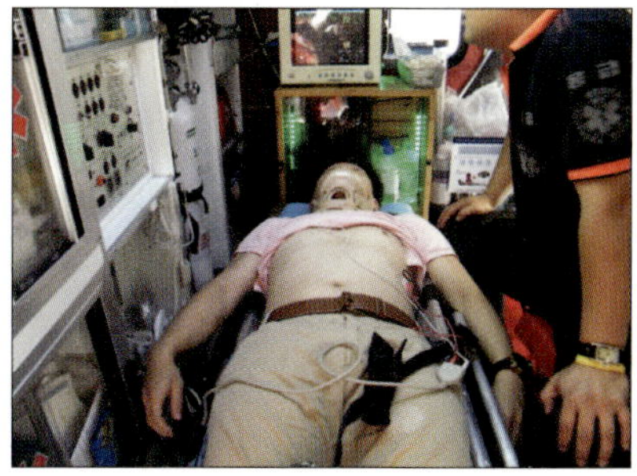

더위(열)손상이란 극단적인 고온에 의한 식물손상의 모든 형을 포함 한 신체가 견뎌낼 수 있는 한계보다 더 많은 열에너지에 노출 되었을 때 발생하는 손상을 말한다. 정상적인 체온조절 기능의 저하로 체온의 급격한 상승과 경련 등 열에 의해 나타나는 신체의 이상 현상을 말한다. 열 손상의 유형으로 **열경련(heat cramp)**, **일사병(heat exhaustion)**, **열사병(heat stroke)**으로 분류한다.

열손상은 주로 노인이나 영아, 비만한 사람이 발병한 가능성이 많으면 요즘은 건강을 위해 무리한 운동을 하는 사람들에게도 많이 발생한다.

인체가 견딜 수 있는 체온의 상한은 41℃ 이다. 41℃ 이상인 고체온에서는 체세포의 장애, 전신성 피하출혈이나 장기의 부전이 일어나며 42~44℃의 고체온이 몇 시간 지속되면 혼수상태에서 죽음으로 이른다.

● 더위 손상 구분

구분	증 상	사 진
일사병	• 장시간 직사광선을 받아 발생 • 두부와 목에 쬔 직사광선과 연관됨 • 체온상승, 두통, 한기, 어지러움, 심한 경우 경련이 나타남	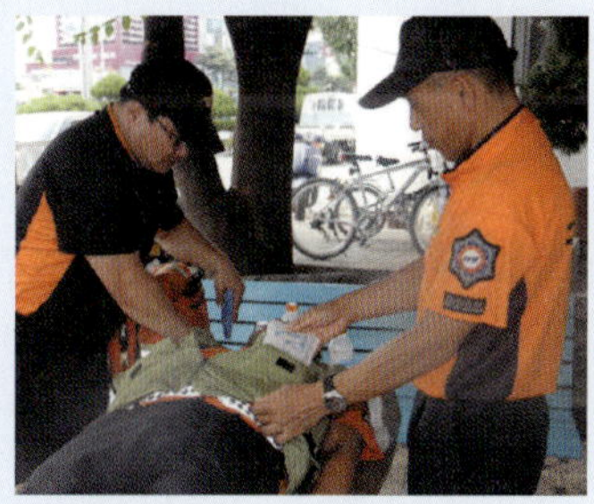
열사병	• 체내에 열이 지나치게 쌓여 발생 • 발한에 의한 체온 조절 기능의 한도 초과로 발생 • 피부건조, 의식은 혼수상태, 맥박은 빠르고 혈압은 저하	
열경련	• 땀을 통해 수분과 염분이 소실되어 발생 • 고온다습한 장소에서의 노동과 관련 • 수분과 염분의 보충으로 예방 가능	

참 고

우리나라 여름철의 임계온도(사망자가 증가하는 기온 값)는 섭씨 31도로 2012년(질병관리본부 조사)폭염으로 인해 열사병·일사병 등 온열질환자가 총 984명이 발생하였고, 이 중 14명이 목숨을 잃었다. 온열질환자 가운데 38.6%(380명)이 60세 이상이었다.

무더위 사망의 주범은 체온상승이다. 32℃가 넘는 무더위가 3일 이상 지속되면, 외부 열 흡수가 열 발산보다 많아지기 때문에 염증반응과 응고장애로 인해 열손상자가 급증한다. 체온이 1℃ 상승할 때 마다 심장 박출량은 분당 3L 씩 증가하므로 심장에 무리가 가해진다. 열 상승은 면역세포의 손상으로 인해 영유아는 땀 배출 능력과 환경조절 능력이 떨어지며, 노인과 만성질환자는 심폐 기능의 저하로 인해 열손상의 피해가 발생하는 것이다.

1) 열경련(Heat cramp)

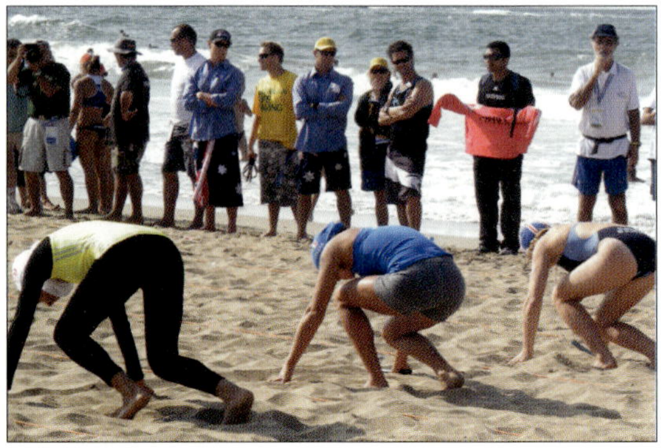

▲ 국제인명구조경기 모습

우리 몸은 더우면 땀을 흘려 체온을 발산시킨다. 땀을 너무 많이 흘리게 되면 땀으로 전해질을 잃어버리게 되고 몸에는 전해질의 불균형으로 젖산이 축적되며 호흡량이 많아지며 통증을 동반한 일시적인 근육경련이 일어나게 되는데 이것을 **열경련**이라 한다.

여름철에 과도한 운동을 하면 수분과 염분 등이 땀으로 소실되면서 전해질이 고갈되고 경련을 유발된다. 주로 축구나 마라톤 등 강도 높은 운동을 할 때 발생하는 근육의 경련 및 통증이 여기에 속한다.

몸속에서 전해질이 많은 역할로 가장 중요한 것은 삼투압 작용에 의해 항상성을 유지하는 것이다. 만약 몸에서 이런 전해질의 농도가 변하게 되면 우리 몸은 그것을 유지하려는 방향으로 작동을 한다. 이런 몸의 자동 조절 기능을 초과하는 분량, 즉 탈수나 구토 등으로 인해 몸에서 필요한 양의 전해질이 부족하게 되면 몸에서 이상이 발생하게 된다.

(1) 열경련 증상과 징후

무더위에 극심한 신체 활동으로 탈수로 발생될 수 있으며 열성피로로 진행될 수 있다.

- 얼굴이 창백해지고 식은땀으로 피부가 축축해진다.
- 호흡이 약하고 맥박이 느려진다.

(2) 열경련 응급처치

열경련 현장 응급처치

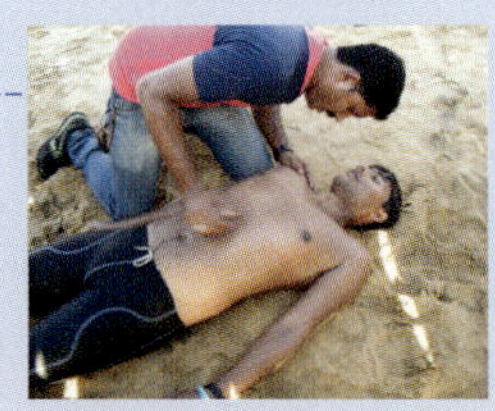

- 시원한 곳으로 옮긴다. 이때 체온을 지나치게 떨어지게 하면 안 된다.
- 옷을 느슨하게 하고 발쪽을 약간 높게 한다.
- 전해질 보충을 위해 희석한 식염수나 이온음료를 마시게 한다.
- 의식이 없을 때 병원으로 신속히 이송한다.

열경련 응급처치시 주의사항

- 고농도의 염분용액이나 염분 알약을 주어서는 안 된다.
- 전해질이 적당하게 분배되지 않아 일어난 현상으로 적당히 휴식을 취하면 신체는 염분을 균등하게 분배하여 경련은 소실된다.

✚ 전해질이란 물에 녹았을 때 양이온, 음이온 등 이온화되는 물질이 우리 몸속의 양이온은 많은 부분이 나트륨(Na)으로 되어 있고 칼륨(K)도 중요한 역할을 하는 양이온 중의 하나이다. 그리고 음이온으로는 염소(Cl)가 있으며 이러한 것들은 모두 전기적으로 평형상태를 유지하고 있다.

2) 일사병(Heat exhaustion)

일사병은 가장 흔한 더위손상으로 심한 발한, 수분과 전해질의 소실과 체액고갈을 동반하며 경미한 저체액성 쇼크에 빠질 수 있는 것이 특징이다. 오심(메스꺼움)과 두통을 동반한 현기증이 일어나며 혈압, 맥박 등 활력징후는 대부분 정상이다.

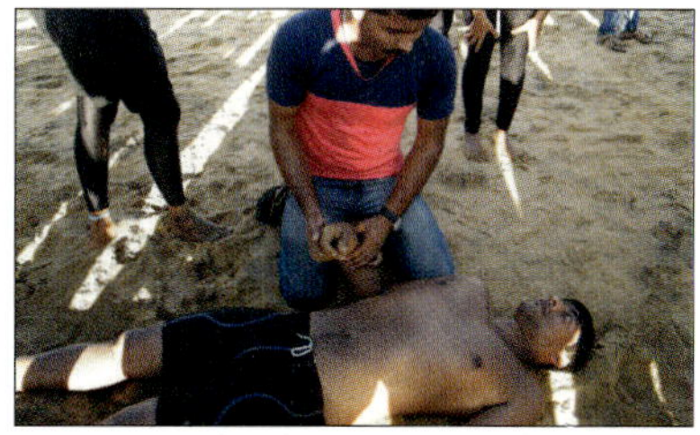

▲ 국제 인명구조 경기 중 쓰러짐

오랜 시간동안 머리와 전신에 직사광선을 받으면 갑자기 어지러워지면서 눈앞이 캄캄해지는데, 보통 이런 현상을 '**일사병**' 이라고 하지만 의학적으로는 "**열탈진**" 또는"**열실신**"에 해당한다. 열실신이란 몸이 갑자기 뜨거운 기온에 노출되면 말초혈관이 확장되어 혈액이 다리 쪽으로 몰려 나타나는 증상이다. 뇌에 혈액이 제대로 공급되지 않아 실신하게 되는 현상으로 체온조절장치 이상으로 나타난다.

(1) 일사병 증상과 징후

햇빛이 강한 더운 날씨에 직사광선에 오랫동안 노출되었을 때 어지럼증을 동반하고 얼굴이 창백해지며 실신하게 된다(학생이 아침 조회시간에 오랫동안 햇볕에 서 있다 쓰러진 경우 등).

- 머리가 아프고, 전신이 힘이 없다.
- 어지러움증과 땀을 흘리며 얼굴이 창백해진다.
- 심한 경우에는 경련이 나타나고 의식이 소실된다.

(2) 일사병 응급처치

일사병 현장 응급처치

- 시원한 그늘에 옮겨 체온을 낮추고 물이나 이온 음료를 준다.
- 상의 옷을 벗겨 물수건이나 부채 등을 이용하여 열을 낮춘다.
- 원활한 혈류공급을 위해 다리를 베개 높이 정도로 높게 한다.
- 의식이 없을 때 병원으로 신속히 이송한다.

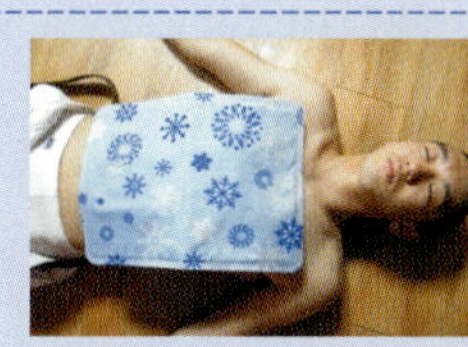

일사병 응급처치시 주의사항

- 의식이 없는 환자는 의료기관에서 확인하는 것이 중요하다.
- 물을 마시게 하되 알코올이나 뜨거운 음료는 주지 않는다(의식이 없을 때는 마시는 것을 주지 않는다).

✚ **일사병과 열사병 차이 :** 일사병은 심각하지 않지만 열사병은 모든 종류의 열(Heat)로 인해 체온 조절 기능 상실되어 체온이 상승하는 병으로 체온이 40도 이상으로 상승하면 땀을 흘리지 못해 스스로 체온을 내릴 수 있는 방도가 없기 때문에 열사병은 아주 심각한 상태를 말한다. 의학 지식이 없는 일반인이 구분하기 어렵기 때문에 현장에서 응급처치를 한후에 즉시 병원으로 이송하여야 한다.

3) 열사병(Heat stroke)

열사병은 중증의 열손상의 유형이며 사망률이 높은 편이다. 직접 태양에 노출되거나 뜨거운 공간에서 강한 열에 장기간 노출된 경우에 주로 발생한다. 피부가 뜨겁고 건조하며 갑자기 중풍이 오듯 대뇌 허혈증상으로 인해 무의식상태로 빠져든다. 급기야는 혼수상태에 빠지게 되는 것으로 더위로 인한 질환 중 가장 치명적이다.

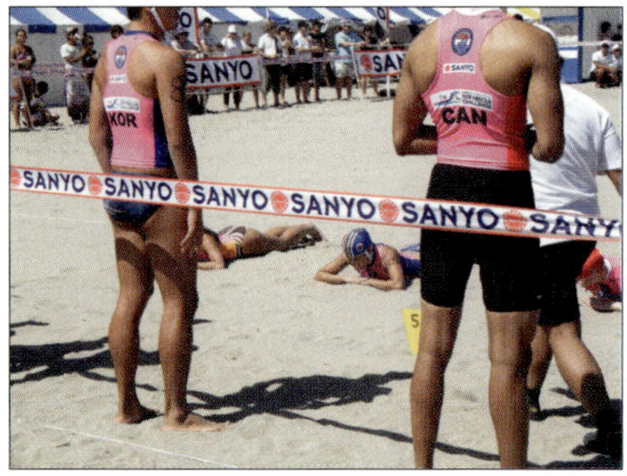

고온다습한 환경에서 심한 육체노동을 하면 인체의 체온조절기능 장애로 체온이 40℃까지 상승해도 땀이 나지 않아 피부가 마르고 뜨거워진다. 열사병은 체온이 급격하게 상승하여 세포들을 파괴하며 쓰러진 후 의식을 회복하지 못하기 때문에 신속한 응급처치가 필요하다. 격렬한 육체운동, 문 잠긴 차량에 갇힌 어린아이, 밀폐건물, 환기가 안되고 습기찬 환경 등에서 노출될 수 있다. 일사병이 심해지는 것을 열사병이라고 볼 때 열사병은 매우 위급한 응급상황이다.

(1) 열사병 증상과 징후

- 피부는 뜨겁고 건조하며 붉은색으로 변하면서 때론 경련을 일으킨다.
- 땀 분비가 없고 의식없는 혼수상태로 통증자극에도 무반응이다(일사병은 땀 분비가 많다).
- 초기 맥박은 빠르고 강하나 시간이 경과할수록 약해지고 혈압은 저하된다.

(2) 열사병 응급처치

열사병 현장 응급처치

- **체온 하강이 가장 중요하며 우선 환자를 서늘하고 그늘진 곳으로 옮긴다.**
- **적극적인 냉각 요법(얼음 목욕, 물 뿌리기와 바람 불기)을 시행하여 체온을 39℃ 아래로 낮춘다.**
- **의복을 제거하고 젖은 타올이나 시트로 환자를 덮고 바람을 불어준다.**
- **열사병은 사망에 이를 수 있는 응급상황이므로 신속히 병원으로 이송한다.**

열사병 응급처치시 주의사항

- 열사병 환자는 얼음물로 체온을 낮추려고 하면, 몸 표면의 혈관이 수축되어 몸 안의 열이 잘 발산되지 않는다.
- 미지근한 물로 자꾸 닦아주고 바람을 일으켜 열이 증발할 수 있도록 도와주어야 한다.
- 열사병은 일사병과 달리 땀이 나지 않아 체온을 낮추지 못하기 때문에 신속히 병원으로 이송하여야 한다.

✚ **열사병 예방지수(WBGT index) :** 기온 · 습도 · 복사열 · 기류 등을 종합하여 열에 의해 인간이 받는 스트레스를 나타내는 지수로 야외에서 일하는 근로자나 군인 · 운동선수 등에 가장 적합한 열사병 예방 기준으로 '안전 · 주의 · 경계 · 위험 · 매우위험' 등 5단계로 구분한다. '위험' 단계(28도 이상 31도 미만)는 격렬한 운동을 자제하고 물을 충분히 마셔야 하며, '매우 위험' 단계(31도 이상)까지 이르면 운동을 중지하여야 한다.

4) 수분손실에 따른 인체변화 현상

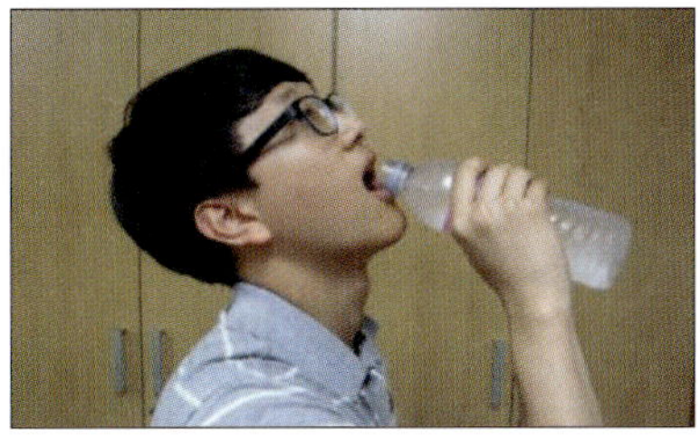

성인의 1일 수분 섭취량은 약 2.5 L다. 마시는 것으로 1.2~ 1.5 L를 섭취하고 음식물로 약 1 L, 신체 내에서 생리적 반응으로 만들어지는 것이 0.3 L정도다. 이 양은 일상생활에 필요한 수분의 양을 의미하는 것으로 신체활동이 많아질수록 필요한 양은 늘어난다. 수분손실에 따른 인체의 변화와 운동중 수분 보충 방법은 다음과 같다.

<table>
<tr><th colspan="2">수분손실에 따른 인체의 변화</th><th colspan="3">운동 중 수분 보충 지침</th></tr>
<tr><th>단위 : %</th><th>증상</th><th>보충시기</th><th>보충량</th><th>음료의 종류</th></tr>
<tr><td>체중의 1</td><td>갈증</td><td rowspan="3">운동 개시 전 (1~2시간~ 10~15분 전)</td><td rowspan="3">500~600 mL
500 mL</td><td rowspan="3">냉수
희석한 과일주스,
포도당</td></tr>
<tr><td>체중의 2</td><td>갈증의 심화, 불쾌감과 중압감, 식욕 상실</td></tr>
<tr><td>체중의 3~4</td><td>운동수행능력 · 소변량 감소, 입이마름, 구토감, 무력감</td></tr>
<tr><td>체중의 5~6</td><td>체온조절능력 상실, 맥박과 호흡 증가, 정신집중장애</td><td rowspan="2">운동 수행 중 (매 10~15분 간격)</td><td rowspan="2">120~150 mL</td><td rowspan="2">냉수
희석한 과일주스,
포도당</td></tr>
<tr><td>체중의 8</td><td>현기증, 혼돈, 극심한 무력감</td></tr>
<tr><td>체중의 10</td><td>근육경련, 눈을 감은 상태에서 균형 감각 상실</td><td rowspan="2">운동 종료 후 (즉시)</td><td rowspan="2">감소된 체중 0.5 kg당 500 mL 수분보충</td><td rowspan="2">물
단맛이 가미된 음료</td></tr>
<tr><td>체중의 11</td><td>열사병 상태, 사망초래</td></tr>
</table>

참 고

신체활동에 사용되는 에너지는 근육 운동에 25%만이 사용되며 나머지 75%는 열로 전환된다. 온혈동물인 인간의 체온은 36.5℃(98.6F)를 중심으로 일정한 온도를 유지하기 위해 노력한다. 우리 몸의 70%가 체액으로 구성되어 이 중 체액이 2% 정도가 운동으로 인해 수분이 빠져나가면 탈수가 시작된다. 즉, 시간당 2 L의 수분을 땀으로 흘릴 때 이를 보충하지 못하면 탈수증이 시작된다는 것이다. 이는 2%의 체중이 줄어든 것이 아니라 운동 후 줄어든 체중만큼 탈수가 발생한 것이다.

더운 환경에서 지속적인 운동을 하면 땀으로 열을 조정한다. 시간당 1 cm의 땀의 증발은 약 575 mL의 피를 1℃ 낮추는 열 흡수 효과가 있다. 약 500 mL의 땀이 증발하면서 200 Kcal 이상의 열을 빼앗아 가는데, 이는 1시간 정도 중등도의 운동을 했을 때 생긴 열량의 약 2/3에 해당할 정도로 많은 것이기에 심하면(체중의 11%) 열손상으로 사망할 수도 있다는 것이다.

탈수현상을 방지하기 위해서는 목마름과 상관없이 충분한 양의 물을 마셔야 한다. 운동 중에 마시는 물과 체중은 상관이 없으므로 운동 중에는 지나치다 싶을 만큼 물을 많이 마시는 것이 좋다.

3. 추위 손상(Cold injury)

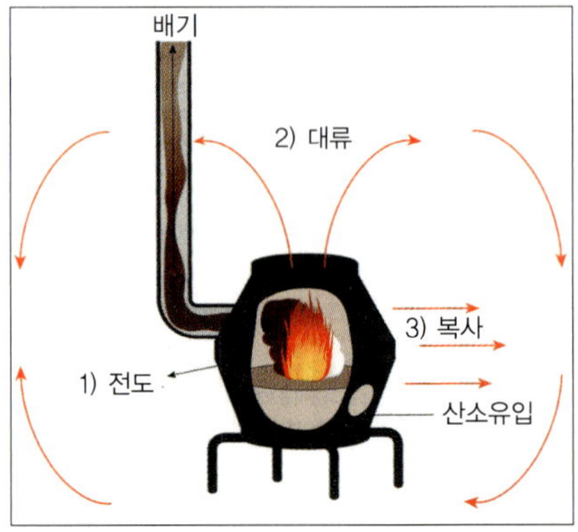

신체는 항상 36.5℃를 유지하며 신진대사활동을 하고 있다. 그러나 체온이 저하되면 정상적인 신진대사가 이루어지지 않고 신체기능의 이상을 초래하며, 온도가 낮은 저온 환경에서 장시간 노출되면 방어기전이 억제되어 체온이 떨어지게 된다. 수분은 공기보다 온도 전도율이 25배 정도 높기 때문에 체온이 빠른 속도로 떨어지게 된다.

체온이 35℃ 이하로 저하되면 저체온증(hypothermia)이 발생하며 더욱 심하게 노출되면 신체의 일부분이 동결되어 일어나는 동상과 동창이 발생한다. 체온손실은 피부를 통해 순환되며, **전도**(낮은 온도의 물에 잠겼을 때), **대류**(추운 날 얇은 의복을 입었을 때), **기화**(물이 증발하면서 신체의 열을 잃게 되어 한기를 느낄 때), **호흡**(폐 속에 따뜻한 공기를 호기로 내쉬게 되어 체열을 잃음), **복사**(열이 차가운 물체로 이동하는 것으로 추운 방에 서있는 사람의 경우)의 기전에 의해 지속적으로 이루어진다. 열 손실(Heat Loss)의 유형은 다음과 같이 구분한다.

대류 (convection)	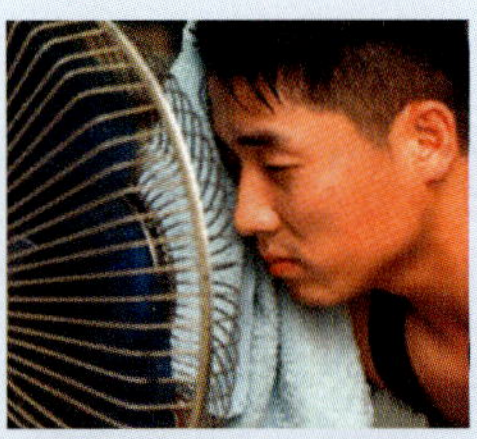	• 열을 가진 물체가 다른 장소로 열이 이동되는 현상으로 열이 몸의 표면에 와 닿는 공기와 속도에 의해 온도가 달라지는 것 ▶ 달리는 차창 밖으로 팔을 내어밀면 시원해지는 것 같은 현상이나 추운 곳에서 얇은 옷을 입고 있을 때 대류에 의해 열을 잃는 현상
전도 (conduction)	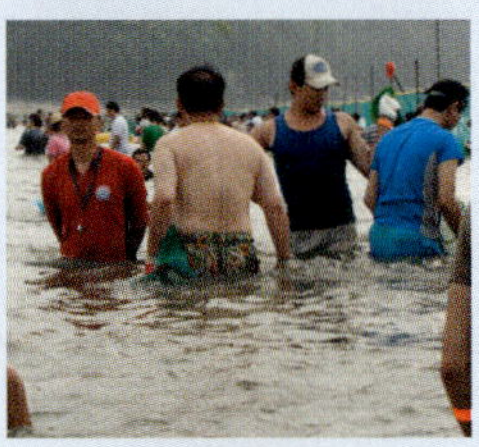	• 다른 두 개의 물체가 직접 맞닿아 있는 상태에서 물체 사이에 열이 이동하는 현상 ▶ 열이 전도되는 방향은 항상 온도가 높은 물체에서 낮은 쪽으로 진행, 차가운 물에 들어가면 열은 우리 신체에서 차가운 쪽으로 전도되는 것으로 따뜻한 손이 차가운 얼음을 만지거나 접촉했을 때 발생
복사 (radiation)	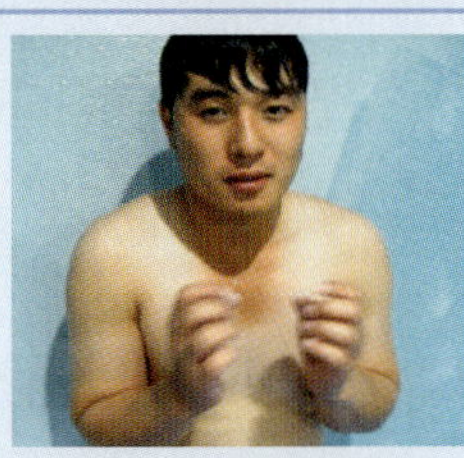	• 체내의 분자가 일정하게 진동하여 빛의 형태로 열이 계속 방출되는 현상 ▶ 하루 중 오후 2시~4시 사이가 가장 강하고, 해뜨기 전에 가장 낮다. 더운 날씨에 달리기 할 때 태양으로부터 많은 복사열을 받고 체내에 축적되는 현상
증발 (vaporization) (기화)	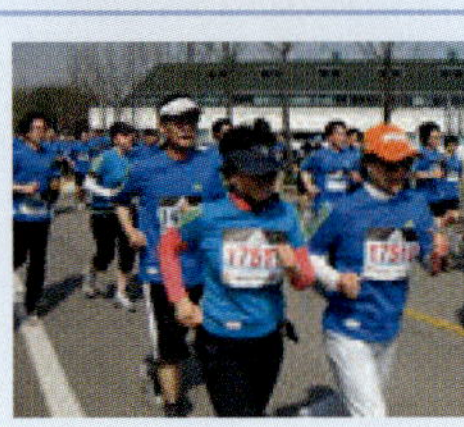	• 피부나 옷에서 땀이 기체화하면서 열손실이 일어나는 현상 ▶ 바람이 불거나 건조할 때 잘 일어난다. 땀 흘린 후 휴식시간의 차가운 피부로 열의 발산은 주로 피부 표면으로부터 땀의 증발을 통해 이루어진다. 액체가 기체나 가스로 변하는 현상

1) 동상(Chilblain)

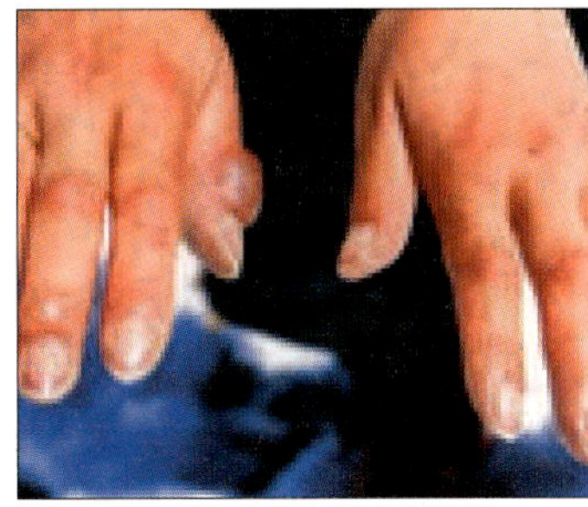

추위에 의해 발생되는 피하조직의 변화로서 신체 조직이 추위에 노출될 때 혈액순환에 장애로 조직세포에 산소 및 영양결핍으로 인해 부종 등의 증세가 발생 그 결과로 조직이 얼고 세포가 파괴되는데 이런 증상을 동상이라고 한다.

피부에 0℃ 이하의 추위가 가해져 혈액 순환이 잘 안 되어 피부조직이 괴사되는 병으로, 동상 부위에서는 통증이 심하지 않아 발병을 인지하지 못하는 경우가 많다. 동상은 주로 귀나 코에서 빈번히 발생하며, 손상된 피부가 창백하게 보인다. 찬물에 지속적으로 노출되거나 겨울산행, 사냥꾼, 군인들에게 자주 발생하며 특히 한 겨울에 술에 만취되어 야외에서 잠을 잘 경우 무서운 결과를 초래할 수 있다. 피부만 얼면 표면(1도, 2도)동상이라 하고 피부와 피하조직이 같이 얼면 심부(3도, 4도)동상이라 한다.

(1) 동상 증상과 징후

통증이 심하지 않아 환자 자신도 인지 못하는 경우도 있다. 동상은 4단계로 1도에서 4도까지 구분하거나, 표면동상과 심부동상으로도 구분한다.

1도 : 피부가 충혈 되고 부종이 생긴 상태	3도 : 피부나 피하조직이 괴사현상을 일으킨 상태
2도 : 출혈과 부종에다가 수포가 생긴 상태	4도 : 상해를 받은 손가락이나 발가락 끝이 떨어져 나간 상태

(2) 동상 응급처치

동상 현장 응급처치

①

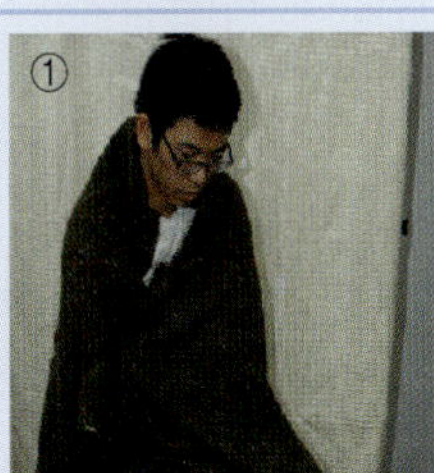

젖은 옷이나 신발, 양말을 벗기고 보온한다.

②

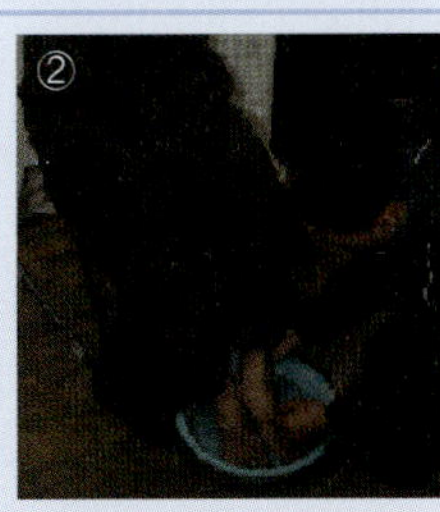

물에 접촉시켜 따뜻하게 한다.

③

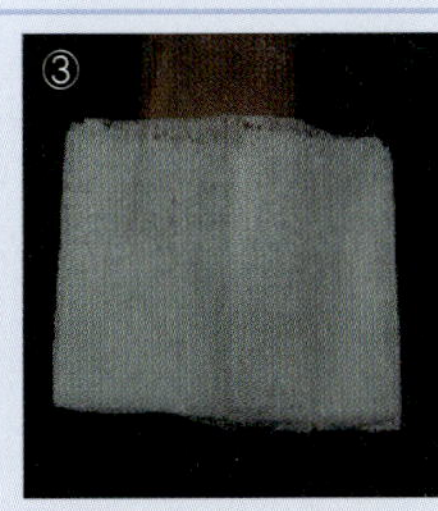

손상부위를 문지르지 않는다.

④

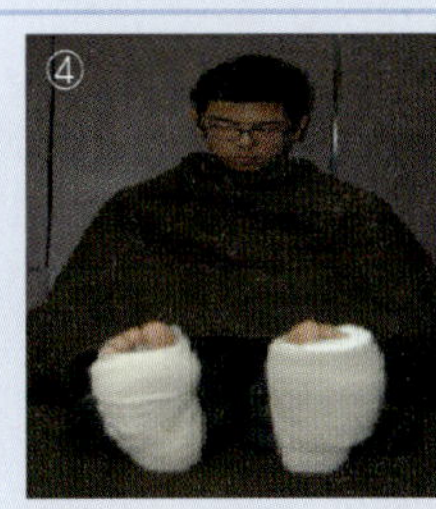

신속히 병원으로 이송한다.

동상 응급처치시 주의사항

- 물이 식지 않게 보충한다.
- 달라붙지 않도록 한다.
- 직접 열을 가하지 않는다.

2) 동창(Frostbite)

동창은 추위로 인해 사지의 말단이나 귀 · 코 등의 피부와 피하 조직의 이상상태로 동상보다 증상이 약한 것으로 추위에 의한 손상 중 가장 가벼운 질환이다. 추위에 장시간 노출되면 우리 신체는 중심 체온을 유지하기 위해 피부 표면의 혈관이 수축되는데 심장에서 멀리 떨어진 말초혈관부터 혈액순환이 떨어지므로 손이나 발, 귀, 코부터 먼저 동창이 나타난다. 자주 동창에 걸리면 동상으로 발전할 수 있다.

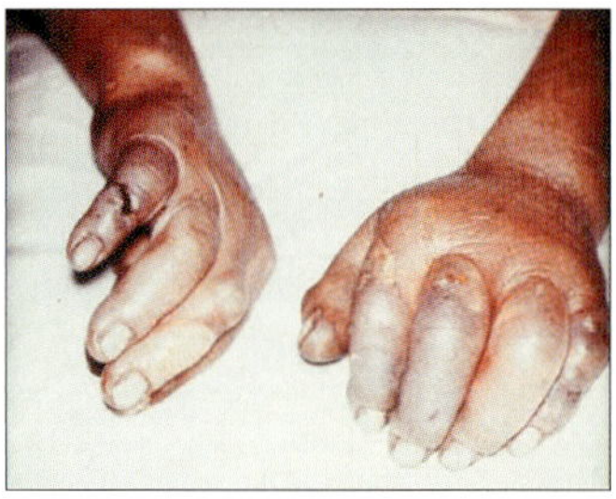

▲ 동창에 의한 손상

(1) 동창으로 인한 혈류장애

- **혈류 장애 :** 추운 환경에 노출된 신체 부위에서 구두, 양말, 장갑 등의 압박을 받아 피가 잘 통하지 않거나, 저온에 의한 혈관 수축에 의한 혈액순환의 장애와 혈전의 발생으로 조직의 손상이 발생한다(동창에 의한 손상의 원인으로 가장 큰 비중을 차지한다).
- **조직 결빙(어는 현상) :** 신체 조직과 세포의 수분이 얼어 세포막이 파괴되어 조직에 손상을 일으킨다.

(2) 동창 증상과 징후

피부가 붉어지면서 동창 부위가 붓는다. 동창은 냉기에 의해 피부 세포가 파괴되기 때문에 바늘로 찌르는 것 같은 통증과 가려움증이 나타난다.

✚ 가벼운 추위에 지속적으로 노출시 피부의 혈관이 마비가 일어나기 때문에 추위에 의한 저항력이 약한 사람들이 특히 주의하여야 한다.

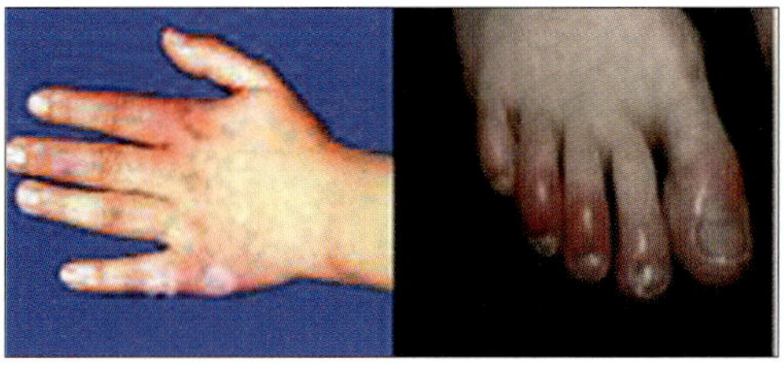

(3) 동창 응급처치

동창 현장 응급처치

- 증상이 나타나면 40℃ 정도의 물에 20~30분간 담가 따뜻하게 한다.
- 따뜻한 물로 결빙을 풀어 동창 부위를 녹인 뒤에 타월로 물기를 닦은 다음 마사지를 하고 보습 크림을 바른다.
- 가려움이나 통증이 있는 경우는 국소적인 증세를 완화시키는 외용제를 바른다.

동창 응급처치시 주의사항

- 동창부위는 감각이 둔하기 때문에 뜨거우면 화상을 입을 수 있다.
  - 물의 온도는 팔꿈치를 담갔을 때 불편하지 않은 정도가 적당하다.
- 물이 없을 경우 동상 부위를 겨드랑이로 감싸는 등 체온을 이용 따뜻하게 한다.
- 부위를 손발을 비비거나 누르면 손상이 발생하므로 감각 있는 경우만 부드럽게 마사지한다.

346

3) 저체온증(Hypothermia)

체온이 정상 이하로 저하되어서 발생하는 여러 가지 신체적인 증상으로서 중심체온이 35℃ 이하로 내려가면 심장, 폐, 뇌, 기타 생명에 중요 장기의 기능저하로 저체온증이 발생한다. 여름철이라도 건강하지 못한 사람이 바람이 많이 부는 날 비를 맞는 경우에 쉽게 발생한다. 겨울철에는 외부온도가 영하로 내려가거나 물에 빠져 차가운 수온에서 일정한 시간이 경과하면 발생하는데 이때에는 얼어 죽는 동사(凍死)가 아니라 반드시 저체온증으로 사망하게 되며 중심체온이 30℃까지는 소생이 가능하지만 28℃ 이하에서는 자력에 의한 회복은 불가능하며 치료하지 않을 경우에는 혼수상태에 빠져 사망하게 된다.

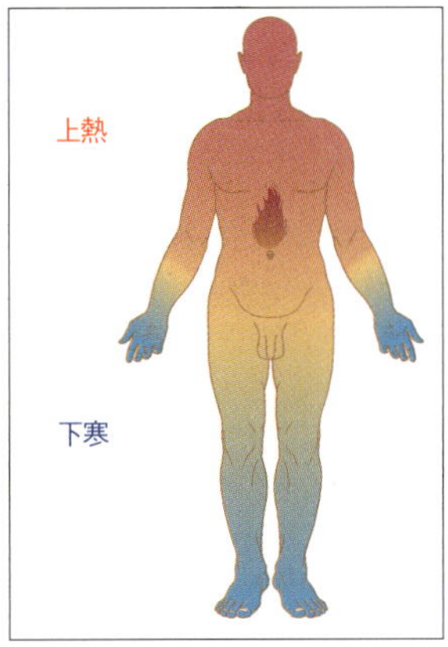

▲ 인체의체온분포

(1) 저체온증이 신체에 미치는 영향

온혈동물의 체온이 비정상적으로 낮아져 생리활동의 전반적인 둔화를 보이는 상태이다. 저체온증은 체온이 35℃ 이하로 내려가는 것을 말한다. 그러나 체온이 저하되면 정상적인 신진대사가 이루어 지지 않고 신체기능의 이상을 초래하며, 심하면 사망에 이르게 된다. 특히 노인은 추위에 대한 감수성이 떨어져 자기체온의 저하를 느끼지 못하며 적절한 영양섭취나 보온을 등한시 하기 쉽고 체온변화를 보상할 힘이 떨어져 저체온에 빠지기 쉽다. 여름철을 제외한 계절의 대기온도는 체온과 많은 차이를 보이며 겨울바람에 노출되면 대기온도보다 더 많은 추위를 느낀다. 이렇게 되면 체온과 대기온도와의 차이는 심할 경우 신체에 더 이상 열을 발생시킬 에너지가 없다면 바로 저체온증 상태로 들어가게 되고, 한랭이 개선되지 않는 한 결국 사망하게 되는 것이다.

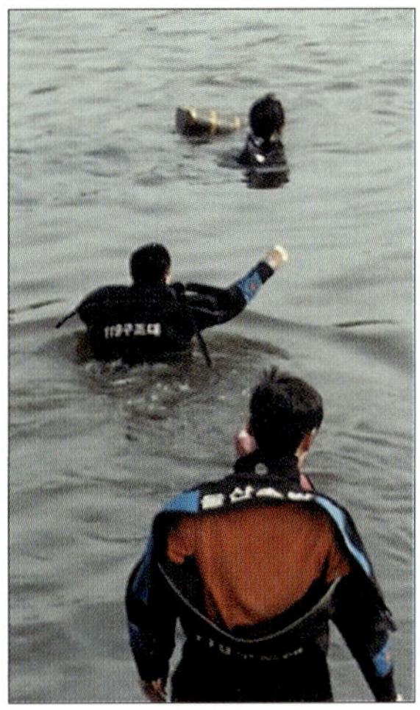
▲ 체온보호를 위한 슈트 착용

심 장	기온이 내려가면 신체표면에 퍼져있는 모세혈관이 수축하게 되어 순환기계에 장애를 초래하면서 심장활동에 영향을 주게 된다. 체온이 28℃ 이하로 내려가면 약간의 자극에도 심실세동이 일어나며, 25℃ 이하로 내려갈 경우에는 정상 상태에서 아무런 자극이 없어도 심실세동이 발생한다. ▶ 심실세동의 원인은 체온의 하강으로 혈액의 점성도가 높아지며 동맥의 혈압감소로 인해 심장근육에 공급되는 산소량이 부족하기 때문에 발생된다.
뇌	동맥혈압의 감소는 뇌세포에 산소의 공급부족을 초래하여 뇌부종을 일으키며, 심해지면 뇌 혼수를 일으키게 된다.
신 장	신체가 저온에 노출되면 수뇨관포의 손상과 모세혈관의 투과성 증가로 인해 혈액량의 감소를 초래하여 소금과 수분의 배설이 일시적으로 증가하게 된다.

(2) 저체온증 분류

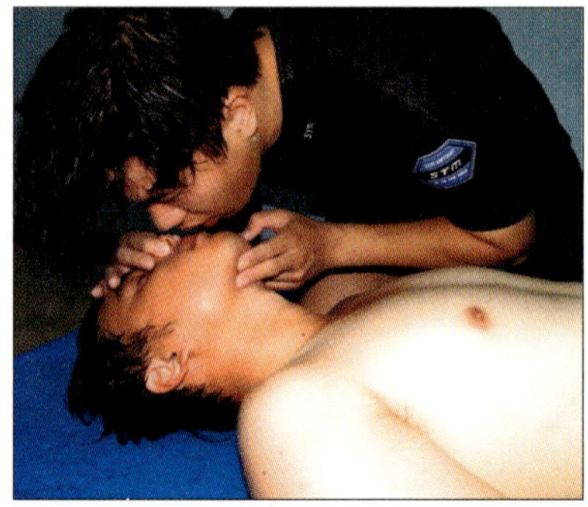

저체온증 환자는 경증, 중등증, 중증의 세 가지 범주로 구분한다. 심부온도가 34~36℃ 사이일 때 이것은 경한 저체온증이고 심부온도가 30~34℃ 사이일 때는 중등도 저체온증이며 심부온도가 30℃보다 낮을 때는 심한 저체온증으로 분류한다.

체온이 30℃ 이상인 환자는 보통 좋은 예후를 가진다. 체온이 30℃ 이하인 환자는 사망률이 명백히 증가한다. 대부분 일반적으로 사용되는 체온계는 34℃ 이하를 측정할 수 없다. 한냉지역에서는 특수체온계를 가지고 있어야 한다.

중심체온 감소에 따른 생리적 현상

분류	체온	증 상	자신에 의한 느낌
경증	35~32℃	• 격렬한 떨림이 지속됨 • 생각이 활발치 못하여 건망증이 나타남 • 걸음걸이가 비틀거림 • 목소리가 탁해지고 발음 부정확	• 추위를 심하게 타고 무감각해 짐 • 분별력이 흐려짐
중등증	32~30℃	• 불규칙적인 경련이 일어남 • 비순응적이며 떨림이 감소 • 근육이 경직됨	• 건망증이 생김 • 환각상태에서 환경적응 안 됨 • 심한 피로로 무력감을 느낌
	30~28℃	• 활력징후가 파괴됨 • 근육이 경직되고 맥박, 호흡이 느려짐 • 청색증이 나타나고 호흡 수 감소 • 동공확장 , 맥박이 약하고 불규칙해짐	• 졸음이 쏟아짐 • 혼미한 상태로 사람을 알아보지 못함
중증	28~26℃	• 의식 불명상태에 빠짐 • 심장박동 불규칙 • 동공반사 소실	• 의식 없음
	26℃ 이하	• 심장소실과 함께 호흡 기능 상실 • 부종과 폐로부터의 출혈이 생김 • 혼수 및 죽은 것처럼 보임 • 심전도 상 심실세동	• 사망에 이름

참 고

경도가 미약한 저체온증(35℃ 이하) 환자라도 즉시 병원으로 이송이 우선되어야 한다. 30℃ 이하의 저체온 환자는 호흡과 맥박이 미약하고 심근이 불안전하기 때문에 심정지 상태로 판단하기 쉽다. 또한 조그마한 충격에도 심실세동이 발생하기 때문에 즉시 CAB's 의한 심폐소생술을 할 수 있어야 한다. 체위성 저혈압을 방지하기 위하여 수평상태로 이송하면서 환자를 이송할 병원으로 환자의 상태를 미리 연락하여, 저체온증에 대한 적극적인 응급처치를 시행할 수 있도록 준비시켜야 한다.

(3) 저체온증 증상과 징후

기온이 영하로 내려가지 않더라도 내적 · 외적 영향에 의해 체온이 35℃ 이하로 떨어지며 이상 증상이 나타날 수 있다.

- 떨림, 무기력 또는 의식이 흐려짐
- 차갑고 창백하며 건조한 피부, 무감각증, 분별력이 떨어짐
- 호흡이 느리고 얕음, 맥박이 느리고 약함

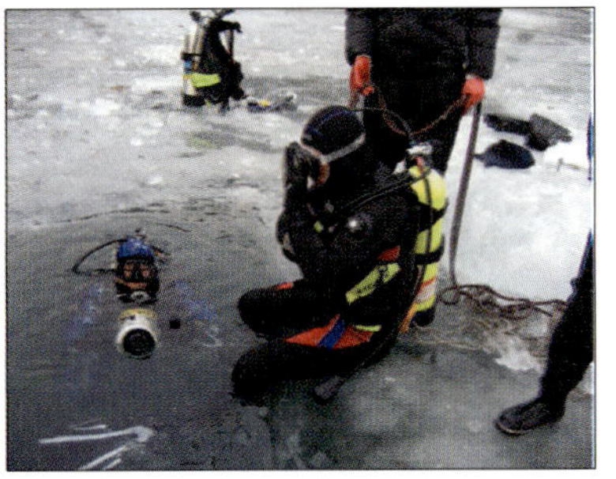

▲ 보온을 위한 슈트를 착용한 모습

(4) 저체온증 응급처치

저체온증 응급처치

- 따뜻한 환경으로 이동, 젖은 의복은 제거하고 신체를 건조시킨다.
- 환자의 움직임을 최소화 한다(발견 당시의 체위유지).
- 의식이 있으면 따뜻한 물과 음식을 먹일 수 있다.
- 현장처치 후 신속히 병원 이송한다.

▶ 21℃ 이하 찬물에서 저체온증 발생 시 신체 장기 손상이 적기 때문에 호흡과 맥박이 없을 경우, 목격 즉시 지속적인 심폐소생술을 실시한다.

저체온증 응급처치 주의사항

- 경도의 저체온증(32~35℃)이라도 방치한다면 심각한 결과가 올 수 있으므로 모든 환자들은 "ABC's에 준하여 응급처치를 시행하고 의식이 없을시 CAB"(가슴압박 → 기도 → 호흡)를 시행(2010 미국심장학회 지침).
- 의식이 확인되지 않는다면 어떠한 물과 음식도 입에 넣지 않는다.

참 고

바닷물 속에 조난시 견딜 수 있는 인간의 한계

1912년 4월 타이타닉호 침몰(당시 기온 0.5℃, 수온 0℃)사고 발생 후 인근에 운항중인 카르피시아호가 1시간 50분 후 사고 현장에 도착하였으나 거의 대부분이 부유물에 의지한 채 머리가 물밖에 나온 상태로 사망하였다. 익수 상태가 아닌 저체온증이 원인이였다.

독일군에 의한 유태인 생체실험(Dachau 포로수용소)에서 포로들을 머리가 나온 상태에서 수온 4~6℃에서 실험 결과 가장 빠른 사망이 53분, 가장 늦은 사망이 93분을 기록하였다. 또한 일본 731부대의 생체 실험에서는 −1℃ 수온에서는 30분 만에 전원이 사망하였다.

우리나라 바닷물은 겨울철에는 통상 10℃ 정도로 보통사람(피하지방층 4~5 mm정도)의 경우 12분이 지나면 탈진이 시작되며 3시간 정도 지나면 사망한다. 5℃ 이하일 때는 1시간 정도, 15℃ 이하일 때 6시간 정도, 20℃ 이하일 때 12시간 정도 지나면 직장온도가 30℃ 이하로 내려가면서 의식을 상실, 사망하게 된다.

(5) 저체온 재가열 방법

저체온 재가열 방법은 3가지 방법으로 다음과 같다.

수동 재가온법 (passive rewarming)	능동 재가온법 (active rewarming)	능동 내부 재가온법 (병원처치)
환자의 체온을 유지시키는 방법. 체온이 30℃ 이상으로 유지하는 방법으로 담요 등으로 신체를 덮어서 환자의 체열이 발산되는 것을 방지하는 방법	열을 가해 체온을 올려주는 방법. 인체 외부에서 열을 가하는 방법. 환자를 따뜻한 욕조에 담그거나, 전기담요를 이용하여 체온을 올리는 방법	40℃의 따뜻한 수액의 정맥투여, 고온다습한 산소의 투여, 혈액투석이나 체외순환을 이용하여 재가온시키는 방법으로 체온상승효과가 가장 높음.
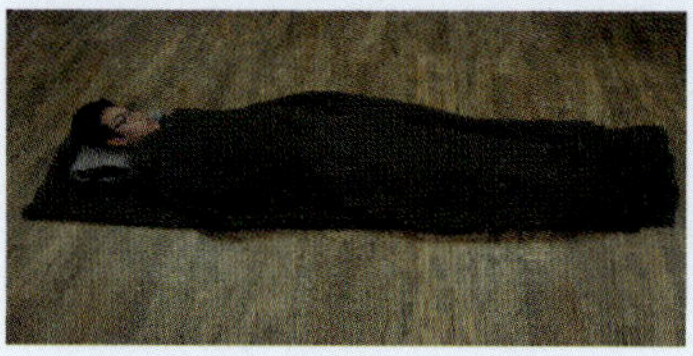	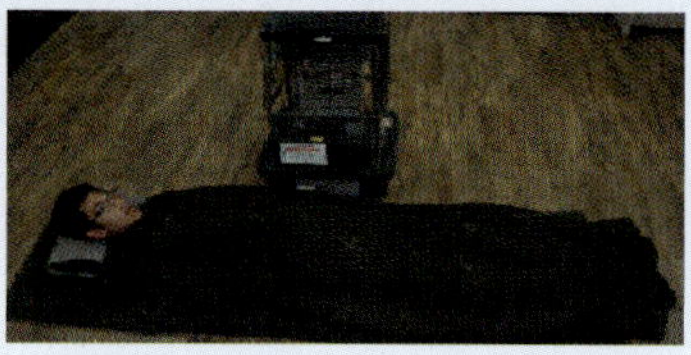	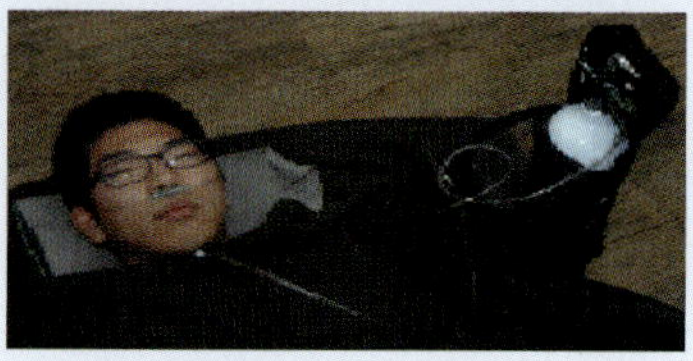
• 젖은 옷을 제거 • 전신 마른 담요로 감싼다. • 바람에 노출되지 않도록 한다. • 목 이하를 플라스틱 가방에 넣음	• 가열 침대 • 가열된 복대 • 고온 물이 순환 모포 • 몸통 더운찜질(40~45℃)	• 체외 혈액 가온 • 혈액 투석 • 호흡기 가온 • 따뜻한 수액 정맥투여

체온 재가열 시 주의사항

- 중증의 저체온증 환자에게 외부 재가온법을 사용시 몸통부에 국한해야 한다.
  - 30℃ 이하인 환자에게 외부열을 가하면 혈관이 확장으로 혈압과 심부체온이 더욱 떨어진다.
- 병원 이송 시는 병원에 사전 연락하여, 환자가 도착하는 즉시 적극적인 응급처치가 가능하도록 한다.

참 고

체온저하는 만병의 근원 : 우리 몸의 체온이 1℃ 낮아지면 면역력이 30%나 떨어진다. 반면 체온이 1℃만 올라가면 면역력은 5~배나 올라간다. 세포 실험 결과(일본 국립감염증연구소)자궁암 세포를 추출해 실험한 결과, 39.6℃가 되자 암세포는 전멸했으나 정상세포는 피해를 입지 않았다.

겨울철 저체온증 환자의 증가는 한파주의보(아침 최저기온이 전날보다 10도 이상 내려가 3도 이하이고, 평년값보다 3도가 낮을 것으로 예상될 때, 아침 최저기온이 영하 12도 이하로 이틀 이상 지속될 경우, 급격한 저온현상으로 중대한 피해가 예상될 때)가 발령될 때 급증하고 있다.

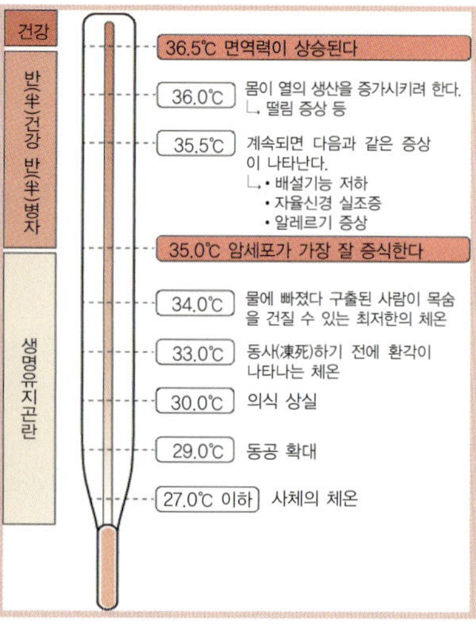

연습문제 16

1 저체온증에 대한 설명으로 올바르지 않은 것은?
① 낮은 온도에 장시간 노출되면 나타난다.
② 보통 체온이 35도 이하인 경우를 말하며 경증에서 중증으로 나뉜다.
③ 바람이 불고 다습한 날씨가 계속되는 겨울철에 음주자에게 흔히 발생한다.
④ 겨울철 외에는 나타나지 않는 겨울철 질환이라고 할 수 있다.

2 열손상에 대한 설명으로 가장 거리가 먼 것은?
① 인체는 주위의 온도 변화에도 불구하고 거의 일정한 체온을 유지함
② 뜨거운 환경에 인체가 노출되었을 경우 신체는 여러 가지 기전으로 체온을 조절한다.
③ 열손상 중 가장 심각한 형태를 열경련이라고 한다.
④ 열손상은 신체가 견딜 수 있는 한계보다 더 많은 열에너지에 노출되었을 때 발생한다.

3 한랭 손상이 더욱 잘 유발되는 요소로 비교적 거리가 먼 것은?
① 추위나 바람이 계속되는 환경
② 꼭 조이는 의복이나 신발
③ 피로가 동반된 경우
④ 성인이 한랭 손상에 노출 된 경우

4 저체온증의 임상적 증상이나 징후에 해당되지 않는 것은?
① 부정맥 ② 근육운동의 저하
③ 의식장애 ④ 빈맥

5 동창환자의 응급처치로 잘못된 것은?
① 추운 환경에서 환자를 대피시켜 따뜻한 장소에서 안정시킨다.
② 38~42℃ 정도의 따뜻한 물에 동창부위를 담근다.
③ 젖었거나 신체를 조이는 의복 등을 신체에서 제거시킨다.
④ 동창부위를 손으로 문질러서 외부가온을 시킨다.

6 저체온증의 응급처치법으로 적합하지 않은 것은?
① 저체온증 환자는 심정지시 체온이 35℃ 이상 상승할 때까지 심폐소생술을 중지하지 않는다.
② 실온의 건조한 산소를 투여한다.
③ 체온하강을 막기 위하여 젖은 의복을 제거하고 따뜻한 곳으로 옮긴다.
④ 환자의 움직임을 최소화시키며 조심스럽게 이동시킨다.

7 다음 중 열사병에 대한 설명으로 잘못된 것은?
① 과다한 열을 받아 체온조절 기능이 마비되면 유발된다.
② 피부는 뜨겁고 건조하며 푸른색을 나타낸다.
③ 체온이 41도 이상으로 상승하며 혼수상태가 된다.
④ 고열이 지속되면 뇌세포가 손상을 받아서 사망한다.

8 찬물에 오랫동안 노출된 사지에 발생하는 국소 한랭손상을 무엇이라고 하는가?
① 동상 ② 동창
③ 저체온증 ④ 참호족

9 다음 중 저체온증에서 오한(전율)반응이 소실되기 시작하는 온도는?
① 27℃ ② 29℃
③ 30℃ ④ 32℃

10 햇빛이 강한 날씨에 직사광선에 너무 오랫동안 노출되었을 때 두통 및 어지럼증을 동반하고 얼굴이 창백해지며 실신하게 되는 것은?
① 일사병 ② 열경련
③ 열사병 ④ 열탈진

11 열경련 현장 응급처치 중 다른 것은?
① 시원한 곳으로 옮긴다.
② 옷을 느슨하게 하고 발쪽을 약간 높인다.
③ 희석한 식염수나 이온음료는 마시면 안된다.
④ 의식이 없을 때는 병원으로 신속히 이동한다.

12 저체온증의 증상과 징후 중 옳지 않은 것은?
① 떨림, 무기력 또는 의식이 흐려진다.
② 차갑고 창백하다.
③ 호흡이 빠르다.
④ 맥박이 느리고 약하다.

13 동상 현상의 응급처치중 옳지 않은 것은?
① 뜨거운 물에 담근다.
② 환부를 높이 올려놓는다.
③ 푹신푹신한 천 등으로 환부를 감싼다.
④ 꽉 조이는 옷을 입지 않는다.

14 더위손상 시 일반적인 예방법이 아닌 것은?
① 평소에 영양 섭취를 풍분히 해준다.
② 수분 공급을 자주 해준다.
③ 소금물 또는 이온음료는 마시면 안된다.
④ 햇볕을 피하는 것이 좋다.

15 체온 재가열 시 주의사항 중 아닌 것은?
① 전문적인 처치에 우선하여 체온을 308℃ 이상 올린다.
② 심박조율이 빠를 수 있으므로 확인한다.
③ 중증의 저체온증 환자에게 외부 재가온법을 사용시 몸통부에 국한해야 한다.
④ 미리 병원에 연락하여, 도착하는 즉시 적극적인 응급처치가 가능하도록 한다.

16 동창 응급처치 중 옳지 않은 것은?
① 물에 접촉시켜 따뜻하게 한다.
② 손상부위를 문지르지 않는다.
③ 신속히 병원으로 이송한다.
④ 진통제를 사용할 수 없다.

17 열사병 현장 응급처치 중 옳지 않은 것은?
① 적극적인 얼음 찜질을 시행하여 체온을 39℃ 아래로 낮춘다.
② 의복을 제거하고 시트로 환자를 덮고 바람을 불어준다.
③ 신속히 병원으로 이송한다.
④ 얼음물로 체온을 낮춘다.

18 체온을 보존하는 수단이 아닌 것은?
① 혈관을 확장한다.
② 땀이 기체로 변하면서 인체의 열에너지를 흡수한다.
③ 열 생산량이 증가한다.
④ 호흡 증가하면 따뜻한 공기가 배출 물이 증발한다.

19 더운 환경에서 심한 운동 후, 수분, 염분 부족으로 근육에 경련이 일어나는 현상은?
① 일사병 ② 열사병
③ 열경련 ④ 열탈진

20 체내에 열이 지나치게 쌓여 발생하고 피부가 건조하며 맥박은 빠르고 혈압이 저하되는 것은 무엇인가?
① 일사병 ② 열사병
③ 열경련 ④ 열탈진

제 17 장

화상(Burn)

학습 개요

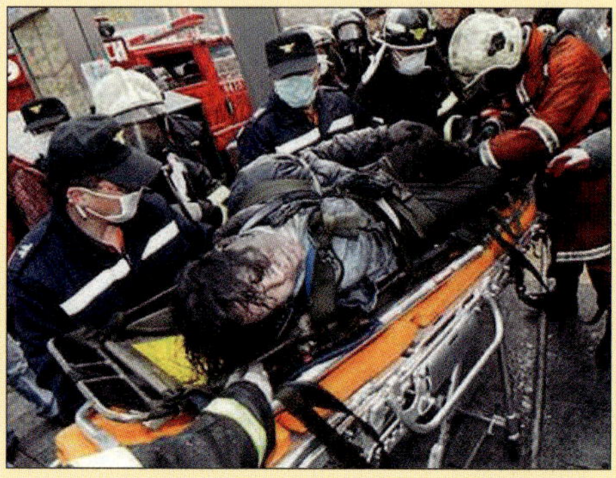

화상은 신체가 받을 수 있는 손상 중 가장 위험하고 통증이 심한 손상으로 조직이 손상 받지 않고 흡수할 수 있는 양보다 많은 에너지에 노출될 때 발생한다.

화상은 열로 인해 단백질이 변성되고 응고하여 세포가 손상되고 조직이 괴사하는 현상으로 넓은 의미로 열에 의해 피부 세포가 파괴되는 것을 말한다. 화상은 발생 원인에 따라 화염화상, 열탕화상, 전기화상, 화학화상, 접촉화상으로 분류한다. 일반적으로 말하는 화상은 열화상을 의미한다

화상으로 피부가 손상을 입으면 체액의 손실과 함께 세균감염이 동반되면서 기도부종에 의한 기도폐쇄, 기관지염이나 폐부종, 심부정맥 등이 나타나며 치명적이기 때문에 전문적이고 신속한 처치가 요구된다.

화상은 사고사 사망원인 네 번째이며 1년에 화재 등으로 311명(2013년 9월 통계청)이 화상으로 사망한다. 모든 화상의 70%는 가정에서 발생하며 화상으로 인한 사망의 75% 역시 집안 화재에 의해 사망한다. 화상의 대상은 젊은 성인 남자, 15세 미만의 소아, 노인층에서 자주 화상을 입는다. 소아의 경우 가정에서 뜨거운 물에 화상을 입는 경우가 많기 때문에 경미하더라도 화상을 입은 환자는 빠른 소생술과 지속적인 치료가 필요하며 고통이 동반되고 감염의 위험이 높기 때문에 응급처치자의 역할이 중요하다.

응급처치자는 화상을 입은 응급환자의 후유증을 최소화하기 위해 화상의 원인과 증상, 적절한 응급처치 방법과 응급처치시 주의사항을 잘 숙지하여 현장처치를 하여야 한다. 이후 화상센터의 전문적인 처치가 필요한 화상 환자를 신속하게 응급의료기관에 이송하여 환자의 소생률을 높이고 화상의 후유증을 최소화 시켜야 한다.

학습 중점

- 피부의 해부생리를 이해한다.
- 화상의 원인에 따라 분류를 할 수 있다.
- 9의 법칙을 이용하여 화상범위를 산출할 수 있다.
- 화상 깊이에 따른 분류를 할 수 있다.
- 화상의 응급처치를 할 수 있다.

용어 정의

- **화상(Burn) :** 열이나 화학물질, 전기에 노출되어 피부가 손상되는 병변
- **피부(Skin) :** 몸의 외부를 덮고 있다. 표피, 진피, 피하조직으로 구성된다. 몸의 가장 큰 기관이며 몸을 주위환경과 구분시켜 준다.
- **표피(Epidermis) :** 몸을 보호하기 위해 신체를 덮고 있는 피부의 가장 바깥층
- **진피(Dermis):** 모낭, 땀샘, 신경말단, 혈관말단 등이 위치하는 피부조직으로, 표피와 피하지방층 사이에 위치
- **피하조직(Subcutaneous tissue) :** 체내에 존재하는 조직으로 지방조직이 대부분이며, 진피의 밑에 존재
- **모낭(Hair follicle) :** 털을 생산하는 작은 기관으로, 1곳에 1개의 털이 있고 피지선과 작은 근육에 연결되어 있음.
- **땀샘(Sweat glands) :** 땀을 분비하는 선
- **피지선(Sebaceous glands) :** 기름성분의 피지를 분비하는 분비선으로 모발과 연관되어 있음.
- **열화상(Thermal burn) :** 열에 의하여 발생된 화상으로 가장 많음.
- **전기화상(Electrical burns) :** 전류에 노출되어 야기되는 화상
- **화학화상(Chemical burn) :** 어떤 유독성 물질이 피부에 접촉하여 유발되는 화상
- **방사선화상(Radiation burn) :** 방사선이 인체에 피복되어 조직을 파괴하는 화상
- **흡입화상(Inhalation burn) :** 밀폐된 공간에서 화재발생시 고온의 열기를 흡입하였거나, 이산화탄소, 연소물질의 흡입으로 야기되는 화상
- **중증 화상(Critical burns) :** 집중처치를 요하는 중증의 화상
- **중등도 화상(Moderate burns) :** 치명적 화상보다는 덜 심각한 화상. 신체의 2~10%의 3도 화상, 50~25%의 2도 화상, 50~75%의 1도 화상을 뜻함.
- **경증 화상(Minor burns) :** 신체 표면의 2% 미만이 3도 화상이거나 15% 미만이 2도 화상인 경우
- **9의 법칙(Rule of Nines) :** 화상 때 몸의 표피 면적을 계산하는 방법으로 신체의 표면을 9% 단위로 구분지어 계산하는 방법
- **1도 화상(First-degree burns) :** 단지 표피의 얕은 부분에 상해를 받은 화상. 예를 들어 일광욕
- **2도 화상(Second-degree burns) :** 피부조직을 포함하고 피하조직 일부까지 침범한 화상으로 수포형성이 특징
- **3도 화상(Third-degree burns) :** 피부와 피하지방까지 손상된 화상
- **압박요법(Compression therapy) :** 화상의 치료가 완료된 시점에서 흉터의 진행을 억제하는데 이용되는 방법

화상(Burn)

CHAPTER 17

1. 화상

화상은 열에 의해 피부세포가 파괴되거나 괴사되는 현상으로 열상이라고 하며 주로 손상 받는 부위는 피부다. 이 현상은 끓는 물, 화염, 온습포(hot pack), 질산이나 황산 등의 화학약품, 일광 및 전기나 방사선 등이 원인이 되어 발생하며 직접적인 열손상, 방사선, 부식성 화학물질, 전기 등에 의해서 신체 조직이 손상된 상태를 말한다. 즉, 신체가 손상 받지 않고 흡수할 수 있는 에너지의 양보다 많은 에너지에 노출된 경우에 발생하며 불이나 뜨거운 물에 의한 피하조직의 상해로 흔히 열상이라고도 한다.

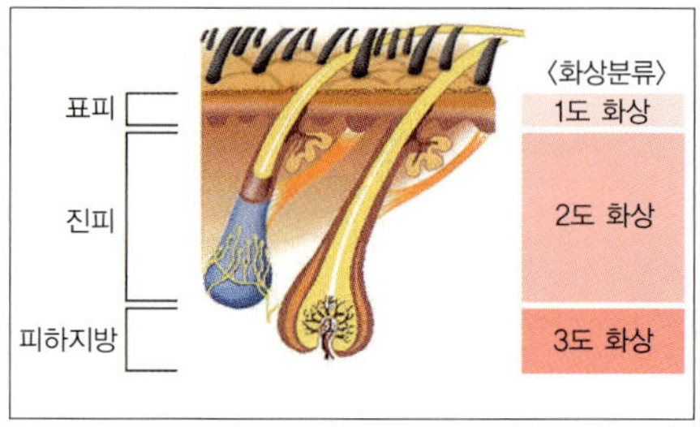

▲ 피부손상에 따른 화상의 분류

1) 피부의 조직학

피부의 조직 형태는 표피, 진피 그리고 피하조직으로 구성된다.

표피는 단단하고 유연한 막으로 전신의 표면을 덮고 있으며 얇고 혈관이 없는 상피세포로 구성되며 진피의 모세혈관으로부터 영양분을 받는다. 표피의 두께는 종이 한 장 정도로 얇지만 내측으로부터 기저층, 극층, 과립층, 투명층, 그리고 가장 바깥에 있는 각질층 등 다섯 층으로 구성되어 있다. 표피세포는 닳아 없어지지만 기저층에서 생성된 새로운 세포로 계속 대치되고 있다.

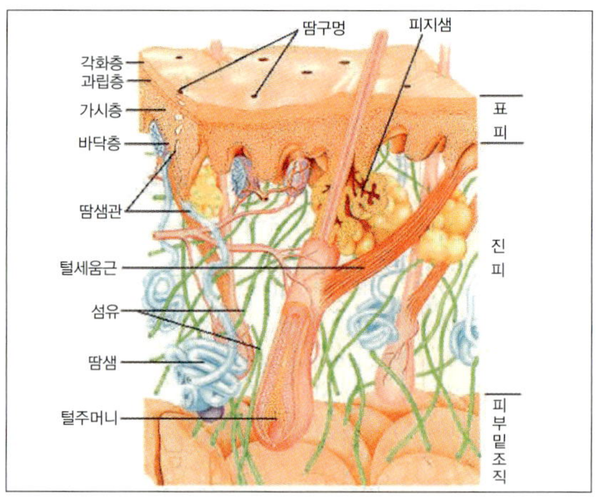

▲ 피부의 해부 : 피부는 표피와 진피로 구성

진피는 표피의 바로 아래층으로 모낭, 땀샘, 피지선, 신경 말단과 모세혈관 등을 포함하고 있다.

피하조직은 진피 밑에 있다. 피하조직에 있는 지방층의 두께는 사람에 따라 또는 신체 부위에 따라 다르다. 피하조직의 아래에는 근육이 있으며, 화상이 심할 경우에는 근육까지도 손상될 수 있다

피부는 외부의 충격이나 오염원으로부터 신체를 보호하며, 체온을 유지하고 조절하는 기능이 있다. 또한 외부환경에서 전해지는 자극(통증, 온도감각, 위치감각 등)은 피부에 분포하는 풍부한 감각신경에 의해 감지되어 뇌로 전달되어 인체를 보호할 수 있게 한다. 따라서 피부가 손상되면 세균의 침입에 의한 감염, 체액 손실, 체온 조절장애 등이 발생하게 된다.

2. 화상의 원인에 따른 분류

화상으로 인한 사망의 80%가 매연 흡입 화상이 그 원인으로 이는 주로 일산화탄소가스(CO)로 인한 질식과 화학적 기도손상, 즉 호흡기관, 기관지염에 의한다. 화상의 원인은 다음과 같다.

열 화상(Thermal burn)

- 열에 의해 발생하는 화으로 손상 정도는 환자의 피부로 전달된 에너지의 양과 비례한다.
- 에너지 양은 온도, 열에너지의 농축 정도, 접촉시간에 의해서 결정된다.

▶ 열탕화상 : 153℃의 물에서는 1초만 노출되어도 발생
화염화상 : 불꽃에 발생
섬광화상 : 천연가스, 프로판, 가솔린, 다른 화염성 액체의 폭발로 손상 초래
접촉화상 : 피부가 열에 장시간 노출되면서 발생

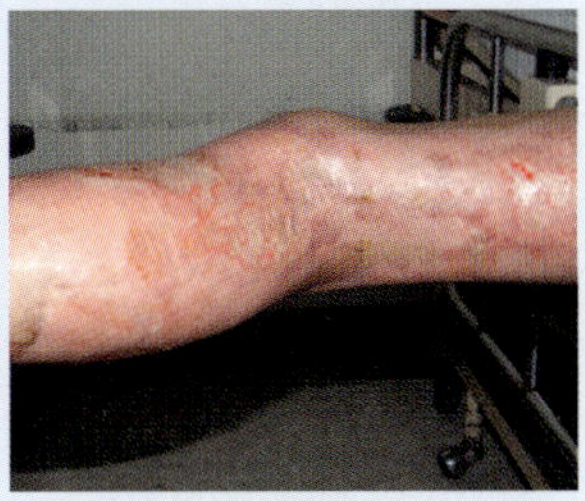

전기 화상(Electrical burn)

- 인체의 양쪽에 전압차이가 발생하여 전기가 흐르면 열 에너지가 발생하면서 광범위한 손상을 유발하며 신경계는 전기적 화상에 특히 민감하다.
- 일반 가정에서 사용하는 낮은 전압에서도 화상을 입을 수 있으며, 심각한 후유증을 입을 수 있다.

▶ 전류가 몸에 지나간 자리에 화상과 함께 심한 내부 손상이 발생하기에 겉으로 작은 상처라도 신속하게 병원으로 이송

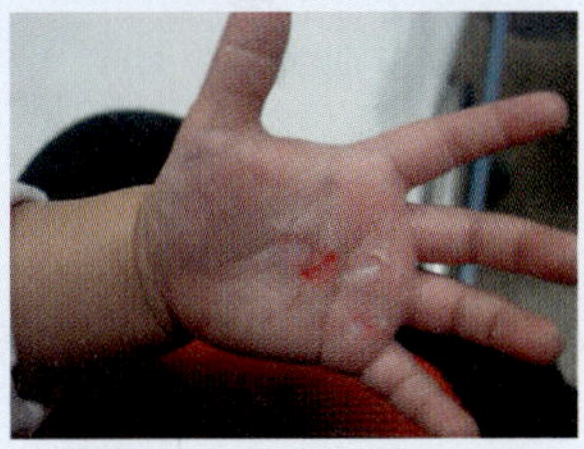

화학 화상(Chemical burn)

- 강산이나 강알칼리 등 화학물질이 피부에 닿으면서 조직으로 침투하여 손상시킨다.
- 열 손상과는 다르게 원인 물질이 중화될 때 까지 손상이 지속되며 괴사의 양은 화학 물질의 유형, 노출 시간, 농도와 활동 기전에 관계한다.

▶ 현장에서 물에 충분히(10~20분간) 씻어내고 병원으로 이송

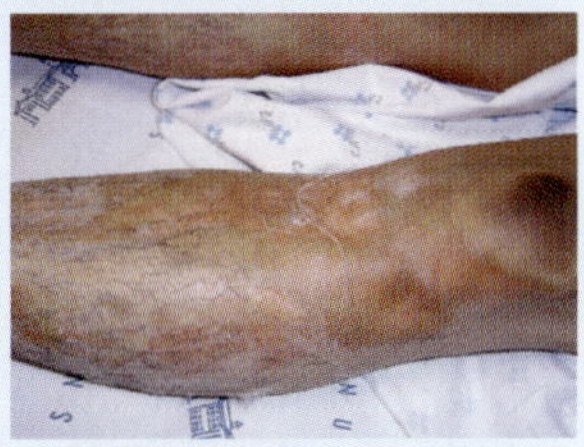

방사선 화상(Radiation burn)

- 방사선에 의해 인체가 피폭되어 조직이 파괴되면서 발생한다.
- 수분파괴로 일어나는 화상과 같은 현상이 나타난다.
- 방사선은 투과하는 특성 때문에 표피는 물론 내부 조직에 영향을 미쳐 화상보다 피해가 심각하다.

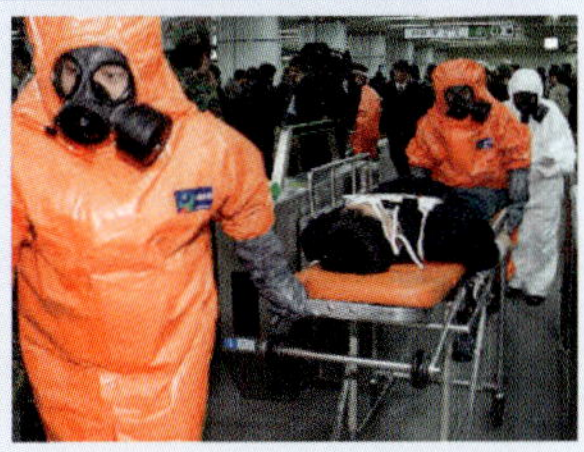

✚ 화상으로 인한 피부의 손상은 섭씨 45도 정도에서 1시간 정도 노출되거나 섭씨 60도의 물에 3초 정도 노출되면 피부 전층 화상을 입는다.

3. 화상 환자의 분류

화상을 입은 피부가 손상된 깊이와 넓이에 따라 아래표 기준처럼 달라진다.

중증화상 (critical burn)	• 호흡기계 손상, 연부조직손상, 골절을 동반한 화상 • 손, 발, 생식기, 얼굴화상 • 체표면적 10% 이상의 3도 화상인 모든 환자 • 체표면적 25% 이상의 2도 화상인 10세 이상 50세 이하의 환자 • 체표면적 20% 이상의 2도 화상인 10세 미만 50세 이후의 환자 • 영아, 노인, 기왕력이 있는 화상환자, 전기화상
중등도화상 (moderate burn)	• 체표면적 2% 이상~10% 미만의 3도 화상인 모든 환자 • 체표면적 15% 이상~25% 미만의 2도 화상인 10세~50세 이하의 환자 • 체표면적 10% 이상, 20% 미만의 2도 화상인 10세 미만 50세 이후의 환자
경증화상 (minor burn)	• 체표면적 2% 미만의 3도 화상인 모든 환자 • 체표면적 15% 미만의 2도 화상인 10~50세 이하의 환자 • 체표면적 10% 미만의 2도 화상인 10세 미만, 50세 이후의 환자

4. 화상 범위 산출

화상의 넓이는 통상적으로 체표면에 대한 화상을 입은 상처부위를 백분율로 나타낸다. 성인은 신체의 각 부분을 9% 또는 그의 배수로 나타낸 "9의 법칙"으로 간편하게 구할 수 있다. 화상범위를 산출하는 9의 법칙(rule of 9)은 다음과 같다.

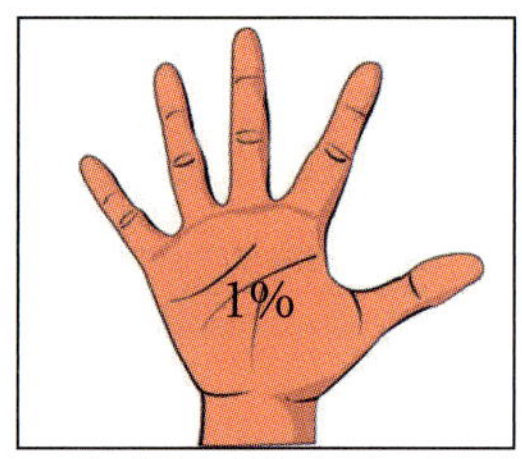

▲ 손바닥 법칙

구분	성 인	영 아
두부	9%	18%
상지(양측)	9%(총18%)	9%(총18%)
몸통 전면	18%	18%
몸통 후면	18%	18%
하지(양측)	18%	13.5%(총27%)
생식기	1%	1%

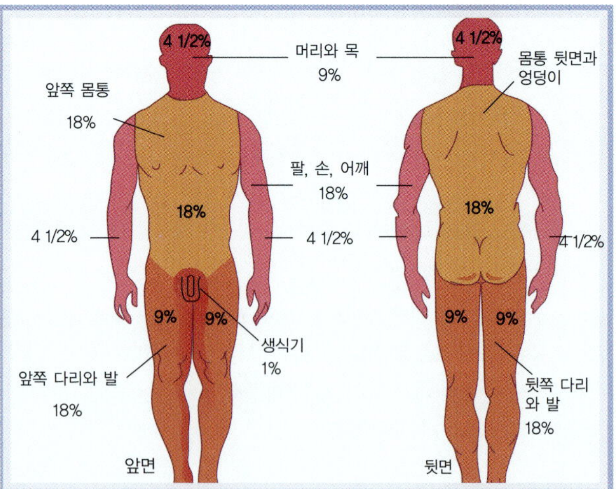

✚ 화상의 범위가 10% 이상이면 병원으로 신속히 이송하여야 한다. 20% 이상이면 위험한 상태가 되며, 30% 이상이면 생명이 위독할 수 있다.

5. 화상 깊이에 따른 분류

조직 손상의 깊이에 따라 구분하는데 1도와 2도 화상을 부분층 화상, 3도 화상을 전층 화상이라고 구분한다.

2도 화상 중에서 표피 전층과 진피 상층부가 손상된 경우는 표재성 부분층 화상, 표피 전층과 진피까지 손상된 경우는 심부성 부분층 화상이라 한다.

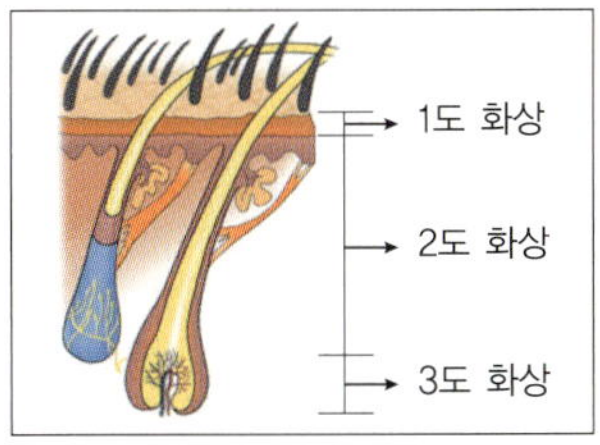

1도 화상

피부의 표피층만 손상된 상태로서, 통증이 있으며 피부가 붉게 변하나 수포는 생기지 않는다. 저온의 열에 오랫동안 노출되거나, 태양열에 장시간 노출된 경우, 열원에 짧은 시간동안 노출되었을 경우에 발생한다.

▶ 1도 화상은 표피의 일부 세포만 파괴되므로 거의 흉터가 남지 않고 수일 내에 회복 된다. 소염 진통제로도 가능하다.

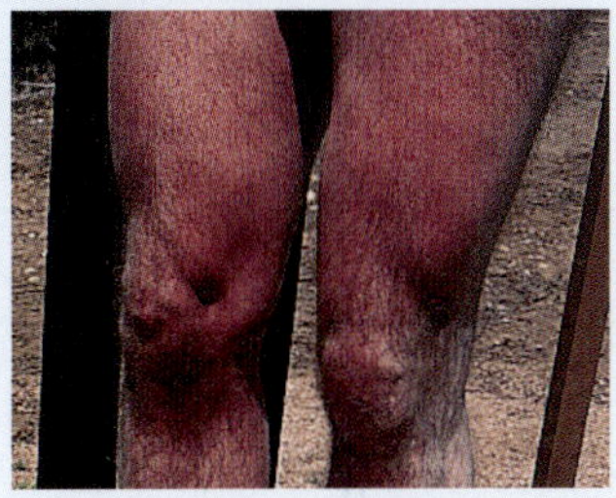

2도 화상

피부의 진피층의 일부가 손상된 화상으로 심한 통증과 수포가 형성되는 것이 특징이다. 수포는 감염이나 체액 손실을 유발하지 않으므로 현장에서 터트려서는 안 된다 터트리게 되면 세균에 감염될 가능성이 크다. 감염 등의 합병증이 발생하지 않으면 일반적으로 2주에서 3주 안에 치유된다.

▶ 2도 화상은 손상의 정도가 깊거나 세균 감염이 있는 경우에는 치유기간이 길어지며 치유된 후에는 흉터가 남을 수 있다. 2도 화상은 간단한 드레싱만으로 치료가 가능하다. 단, 심재성 2도 화상이면 식피술을 시행하는 것이 원칙이다.

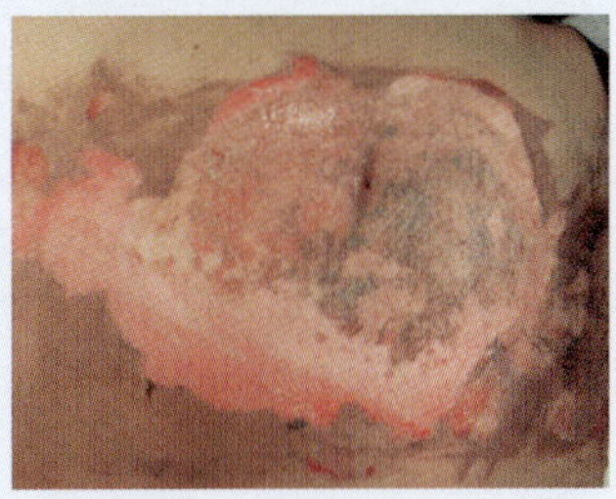

3도 화상

진피의 전 층이나 진피 아래의 피하지방까지 손상된 화상을 말한다. 화상을 입은 부분은 건조되어 피부가 마른 가죽처럼 되면서 색깔이 갈색 또는 흰색으로 변한다. 심한 경우 응고된 혈관이 화상부위의 피부 아래 피하지방이 보이기도 한다. 말초신경과 혈관이 파괴되므로 화상을 입은 부분은 감각이 마비되나, 주변의 덜 손상된 부위에서 심한 통증을 느낄 수 있다.

▶ 3도 이상으로 근육, 건막, 골막, 골 등을 침범하는 화상의 경우를 4도 화상이라고도 한다. 이러한 화상은 심부조직이 파괴되기에 충분할 정도의 열화상이나 전기적 화상에 의해 주로 발생한다. 3도 화상은 감염전(초기에) 화상부위를 절제하여 세균번식을 차단해야 한다.

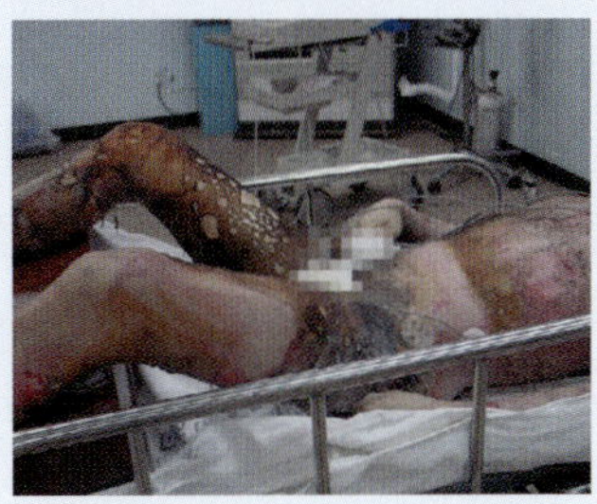

6. 화상 응급처치

화상 현장 응급처치

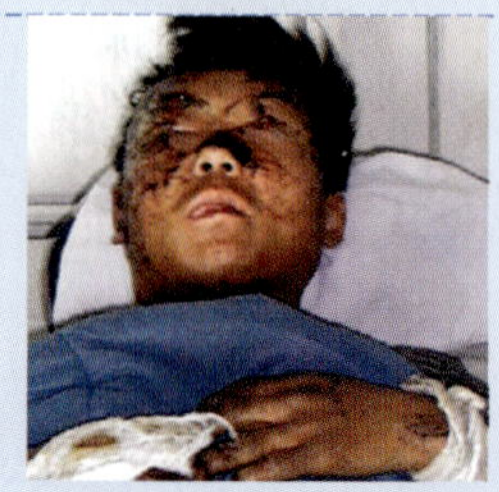

- 머리, 가슴, 복부는 얼음을 이용하여 즉시 화상부위를 찬물로 식힌다.
- 옷 위로 화상을 입은 경우는 옷을 벗기지 말고 옷 위로 냉각시킨다.
- 화상부위를 소독거즈로 두툼하게 덮어 감염을 예방하고 체온을 유지한다.
- 세균감염과 상처악화 예방을 위해 작은 수포라도 터뜨리지 않는다.
- 환부를 고정하여 신속하게 병원으로 이송한다.

▶ 찬물의 효과 : 화상면적의 확대 방지와 염증을 억제하고 통증을 경감시킨다.

유형별 화상 응급처치

열화상 응급처치	• 화상부위를 즉시 찬물로 식힌다. – 3도 화상인 경우는 감염 위험이 있으므로 찬물에 담그지 않는다. • 어린아이들은 화상부위를 찬물에 10분 이상 담그지 않는다. – 체온 손실로 인한 저체온증에 빠질 수 있다. • 세균감염 위험이 있기 때문에 물집은 터트리지 않는다. – 적은 화상은 축축한 드레싱을 하고, 손바닥의 5배 정도로 크면 소독된 거즈 등으로 화상부위를 덮어 감염을 최소화한다.
화학약품 화상 응급처치	• 안전을 위해 장갑을 착용한다. • 화상 부위를 흐르는 물로 씻는다. 높은 압력의 물은 화학물질이 피부 깊숙이 침투할 수 있으므로 주의한다. • 손, 발, 관절 등의 화상은 변형을 방지하기 위해서 부목을 사용하여 관절을 적절한 위치로 고정하여야 한다. • 화학물질이 눈에 들어간 경우 실명을 초래하므로 물로 씻고 눈을 만지지 못하게 한다.
전기화상 응급처치	• 감전은 전기 에너지로 인해 부정맥에 의한 심정지를 유발시킨다. • 근육이 수축되고 조직에 손상을 주기 때문에 안전한 곳에서 기본 소생술에 의한 응급처치를 시행하여야 한다.

화상 응급처치 시 주의사항

- 환자 이송동안 통증 경감을 위해 냉습포를 시행할 수 있도록 한다.
- 의식이 있으면 찬 소금물을 주고 쇼크, 감염, 탈수 예방에 노력한다.
- 심한 화상의 경우 마취에 대비해 먹거나 마실 것을 주지 않는다.
- 전기화상시 전원이 차단되어 있지 않으면 접근하지 않는다.

✚ 화상 수술 이후 6개월까지는 흉과 착색이 남지만 12~24개월이 지나면 상처가 안정된다. 이를 위해서는 수술 후 재활 및 레이저치료, 피부재활치료를 하여야 한다.

7. 화상 진단 기준

음식물을 끓여 먹는 식생활 문화를 가진 우리나라에서 안전의식 미숙과 부주의로 인해 화상사고의 70~80%는 가정에서 발생된다. 소아의 경우 성인에 비해 반사능력과 위험에 대한 지각능력이 떨어지므로 끓는 물, 주전자, 전기플러그 주변, 온수 사용, 전기장판, 화재 등 화상을 입게 되는 원인에 의해 발생한다. 젓가락 등을 전기 콘센트 등에 꽂아 전기화상을 입는 어린아이들과 도시가스 등을 사용할 때, 반드시 가스가 새는 곳이 없는지를 매일 확인하는 습관을 가지도록 한다.

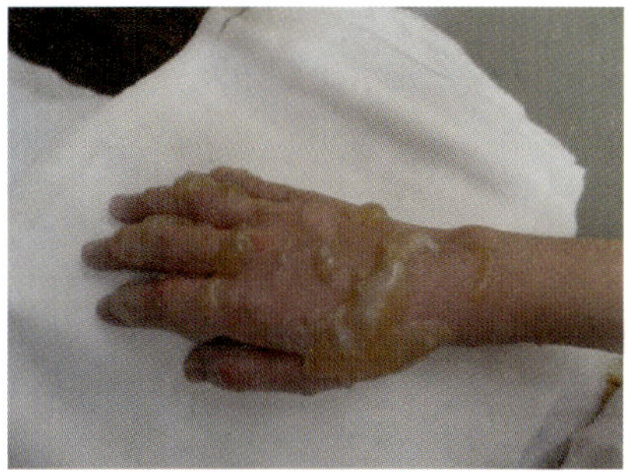

참고

화상 진단비 기준

- 2도 이상의 화상일 경우에도 표재성 화상으로 화상으로 인한 보험을 받을 수 없으며, 진피층의 상당부분까지 손상이 입는 심재성 2도 화상일 때 보험에서 화상 진단비를 청구할 수 있다. 심재성 2도 화상이란 표피나 진피 상당 부분 까지 화상이 입은 경우이기에 배상이 가능하다는 것이다. 이는 진물이 흐르고 수표가 형성되고 통증이 심하여야 하며 다음과 같은 기준을 말한다.

피부 단면도(표재성과 심재성 구분)	심재성 2도 화상
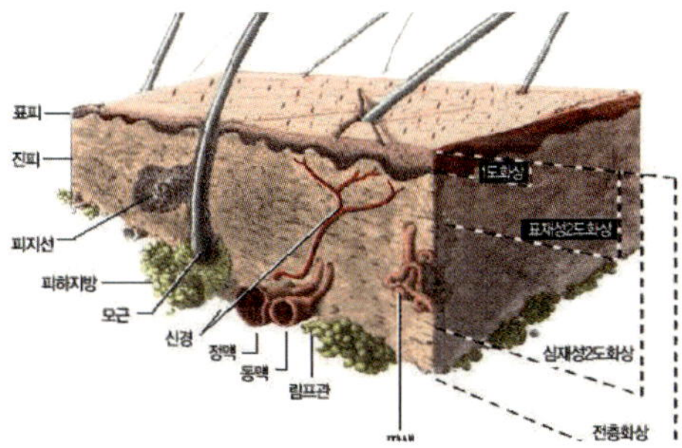	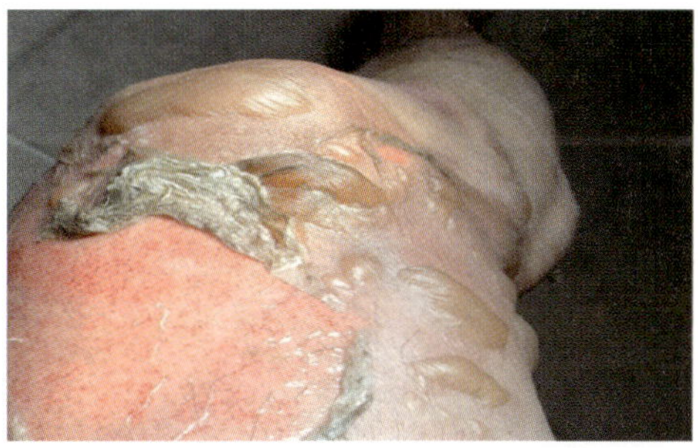

최근에는 4도 화상이라는 새로운 용어가 생겼다. 이는 피부의 전층과 함께 피하의 근육, 힘줄, 신경 또는 골조직까지 손상받은 경우를 말한다. 통상 화상으로 1시간 이내에 사망하는 경우는 연기로 인한 질식 때문에 오는 호흡부전이 주 원인이다. 전기감전으로 인한 화상은 화상부위는 넓지 않아도 심장, 근육, 혈관에 손상으로 사망할 수도 있다.

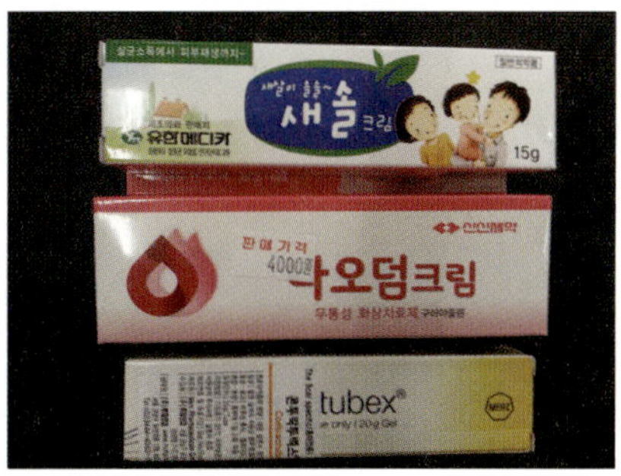

▲ 화상치료연고

화상 응급처치에서 민간요법 사용은 금한다. 이는 화상부위의 염증을 악화시키고, 감염을 유발시킬 수 있기 때문이다. 소주 등의 알코올로 소독하는 것은 모세혈관을 확장시켜 부종을 더욱 악화시키기 때문이며 된장, 간장 등을 바르는 것도 금물이다. 상처부종을 감소시킬 목적으로 사용되는 감자, 오이 등의 민간요법도 상처 염증이 깊어질 수 있으므로 금해야 한다.

화상 시 즉시 이송해야 할 경우

- 광범위한 부위의 3도 화상
- 연기를 많이 흡입한 환자
- 얼굴, 관절, 손, 발 등에 화상이 있는 환자
- 증기, 화염화상 환자 및 노인·소아화상 환자
- 기존 질병이 있던 화상 환자
- 외상이 동반된 화상 환자

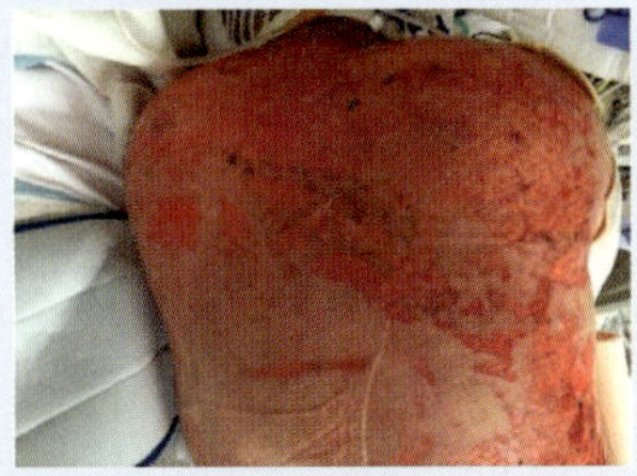

화상센터의 전문처치가 필요한 경우

- 흡입화상이 의심되는 경우
- 안면부, 손, 발, 회음부, 관절 등의 2, 3도 화상
- 전기화상이나 화학물질에 의한 손상(손의 전기화상 포함)
- 심장질환, 호흡기 질환, 당뇨병 등의 전신적인 질병이 있는 환자
- 1~50세로 2, 3도 화상이 20% 이상인 경우
- 50세 이상 혹은 10세 이하로 2, 3도 화상이 10% 이상인 경우
- 3도 화상이 5% 이상인 환자 및 중증의 기왕증이 있는 환자가 화상을 입은 경우

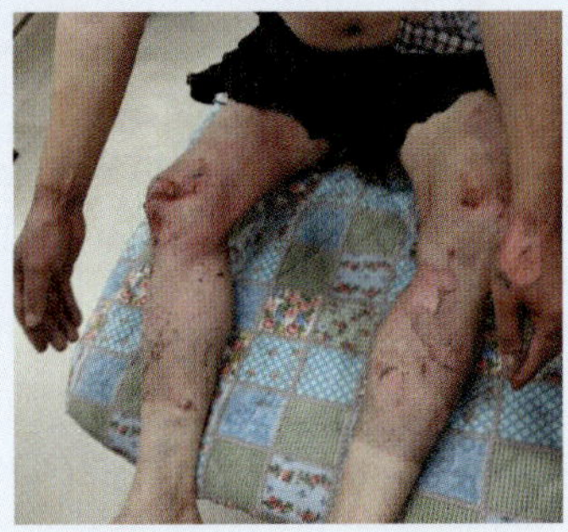

참 고

압박요법이란?

- 압박요법은 화상의 치료(염증치료)가 완료된 시점에서 흉터의 진행을 억제하는 과정에서 이용되는 방법으로 상처치유 과정에서 콜라겐 형성 시 콜라겐의 배열을 균일하게 하고 흉터가 당겨 구축되는 것을 억제하여 비후성 흉터를 예방하거나 이식부위나 화상흉터가 쭈그러들지 않게 하기 위한 방법으로 그 원리는 화상부위에 일정하고 균일한 압력을 주어 상처를 평평하게 하는 것이다.
- 주의점은 항상 피부장벽을 보호하는 특수 보습제를 바른 후 사용해야 하며 땀이 차서 염분과 습기로 피부가 물러지지 않게 해야 한다. 혹시 피부가 물러지려고 하면 사용을 중지하고 회복된 후에 사용하여야 한다. 이때 빠른 회복을 위해 스테로이드연고를 바르는 것도 좋다. 이러한 압박요법을 위하여 일반적으로 화상부위에 꼭 맞도록 압력 의복(garment)을 착용하여야 한다.

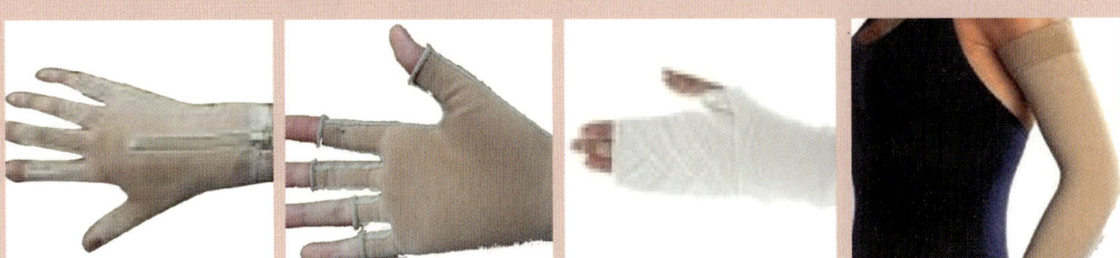

연습문제 17

1 열화상의 중증도를 결정하는 요소가 아닌 것은?
① 화상의 깊이(1도, 2도, 3도)
② 화상부위의 면적(9의 법칙)
③ 환자의 나이
④ 환자의 성격

2 1차평가 시 환자 사고력을 조사할 때 확인하여야 하는 정보가 아닌 것은?
① 환자의 주요 호소는 무엇인가?
② 손상 당시 주변상황은 어떠하였는가?
③ 화상의 원인 물질이 무엇인가?
④ 환자가 정신 이상이 있었는가?

3 열화상 치료가 아닌 것은?
① 화상이 더 진행되지 않도록 조치를 취한다.
② 화상 부위를 건조시킨다.
③ 병원으로 신속하게 이송하지 않아도 된다.
④ 환자의 생체징후를 유지한다.

4 1도 화상의 증상 및 설명이 아닌 것은?
① 피부가 붉게 변함
② 통증동반
③ 수포형성
④ 일광 화상시 주로 발생

5 3도 화상에 대한 설명으로 옳지 않은 것은?
① 피부밑지방층 까지 손상을 입은 것이다
② 통증은 3도 화상 주변에 발생한다
③ 피부색은 갈색 혹은 흰색을 띈다
④ 피부가 촉촉해 보인다.

6 개월의 영아가 오른쪽 다리 전체를 끓는 물에 데였다. 이 환아의 화상면적은?
① 9.5% ② 10.5%
③ 13.5% ④ 15.5%

7 등 전체에 화상을 입은 성인환자의 화상면적은?
① 9% ② 13.5%
③ 18% ④ 19%

8 중증(critical)화상이 아닌 것은?
① 10% 이상 체표면적의 3도 화상
② 기왕력 없는 화상환자
③ 얼굴과 회음부의 화상
④ 골절을 동반한 화상

9 흡입화상을 의심해야 하는 경우는?

가. 환자 자신이 연기를 흡입했다고 진술
나. 화상 후 목소리가 변함
다. 복통
라. 폐쇄된 공간에서 화재를 당함

① 가, 나, 다 ② 가, 나, 다, 라
③ 가, 라 ④ 가, 나, 라

10 흡입화상이 있음을 가장 잘 시사 하는 소견은?
① 환자의 옷에서 음식냄새가 난다.
② 과호흡을 하고 있다.
③ 콧물이 흘러나온다.
④ 코털이 그을려있다.

11 흡입화상이 의심되는 환자의 응급처치로 옳지 않은 것은?
① 50% 산소를 투여한다.
② 호흡곤란이 심해지면 예방적 기관내삽관(intubation)을 고려한다.
③ 일산화탄소 중독에 의해 구토를 할 수 있으므로 대비한다.
④ 동반된 손상이 없는지 확인한다.

12 열화상의 응급처치로 옳은 것은?
① 전기화상의 경우에 2도 화상이 10%를 초과하는 경우에만 병원으로 이송한다
② 구급약이 없는 경우 화상부위에 버터를 발라 열기를 빼낸다
③ 차가운 물에 젖었거나 불에 탄 의복을 벗도록 한다
④ 흡입화상의 가능성을 고려하여 산소를 투여한다.

13 발적과 동통, 물집이 발생된 경우는?
① 1도 화상 ② 2도 화상
③ 3도 화상 ④ 전기 화상

14 1도 화상에 대한 설명으로 옳지 않은 것은?
① 일광화상이 대표적인 예이다.
② 대부분 흉터를 남긴다.
③ 통증과 발적이 특징적이다.
④ 보통 수일 내에 회복된다.

15 2도 화상에 대한 설명으로 옳지 않은 것은?
① 진피층의 일부까지 손상을 입은 것이다.
② 열화상 중 가장 흔한 형태이다.
③ 통증은 동반하지 않는다.
④ 수포를 형성한다.

16 3도 화상에 대한 설명으로 대한 설명으로 옳지 않은 것은?
① 피부밑지방층 까지 손상을 입은 것이다.
② 통증은 3도 화상 주변에 발생한다.
③ 피부색은 보라색 혹은 흰색을 띈다.
④ 피부가 건조해보인다.

17 37세 남자가 뜨거운 물에 외음부를 포함한 오른쪽 다리 앞면, 몸통(배, 가슴) 앞면, 왼쪽 팔 전체에 2도 화상을 입었다. 이 환자의 화상 면적은?
① 28.5% ② 35%
③ 46% ④ 43%

18 경증 화상에 대한 설명으로 옳지 않은 것은?
① 체표면적 2% 미만의 3도 화상인 모든 환자
② 체표면적 15% 미만의 2도 화상인 10세 이상 50세 이하의 환자
③ 체표면적 10% 미만의 2도 화상인 10세 미만, 50세 이후의 환자
④ 체표면적 20% 미만의 2도 화상인 10세 미만, 50세 이후의 환자

19 흡입화상을 의심해야 하는 경우는?

가. 코털이 그을려 있다.
나. 폐쇄된 공간에서 화재를 당했다.
다. 화상 후 점이 생겼다.
라. 가래에 그을음이 섞여있다.

① 가, 나, 다 ② 가, 다
③ 나, 라 ④ 가, 나, 라

20 가벼운 두통, 구토로 시작해 심해지면 저산소증에 빠지게 되는 중독은?
① 일산화탄소 중독
② 주사에 의한 중독
③ 식중독
④ 약물중독

제 18 장

약물 중독

학습 개요

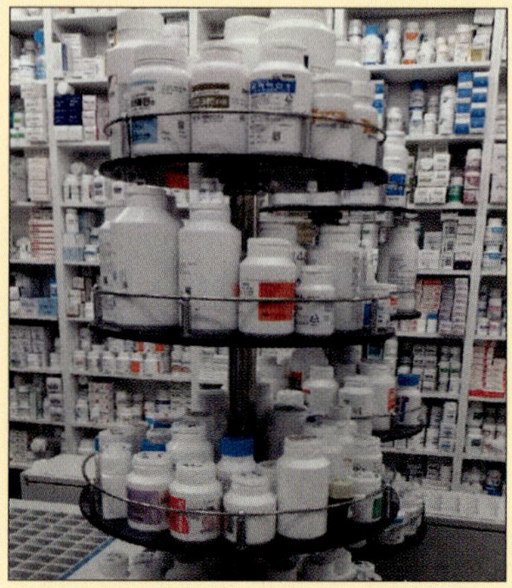

어린이와 성인들이 최근들어 약물의 흡입, 복용, 주사 또는 피부노출 심지어는 알코올, 마약의 사용 등으로 중독(poisoning)되어 가고있다. 이러한 독극물은 아주 적은 양이라도 인체에 심한 손상을 일으킬 수 있고, 때로는 사망에 이르게 할 수도 있다. 중독에 의한 손상은 외상에 의하여 발생하는 물리적 손상이라기보다는 화학적 손상에 의한 것이다. 독물은 세포의 정상적인 대사작용을 방해하거나 세포 자체를 파괴시킴으로써 독작용을 나타낸다.

독물이 인체 내로 들어오는 경로에는 여러 가지 방법이 있다. 독물은 독물의 복용, 흡입, 주사, 또는 피부나 점막을 통한 흡수 등으로 체내에 들어올 수 있다. 소아에서의 중독이나 자살을 목적으로 하는 성인에서의 중독은 주로 복용되는 약물에 의하여 발생하며, 쾌락을 목적으로 하는 성인에서의 중독은 주로 주사, 흡입에 의하여 발생한다. 피부접촉에 의한 중독은 주로 산업근로자, 농부 등에서 독극물을 취급하다가 발생한다.

모든 중독의 절반 이상이 5세 이하의 소아들이며, 입원중인 환자의 10% 정도가 중독 환자이며 이중 5% 정도는 사망에 이르고 있을 정도로 위험한 응급상황이다. 독물은 세포의 정상적인 대사 작용을 방해하거나 세포 자체를 파괴시키기 때문에 위험한 것이다. 최근에는 농업이나 산업 현장에서 화학물질과 독소의 노출 등으로 점차 증가하는 추세이다.

응급처치자는 약물에 중독된 환자를 처음 대하는 최초반응자이므로 중독 환자에 대한 응급치료에 익숙하여야 한다. 중독환자의 초기 증상을 파악하기 위해서는 독성물질의 종류를 구분할 수 있어야 하며, 중독 물질을 제거하기 이해서는 응급처치 방법과 응급처치시 주의사항을 잘 숙지하고 있어야 한다.

학습 중점

- 중독의 정의와 중독의 유형에 대해 설명할 수 있다.
- 중독 물질이 신체에 미치는 영향을 설명할 수 있다.
- 파라과트의 증상과 징후를 알고, 응급처치를 할 수 있다.
- 알코올 중독의 증상과 징후를 알고, 응급처치를 할 수 있다.
- 식중독의 증상과 징후를 알고, 응급처치를 할 수 있다.

용어 정의

- **약물(Drug) :** 질병을 치유시키거나 사람이나 동물에게 육체적, 정신적 환희를 주는 물질
- **중독(Intoxication) :** 어떤 수단으로도 약물을 계속 복용하고자 하는 비정상적 상태. 주로 마약중독에 많이 사용됨.
- **내성(Tolerance) :** 약물 투여량의 증가에 대한 요구가 발생하는 것
- **세척(Cleaning) :** 대상물로부터 모든 이물질을 제거하는 과정으로 소독과 멸균의 가장 기초 단계를 말함.
- **소독(Disinfection) :** 생물체가 아닌 환경으로부터 세균의 아포를 제외한 미생물을 제거하는 과정을 말함.
- **살균제(Germicide) :** 미생물 중 병원성 미생물을 사멸시키기 위한 물질로 이 중 피부나 조직에 사용하는 살균제를 피부소독제(Antiseptics)라 말함.
- **살충제(Insecticide ; 유기인제) :** 농작물에 해가 되는 곤충을 죽이는 효과를 지닌 약제
- **수면제(Hypnotics) :** 잠이 안 올시 수면을 유도하는 약물. 수면제는 습관성이 있고 내성이 생기며, 장기간 많은 양을 복용하면 금단증상이 생기고, 한 번에 다량을 복용하면 사망할 수도 있음.
- **테트로도톡신(Tetrodotoxin) :** 신경에 작용하는 독의 일종으로, 신경의 나트륨 작용을 방해함으로써 독작용을 함. 일명 '복어 독'이라고도 함.
- **알코올 중독(Alcoholic) :** 알코올(술)은 중추신경계의 활동을 억제하는 약물로, 장기간 마시면 육체적, 정신적 기능의 심한 손상 상태를 초래함.
- **약물 금단증(Drug withdrawal) :** 만성 중독자(알코올, 모르핀, 니코틴, 코카인 등)가 섭취가 불가능할 때 일어나는 정신 · 신체상의 증상으로 불안, 망상 등의 증상
- **진전섬망(Delirium tremens) :** 알코올 중독자가 술을 중단한 후에 나타나는 섬망
- **환각(Hallucination) :** 감각 기관을 자극하는 외부 자극이 없는데도 마치 어떤 사물이 있는 것처럼 지각함. 환시(허상이 보임), 환촉(몸에 벌레가 기어가는 것 같은 느낌 등) 등이 나타남.
- **환청(Auditory hallucination) :** 주위의 사람이나 소리 나는 사물이 없는데도 어떤 소리나 사람 목소리가 들려오는 정신 분열증의 한 증상
- **피해망상(Paranoia) :** 다른 사람들이 자기를 해칠 것이라는 망상을 나타내는 정신질환.
- **인지 능력(Cognitive capacity) :** 사물을 분별하여 인지할 수 있는 능력
- **이명(Tinnitus; 귀울림) :** 외부 소리 자극이 없는데 귀에서 비정상적 소리의 증상
- **파라과트(Paraquat) :** 제초제의 일종으로 독성이 매우 강한 농약
- **식중독(Food poisoning) :** 오염된 음식물을 먹음으로써 일어나는 일군의 급성질환이며, 주로 발열-구역질-구토-설사-복통 등의 증세가 나타남.
- **보튤리눔독소증(Botulism) :** 식중독의 가장 심한 상태로서, 세균독이 포함된 음식물의 섭취 시에 발병함.

CHAPTER 18

약물 중독

1. 약물

약물이란 질병의 예방과 치료 등 신체적인 기능의 변화를 유도하는 물질로 치료에 사용되는 약물이 과용량 또는 정상 용량에서도 특수한 생체조직의 민감성(부작용)에 의해서 건강에 해로운 영향을 미칠 수 있다. 부작용은 가벼운 오심이나 구토, 두통, 복통에서부터 들뜬 기분, 혼동, 착각, 환각 등의 정신병적 상태를 나타내거나 혼수상태와 사망에까지 이르는 상태를 말한다.

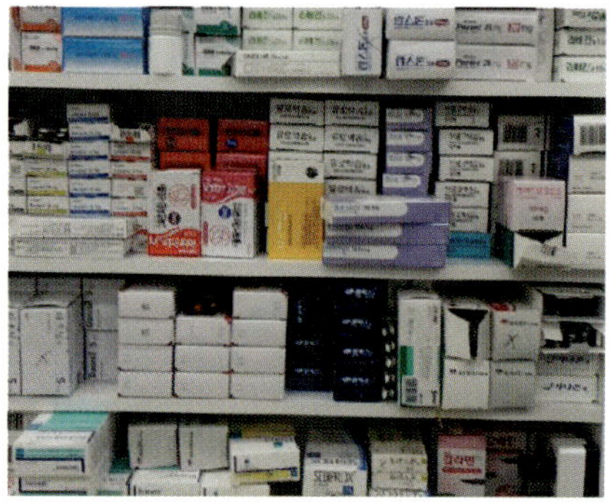

▲ 시중에 통용되고 있는 약물

세계보건기구(WHO)의 약물 정의 : 세계보건기구의 정의에 따르면 한 번 사용하기 시작하면 자꾸 사용하고 싶은 충동을 느끼고(의존성), 사용할 때마다 양을 늘리지 않으면 효과가 없으며(내성), 사용을 중지하면 온 몸에 견디기 힘든 이상을 일으키며(금단증상), 개인에게 한정되지 않고 사회에도 해를 끼치는 물질을 말한다.

1) 약물 중독

중독(Intoxication)이란 1980년대 이후 통용된 용어로서, 약물의 사용에 대한 강박적 집착, 일단 사용하기 시작하면 끝장을 보고야 마는 조절불능의 상태, 해로운 결과가 있으리라는 것을 알면서도 사용하는 강박적 사용 등의 상태를 의미한다.

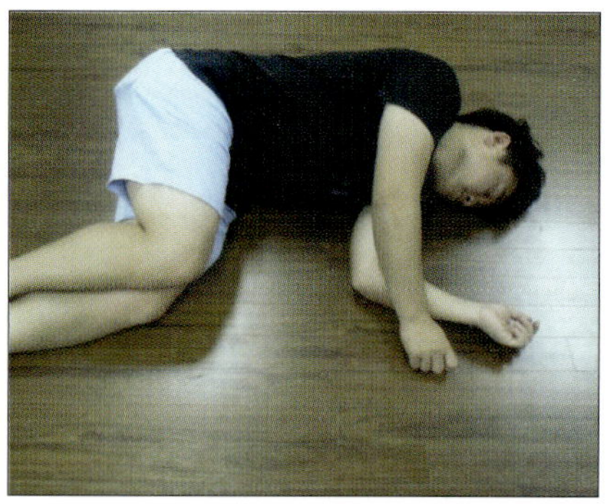

이러한 개념 정의로 중독을 이해하게 되면 사람들은 술(알코올 중독 Alcoholic)이나 약물(Drug intoxication) 이외에도 음식(거식증 Bulimia or Anorexia), 사랑(Love), 관계(Relationship), 일(Workaholic) 등에도 중독이 될 수 있다.

습관성 혹은 중독성으로 건강에 해로운 영향을 미치는 상태로서 호기심으로 약물을 시도하는 단계에서 기분전환을 위해 사용하는 단계로, 그러다가 약물남용 단계 그리고 약물중독의 단계로 진행된다. 그러므로 호기심 단계에서 예방대책을 세워야 한다. 약물남용은 만성질환이며 약물남용은 재발하기 쉬우므로 약물중단 혹은 치료 후에도 계속적인 관리와 재활 대책이 수립되어야 한다.

2) 중독 물질의 구분

현재 국내에 유통되고 있는 독극물은 약 6~7만종으로 추정되며, 화학물질이 약 3~4만 종, 의약품이 약 2만 종, 농약 약 1만 종, 가정용품 및 자동차용품 약 5천종, 독성 동식물 약 1000종, 방사능 · 습관성 약물 및 마약 등이 있으며 아래와 같이 구분한다.

구분		내용
화학물질 중독	가정용	변기세정제, 표백소독제, 신나, 화장품류 등
	산업용	염산, 양잿물, 청산가리, 메틸알코올 등
농약 중독		제초제, 살충제 등
약물 중독		신경안정제, 수면제, 해열진통제, 항고혈압제, 혈당강하제, 항경련제, 향정신병 약품, 진해거담제, 등
음식물 중독		버섯, 복어, 옻나무, 붓꽃 등
수면제 중독		니트라제팜, 트리아졸람, 플루니트라제팜
알코올 중독		술

약물 사용과 약물 중독의 차이

구 분	약물 사용	약물 남용
치료적 기능	있음	없음
약물 의존성	없음	매우 큼
신체적 장애	극히 적음	매우 큼
사회적 기능 장애	없음	매우 큼

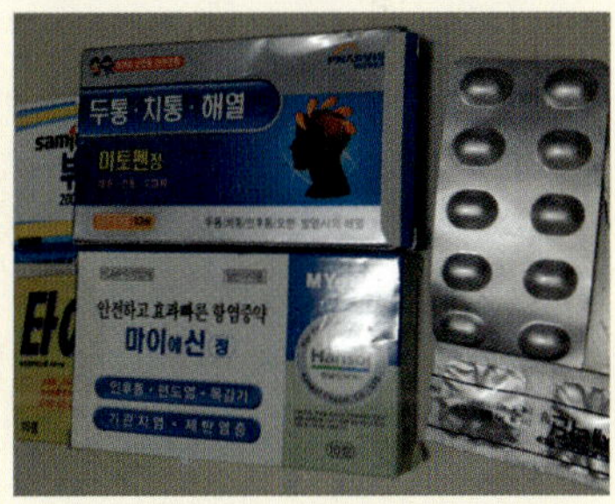

3) 중독 물질이 신체에 미치는 영향

약물남용은 치명적인 질환이다. 약물의 직접적인 작용으로 호흡마비가 와서 사망할 수 있으며. 또한 약물에 취한 상태에서 화상, 교통사고, 낙상, 자살, 타살 등에 의해 사망할 가능성이 높다.

구분	내용
중추신경계 독성	• 중추신경계를 억제하여 의식손실과 혼수를 유발하여 종종 기도의 보호반사 및 호흡욕구 상실, 이완된 혀, 위 내용물의 기관 내 흡입에 의한 기도폐쇄가 일어나거나 호흡정지에 의해 사망하기 쉽다.
심혈관계 독성	• 심근 수축력 저하, 구토와 설사 및 체액 격리에 의한 혈액량 감소, 말초혈관의 허탈 등에 의한 저혈압과 심실빈맥, 심실세동 같은 치명적인 부정맥이 발생할 수 있다.
산소의 운반이나 이용 저해	• 적절한 환기와 산소투여에도 불구하고 세포조직의 저산소증이 발생하여 빈맥, 저혈압, 심한 유산산증 및 심전도 상 허혈 징후를 유발할 수 있다.
간과 콩팥 손상	• 신체의 여과기인 간과 콩팥이 독물질의 과다 용량으로 심각한 손상을 입을 수 있다.
소화기 독성	• 구토, 복통, 설사를 유발한다.

4) 약물 중독의 증상

약물에 중독되면 신체적으로 정신적으로 여러 가지 형태의 증상들이 나타나게 된다. 예를 들어 회사에 출근하지 않는다던가 교통사고를 일으킬 수 있다. 이러한 증상들은 또 다른 사고를 일으키는 원인이 될 수 있으며 다음과 같은 영향을 미친다.

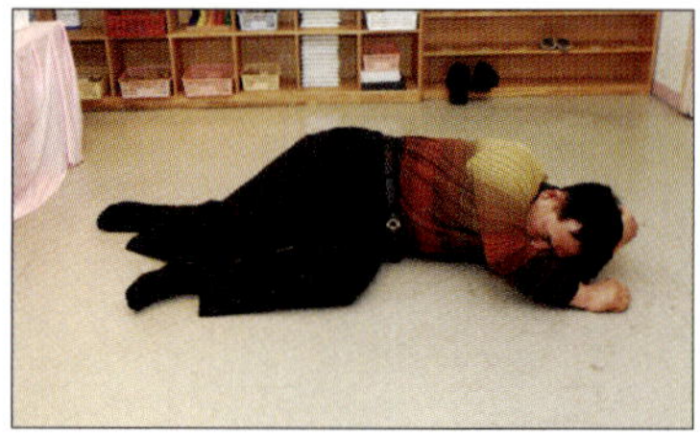

왼쪽으로 눕히면 소장으로 가는 시간을 지연 ▶

신체적 증상	충혈, 흐릿해 보이는 눈, 눈꼽이 낀 눈, 졸음, 건망증, 콧물이 흐른 코, 팔의 주사자극, 체중감소, 경련, 영양부족(실조)
정신 · 행동증상	환각, 피해망상, 헛소리, 과도한 흥분, 취한 행동, 초조, 불안, 공격적 행위, 사고력의 혼란
정서적 증상	무책임한 행동, 논쟁적인 행동, 동기의 결여, 건망증, 태만, 거짓말

참 고

약물사용에 따른 용어

- 오용 : 의학적인 목적으로 사용하나 의사의 처방에 따르지 않고 임의로 사용.
- 남용 : 의도적으로 약물을 다른 목적을 위해 사용하는 것
- 의존 : 마약류 및 약물을 지속적, 주기적으로 사용한 결과, 사용자에게 정신적 신체적 변화를 일으켜 사용자가 마약류 및 약물 사용을 중단하거나 조절하는 것을 어렵게 하는 상태.
- 중독 : 약물 사용에 대한 집착, 일단 사용하기 시작하면 끝장을 보고야 마는 조절불능, 해로운 결과가 있으리라는 것을 알면서도 강박적으로 사용하는 상태를 말하며 심한 심리적 육체적 의존상태를 말함.

✚ 인체의 건강을 해치는 양을 중독량(toxicdosis)이라 하며, 사망에 이르게 하는 양을 치사량(lethal dosis)이라 한다. 50%의 치사량의 경우 'LD50'으로 표시한다.

5) 약물 중독을 확인하는 자가진단

약물남용 자가 진단표

1. 약물을 조절해서 사용하려 하지만 잘 안 된다.
2. 예전보다 약물의 사용량이 많이 늘어났다.
3. 주변에서 약을 끊으라고 하지만, 그 말이 잘 와 닿지 않고 반발심만 생기며 약 생각이 잘 지워지지 않는다.
4. 약물을 하고 싶은 충동에 거의 참을 수 없게 된다.
5. 약물을 일단 사용하면 계속적으로 하게 된다.
6. 화남, 슬픔, 지루함 등의 고통을 잊기 위해 사용한다.
7. 최근에 약물사용 중의 일을 기억 못하는 경우가 몇 번 있다.
8. 혼자 사용하는 것을 좋아한다.
9. 약물 사용 전후에 때로 자살충동을 느낀다.
10. 내가 불쌍하다는 생각이 자주 들며 자기연민에 빠진다.
11. 약물로 인해 친구가 떠나갔다.
12. 약물로 인해 가정에 문제가 일어나고 있으며 내가 가출하거나 가족들이 나를 나가라고 한다.

▶ 0개 : 현재 귀하의 약물복용 상태는 정상입니다.
1~2개 : 현재 약물을 남용하고 있는 것으로 사료됩니다. 가급적 약물의 섭취량을 줄이시기 바랍니다.
3~12개 : 현재 약물 중독상태로 판단됩니다. 전문가와 상담하시기 바랍니다.

2. 농약

1) 농약의 위험성

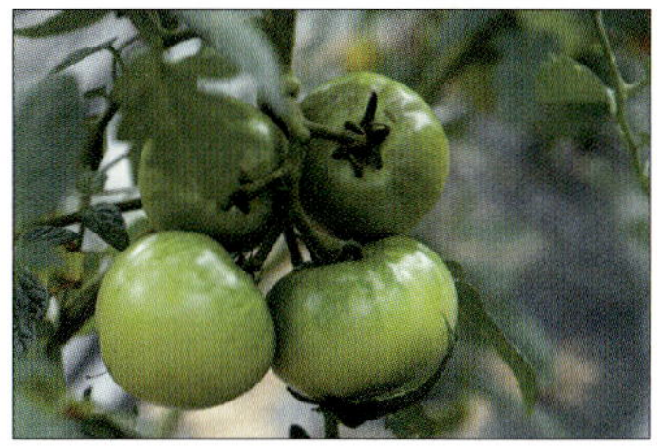

▲ 농약사용으로 생산량 증가

농약이란 농작물이 병해충 피해를 받지 않도록 하기 위해 사용하는 약제를 말한다. 식물에서 뽑아낸 천연물질도 있지만 대부분 화학적인 합성에 의해 만들어진 인공물질로 식품에 직접 첨가되지는 않으나 식품에 잔류함으로써 문제가 되고 있다. 농약은 불가피하게 사용되는 이른바 경제적인 독약이라고도 한다.

병충해 방지에 있어서도 화학농약을 대체할 수 있는 효과적이고 경제적인 방법은 현재까지 알려지지 않고 있다. 그러나 기준치 이상의 농약을 사용해 재배된 식품을 복용할 경우 농약 안에 들어 있는 중금속 등의 성분들이 몸에 침착되어 신장, 간, 뼈 등에 축척되어 면역기능, 호르몬, 발육 등의 정상적인 생리작용이나 조직, 기관의 구조를 변화시킬 수 있다.

2) 농약중독 사고 원인

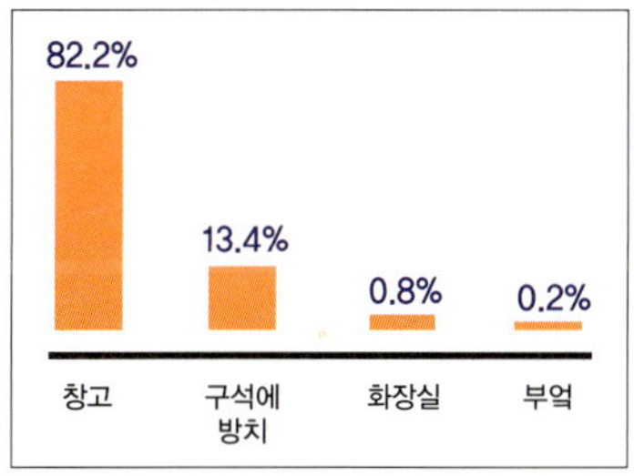

▲ 농약 보관장소 비율

농약 사고는 여러 가지 원인에 의해 발생하고 있다. 이 가운데 농약 사용 후의 작업관리 불량, 보관관리의 부주의에 의한 오음, 마스크나 방제의 등의 준비 불충분 등, 작업 중 또는 작업 후의 방심에 의한 사고가 전체의 90% 이상이며 농약용기를 음료나 의약품 용기로 착각하는 등의 중독사고 또 농약을 살포하다 신체에 닿아 화상을 입거나 눈에 들어가 시력을 상한 경우도 있다.

사고는 다음과 같은 영향을 미친다.

피부를 통한 중독	피부노출은 농약이 피부에 묻는 것을 말하며 농약살포자 중독의 가장 일반적인 원인이다. 방제복이나 고무장갑, 고무장화 등을 착용하지 않고 농약을 취급할 때 일어난다.
입을 통한 흡수	섭취에 의한 중독은 사고에 의해 발생하기도 하지만 막힌 노즐을 입으로 불거나 농약이 묻은 손을 씻지 않은 채 담배를 피우거나, 음식을 먹는 등 부주의의 결과로도 일어난다. ▶ 마심에 의한 사고는 일반적으로 잘못된 보관방법으로 일어나는데 술에 취한 사람, 어린이가 잘못 보관된 농약을 음료수 등으로 알고 마시는 경우이다.
흡입에 의한 중독	마스크를 착용하지 않은 채 살포작업을 하거나 살포액을 조제하거나 고농도 농약연무를 흡입할 경우에 일어난다.

✚ 농약중독사고는 어떤 경우이든 안전사용수칙을 철저히 지킨다면 예방할 수 있으므로 농약을 취급할 때는 보호장비를 반드시 착용해야 한다.

3) 농약의 종류와 성분

농약은 그 작용 방식에 따라 크게 침투성과 비 침투성으로 구분할 수 있다. 우리나라에는 약 30여 종류가 있으며 다음과 같이 분류한다.

구 분	내 용	종 류
살균제	식물에 병을 발생시키는 식물병원균(곰팡이 및 세균)의 발생을 예방하거나 병을 치료함으로써 농작물을 보호한다.	금박나, 신기원, 백만석, 푸르겐, 다코닐 등
살충제	식물에 해를 주는 해충을 죽게 하여 농작물을 보호한다.	규라텔, 파단, 멸사리왕, 삼공이피엔 등
살균 살충제	살균제 성분과 살충제 성분을 혼합한 것으로 농작물을 병균과 해충으로 부터 동시에 보호한다.	다놀라, 킬퍼, 오리단, 카메나, 이소피, 뉴명콤비 등
제초제	농작물과 수목의 영양분을 빼앗아 정상적인 생장을 못하도록 하는 잡초를 없애주는 것으로 특정 잡초는 죽이되 작물은 죽이지 못하는 것과 작물과 잡초를 모두 죽이는 것으로 구분된다.	그라목손, 노난매, 마세트, 스톰프, 포도대장 등
생장 조정제	농작물의 수확시기를 조절하거나 품질을 향상시키기 위하여 식물의 생리 기능을 증진 또는 억제시키는 작용을 한다.	지베레린, 포미나, 크레프논, 도마도톤, 후라스와 등
유인제	해충 등이 좋아하는 화학물질을 이용해 이들을 유인해서 모은 후, 방제하거나 이들의 발생을 예찰(豫察)할 수 있도록 하는 약제이다.	지베레린, 포미나, 크레프논, 도마도톤, 후라스와 등
기피제	유인제와는 반대로 해충이 싫어하는 화학물질을 이용한 제제로서 이 약제를 사용하여 해충의 접근을 막아 방제효과를 얻는다.	
전착제	농약을 희석하여 살포할 때 살포액이 해충의 몸이나 농작물의 표면에 잘 묻도록 하여 약효를 높여 준다.	레이트론, 실루엣, 삼공전착제, 나라크

4) 농약중독시 증상과 징후

- 가벼운 증상 : 권태감, 위화감, 두통, 현기증, 가슴압박감, 불안감, 가벼운 운동실조, 구토증, 타액분비과다, 다량의 땀, 설사, 복통, 가벼운 동공 축소
- 중증 : 가벼운 증상을 포함하여 동공축소, 근섬유성연축, 보행곤란, 언어장해, 시력감퇴, 서맥
- 심한 증상 : 동공축소, 의식혼탁, 대광반사소실, 전신경련, 폐수종, 혈압상승

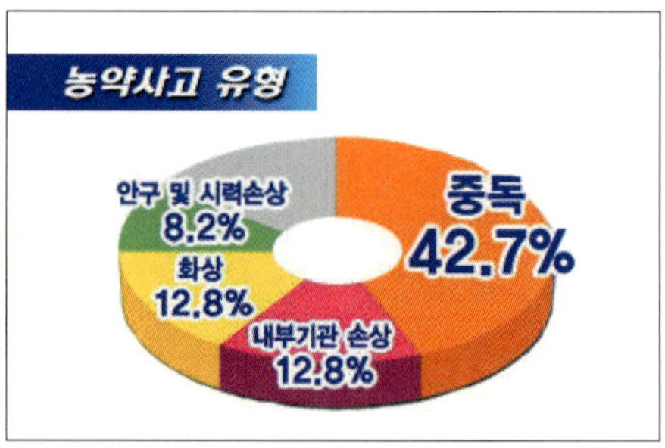

5) 농약 중독시 응급처치

농약 중독시 현장 응급처치

- 무의식 상태가 되거나 구토하는 경우도 있으며, 호흡이 갑자기 멈출 수도 있으므로 호흡과 의식 상태를 면밀히 관찰해야 한다.
- 흡입 중독인 경우 환자를 공기가 맑고 그늘진 곳에 옮겨 호흡하기 쉽게 상의를 풀어 회복자세를 취하게 한다.
- 눈이 가려울 때 빨리 맑은 물로 씻거나 수도꼭지를 이용하는 등 흐르는 물에 5분 이상 계속 씻어야 한다.
- 농약의 종류를 알 수 있도록 농약병 등을 챙기거나 이름을 알아두도록 한다.

농약 중독 응급처치시 주의사항

- 의식이 없거나 경련을 일으키고 있을 때, 석유제일 경우에는 구토를 유발해서는 안 된다.
- 무의식 환자는 아무것도 먹이지 말아야 하고, 본래 누워있는 자세로 유지해야 한다.
- 농약은 장(腸)으로부터 흡수를 빠르게 하기 때문에 우유를 마시게 해서는 안 된다.
- 환자가 담배를 피우거나 술을 마시게 해서는 안 된다.

✚ 농약 중독에서 가장 많은 것은 parathion으로 치사량은 15mg이고, 복용 후 생존시간은 개체에 따라 많은 차이를 보이나 통상 30분에서 1시간 이내에 사망이 가장 많았다.

참 고

과일 · 채소 잔류농약 ADHD 위험

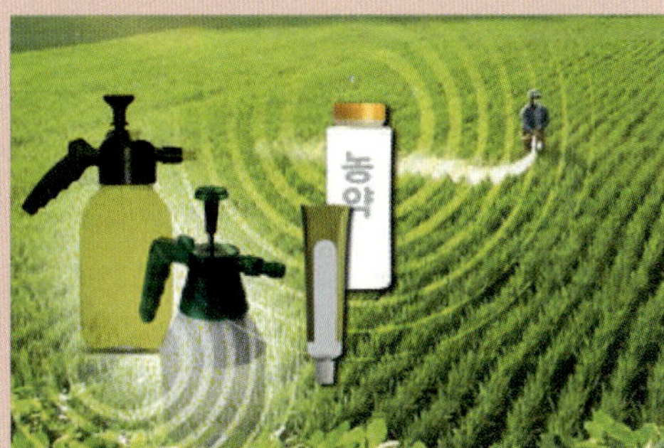

과일 · 채소 등에 남아있는 잔류농약에 노출된 아이들은 주의력결핍과잉행동장애, ADHD 위험이 커진다. 캐나다 몬트리올 대학의 환경 직업보건연구소 마리스 부샤르 박사가 8살에서 15살 사이의 어린이 1139명의 소변 잔류농약 수치를 측정한 결과 말라티온을 포함한 유기인산계 농약 수치가 높은 아이들이 정상인 아이들에 비해 ADHD 발생률이 2배 가까이 높다는 것이다. 아이들의 농약 노출원은 주로 채소와 과일에 묻어 있는 잔류농약으로, 말라티온 잔류성분이 냉동 블루베리의 28%, 샐러리의 20%, 딸기 25%에서 검출되었다. 40여 종류의 유기인산계 농약은 원래 화학무기로 개발한 신경 독소로서, 충동적 행동이나 주의력 결핍 등 ADHD 아이들의 증상과 비슷한 행동장애를 유발한다는 것이다.

✚ **주의력 결핍 과잉 행동장애(ADHD) :** 소아와 청소년기에 자주 나타나는 정신과적 질환으로 남자아이들이 여자아이들보다 3배 정도 많다. 증상으로 주의력부족, 과잉행동, 충동적인 행동을 나타낸다. 보통아이보다 신경전달물질이 부족한 것이지 머리가 나쁜 것은 아니다. 아인슈타인이나 에디슨, 미국 43대 대통령 조지 W.부시도 ADHD 증상을 가지고 있었다.

3. 파라콰트 농약

파라콰트(Paraquat)는 농약 제초제(除草劑)의 일종이다. 1961년 Imperial Chemical Industries(현재는 신젠타(Syngenta) 사) 사에 의해 상업적 목적으로 최초로 생산되었고, 가장 널리 사용되었던 제초제이다.

그라목손 또는 그라목숀(Gramoxone)으로도 알려져 있으며, 독성이 매우 강하여 유럽이나 미국에서는 이미 판매가 금지되어 있고, 일본에서는 1/10 정도로 희석하여 사용하도록 하고 있다. 우리나라에서는 2012년 11월부터 그라목손 시판이 금지되었다. 또한 토양에서의 반감기가 578일에 이르는 것으로 조사되어 있다.

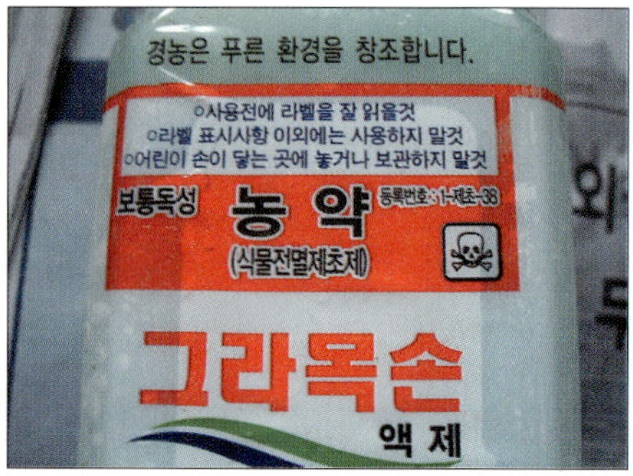

▲ 농약 중 가장 위험한 제초제

1) 파라콰트 증상과 징후

농약을 마신 직후에 구토, 불쾌감, 국소자극(점막의 염증 또는 짓무름에 따른 입, 목구멍, 식도, 위 등의 아픔) 쇼크, 의식장해를 일으키면서 복용 즉시 사망 및 피부간 흡수가 매우 빠름으로 현장에서 적절한 응급처치를 하지 않으면 사망할 수도 있다. 접촉으로도 위험할 수 있을 정도로 신체의 기능을 마비시킨다.

● 음독 증상

- 가벼운 증상 : 〈20mg Paraquation/kg → 별다른 증세가 없거나 구토 및 설사
- 중증 및 심한 증상 : 20~40mg Paraquation/kg → 대부분 폐 기능 장애 유발

✚ 음독 즉시 구토를 하고 수 시간 후 설사, 복통, 입과 목에 궤양이 발생한다. 경구 투입 기준으로 2~4시간 후에 최고 농도에 달하게 된다. 특히 신장과 폐에 중심적으로 퍼져 활성 산소로 변화하며 지방의 산화 작용, 세포 기능의 저하, 세포막의 변형 등을 일으켜 호흡곤란으로 사망한다.

● 접촉 증상

- 눈 접촉
  - 희석액 : 일시적으로 따끔 거리지만 손상은 없다
  - 원액 : 각막염과 결막염을 유발 할 수 있다.
  - 염증은 각막과 결막 상피의 손상을 유발하여 2차 감염 위험성을 초래할 수 있다.
  - 각막부종은 보통 3~4주 정도 지속되는데 일시적으로 시야가 흐려질 수 있다

- 피부 접촉
  - 희석액 : 홍반이 나타날 수 있다.
  - 원액 : 1~3일 후 자극 증상, 물집, 손톱에 노출되면 손톱이 갈라지지만 재생된다.

2) 파라콰트 응급처치

파라콰트 현장 응급처치

- 음독시 응급처치
  - Paraquat 음독이 확인될 경우 즉시 병원에 이송한다.
    - 병원 : 기도, 호흡 및 혈액순환 유지, 활성탄 또는 훌러스어스 경구 투여 → 활성탄 100 g/kg(어른), 2 g/kg(어린이) 또는 → 훌러스어스 10%용액 1 L(어른), 15 mL/kg(어린이)-하제(설사제 혼용) → 음독 후 4~6 시간 이내에 처치해야 한다.
- 접촉시 응급처치
  - 눈 접촉
    - 현장 : 깨끗한 물 또는 증류수로 약 10~15분간 눈을 충분히 씻어준 후 안과전문의에게 전문적인 치료를 받아야 한다.
    - 원액 : 눈에 묻었을 경우 24시간 안에 정밀검사를 받아야 한다.
    - 병원 : 2차 감염을 예방하기 위하여 국소항생제로 손상 받은 눈을 치료한다.
  - 피부 접촉
    - 현장 : 약제가 묻은 의복을 벗기고, 피부는 빨리 물이나 비누로 씻어낸다.
    - 병원 : 원액에 노출되었다면 검사하면서 손상부위를 치료한다. 장시간 노출되어 피부가 손상된 경우에는 피부침투가 이루어지므로 소변검사를 실시한다.

파라콰트 응급처치 시 주의사항

- 호흡곤란이 올 가능성이 높으나, 산소 흡입은 금기이다.
- 산소 흡입은 폐손상을 가속화 시킬 가능성이 높으며 환자를 포기한 경우에만 사용한다.

✚ 음독이 확인될 경우 Paraquat 음독에 대한 정보를 확보한다. 음독의 증거를 수집하기 위해 유언장, 남은 용기, 냄새 또는 색깔을 확인하며, 음독 증상으로 심한 구토, 점막의 염증 및 궤양이 있는지 확인한다.

참 고

중독환자의 구토물, 위 내용물, 위 세정액, 오줌, 대변, 혈액 등을 반드시 보존해야 한다. 특히 오줌은 반드시 채취해 두어야 한다. 이는 중독환자의 오줌에는 중독의 원인이 된 농약이나 그 대사물이 함유되어 있는 것이 보통이므로 중독의 원인물질을 확인하는데 중요한 자료가 된다. 혈액은 혈장 또는 혈청으로 구분하여 동결(凍結) 보존한다.

4. 살충제(insecticide : 유기인제)

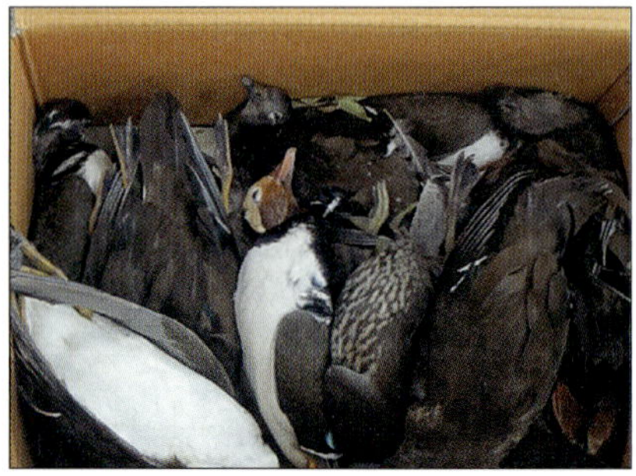

농약에는 살충제, 살균제, 식물전멸 제초제, 친환경제제 등이 있다 그중 살충제란 해로운 벌레나 곤충 등을 제거하기 위해 사용하는 독성 물질로 곤충에 대한 효과에 따라 접촉제, 소화중독제, 가스제로 구분할 수 있으며 처리된 식물체에 살충제가 어떻게 존재하고 분산되느냐에 따라 국부효과(局部效果)를 지닌 잔류성 살충제와 입제(粒劑) 형태로 약제가 토양에 살포, 유효성분이 식물에 흡수되어 오랜 기간 동안 방제효과가 있는 침투성 살충제(systemic insecticide)로 나눌 수 있다.

우리나라에서의 유기인제 농약 생산량은 전체 농약 생산량의 30% 정도를 차지하고 있다. 그런데 파라치온과 같은 유기인제는 선택성이 결여되어 포유동물에 대하여도 독작용을 나타내어 많은 중독 사건이 발생하였으나, 그 후 선택 독성이 뛰어난 스미치온, 페니트로치온 및 말라치온과 같은 유기인제가 개발되어 급성중독에 의한 사고는 적어지게 되었다. 그러나 유기인제는 유전자를 변화시켜 돌연변이를 일으키거나 기형 발생과 같은 현상을 유발할 수도 있으며, 잘못 취급하거나 오용 및 남용, 그리고 사용지침과 부작용에 유의하지 않음으로 해서 사람과 동물에서 많은 사고를 일으킬 잠재적인 위험성이 있음을 인식하여야 한다.

1) 살충제 화학구조에 따른 분류

구분	내용
무기 살충제	수은, 불소, 비소 등을 함유하는 무기화합물로 제2차 세계대전 초까지 사용 되었으나 독성문제 때문에 유기살충제로 대체되어 사용이 금지되어 있다.
유기인제	실용 면에서 가장 우수하며 식물체 내에 흡수되어 침투성효과가 있고, 유효성분이 신속하게 분해되어 잔류문제가 없는 신경독제이다. 팔티온, 이피엔, 다이아지논, 메타시스톡스, 말라티온 등이 많이 사용되고 있다.
카바메이트	1950년대부터 개발, 이용되었으며 유기인제에 대해 저항성을 보이는 곤충에 효과적 살충력을 보인다. 세빈, 바사, 테믹, 파단, 피리모 등이 이 약제에 속한다.
유기 염소제	제2차 세계대전 이후 DDT가 수입 위생해충은 물론 각종 해충방제에 사용하였으나 농작물에 대한 잔류독성 때문에 사용이 완전 금지. 살충제는 다량의 염소를 함유하고 있는 것이 특징이며 DDT, BHC, 에톡시크로 등이 있다.
천연산 살충제	식물에서 유효성분을 추출하여 얻어진 식물성 살충제와 광물에서 얻어진 광물성 살충제로 대별된다. 우수한 유기합성 살충제의 실용화로 식물성 살충제의 사용량이 한동안 감소하였으나 식물성 살충제의 사용에 관심을 갖게 되어 점차 사용량이 증가하고 있다. 식물성 살충제로는 니코틴, 로테온 등이 있으며, 합성 피레스로이드계인 데시스, 립코드, 주렁, 등이 광범위하게 사용되고 있다.

2) 유기인제 중독의 증상 및 징후

유기인제는 혈액내의 코린에스테라제(Choline-sterase) 효소의 활성을 억제하여 체내에 아세칠콜린(Acethylcholine)이 축적에 의한 부교감신경계의 과도한 자극으로 인하여 중독증상을 일으킨다.

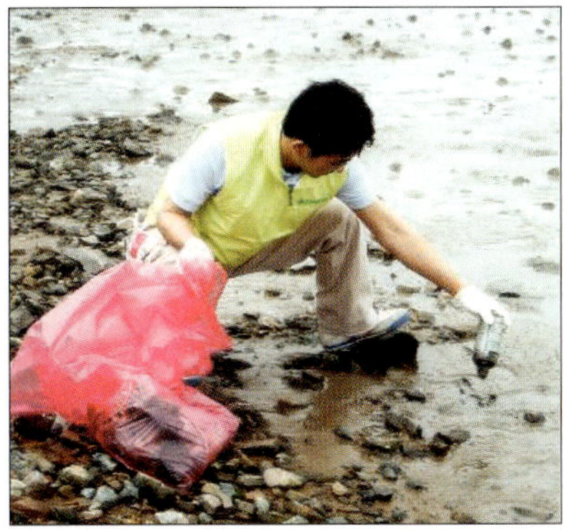

▲ 농약병을 수거하는 모습

독성작용의 주요 증상으로는 오심, 구토, 발한, 배변, 배뇨, 축동, 호흡곤란, 설사 등이 나타나는 무스카린(muscarine)양 증상과 근섬유속연축, 쇠약, 마비 등의 니코틴양 증상이 나타나며, 두통, 언어장애, 착란, 혼수, 체온상승 등의 중추신경제 증상이 나타나면서 호흡부전이나 심박동정지로 인하여 죽음에 이를 수도 있다.

- 경증 : 전신 나른함, 두통, 현기증, 구역질, 구토, 다량의 타액분비, 발한, 복통설사, 가벼운 축동 등
- 중증 : 경증의 증상보다 더한 강도의 축동, 근육의 경련, 보행 곤란, 언어장해, 시력장해, 맥박수의 감소 등
- 중증 : 축동, 대광반사의 소실, 전신성 경련, 호흡 억제 · 정지 등

3) 유기인제 중독시 응급처치

유기인제 중독시 현장 응급처치

- **기도유지, 호흡 및 순환기능을 평가(ABC' s)한 후 신속히 응급의료체계에 신고한다.**
- **구토 유발(손가락이나 끝이 둥근 것을 입안에 넣고 목구멍 안쪽을 자극)시킨다**
- **피부에 중독 시는 피부를 비눗물로 잘 씻어 준다. 파라치온과 같은 유기인계 농약은 알칼리에 분해되기 쉬우므로 반드시 비눗물로 씻어야 한다.**
- **활력징후(체온, 혈압, 맥박, 호흡)를 안정화 시킨다.**

▶ 급히 응급 센터 등, 중독에 필요한 시설이 있는 병원으로 옮겨서 치료를 받는다. 아무리 가벼워 보여도 반드시 입원 치료가 필요하다.

유기인제 중독 응급처치 시 주의사항

- 구토를 유발해서는 안 되는 경우 : 의식이 몽롱하거나 혹은 의식이 없을 때, 경련을 일으키고 있을 때, 이미 구토를 하였거나 현재 구토를 하고 있는 경우
- 병원 : 유기인제 중독에서는 특징적인 사후병변이 없다. 중독된 약물에 따라 아트로핀, PAM(pralidoximoriae), 흡착제 등 인공호흡, 산소흡입, 혈액투석, 스테로이드제의 대량투여, 강제이뇨 등을 농약의 종류에 따라 구분해서 사용한다.

5. 수면제(hypnotics)

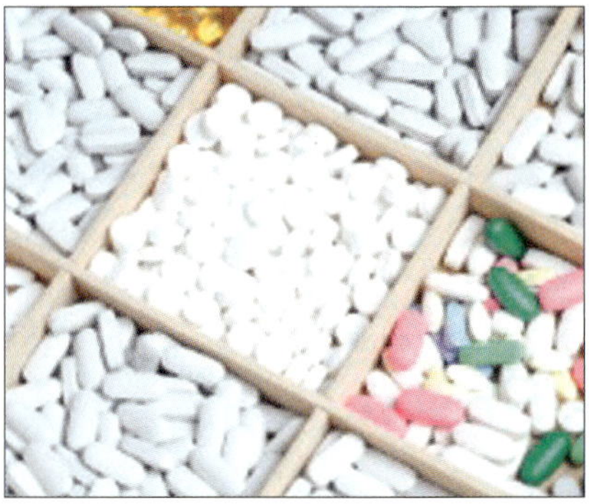

일반적으로 잠이 안 올시 복용하는 약을 수면제(체면제)라 한다. 대뇌가 흥분해 잠을 자지 못했을 때 사용하는 약물로 전신마취제와 같이 중추신경계의 흥분을 억제하는 작용이 있으며, 수면제는 1903년 바르비탈이 합성되면서 바르비투르산 계열의 수면제가 사용되다가 1954년 비 바르비투르산 계열인 글루테티미드가 사용되기 시작했고, 후에 벤조디아제핀이 개발되었다. 비 바르비투르산 계열은 그다지 사용되지 않고 있으며, 바르비투르산 계열은 습관성이 커서 펜토바르비탈칼슘과 아모바르비탈만이 사용되고 있다.

현재 주로 수면제로 쓰이고 있는 벤조디아제핀 계열에는 니트라제팜, 트리아졸람, 플루니트라제팜 등이 있다. 수면제는 음주에 의해 약효가 증강된다. 부작용으로는 임신부가 탈리도마이드를 복용하면 해표단지증과 그 외 다른 기형을 가진 기형아가 태어날 수 있다. 또한 습관성이 있고 내성이 생겨 동일한 효과를 얻기 위해서는 복용량을 늘려야 한다. 장기간 많은 양을 복용하면 금단증상이 나타나며, 한 번에 다량을 복용하면 사망할 수도 있으므로 주의해야 한다.

1) 수면제 중독 시 부작용

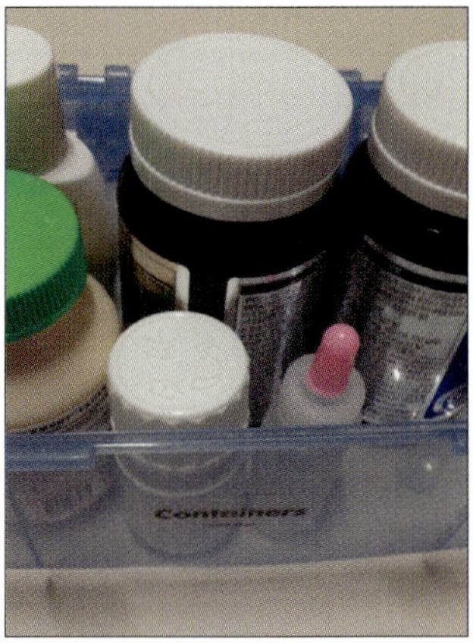

수면제는 뇌 내 신경전달물질의 양을 바꾸어 놓기 때문에 자신도 모르는 단기기억장애나 행동을 보일 수 있다. 우리가 쉽게 술을 먹으면 필름이 끊겨서 기억을 못하는 것과 마찬가지인데 알코올보다 효과가 강력하다.

- 의존성 및 금단증상 : 약물 의존성이 일어날 수 있다(용량을 초과하지 않도록 신중히 투여). 대량투여, 투여량의 급격한 감소나 투여중지에 의해 드물게 경련발작, 헛소리, 진전, 불면, 불안, 환각, 망상 등의 금단증상이 나타날 수 있으므로 투여를 중지할 경우에는 천천히 감량해야 한다.
- 정신신경계 : 정신분열증 등의 정신장애자에 투여하면 오히려 불안, 흥분, 우울, 자극과민, 착란, 환각, 정신병, 기타 행동장애 등의 역설적 반응이 나타날 수 있으므로 관찰을 충분히 하고 이러한 증상이 나타나는 경우에는 투여를 중지하고 적절한 처치를 해야한다.
- 수면제는 불면증과 같은 수면장애에 필요한 응급처치 약으로 수면의 질을 떨어뜨릴 뿐만 아니라 다양한 질환을 야기 시킨다. 또한 뇌의 기능을 약화시켜 잠을 유도하는 약이기 때문에 부작용으로는 비만인 사람은 사망의 위험이 일반인보다 2배 이상이며, 수면제를 처방받는 사람의 사망률이 평균 사망률보다 4.6배가 더 높았고, 폐렴의 위험을 50% 이상 더 높았다.

2) 수면제 중독의 증상 및 징후

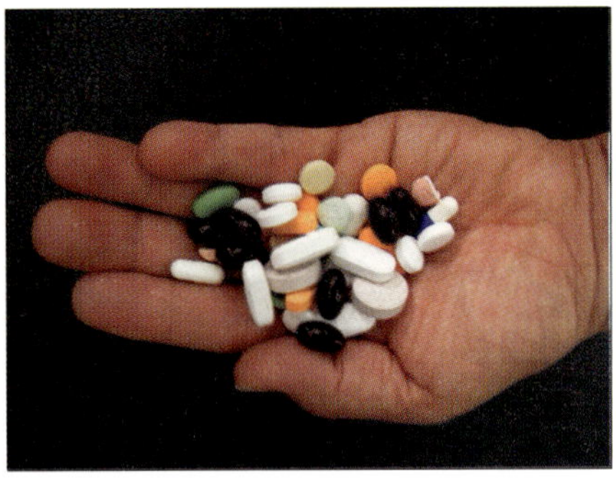

수면제를 투여한 용량과 경로에 따라 증상과 징후는 다음과 같다.

- 약한 정도 · 중등도 중독 : 기면, 헛소리, 운동실조 등이 흔히 나타나며 높은 용량에서는 저혈압, 혼수, 호흡마비 등이 일반적으로 발생한다.
- 깊은 혼수상태의 경우 : 동공은 대체로 축소되고 어떤 반사 반응도 보이지 않으며 죽은 듯 보일 수 있다.
- 깊은 혼수에 빠진 경우 : 저체온증(hypothermia)이 일반적으로 나타나며 특히 추운환경에 노출되어 있는 경우는 더욱 심하며 저혈압과 서맥도 동반된다.

3) 수면제 중독 응급처치

수면제 중독 시 현장 응급처치

- 기도유지, 호흡 및 순환기능을 평가(ABC's)한 후 신속히 응급의료체계에 신고한다.
- 혼수, 저체온, 저혈압이 발생할 수 있으니 대비한다.
  - 구토 유발(특별한 해독제는 존재하지 않는다).
  - 세척 : 활성탄을 투여하며 현장에서 섭취 후 몇 분 내에 투여가 가능하다면 구토제를 투여한다.
  - 빨리 병원으로 이송해야 한다.

수면제 중독 응급처치시 주의사항

- 입으로 아무것도 먹이지 않는다.

▶ 의식이 없을 때나 몸이 쇠약해 있을 때는 토하게 하면 토한 것이 기관으로 들어가 위험한 경우도 있으므로 토하게 해서는 안된다.

Q&A

Q 숙면을 위한 음식은 어떤 것이 있는가요?

A 숙면을 위한 음식으로는 키위, 상추, 따뜻한 우유, 바나나 라떼, 캐모마일 차 등이 있다.
키위는 '과일 수면제'라고도 불릴만큼 숙면에 좋은 음식으로 신경을 안정시키는 칼슘과 이노시톨, 마그네슘, 비타민C, 비타민E 등이 풍부하게 함유 돼 있어 불면증 환자에게 좋다.
상추는 춘곤증을 유발하는 효과를 가지고 있다고 널리 알려져 있으며 실제로 상추에 함유된 락튜카이움이라는 성분이 졸음을 유발하는 것으로 알려졌다. 이외에 따뜻한 우유와 캐모마일 차 등이 있다.

6. 복어 중독

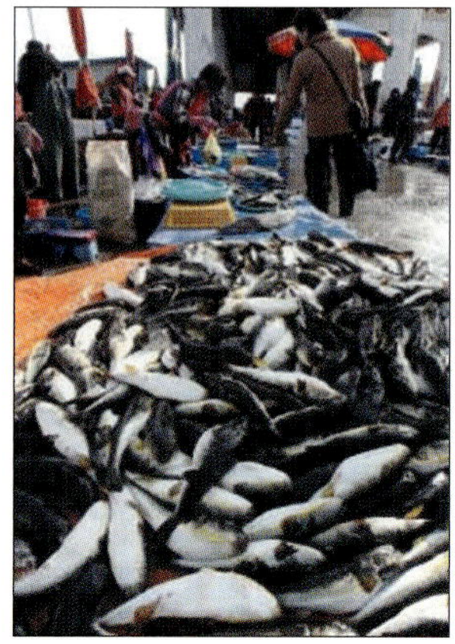

▲ 바다에서 잡아온 복어

복어로 인한 중독은 생선을 많이 먹는 일본에서 많지만 우리나라에서도 복어중독으로 사망하는 예가 있다.

테트로도톡신(Tetrodotoxin)이라는 복어 독은 자연계에 존재하는 독 중 가장 강한 독으로 유명하다. 특히 산란기인 5~7월에 독성이 가장 강하다. 청산가리보다 수십~수백 배 이상 독하다. 0.5 mg으로도 체중 50 kg인 성인이 사망할 수 있다. 알, 정소, 간, 창자, 혈액, 껍질 등 거의 모든 부위에 분포하는 복어 독은 맛과 냄새가 없어 알아차리기 쉽지 않다. 300℃ 이상의 고열에도 분해되지 않고, 영하 20℃에서 얼려도 없어지지 않는다. 복어를 매운탕 등으로 끓여 먹어도 중독될 수 있는 셈이다. 복어의 독은 사람의 신경 전달 체계에 작용한다. 감각신경, 운동신경 등을 마비시킨다. 경미한 경우에는 구토나 입술 주위 마비 증세만 보이다가 사라진다. 먹은 즉시 이상 반응이 나타나기 시작해서 초기 대응을 제대로 하지 않을 경우 4~6시간 안에 사망하는 치명적인 물질이다. 증상은 보통 먹은 즉시 나타나지만 20시간 이후에 일어나기도 한다.

1) 복어 중독의 증상과 징후

복어섭취 후 빠르면 식후 30분, 일반적으로는 2~3시간에 발병하여 입 주위나 혀, 손, 손가락에 마비가 오고 구역질이나 구토를 하게 된다.

✚ 복어섭취 ⇒ 식후 30분~2, 3시간(손가락 마비, 지각, 운동장애) ⇒ 입술, 혀의 마비 ⇒ 사지의 운동장애 ⇒ 언어장애
식후 5시간(호흡곤란) ⇒ 호흡근육의 마비, 의식의 침해

2) 복어 중독 시 응급처치

복어 중독 시 현장 응급처치

- **신속히 응급의료체계(119)에 신고한다.**
- **"CAB"(흉부압박 → 기도 → 호흡)시행하며 환자를 이송한다.**

▶ 복어 독은 5~9시간이면 배설되지만 증상은 신속히 진행되므로 신속히 병원으로 이송한다. 이송 중 호흡마비에 대해서는 즉각적인 인공호흡 및 산소를 공급한다.

복어 중독 응급처치시 주의사항

- 호흡마비에는 인공호흡이 가장 좋은 치료법이며 위세척이나 관장, 구토의 유발, 해독제 등은 필요 없다. 복어 독의 배설은 비교적 빨라서 5~9시간이지만 증상은 신속히 진행되므로 병원으로 이송해야 한다.

7. 화학물질 중독(Chemical Poisoning)

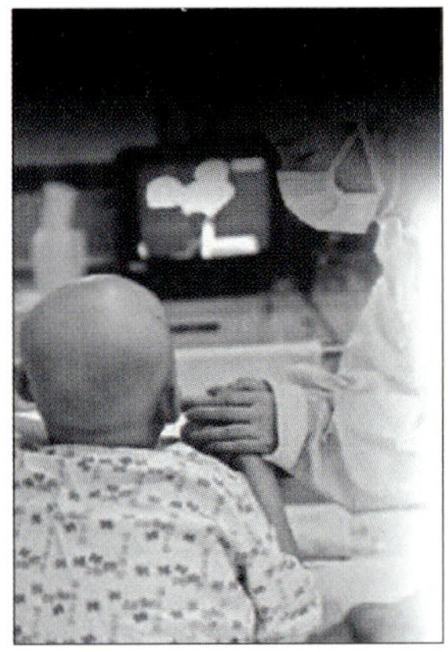

▲ 아로마 향초를 마신 후 폐렴으로 입원한 아이

산업용 화학물질에는 벤젠, 메틸 알코올, 노말헥산, 염화탄화수소 등이 있고 일상생활에서 쓰이는 화학물질은 표백제, 합성세제, 모기약, 살충제, 체온계, 자동차 세정액, 샴푸와 린스, 접착제 등이다. 화학물질의 종류 또한 매년 가파르게 증가하는 추세다. 세계보건기구(WHO)는 전 세계적으로 유통되고 있는 화학물질이 10만여 종에 이르며 매년 1000~2000종의 새로운 화학물질이 만들어진다고 보고 있다. 우리나라에선 대략 3만 6000여종의 화학물질이 사용되고 있으며, 매년 300~500여종의 화학물질이 새로 생산되고 있다. 화학물질은 생활에 유용하고 편리한 물질이지만, 동시에 중독 사고를 일으키는 주된 원인이기도 하다. 컵라면 용기나 음료수 캔 등에서 검출되는 환경호르몬이 장기적으로 인체에 해를 입힌다면, 가정용 화학제품은 즉각적인 중독을 일으킨다.

통계청은 연간 중독 사망자 수를 약 3400명으로 보고 있는데, 이중 화학물질에 의한 중독사고가 60%에 달한다.

1) 화학물질의 인체 내 침입

호흡기, 소화기(경구), 피부 · 점막의 세 가지 경로로 구분되는데, 같은 독물이라도 침범경로에 따라 장애의 부위 및 증상이 다르다.

호흡기계 침입

독물이 호흡기계를 침입하게 되면 폐포에서 모세혈관에 흡수되고 전신에 퍼지게 되어 호흡기계 침입은 전신적 장애를 가장 빨리 그리고 가장 심하게 나타내서 경구침입의 수배 내지 수십 배의 독성을 나타낸다.

소화기계 침입

소화기로 흡수된 것은 간을 통하여 그 일부가 담즙 중으로 배설되어 소화기로 되돌아오고 일부는 림프, 혈액으로 운반되어 전신에 퍼진다. 간에서는 산화, 환원, 분배 등으로 해독도 될 수 있으나 간에 머물러 있는 동안은 간의 장애를 일으키기도 한다.

경피 침입

피부를 통한 침입은 유기용제 DDT, PCB, 유기용제 등의 지용성 물질이 가능하며, 전신장애를 일으킬 수 있는데, 피부장애만 일으키는 종류가 많다. 그 증상이 자발적으로 그치는 것(비소 분진), 수포형성이나 궤양을 일으키는 것(크롬 분진)등과 만성 습진을 일으키는 것 등이 있다.

2) 화학물질의 중독 증상 및 징후

화학물질에 중독되면 복통, 복부경련, 메스꺼움, 구토, 설사, 졸음이나 의식 상실이 나타날 수 있고 물질의 종류와 침입경로에 따라 다른 양상으로 나타난다.

종 류	증 상	종 류	증 상
메틸 알코올	시신경장애	**벤젠**	조혈장애
염화탄화수소	간 장애	**DMF**	간독성
이황화탄소	중추 및 말초신경장애	**노말헥산**	말초신경장애

3) 화학물질 중독 응급처치

화학 물질 중독시 현장 응급처치

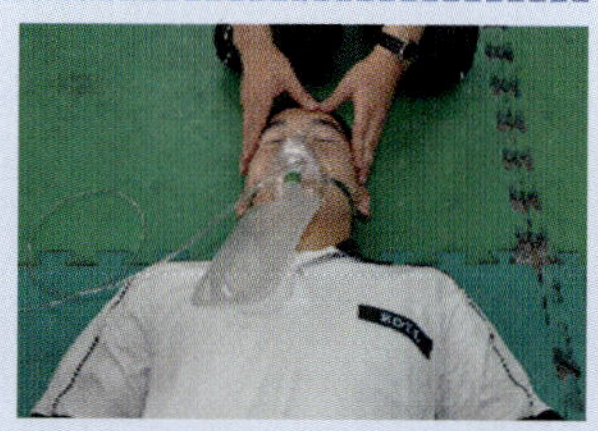

- 신속히 응급의료체계(119)에 신고한다.
- "CAB"(가슴압박 → 기도 → 호흡)시행한다.
  - 산이나 알칼리 흡입 경우 : 1~2컵의 찬 우유를 먹여 즉시 희석시킨다.
  - 화학물질을 흡입 경우 : 환자를 위험한 곳에서 대피시켜 신선한 공기를 마시게 하고 고농도의 산소를 공급한다.
  - 피부에 화학 물질이 묻은 경우 : 차가운 물로 피부에 남아있는 화학물질을 충분히 씻어낸다.

▶ CAB's에 이상이 없다면 회복자세로 빠르게 병원으로 이송 한다. 활력징후(체온, 혈압, 맥박, 호흡)를 안정화 시킨다.

화학 물질 중독 응급처치시 주의사항

- 독극물 용기나 환자의 토사물 등을 병원에서 성분을 분석하여 적절한 치료를 가능하게 한다.
- 위험한 화학 물질이나 씻은 물에 자신이 오염되지 않도록 보호용 장갑을 착용한다.
- 꼭 필요한 정보(나이, 몸무게, 독극물 이름, 먹은 양과 시간)를 확인한 후 응급의료진에게 전달한다.

참 고

청소년 10명 중 4명 스마트폰 게임 중독

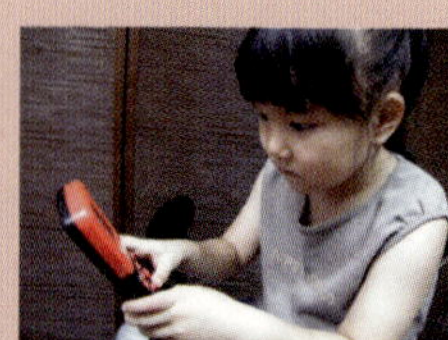

방송통신전파진흥원(KCA)의 설문조사(2014.1.13 발표)한 '모바일게임 이용행태 및 유료 결제 현황'을 보면 하루에 1시간 이상 모바일 게임을 즐기는 이용자가 27.5%이며, 이 중 10대 이하 이용자가 40.0%이다. "유료 결제 경험이 있다"고 답한 10대도 30.0%나 되었다. 꿈을 간직하면서 독서와 학교 공부에 열중해야 할 10대가 이렇듯 모바일게임에 빠져 있다는 것은 '소통의 부재' 시대의 폐단으로 맘 터놓고 얘기할 친구가 적고, 인생을 얘기할 멘토가 없고, 특히 말이 통하지 않는 부모세대와의 단절이 청소년들의 '사이버 탐닉'을 야기했다는 것을 말한다. 이것은 사회 모두의 책임이다.

8. 알코올 중독(Alcoholic)

알코올 중독은 사교적 음주에서 허용되는 양 이상의 음주를 하여 건강이나 직업, 사회생활에 장애가 있음에도 불구하고 술에 대한 의존 상태를 일컫는 것이다. 알코올은 중추신경계의 활동을 억제하는 약물로 장기간 마시면 육체적, 정신적 기능이 심하게 손상되어 깊은 의식불명 상태를 초래한다. 알코올은 1 gm당 7 kcal의 높은 열량을 가지지만 단백질, 비타민 및 무기질 등 영양학적으로 중요한 성분은 하나도 없기 때문에 술을 마실 때 식사를 소홀히 하기 쉽고, 이로 인해 나중에는 영양결핍 특히 비타민 결핍으로 인해 여러 가지 신체적인 질병이 생기게 된다.

1) 알코올 중독 증상 및 징후

장기적으로 과도한 알코올 소비로 인한 특징적인 이상 행동의 발달과 내성과 의존 다양한 행동양식 환경 및 신체대사 조건들이 진전됨에 따라 서서히 발전한다. 일반적으로 아래와 같은 증상을 나타낸다.

- 음주가 생활을 위한 활동 중에서 가장 중요한 부분이 된다.
- 술로 인한 문제가 심각한데도 불구하고 음주를 계속한다.
- 조절력이 자주 상실되면서 내성이 생긴다.
- 금단 증상이 생긴다(손이 떨리는 등의 불안정한 행동을 보인다).
- 금단 증상을 해소하기 위하여 술을 마신다(비틀거리고 움직임이 불안정하다).

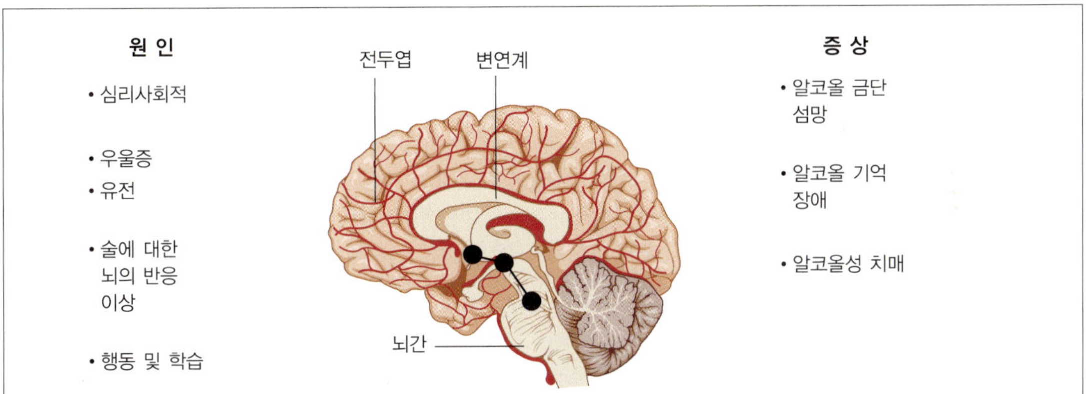

▲ 알코올이 뇌에 미치는 영향

중추신경계 효과	반복적인 음주로 인한 내성 유발 → 좀 더 많은 알코올 섭취 대뇌 기능의 장애를 가져옴. → 인지 능력의 감퇴, 반응시간이 길어짐.
행동장애	부적절한 행동을 보이거나 공격적으로 변함.
위장관계에 대한 효과	다량의 알코올 섭취로 인한 위장자극으로 구토를 일으킴.
알코올의 금단 증상	근육실조, 기억상실, 무표정, 만성적인 두뇌기능의 손상

2) 알코올 중독 응급처치

알코올 중독시 현장 응급처치

- 어깨를 흔들어 반응이 없으면 호흡과 맥박을 확인하고 응급의료 체계에 신고한다.
- 중독 시는 통증을 느끼지 못하므로 상처 유무를 확인한다.
- 호흡과 맥박이 있는 상태로 쓰러져 있으면 왼쪽으로 눕힌다.
- 공격적인 행동을 하면 안전한 곳에서 경찰이 도착할 때까지 기다린다.
  - 추위에 노출되어 있으면 따뜻한 곳으로 옮긴 후 옷이나 담요로 체온을 보호한다.
  - 알코올은 혈관을 확장시키기 때문에 추위에 노출되면 체온이 저하될 수 있다.

알코올 중독 응급처치시 주의사항

- 알코올의 혈관 확장 작용으로 저체온증에 빠지기 쉬우므로 조심스럽게 다루지 않으면 심장마비가 발생할 수 있다.
- 알코올중독자의 경우 통증을 느끼지 못하므로 상처 확인 및 외상에 준하는 처치, 즉 경부고정 및 척추고정의 필요성을 확인해야 한다.
- 의식이 명료하지 않으면 입으로 음식을 먹이지 않는다.
  - 무의식 상태인 경우 구토물이 기도를 막아 숨이 막힐 위험성이 있다.
- 두부손상 환자에게 알코올 냄새가 나면 알코올 상태로 오해하여 치료시기를 놓치는 경우가 있다.

✚ 알코올 의존성(Alcohol Dependence) : 알코올을 장기간 복용시 나타나는 행동적 및 신체적 의존을 의미한다. 행동적 의존은 알코올 섭취와 관련하여 나타나는 문제이며, 신체적 의존은 알코올 장기 사용으로 인해 알코올에 대해 내성과 금단 증상이 생긴 경우를 말한다. 알코올 의존은 알코올 금단 또는 내성이 신체적 증상으로 나타나는 상태를 말한다.

- ethyl alcohol 중독 : 사망에 이를 정도의 치사량은 혈중농도 0.4~0.5%가 되어야 한다. 술로 환산할 경우 청주로는 약 2,000mL, 위스키로는 16온스의 많은 주량이기 때문에 큰 문제가 되지 않는다.
- methyl alcohol : 15mL만 마셔도 10~15시간 내에 시력장애가 오기 시작되며, 30~60mL의 섭취 때는 사망에 이르게 된다. 섭취 후 약 30시간 이내에 사망하는데 빠를 경우에는 4시간, 느릴 경우에는 6일 후에 사망하였다는 기록이 있다.

참 고

혈중 알코올 농도 계산법

혈중 알코올 농도는 마지막 술잔 후 30~60분 후가 최고 농도에 달한다. 간이 알코올을 분해할 수 있는 능력은 사람마다 개인차가 있지만 평균 1시간에 술 1잔을 해독한다. 술 1잔이 혈중 알코올 농도에 미치는 영향은 0.015~0.02%, 즉 술 1잔을 마실 때마다 농도는 0.015~0.02%씩 높아진다. 반대로 1시간에 0.015~0.02% 씩 농도는 낮아진다. 따라서 1시간에 1잔씩 술을 아무리 많이 마셔도 혈중농도는 술 1잔에 해당하는 0.015~0.02% 수준을 넘지 않는다. 식사를 하면서 4잔의 술(농도 : 0.06~0.08%)을 마셨다면 술을 마시는 동안에도 해독이 되므로 2시간 후에는 약 0.03~0.04%가 된다. 음주단속 기준이 0.05%이므로 운전이 가능하다(사람 개인의 능력을 고려하지 않은 산술학적으로만 가능).

✚ 2012년(2013.9 통계청) 알코올 관련 사망자는 총 4,549명으로 1일 평균 12.4명이 사망한다. 남자가 여자보다 8배나 많은 사망률을 보인다.

참고

알코올 중독의 기준

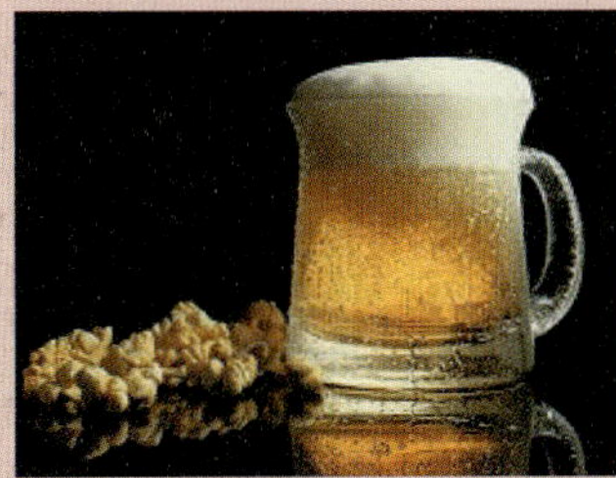

우리나라 사람 중 18~65세 인구의 15.9%인 약 500만 명이 알코올 중독증 환자다. 남자는 25.2%, 여자는 6.3%. 직업능력을 상실하거나 신체 기능 장애가 동반된 알코올 중증 남용 환자는 2.5%(남 4.1%, 여 0.9%)이다. 전문의들은 대상을 성인만으로 한정하고, 숨어 있는 환자까지 포함하면 성인 남성의 30% 이상이 '환자'일 것으로 추정한다. 하루 이틀만 술을 쉬어도 '저녁에 술 한잔 했으면…' 하는 생각이 들거나, 습관적으로 2차를 간다면 알코올 중독의 초기 징후다. 자신이 알코올 중독이라고 생각하는 사람은 거의 없고 우리사회는 술에 대해 너무 관대하다. 세계보건기구(WHO)는 '건강한 음주'의 기준으로 남자는 1회 2잔, 여성/노인은 1회 1잔을 제시했다. 하루 1~2잔이 아니라, 술자리를 가질 때마다 1~2잔이다. 사회에서 용인되는 '사회적 음주' 기준도 남자는 1주일에 14잔 이하(1회 4잔), 여자는 그 절반인 1주일 7잔(1회 3잔) 이하이다. 이런 기준을 넘는 음주가 계속된다면 단순히 '술을 줄여야겠다'는 생각보다 '치료를 하겠다'는 의지가 중요하다. 치료는 초기 징후가 나타났을 때 시작해야 효과가 좋다.

(보건복지부 '정신질환실태' 역학조사)

알코올 중독 자가 진단 테스트

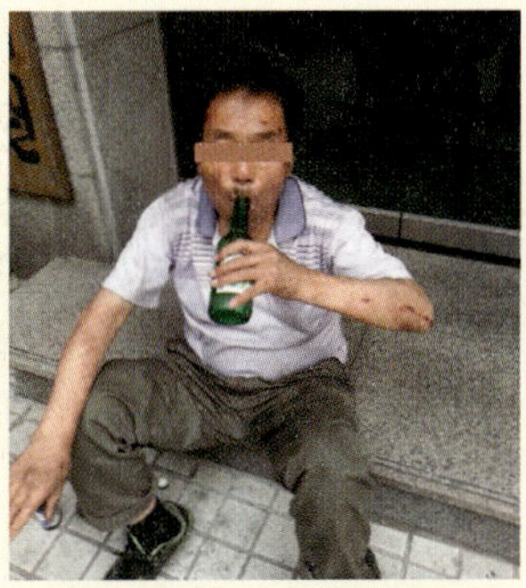

1. 자기 연민에 잘 빠지며 술로 인해 이를 해결하려 한다.
2. 혼자 술 마시는 것을 좋아한다.
3. 술 마신 다음날 해장술을 마신다.
4. 취기가 오르면 술을 계속 마시고 싶은 생각이 지배적이다.
5. 술을 마시고 싶은 충동이 일어나면 거의 참을 수가 없다.
6. 최근에 취중의 일을 기억하지 못하는 경우가 있다. (2회/6개월)
7. 대인관계나 사회생활에 술이 해로웠다고 느낀다.
8. 술로 인해 직업 기능에 상당한 손상이 있다.
9. 술로 인해 배우자(보호자)가 나를 떠났거나 떠난다고 위협한다.
10. 술이 깨면 진땀, 손 떨림, 불안이나 좌절 혹은 불면을 경험한다.
11. 술이 깨면서 공포나 몸이 심하게 떨리는 것을 경험하거나 혹은 헛것을 보거나 헛소리를 들은 적이 있다.
12. 술로 인해 생긴 문제로 치료받은 적이 있다.

※ 본인이나 가족이 2개 항목 중 3개 이상 해당되면 알코올 중독 전 단계인 알코올남용, 4개 이상일 경우 알코올 중독이다. 단, 10번, 11번 해당자는 무조건 알코올 중독으로 진단되므로 반드시 전문가와 상담해 치료를 받아야 한다.

✚ 세계 각국의 음주운전 형벌

- 엘살바도르 : 총살령
- 불가리아 : 초범은 훈방, 재범은 교수형
- 터키 : 30km 떨어진 곳에 버린 뒤 집까지 걸어오게 한 후 집에서 구속
- 핀란드 : 한 달 월급 모두 몰수

9. 식중독

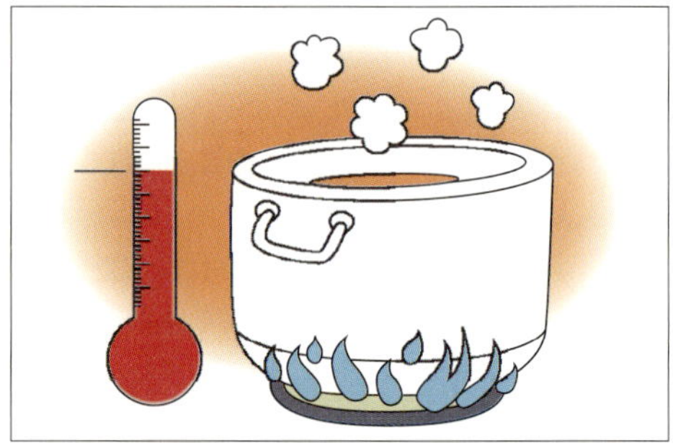

▲ 음식조리시 70°C 이상 가열해야 한다.

식중독은 오염된 음식물을 섭취함으로서 발생하는 구토, 설사, 복통 등의 증세를 일으키는 임상증후군을 말하는데 보다 넓은 의미로는 음식물을 먹은 뒤 초래하는 모든 질병을 포함하기도 한다. 식중독의 원인균 가운데 가장 많은 것이 살모넬라균 식중독. 오염된 돼지고기, 튀김류, 김밥, 닭고기, 햄 등이 원인이며 복통, 설사, 오한, 구토 증상이 나타난다. 비브리오균은 주로 어패류와 그 가공품이 원인이다. 우리나라에서도 매년 증가추세에 있다.

이와 함께 흔히 발생하는 대장균 O-157은 오염된 고기, 우유, 치즈, 무순 등이 원인이며 피섞인 설사, 심한 경우 복부 경련, 용혈성 요독증 등을 유발한다. 환자의 0.5%가 생명을 잃기도 하지만 건강한 사람이 감염되면 별 증상 없이 지나가기도 한다.

식중독 균은 대체로 열에 약하고 저온에서 잘 번식하지 못하므로 음식을 충분히 익혀 먹고 남은 음식을 냉장 보관하는 것이 안전하다. 또 날 음식과 조리된 음식을 따로 보관하고 날 음식을 썬 칼과 도마는 다른 식품을 자를 때 사용해서는 안 된다.

1) 식중독의 원인

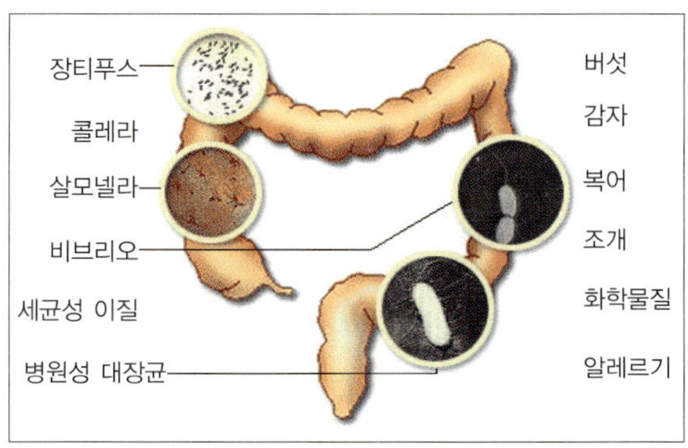

▲ 식중독의 흔한 원인

일반적으로는 오염된 식품을 섭취하여 발생하는 경우를 말한다. 식중독은 치명적인 것도 있으나 대개 증상이 경미한 것이 보통이며 전파성도 그리 문제가 되지 않는다. 원인은 세균성 감염이나 바이러스 감염에 의한 것이 가장 많고 알레르기에 의한 것도 적지 않다.

- 세균성 식중독 : 살아 있는 세균에 의한 감염이나 음식물 내에 세균이 만들어 놓은 독성이 남아 있는 경우, 음식물 섭취 후 장내에서 만들어진 독성에 의하여 발병한다. 8~12시간 정도의 잠복기를 거쳐 복통, 설사 등의 위장 증상이 나타나며 24시간 이내에 증상은 사라진다.
- 화학물질에 의한 식중독 : 대부분 음식 조리에 사용되는 조미료, 방부제 등을 섭취하여 발병한다. 증상은 수 시간 이내에 소실되므로 특별한 치료가 필요하지 않다.
- 독성이 있는 음식물 : 척추를 가진 어류에서 여러 가지 독소를 가지고 있는 것으로 알려져 있다. 어류에 의한 식중독은 신경독과 마비를 일으키는 독성, 두 가지로 분류된다. 이 외에도 독버섯, 약초 중 일부가 독성을 가지고 있는 것으로 알려져 있다.

2) 식중독의 분류

식품 안에 들어있는 미생물이 생산하는 식물성 독소에 의한 자연독 식중독, 화학 물질에 의한 화학성 식중독, 세균에 의한 세균성 식중독으로 나눌 수 있다. 원인에 따라 증상도 다르게 나타난다. 식중독을 일으키는 원인 물질에 따라 다음과 같이 분류된다.

대분류	중분류	소분류	원인균 및 물질
미생물	세균성	감염형	살모넬라, 장염비브리오균, 병원성대장균, 캠필로박터, 여시니아, 리스테리아 모노사이토제네스, 클로스트리디움 퍼프린제스, 바실러스 세레우스
		독소형	황색포도상구균, 클로스트리디움 보툴리늄 등
	바이러스성	공기, 접촉, 물 등의 경로로 전염	노로바이러스, 로타바이러스, 아스트로바이러스, 장관아데노바이러스, 간염 A 바이러스, 간염 E 바이러스 등
화학물질	자연독	동물성 자연 독에 의한 중독	복어독, 시가테라독
		식물성 자연 독에 의한 중독	감자독, 버섯독
		곰팡이 독소에 의한 중독	황변미독, 맥가독, 아플라톡신 등
	화학적	고의 · 오용으로 첨가되는 유해물질	식품첨가물
		본의 아니게 잔류, 혼입되는 유해물질	잔류농약, 유해성 금속화합물
		제조 · 가공 · 저장 중에 생성되는 유해물질	지질의 산화생성물, 니트로소아민
		기타 물질에 의한 중독	메탄올 등
		조리기구 · 포장에 의한 중독	녹청(구리), 납, 비소 등

3) 식중독 증상과 징후

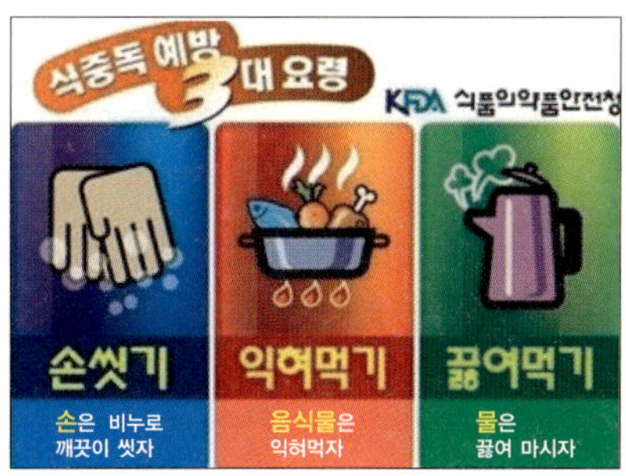
식중독 예방 3대 요령
KFDA 식품의약품안전청
손씻기
손은 비누로 깨끗이 씻자
익혀먹기
음식물은 익혀먹자
끓여먹기
물은 끓여 마시자

식중독의 증세로는 구토, 설사, 복통, 발열, 식은땀과 혈압하강 등이 있다.

- 열, 무력감
- 배가 아프다. 통증은 전형적인 경련성으로 파도처럼 통증이 왔다 갔다 한다.
- 설사를 멈추는 지사제를 함부로 사용하면 증상과 예후를 더욱 나쁘게 할 수 있다.

4) 식중독 응급처치

식중독 시 현장 응급처치

- 끓인 물이나 보리차 1L에 설탕 과 소금을 4:1로 타서 보충 또는 이온음료도 좋다.
- 설사가 1~2일 지나도 계속되고 복통과 구토, 열이 많이 나고 대변에 피가 섞여 나올때는 병원으로 이송한다.
- 장 속에 있는 세균이나 독소를 배출하지 못하고 병을 오래 끌 수 있어 설사약은 함부로 복용하지 않는다.

식중독 예방 주의사항

- 조리 전에 반드시 손을 씻는다.
- 주변 환경을 철저히 청소한다.
- 냉동조류와 육류는 조리 전에 완전히 녹여야 한다.
- 육류와 닭고기, 생선, 달걀 등은 완전히 익혀 먹도록 한다.
- 음식을 미지근한 상태로 오래 보관하지 않는다.
- 식재료에 대한 보관온도를 준수한다.
- 정수기 등은 반드시 주기적으로 필터교환 및 청소한다.

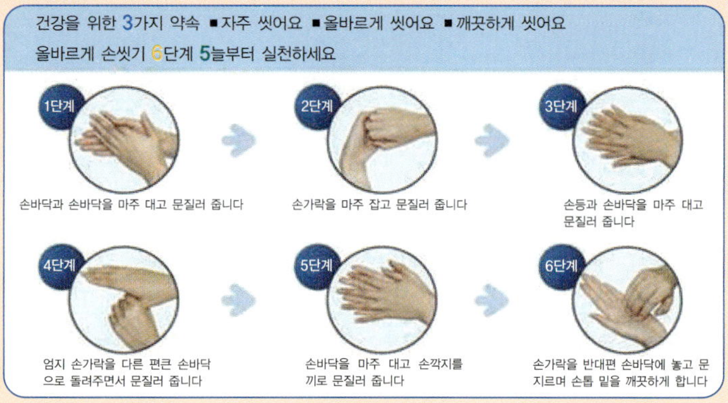

- 유통기한을 반드시 확인하고 환기를 철저히 하여 습도가 높아지지 않도록 유지한다.
- 바이러스성 질환 또는 화농성 질환 환자의 조리업 종사를 금지한다.

참 고

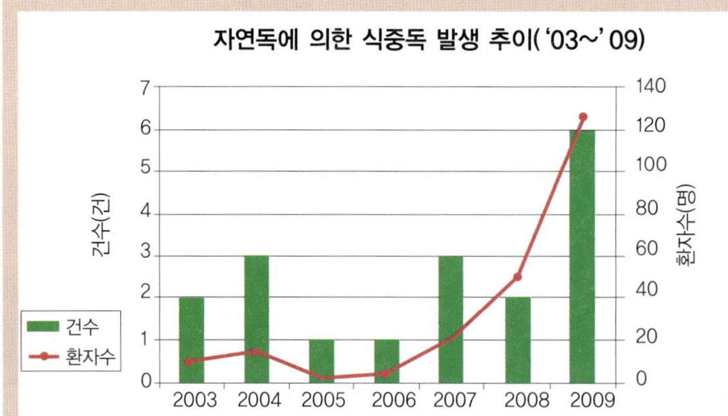

지난 7년간(2003~2009년) 자연독에 의한 식중독 보고 건수는 18건, 환자수는 31명으로 최근 환자수가 증가추세를 보이고 있다.
(KDAF 식품의약품 안전청 자료)

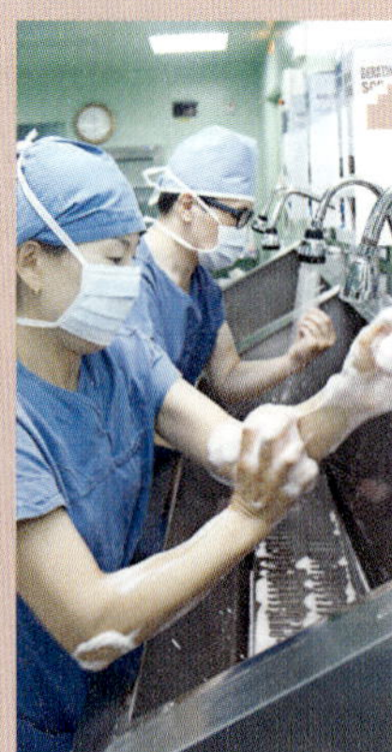

연 습 문 제 18

1 구토를 유발해야하는 환자는 ?
① 의식이 명료하지 않은 환자
② 경련중인 환자
③ 입 주위나 구강 내에 복용물질에 의한 화상이 있는 환자
④ 구토시럽을 먹은 환자

2 중독 물질을 제거하는 방법은?
① 오염물질의 제거
② 설사유발
③ 이뇨제 투여하지 않음
④ 활성탄을 투여한 환자

3 약물 중독의 개념은?
① 적은 양이면 인체조직을 손상시키지 않음
② 주로 화학적 손상에 의한 것
③ 대사작용을 방해
④ 세포파괴

4 숯과 같은 물질로서 매우 넓은 흡수표면을 가지고 있으므로, 중독물질이 효과적으로 흡착되어 체내로의 흡수를 막을 수 있는 것은?
① 위세척 ② 하제 투여
③ 활성탄 투여 ④ 이뇨제 투여

5 중독 물질이 우리 신체에 미치는 영향이 아닌 것은?
① 심혈관계 독성
② 산소의 운반이나 이용 저해
③ 중추신경계 독성
④ 소화기가 잘 되지 않음

6 약물 중독의 증상이 아닌 것은?
① 흐릿해 보이는 눈 ② 체온증가
③ 피해망상 ④ 태만

7 농약 중독 응급처치시 주의사항이 아닌 것은?
① 의식이 없거나 경련을 일으키고 있을 때, 석유제일 경우에는 구토를 유발해서 안된다.
② 무의식 환자는 아무것도 먹이지 말아야 하고, 앉아 있는 자세를 유지해야한다.
③ 우유를 마시게 해서는 안된다.
④ 환자가 담배를 피우거나 술을 마시게 해서는 안 된다.

8 파라콰트 응급처지시 주의사항이 아닌 것은?
① 파라콰트를 강력하게 흡착할 수 있는 물질을 섭취 즉시 병원으로 이송하여 위세척 함
② 눈 접촉시 깨끗한 물로 약 10~15분간 눈을 충분히 씻은 후 병원에 감
③ 피부 접촉시 약제가 묻은 의복을 벗기고 물이나 비누로 씻어 냄
④ 피부 접촉시 피부침투가 이루어지므로 병원에서는 소변검사를 실시

9 수면제 중독의 증상 및 징후가 아닌 것은?
① 헛소리 ② 동공 확대
③ 저체온증 ④ 호흡마비

10 알코올 중독의 증상 및 징후가 아닌 것은?
① 술로 인한 문제가 심각하다고 느끼면 더 이상 술을 먹지 않는다.
② 조절력이 자주 상실되면서 내성이 생긴다.
③ 금단 증상이 생긴다.
④ 금단 증상을 해소하기 위하여 술을 마신다.

11 알코올 중독 응급처치시 주의사항인 것은?
① 두부손상 환자에게 알코올 냄새가 나면 알코올 상태로 오해하여 치료시기를 놓치는 경우가 있다.
② 알코올 중독자의 경우 통증을 느끼므로 척추고정의 필요성을 확인한다.
③ 알코올은 몸에 열을 내기 쉬우므로 심장마비가 발생할 수 있다.
④ 의식이 명료하지 않으면 음식을 먹는다.

12 독극물이 인체 내로 들어오는 경로로 틀린 것은?
① 복용 ② 흡입
③ 피부나 점막 ④ 소변의 역류

13 약물 중독환자에서 구토를 유발하여 약물을 제거시키는 방법을 뭐라고 하는가?
① 구토시럽(Ipecac syrup)
② 활성탄(Activated charcoal)
③ 위세척(Gastric lavage)
④ 우유(Milk)

14 다음중 구토를 유발시켜서는 안 되는 경우는?
① 수면제 ② 해열진통제
③ 석유화학제품 ④ 정신과약

15 복어중독에 대한 설명 중 틀린 것은?
① 복어의 알과 내장에 들어 있는 테트로도톡신에 의하여 생기는 중독이다.
② 일반적으로 2~3시간 후, 바르면 식사 30분 후 구역질이나 구토를 학게 된다.
③ 복어독이라고 확신할 수 없으며 병원에 이송하지 않는다.
④ 기도유지, 호흡 및 순환을 평가한다.

16 알코올 중독환자의 응급처치에 대한 설명으로 거리가 먼 것은?
① 환자의 의식이 없는 경우 기도 유지가 우선되어야 한다.
② 알코올 중독환자는 난폭할 수 있으므로 손발을 묶어두는 것이 안전하다.
③ 구토에 대비한다.
④ 호흡을 관찰하고 필요 시 호흡을 보조한다.

17 알코올 중독환자의 금단증상이 아닌 것은?
① 간질발작 ② 수지진전
③ 환각 ④ 의식혼미

18 전화를 받고 응급구조사가 출동을 하였다. 환자는 매우 흥분되어 있는 상태로 불안감을 나타내고 있었고, 보호자에 의하면 환자는 요 며칠새 편집광적인 행동을 했다고 한다. 당신이 응급구조사라면 이 환자가 어떤 약물을 복용했을 가능성이 많은가?
① 수면제 ② 중추신경 억제제
③ 알코올 ④ 중추 신경 흥분제

19 식당에서 한 남자가 다른 손님을 괴롭히고 있다는 신고를 받고 출동하였다. 현장에 출동하여보니 그 남자는 매우 불안해 보였으며 자기 몸에 벌레가 기어올라온다고 소리친다. 주위사람들이 그를 알코올 중독자라고 한다. 다음 중 이 남자에 가장 의심되는 상황은?
① 치매 ② 대인공포증
③ 알코올성 환각 ④ 알코올성 간질발작

20 알코올 중독에 의하여 의식상태가 혼미한 환자를 발견하였다. 응급 구조사가 취할 조치로 부적절한 것은?
① 구토에 대비하여 폐흡인이 발생하지 않도록 한다.
② 술과 함께 다른 약물을 복용하였는지 확인해야 한다.
③ 행동 장애에 의해 2차적인 손상을 받지 않도록 주의한다.
④ 금단 증상으로 환자의 상태가 불안정하면 2~3시간 현장에서 지켜본다.

제 19 장

곤충 및 동물에 의한 손상

학습 개요

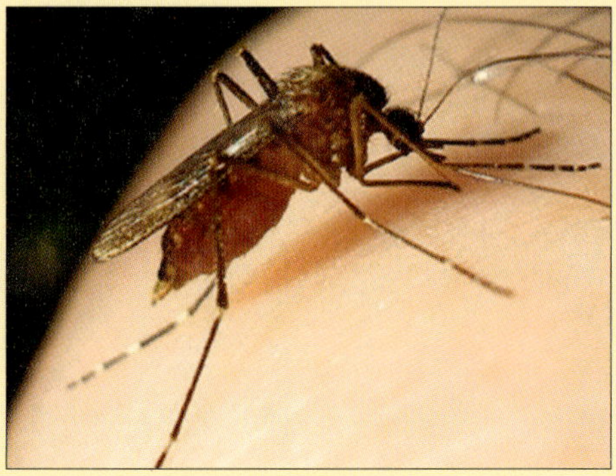

여러 가지 곤충, 파충류, 동물에 물리거나 쏘이는 것은 인간에게 발생하는 가장 흔한 손상이다. 벌 쏘임 관련 사망소식을 비롯하여 동물이나 곤충에 의한 손상은 국소적이고 가벼운 자극에서부터 생명까지 위협하고 있다.

동물이나 곤충에 의한 자상과 교상은 일반적인 손상과는 달리 손상 부위뿐 아니라 중독에 의한 전신 증상을 유발할 수 있으므로 생명을 위협하는 응급상황을 초래할 수 있다. 벌에 쏘인 후, 쏘인 부위의 가려움, 통증, 붓는 등의 가벼운 증상에서부터 응급 상황 또는 생명을 위협하는 상황으로까지 나타날 수 있다.

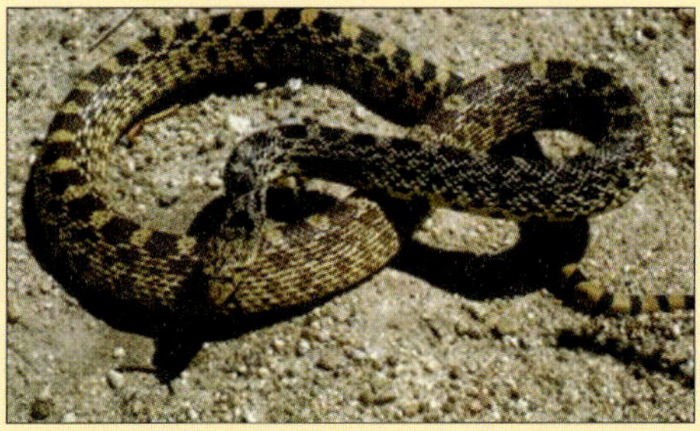

뱀에 의한 교상의 피해자는 뱀의 활동이 활발한 4~10월에 집중되어 발생한다. 과거에는 독사 교상에 의한 사망률이 25% 정도로 추정되었지만, 최근 사독 항독소와 응급처치의 발달로 현재 사망률은 0.5% 이하로 감소하였다.

응급처치자는 동물이나 곤충에 의한 손상을 당했을 경우에 그에 맞는 응급처치를 시행하고 병원으로 신속히 이송하는 것이 중요하다. 동물과 곤충에 의한 손상 시 나타나는 증상과 징후를 알아야하며, 응급처치법과 주의사항을 잘 숙지하여야 한다.

학습 중점

- 곤충의 의한 피해 시 나타나는 증상을 설명할 수 있다.
- 벌에 쏘인 경우 증상과 징후를 설명할 수 있다.
- 벌에 쏘인 후 응급처치와 벌 쏘임 예방법을 설명할 수 있다.
- 뱀에 물린 경우 증상과 징후를 알고 응급처치를 할 수 있다.
- 개에 물린 경우 증상과 징후를 알고 응급처치를 할 수 있다.

용어 정의

- **자상(Sting) :** 식물이나 동물의 독액이 개체에 도입되거나 접촉에 의해서 일어나는 손상
- **교상(Bite) :** 이빨이 있는 동물이나 곤충에 의하여 물리는 것.
- **종창(Swelling) :** 세포의 증식에 기인하지 않은 신체 일부분의 비정상적인 부피의 증가. 대개 종양이나 염증이 있을 때 나타남.
- **작열감(Burning sensation) :** 타는 듯한 느낌의 통증 내지는 화끈거림
- **두드러기(Urticaria) :** 종창, 가려움에 의해 특징되는 알레르기성 피부이상. 알레르기 있는 사람이 어떤 물체에 닿아서 일어남.
- **오심(Nausea) :** 구토를 할 것 같은 느낌. 보통 구토가 오기 전에 먼저 나타나거나 구토에 동반되어 나타남.
- **발적(Rubefaction) :** 피부나 점막에 염증이 생겼을 때에 모세혈관이 확장되어 빨갛게 부어 오르는 현상
- **현기증(Dizziness) :** 안정감각실조의 자각증세로 자신의 회전감이 있고, 또한 주위의 것이 회전하고 있는 느낌이 드는 것
- **알레르기(Allergy) :** 인체가 어떤 물질에 대해서 선천적 또는 후천적으로 항원 · 항체반응에 의하여 생체 내에 생기는 급격한 이상 반응
- **아나필락시스(Anaphylaxis; 과민반응) :** 과민하게 나타나는 항원 · 항체반응으로 알레르기가 국소성 반응인데 비하여, 전신성 반응을 일으킴. 오심, 구토, 복통, 설사, 소양증, 두드러기 등의 증상을 보이며, 심하면 호흡곤란과 순환장애도 유발함.
- **항히스타민제(Antihistamine) :** 히스타민의 영향을 줄이고 알레르기 반응의 증상을 없애는 약물
- **면역(Immunization) :** 감염성 질병이나 외부 물질로부터 신체를 보호하는 일종의 방어반응
- **광견병(Rabies; 공수병) :** 광견병 바이러스를 가지고 있는 동물에게 물려서 발생하는 질환으로 광견병에 걸린 박쥐, 늑대, 개, 고양이 등에게 물렸을 때 발생한다. 경련, 호흡곤란 등의 증상을 보이며 특히 물을 마시거나 보기만 하여도 공포를 느낌.
- **타액(Saliva; 침) :** 음식물 저작을 쉽게 하고 당분 소화기능이 있는 물질로서 침샘에서 구강으로 분비되는 물, 단백질, 염분 등의 분비물
- **잠복기(Incubation period) :** 숙주가 감염원에 의하여 감염된 후부터 감염에 의한 증상이 나타날 때까지의 기간
- **백신(Vaccine) :** 전염병에 대하여 인공적으로 면역을 주기 위해 생체에 투여하는 항원의 하나.
- **바이러스(Virus) :** 동물, 식물, 세균 따위의 살아 있는 세포에 기생하고, 세포 안에서만 증식이 자능한 비세포성 생물. 핵산과 단백질을 주요성분으로 하고, 세균여과기에 걸리지 않으며, 병원체가 되기도 함.
- **인수공통검염병 :** 사람이나 다른 척추동물 사이에서 자연적으로 감염되는 전염병. 관견병, 페스트 등이 있음.

곤충 및 동물에 의한 손상 CHAPTER 19

1. 곤충에 의한 피해

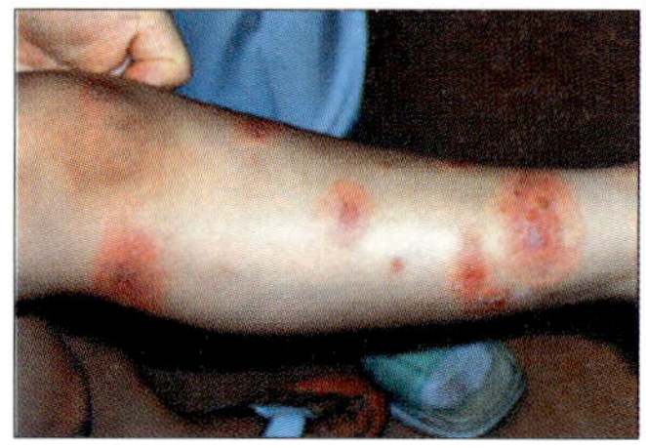

▲ 동물에 의한 자상 흔적

독을 가진 여러 종류의 벌레나 곤충이 사람을 쏘거나 물어버림으로서 중독을 유발시킬 수 있다. 동물이나 곤충에 의한 자상(sting)과 교상(bite)은 일반적인 손상(injury)과는 달리 손상 부위뿐 아니라 중독에 의한 전신 증상을 유발할 수 있으므로 생명을 위협하는 응급상황을 초래할 수 있다.

특히 등산이나 성묘 중에 중에 벌에 쏘이는 경우가 많은데 벌 알레르기가 있는 사람은 생명이 위험할 수 도 있다. 벌은 자신을 건들지 않으면 절대로 먼저 공격하지 않는다. 벌에 쏘인 경우, 어떤 사람들은 쏘인 부위의 일시적 부종만 나타나는데 반하여, 어떤 사람은 전신적인 과민 반응이 발생하여 생명을 잃을 수도 있다.

또한 곤충이나 동물에 의한 교상은 독특한 독성에 의하여 손상의 중증도가 결정된다. 따라서 개에게 물린 경우라면 광견병을 우려해야 하고, 거미나 뱀에 의하여 손상 받았을 때에는 해당 동물이 가지고 있는 독특한 독성에 따라 중증도가 달라진다.

1) 곤충 피해시 나타나는 증상

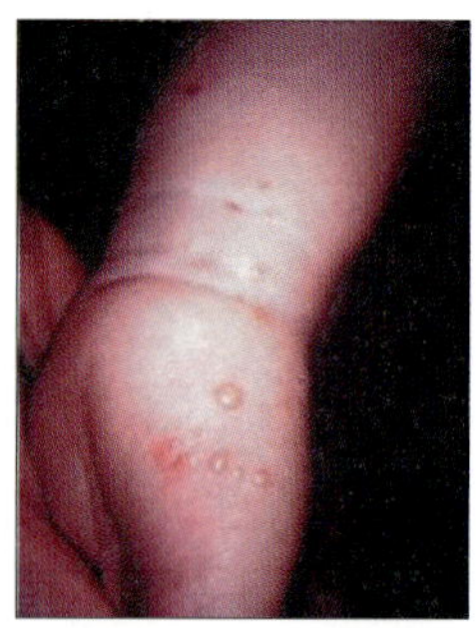

▲ 곤충손상에 의한 수포

다양한 벌레와 곤충(모기, 벼룩, 빈대, 이, 파리, 불개미 등)들이 피부를 물은 후에 털에 의한 자극이나 타액 등으로 주입된 독소에 의해 직 · 간접적으로 피부 반응이 생겨서 발생한다. 한군데 또는 여러 군데에 물린 자국에 의해 가렵고 며칠간 지속된다. 다리 부위에 곤충 교상이 생길 때에는 수포가 생기기도 한다. 개미 중에는 피부를 물고 난 후 그 자리에 자신의 독소를 주입해 넣음으로서 중독을 유발하는 종류가 있다. 특히 불개미는 한 개체를 반복하여 물 수 있고 그 자리에 자극적인 독소를 주사해 넣는다.

벌레에 쏘이거나 물렸을 때의 임상 증상은 손상이 발생한 병변의 위치에서 가장 먼저 발생한다. 병변부위의 급작스런 통증, 종창, 작열감과 발열 등이 나타나며, 가끔 가려움증과 함께 피부에 흰색의 단단한 융기가 나타나기도 한다. 때로는 벌레에 쏘인 부분이외의 장소에 두드러기 등이 발생할 수 있는데, 두드러기는 과민반응의 전구증상으로서 발생할 수 있다.

벌레에 의한 국소적인 손상에는 별다른 치료가 없는데 얼음을 대주는 것이 환자를 편안하게 해줄 수 있다. 벌레에 의한 손상 시 발생되는 부종 때문에 심각한 장애가 유발되지는 않는다.

2. 벌에 쏘인 경우

꿀벌, 땅벌, 말벌, 송곳벌, 호박벌, 맵시벌, 검정말벌, 노랑말벌, 무늬말벌, 장수말벌, 조롱벌 등 벌의 종류는 10만여 종의 벌이 남북극의 아주 추운 지방만 제외하고 세계 각처에서 산다. 벌은 담이나 땅에 집을 짓고 살다가 사람의 활동에 자극을 받아서 공격을 하게 된다.

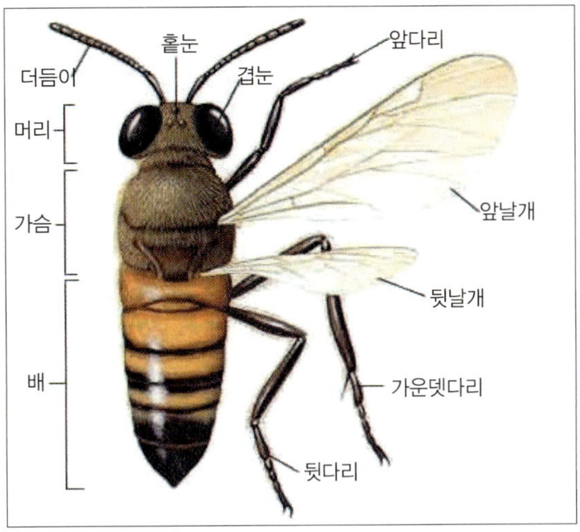

▲ 벌의 부위별 명칭

쏘는 벌은 크게 두 그룹으로 나뉘는데, 하나는 말벌과 호박벌이 속해있는 말벌그룹 다른 하나는 꿀벌과 땅벌이 속해있는 꿀벌그룹이다. 이중 알레르기 반응을 가장 많이 일으키는 벌은 노랑말벌이다. 노랑말벌은 당분이 포함된 것을 양식으로 삼기 때문에 음식, 쓰레기 등에 붙어 있다가 접근하는 사람을 공격하지만, 꿀벌과 땅벌은 온순해서 자신이 공격을 받을 때만 사람을 쏘게 된다.

대부분의 사냥벌이나 꽃벌은 암컷 1마리가 집을 만드는데, 진화가 진척된 것에서는 어미벌이 집을 짓기 시작할 무렵 단지 1마리이지만, 초기의 땅벌이 영양불량 때문에 작고 난소가 미발달인 상태에서 출현하기 시작하면서 그 딸벌들이 산란을 하지 않는 암컷으로서의 노동의 도움을 받아 가족생활을 시작한다. 이것은 사회성이라고 하며, 말벌과에서는 쌍살벌이나 말벌, 꿀벌과에서는 띠호박벌 · 꿀벌이 가족성이며, 그들의 집은 모두 정육각 기둥 모양의 독방이 병렬적으로 묶여 소반(巢盤)을 형성하고, 그 소반 표면이 어미와 딸 사이의 커뮤니케이션의 무대가 되어 가족성이 생겼다.

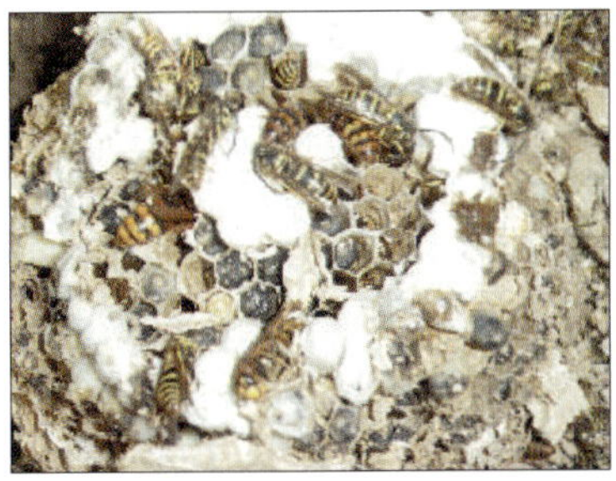
▲ 땅벌이 활동하는 모습

1) 벌에 쏘였을 때 증상과 징후

증상은 손상이 발생한 병변의 위치에서 가장 먼저 발생한다. 이 때 가려움증과 함께 피부에 흰색의 단단한 융기가 나타나기도 한다. 때로는 벌레에 쏘인 부분 이외의 장소에 두드러기 등이 발생할 수 있는데, 두드러기는 과민반응의 전구증상으로서 발생할 수 있으므로 과민반응의 발생에도 대비하여야 한다.

- 벌침에 의한 오심, 구토, 설사, 어지러움, 실신 등이 나타난다.
- 쏘이는 동시에 쏘인 부위가 찌르는 듯이 아프거나 가렵다.
- 쏘인 부위의 주위가 창백해졌다가 금방 빨개지고 부어오른다.

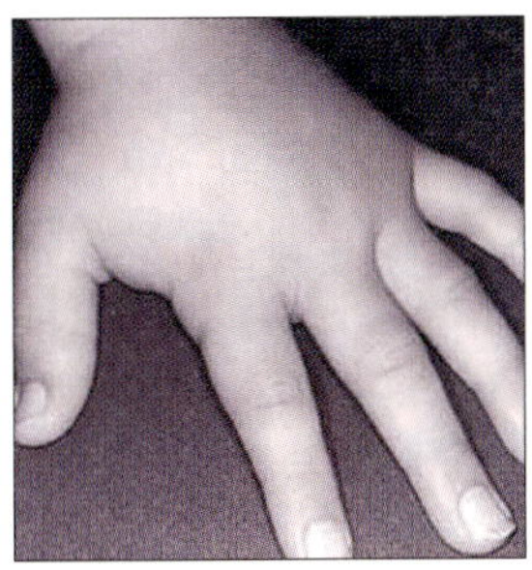
▲ 손등에 벌에 쏘인 증상

2) 벌에 쏘였을 때 현장 응급처치

벌에 쏘일 경우 현장 응급 처치

- 기도유지 후 호흡과 순환을 확인한다.
- 환자를 안정시키며 활동을 최소화하고 상처부위의 옷과 장신구를 제거한다.
- 신용카드 등으로 신속히 벌침을 제거한다.
- 쏘인 부위를 비눗물로 씻고 얼음찜질을 한다.
- 아스피린 등 진통제를 복용하여 통증을 가라 앉힌다.
- 알레르기 반응이 나타나면 신속하게 병원으로 이송한다.

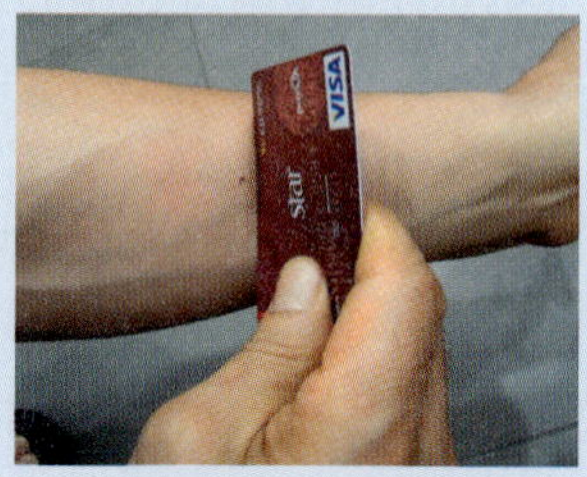

▲ 카드를 이용한 벌침제거

벌에 쏘인 경우 응급처치시 주의사항

- 벌의 침선에 의해 독액이 주입되므로 벌침을 신속하게 제거해야 한다.
- 쇼크에 빠졌을 때, 입안을 쏘였을 때는 즉시 응급실로 이송한다.

벌에 쏘이지 않게 예방하는 방법

- 가정이나 건물 밖, 정원 등에서 벌집 제거 시 전문가를 통해 제거해야 한다.
- 야외 활동 시는 맨발 또는 샌들을 신지 말고 일할 때는 긴소매 옷, 긴바지, 장갑 등을 착용한다.
- 연한 색의 옷(흰 · 갈 · 연두색 등)을 입고 활동하며 밝은 색 또는 화려한 무늬 옷은 입지 않는다.
  - 곤충에 심한 알레르기가 있는 사람은 성묘나 잔디깎기, 가지치기를 하지 않는다.
  - 야외에서 단 음식이나 음료수를 마실 때 조심하고, 쓰레기통 · 과일이 썩은 장소는 피한다.
  - 벌과 마주치면 침착하게 그 장소를 피한다. 피할 수 없으면 땅 주위에 눕고 팔로 머리를 감싼다.

참 고

벌 종류에 따른 특징

벌과 말벌에 쏘이면 고통스럽지만, 벌침은 독소량이 매우 적어 사람의 생명에 위협을 줄 정도는 아니다. 그러나 벌에 여러 번 쏘이거나 한 번 쏘였더라도 알레르기 반응이 일어나면 쇼크에 빠질 수 있다. 벌의 복부에 있는 길고 가느다란 침에 의하여 독액이 주사되며, 벌의 종류에 따라 차이가 있다.

- 꿀벌 : 침을 쏘면 침이 빠진다(일회성).
- 말벌 : 침이 빠지지 않는다(반복성).
- 개미 : 국내의 개미는 무해 개미이고, 교상은 보통 다리나 발에 생기며 단시간 내에 여러 부위의 손상을 남기는 경우가 많다.

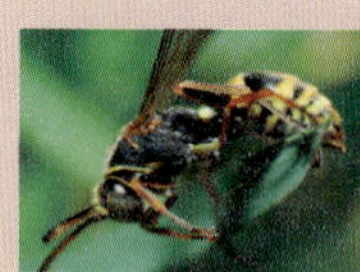
▲ 말벌

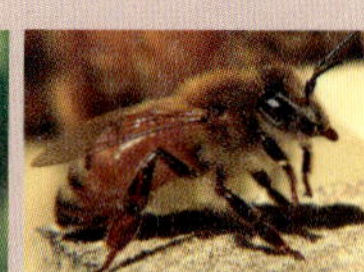
▲ 꿀벌

3. 뱀에 물린 경우

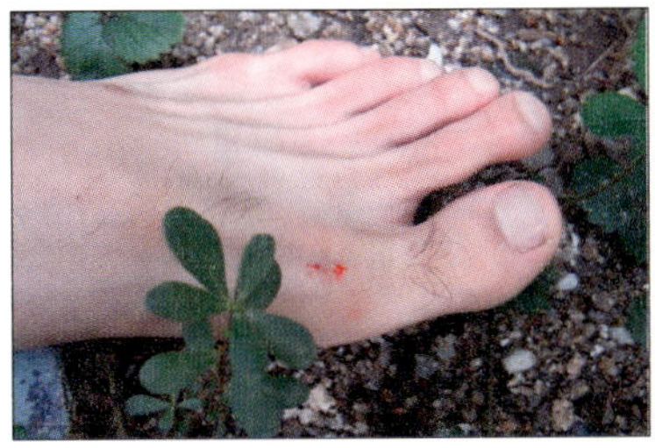

▲ 뱀에 물린 상처

전 세계에는 약 2500여 종의 뱀이 서식하고 있으며, 국내 서식하는 뱀은 약 14종으로, 그 중 독을 가지고 있는 독사(전체의 약 10% 정도)는 살모사(혹은 살무사), 까치살모사(칠점사), 불독사의 세 종류로 알려져 있다. 뱀은 자극하지 않으면 사람을 물거나 따라오지 않는다고 하지만 풀숲 등에 숨어있는 경우 실수로 만지거나 밟게 되어 물리는 경우가 많다. 시기적으로는 주로 4~10월 사이에 호발하며 8월에 전체 뱀 교상의 4분의 1이 일어난다.

교상 부위는 손과 발이 가장 흔하므로 초기 처치에 손과 발에 대한 처치가 중요하다. 뱀에 물린 경우에는 독사인지 여부를 판단하고, 독이 퍼지는 속도를 늦추며, 필요한 경우에는 해독제를 최대한 빨리 투여 받아야 한다.

이빨 자국이 5개 이상이면 무독성 뱀에 물린 경우이며, 1~2개 정도이면 독사일 가능성이 높으며, 독사는 머리가 삼각형이며 꼬리에 두개의 가로선이 있다. 뱀에게 물렸을 때 독사인지 여부를 확인하기 위해 뱀을 쫓거나 잡으려 하지 말고 안정을 취하는 것이 보다 적절하다. 따라서 뱀에게 물린 경우에는 다시 물리지 않을만한 장소와 거리로 옮겨 안정을 취하는 것이 가장 우선 시행해야 할 행동이다.

1) 맹독성 뱀의 종류

칠점사	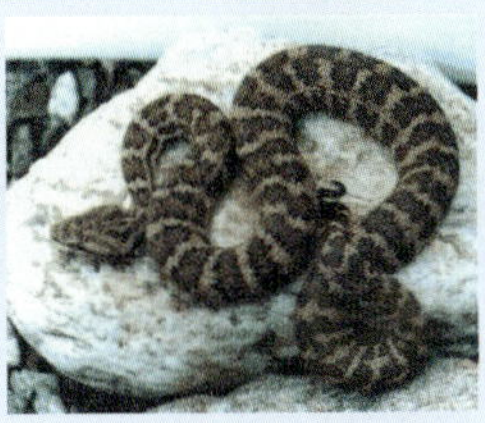	• 맹독성으로 머리에 7개의 점이 있어 칠점사로 칭한다. • 속도는 일반 독사와 비슷하나 먹이감을 사냥하고, 천적의 출연 시 스피드나 힘은 일반 뱀의 2~3배, 스프링처럼 튀어 오르거나, 튀어 나가는 매우 순발력이 뛰어난 맹독성의 뱀 • 크기는 3~6 cm의 지름에 30~60 cm의 크기가 주로 발견된다. • 먹이로는 청살모, 다람쥐, 쥐 등의 온혈동물을 주로 섭취
까치살모사	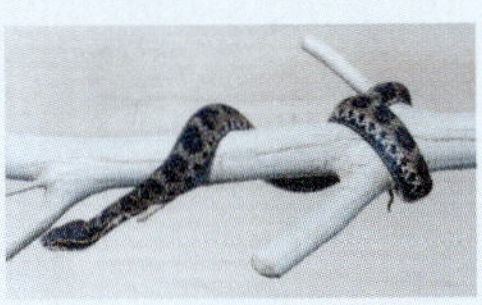	• 맹독성으로 몸의 색 조화가 흰색과 검은색으로 까치와 같은색 조화를 이룬다하여 까치살모사로 칭한다. • 자신의 맹독을 과신하여, 사람이 접근해도 잘 이동하지 않아 모르고 밟거나, 보호색으로 위장하고 있는 것을 접촉하여 일반인들이 피해를 많이 보는 종이다. • 지름 2.5cm 내외의 굵기에, 50cm 내외의 길이다. • 주로 온혈 동물인 쥐를 섭취, 간혹 개구리 등의 양서류를 섭취하며 주로 야산 줄기에 서식한다.
불독사	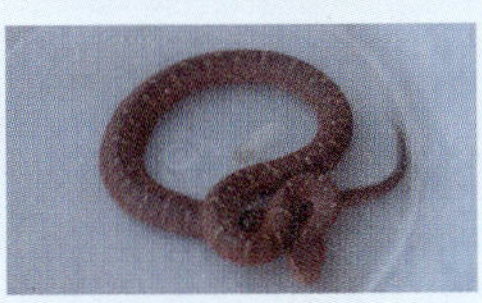	• 맹독성으로 우리나라의 뱀 중 크기가 두 번째로 작은 것이 특징이며 매우 사나운 종이다. • 1.5cm 내외의 지름에 35cm 내외의 길이다. • 먹이로는 작은 쥐를 주식, 작은 새를 섭취하는 경우도 있으며 습한 곳을 좋아해 주로 습지, 산이나 잡목 밀집지역, 풀숲에 서식한다.

2) 뱀에 물린 경우 증상과 징후

뱀에 의한 교상은 뱀 활동이 활발한 4월에서 10월 사이에 시골 및 산악에서 주로 일어난다.

- 1 cm간격으로 떨어진 송곳니 자국으로 즉시 부어오른다.
- 몇 분 내에 부종과 함께 통증이 나타나며 얼룩 또는 피가 고인다.
- 두통, 복통, 구토와 물린 부위 통증과 붓고 멍이 들거나 피가 멎지 않는다.
- 상처부위의 지속적인 삼출액과 함께 땀이 많이 흐른다.
- 오심, 구토, 설사와 함께 중증인 경우 쇼크가 일어난다.

3) 뱀에 물릴 경우 응급처치

뱀에 물릴 경우 현장 응급처치

- 위험지역을 벗어나 환자의 활동을 최소화 시키고 안정시킨다.
- 기도유지 후 호흡과 순환을 확인한다(ABC's).
- 상처 부위의 옷과 장신구를 제거한다.
- 물린 부위를 물로 씻어내고 적출기가 있다면 사용한다.
- 부위를 심장보다 낮게 위치시키고 상처부위 위쪽에 넓은 천으로 가볍게 묶어준다.
- 의식과 호흡에 변화가 생기면 반듯이 눕힌 후 신속하게 병원으로 이송한다.

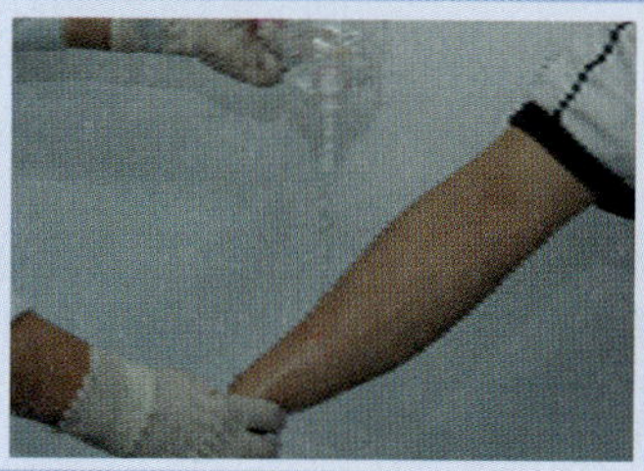
흐르는 물에 깨끗이 씻어낸다.

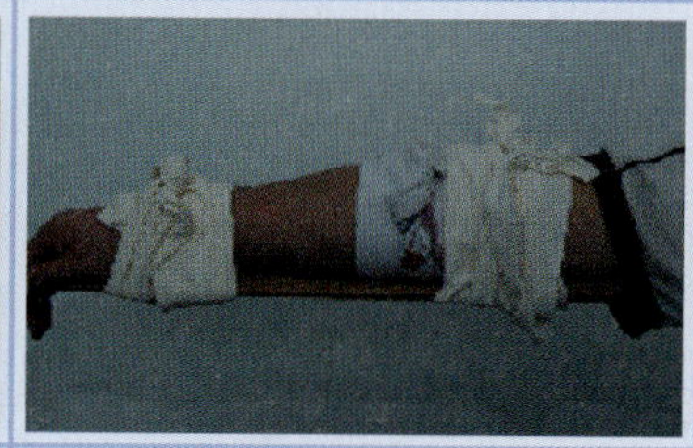
부목으로 고정한다.

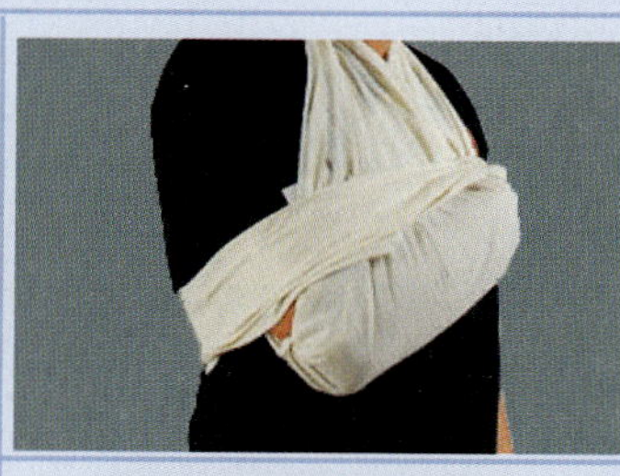
다시 팔에 고정 이송한다.

뱀에 물릴 경우 현장 응급처치시 주의사항

- 상처를 칼로 절개하지 않는다. 혈관, 신경을 손상시켜 2차 감염 위험이 생긴다.
- 상처부위를 째거나 입으로 빨지 않는다.
  - 상처에 담뱃재, 된장 등을 바르지 않는다.
- 뱀을 잡으려고 시도하지 않는다.
- 상처에 얼음을 직접 대지 않는다.
  - 냉찜질은 통증을 완화시키나 독의 흡수를 지연시키는 효과가 없기 때문이다.

▶ 뱀에 물린 경우에는 독사인지 여부를 판단하고 독이 퍼지는 속도를 늦추며, 필요한 경우에는 해독제를 최대한 빨리 투여 받도록 하는 것이 처치에 중요한 부분이다.

4. 개에 물린 경우

현재 세계에서 손꼽히는 불치병이 후천성면역결핍증, 즉 에이즈(AIDS)이다. 에이즈는 그 자체로 사망에 이르는 것이 아니라, 면역체계를 마비시켜, 아주 간단한 바이러스 감염으로도 사망하게 되는데 치사율이 90%가 넘는 아주 무서운 병이다. 그런데 에이즈만큼이나 치사율이 높은 병이 우리가 흔히 광견병, 또는 공수병이라고 부른다.

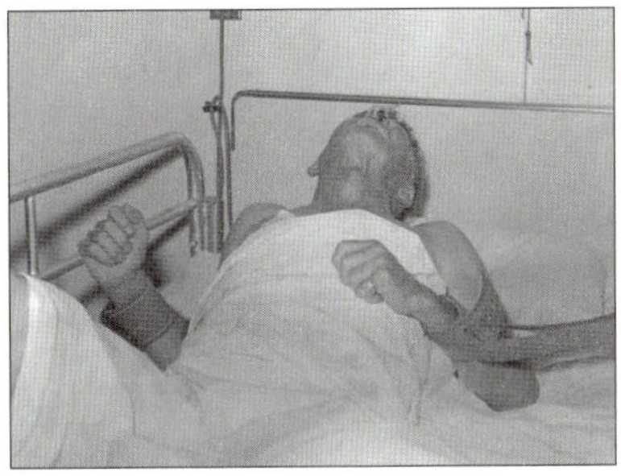
▲ 광견병으로 고통받고 있는 환자

개만 걸리는 것이 아니고 오히려 돼지가 가장 광견병에 잘 걸리며 고양이, 박쥐, 너구리, 스컹크 등 대부분의 포유류들이 광견병에 걸릴 수 있으며, 동물이 광견병에 걸리게 되면 어두운 곳을 찾아 숨고, 가려움 때문에 몸을 마구 할거나, 흥분해서 돌아다니고, 목 쉰 소리로 짖어대며, 눈동자가 깊이 함몰되고, 침을 흘리며, 물어뜯으려 덤비게 된다. 그리고 발병 후 2~10일 쯤 후에 경련을 일으키다가 죽게 된다.

타액과 피로 전염되는 인수공통 질병으로서 주로 병에 감염된 개나 고양이 등에 물리게 되면 발병하며, 스컹크, 박쥐 등 대부분의 포유류에 의해서 감염될 수 있으며 사람끼리는 각막, 장기이식 등 특별한 경우를 제외하면 전염 사례가 없다.

참 고

광견병이란

광견병은 광견병 바이러스(Rabies virus)에 의해 발생하는 중추신경계 감염증으로 중추신경계에 이상이 생기면 물을 무서워한다고 해서 공수병이라 한다. 광견병 바이러스에 감염된 너구리, 오소리, 여우, 코요테, 스컹크, 박쥐 등에 의해서도 감염될 수 있다.

- 예방접종을 하지 않았을 때 위험
  얼굴 주위를 심하게 여러 번 물렸을 때 : 80~100%　　한 번 물렸을 때 : 15~40%
  사지 부위에 살짝 물렸을 때 : 5~10%
- 잠복기 : 일반적인 잠복기는 20~90일(얼굴을 물린 경우 잠복기가 짧음)
- 합병증 : 증상이 발현하면 매우 치명적이며, 특별한 치료제 없음

1) 개에 물린 경우 증상과 징후

광견병에 걸린 개에게 물리면 통상 증상이 나타나는 기간은 일반적으로 30~60일 정도 사이에 증상이 출현하며, 1년이 더 지난 후에 증상이 나타나는 경우도 있다.

- 광견병에 걸린 동물에게 물려서 전염.
- 체내에 침투한 광견병 바이러스는 뇌를 감염시킨다.
- 초기는 감기와 비슷한 증상을 보인다.
- 증상이 없이 처음부터 마비 상태에 빠질 수도 있다.

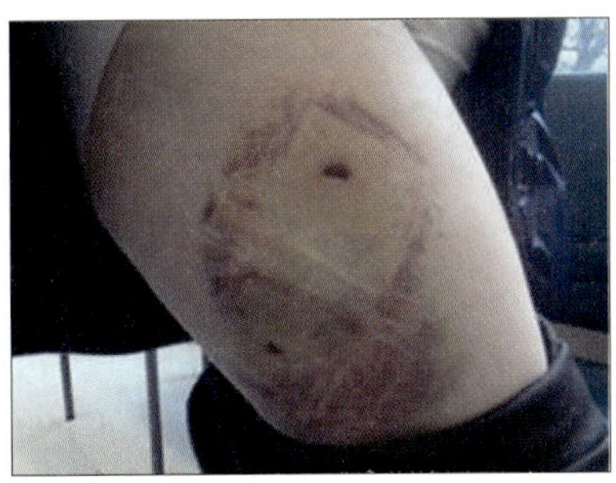
▲ 개에 물린 상처

✚ 광견병이 진행되면 불안감을 느끼고, 점점 흥분, 마비, 정신 이상 등의 신경 이상 증상이 나타난다. 2~7일 뒤에 전신의 신경이나 근육이 마비를 일으켜 혼수상태에 빠지면서 호흡 장애로 사망하는 치사율이 높은 특징을 가진다.

2) 개에 물린 경우 응급처치

개에 물린 경우 현장 응급처치

- 물린 직후에 상처를 비누 등으로 잘 씻고 소독약과 에탄올로 소독을 가하면 상당수가 사멸한다.
- 병원으로 이송한다(잠복기 내에 필요한 횟수만큼의 예방 접종을 모두 받아야 한다).
- 광견병 감염 의심 환자의 경우 백신과 함께 면역 글로불린 항체(immunoglobulin; 면역과 항체를 강화하는 물질)를 한 달 정도 처방받는 경우도 있다.
- 광견병 감염이 의심되면, 의료기관에 "언제, 어디서, 어떤 동물에게 물렸는가"를 알려 주어야 한다.

▶ 타액으로 광견병 바이러스가 배출되는 것은 잠복기 이후 실제 발병보다 3~5일 이전이기 때문에(발병 13일 이전에 타액에서 바이러스가 발견된 기록도 있음), 응급 처치 후 곧바로 백신 접종을 시작해야 한다.

개에 물린 경우 응급처치시 주의사항

- 즉시 수의사와 상담하며 공격한 개는 15일간 격리수용 관찰 후 판정하는 것이 가장 효과적인 방법이다.
- 광견병이 없어 보이는 동물에 물린 경우에도 주의해야 한다. 이런 경우에는 해당 동물을 잡아 일주일 정도 관찰하면서 광견병 발병 여부를 확인할 필요가 있다.

참 고

광견병의 발생 경로

- 사람을 포함한 모든 포유동물에 발병할 수 있는 중추신경계의 급성 바이러스성 질환으로 보통 침과 같은 감염된 분비물을 통해 전파되는 인수공통감염병이다. 급성 뇌질환을 일으킨다. 한 번 발병하면 거의 사망에 이르는 치명적인 질병으로, 에이즈와 더불어 치사율이 가장 높은 질병으로 알려져 있다. 물 등을 두려워하게 되는 특징 때문에 공수병(영어 : Hydrophobia)으로도 불리며, 물뿐만 아니라 소리와 바람도 환자의 감각기관에 자극을 주고 경련 등을 일으킬 수 있다.
- 발생경로: 감염된 동물의 타액에 포함되어 있는 바이러스가 교상에 의해 상처부위에서 체내로 침입하여 일정 기간 잠복기를 거쳐 증상을 나타내며, 사람이나 동물의 발생형태에 따라 개를 통하여 사람 및 다른 동물에 전파시키는 도시형(후진국형)과 야생동물이 사람 및 다른 동물에 전파시키는 야생형(선진국형)으로 구분할 수 있으며, 국내에서 발생하고 있는 광견병은 역학적으로 거의 대부분 야생 너구리가 동물이나 사람에 교상을 입혀 전파시키고 있는 것으로 파악된다.

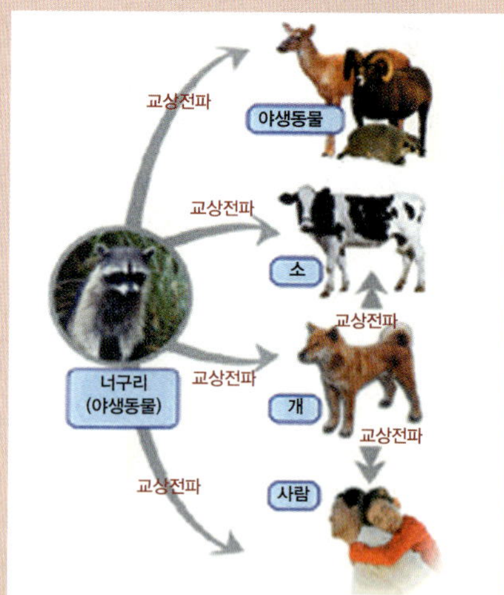

연습문제 19

1 곤충 피해시 나타나는 증상이 아닌것은?
① 발열 ② 종창
③ 작열감 ④ 마비

2 벌에 쏘였을 경우 현장 응급 처치가 아닌 것은?
① 기도유지 후 호흡과 순환을 확인한다.
② 쏘인 부위를 비눗물로 씻고 얼음찜질을 한다.
③ 쏘인 부위를 뜨거운 물로 씻는다.
④ 신용카드 등으로 신속히 벌침을 제거한다.

3 벌에 쏘였을 때 증상과 증후로 알맞지 않은 것은?
① 구토 ② 설사
③ 복통 ④ 염증

4 벌에 쏘이지 않게 하는 예방법이 아닌것은?
① 위세척 ② 하제 투여
③ 활성탄 투여 ④ 이뇨제 투여

5 뱀에 물렸을 경우 증상과 징후로 틀린 것은?
① 몇 분 내에 부종과 함께 통증이 나타나며 얼룩 또는 피가 고인다.
② 상처부위의 지속적인 삼출액과 함께 땀이 많이 흐른다.
③ 온몸에 두드러기가 난다.
④ 오심, 구토, 설사와 함께 중증인 경우 쇼크가 일어난다.

6 뱀에 물렸을 경우 응급 처치로 알맞은 것은?
① 활동적으로 움직인다.
② 물린 부위를 심장보다 높게 한다.
③ 위험지역을 벗어나 환자를 안정시킨다.
④ 경과를 보기 위해 하루 정도 뒤에 병원을 간다.

7 벌에 쏘이고 나서 호흡곤란, 의식장애, 두드러기가 나는 것은 무슨 쇼크인가?
① 과민성 쇼크 ② 신경성 쇼크
③ 호흡성 쇼크 ④ 패혈성 쇼크

8 광견병에 대한 증상으로 옳지 않은 것은?
① 마비 ② 흥분
③ 정신이상 ④ 즉사

9 개에 물렸을 시 쓰는 주사는?
① 글로불린 항체 ② 니트로 글리세린
③ 아트로핀 ④ 호르몬 주사

10 개에 물렸을 경우 현장응급처치로 옳은 것은?
① 된장을 바른다.
② 딱히 병원에 가도 되지 않는다.
③ 하루 안에 증상이 나타나지 않음 괜찮다.
④ 상처를 비누로 잘 씻는다.

11 뱀에 물렸을 때 수분 내에 나타나지 않는 증상은?
① 압통 ② 종창
③ 반상출혈 ④ 전신마비

12 개에 물렸을 경우 증상과 증후로 틀린 것은?
① 물린 부위에 열과 가려움
② 감기 증상
③ 피가 멈추지 않음
④ 마비 상태

13 물림과 쏘임에 대한 설명으로 옳지 않은 것은?
① 물리거나 쏘이는 것이 인간에게 발생하는 가장 흔한 손상이다.
② 벌레에 의한 손상은 대부분 통증이나 가벼운 증상이다.
③ 벌레에 물리면 과민 반응이 있는 사람은 심각한 상태가 올 수 있다.
④ 곤충 중 일반적으로 많은 손상은 거미에 의한 손상이다.

14 살인 진드기에 물렸을 경우 처치 법으로 옳은 것은?
① 물에 씻는다.
② 강제로 뜯어낸다.
③ 즉시 병원에 간다.
④ 방치 한다.

15 온혈동물에서 발견되는 바이러스성 뇌신경계통 감염질환으로 진행성 질환이며 감염된 동물의 타액에 의해 전파되어 중추신경계를 침범하는 병은?
① 공수병(광견병) ② 동상
③ 열사병 ④ 중독

16 벌레에 의한 손상 시 치료 중 틀린 것은?
① 사지에 물리면 물린 부위의 근위부에 압박대를 위치시킨다.
② 물린 자리에 따뜻한 물주머니를 대준다.
③ 피부에 독침이나 독주머니를 제거한다.
④ 허용되는 한도 내에서 약물 투여한다.

17 벌레에 물렸을 경우 가장 위험한 증상은?
① 호흡곤란 ② 복부통증
③ 기침 ④ 전신적인 가려움증

18 벌에 쏘이는 것을 예방하기 위한 방법 중 틀린 것은?
① 가정이나 건물 밖, 정원 등에서 벌집제거시 전문가를 통해 제거한다.
② 밝은 색의 옷을 입는다.
③ 곤충에 심한 알레르기가 있는 사람은 성묘나 잔디깎기, 가지치기를 피한다.
④ 벌과 마주치면 급하게 움직이지 않고 침착하게 그 장소를 피한다.

19 해파리에 의한 손상에 대한 설명 중 틀린 것은?
① 해파리의 침독은 침 세포가 피부에 박혀 터지면서 독이 들어간다.
② 촉수와 접촉한 자리는 선명하게 부은 자국이 남게 된다.
③ 몸에 붙은 촉수를 맨손으로 제거한다.
④ 기도유지 후 호흡과 순환을 확인한다.

20 물고기에 의해 쏘인 경우 피부는 어떤 색으로 변하는가?
① 붉은색
② 보라색 또는 검정색
③ 파란색
④ 노란색

21 과민반응(아나필락시스)에 대한 설명 중 틀린 것은?
① 초기엔 경미한 증상일지라도 아나필락시스성 쇼크로 진행될 수 있다.
② 곤충에 물렸거나 꽃가루에 의해 발생한다.
③ 맥박이 느려진다.
④ 가슴이 답답하며 목안이 부어올라 호흡곤란이 온다.

22 과민반응의 응급처치에 대한 설명 중 틀린 것은?
① 환자를 안정시킨다.
② 기도유지 후 호흡과 순환을 확인한다.
③ 에피네프린 자동주사기를 가지고 있어도 사용하지 못하게 한다.
④ 신속하게 병원으로 이송한다.

제 20 장

응급 산소요법

학습 개요

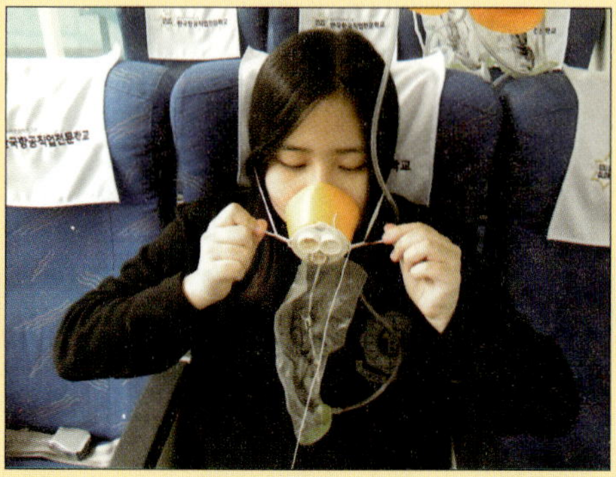

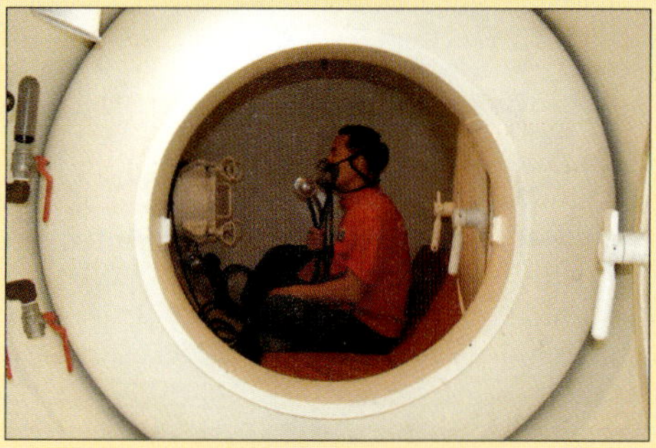

응급상황에서 우선적으로 시행하여야 하는 것이 기도유지이고, 기도 유지를 시행한 다음 폐질환에 의한 호흡부전 뿐만 아니라 의식 장애에 의하여 2차적으로 발생하는 호흡 곤란에 대해 호흡보조나 인공호흡을 요하는 경우가 많다. 호흡부전에 빠진 환자는 현장에서 우선적으로 기도 유지를 시행 한 다음 이송과정에서 기본적인 호흡보조장치를 사용하여 환자의 호흡을 보조해주어야 환자의 생명을 구할 수 있다. 응급환자에서 산소투여는 환자치료의 가장 기본적인 단계라 할 수 있다. 응급구조사가 응급환자의 치료를 위하여 현장에 출동하였을 때, 거의 모든 경우에서 환자에게 산소를 투여하게 되며 때로는 산소투여와 더불어 환자의 호흡을 보조하기 위하여 인공 호흡 기구를 사용하게 된다. 때문에 산소공급에 대한 지식을 알고 있어야 한다.

응급 산소요법이란 응급상황에서 대기보다 높은 농도의 산소를 공급하여 저산소증에 의한 증상을 치료 또는 예방하는 것으로 산소치료의 가장 우선되는 것은 기도유지이다. 기도를 통해 호흡이 곤란한 환자에게 호흡보조를 위해 산소를 공급하는 목적은 폐포의 산소분압을 증가시켜 저산소혈증을 교정하고 호흡 작업량을 감소시키며 심근과 조직세포에 산소공급을 최대화하는 것이다. 응급현장에서 의료진이 응급환자에게 산소투여는 환자 치료의 가장 기본적인 단계로 호흡보조 장치에 의해 호흡을 보조해 주어야 환자의 생명을 구할 수 있다.

응급처치자는 산소의 효용성과 사용요령을 알아야 긴급 출동한 의료진 운영을 지원할 수 있다. 이에 따른 산소투여의 위험 요소와 산소기구 사용요령, 저산소증을 예방할 수 있는 응급처치 방법을 잘 숙지할 수 있어야 한다.

학습 중점

- 산소의 특징과 중요성 저산소증의 증상과 원인에 대하여 설명할 수 있다.
- 기도를 유지하는 인공기도기의 종류와 용도를 설명할 수 있다
- 저산소증이 인체에 미치는 영향을 설명할 수 있다.
- 비강 캐뉼라, 단순안면마스크, 비재호흡마스크, 벤츄리마스크의 적응증과 사용방법, 투여 가능한 산소농도에 대하여 설명할 수 있다.

용어 정의

- **산소(Oxygen) :** 사람의 호흡과 동식물 생활에 없어서는 안되는 기체로 인체대사작용에 필수적인 기체이다.
- **질소(Nitrogen) :** 대기의 일부분이며 보통 대기의 5분의 4를 차지한다. 화학적으로 거의 불활성이나 결합에 의해 질산 및 암모니아를 형성한다. 질소는 혈액 및 체액 내에 용해되고 기압 감소로 기포화해 종족 증상을 일으킨다.
- **이산화탄소(Carbon dioxide : CO_2) :** 조직에서 포도당을 대사하면서 생성되는 노폐물
- **감압병(Decompression sickness) :** 잠수 후 수면으로 상승할 때 일어나는 압력감소로 인해 체내 질소가 액체에서 기체로 변하면서 수많은 기포가 생성되어 체내 여러 곳의 세포에 손상을 주는 상태
- **저산소증(Hypoxia) :** 조직세포의 산소분압이 비정상적으로 낮은 경우로 세포를 파괴할 뿐 아니라 인체의 활동을 정지시킬 수도 있음.
- **일산화탄소(Carbon monoxide) :** 탄수화물의 불완전연소에 의해서 발생되는 무색, 무취의 유독성 기체. 이 기체를 흡입하면 산소의 운반과 이용은 차단
- **가습 요법(Humidity therapy) :** 호흡 시에 공기에 습도를 높여 주는 치료법
- **산소 요법(Oxygen therapy) :** 호흡곤란 환자에게 산소를 공급하는 치료법
- **요구형 밸브(Demand valve) :** 산소공급을 최초반응자가 손으로 조작하여 최고 100%까지 공급할 수 있는 장비
- **인공 기도(Artificial airway) :** 기도를 유지하기 위해 사용하는 플라스틱이나 고무로 된 기관모양 관
- **맥박산소계측기(Pulse Oxymeter) :** 동맥혈 중의 헤모글로빈이라는 산소를 운반하는 물질에 결합되어 있는 산소의 양을 측정하는 검사 기구
- **동맥혈 산소분압(PO_2) :** 혈액에 용해된 산소의 분압
- **동맥혈 이산화탄소분압(PCO_2) :** 혈액에 용해된 이산화탄소의 분압
- **저산소혈증(Hypoxemia) :** 혈액 속에 산소가 부족하여 생기는 병으로 호흡기 · 순환기 계통의 장애, 빈혈 등이 원인이 되며 호흡 곤란 · 치아노제 등의 증상이 나타남
- **동맥혈 산소포화도(Saturation arterial oxygen ; SaO_2) :** 전체 혈색소 중에서 산소와 실제로 결합한 혈색소가 차지하는 비율로 산소포화도가 100%라고 하는 것은 혈색소가 산소로 완전히 포화되었음을 의미함.
- **산소전달기구(Oxygen delivery devices)**
  - **비강캐뉼라(Nasal cannula) :** 24~44% (환자가 가장 편안하게 사용 가능)
  - **단순안면 마스크(Simple face mask) :** 35~60% (최소 6 L/분 산소 유속 유지)
  - **부분 재호흡 마스크(Partial rebreathing mask) :** 44~60%(환자가 내신 공기의 1/3 마심)
  - **비재호흡 마스크(Non-rebreathing mask) :** 100 %(최소 12 L/분의 산소 유속 유지)
  - **벤츄리마스크(Venturi mask) :** 36~60%(마스크 농도 조절 가능 COPD환자 사용 적당)

응급 산소요법 (Emergency O_2 therapy)

CHAPTER 20

1. 공기 구성

우리 인간이 호흡하는 공기는 지구를 싸고 있는 대기의 하층 부분을 구성하는 무색 · 무미 · 무취 · 투명한 기체로 1 m^3의 공기 무게는 약 1.25 kg를 가지며, 이러한 공기의 무게 때문에 생기는 대기의 압력을 기압이라고 한다. 실제 공기는 다음과 같이 질소와 산소 이외에도 아르곤, 헬륨, 네온, 이산화탄소 등 여러 가지 기체가 포함되어 있다.

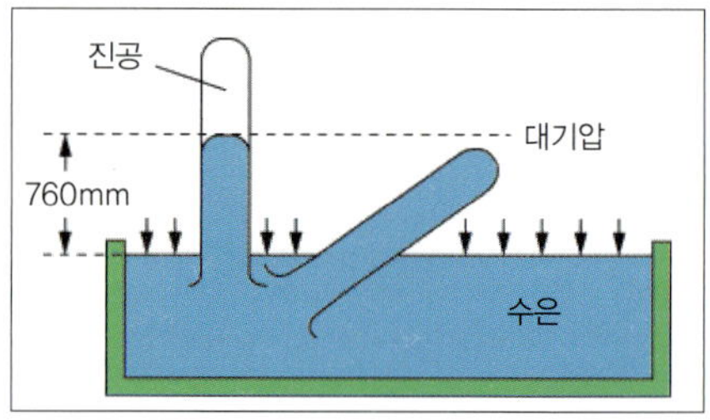

공기의 구성

질소	78.08%	탄산가스	0.03%	크리프톤	0.0001%
산소	20.94%	네온	0.0012%	수소	0.00005%
아르곤	0.94%	헬륨	0.0004%	이산화질소	0.00005%
이산화탄소	0.3%	메탄	0.0002%	카세논	0.000008%

질소는 산소와 같이 무색 · 무미 · 무취의 기체로서 특히 1기압 이상의 심해에서 잠수를 하는 사람들에게 감압병을 야기할 수 있다. 질소는 혈액에 흡수되며, 압력이 높은 곳(심해)에서 보다 오래 작업해야 하는 사람들은 높은 부분압의 작용으로 더 많은 질소가 녹아들게 된다. 작업이 끝나고 다시 원래의 압력 상태로 돌아오면 부분압도 다시 낮아지면서 초과된 질소도 없어지게 되지만 수면으로의 급상승은 체내에 작은 거품들을 발생시켜 모세 혈관을 막아 그 결과 산화된 산소가 교환되지 못하므로 세포가 죽게 된다.

이산화탄소는 무색 · 무취(無臭)의 기체로서 자연 상태에서 동물들의 호흡 부산물로서 만들어지며, 물에 녹은 것을 탄산이라고 한다. 물속에서는 일부 해리(解離)하여 산성을 띠며 화석연료의 연소 시 발생하며 대기 중에서 온실효과를 일으키는 주요기체이기도 하다. 인체 내에서 이산화탄소는 호흡 중추를 자극하여 흡기작용을 일으키며 5% 이상의 이산화탄소에 장기간 노출 시 의식을 잃거나 사망에 이를 수 있다.

산소는 공기 중 21%에 지나지 않지만 사람의 생명을 유지해 주는 세포가 에너지를 생산하는데 사용될 뿐 아니라 우리 몸의 모든 기관, 조직들이 그 기능을 유지하기 위해서는 꼭 필요한 물질이다. 인체는 산소 없이 단 10분을 넘기지 못하며, 뇌는 산소 공급이 중단되면 기능이 정지되고, 30초 정도 지속되면 뇌세포가 파괴되기 시작하여 4~5분 내에 재생불능의 뇌세포 파괴가 일어난다. 뇌 손상으로 인한 신경학적 후유증을 최소화하기 위해서는 현장에서 적절한 응급처치가 필요한 것이다.

2. 산소의 특징

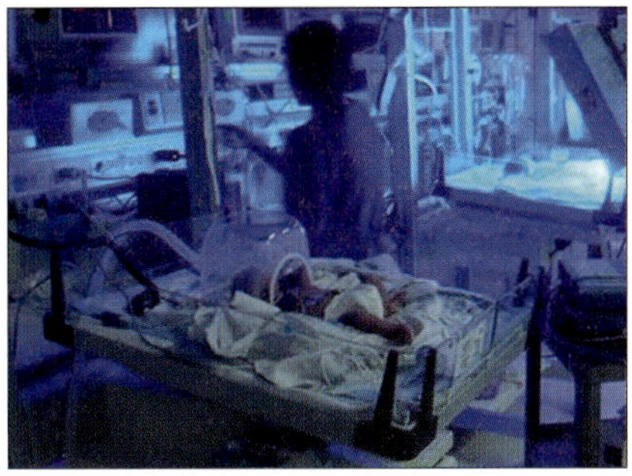
▲ 신생아에게 산소투여 모습

산소는 무색 · 무미 · 무취의 기체로 충분한 산소 공급은 피로물질인 유산의 분해를 빠르게 하여 피로회복 기능을 수행한다.

- 두뇌 활동 강화를 위해 뇌 활동 전에 충분한 산소공급은 뇌의 원활한 활동으로 기억력, 집중력, 사고력 증진을 통한 학습능력 향상에 도움을 준다.
- 충분한 산소공급은 젖산을 빨리 분해시켜 운동에 의한 피로감을 줄여줌으로써 운동 효과를 향상시키며, 운동 후에도 신체의 빠른 회복을 돕는다.
- 산소공급은 체내에서 불완전 분해되어 독성물질을 생성시키는 알코올을 3배 이상 빨리 분해시킨다.
- 신진대사 증진 기능으로 각종 공해로 인한 인체에 부족한 산소를 보충해주어 소화기능을 돕고 신진대사를 증진시켜 건강한 삶을 지켜준다.
- 산소는 생명 유지의 가장 중요한 요소 중 하나이다.
- 산소는 포도당(연료)을 태워 인체의 60조개 세포에 생명력을 유지하는 에너지를 만들어 준다.
- 만약 산소가 부족할 경우 각각의 세포는 활력을 잃어 제 기능을 다 하지 못할 뿐만 아니라, 주어진 환경(산성 조건 및 에너지 부족)에 적응하여 살아 남기 위하여 각종 질병을 유발한다.

1) 저산소증이 인체에 미치는 영향

혈액 중의 산소 공급 부족이나 산소분압 혹은 함량의 부족, 헤모글로빈량의 감소에 의한 산소운반 능력감소와 폐기능 장애 등으로 발생할 수 있다.

저산소증이 인체조직에 미치는 영향	
중추 신경계	뇌 조직은 다른 조직에 비해 저산소증의 영향을 많이 받는다, 산소부족으로 행동이 이상해지고 점점 정신이 혼란해지다가 의식을 잃는 증상이 나타난다. 척수도 저산소증에 아주 예민하므로 저산소증이 장시간 지속되면 심한 손상이 올 수 있다.
심혈 관계	전신의 혈관이 확장되어 혈압이 떨어진다. 성인의 경우에는 초기에 빈맥이 나타나고 더 진행되면 서맥이 나타나지만 신생아의 경우에는 처음부터 서맥이 나타나고 더 진행되면 심장이 멎을 수도 있다.
호흡계	폐혈관이 수축하는데, 이것은 일종의 방어 작용이라고 볼 수 있다. 또한 화학수용체가 자극을 받아 호흡중추를 자극함에 따라 1회 환기량과 호흡수가 증가한다.
간	문맥순환에 의존하고 있는 간의 중심소엽세포는 1차적으로 손상을 받으며, 급성 저산소증일 경우 중심소엽세포는 괴사에 빠지고 장시간 계속되면 섬유화 된다.
신장	급성 신세뇨관 괴사가 나타나며, 이어 신피질이 괴사에 빠지게 된다. 또한 이 상태가 장시간 지속되면 2차성 적혈구증가증이 발생한다.
대사	대사성 산증이 발생한다.

3. 산소가 필요한 질환

신체 조직에 산소가 부족하면 정상적인 기능을 유지하지 못해 저산소증으로 사망한다. 따라서 산소 투여가 필요한 환자에게 신속히 산소를 투여하는 것은 응급처치에서 가장 중요한 부분이다. 환자나 부상자가 산소공급이 충분하지 않거나 부족할 경우 저산소증에 빠지지 않도록 즉각적인 산소공급이 필요하다. 다음과 같은 질병으로 의식이 없거나 호흡곤란을 호소하면 지체없이 산소를 투여하여야 한다.

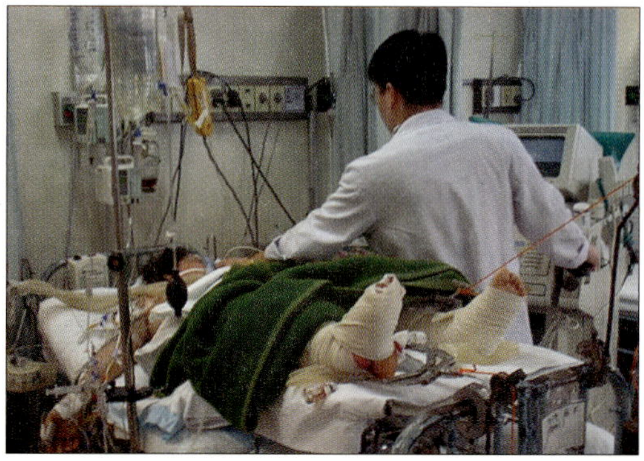

심근경색증 (myocardial infarction)	심장 수축 기능의 저하로 인해 산소부족현상으로 폐부종을 초래하여 동맥혈 저산소증을 유발한다. 심박출량의 감소가 조직으로 혈액 순환량 감소로 이어져 저산소증을 초래한다.
폐부종 (pulmonary edema)	감염, 화상, 심부전 등에 의하여 폐에 조직액이 축적되어 폐포로 부터 혈액으로의 산소 이동을 막아 산소 부족을 초래한다.
폐포 손상 (pneumocyte injury)	폐포가 손상되어 고온의 증기 흡입, 뜨거운 연기와 매연이 흡입되어 폐포의 손상을 초래함으로 폐부종이 일으키고 폐조직 파괴됨으로 폐의 산소교환능력을 손상시켜 저산소증을 초래한다.
뇌졸중 (stroke)	뇌졸중에 의한 저산소증은 뇌졸중으로 뇌가 손상되어 뇌의 호흡중추가 호흡을 정상적으로 조절하지 못하기 때문에 저산소증을 초래한다.
폐좌상 (lung contusion)	다양한 외상에 의한 폐조직의 손상되어 폐포의 산소교환능력을 저하시켜 저산소증을 초래한다.
쇼크 (shock)	심질환, 다량의 실혈 등에 의한 쇼크는 효율적인 심박출량을 감소시켜 조직으로의 산소 공급 감소를 초래한다.
만성폐쇄성폐질환 (chronic obstructive pulmonary disease ; COPD)	만성폐쇄성폐질환은 대부분 장기간의 흡연에 의한 지속적인 폐의 손상이나 자극에 의하여 발생한다. 따라서 폐의 환기장애 및 산소교환 능력에 장애를 초래하게 되어 저산소증을 초래한다.
천식 (asthma)	천식은 폐 속에 있는 기관지가 아주 예민해진 상태로, 때때로 기관지가 좁아져 숨이 차고 가랑카랑 하는 숨소리가 들리면서 기침을 심하게 하는 증상을 나타내는 알레르기 질환으로, 기관치 점막이 부어오르며 기관지가 막혀저 산소증을 초래한다.

4. 저산소증 증상과 징후

산소부족 상태의 생체세포 안에서는 유산의 생성량이 증가하므로 혈액은 산성으로 변한다. 이에 따라 호흡중추 등이 자극되어 호흡 깊이, 호흡수, 심장박동수가 증가하게 된다. 이와 같은 생리적인 적응의 한계는 산소농도 16% 정도이며, 이보다 낮은 산소농도이면 산소 결핍증상을 나타낸다.

1) 저산소증(Hypoxia) 주요 증상

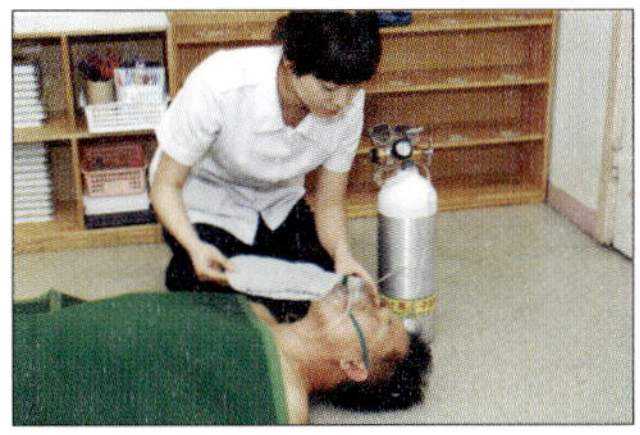

- 초기 증세는 빈맥, 불안감, 호흡곤란, 빠른 호흡을 보인다.
  - 동맥혈의 산소포화도가 감소하여 청색증(cyanosis)이 발생한다.
- 지속되면 조직의 기능부전으로 의식혼미, 혼수 등이 관찰된다.
  - 중추신경계 기능약화로 호흡량의 감소 등 주로 호흡장애가 발생한다.
- 혈액의 산소 결합능력장애로 인해 일산화탄소중독증 등이 발생한다.

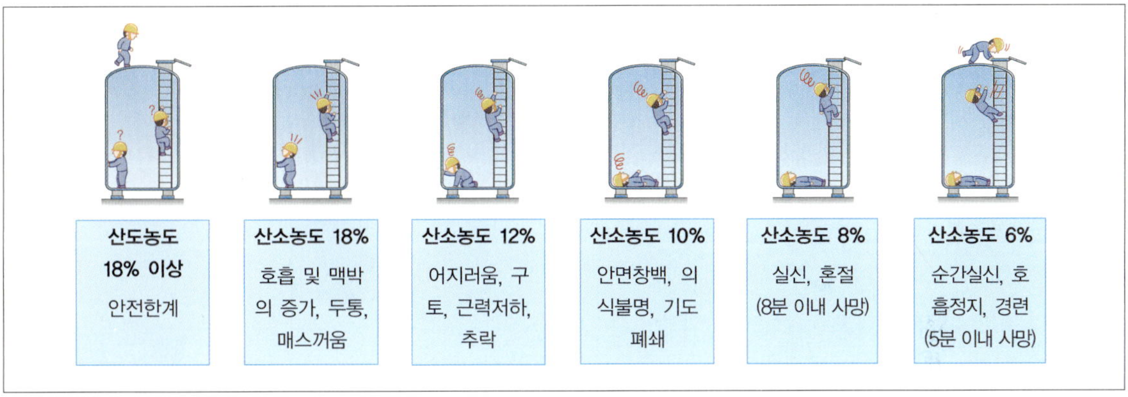

▲ 산소농도별 임상적인 증상

참 고

저산소증(hypoxic)

▸ 저산소성 저산소증(hypoxic hypoxia) : 동맥혈의 산소분압이 감소되어 초래된 저산소증으로 흡입 공기 중의 산소 농도가 감소한 경우 폐포에서의 가스 교환이 부적절하여 발생한다.

▸ 빈혈성 저산소증(anemic hypoxia) : 혈색소가 정상 이하로 감소한 경우 등으로 일산화탄소중독처럼 혈색소가 산소를 운반할 수 없는 경우에 나타나는 저산소증으로서 동맥혈의 산소 함량이 크게 감소되어 있는 경우가 대부분이다.

▸ 정체성 저산소증(stagnant hypoxia) : 동맥혈의 산소분압은 정상이나 조직의 혈액순환이 장애를 받아 나타나는 저산소증으로 심박출량이 감소하여 오는 경우 등으로 색전증 · 외상 · 혈관수축 · 정맥폐쇄 등에 의해 발생할 수도 있다.

▸ 조직독성 저산소증(histotoxic hypoxia) : 사립체의 산소 이용률이 낮아진 경우에 나타난다. 혈관확장제를 과량 사용하게 되면 세포 내 효소의 독성에 의해 저산소증이 올 수 있다.

5. 산소 공급 방법

1) 고정식(Wall outlet)

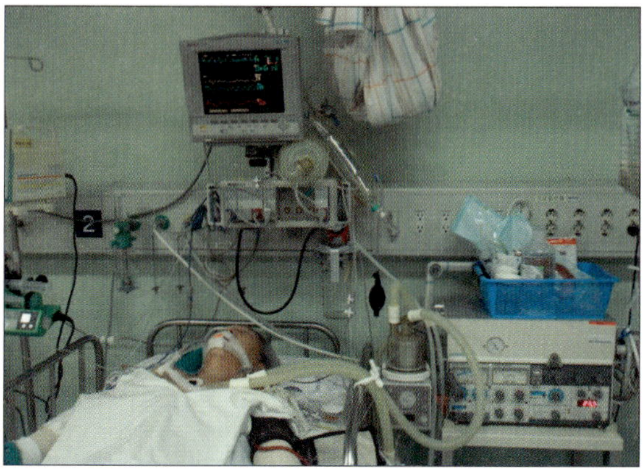

고정용과 휴대용이 있다.

고정용은 산소가 중앙에 저장되고 산소계량기가 벽에 부착되어 사용되며, 한개의 계량기와 가습기만 부착하여 사용하는 간편한 산소 공급 방식이다.

이동(휴대)용은 주로 구급차 내부 벽면에 내장되어 이송중인 호흡정지 및 호흡곤란 환자에게 산소를 이용한 응급조치를 취할 때 사용한다. 인위적으로 자동 또는 수동으로 적정량의 산소를 공급하는 방식이다.

2) 이동식(Cylinder)

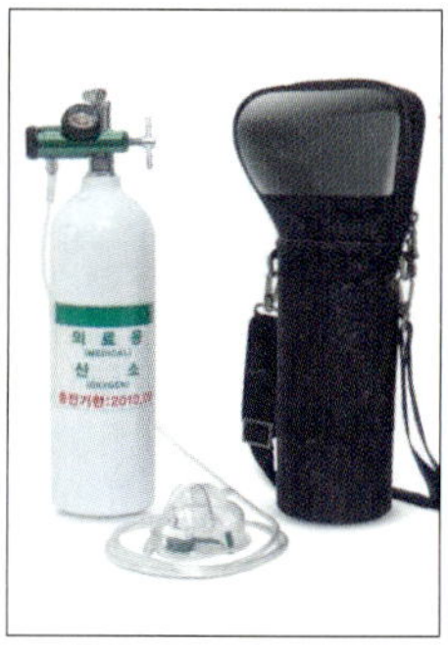

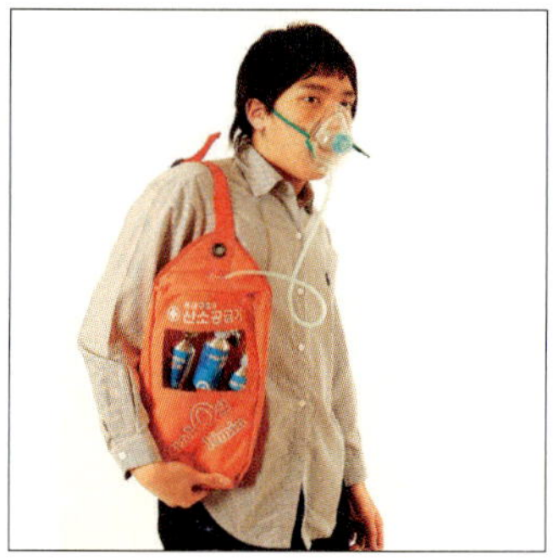

강철통에 산소를 2200 Lbs/inch^{3}의 압력으로 압축시켜 21℃로 저장하여 필요한 곳까지 이동시켜 사용한다. 산소통, 계량기와 가습기, 압력조절밸브로 구성되고 계량기는 2종류로 나뉘는데, 산소통 내의 산소량을 표시하는 계기와 산소가 흘러나오는 속도를 가리키는 계기가 있다.

✚ 의료용 산소는 대기 중 산소 이외 다른 기체를 제거한 순수한 100%의 산소를 인위적으로 만들어 호흡보조 및 치료 목적으로 저농도 및 고농도요법으로 사용할 수 있도록 만들었다. 산소는 호흡의 교정 및 치료가 주목적이나 최근에는 운동효과 증진, 두뇌활동 강화, 피부미용 등 일상생활에 광범위하게 사용되고 있다.

산소 공급 장비 사용 전 주의사항

- 사용 전에 용량 등 미리 점검 한 후 깨끗한 곳이 보관하여야 한다.
- 외형의 손상여부, 청결정도, 산소 튜브에 틈을 포함한 손상이 있는지를 확인한다.
- 산소공급 마스크의 청결 및 이용 가능한 상태인지를 확인한다.
- 환자의 기도가 적절히 유지되어 있고 깨끗한지 확인한다.
- 산소 장비를 환자에게 사용하기 전에 작동여부를 다시 한 번 확인한다.

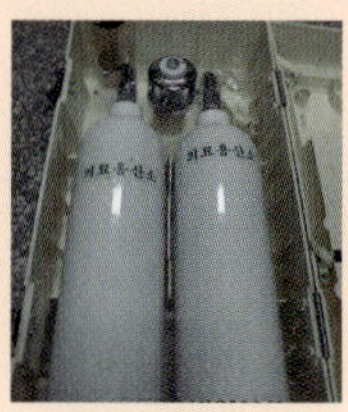

6. 산소투여 장치

흡입하는 산소농도에 따라 저농도 및 고농도 산소 흡입법으로 나누거나, 흡입되는 산소가 실내공기와 얼마만큼 섞이느냐에 따라 분류한다. 산소투여 장치와 효용성은 다음과 같다.

저유량 산소장치	공급되는 산소가 환자의 총 흡식 요구량을 충족시키지 못하므로, 호흡용적의 일부만이 산소공급 장치에 의해 공급되고 나머지는 대기가 혼합되어 들어가는 산소 공급장치를 말한다. 호흡양상이 규칙적이고 일정하며 일회호흡량이 300~700 mL, 호흡수가 25회/분 이하, 환기량이 8~10 L/분인 환자에게 효과적이다. • **장점 :** 사용이 편리하고 환자가 편안하게 느끼고 쉽게 구할 수 있다. • **단점 :** 흡입 산소농도가 호흡양상의 변화에 따라 달라진다. • **종류 :** 비강캐뉼라, 산소마스크(단순 산소마스크, 부분 재호흡마스크, 비재호흡마스크)
고유량 산소장치	장비 내의 가스유량과 저장백의 용량이 환자의 흡식 요구량을 충족시킬 수 있는 것으로, 환자는 기계가 제공하는 가스만을 호흡하게 되며 저농도에서 고농도까지 산소공급이 가능하다. • **장점 :** 흡입 산소 농도(FiO_2)를 정확하게 조절 가능하다. • **단점 :** 사용하기 간편하지 않다. • **종류 :** 벤츄리마스크

참 고

공업용 산소 사용시 부작용

의료용 산소와 공업용 산소는 성분은 똑같지만 의료용 산소는 습도가 공업용에 비하여 더 많이 추가되어 있다. 건조한 공업용 산소를 60분 이상 투여하게 되면 습도가 없는 공기로 인해 폐포의 손상을 불러오게 되며, 불가피하게 공업용 산소를 사용했다면 빠른 시간 안에 의료용 산소로 교체투여 하여야 한다.

100% 산소를 장기간 사용시 부작용

50%의 산소를 24시간 이상 투여하면 산소중독증이 발생하게 된다. 100%인 경우 약 8시간 이후에 산소중독증이 일어나는데 만약 심폐소생술 중이라면 환자는 정상의 20~30%에 불과하므로 산소포화도를 최대한 높이기 위해 고농도의 산소를 투여하여도 무방하다.

Q&A

산소투여 계산법

Q 10 L의 휴대용 산소통에 1500 psi로 충만된 상태이다. 산소 5 L/min [FiO_2 (흡입 산소 농도) : 0.40%]로 이송한다면 얼마를 사용할 수 있을까요?

A 2시간 줄 수 있다. 답을 해결하는 공식은 아주 간단하다. 10 L의 산소통의 산소를 1 L로 준다면 10시간 줄 수 있으며, 2 L로 준다면 1/2로 나누면 5시간 줄 수 있다. 따라서 5 L로 준다면 2시간을 줄 수 있다. 20 L의 용기의 산소를 1 L로 준다면 20시간을 줄 수 있다.

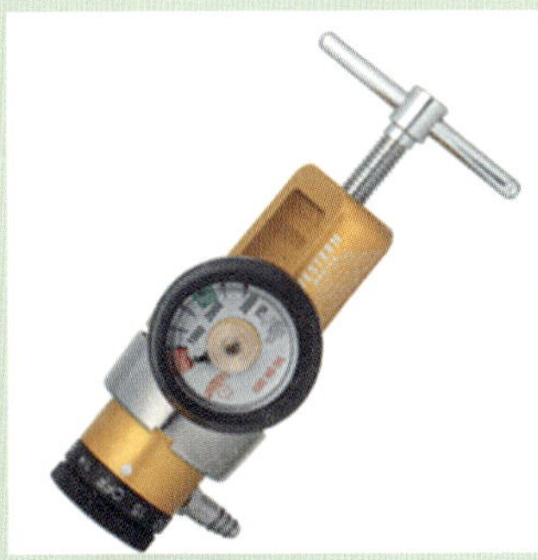

1) 산소투여 장치와 효용성

산소투여 기구에 따라 흡입 산소 농도(FiO_2)를 0.24~1.0 L까지 공급할 수 있다. 전달기구는 비강 케뉼라를 포함하여 다음과 같다.

산소기구	전달되는 산소량	사용 방법	사진
비강캐뉼라 (nasal cannula)	• 1~6 L/분까지 사용 • 내과질환의 대부분에 적용 • FiO_2(fraction of inspired oxygen : 흡입산소농도) **24~44%** 정도 유지 – 유량이 6 L/분 이상 되면 비점막을 자극	• 모든 저유량 산소투여장치 중에서 가장 환자가 편안해 하고 사용하기 쉽다(만성폐쇄성폐질환 환자에 도움). • 산소유량을 1 L/분 증가시킬 때마다 약 0.04씩 FiO_2가 증가한다.	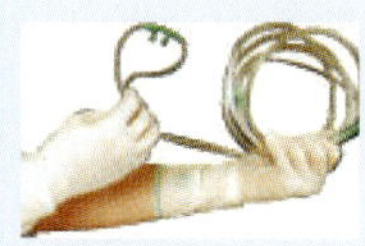
단순안면 마스크 (simple face mask)	• 6~10 L/분 (8 L 적절)까지 사용하며 외상환자에게 우선적으로 적용 • 5~8 L/분의 속도로 산소 공급 시 **35~60%** 산소 농도를 유지	• 단순하면서 공기 유량을 적게 요구하고 마스크 하단에서 산소를 공급하고 옆으로 공기가 빠져나간다. • 음식물 섭취 시 비강캐뉼라로 바꿔줄 수 있다.	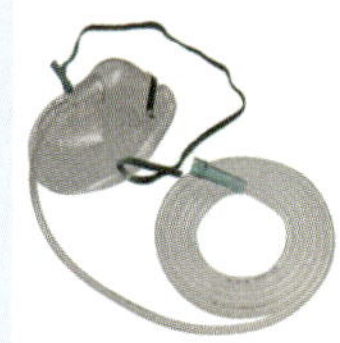
부분 재호흡 마스크(partial rebreathing mask)	• 6~15 L/분까지 사용하며 외상환자에게 우선적으로 적용 • 10 L/분의 속도로 산소공급 시 **70~90%** 산소농도 유지	• 호흡조절 주머니가 부착되어 환자가 내쉰 공기의 1/3을 다시 들이마실 수 있도록 고안되었다.	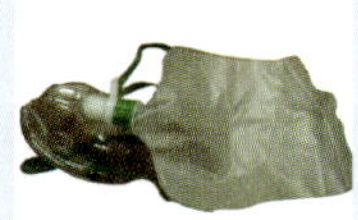
비재호흡 마스크 (non rebreathing mask)	• 6~15 L/분까지 사용하며 심한 COPD가 아닌 저산소증이나 쇼크 환자가 주로 사용 • 6~10 L/분의 속도로 산소공급 시 **60~100%** 산소농도 유지.	• 호흡조절주머니와 마스크 사이에 one-way 밸브가 있어서 외부공기 유입을 막아 호흡조절 주머니의 공급되고 있는 공기만 마시게 된다.	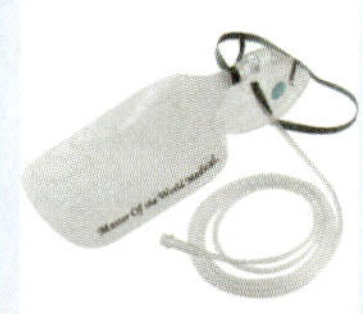
벤츄리 마스크 (venturi mask)	• 4~10 L/분까지 사용하며 COPD 환자 및 장기 산소 사용자에게 적용 • 4~8 L/분의 속도로 산소공급 시 24~40%(기구에 입력된 일정한 양으로 전달 가능)	• 주입기를 통해 대기와 산소가 일정한 비율로 혼합되어 일정한 농도의 산소를 환자의 호흡 상태와 관계없이 정확하게 공급할 수 있다(만성폐쇄성폐질환 환자에 도움).	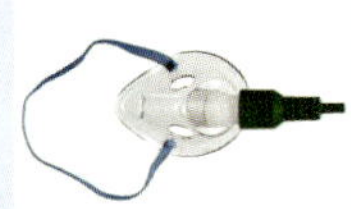

✚ 백 마스크(Bag-valve mask) 기구는 호흡이 없는 환자나 부상자에게 고농도(50% 이상)의 산소를 투여할 때 사용하는 기구이다. 입-입으로 인공호흡을 할 때 공급되는 산소는 16%에 불과하지만, 입-마스크 인공호흡을 할 때는 50~55% 정도로, 산소 저장소를 가진 백 마스크 기구를 사용하면 산소농도를 90% 이상으로 높일 수 있다.
모든 형태의 백 마스크 기구는 인공호흡용 백(Bag), 배기구, 산소유입로, 안면 마스크와 백 사이의 연결부에 위치한 밸브(Valve) 및 안면 마스크를 공통적으로 갖고 있다.

사용 장비별 흡입산소 농도

종류	산소유량(L/min)	흡입산소농도(%)
비강 캐뉼라	1	24
	2	28
	3	32
	4	36
	5	40
	6	44

종 류		산소유량(L/min)	흡입산소농도(%)
단순안면 마스크		6~10	35~60
비재호흡마스크		10~15	85~100
벤츄리 마스크	24%	4	24
	28%	4	28
	35%	8	35
	40%	8	40

비강캐뉼라(nasal cannula)	24~44% (환자가 가장 편안하게 사용 가능)
단순안면마스크(simple face mask)	35~60 (최소 6 L/분 산소 유속 유지)
벤츄리마스크(venturi mask)	24~40% (마스크 농도 조절)
비재호흡마스크(non-rebreathing mask)	100 % (최소 12 L/분의 산소 유속 유지)

7. 산소치료 방법

응급처치에서 산소요법은 대기보다 높은 농도의 산소를 공급하여 저산소증에 의한 증상을 치료 또는 예방하는 것이다. 현장에서 응급환자가 발생하였을 시 즉각적으로 산소 공급을 함으로 뇌를 비롯한 신체 주요 장기를 정상적인 기능을 유지시켜주는 것이다.

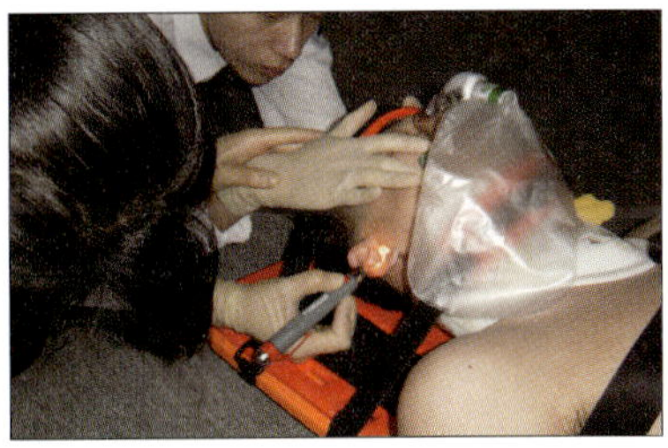

1) 적용할 환자

인공호흡을 필요로 하는 환자에게 산소공급이 충분하지 않거나 부족할 경우 조직이 산소 부족으로 인한 저산소증에 빠지지 않도록 모든 사고자나 환자에게 산소를 투여하여야 한다.

적용할 환자 응급처치 구분

구분	응급처치
호흡이 없는 경우	• 환자를 바르게 눕힌 자세에서 기도 폐쇄가 있는지 확인 후 심폐소생술을 시행한다. • 보호기구를 이용한 인공호흡 : 안면마스크형, 안면보호용
호흡이 있는 경우	• 호흡이 부적절한 경우에는 가습된 산소 투여(산소탱크 잔량 확보) • 산소 투여 장비에 의한 투입 산소농도 유지 산소 부족시 지침보다 저농도의 산소 투여

2) 산소 요법에 따른 응급처치

저산소증으로 판단된 환자나 사고자에게 즉각적인 산소공급이 필요하지만, 기도가 확보되지 않으면 효과가 없다. 의식이 소실된 환자에게 기도유지는 산소요법의 전제조건이다.

(1) 기도유지 방법

기도유지 방법으로 머리젖히고 턱들기법, 하악견인법, 인공 기도유지법 등이 있다.

비인두 기도유지기	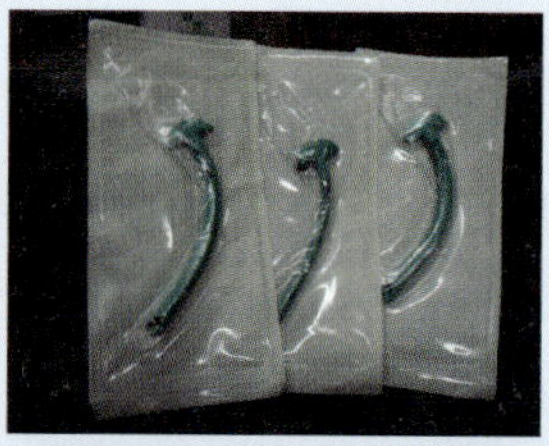	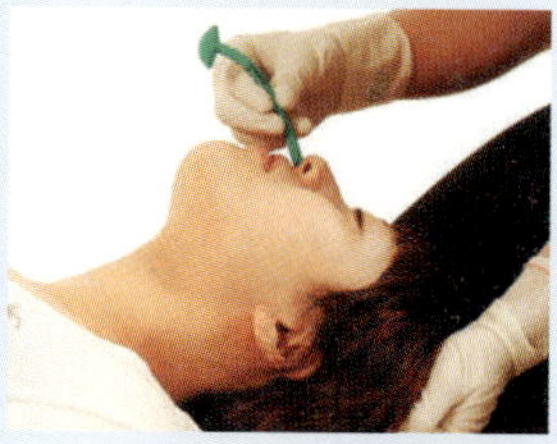	• 비강을 통하여 후두개 위쪽 인두까지 삽입 • 구인두 기도기를 삽입하지 못할 때, 구강 수술시, 인두나 기관 흡인시에 비점막과 후두점막을 보호하기 위해 삽입
구인두 기도유지기	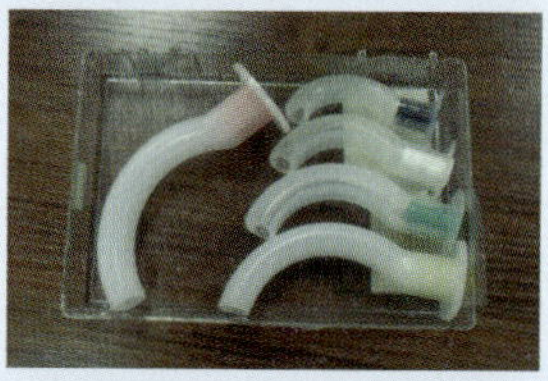	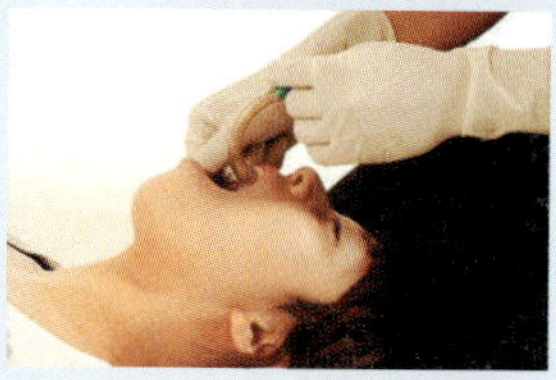	• S자 모양으로 구강으로 삽입하여 인두 뒤편까지 삽입 • 혀가 기도를 막기 쉬운 전신마취 환자, 무의식환자 또는 인두 흡인을 위해 삽입
기관 내 관 삽입	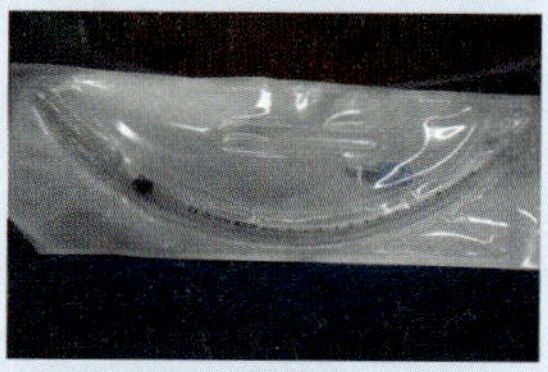	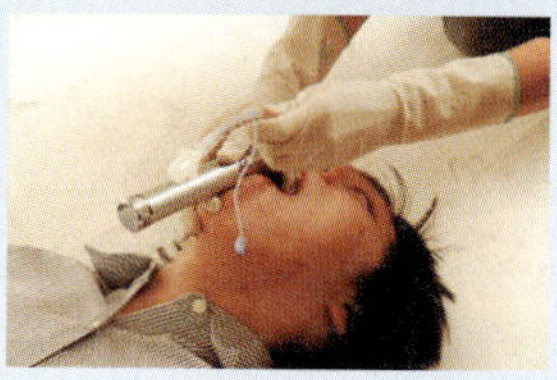	• 입이나 코를 통하여 기관분지와 기관지까지 삽입 • 전신마취나 응급상황에서 인공호흡기를 사용하는 환자에게 흔히 사용
후두 마스크 삽입 (LMA)	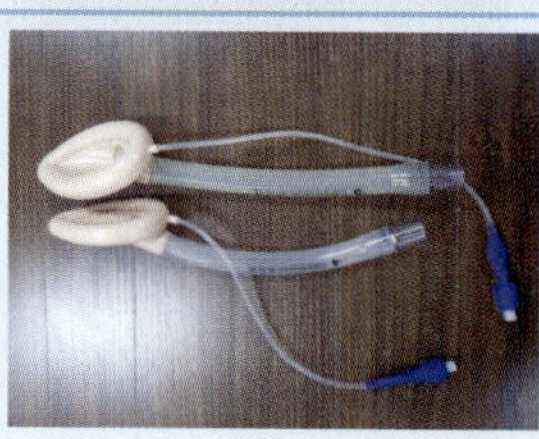	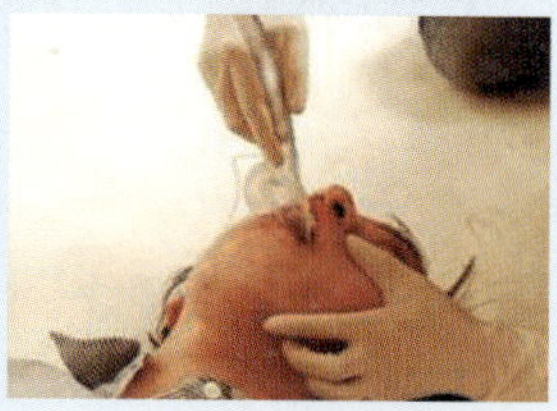	• 후두마스크의 공기 제거 후 입천정(경구개, 연구개)이 저항을 느낄 때까지 삽입 • 기관 삽관이 가능한 구조로 경추를 신전하지 않아도 사용 가능

✚ **기도 흡입 :** 흡인 전·후 100% 산소를 공급한다. 이때 성인은 80~120 mmHg, 소아 및 영아는 50~75 mmHg의 압력으로 흡인하고 한 번에 15초 이상 초과하지 않으면서 4~6회 반복한다. 이는 기도 내의 이물을 제거하여 기도가 열려 있도록 하기 위함으로 비강·구강으로 흡인튜브를 삽입하여 흡인하며 인공기도를 삽입하고 있거나 기관절개관을 삽입한 환자는 이를 통하여 흡인한다.

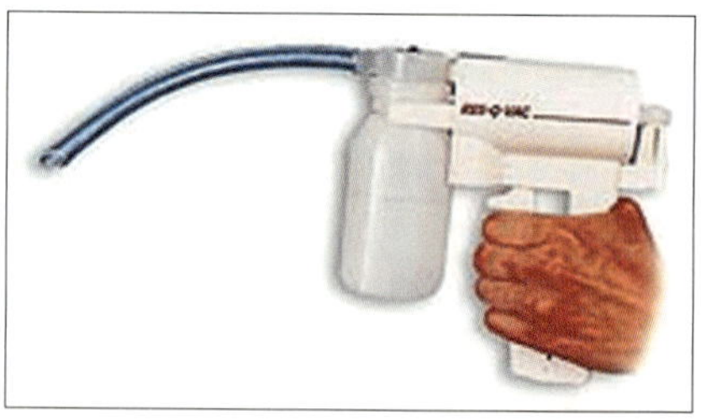

(2) 호흡 평가 후 산소 투여

기도를 유지한 상태에서 눈으로 흉곽의 움직임을 보고, 귀로 호흡음을 듣고, 뺨으로 촉감을 느껴서 호흡 유무를 10초 이내로 확인한다. 호흡 평가에 따른 처치 방법은 호흡 평가표와 같다.

① 호흡이 없는 경우

환자를 앙와위(배와 가슴을 위로 하고 반듯이 누운 자세)로 변환하여 이물질에 의한 기도폐쇄가 있는지 확인 후 인공호흡 실시한다.

- 구강 대 구강 인공호흡
- 구강 대 비강 인공호흡
- 구강 대 기공 인공호흡
- 보호 기구를 이용한 인공호흡

② 자발적 호흡이 있는 경우

호흡이 부적절한 경우에는 가습된 산소를 투여한다. 이 때 산소 탱크 잔량을 꼭 확인한다.

- 산소가 부족이 예상되는 경우 지침에 정한 용량보다 저농도의 산소로 투여를 한다.
- 산소 투여 환자 이송 시 구급차의 환기를 유지한다.
- 산소 투여 장비에 의한 투입 산소의 농도

Q&A

Q 세월호 침몰 사고 현장에 투입된 산소 공급장비인 '감압챔버'란 무엇인가요?

A 감압챔버란 수중에서 구조활동 중인 잠수사가 물 밖으로 나왔을 때 발생할 수 있는 잠수병을 예방하는 치료 장비이다. 다이버들이 잠수 중 고압환경에서는 대기보다 많은 양의 질수가 혈액이나 조직에 용해되기 쉬워, 감압챔버를 통해 몸에 남아있는 질소를 밖으로 서서히 빼냄으로 잠수병을 예방하는 방법이다.

잠수병이란 다이버가 깊은 바다 속에 잠수했을 때 호흡에 의해 폐로 흡입된 질소가 강한 수압 때문에 혈액에 용해되었다가 급하게 수면 밖으로 나올 때 압력이 낮아지면서 혈액에 용해되었던 질소가 기포가 되어 모세혈관을 막는 것을 말한다. 감압챔버를 통해 감압 차이로 인한 질소의 기포화를 막는 동시에 체내에 쌓인 질소 기포에 산소를 공급함으로 질소를 배출하는 방식이다.

치료시간은 보통 2~5시간 소요된다. 질소가 신체에 축적되면 두통과 구토의 증세와 함께 사고력이나 집중력이 떨어지며, 혈액순환 방해로 감압병의 원인이 될 수 있다.

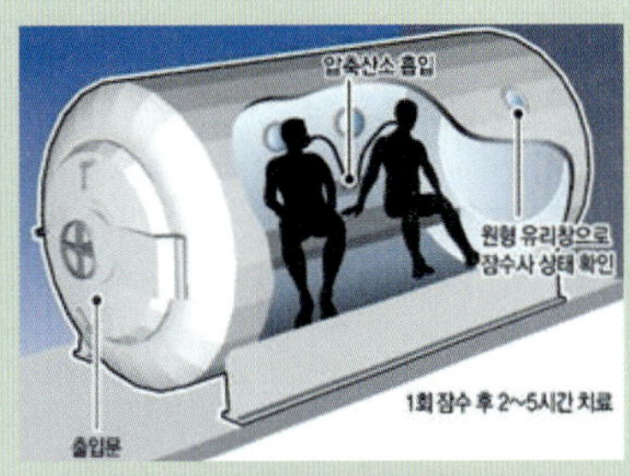

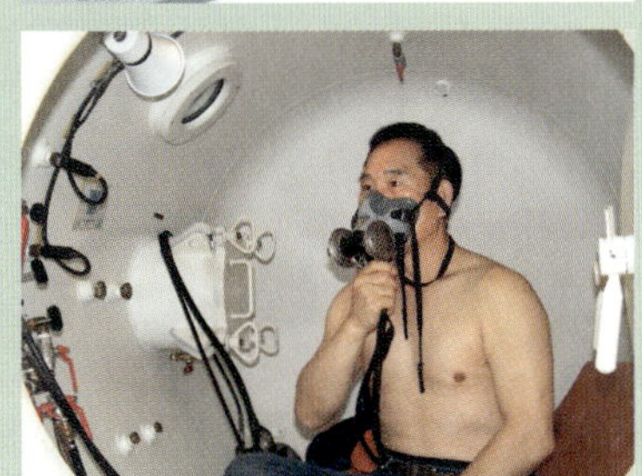

(3) 일산화탄소 중독

일산화탄소의 특징으로 CO는 낮은 농도로도 인체에 치명적인 영향을 주는 가스로 무색, 무취, 무자극의 공기보다 약간 가벼운 기체이다. 일산화탄소는 체내에 산소를 운반하는 역할을 하는 혈액중의 헤모글로빈(Hb)과 결합하여 일산화탄소-헤모글로빈(COHb)을 만들어 혈액의 산소운반능력을 저하시켜 그 농도에 따라 사망에 이를 수 있다. 특히 재생불능의 중추신경계 손상을 예방하기 위해서라도 즉각적인 산소공급이 필요하다.

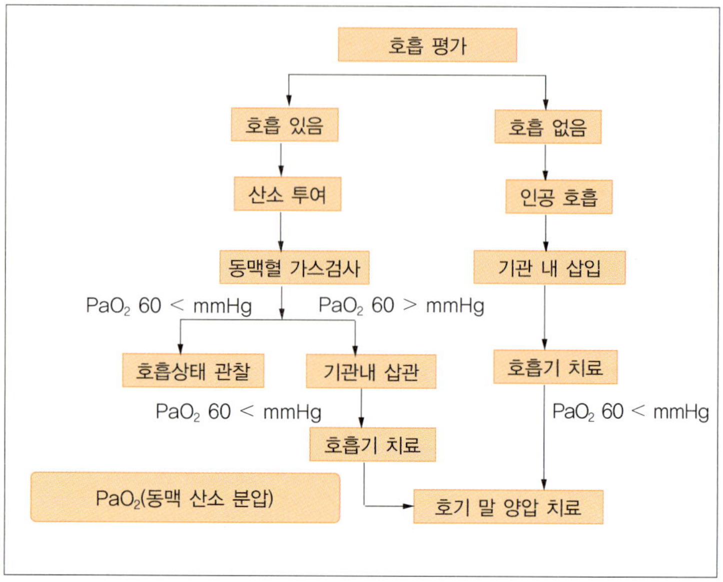

일산화탄소 노출 시 인체에 미치는 영향

농 도	노출 시간	인체 영향
5	20분	신경계 반사작용변화
100	3시간	체내혈액 10% 기능상실
200	5시간	격렬한 두통
300	8시간	시각, 정신기능의 장애
500	4시간	시력장애, 허탈감
2000	2시간	사망
3000~4000	30분	사망가능

일산화탄소 중독자 현장 응급처치

- 중독물질을 흡입한 환자의 기본적 응급처치는 환자를 안전한 장소로 옮기고, 신선한 공기를 흡입하게 한 후 안정을 취하는 것이다. 일산화탄소의 제거를 촉진시키기 위해 100% 산소를 공급한다.

일산화탄소 중독자 응급처치 시 주의사항

- 안전한 환경인지 확인 후 보호 장구를 착용하고 구조에 나서야 한다.
- 환자가 회복 후에도 중추신경계의 영구적 손상이 나타날 수 있기 때문에 환자를 지속적으로 관찰해야 한다.
- 일산화탄소 중독이 되더라도 맥박산소측정기는 정상수치로 나올 수 있기 때문에 주의하여야 한다.

연습문제 20

1 산소의 특징으로 옳지 않은 것은?
① 신체의 빠른 회복을 돕는다.
② 알코올을 빨리 분해시킨다.
③ 신진대사 증진
④ 신체기능 향상

2 저산소증이 인체 조직에 영향을 미치는 영향으로 옳지 않은 것은?
① 중추 신경계 ② 심혈관계
③ 위 ④ 간

3 산소가 필요한 질환으로 적절하지 않은것은?
① 뇌졸중 ② 쇼크
③ 위염 ④ 폐부종

4 인체는 산소 없이 버틸수 있는 시간은?
① 5분 ② 10분
③ 15분 ④ 20분

5 저산소증의 주요 증상으로 틀린 것은?
① 빠른 호흡 ② 불안감
③ 알레르기 ④ 빈맥

6 산소 농도에 따른 증상으로 틀린 것은?
① 18% - 매스꺼움, 두통
② 12% - 혼절
③ 10% - 의식 불명
④ 6%- 호흡 정지

7 산소 공급장비 사용 전 준비 사항으로 틀린것은?
① 바로 사용한다.
② 손상 여부 체크
③ 사용 전에 용량 체크를 해둔다
④ 청결 체크

8 산소투여 장치의 장단 점이 틀린 것은?
① 저유량 – 사용이 편리
② 저유량 – 흡입 산소농도가 변하지않음
③ 고유량 – 정확하게 조절 가능
④ 고유량 – 사용하기 불편하다

9 저 유량 산소장치의 종류로 틀린 것은?
① 비강캐뉼라 ② 단순 산소 마스크
③ 비 재호흡 마스크 ④ 벤츄리마스크

10 산소기구의 전달 산소량으로 맞은 것은?
① 비강캐뉼라 – 1~6L
② 단순 안면 마스크 – 10~15L
③ 부분 재호흡마스크 – 1~6L
④ 비 재호흡 마스크 – 15~20L

11 호흡이 있는 환자에게 산소 치료를 할 때 틀린 것은?
① 호흡이 부적절한 경우 가습된 산소 투여
② 산소투여 장비에 의한 투입 산소농도 유지
③ 무조건 저농도의 산소 투여
④ 구급차로 산소투여 환자 이동시 환기 유지

12 기도유지 방법으로 틀린 것은?
① 비인두 기도 유지기
② 구인두 기도 유지기
③ 기관 내 관 삽입
④ 기도 흡입

13 호흡이 없는 경우 산소 투여 방법으로 틀린 것은?
① 구강 대 구강 인공호흡
② 구강 대 비강 인공호흡
③ 구강 대 기공 인공호흡
④ 구강 대 안구 인공호흡

14 일산화탄소 노출 시 인체에 미치는 영향으로 틀린 것은?
① 농도 5%에 20분 노출되면 혈액 10%기능상실
② 농도 200% 5시간 노출시 격렬한 두통
③ 농도 300% 8시간 노출시 정신기능 장애
④ 농도 500% 4시간 노출시 시력장애

15 공기의 구성으로 알맞은 것은?
① 산소 50% ② 질소 10%
③ 이산화탄소 0.3% ④ 탄산가스 5%

16 호흡 평가 할 때 반드시 측정해야 하는 것것 아닌 것은?
① 호흡수 ② 호흡 깊이
③ 호흡의 규칙성 ④ 탄력도

17 호흡 곤란인 환자에게 적절한 자세는?
① 바로 누운 자세
② 바로 누워 다리를 올린 자세
③ 엎드린 자세
④ 앉은 채 뒤로 기댄 자세

18 호흡기계 질환을 가진 환자에게 가습된 공기를 주는 이유는?
① 체액을 증가시키기 위해
② 산소 농도를 유지하기 위해
③ 기도 점막을 보호하기 위해
④ 체온을 유지하기 위해

19 일차평가에서 기도 평가 원칙으로 틀린 것은?
① 기도폐쇄는 항상 시끄러운 소리를 낸다.
② 환자가 무호흡이면 기도도 무용지물이다.
③ 기도폐쇄를 인지하면 즉시 처리해야 한다.
④ 기도가 막히면 인공호흡이 소용없다.

20 급성 호흡 부전 환자에 대한 처치 원칙으로 옳은 것은?
① 고농도 산소를 투여
② 환자가 힘들어할 때만 산소투여
③ 외상환자에서는 경부 고정한 채 기도유지
④ 환기보조에 최우선을 둬야 한다.

21 다음 중 저산소증을 유발할 수 있는 질환이 아닌 것은?
① 늑골골절 ② 심근 경색증
③ 쇼크 ④ 급성 약물중독

제 21 장

응급환자 이송

학습 개요

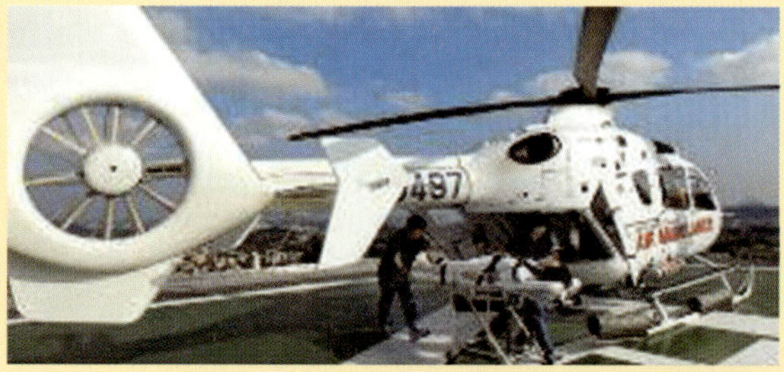

'아덴만의 영웅' 석해균 선장의 사례를 보면 응급현장에서 환자의 이송이 생명에 얼마나 중요한 요소임을 알 수 있다. 중증 외상환자가 발생하면 5분 안에 출동하는 전용 헬기인 에어 앰뷸런스가 각종 첨단 장비를 갖춰 '하늘의 앰뷸런스'(대당 150억원)로 불린다.

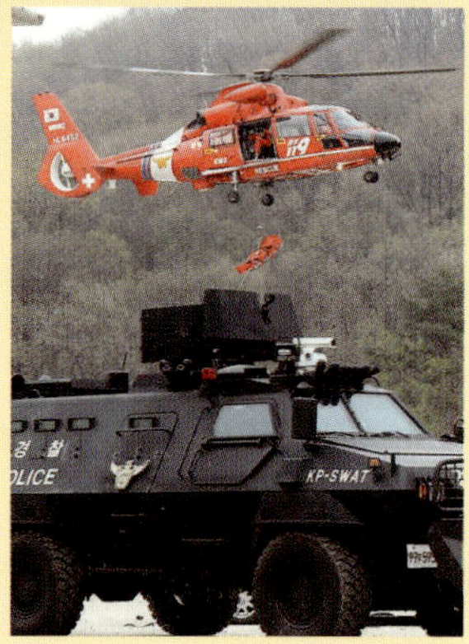

환자이송은 육상이송이 우선되어야 하지만 긴급한 시간이 요구될 때 빠른 항공이송은 응급 환자에게 많은 시간적인 도움을 줄 수 있다. 응급환자가 5분 이내에 전문적인 응급처치를 받기 위해서는 현장 응급처치와 함께 빠른 환자이송이 이루어져야 한다. 하지만 우리나라(39.6%)는 선진국(20%)에 비해 예방 가능 사망률이 매우 높은 것은 환자 이송이 늦어짐에 따라 환자에게 가해지는 위험도가 높기 때문에 나타나는 현상이다. 환자이송 시 현장 위험의 징후가 없다면 기본적인 응급처치를 시행하고 이송 중에 생길 수 있는 2차 손상의 예방과 사전에 병원이나 응급의료 시스템에 미리 연락을 취하면서 이송한다.

응급처치자는 응급환자의 신속한 이송을 위해 사고위치, 상해정도, 운반기구, 도움의 인원에 따른 적절한 환자 운반법을 숙지하고 긴급 상황에서 육로 이송 및 항공 이송과 육로 및 항공 이송 중에 일어날 수 있는 질병의 부작용과 함께 응급처치 및 응급처치시 주의사항 등 대처법을 숙지하여야 한다.

학습 중점

- 응급환자 이송 수단에 대하여 설명할 수 있다.
- 응급환자 이송의 원칙과 안전한 환자운반에 대하여 설명할 수 있다.
- 항공이송 전 준비사항 및 고려사항, 안전사항에 대하여 설명할 수 있다.
- 운반자의 인원수에 따라 적절한 운반법을 시행할 수 있다.
- 운반 장비를 사용목적에 따라 분류하고 환자에게 적용시킬 수 있다.
- 긴 척추고정판으로 환자를 구조 및 이송할 수 있다.

용어 정의

- **구급차(Ambulance) :** 생명이 위급한 환자를 사고 현장에서 치료기관으로 신속히 후송하기 위한 차량
- **집중치료실(Intensive care unit : ICU) :** 생명이 위급한 환자에게 집중적으로 치료할 수 있는 공간의 치료실로 통상 중환자실을 말함
- **헬리콥터(Helicopter, 헬기) :** 로터라는 날개를 회전시켜서 양력을 얻어 비행하는 형식의 회전익 항공기로 작은 면적에서 이착륙이 가능하고 복잡한 지형을 따라 느린 속도로 비행이 가능하며 한 곳에 머무를 수 있다는 특징을 가진 항공기
- **항공이송헬기(Air ambulance) :** 닥터 헬기라 하며, 응급의학과 전문의가 탑승하고 응급의료 장비로 응급환자 이송전용 헬기로 일명 '하늘을 나는 응급실' 로 불린다. 의사 없이 환자만 수송하는 소방헬기와 달리 의사와 구조사가 응급 처치를 할 수 있다는 장점이 있음
- **환자이송(Patient transfer) :** 환자를 다른 곳으로 옮겨 보내는 것
- **긴급 운반(Urgent move) :** 붕괴 위험이 있는 건물 안 혹은 불이 붙은 차 안에서 환자를 안전한 장소로 옮기고 나서 진단을 하고 척추를 고정하는 것
- **응급 운반(Emergency move) :** 간단하게 진단을 하고 척추를 고정시키는 과정만을 실시해야하는 상황
- **비응급 운반(Non-urgent move) :** 완전하게 진단과 처치를 마치고, 환자를 들것과 같은 환자이동 기구를 사용하여 정상적인 방법으로 이동시키는 것
- **신체역학(Body mechanics) :** 돌아눕기, 일어나기, 이동, 보행 등을 함에 있어서 손상을 불러일으킬 지도 모르는 신체적인 부하를 배재, 최소화하기 위한 적절한 신체를 사용하는 것
- **중증도 분류 :** 응급환자의 우선순위를 정하여 긴급, 응급, 비응급, 지연순으로 나뉜다.
- **환자운반법(Patient transport method) :** 병실로부터 수술실이나 치료실, 긴급피난, 보행을 못하는 사람 등을 이동시키거나 위치변화 시킬 때 사용되는 이동방법
- **항공이송(Aviation transfer) :** 공정익(비행기), 회전익(헬리콥터)을 이용하여 환자를 이동하는 수단을 말하며 구급차가 진입이 불가능한 곳 또는 항해중인 선박이나 이동거리가 장거리인 경우 항공기(헬기)를 이용하여 환자를 이송하는 방법
- **고도병(Altitude sickness) :** 고도가 높은 공중에 신체가 잘 적응하지 못하여 나타나는 병적인 증상
- **산소포화도(Oxygen saturation) :** 옥시미터를 사용하여 직접적으로, 또는 산소해리곡선을 사용하여 pH, Pco_2에서 구한다.
- **산소호흡기(Compressed-oxygen breating apparatus) :** 유해한 가스, 분진이 존재하는 경우 유해물질에 의한 인체의 장해를 방지하기 위해 사용하며, 고압산소용기에 압축 충전된 산소를 감압(減壓)해서 작업자에게 호흡시키는 자급식 호흡보호구를 말한다.

응급환자 이송

CHAPTER 21

1. 응급환자 이송수단

1) 육상 이송(구급차)

구급차란 응급환자의 이송 등 응급의료의 목적에 이용되는 자동차로 긴급한 환자가 병원으로 치료 받기 까지 응급구조를 행하는 차량을 말한다. 생명이 위급한 환자를 사고 현장에서 치료기관으로 신속히 이송하기 위한 차량으로 이동하는 응급실로서의 기능을 완전히 갖추어 이송 도중 집중치료실(Intensive Care Unit/ICU)수준의 진료를 제공할 수 있도록 장비 및 인력을 갖추고 있다. 구급차는 주로 병원 전단계의 의료 공급을 담당하는 응급의료체계로서 후송시간 및 구급차에서 실시하는 응급처치가 환자의 예후에 결정적인 영향을 미치기 때문이다.

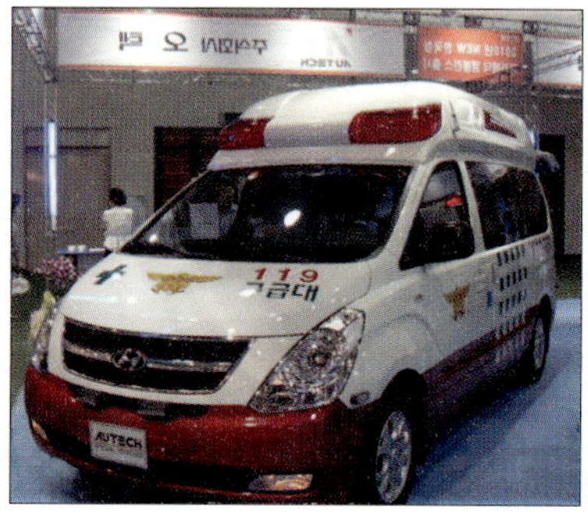

▲ 육상이동 구급차

구급차는 사고현장에서 병원으로 수송하는 도중에 자동차 속에서 응급조치를 취할 수 있거나 수술 등 필요한 치료를 할 수 있도록 되어 있다. 환자에 대한 정보에 따라 선택적으로 차종을 출동시킬 수 있다.

일반 환자를 이송하는 구급차에서는 의사가 동승하지 않지만, 상처나 출혈에 대한 구급용 붕대, 지혈대, 골절환자를 위한 부목, 구명을 위한 인공호흡기, 산소주입기 등이 비치되어 있고, 훈련된 응급구조사들이 병상을 악화시키지 않도록 응급조치를 할 수 있는 능력을 갖추고 있다.

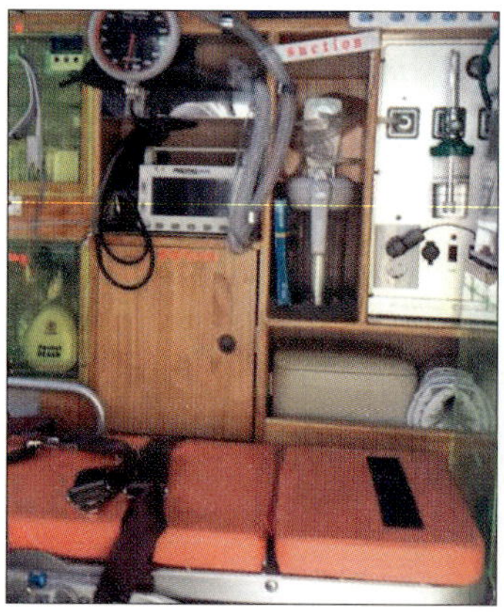

▲ 구급차 내부

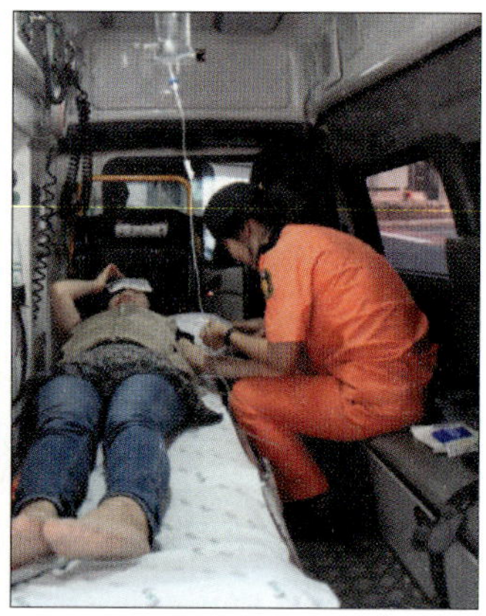

▲ 구급차에서 응급처치 모습

현재 전국의 종합병원을 비롯하여 일반병원에서도 구급차를 운영하고 있으며, 병원 전단계에서 구급차 운영은 소방방재청에서 운영하는 119 구급대의 구급차를 이용하고 있다. 세부적으로 구급차의 이용방법과 요금제도는 소유기관의 사용목적과 이용방법에 따라 다르다.

✚ 119구급차는 국가에서 공익목적으로 운영하고 환자나 환자의 보호자가 원하는 병원으로 이송이 아니라 가장 가까운 병원으로 환자를 이송하는 것을 원칙으로 하고 있다.

(1) 구급차의 종류와 구분

구급차는 특수 구급차와 일반 구급차로 구분한다. 특수 구급차는 위급한 응급환자의 이송에 적합하도록 의료장비, 구급 의약품, 통신장비를 갖춘 구급차이며, 일반 구급차는 위급의 정도가 약한 환자 이송을 목적으로 기본적인 의료장비 및 구급의약품을 갖춘 구급차이다.

특수 구급차	일반 구급차
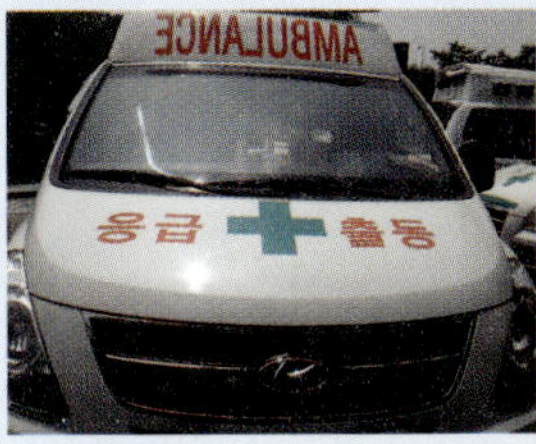 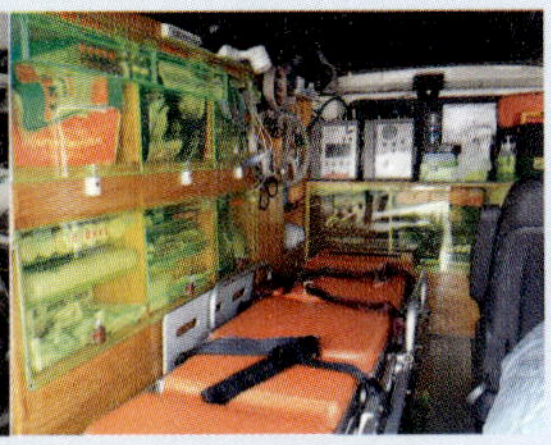	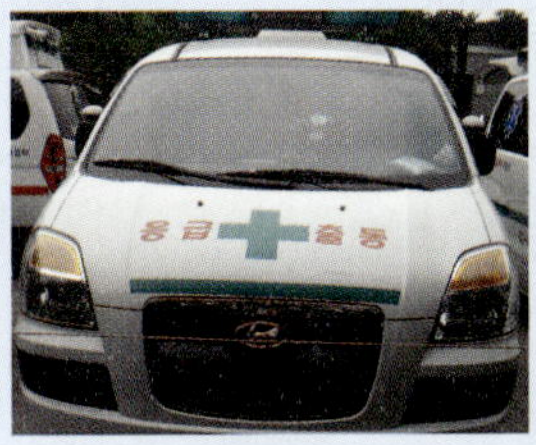 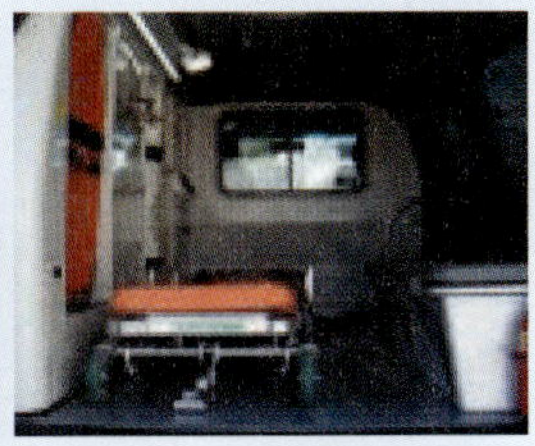
특수구급차는 적색으로 된 녹십자 표시가 있고 전 · 후 · 좌 · 우면 중 2면 이상에 적색으로 "응급출동"이라는 표시를 한다. 특수구급자동차는 2명 이상을 동시에 이송할 수 있어야 한다.	일반 구급자동차는 일반자동차와 쉽게 구별될 수 있도록 바탕색을 백색으로 하고 녹색으로 된 녹십자 표시에 적색 또는 녹색으로 "환자이송" 또는 "환자후송"이라는 표시를 하여야 한다.

✚ 구급차의 길이는 운전석과의 구획칸막이에서 뒷문의 안쪽면까지 250 cm 이상, 그 너비는 간이침대에서 한쪽면과의 통로가 25 cm 이상이 되어야 하고, 그 높이는 환자실의 바닥에서 천장 안쪽면까지 특수구급자동차의 경우에는 150 cm 이상, 일반 구급자동차의 경우에는 120 cm 이상 되어야 한다.

(2) 구급차 이용 방법과 요금제도

구급차를 소유한 기관의 사용 목적에 따라 이용 방법이 다르다.

119 구급차	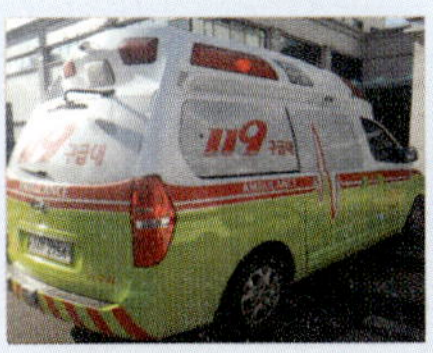	• 소방방재청에서 운영하며, 이송료는 무료이다. • 응급환자 발생 시 또는 신체 부자유 중증환자가 병원 갈 때 요청을 하면 이용할 수 있다. ✚ 관할 구역 내에서 가장 가까운 병원으로만 이송
민간 이송 구급차	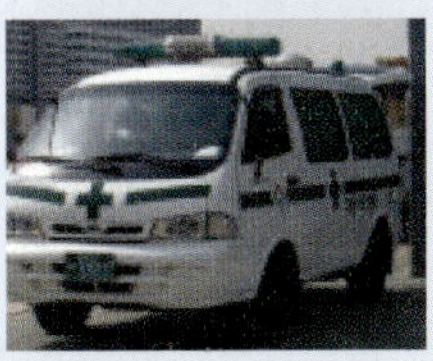	• 민간 이송단체에서 운영하며, 이송료는 유료이다. • 척추장애환자나 거동이 불편한 환자를 의료기관에 이송하거나 병원에서 병원으로 환자를 옮길 때 개인이 호출하여 이용한다. ✚ 병원 간 환자 이송, 원거리 의료기관 이송 때 이용
의료 기관 구급차	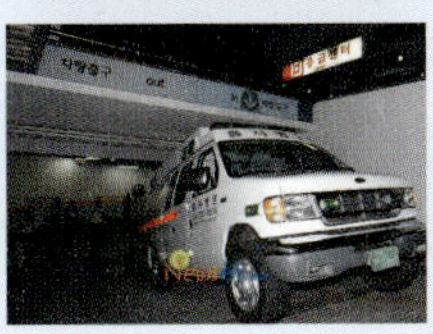	• 해당 병원에서 운영하며, 이송료는 유료이다. • 응급환자를 해당 병원에서 다른 병원으로 이송되는 경우, 거동 불편 환자가 퇴원할 경우, 해당 병원에서 모든 치료가 끝나고 보존치료가 필요해 다른 병원으로 이송할 경우 이용한다.

✚ 민간이송구급차는 주로 119에서 처리하지 않는 정신질환자, 알코올 의존증환자 이송, 자살 혹은 변사체 발견시 시신수습 및 이송, 병원 대 병원 이송, 장거리 이송, 고인 운구 등의 업무 수행

(3) 구급차 이용 요금 산정

구급차 운영 등 민간이송업에 관한 규정이 95년 제정 이 후 사회적 변화에 맞게 개정하여 구급차의 이송료 인상, 신용카드결재 시스템 도입, 인력기준 현실화, 미터기 설치, 차령 기준 신설 등 일부 미비점을 개선· 보완하였다.

또한 2012년 11월 시행된 '응급의료에 관한 법률 시행령' 에 따르면 응급환자를 이송하기 위해 출동하는 구급차에는 응급 구조사 1명을 포함해 2명 이상이 항상 탑승해야 한다.

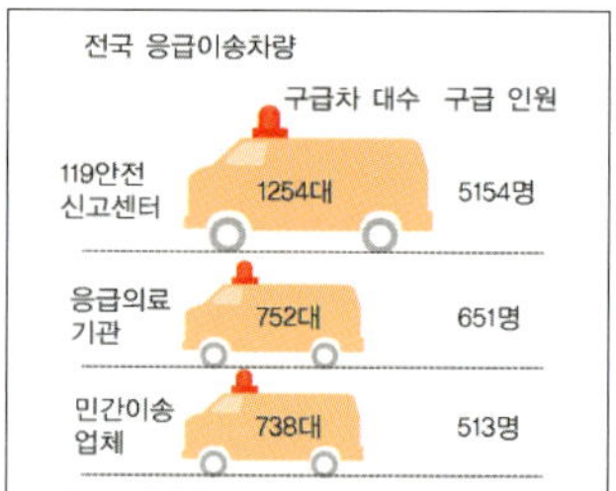

자료: 서울응급의료센터2011응급의료 통계연보

① 구급차의 이동처치료 기준액표(별표 2)

구분	일반적인 기준액표
일반 구급차	기본요금(10 km 이내) : 30,000원　10 km 초과 시 : 1 km 당 1,000원 추가
특수 구급차	기본요금(10 km 이내) : 75,000원　10 km 초과 시 : 1 km 당 13,000원

※ 밤 12시~새벽 4시 : 할증요금(20% 가산)

② 구급차에 갖추어야 하는 의료장비 · 구급의약품 및 통신장비 기준(시행규칙 별표 16)

특수 구급차

• 의료장비

가. 후두경 등 기도삽관장치
나. 외상처에 필요한 기본장치
다. 휴대용 간이인공호흡기
라. 산소호흡기 및 흡입기
마. 쇼크방지용 하의(MAST)
바. 부목 및 기타 고정장치[철부목(Wire-Splint), 경부 · 척추보호대(Cervical, Spine-Protector)]
사. 자동제세동기
아. 휴대용 산소포화농도 측정기

• 구급의약품

가. 수액제제(인공혈액제제 등)로서 비닐팩에 포장된 것
나. 리도카인
다. 아트로핀
라. 주사용 비마약성진통제
마. 주사용 항히스타민제
바. 소독제(과산화수소, 알콜 및 포비돈액)
사. 니트로글리세린(설하용)
아. 흡입용 기관지확장제

• 통신장비

구급차에 장착된 무전기로서 정보통신부장관이 지정한 응급의료전용 주파수를 사용할 수 있는 무전기. 다만, 소방서 구급차에 장착된 무전기는 정보통신부장관이 지정한 소방용 전파지정기준에 의한 전파를 사용할 수 있는 통신장비를 갖춘 경우에는 이를 구급차무전기에 갈음할 수 있다.

일반 구급차

• 의료장비

가. 산소호흡기 및 흡입기
나. 외상 처치에 필요한 기본장비
다. 기도확보장치

• 구급의약품

가. 수액제제(인공혈액제제 등)로서 반드시 비닐팩에 포장된 것
나. 아트로핀

✚ 감염예방을 위해 의료장비는 정기적으로 소독하고 구급차 외관은 청결 관리

구급차의 유래

유럽에서 구급차의 어원이 된 'ambulance'는 '야전병원 · 병원선 · 부상병수송기'라는 뜻이다. 군대에서는 전투 중 긴급을 요하는 부상병을 임시 야전구호소로 민간에서 환자나 부상자를 병원으로 이송하는 응급구호에 '봉사하는 기구'라고 정의되어 있다.

구급차는 18세기 나폴레옹 전쟁에서 유래되었다. 당시 프랑스 육군의 군의관인 '진 라리'에 의해 부상병을 긴급하게 수송하기 위해 만든 마차에서 비롯된 것으로 전쟁이 빈번했던 유럽에 퍼지게 되면서 발전하였다. 그 후 이러한 것을 민간생활에 도입하고자 검토하였는데, 1865년 미국의 신시내티의 병원에서 환자수송을 시작하였으며, 1870년 미국 뉴욕의 벨뷰 병원과 1879년 영국의 런던에서 구급마차를 사용하였다.

산업이 발전함에 따라 마차는 점차 없어지고 자동차 시대를 맞이하게 되었는데 이러한 자동차를 사용한 세계 최초의 앰뷸런스는 1895년 12월 프랑스 파리에서 열렸던 산업박람회에서 등장했다. 이 앰뷸런스는 엔진이 달린 앞부분의 차량과 트레일러가 연결된 구급차로 차량의 앞부분에는 의사와 운전사가 탑승하고 뒤쪽 트래일러에는 침대를 달아 환자와 간호원을 태우도록 만들어졌다. 이 차는 5년 후인 1909년 프랑스 육군에서 처음 사용하였고, 그 후 민간병원으로 판매되면서 보급되기 시작하였다.

제2차 세계대전이 발발하자 구급자동차는 급속히 발전하게 되었으며, 선진 각국의 도시에서는 공중보건 업무의 하나로서 병원, 적십자, 경찰, 소방서 또는 개인단체에 의해 구급차가 운영되었다.

한국전쟁(6.25) 당시 미국 공군은 헬리콥터를 구급차로 사용하여 1만 8,000여명의 부상자를 병원에 이송하였다. 오늘날에는 헬리콥터 뿐 아니라 밴을 구급차로 사용하고 있다.

우리나라 구급차의 발달과정은 국군의 창설과 더불어 한국전쟁을 거치면서 발전하였다. 국내에서는 1919년 부산에 있던 일본의사 니시무라가 포드차를 개조하여 엠블런스로 사용하였고 이후 종합병원뿐만 아니라 개인병원에서도 구급차를 운행하기 시작하였다.

우리나라에서 최초의 119구급차는 1972년 전북 전주소방서에서라고 공식 기록되었으나 최근 동아일보 1938년 10월 11일 기사에서 '이동병원출현-경성의 구급차 작일부터 운전'이라는 제하로 119구급차가 10월 10일부터 운행을 시작했다는 내용에 따라 공식기록이 바뀌어야 한다는 여론도 있다. 당시 구급차는 지금의 119구급차와 마찬가지로 재난이나 사고현장을 비롯해 모든 응급환자를 대상으로 출동했으며 전화번호 119를 통해 이용되었다.

앰뷸런스 차량에 새겨진 글자가 뒤집혀 있는 것을 종종 볼 수 있는데 이는 앞서가는 차량이 백미러를 통해 뒤 차량을 보았을 때 어떤 차인지 쉽게 식별할 수 있도록 한 조치이다. 환자를 빠른시간에 이송하는 긴박한 상황 속에서도 남이 먼저 볼 수 있도록 조치 한 것이다.

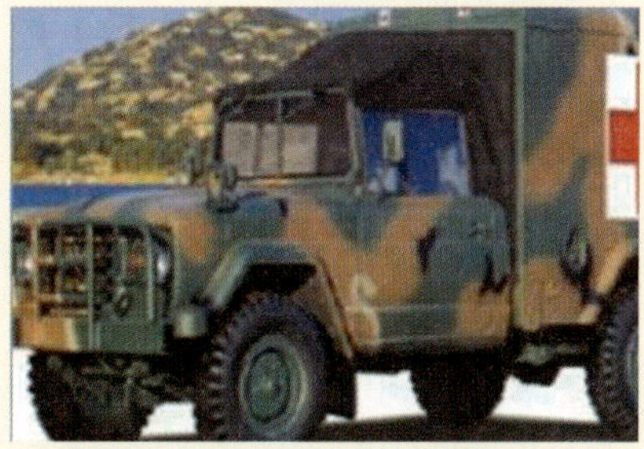

▲ 한국군 구형 $\frac{1}{4}$ 톤형 구급차

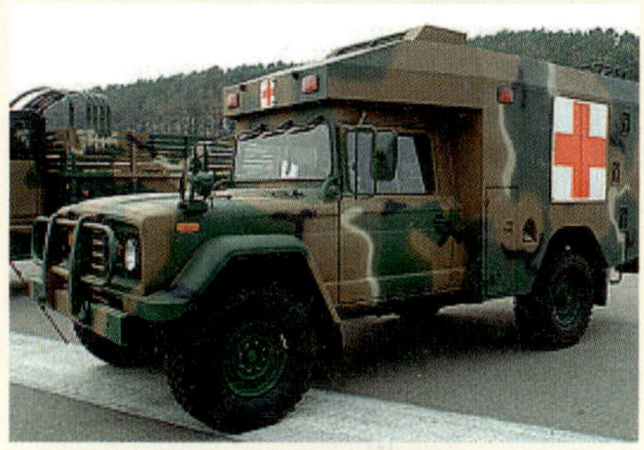

▲ 한국군 신형 $\frac{1}{4}$ 톤형 구급차

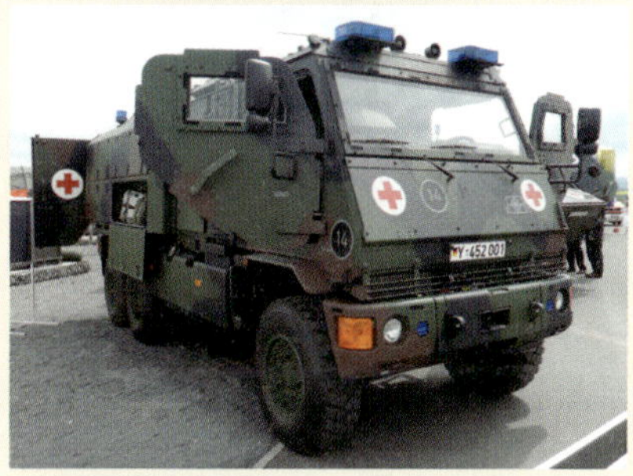

▲ 미군용 구급차

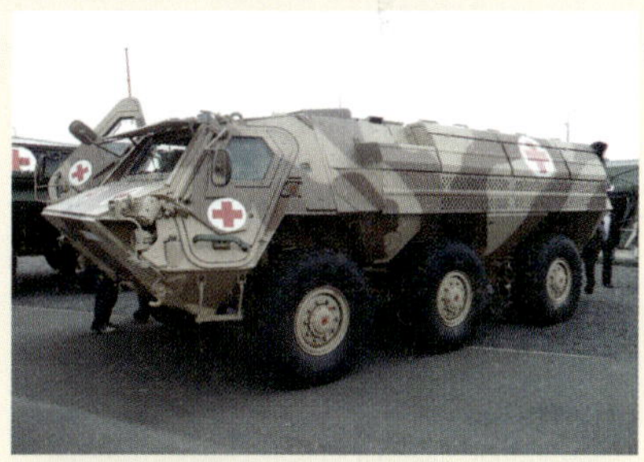

▲ 미군용구급차

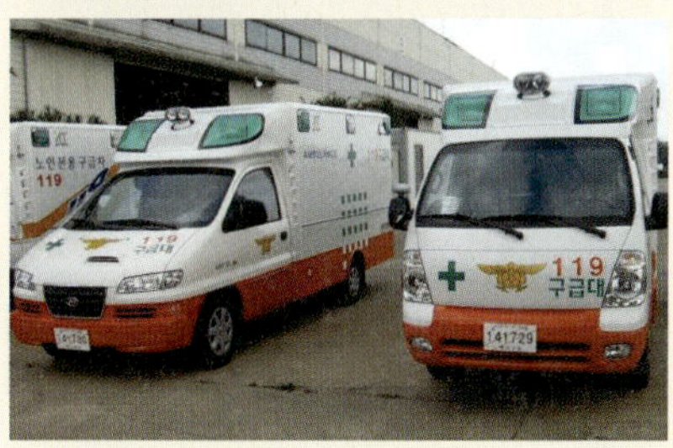

▲ 우리나라 주력 구급차

2) 항공이송(헬리콥터)

우리나라 국토의 약 70%가 산악지역이며 3,000 여개의 섬으로 구성된 특성으로 인하여 효율적인 응급의료체계를 구축하는데 많은 어려움이 있다. 항공이송은 먼 거리로 인해 시간이 촉박한 경우나 험난한 산악지역이나 풍수해로 구급차 접근이 곤란한 지역에 있는 부상자나 응급환자를 신속히 이송함으로 이송시간을 단축하여 부상자나 환자의 생명을 구하고 장애를 경감시킴을 목적으로 하는 이송방법이다. 항공이송은 육로에 비해 3~5배의 기동력을 보유하며 험준한 산악지형에서 지형의 장애를 받지 않고 시간당 200 km 이상의 장거리 이송이 가능하다.

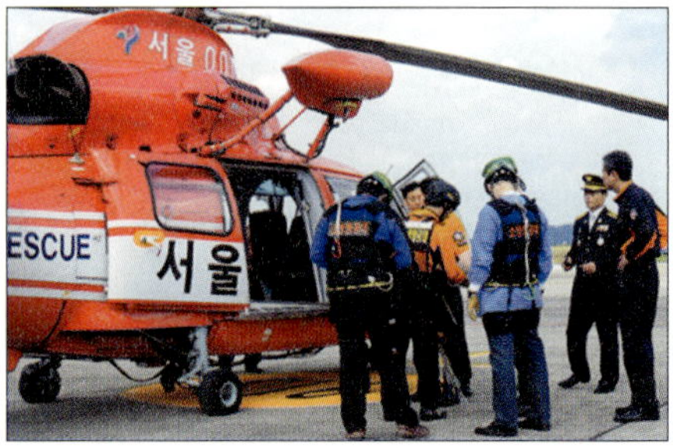

▲ 소방헬기의 환자 이송 준비

제한사항으로는 환자의 상태가 항공이송으로 악화되는 환자, 보온 및 기압에 영향을 받는 환자, 긴급환자이송에 긴요한 통신의 제한이 중요한 요소이다. 또 항공이송은 야간, 비, 바람, 눈 등의 기상조건에 의해 많은 제약을 받는다. 의료취약지역이나 고립된 상황(재난, 섬, 선박, 열차 등)에서 발생한 응급상황에서 헬기로 구조 요청한 신고자는 헬기의 특성과 환경을 잘 이해하고 적절하게 이송이 될 수 있도록 조종사에게 도움을 줄 수 있어야 한다.

✚ 군(軍)에서는 긴급후송(2시간 이내 : 갈비뼈, 시력상실 등), 우선후송(4시간 이내 : 현지 치료 불가능/긴급후송으로 전환이 요구되는 환자), 일반후송(24시간 이내 : 후송을 요하는 환자)으로 분류하여 이송한다.

(1) 항공 구조 요청 방법

휴대폰 사용의 보편화로 신고가 용이하다. 구조 요청은 119나 군(軍)계통으로 호출한다. 이때 정확한 위치를 알려주고 주변상황을 상세하게 설명한다. 부가적으로 수기나 화염 등으로 위치를 표시할 수 도 있다(통상 소방 헬기가 지원되며 직접 및 간접으로 군부대 헬기도 지원받을 수 있다).

구조요청 번호

- 119 (소방)
- 112 (경찰)
- 129 (보건복지 콜 센터)
- 군(軍) : 항공작전사령부(031-634-2202/지휘통제실 연결)
  2작사(053-750-0301)

✚ 구조 요청 시 숙지사항 : 신고자는 사고현장의 장소, 탑재지역 표시, 환자의 수와 상태, 들것 소요 수, 후송 의무시설 위치, 환자 및 동승자 인적사항 등을 알려주어야 한다.

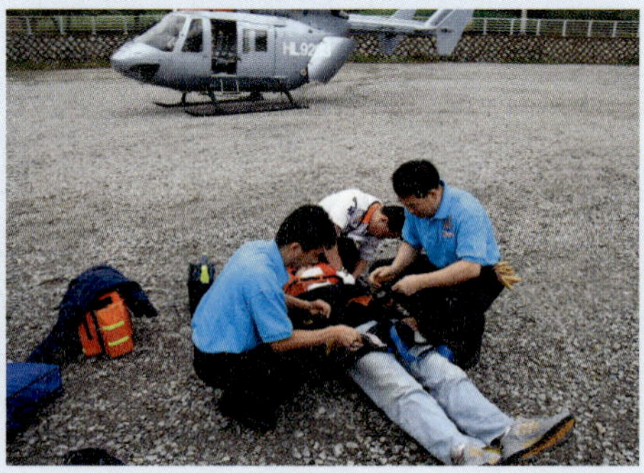

(2) 헬기 구조 방법

헬기 착륙지점 사방 50 m 이내에 사람들의 접근을 막고 구조장비 등의 날아갈 만한 물건들을 치운다. 헬기가 착륙 전에는 절대로 접근하면 안된다. 접근할 시는 반드시 헬기 조종사나 승무원의 지시에 따라 접근지역으로 접근해야한다. 헬기가 안전하게 착륙한 이후 헬기 조종사나 구조 승무원의 접근 신호를 받은 후에 고개를 숙이고 헬기에 접근한다.

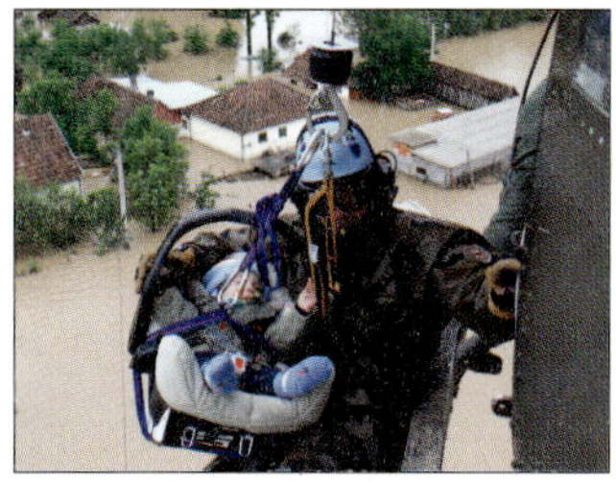

▲ 헬기로 아기 이송 모습

① 헬기의 주요 위험지역

뒤쪽 회전날개	뒤쪽 회전날개는 매우 빠른 회전 스피드 때문에 눈으로도 확인하기 매우 힘들다. 약 1.5미터 정도의 둘레이고 지면에서 1미터 정도 떨어져 있어서 가장 위험한 부분이다.
주요 회전날개	주요 회전날개가 작동 될 때에는 기울어져서 회전하기 때문에 사람의 머리높이까지 올 수가 있다. 심지어 경사진 땅이나 평평하지 않은 땅 또는 바람이 심하게 부는 지역에서는 그보다 더 낮을 수 있다. 특히, 회전날개가 완전히 멈출 때까지 주의해야한다. 주요 회전날개가 천천히 작동하고 있을 때, 강풍이 불면 날개의 회전 경사가 더 낮아질 수가 있기 때문이다.
무선 안테나	이것은 헬기의 윗부분이나 아랫부분에 위치해 있을 수 있고 작동중일 때는 방사능 노출의 위험이 있을 수 있어서 안테나를 만지면 안된다.
분출구	분출구 지역은 비록 사람 키보다 높이 위치에 있지만 주의해야 하는 부분이다. 분출구로부터 파편이 나올 수 있기 때문이다.

② 헬기 접근가능지역

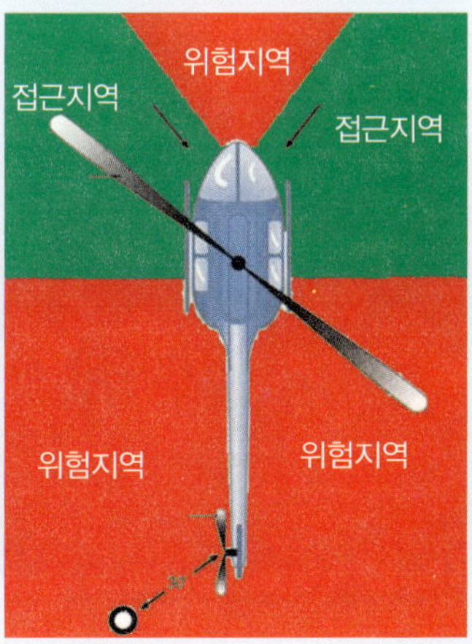

헬기 조종사가 헬기에 탑승하고 있을 경우에는 조종사의 허락없이는 어떠한 경우에도 헬기에 접근할 수 없다.

- 헬기에 모든 접근 방법은 경사진 아래쪽에서 시계방향 10시~2시 사이의 조종사의 시야범위에서 적용된다.
- 회전날개 아래로 이동 승인을 하기 위해서, 우선 조종사가 엄지손가락을 올린 후, 가슴 높이에서부터 한 팔을 펴는 동작을 한 후 다시 조종사가 엄지손가락을 올리면, 그 때 응급처치자는 회전 날개 밑으로 이동할 수 있다.
- 조종사가 헬기에 접근신호를 했을 때, 응급처치자는 회전날개가 회전하는 회선에 가능한 피해서 조심스럽게 접근한다.

③ 헬기 접근시 주의사항

- 헬기가 경사가 있는 지역에 착륙되어 있을 때, 응급처치자는 경사가 있는 아래쪽으로 주요 회전날개를 피해 접근하여야 한다. 회전하는 날개를 피하기 위해서 헬기 주위를 걸어야한다면, 오직 헬기 앞쪽으로 이동한다. 뒤쪽으로 이동하면 안된다.
- 헬기로부터 또는 헬기에서 장비를 운송할 때는, 장비를 수직이 아닌 수평으로 허리아래쪽으로 유지해야 한다. 긴 장비가 작동하는 날개에 닿지 않도록 하기위해서, 두 사람이 운반을 한다.
- 헬기 이 · 착륙 시 느슨한 물체를 꽉 잡는다. 물체가 날아갔다면 절대로 찾으려고 하지 않는다. 모자를 턱 밑으로 고정시키는 끈이 없다면 회전날개 작동 중에는 착용하지 않는다.
- 헬기 주위에서는 어떠한 경우에도 흡연은 불가능하다.
  - * 헬기 50m 이내
  - * 의학 가스가 사용되고 있을 때

(3) 헬기 착륙 직접 구조

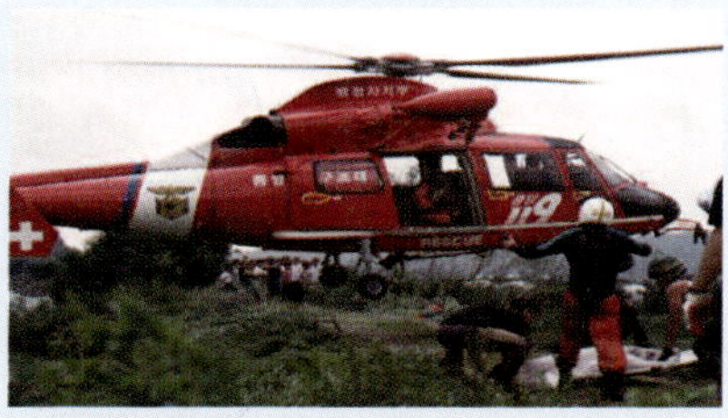

- 헬기 도착 후 조종사의 신호가 있을 경우 들것 환자를 조종사가 보일 수 있도록 하여 접근지역으로 낮은 자세로 접근한다.
- 들것은 4명이 들고 헬기 접근지역으로 접근 후 환자의 머리가 비행방향을 향하도록 하여 헬기 바닥에 내려놓는다.
- 들것 지지대와 고정끈 안전 벨드 착용을 도와주고 신속히 원위치로 되돌아간다.

▶ 소형 기동헬기는 다목적으로 낮은 기체, 우수한 상승 능력으로 보행환자 2명 들것환자 1명을 후송할 수 있으며 2시간 동안 500km 정도를 운항 할 수 있다.

헬기 직접 구조시 고려사항

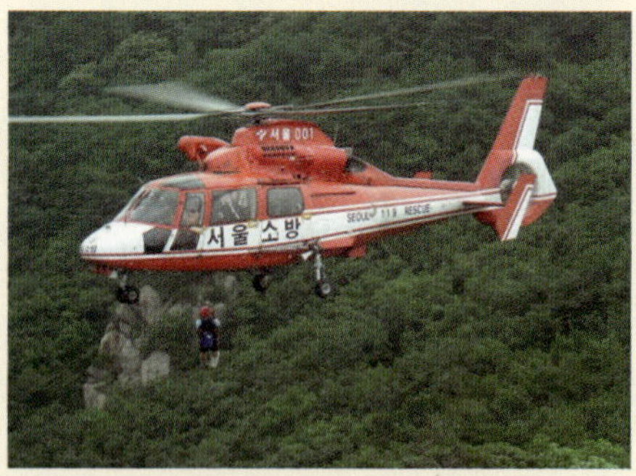

- 헬기 내에서는 응급의학 전문의가 응급 의료를 실시하는데 프로펠러 소리로 청진이 불가능하다는 점과 고공에서 기압이 낮아 단순 공기가슴증이 심각한 상황으로 변할 수 있다는 것이 항공 구조의 어려움이 있다.
- 응급차량으로 이송시는 치료가 가능한 인근의 3차병원으로 이송하며, 항공이송은 비교적 원거리의 외상센터나 특수센터(화상, 인식 등)로 긴급환자를 이송할 때 사용한다.
- MAST 사용시에는 1기압 상승시의 5 mm/씩 감압하여야 하며. 감압이 되지 않으면 MAST내의 공기양의 팽창으로 MAST 내의 적정 압력인 40 mm/ 이상의 과도한 압력으로 인한 상처부위의 팽창으로 인하여 심각한 후유증 및 합병증이 있을 수 있기 때문에 주의하여야 한다.

(4) 항공이송 전 준비사항

- 환자나 부상자의 경부고정 및 척추고정을 시행한다.
- 구토의 가능성이 있는 머리손상, 복부손상, 중증환자에게는 위장관 튜브를 삽입한다.
- 필요시는 기도삽관이나 인공기도 등을 이용하여 기도를 확보한다.
- 필요시는 산소투여, 흡입, 인공호흡 등을 시행할 수 있도록 준비한다.
- 상처나 골절부위의 치료(dressing, splinting)가 시행되어야 한다.
- 필요시에는 MAST 등을 착용시킨다.
- 추운 환경에서는 환자의 체온유지를 위한 조치를 취한다(보온침낭, warmer 등).

(5) 항공이송 시 고려해야 할 사항

고공으로 상승할수록 온도가 내려가고, 산소가 희박해지며, 공기가 팽창하게 되므로 이송 의료진은 각 변화정도를 정확히 인지하여야 한다.

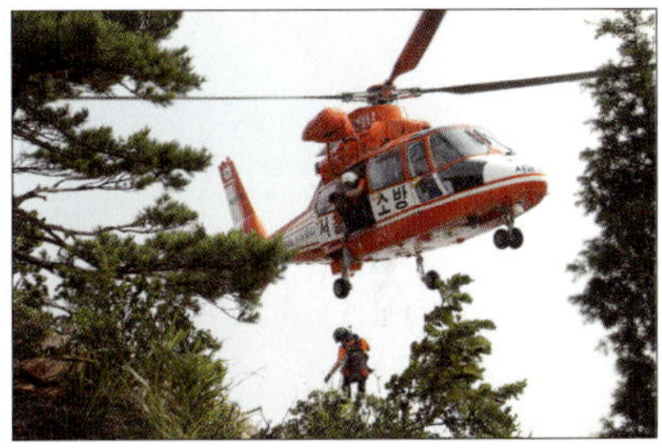

- 산소저하 : 고공으로 상승할수록 산소가 희박해지므로 중증의 환자, 호흡곤란 환자, 심정지 환자는 구급차를 이용하여 이송하는 것이 바람직하다.
- 공기팽창 : 고공으로 상승할수록 공기압은 저하되고 일정 용적안의 공기는 팽창되어 신체조직에 압박을 가할 수 있으므로 기관 삽관 환자, 후두마스크(LMA), 콤비튜브 적용 환자, 공기부목, 쇼크방지용(MAST)적용 환자 등에서는 세심한 관찰 및 조치가 필요하다.
- 온도저하 : 고공으로 상승할수록 환자의 체온유지를 위한 보온 조치가 필요하다.
- 진동과 소음 : 환자의 공포심 등으로 환자상태가 악화될 수 있음에 주의해야 한다.

(6) 항공 이송 시 유의할 환자

항공 이송 의료진은 환자의 상태가 변화되는 상태를 정확히 인지하여야 한다.

병명	유의사항	병명	유의사항
공기가슴증	전(前)처치 없이 이송금지	혐기성 세균감염	상처부위 가스 팽창되어 세균 확산
폐결핵/ 기관지 확장증	기흉 발생 우려	위관장 수술환자	가스 팽창으로 파열 우려
식도정맥류	출혈 우려	장 폐착증, 탈장	장천공 촉진
두개골 골절	골절사이로 공기가 들어가 심각한 부작용 초래	임신 240일 이상자	가급적 이송제한

✚ 산소저하와 공기팽창, 온도저하에 주의해야 하고, 특히 기관 삽관환자, 후두마스크 적용환자, 콤비튜브 적용환자, 공기부목 적용환자 등은 세심한 관찰과 주의가 요망된다.

(7) 환자 탑승 시 순서 및 안전사항

고도상승에 따른 여러 가지 변화 이외에도 항공기의 진동과 소음, 환자의 공포심 등에 의하여 환자상태를 더욱 악화시킬 수 있으므로 다음과 같은 준비가 필요하다(대형 헬기 이송시).

- 상처부위가 통로 쪽으로
- 부목환자는 마지막 탑승하고 가장자리 배치
- 환자의 머리가 비행 방향으로
- 머리손상 환자는 출입문 쪽으로
- 들것에 위치한 환자는 안전벨트 착용
- 중환자는 의료인이 치료가 가능하도록 조치

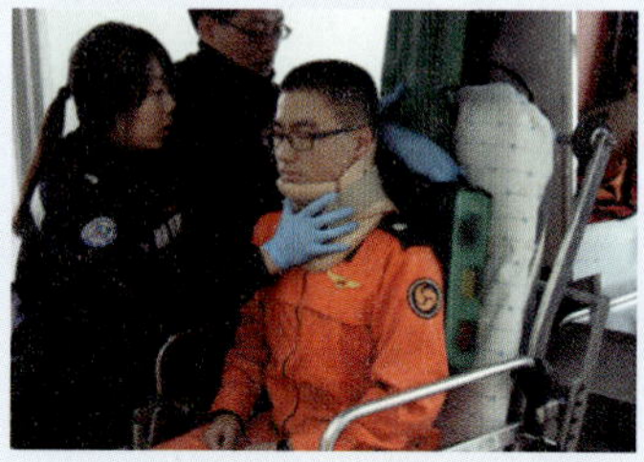

회전익과 고정익으로 환자 이송 차이점

구분	내용	사진
헬리콥터 (회전익)	구급차가 접근하기 곤란할 때 이루어지며 육로에 비해 3~5배의 기동력을 보유하며 험준한 산악지형의 장애를 받지 않고 시간당 200 Km 이상의 장거리 이송이 가능하다. ▶ 다만 비행거리가 짧은 단점과 실내공간이 좁고 기상제약을 많이 받으나 18×18 m의 작은 공간만 있으면 이착륙이 가능하기 때문에 현장에서 구조와 응급환자 이송에 유용하다.	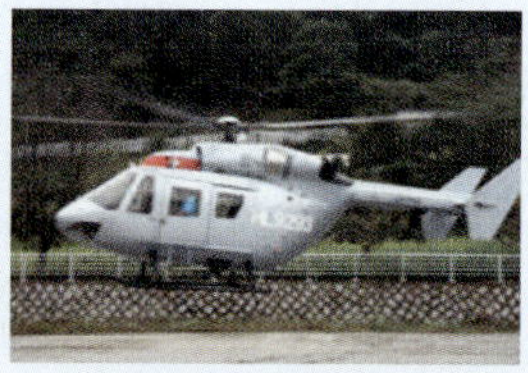
비행기 (고정익)	넓은 실내공간과 여러 장비를 갖출 수 있고 멀리까지 이송할 수 있는 유용한 장점과 고도질환에 제약을 받는 환자는 헬기보다 더욱 안전하다(기내 여압 장치 때문). ▶ 긴 활주로와 관제시설이 있어야 하기 때문에 응급구조용으로는 적당하지 않으나 고도질환에 제약을 받는 환자는 헬기보다는 유용하며 빠른 장거리 이송 시 유용하다.	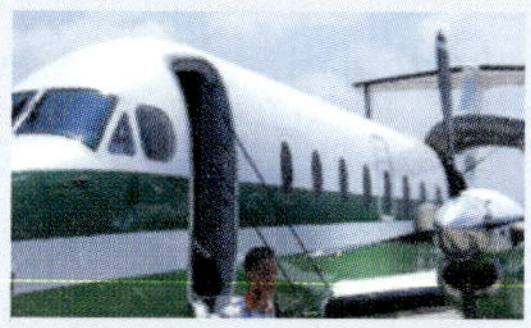

다양한 항공이송 장면

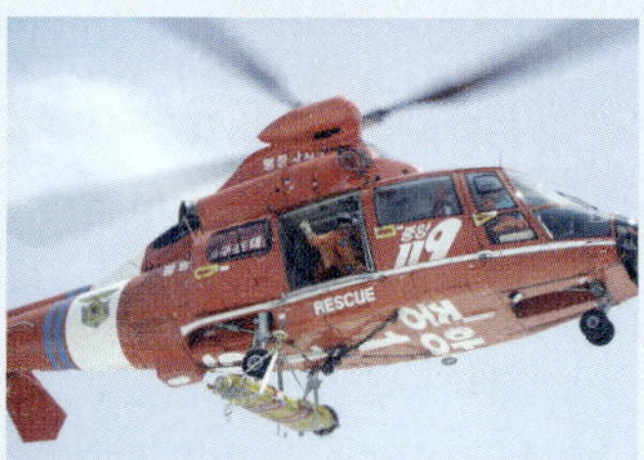

▲ 산악에서 들것 구조

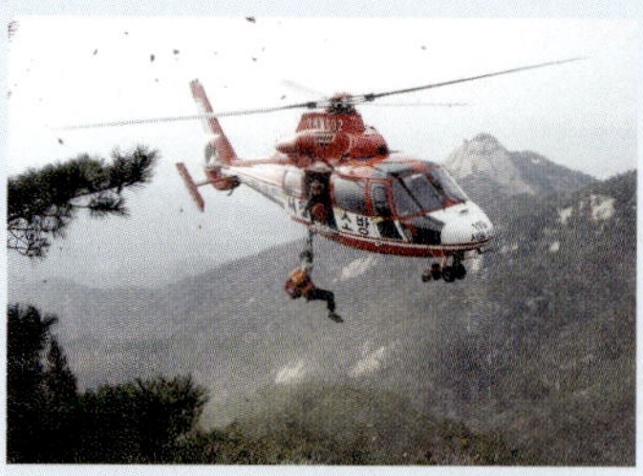

▲ 산악에서 맨몸구조

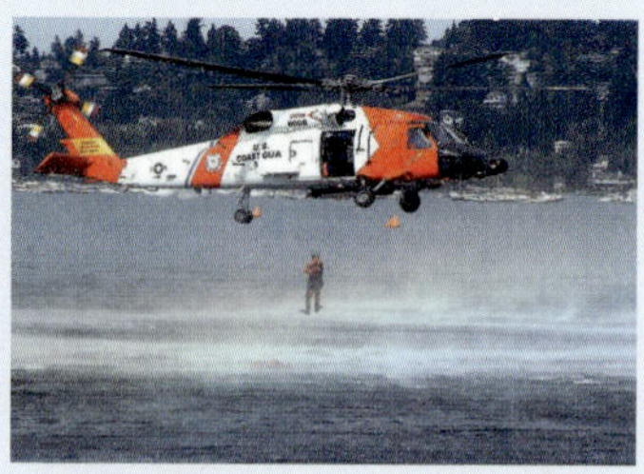

▲ 물에서 구조

2. 응급환자 이송

1) 응급환자 이송 기본적인 사항

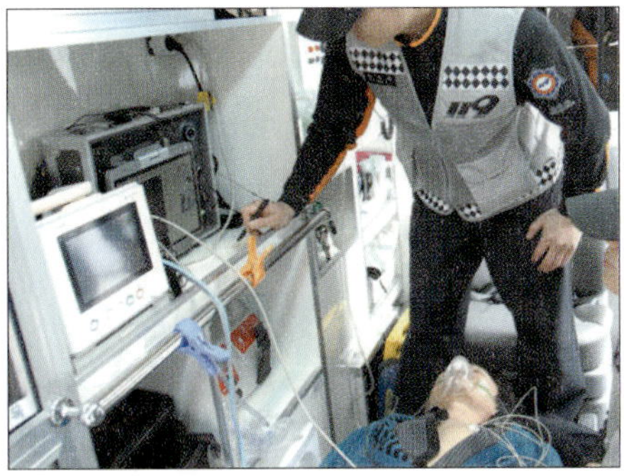
▲ 응급환자 검사

고속도로상이나 가정, 직장 등에서 환자나 부상자를 발견하면, 응급처치자는 환자를 안전하게 구조하고 응급처치를 시행해야 한다. 환자에 대한 처치는 크게 두 가지로 분류된다.

첫 번째로 응급 처치자는 구급차가 쉽게 접근할 수 있는 장소에서 환자가 발견되는 경우로, 매우 중한 환자라도 쉽게 병원으로 이송될 수 있다.

두 번째로 구급차가 쉽게 접근하기 어려운 장소에 부상자 및 환자가 있는 경우이다. 이때에는 접근하기 어려운 장소에 위치한 환자를 이송하기 위해서는 특수한 장비와 이송 기술이 요구된다.

(1) 응급환자 이송 일반적인 원칙

- 긴급한 상황이라도 구조자 자신의 안전에 주의를 기울인다.
- 신속, 침착하고 질서 있게 대처한다.
- 긴급을 요하는 환자부터 우선하여 처치하고 부상상태에 따라 의료기관에 연락한다.
- 쇼크를 예방하는 처치와 손상여부를 확인한다.
- 부상자를 옮길 때에는 적절한 운반법을 활용한다.

(2) 응급환자 이송 일반적인 순서

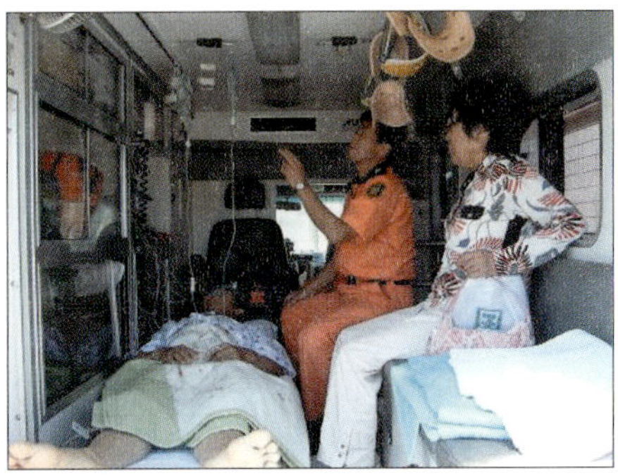
▲ 응급환자 처치

- 응급처치자 및 사고자의 안전을 우선적으로 확보한다.
- 사고자의 생명 및 안전을 위협하는 요소를 제거한다.
- 기본 인명구조술을 시행한다.
- 응급처치가 끝나면 의료기관으로 이송한다.

(3) 응급의료 체계의 단계

- 현장 단계 : 사고현장에서 환자를 응급처치 하는 단계를 말한다.
- 이송 단계 : 응급환자를 사고 현장으로부터 의료기관까지 이송하는 단계를 말한다.
- 병원 단계 : 응급환자가 의료기관에 도착하여 전문적인 응급처치를 받는 단계를 말한다.

2) 응급환자 이송

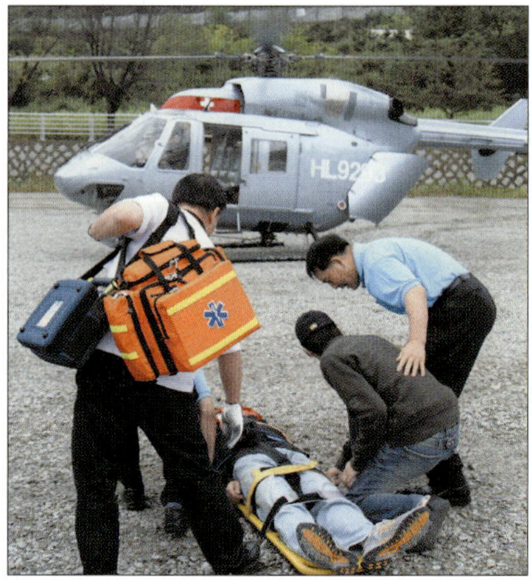

▲ 항공이송을 위한 준비

우리나라(39.6%)는 선진국(20%)에 비해 예방가능 사망률이 매우 높은 것은 환자이송이 늦어짐에 따라 환자에게 가해지는 위험도가 높기 때문에 나타나는 현상이다.

응급환자가 5분 이내에 전문적인 응급처치를 받기 위해서는 현장 응급처치와 함께 환자이송이 이루어져야 한다. 환자이송은 육상이송이 우선되어야 하지만 긴급한 시간이 요구될 때 빠른 항공이송은 응급환자에게 많은 시간적인 도움을 줄 수 있다.

환자 이송은 상황에 따라 응급이송(Emergency Move) 긴급 이송(Urgent Move) 비긴급 이송(Non-Urgent Move)으로 나눈다. 응급이송은 척추손상을 악화시킬 수 있기 때문에 생명이 위급할 때 사용하며 긴급이송은 간단한 척추고정을 할 시간이 있을 경우에 사용한다. 환자이송에 가장 중요한 것은 척추손상을 보호하는 것이다.

응급이송(Emergency Move)	긴급 이송(Urgent Move)
• 화재 등으로 주변이 위험할 경우 • 생명이 위급할 때 • 다른 생명이 위험한 환자의 응급처치를 할 경우	• 자극에 반응이 없는 경우 • 부적절한 호흡 • 쇼크의 증상과 징후 • 환자의 상태가 점점 악화될 때

환자 이송 주의사항

- 환자가 위험에 처해 있거나 필요한 경우가 아니면 절대로 환자를 옮기지 않는다.
- 환자에게 처치할 내용이나 앞으로 진행될 내용을 설명하여 동의를 구한 후 행동한다.
- 여러 사람이 합쳐 구조해야 할 경우에는 한사람이 이송을 통제하도록 한다.
- 척추손상의 가능성이 없거나 척추보호가 가능할 때 이송하여야 한다.
- 들것으로 환자를 이송시키는 동안에는 환자의 움직임을 최소화시켜야 한다.
- 환자 이송은 적어도 2명 이상의 응급처치자가 시행하여야 하며, 더 많은 인원이 필요하면 도움을 줄 수 있는 사람을 현장에서 확보한다.

(1) 응급환자 이송시 고려사항

- 이송 중 잠재적인 위험이 포함된 환자의 문제점
- 환자와 응급구조사의 안전에 장애가 되는 위험과 제약
- 보조 장비나 도움을 줄 수 있는 조력자의 필요 여부
- 구조대원 자신과 동료의 신체적, 기술적 능력이나 제약

(2) 응급환자의 이송 원칙

신체역학을 이용한 일반적인 원칙

- 굴리거나 밀거나 당길 수 없는 환자만 들어올린다.
- 큰 근육을 사용하도록 하고 어깨 넓이로 발을 적절히 벌려야 한다.
- 중심이 치우치지 않고 근육을 긴장하지 않도록 한다.
- 물체를 가능한 몸 가까이 붙인다.
- 허리를 이용하지 않고 다리를 이용하여 들어 올린다.
- 어깨를 척추와 골반에 일직선으로 맞춘다.
- 천천히 움직이고 보폭은 어깨넓이보다 크면 안 된다.

환자이송 자세	잘 된 자세	잘못된 자세
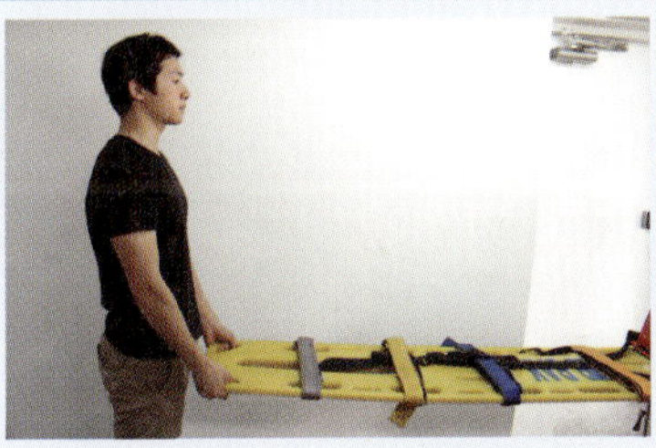	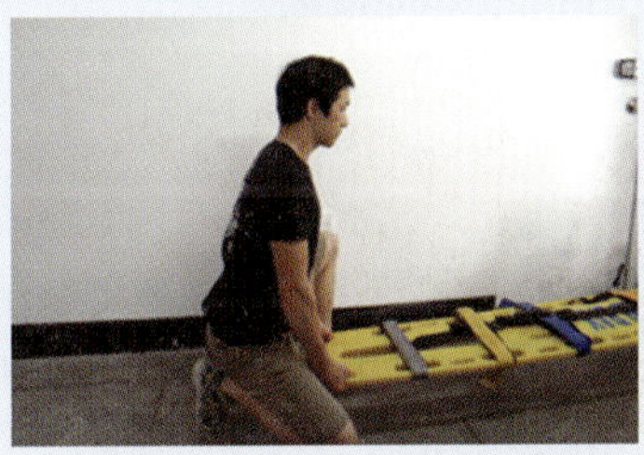	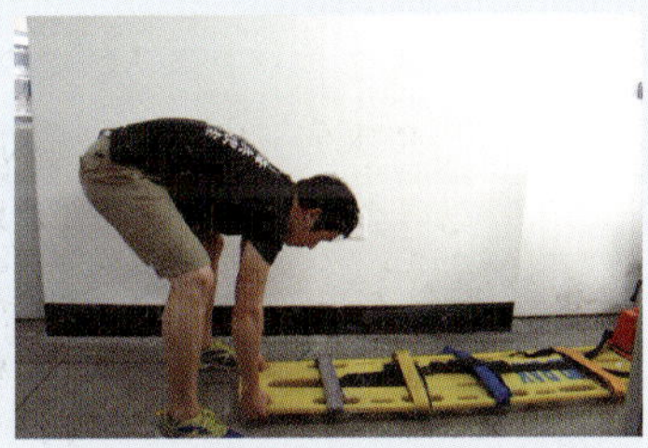

(3) 환자의 중증도 분류

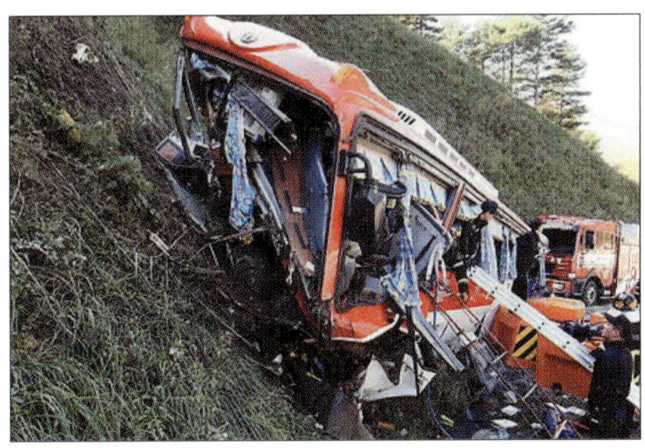

▲ 열차사고로 인한 대량재해

자동차 사고나 재해 시에 흔히 발생하는 대량 환자에 대비한 대책이나 재해에 대비한 재해의료대책이 수립되어 수명부터 수천명에 이르는 응급환자를 소수의 응급처치자가 효율적으로 처치하기 위한 별도의 계획이 필요하다. 환자의 중증도에 따라서 처치순위와 이송순위를 결정하는 방법이 '중증도 분류(triage)' 방법이다.

Triage는 프랑스에서 기원한 단어로 '골라내다', '분류하다', '선택하다' 는 의미를 가지고 있다.

중증도 분류는 대형 사고나 재난이 있을 때 시행되며, 가능하면 응급의료진 혹은 경험이 많은 응급구조사가 시행하는 것이 바람직하다.

- **응급환자의 중증도 분류(Triage)**

대형 재난사고 시 처치의 우선순위를 정하고 적절한 병원으로 이송하기 위해 응급환자의 중증도 분류는 응급환자의 상태를 판단하는 과정으로 환자의 우선 순위에 따른 분류표(triage tag)는 다음과 같다.

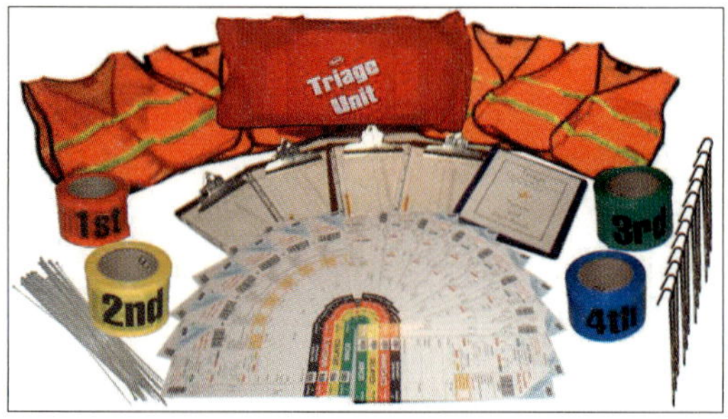

1 순위	긴급 환자	적색(red)	수분 혹은 즉시 응급처치를 시행하지 않으면 생명을 잃을 가능성이 있는 환자
• 기도폐쇄 • 심한 호흡곤란 혹은 호흡정지 • 개방성 흉부 열상 • 긴장성 기흉 • 혼수상태의 두부손상 • 기도화상이 동반된 중증의 화상 • 맥박 촉지 안 되는 골절		• 심장마비의 순간이 인지된 심정지 • 대량출혈 및 수축기 혈압이 80 mmHg 이하 쇼크 • 개방된 복부열상, 골반이 골절된 복부손상 • 경추손상 의심 시 * 기타 : 심장질환 및 저체온증, 지속되는 경련	

2 순위	응급 환자	황색(yellow)	수 시간 내에 응급처치를 하지 않으면 생명을 잃거나 치명적인 합병증 발생 환자
• 중증의 화상 • 중증의 출혈		• 경추를 제외한 척추골절 • 다발성 골절	

3 순위	비응급 환자	녹색(green)	응급처치가 필요 없는 경미한 손상환자 일명 "보행환자"라 함
• 소량의 출혈 • 경증의 열상 혹은 단순 골절 • 경증의 화상 혹은 타박상			

4 순위	지연환자	흑색(black)	이미 사망하였거나 생존가능성이 없는 환자
• 20분 이상 호흡이나 맥박이 없는 환자 • 두부나 몸체가 절단된 경우 • 심폐소생술을 시행하여도 효과가 없는 경우			

3. 응급환자 이송방법

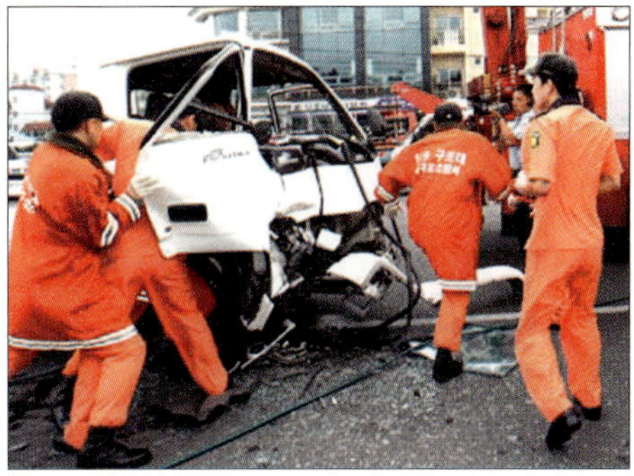

중증 환자를 보면 놀라 당황하지 말고, 즉시 119에 신고한다. 충분한 준비도 하지 않고 허둥대면서 이송하면 도중에 사망하거나 더욱 상태가 악화되기도 하는 등 불행한 결과를 초래하기도 한다. 응급 처치란 단지 환자의 구출이나 인공호흡 등 처치뿐만 아니라 환자를 빨리 안전한 장소에 옮기거나 병원으로 이송하는 것도 포함한다. 환자 이송도 응급 처치의 하나로 이송 방법은 환자를 걷게 할 것인가, 실어 나를 것인가, 혼자서 옮길 것인가, 여럿이 나를 것인가 등에 따라서 각각 달라진다. 어느 것을 취하든 간에 환자의 상태, 상처 부위를 생각하여 상태를 악화시키지 않고, 될 수 있는 한 통증을 주지 않는 자세로 하여 옮기는 것이 중요하다.

1) 응급환자 이송장비

국내에 보급되는 들것의 종류가 다양하다. 각기 장비의 특징과 사용방법이 다양하므로 일반 응급처치자는 장비 사용법을 잘 알아야 효과적으로 운용할 수 있다.

① **단순 들것** (Pole Stretcher)	간편하게 환자를 이송하기 위한 들것(군대에서 사용)
② **전신 긴척추고정판** (Long Backboard)	환자의 척추를 고정하여 신경계를 보호하기 위한 들것
③ **알루미늄 긴척추고정판** (Long Aluminum Backboard)	가벼운 알루미늄으로 구성된 반으로 접을 수 있는 척추고정판
④ **분리형 들것** (Scoop Stretcher)	환자를 쉽게 들것에 올려놓을 수 있도록 분리가 되는 들것
⑤ **플라스틱 분리형 들것** (Plastic Scoop Stretcher)	환자를 쉽게 이송하도록 상체쪽이 분리되는 들것
⑥ **스파인보드(수상용)** (Plastic Scoop Stretcher)	수상용 들것. 자체부력으로 물 위에 뜨는 들것

①
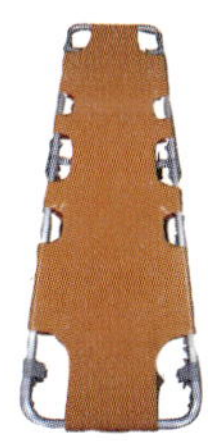
②
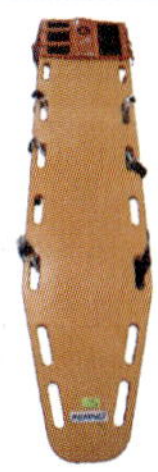
③
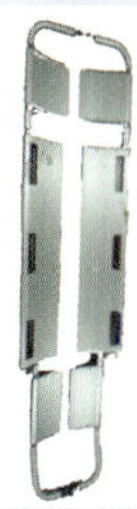
④
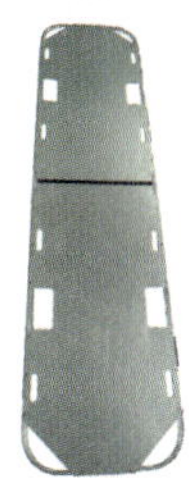
⑤
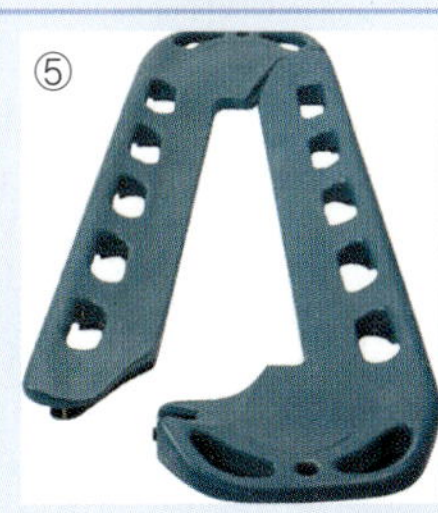
⑥
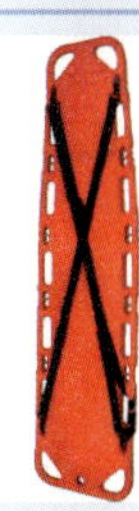

2) 응급환자 이송장비

응급환자 이송자세는 이송거리, 이송방법, 환자상태에 따라 달라지며 자세는 다음과 같다.

종 류	효 과	적 용
양와위 **(Supine)** **바로 누운자세**	• 등을 바닥면으로 하고 해부학적 자세를 유지한 채 똑바로 누운자세 • 인체의 생리학상 신체 골격과 근육에 무리를 주지 않는 기본적인 자세	• 의식장애가 있을 때 • 몸에 많은 상처가 있을 때 • 손, 발에 상처가 있을 때 • 척추마취 및 수술 또는 척추손상 시 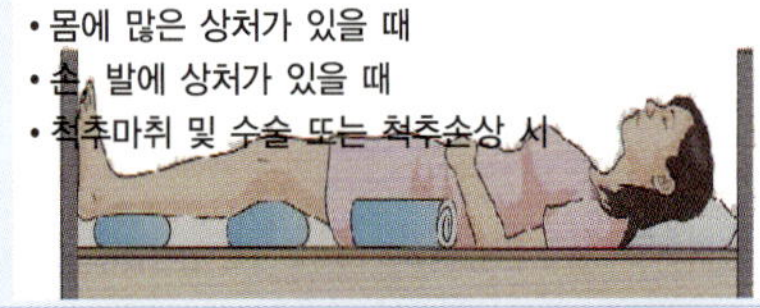
측와위 **(Lateral)** **옆으로 누운자세**	• 옆으로 누운 채 양팔을 앞으로 하고 무릎과 고관절을 굽힌 자세 • 의식이 없는 경우 구토 시 혀의 이완 방지 및 분비물의 배출이 용이하고 질식 방지에 효과적인 자세	• 의식 장애가 있을 때 • 구토를 할 때 • 외상성 기흉, 늑골 골절, 폐손상 등 흉부 손상 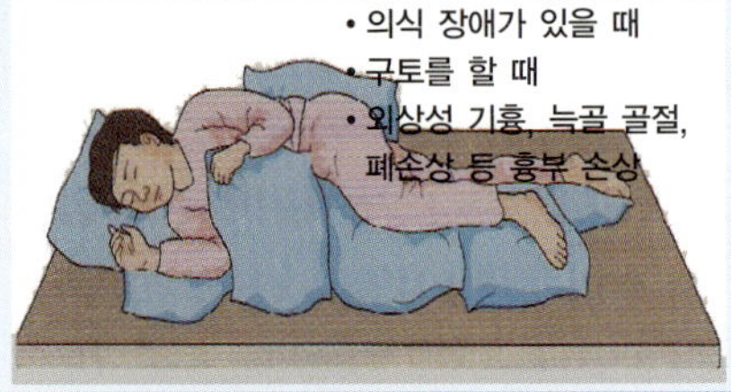
복와위 **(Prone)** **엎드린 자세**	• 엎드린 상태에서 머리 옆으로 돌린 자세 • 의식이 없거나 구토환자 경우 측와위 처럼 질식 방지에 효과적인 자세	• 의식 없는 환자의 토물 흡인 예방 • 등에 외상이 있을 때 • 척추검사 시 • 구강 내 배액 증진 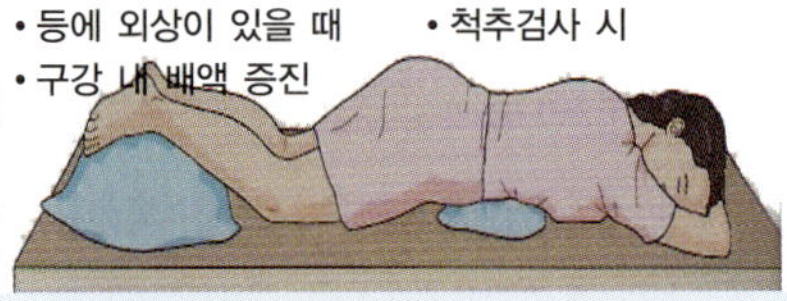
머리올림자세	• 머리 측을 높임으로써 상반신의 울혈과 출혈을 예방할 수 있는 자세	④ • 뇌혈관 장애, 두부외상 등 • 흉부보다 상위의 손상
하지거상 **트랜델렌버그** **(Trendelenburg's)**	• 등을 대고 바로 누운 자세, 다리부분을 45° 정도 높여 다리 쪽을 어깨보다 높은 자세 • 뇌와 심장 등의 중요한 장기로 혈액을 순환시켜 증상 악화 방지 및 하지 출혈을 감소시킨다.	• 빈혈, 실신, 쇼크 등 • 하지의 손상 • 상윗배부위 검사 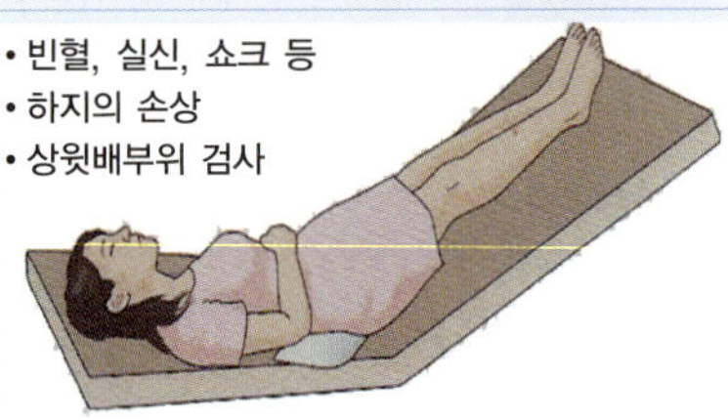
반좌위 **(Fowler's)**	• 침상에 등을 대고 누운자세에서 침상의 머리부위를 약 45° 올려서 반쯤 앉은자세. • 흉곽을 넓혀 호흡을 편안하게 하여 폐의 울혈 완화 및 가스 교환이 용이하여 호흡상태 악화를 방지하는 자세	• 심장질환, 천식 등에 의한 호흡곤란 • 가슴 또는 심장 수술 후 환자 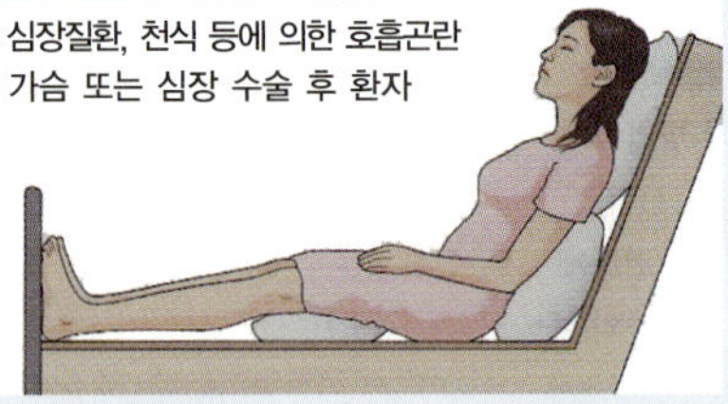
반복위 **(Sim's)** **회복자세** **(Recovery)**	• 측와위와 복와위의 중간쯤 되는 자세로 체중이 어깨와 엉덩뼈의 앞쪽으로 가도록 반쯤 누운 자세 • 의식이 없거나 구토환자의 경우 질식 방지에 효과적인 자세	• 의식이 없는 환자 • 입안 내 분비물 배액 촉진 • 관장이나 항문검사 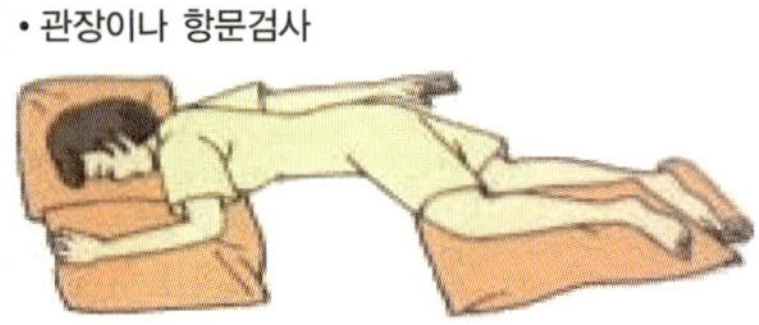

✚ 환자를 이송할 때 환자가 가장 편안하게 요구하는 자세와 주 호소 및 환자의 상태를 종합적으로 판단하여 자세를 선정한다.

3) 응급환자 이송방법

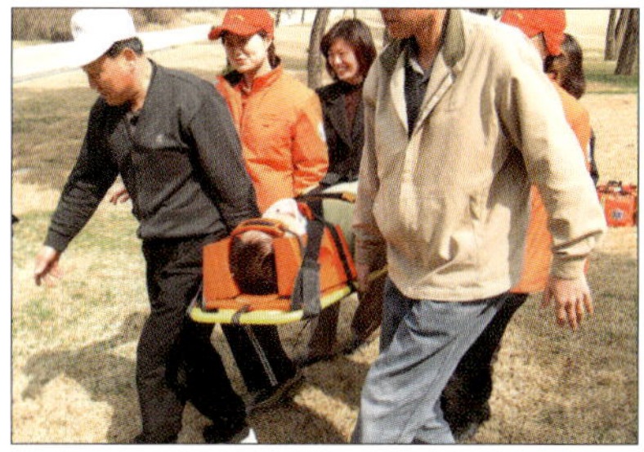

환자를 운반하는 방법은 응급처치와 같이 중요한 일이며 방법이 잘못되면 오히려 처음 상태보다 나쁜 결과를 가져올 수 있다. 환자를 운반하기 전에 먼저 운반 계획을 세우고 환자를 이송할 수 있도록 한다. 운반방법은 다음과 같다.

(1) 환자 1인 끌기 방법

- 구조를 도와줄 사람이 없거나 운반 보조기구가 없을 경우 구조자 혼자서 이동시키는 방법
- 화재, 유해가스로 가득찬 지역, 붕괴위험이 있는 건물 등 긴급을 요하는 상황에서만 시행
- 도움을 받을 만한 시간적 여유가 있다면 시도하지 말 것

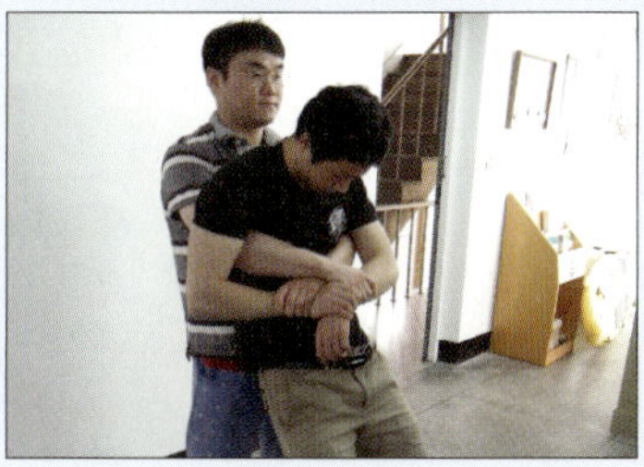

▲ 팔교차 운반

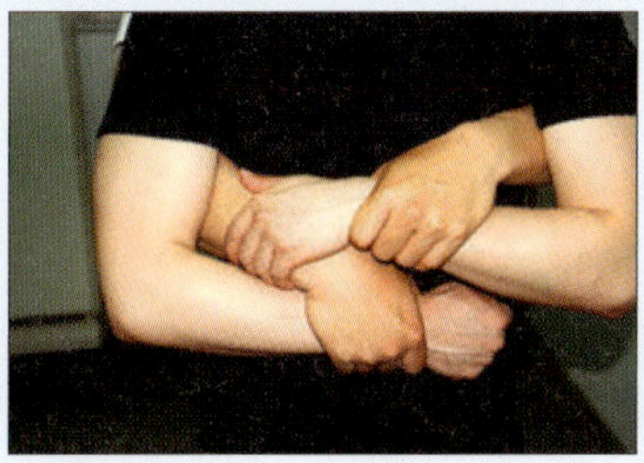

▲ 팔교차 법

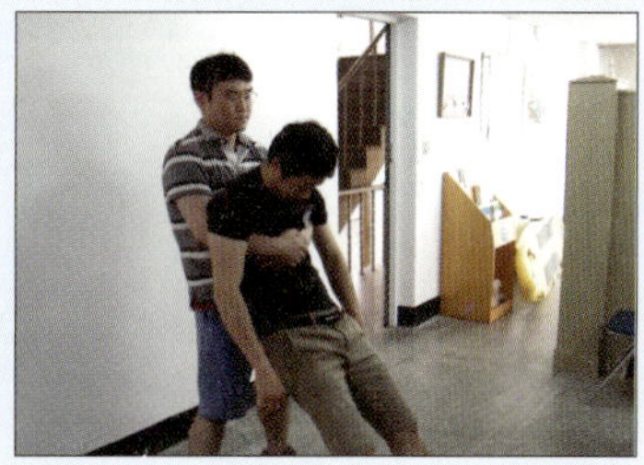

▲ 팔겨드랑 운반

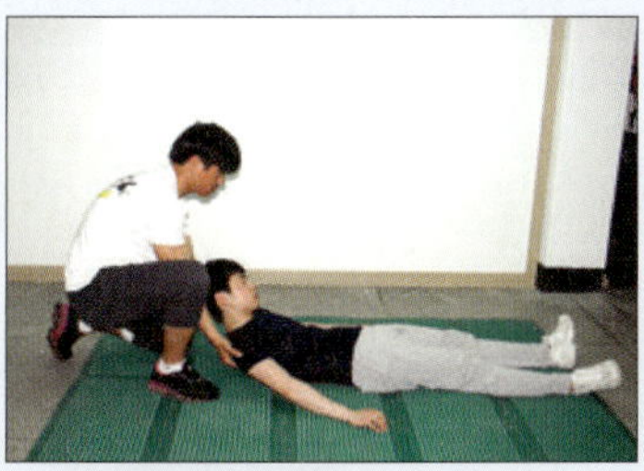

▲ 어깨 운반

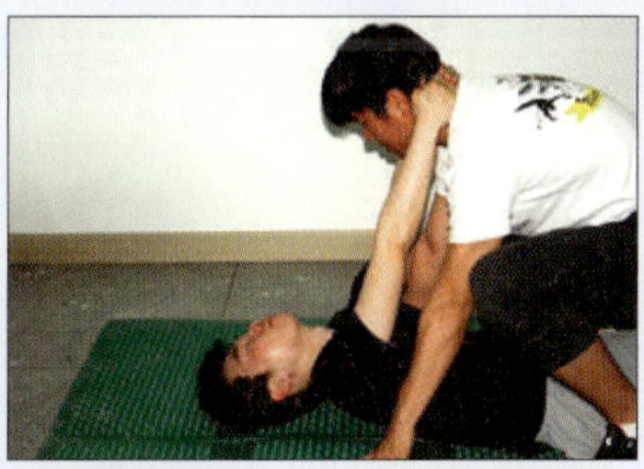

▲ 목잡고 운반

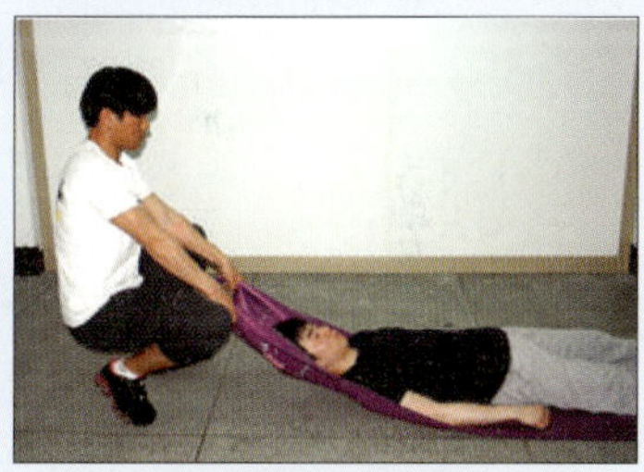

▲ 깔판으로 운반

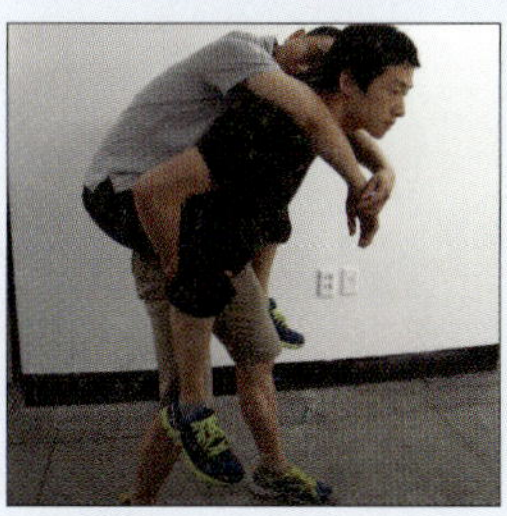

▲ 업기법

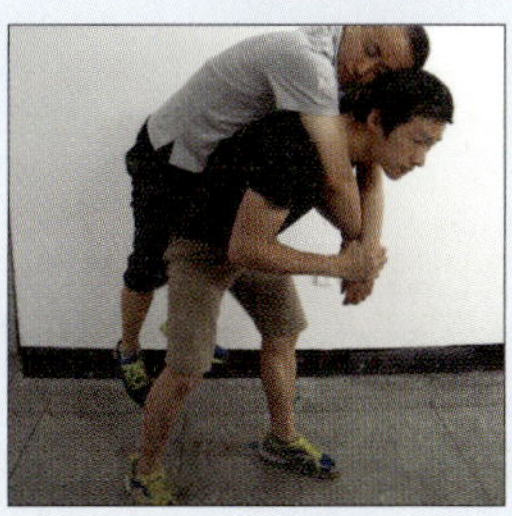

▲ 등짐지기 법

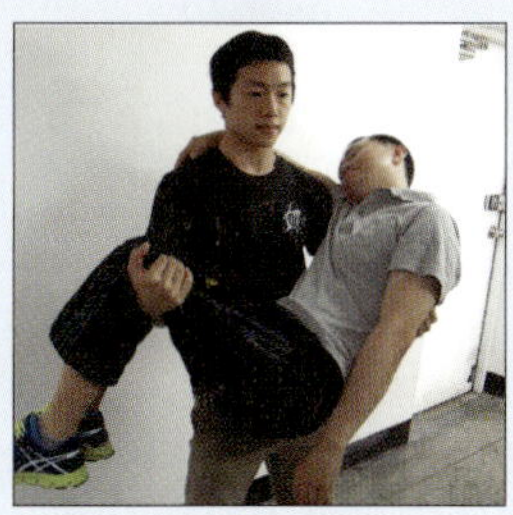

▲ 안기법

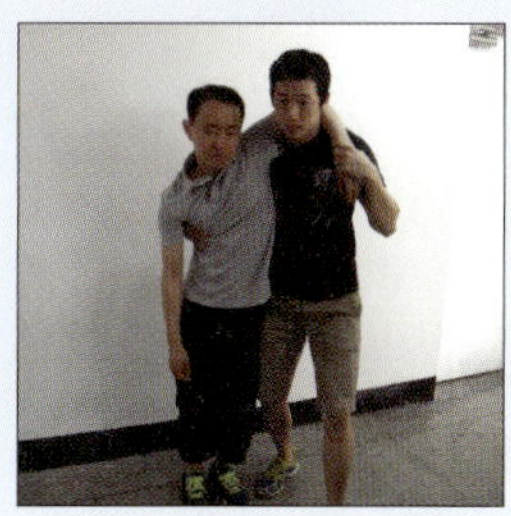

▲ 부축법

✚ 누워있는 환자의 몸을 끌 때는 되도록 환자의 몸을 비틀거나 굽히지 않아야하며 머리에서 발까지의 축 방향으로 끌어야 한다.

(2) 환자 2인 운반법

환자 상태가 안정되고 2명 이상의 구조자가 있을 경우 환자 2인 운반법을 사용한다.

- 보조기구가 없을 경우에만 시행
- 보조기구 있으면 반드시 보조기구 사용

2인 부축법(2인 잡기법)

동시에 구령을 하여 양측이 대칭이 되도록 환자를 부축하는 방법

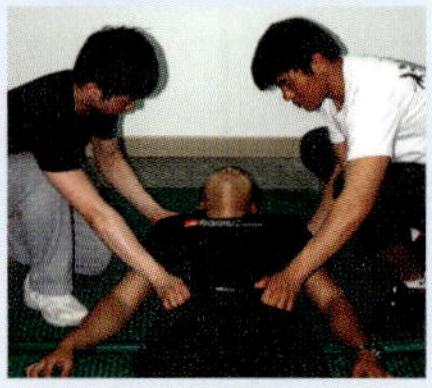
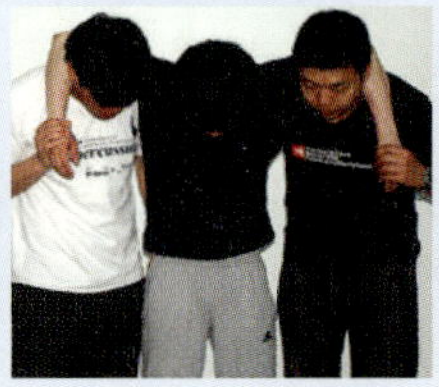
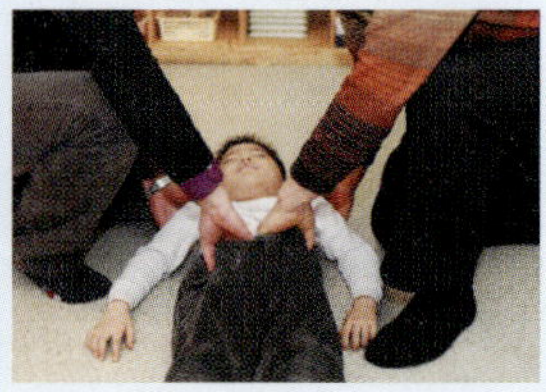

서로 손목 잡는 법

환자의 등 쪽으로 손을 교차시켜 동시에 환자를 들어올리는 방법

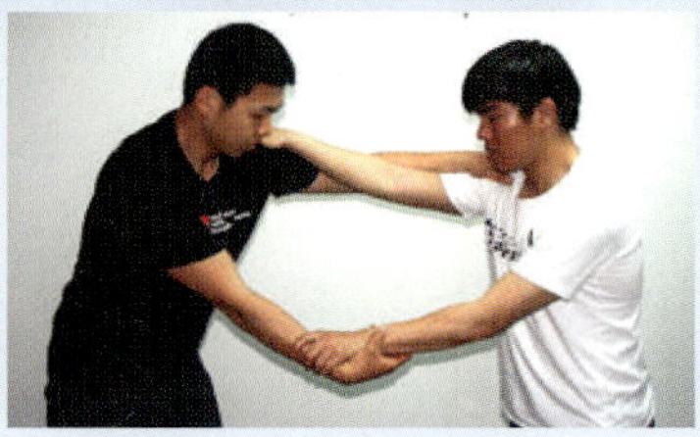
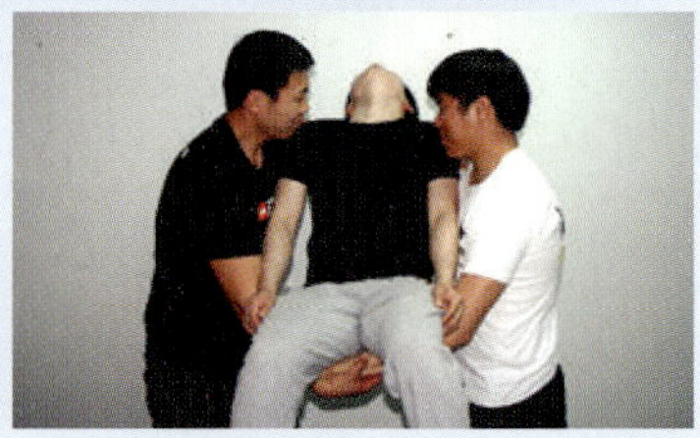

무릎-겨드랑이 들기법

한 명은 환자의 상체를, 한 명은 하체를 지지하는 방법

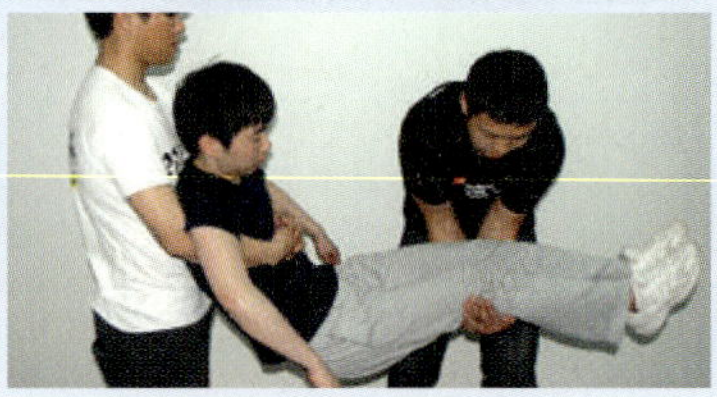
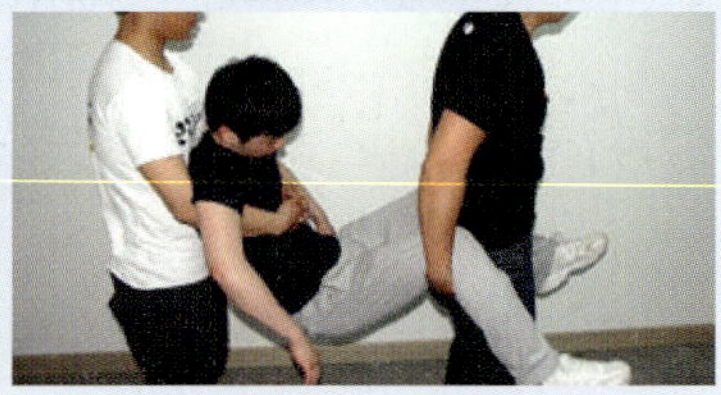

안장운밥법

2명의 구조자가 팔을 엮은 다음 그 사이에 환자를 앉히는 방법

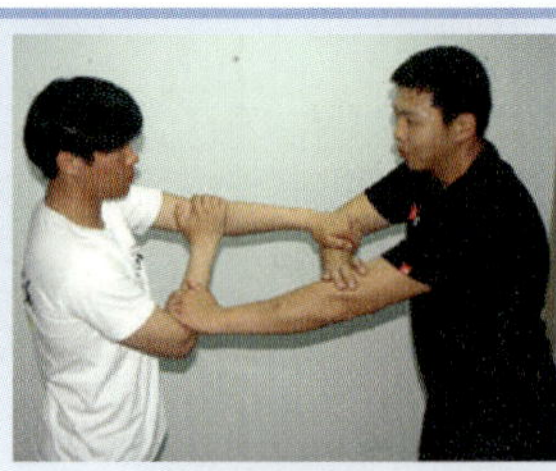
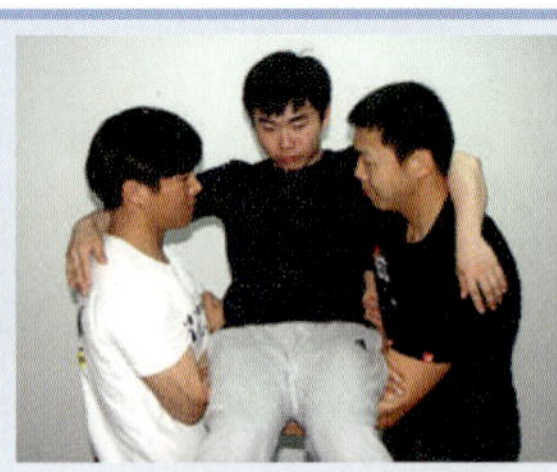
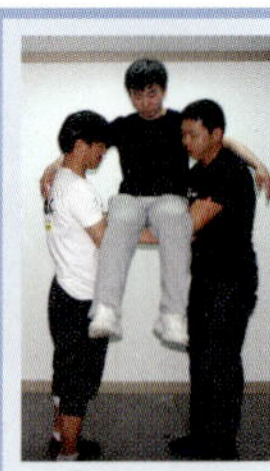

✚ 골절이 의심되는 환자는 이동시 흉곽을 압박함으로 늑골골절 환자는 피하여야 한다.

(3) 환자 3인 운반법

3명 이상의 구조자가 있을 경우에 의식이 없는 환자를 이동시킬 때 3인 운반법을 사용한다.

- 척추손상이 의심될 경우 환자를 조심스럽게 다뤄야 함.
- 보조기구가 있을 경우 보조기구를 사용
- 환자의 현장이 안전하고 ABC's를 확인하여 이상 없을 시 응급의료진을 기다려야 함.

양쪽으로 손 넣어 운반법	부상자 밑으로 손을 넣어 맞잡고 부상자의 척추를 보호하여 수평을 유지한 상태에서 옮기는 방법

①
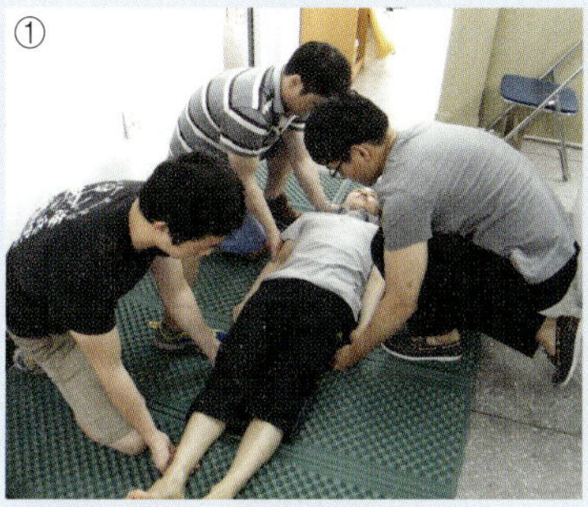
②
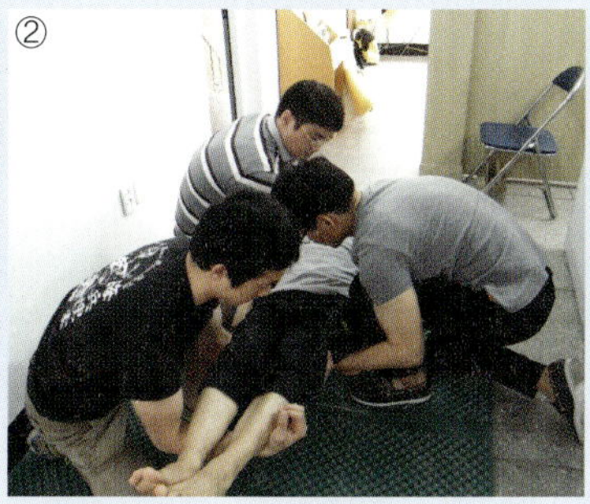
③
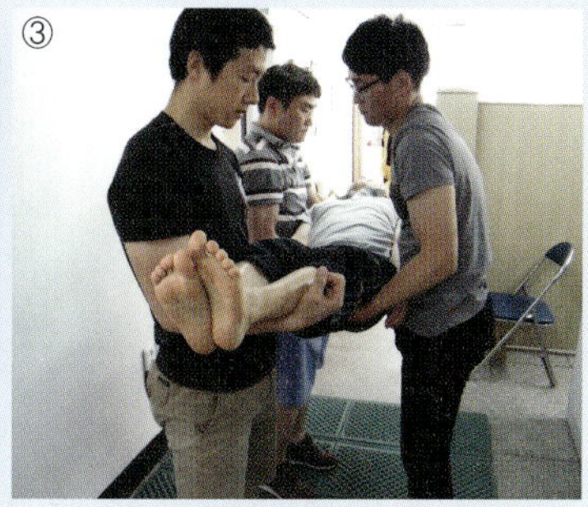

한쪽으로 손 넣어 운반법	부상자 밑으로 한쪽으로만 두손을 넣어 들고 이동하는 방법

①
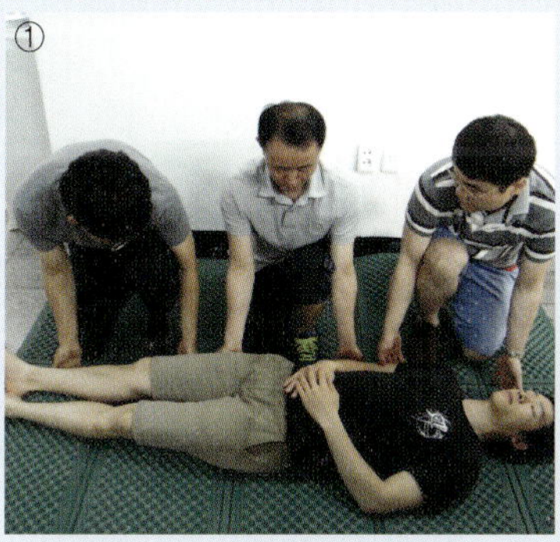
②
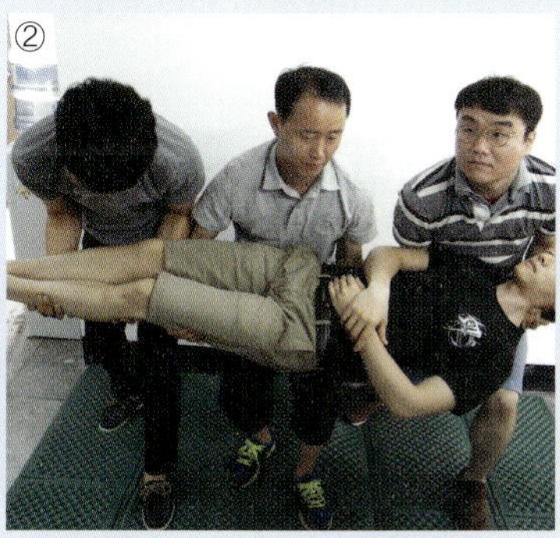
③
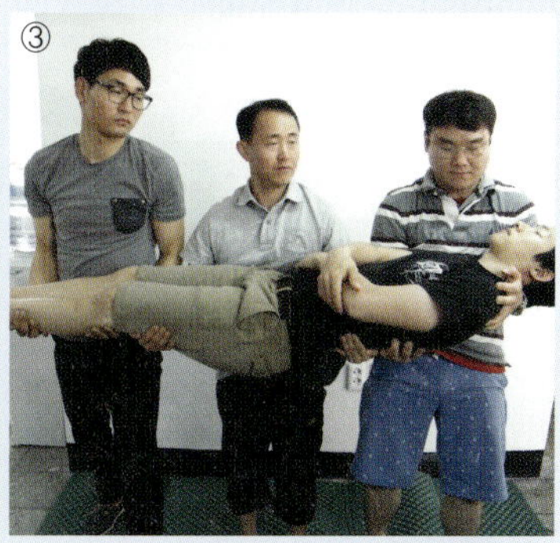

침대보 운반법	부상자 밑에 이불이나 침대보를 넣어 들고 이동하는 방법

①
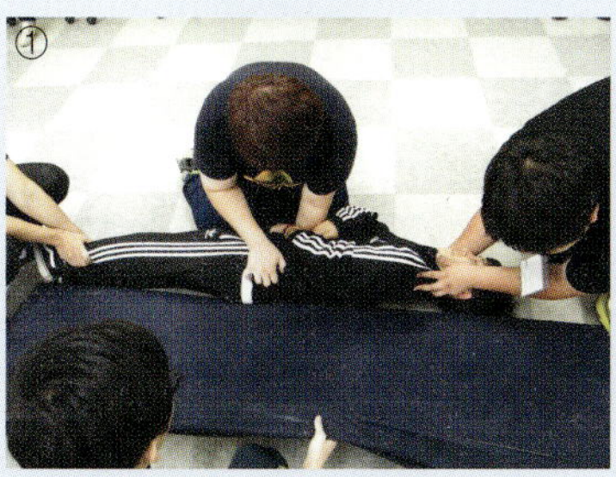
②
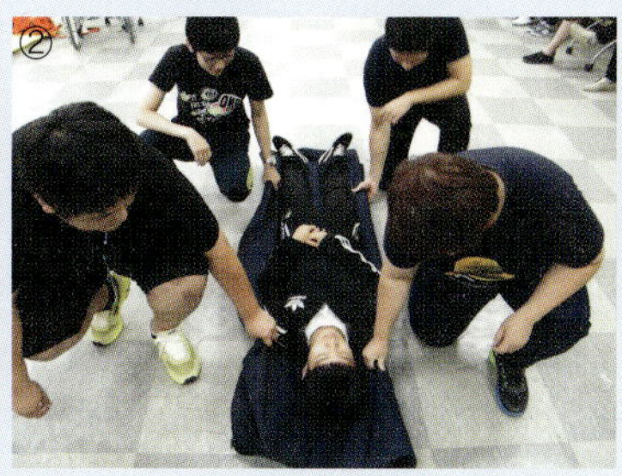
③
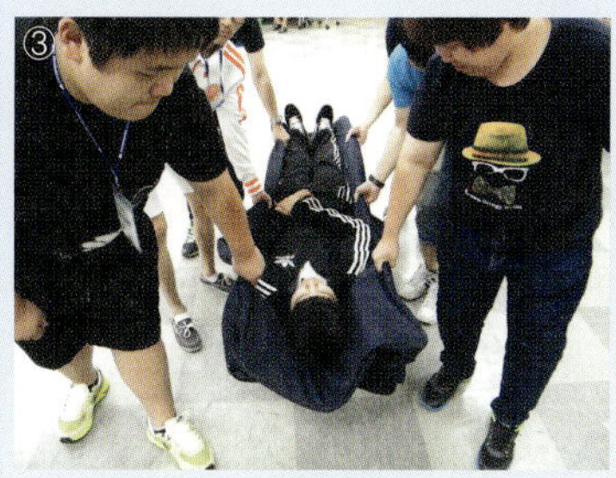

(4) 의자 및 휠체어 운반법

승강기나 에스컬레이트가 없을 경우 부상자를 통로나 계단을 이용할 경우 사용하는 방법

- 의자가 부상자의 무게를 지탱할 수 있는지 확인한다.
- 등으로 편히 앉히고 팔을 포개고 발을 발판에 올려놓고 부장자를 묶은 뒤 이송한다.

① 의자운반법

체력이 좋은 응급처치자가 의자의 앞쪽을 잡고 환자가 앉은 자세를 유지할 수 있도록 한 후 동시에 올려서 운반한다.

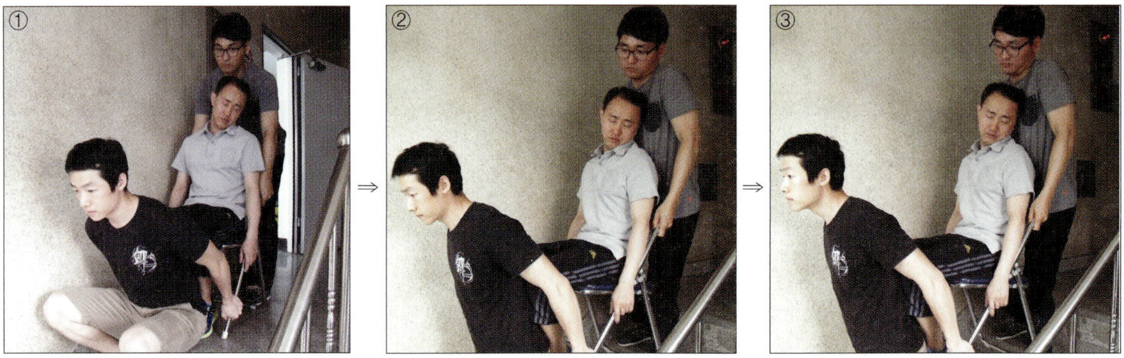

② 휠체어 운반법

의자에 앉아있는 환자의 응급처치자는 머리와 상체를 지지하고 다른 응급처치자는 하체를 지지하여 휠체어에 옮기는 방법(마지막에 발 받침을 펴서 다리를 올린다)

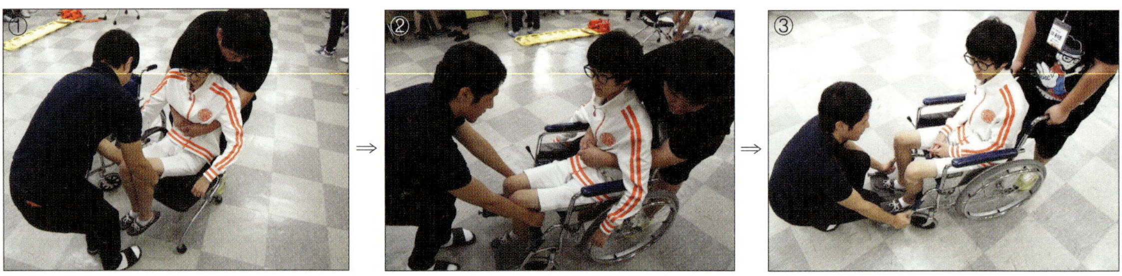

응급환자 후송 헬기의 시작

응급환자 이송을 위한 헬기 사용은 제2차세계대전 당시 미얀마에서 였다. 이후 한국전에서 2만명, 베트남전에서 8만명의 부상병을 Bell-47과 시콜스키 S-51 헬기로 이송하였다. 당시 헬기를 이용한 응급환자 이송의 신속함을 입증함으로 병원을 중심으로 한 항공이송체계가 정립되었다. 시초는 1972년 미국 덴버에 있는 성안토니 병원으로 당시 헬기는 주로 현장에서의 환자 이송을 운용해 왔으며, 150~200마일 이상 거리는 고정익기를 사용하였다.

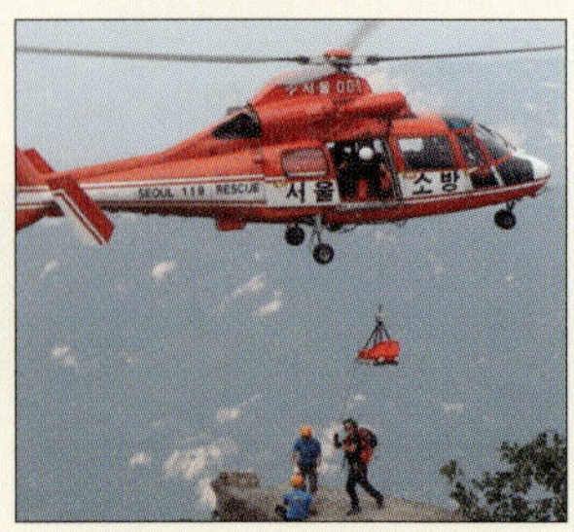

연습문제 21

1 응급의료정보센터의 내용으로 알맞지 않은 것은?
① 이송의 안내 및 조정
② 응급처지의 지도 및 응급처치 보급교육
③ 진료가능한 병, 의원 및 약국 안내
④ 129로 전화

2 항공 이송 전 준비사항이 아닌 것은?
① 환자나 부상자의 경부고정 및 척추고정을 시행
② 임산부를 포함 위급환자는 이송
③ 기도삽관이나 인공기도 등을 이용하여 기도 확보
④ 구토의 가능성이 있는 환자에게 위장관 튜브 삽입

3 항공 이송 시 고려해야 할 사항인 것은?
① 진동, 소음
② 공기수축
③ 온도상승
④ 산소증가

4 항공 이송 시 가급적 이송제한이 되는 환자는?
① 위관장 수술환자
② 식도정맥류
③ 임신 240일 이상자
④ 폐결핵

5 환자 탑승 시 안전사항으로 알맞지 않은 것은?
① 상층에서 하층으로 탑승
② 상처부위가 통로쪽으로
③ 환자머리는 비행 반대 방향으로
④ 두부손상 환자는 출입문 쪽으로

6 긴급 이송 환자가 아닌 것은?
① 자극의 반응이 없는 경우
② 부적절한 호흡
③ 환자의 상태가 점점 악화 될 때
④ 화재 등으로 주변이 위험할 경우

7 일반 구급차의 구비 되어 있는 구급 의약품이 아닌 것은?(2가지)
① 주사용 비마약성진통제
② 아트로핀
③ 리도카인
④ 수액제제

8 항공후송의 장점이 아닌 것은?
① 치료의 적시성
② 시간절약
③ 융통성
④ 경제성

9 다음 중 1순위 이송환자는?
① 긴장성 기흉
② 중증의 화상
③ 소량의 출혈
④ 20분 이상 호흡이나 맥박이 없는 환자

10 다음중 환자를 표시하는 색으로 알맞지 않은 것은?
① 긴급-빨강
② 지연-흰색
③ 비응급-녹색
④ 응급-황색

11 환자의 이송 원칙이 아닌 것은?
① 물체를 가능한 몸 가까이 붙인다.
② 허리와 다리를 이용하여 들어 올린다.
③ 어깨를 척추와 골반에 일직선으로 맞춘다.
④ 천천히 움직인다.

12 환자 이송의 원칙으로 알맞지 않은 것은?
① 환자가 위험에 처해 있을때 환자를 옮기지 않는다.
② 척추손상의 가능성이 없거나 척추보호가 가능할 때 운반
③ 환자에게 처치할 내용을 설명하여 동의를 구함
④ 여러 사람이 구조할 경우 1인 1환자를 맡는다.

13 환자 1인 이송법이 아닌 것은?
① 한쪽으로 손 넣어 운반법
② 겨드랑이 운반법
③ 안기법
④ 부축법

14 응급의료 체계 단계가 아닌 것은?
① 현장단계
② 치료단계
③ 병원단계
④ 이송단계

15 응급환자 구조요청 번호가 아닌 것은?
① 112
② 119
③ 131
④ 1339

16 응급환자 이송 일반적인 원칙은?
① 부상자를 옮길 때 빠르게
② 다수의 환자가 있을 경우 응급환자부터 치료
③ 손상여부를 재차 확인
④ 긴급한 상황시 환자를 구출한다.

17 항공 구조 시 우선후송 기준 시간은?
① 2시간 이내
② 3시간 이내
③ 4시간 이내
④ 5시간 이내

18 항공 이송 시 유의할 환자 중 두개골 골절환자의 유의 사항은?
① 골절 부위 사이로 먼지가 들어가 부작용 초래
② 골절 부위 사이로 공기가 들어가 부작용 초래
③ 골절 부위의 진동으로 인한 부작용 초래
④ 골절 부위의 진공 우려

19 헬기의 접근 방법이 아닌것은?
① 헬기 작동 시 조종사의 지시에 따라 움직임
② 헬기가 멈춰 있을 경우 환자를 데리고 이동
③ 조종사가 신호를 보내면 회전 날개 밑으로 이동
④ 조종사의 시야 범위에서 적용

20 환자 운반 시 주의 사항은?
① 꼭 필요한 경우만 환자 이송
② 뇌출혈 의심환자는 몸을 수평으로
③ 환자 후송이 불가능 할 때 주변 사람들에게 협조 후 현장에서 기다린다.
④ 구조대를 기다릴 경우 조금씩 조금씩 구조대가 있는 곳으로 이동

제 22 장

재난 구조

학습 개요

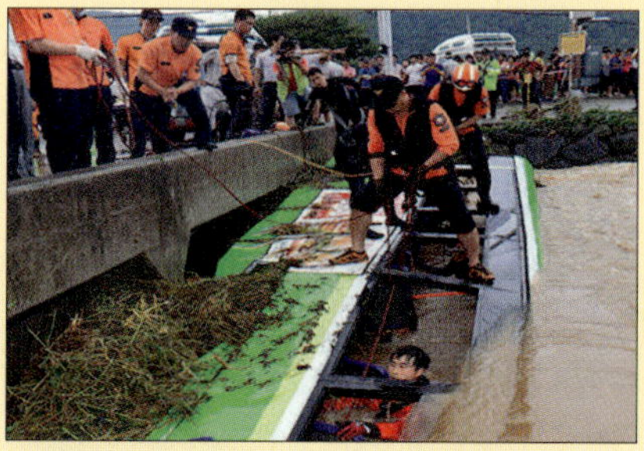

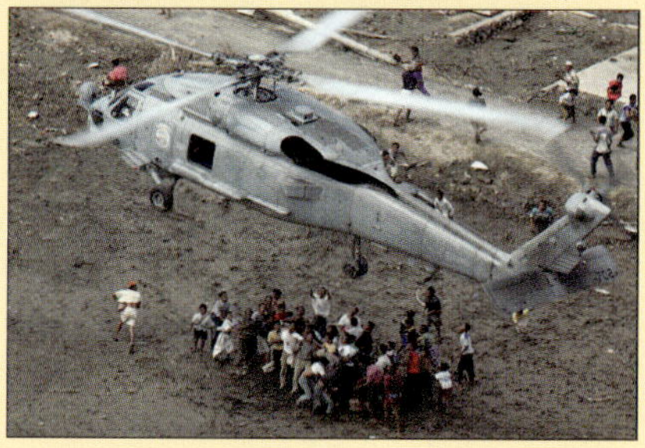

인류의 역사는 재난의 역사라 한다. 과거에는 주로 지진이나 태풍, 홍수 등 자연 현상으로 인한 피해 만을 의미 했으나 최근에는 화재 · 붕괴 · 폭발로 인한 피해는 물론이고 교통사고 · 테러사고 등 사회구조의 변화로 인한 제반 인적재난이 확대되고 있다. 또한 하나의 재난이 자연 및 인적재난 성격의 복합 형태로 발전되어가고 있다.

재난이란 외부의 도움을 필요로 하는 상당한 정도의 갑작스런 생태적 현상이다. 준비되지 않은 재해현장에서 일어나는 재난사고에 응급환자가 발생했을 경우에 최대한 환자를 보호하고 안전하게 구조할 수 있어야 한다. 완벽한 구조구급 업무를 수행하고 이러한 재난 사고의 초기에 적절히 대처함으로 그 피해를 줄일 수 있다. 재난으로 부터 보호받기 위해서는 필수적인 것이 사고 예방과 함께 응급처치자의 적절한 안전을 보장받은 상태에서의 구조 · 구급활동이다. 일상생활 속에서 원하지 않더라도 언제나 접할 가능성이 있는 재난과 위험물질 속에서도 "안전제일" 과"인간존중"의 가치관을 가지고 부상자와 환자의 구조와 응급처치를 위해 노력한다면 국가적인 손해와 재해로 붕괴되는 가정을 최소화할 수 있을 것이다.

응급처치자는 일상 생활주변에서 발생하는 각종 재난과 안전사고 대응능력을 배양하여 사고의 위험성을 사전에 방지하기 위해 자연재난의 현상과 안전한 대피방법을 숙지할 수 있어야 한다. 생활전반의 안전사고를 예방하기 위해 화재, 가스, 교통, 폭발, 유류, 전기, 붕괴 등 각종 안전사고를 미연에 방지하고 또한 사고가 일어났을 때 신속한 현장처치로 구조대가 오기 전까지 구조 및 응급처치 능력을 숙달 할 수 있는 능력을 갖추어야 한다. (사진제공 : 경남일보)

학습 중점

- 재난을 자연재난과, 사회재난으로 분류할 수 있다.
- 자연재난의 종류와 기상특보에 대해 설명할 수 있다.
- 풍수해에 대한 설명과 유형을 설명할 수 있다.
- 태풍의 정의와 풍속에 따른 예방 대책을 숙지할 수 있다.
- 지진의 정의와 발생원인, 규모를 설명할 수 있다.
- 사회재난에 대해 설명하고 예방법을 숙지할 수 있다.
- 항공기 및 선박 사고 예방법 및 대응 방법을 숙지할 수 있다.

의학 용어

- **재난(Disaster) :** 지역 또는 사회가 자체의 자원만으로는 대처할 수 없을 정도로 피해를 초래하여 극도로 혼란을 발생 시킨 현상으로 자연재난, 인위재난, 사회적재난으로 구분함.
- **자연재난(Natural disaster) :** 자연현상으로부터 발생하는 것으로서 홍수, 지진, 태풍, 폭우, 가뭄 등을 말함.
- **사회재난(Social disaster) :** 화재 · 붕괴 · 폭발 · 교통사고 · 화생방사고 · 환경오염사고 등으로 인하여 발생하는 대통령령으로 정하는 규모 이상의 피해를 말함.
- **안전불감증(Insensibility of safety) :** 안전한 상황이 못 되는데 안전한 상황이라고 생각하는 것
- **풍수해(Damage from storm and flood) :** 태풍이나 저기압에 의해 일어나는 복합재해로서 강풍, 호우, 해일, 파랑 등이 거의 동시에 파괴력이 합세되어 발생
- **해일(Surge) :** 폭풍이나 지진, 화산폭발 등에 의하여 바닷물이 비정상적으로 높아져 육지로 넘쳐 들어오는 현상을 말하며 그 원인에 따라 폭풍해일, 지진해일로 나눌 수 있음.
- **집중호우(Severe rain storm) :** 한 지역에서 짧은 시간에 내리는 많은 양의 강한 비로 1시간에 30mm 이상이나 하루에 80mm 이상의 비가 내릴 때를 말함.
- **태풍(Typhoon) :** 중심 최대풍속이 17m/s 이상의 폭풍우를 동반하는 열대저기압
- **지진(Earthquake) :** 지구내부 활동과 판구조 운동으로 인해 지구의 표면이 흔들리는 현상
- **집중호우(Severe rain storm) :** 한 시간에 30mm 이상이나 하루에 80mm 이상의 비가 내릴 때, 또는 연강수량의 10%에 상당하는 비가 하루에 내리는 정도를 말함.
- **보퍼트 풍력 계급(Beaufort wind force scale) :** 풍속의 세기를 13개의 등급(0~12)으로 나누어 나타내는 방법을 말함.
- **화생방(Chemical, biological and radiological ; CBR)사고 :** 화학, 생물학 무기 및 방사능으로 인한 사고
- **불산(Hydrofluoric acid) :** 불화수소를 물에 녹인 휘발성 액체로 반도체 산업에 필수 화학물질로 2012년 9월 경북 구미에서 발생한 불산 누출사고로 5명이 사망함.
- **베이퍼 룩(Vapor lock) :** 브레이크액에 기포 발생으로 브레이크가 작동하지 않는 현상
- **신종 인플루엔자A(H1N1) :** 사람 · 돼지 · 조류 인플루엔자 바이러스의 유전물질이 혼합되어 있는 새로운 형태의 바이러스
- **에볼라 출혈열(Ebola hemorrhagic fever) :** 에볼라 바이러스에 의한 질병으로 사람과 유인원에 감염 시 전신에 출혈을 동반하는 치사율이 높은 급성 열성 전염병.
- **스탠딩 웨이브(Standing wave) 현상 :** 고속주행 시 타이어 접지부의 바로 뒷부분이 부풀어 물결처럼 주름이 잡히는 현상
- **패닉현상(Panic) :** 극도로 어려운 암벽이나 빙벽 또는 고도에 노출되었을 때, 폐쇄된 공간에 혼자서 갇혀 있는 것처럼 언제 죽을지도 모른다는 공황에 빠져드는 현상
- **페이드 현상(Fade) :** 빠른 속도로 달릴 때 풋브레이크를 지나치게 사용하면 마찰계수가 극히 작아져서 자동차가 미끄러지고 브레이크가 작동되지 않게 되는 현상

재난 구조

CHAPTER 22

1. 재난(Disaster)

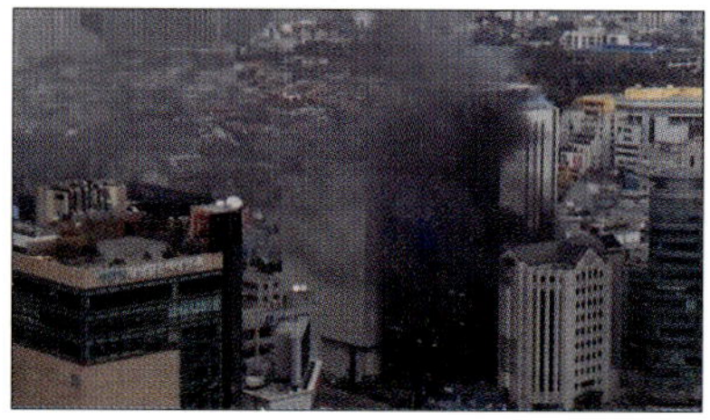

WHO에서 내린 **재난의 정의**는"외부의 도움을 필요로 하는 상당한 정도의 갑작스런 생태적 현상"을 말한다. **재난**은 지역 또는 사회가 자체의 인적 · 물적 자원만으로는 대처할 수 없을 정도로 인적, 물적, 경제 · 환경적 피해를 초래하여 영향을 받은 지역 또는 사회가 극도로 혼란한 상태' 로서 위험요인과 취약요인이 결합된 현상을 말한다.

재난(災難)은 날씨 등의 자연현상의 변화, 또는 인위적인 사고로 인한 인명이나 재산의 피해 모두를 말한다. 재난 가운데 자연현상과 관련된 천재지변을 재해(災害) 또는 재앙(災殃)이라고 한다.

- 1급 재해 : 시 · 군 단위에서 자체적으로 해결할 수 있을 정도의 규모
- 2급 재해 : 도나 광역시 단위에서 해결할 수 있는 규모
- 3급 재해 : 국가 규모의 재해

1) 재난의 분류

재난 및 안전관리 기본법 제3조의 정의부분에서 "재난"이란 국민의 생명 · 신체 · 재산과 국가에 피해를 주거나 줄 수 있는 것으로서 다음과 같이 구분한다.

재난

자연재난	사회재난
• 태풍, 홍수, 호우, 강풍, 풍랑, 해일, 대설, 낙뢰, 가뭄, 지진, 황, 조류대발생, 조수, 그 밖에 이에 준하는 자연현상으로 인하여 발생하는 재해	• 화재 · 붕괴 · 폭발 · 교통사고 · 화생방사고 · 환경오염사고 등으로 인하여 발생하는 대통령령으로 정하는 규모 이상의 피해와 에너지 · 통신 · 교통 · 금융 · 의료 · 수도 등 국가기반체계의 마비, 「감염병의 예방 및 관리에 관한 법률」에 따른 감염병 또는 「가축전염병예방법」에 따른 가축전염병의 확산 등으로 인한 피해

✚ **해외재난 :** 대한민국의 영역 밖에서 대한민국 국민의 생명 · 신체 및 재산에 피해를 주거나 줄 수 있는 재난으로 정부차원의 대처가 필요한 재난

2) 재난의 구분

자연재난과 사회재난은 그 원인에 있어서는 차이점은 있으나 피해측면에서 복합적인 상황을 고려할 때 그 구분의 의미는 무의미하다. 자연재난과 사회재난의 구분은 다음과 같다.

분류	구분	종류	사진
자연	기상재해	풍수해, 해일, 냉해, 병충해 등	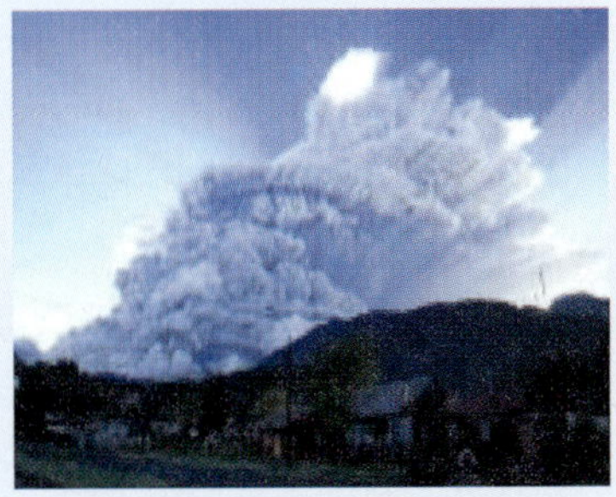
	지질재해	지진, 화산폭발, 해저폭발 등	
사회 재난	기계적 재난	교통사고, 기계사고, 시설물 사고	
	화학적 재난	화학독성물, 화재사고, 폭발사고	
	환경재난	대기오염, 수질오염, 토양오염 등	
	특수재난	전염병, 테러 및 폭동사태 등	

일상적 사고와 재난의 특징적 비교

일상적 사고	재난	비고
일상적 측면에서 작용	비 일상적 측면에 작용	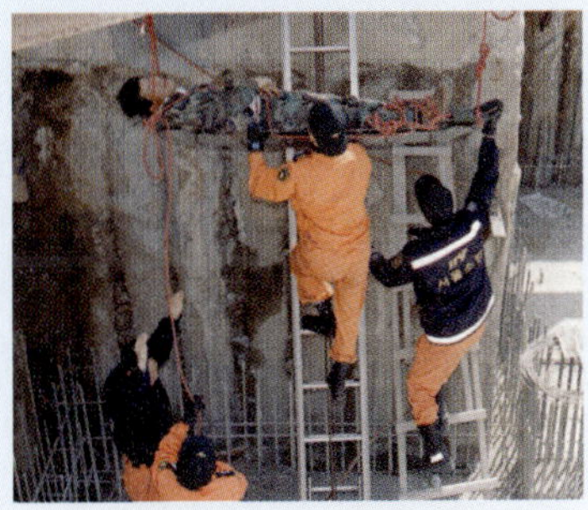
익숙한 일과 절차	익숙치 않은 일과 절차	
수용가능한 통신 빈도	무선주파수에 과부하 경향	
주로 조직 내의 통화	조직간 정보 분배 필요	
평범한 통신용어 사용	다른 용어 사용하는 사람과의 통화	
요구되는 자원의 관리 능력 내	요구되는 자원이 관리능력을 초과	

참 고

한국형 재난응급치료 모델과 미국의 NDLS 모델과의 비교

국내에서는 아직 재난응급치료에 대한 체계적인 계획이 구축 중에 있지만, 미국에서 개발된 NDLS개념(D-I-S-A-S-T-E-R 패러다임)은 한국적 상황에 맞는 재난응급의료체계를 구축하기 위한 활용방안으로 적용할 필요가 있다.

- D(detection) : 재난이 발생하였는지 여부를 확인하는 과정
- I(incident command) : 재난에 대한 통제를 수행하는 과정
- S(safety & security) : 재난응급의료를 제공하는 제공자를 위해로부터 보호하는 과정
- A(assess hazards) : 모든 종류의 위험환경을 평가하는 과정
- S(support) : 재난응급의료를 제공하기 위해 필요한 것을 파악하는 과정
- T(triage & treatment) : 효율적인 치료를 위해 생존을 기준으로 중증도를 분류하는 과정
- E(evacuation) : 환자, 가족 및 일반시민들을 재난현장에서 이탈시키는 과정
- R(recovery) : 재난에 대한 장기적인 목적이며 재난으로 인한 효과를 최소화하는 과정

3) 재난에서의 안전 이론

(1) 하인리히의 도미노 이론 법칙 (Heinrich's law)

도미노이론을 개발한 하인리히는 전체 사고의 원인 중 88%가 사람들의 불안전한 행위 때문이고, 불안전한 기계설비의 상태가 10%, "천재지변"이 2%라고 한다. "5가지 요소의 사고 발생순서"를 제창하면서 도미노열에서 하나를 제거하면 도미노가 넘어지는 순서가 중단되는 것과 마찬가지로, 하인리히는 그 순서에서 제거할 핵심 도미노는 3번이라 하였다.

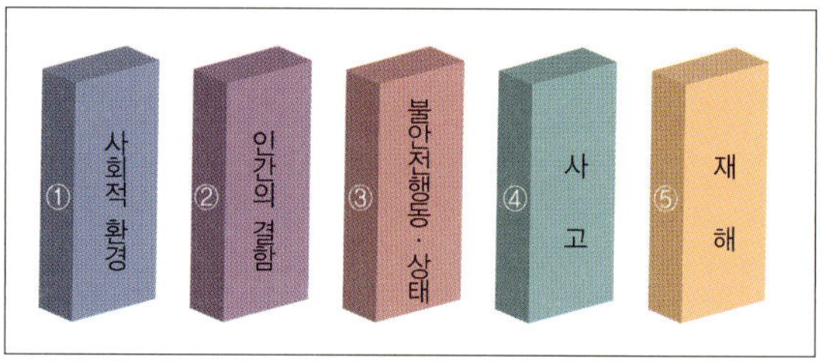

▲ 사고의 5대 요소

제3단계의 불안전한 행동과 상태란 매달린 물체 아래에 서 있는 것, 충분한 준비 없이 기계를 작동하는 것, 난폭한 놀이 등과 같이 기계설비나 환경을 위험요소를 불안전한 상태이며 사고의 직접적인 원인이 된다. 따라서 재난에서 안전사고란 위험에 대한 지식의 부족, 기능의 미숙, 안전에 대한 태도불량(의식부족)을 들 수 있고, 인간의 특성으로서 실수(error) 등이 있다.

(2) 재해사고 구성 비율과 사고예방 (1 : 29 : 300의 법칙)

하인리히는 7만5천 건의 사고를 분석하여 1:29:300의 법칙을 만들었다. 즉, 330회의 사고 가운데 중상 또는 사망 1회, 경상 29회, 무상해사고(아찔한 순간) 300회의 비율로 사고가 발생한다는 것이다. 작은 재해(minor injury)가 발생할 확률은 8.8%(=29/330)이고, 큰 재해(major injury)가 발생할 확률은 0.3%(=1/330)이다. 재해는 아니지만 경미한 사고(no-injury accident)의 발생 확률은 무려 90.9%(=300/330)이나 된다.

다시 말해, 즉 대형사고 1건에는 여기서 29건의 경상이나 300건의 무상해 사고는 조금만 상황이 바뀌면 사망이나 중상으로 발전할 수 있기 때문에 사소한 사고나 실수라도 그 원인을 찾아 개선해야만 동일한 사고를 발생시키지 않을 것이다.

또한 300건의 무상해 사고의 저변에는 무수한 불안전행동과 무수한 불안전상태가 있기 때문에 서두르지 않고 사소하고 작은 안전사항도 반드시 지키고, 작은 사고조차도 예방해야 큰 사고를 방지할 수 있는 것이다.

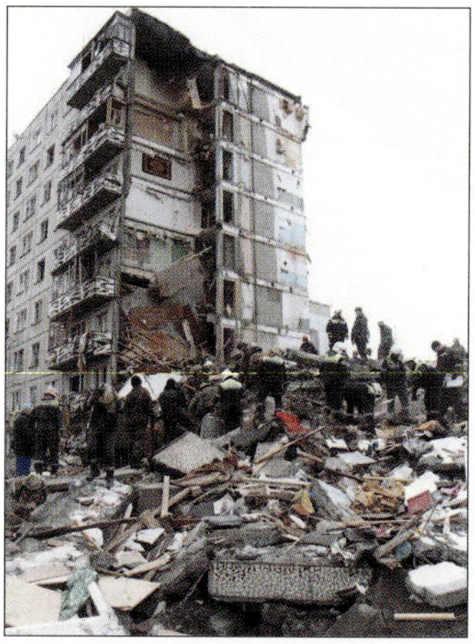

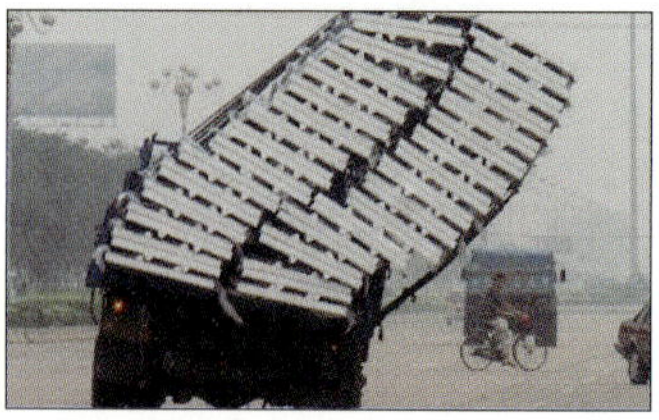

하인리히 법칙(Heinrich's law) : 1930년대 초 미국 보험회사의 관리 감독자였던 하인리히(H.W. Heinrich)가 주창한 법칙을 말한다. 5만여 건의 산업재해를 분석해 본 후 '1 : 29 : 300'라는 하인리히 법칙을 만들었다. 이는 대형사고 1건이 발생하기 전에 같은 요인으로 유사한 29건의 경미한 사고가 있었고, 경미한 사고 이전에는 같은 원인에서 비롯된 사소한 증상들이 300건이나 있었다는 것을 이론적으로 밝힌 법칙이다.

(3) 안전사고 예방 5단계

하인리히는 안전사고 예방을 위한 5단계 안전대책을 재난사고에 적용하였다.

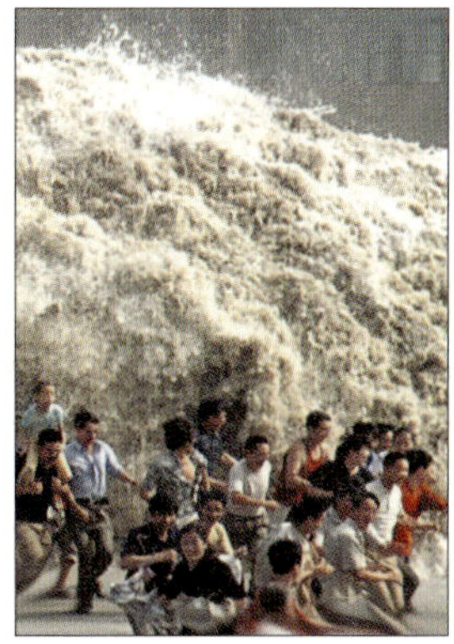

▶ 제1단계 : 조직(Organization)

경영자는 안전 목표를 설정하여 안전관리를 함에 있어 제일 먼저 안전관리조직을 구성하여, 안전활동방침 및 계획을 수립하고 전문적 기술을 가진 조직을 통한 안전활동을 전개함으로써 전 종업원의 참여하에 집단의 목표를 달성하도록 했다.

▶ 제2단계 : 사실의 발견(Fact Finding)

조직편성을 완료하면 각종 안전사고 및 안전활동에 대한 기록을 검토하고 작업을 분석하여 불안전요소를 발견하도록 했다. 불안전요소를 발견하는 방법은 안전점검, 사고조사, 관찰 및 보고서의 연구, 근로자의 제안 및 여론조사, 안전토의 또는 안전회의 등이 있다.

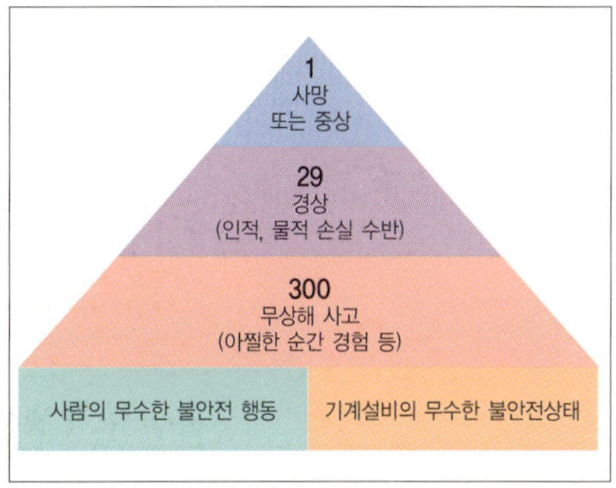

▶ 제3단계 : 평가분석(Analysis)

전 단계에서 발견된 사실, 즉 안전사고의 원인분석은 불안전요소를 토대로 사고를 발생시킨 직접 및 간접적 원인을 찾아내는 것이다. 평가분석은 현장조사 결과의 분석, 사고보고, 사고기록, 환경조건의 분석 및 작업공정의 분석, 교육과 훈련의 분석 등을 통하여 이루어진다.

▶ 제4단계 : 시정책의 선정(Selection of Remedy)

평가분석을 통하여 색출된 원인을 토대로 효과적인 개선방법을 선정해야 한다. 개선방안에는 기술적 개선, 인사조정, 교육 및 훈련의 개선, 안전행정의 개선, 규정 및 수칙의 개선과 이행 독려의 체제강화 등이 있다. 시정책은 그 자체가 현실적용이 가능하여야 하고, 어느 일방의 독단에 의해 결정됨으로써 시행과정에서 비협조 내지 시행착오를 사전에 예방하여야 한다.

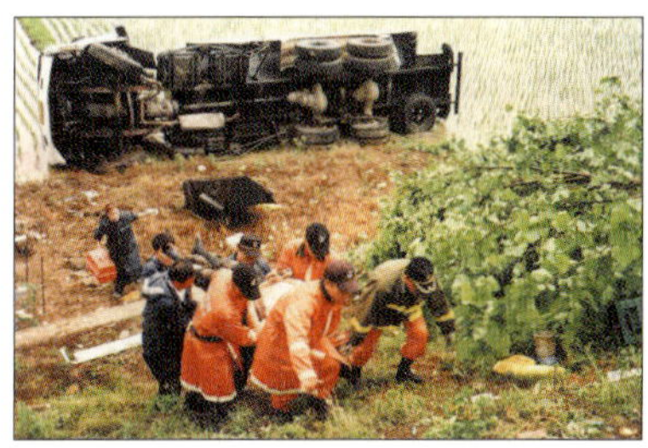

▶ 제5단계 : 시정책의 적용(Adaption of Remedy)

시정방법이 선정된 것만으로 문제가 해결되는 것이 아니고 반드시 적용되어야 하며, 목표를 설정하여 실시하고, 실시 결과를 재평가하여 불합리한 점은 재조정(feed-back)하여야 한다. 일반적으로 시정책은 하아비(J. H. Harvey)가 제창한 3E(three E's of Safety)의 실현을 통하여 이루어지는데, 3E란 안전교육(Education), 기술(Engineering, 공학이라고도 함), 독려(Enforcement, 감독, 단속 내지는 권장이라고도 함)이다.

4) 골든타임(golden time)

병원에서 생과 사를 오가는 환자의 생명을 구할 수 있는 가장 중요한 시간을 의학용어로 "골든타임"이라 한다. 현장에서 상황을 빨리 파악, 예측하여 조치하는 시간으로 심정지 환자는 뇌손상이 시작되는 4분을 골든타임이라 한다. 골든타임은 의학적으로 응급질환에서 제한시간을 의미하지만 최근 세월호 침몰사건 이후 원래의 의미를 확장하여 모든 사건 사고 및 응급 및 긴급을 요하는 각종 상황에서도 제한시간을 두자는 의미도 가진다.

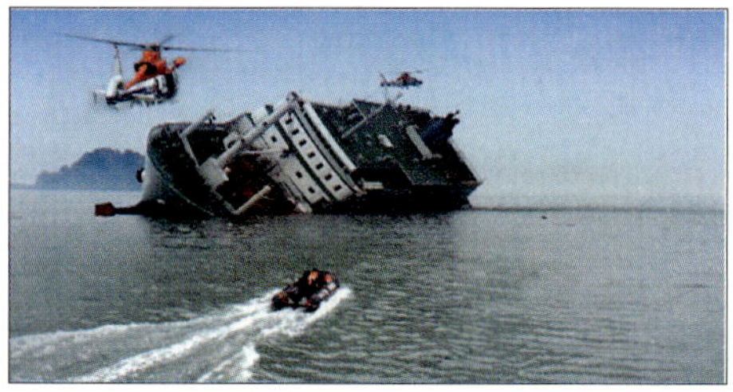

골든 타임	
항공기 사고 :	90초
경찰 112 신고 :	3분
심정지 환자 신고 :	4분
화재발생 신고 :	5분
중증응급외상환자 :	1시간
뇌졸중 · 심근경색 :	3시간

(1) 골든타임의 중요성

세월호 참사에서 구조 활동 초기의 골든타임을 제대로 지키지 않은 결과 무수한 생명을 잃었다는 질타 속에 골든타임을 잘 지킨 결과 삼성그룹 이건희 회장이 살 수 있었다.

이건희 회장은 2014. 5.10. 23:00 서울 한남동자택에서 호흡곤란에 이은 급성심근경색 증세로 긴급히 순천향병원 응급실로 이송하여 긴급 심폐소생술(CPR)과 심장시술을 받은 뒤 11일 삼성 서울병원으로 옮겨 현재 치료 회복중이다. 과거 폐질환으로 수술을 받는 등 호흡기 관련 질환이 있었지만 비서진의 신속한 골드타임 4분을 잘 지킨 덕분이다. 주치 의료기관인 삼성 서울병원까지 10분 정도의 거리에 있지만 골든타임을 고려하여 숙소에서 5분 거리의 순천향병원으로 긴급 이송으로 의료진의 현장처치를 받을 수 있었다. 그로인해 위험한 고비를 넘길 수 있었다(조선일보 기사 참조).

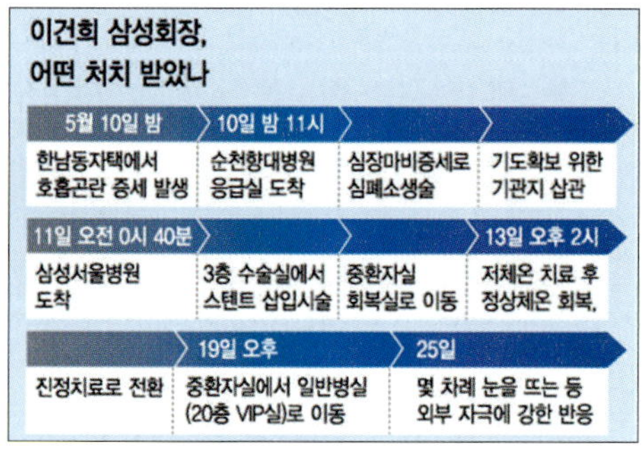

참 고

골든타임의 어원

미국 독립 선언서를 쓴 벤자민 프랭클린이 서점에서 점원으로 일하던 때의 일화에서 유래된 말이다. 어느 날 손님이 책 한 권의 값을 물었다. 프랭클린은 5달러라고 대답하였고, 그리고 그 손님은 서점을 나갔다가 다시 돌아와 같은 책의 값을 다시 물었다. 프랭클린은 6달러라 하였다. 손님은 아까는 5달러였는데 왜 지금은 6달러라며 따졌다. 이에 프랭클린은 "시간은 돈이다(Time is money)라 대답하였다. 자신이 지금 책 읽는 귀중한 시간을 빼앗은 값이 더해졌다는 의미였다.

(2) 골든타임에서 리더(선장)의 역할

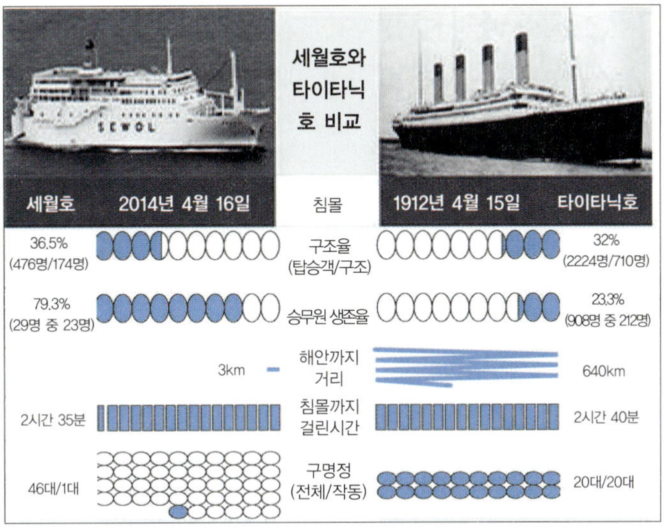

타이타닉호의 여성, 어린이 생존자 비율은 각각 74%와 51%였다. 반면 남성의 생존율은 20%로 낮았다. 전체 승무원 생존율은 23%(남 22%, 여 87%)에 불과했다.

타이타닉호에선 ① 여성 · 어린이 ② 남성 ③ 여승무원 ④ 남승무원 순서로 탈출하였다. 스미스 선장은 탈출 명령을 내린 뒤 구명정 강하 작업을 끝까지 지휘했고, 마지막 구명정에 탑승하라는 부하들의 권유를 뿌리친 채 가라앉는 배에서 항해사 3명과 함께 사망하였다.

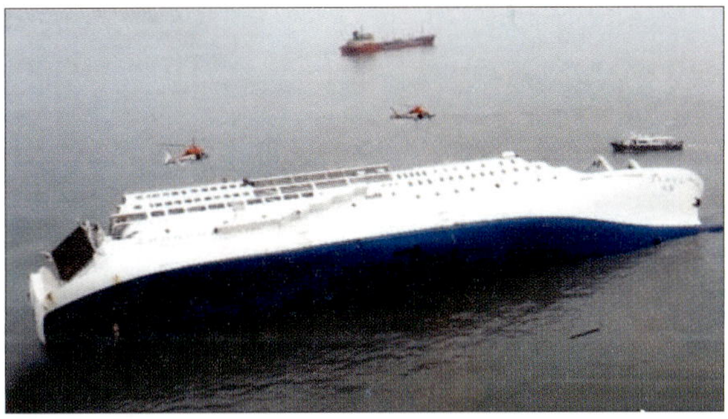

기관사와 화부(火夫)들이 배의 최하층에 물이 차오를 때까지 보일러에 석탄을 태워 발전기를 돌린 덕분에 침몰 2분 전까지 전기가 들어왔고 승객들은 불빛 속에서 탈출할 수 있었지만 화부들 모두 사망하였다. 선박 악단(樂團) 음악가 8명은 "승객을 안심시키기 위해 우리의 일을 한다"며 침몰 10분 전까지 음악을 연주하다 전원 사망하였다.

세월호는 승무원 29명 중 23명(79.3%)이 구조됐다. 23명 중 20명이 남승무원으로 세월호의 탈출 순위는 ① 남승무원 ② 여승무원 ③ 승객으로 타이타닉호와 정확히 반대였다. 특히 배의 운항을 직접 책임지는 '선박직' 선원 15명은 100% 살아 남았다.

시간 · 지형 · 수온 등 어떤 조건을 봐도 세월호에선 훨씬 많은 사람이 생존해야 했다. 타이타닉호는 칠흑 같은 오후 11시 40분 해안에서 640 km 떨어진 북대서양 망망대해에서 침몰했다. 그러나 오전 8시 45분 사고를 당한 세월호는 인근 관매도까지 거리가 고작 3 km 남짓이었다. 타이타닉호 사고 지점 수온은 영하 2도로 성인이 10분 내로 목숨을 잃는 온도였지만, 세월호는 영상 11도 정도의 바다였다. 성인이 몇 시간은 버틸 수 있는 수온이다. 타이타닉호 침몰 지점은 수심 3800 m였고, 세월호는 37 m였다. 타이태닉호 땐 완전 침몰 후 1시간 30분 뒤에야 구조선이 도착했고, 세월호 구조선은 배가 아직 떠 있던 사고 55분 만에 도착했다. 세월호는 최첨단의 헬리콥터와 고속정, 1초 만에 자동으로 펴지는 구명정 등 첨단 장비의 도움을 받을 수 있었지만, 골든타임을 지키지 않은 선장의 리더십과 '승객이 모두 탈출할 때까지 배를 지킨다' 는 자신의 목숨보다 임무와 명예를 먼저 생각하는 스미스 선장같은 리더가 없었기 때문이다(조선일보 참조).

참 고

인간이 물에 뜨는 비중과 구명조끼의 부력

인체의 비중은 숨을 들이 쉬는 경우 물보다 조금 가볍다. 하지만 숨을 내쉬면 가라 앉는다. 비중에 따라 물에 뜨고 가라 않는 것이다. 물의 무게에 대한 부피의 비가 비중(비중 1 이하일 때 물에 뜸)이다. 신체에 구성하고 있는 물질 중에 가장 큰 비중은 치아(2.24)이며, 근육(1.05), 가장 가벼운 것이 지방(0.94) 으로 통상 인간의 비중은 0.98 정도된다. 따라서 손끝에서 발끝까지 힘을 빼고 곧게 펴면 하체는 가라 앉지만 머리 쪽을 물에 뜨기 때문에 훈련을 통해 물에 뜰 수 있는 방법을 터득할 수 있다. 바로 수영을 배우는 것이 물에 빠질 경우 생존하는 기본이다. 하지만 물속에서 오래동안 편안하게 뜰 수 있는 방법은 구명조끼를 착용하는 방법이다. 구명조끼를 입을 경우 머리가 물 밖으로 나올 정도의 부력이 필요하다. 필요한 부력 계산은 도표와 같다.

최소 필요 부력 = 체중 × 1.03 (날숨시의 몸의 비중) × 0.07 (머리 중량 비율) + 소지품 중량 (비중 1을 초과하는 소지품의 중량) 정도이다.
체중 70 kg일 경우 : 5.41 kg + α (소지품 중량)으로 비중 1을 초과하는 소지품 중량을 1 kg 정도라 가정하면 6.541이므로 통상 체중의 10 % 정도로 생각하면 된다.

KS 안전기준의 최소 부력(레저용 구명복)		
체중(kg)	최소부력	B형
40~50	60N (6.12kg)	90N
50~60	70N (7.14kg)	110N
60~70	70N (8.15kg)	130N
70 초과	100N(10.19kg)	150N

A형 : 보호시설 물에서 사용하는 구명복
B형 : 해변가(악천후)에서 사용하는 구명복

자율안전기준(부력보조복)	
체중(kg)	최소부력
30~40	35N (3.57kg)
40~50	40N (4.08kg)
50~60	40N (4.08kg)
60~70	40N (4.08kg)
70 초과	50N (10.19kg)

▶ 기술표준원 고시에서 자율안전기준인 부력보조복은 낚시용 구명조끼에 해당한다. 대부분의 구명조끼가 부력보조복을 기준으로 제작하기에 입고 있는 옷 신발 등 소지품의 무게도 고려하여야 한다.

세계 10대 해상 참사 사고(사망자 순)			
선박이름	사고년도	국가	사망 수
빌헬름 구스틀로프 (Wilhem Gustloff)	1945	독일	9343
고야(Goya)	1945	독일	6,000 이상
캡 알코나(Cap Arcona)	1945	독일	4,500 이상
슈토이벤(General Steuben)	1945	독일	4500
티엘벡(Thielbek)	1945	독일	약 2,800
우성(Woosung)	1948	중국	약 2,750
도나 패즈(Dona Paz)	1987	필리핀	약 2,000
타이타닉(Titanic)	1912	영국	1,503
루지타니아(Lusitania)	1915	영국	1,198

물에서 견딜 수 있는 최소한 시간	
온도	시간
80℉~85 ℉ (27℃~30℃)	너무 더운 온도
76℉~78℉ (24℃~26℃)	수영하기 적합
65℉~70℉ (19.5℃~22℃)	약 3시간 정도
60℉~65℉ (16℃~18℃)	약 2시간 정도
55℉~60℉ (12.5℃~16℃)	약 1시간 정도
50℉~55℉ (10℃~12.5℃)	약 30분 정도

2. 자연재난(Natural Disastar)

기상이나 기후의 변화, 땅의 지각 변동 등 자연의 이상 현상으로 발생하는 재해를 말한다. 우리나라는 사계절의 기후 차이가 뚜렷하므로 계절별로 발생하는 자연재해의 종류는 다음과 같다.

구분	계절별 유형
봄~초여름에 발생하는 자연재해	• **황사 :** 봄에 중국에서 날아오는 미세한 먼지로, 중국 공장 지대의 중금속으로 오염된 물질과 섞여서 불어오기 때문에 농작물에 피해를 주고 각종 호흡기 질환을 유발하기도 한다. • **가뭄 :** 오랫동안 비가 오지 않아 물이 부족하여 일어나는 피해이다. 농작물이 잘 자라지 못하여 농작물 수확량이 줄어들고, 공장에서 사용할 용수와 생활하면서 필요한 용수가 줄고, 또한 식수원이 오염되기도 한다.
여름에 발생하는 자연재해	• **홍수 :** 비가 많이 내려 하천의 물이 넘쳐서 집과 논, 밭 등이 물에 잠겨서 집이 파손되고 농작물이 물에 쓸려 내려가며, 인명 피해가 발생하기도 한다. • **적조 :** 식물성 플랑크톤의 숫자가 갑자기 증가하여 바닷물의 색깔이 붉게 변하는 현상을 말한다. 매년 남해안과 남동 해안에서 발생하고 있는데 그 피해가 점점 커지고 있다.
늦 여름 ~ 초가을에 발생하는	• **태풍 :** 북태평양 서부나 남중국해에서 발생하는 열대성 저기압으로, 강한 바람과 비를 동반하여 산사태와 홍수를 일으킨다. • **서리 :** 공기 중의 수증기가 땅 위의 물체 표면에 얼어붙은 것으로, 3월 이후에 자연재해 늦은 서리나 10월 전에 올서리가 내리면 농작물이 피해를 입는다.
겨울에 발생하는 자연재해	• **폭설 :** 짧은 시간 동안 많은 눈이 내리는 것으로, 교통이 마비되고 비닐하우스가 붕괴되면서 농작물에 피해를 준다. 강원도 산간 지역은 폭설로 인해 며칠씩 교통이 두절되기도 한다. • **한파 :** 차가운 공기가 우리나라를 지나면서 기온이 급격하게 떨어지는 것을 말한다. 한파가 오랫동안 지속되면 동식물이 얼어죽고 수도관이 얼어서 터지는 등의 피해를 입는다.

✚ **풍수해(damage from storm and flood) :** 폭풍우와 홍수로 인한 피해를 뜻한다. 이는 태풍과 수해(자연재해의 피해 중 태풍 33%, 호우 35%로 전체의 68% 차지)를 합친 용어로 풍수해라는 용어를 사용하며 통상적으로 태풍, 홍수, 호우, 해일, 강풍, 풍랑, 대설 등을 통칭하는 용어로도 사용한다.

자연재해 현상

황사	적조	폭설	해일
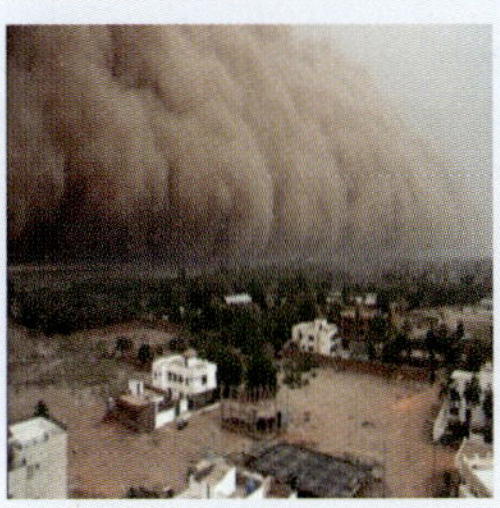	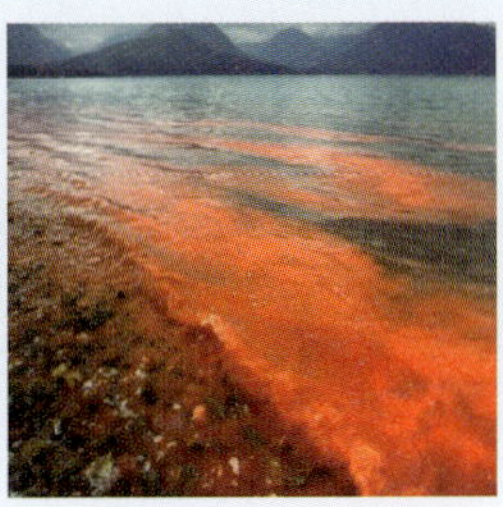	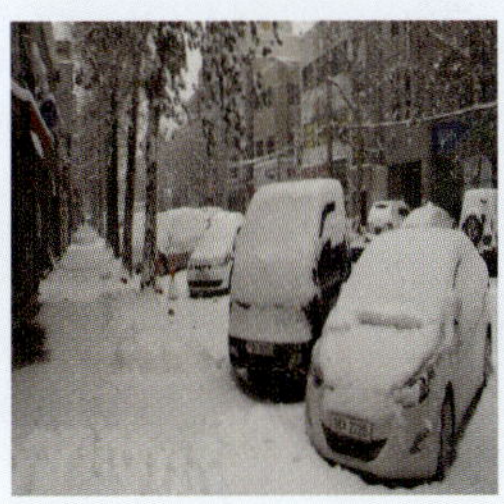	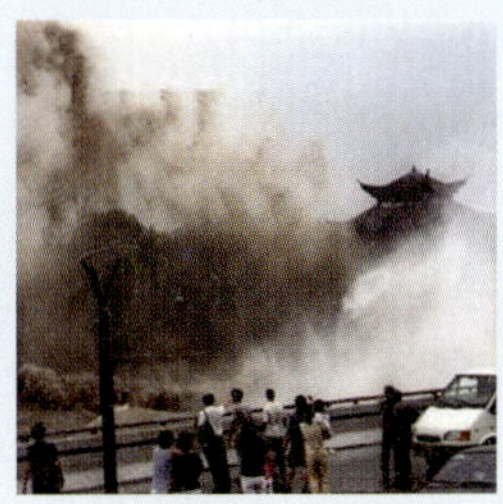

1) 기상 특보

각종 기상 현상으로 인해 재해 발생의 우려가 있을 때 이를 경고하기 위해 발표하는 기상정보를 말하며, 세부 발표기준은 다음과 같다.

종류	주의보	경보
강풍	• 육상에서 풍속 14 m/s 이상 또는 순간풍속 20 m/s 이상이 예상될 때 • 산지는 풍속 17 m/s 이상 또는 순간풍속 25 m/s 이상이 예상될 때	• 육상에서 풍속 21 m/s 이상 또는 순간풍속 26 m/s 이상이 예상될 때 • 산지는 풍속 24 m/s 이상 또는 순간풍속 30 m/s 이상이 예상될 때
풍랑	• 해상에서 풍속 14 m/s 이상이 3시간 이상 지속되거나 유의파고가 3 m를 초과할 것으로 예상될 때	• 해상에서 풍속 21 m/s 이상이 3시간 이상 지속되거나 유의파고가 5 m를 초과할 것으로 예상될 때
호우	• 12시간 강우량이 80 mm 이상 예상될 때	• 12시간 강우량이 150 mm 이상 예상될 때
대설	• 24시간 신적설이 5 cm 이상 예상될 때	• 24시간 신적설이 20 cm 이상 예상될 때 • 산지는 24시간 신적설이 30 cm 이상 예상될 때
건조	• 실효습도 35% 이하가 2일 이상 지속될 것이 예상될 때	• 실효습도 25% 이하가 2일 이상 지속될 것이 예상될 때
폭풍해일	• 천문조, 태풍, 폭풍, 저기압 등의 복합적인 영향으로 해수면이 상승하여 발효 기준값 이상이 예상될 때 • 발효 기준값은 지역별로 별도지정	• 천문조, 태풍, 폭풍, 저기압 등의 복합적인 영향으로 해수면이 상승하여 발효 기준값 이상이 예상될 때 • 발효 기준값은 지역별로 별도지정
지진해일	• 한반도 주변해역 등에서 규모 7.0 이상의 해저지진이 발생하여 해일의 발생이 우려될 때	• 한반도 주변해역 등에서 규모 7.5 이상의 해저지진이 발생하여 우리나라에 지진해일 피해가 예상될 때
한파	• 10~4월에 아침 최저기온이 전날보다 10℃ 이상 하강하여 발효 기준값 이하로 예상될 때 • 발효 기준값은 아침 최저기온 평년값에서 1/2 표준편차를 감한 값의 정수값	• 10~4월에 아침 최저기온이 전날보다 5℃ 이상 하강하여 발효 기준값 이하로 예상될 때 • 발효 기준값은 아침최 저기온 평년값에서 1/2 표준편차를 감한 값의 정수값
태풍	• 태풍으로 인하여 강풍, 풍랑, 호우 현상 등이 주의보 기준에 도달할 것으로 예상될 때	• 태풍으로 인하여 풍속이 17 m/s 이상 또는 강우량이 100 mm 이상 예상될 때 • 예상되는 바람과 비의 정도에 따라 세분한다.
황사	• 황사로 인해 1시간 평균 미세먼지(pm10) 농도 500 $\mu g/m^3$ 이상이 2시간 이상 지속 예상될 때	• 황사로 인해 1시간 평균 미세먼지(pm10) 농도 1000 $\mu g/m^3$ 이상이 2시간 이상 지속 예상될 때

참 고

재해로 인한 비상시 휴대용품

- 현금, 저축통장, 휴대폰, 신분증 등
- 식수, 구급식량(불이 없어도 먹을 수 있는 식품 약 2~3일분)
- 의복 1~2벌, 모포, 타올, 세면도구, 장갑 등 일상용품
- 구급 의약품(외상약, 위장약, 반창고, 붕대 및 거즈 등)
- 기타 가족 구성원이 필요한 물품(손전등, 라디오, 우의 등)

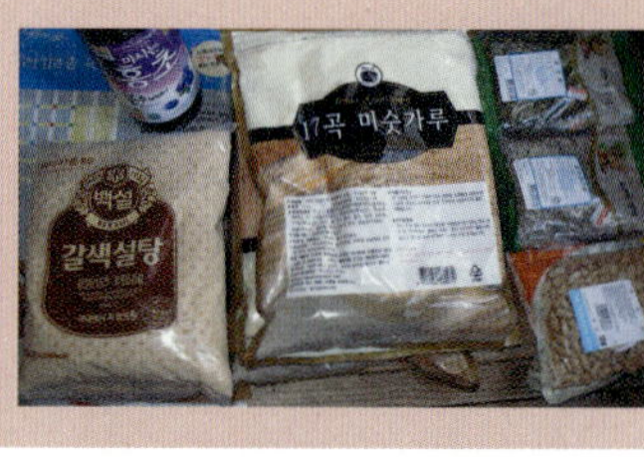

▶ 휴대용 비상 식량

2) 풍수해 (Damage from Storm and Flood)

태풍이나 저기압에 의해 일어나는 복합재해로서 강풍, 호우, 해일, 파랑 등이 거의 동시에 파괴력이 합세되어 발생하는 복합재해를 말한다. 풍해나 수해 등은 단순재해이나 풍수해는 단순재해와 달리 거의 동시에 파괴력을 가진다. 태풍에 의한 풍수해는 태풍재해라고 하며, 심한 폭풍과 기압강하에 의해서 발생하는 해일현상은 거친 파도로 인해 해일해 · 파랑해로 격심한 피해를 입힌다. 또한 내륙지방에는 폭풍과 매우 강한 강우를 수반한 호우에 의해서 산사태가 나고 홍수를 일으켜 막대한 피해를 일으키는 경우가 허다하다.

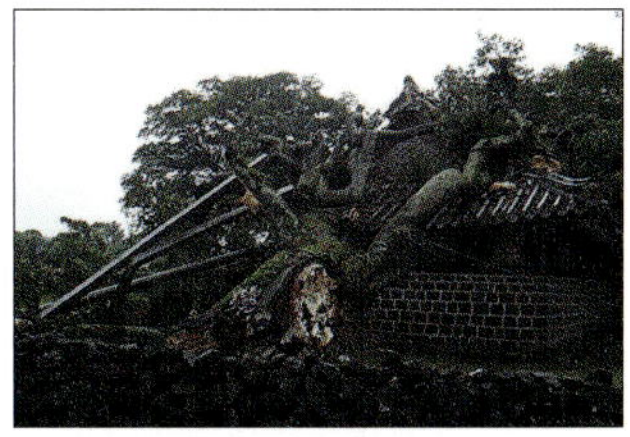

▲ 태풍에 의한 피해 현장

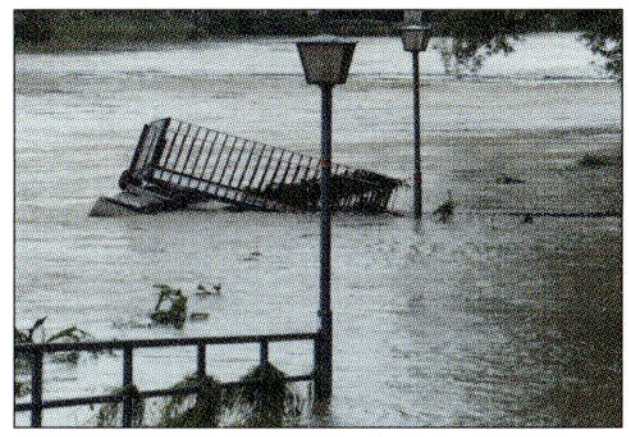

▲ 수해로 인한 피해 현장

기상재해로 호우 28%, 폭풍 26.8%, 태풍 19.4%, 폭설 11.2% 순이나 태풍에 의해 부가적으로 발생하는 호우, 폭풍, 해일 등의 간접 피해까지 모두 포함한다면 태풍으로 인해 피해 비율이 가장 높다. 따라서 자연재해의 피해 규모가 큰 태풍과 수해를 아울러 풍수해라는 용어를 사용하고 있다. 한국에서는 1959년 9월 17일의 태풍 사라호에 의한 재해가 대표적인 풍수해는 주로 7~9월에 집중되고 있다.

○ 풍수해 발생 원인

반도지형인 우리나라는 대륙과 해양성 기후로 4계절이 뚜렷하고, 온대성 기후와 시베리아와 몽고 등의 내륙성 기후와 일본의 해양성 기후로 인해 여름에는 고온다습하고 겨울에는 한냉하고 건조한 것이 특징이다. 지형면에서도 동서로 길게 형성되어 있는 백두대간을 중심으로 동해 쪽은 사면이 급경사로 하천의 연장이 짧고 경사가 심해 재해의 잠재적 위험을 안고 있다. 지질의 상태도 화강암으로 피복토가 얇고 수분함양이 적어 수목 성장에 부적당하고, 풍화 침식작용이 심하여 산사태 유발과 하상 상승으로 인해 하천 통수 능력저하로 항상 홍수의 피해를 안고 있으며, 다음과 같은 구조적인 문제도 발생 원인이 되고 있다.

인위적인 발생 문제	구조적인 발생 문제
• 방재에 대한 인식의 결여 – 안전 불감증, 자신의 생명은 자신이 지킨다는 의식이 부족 • 방재를 예방 차원에서의 투자 부족 – 재해는 인재가 아닌 천재지변으로 생각. 복구 위주의 대책 수립 • 지속적인 방재 정책의 결여 • 재해 예방은 개인이 아닌 국가의 책임 인식이라는 국민의 소극성	• 급속한 근대화로 방재개념이 적용되지 않은 도시구조 – 도시기반시설의 피해, 지하공간의 침수 • 예측 불가한 설계빈도를 넘어선 강우량 – 기상이변에 의한 집중 호우 • 도시의 인구증가로 하천에 접하는 저지대까지 생활공간 확대(하천에 도로 설계 등) • 산업화, 도시화에 따른 하천 수량의 유출요인의 증가 – 아스팔트 및 콘크리트 등 불투수성 바닥증가, 하천의 복개, 저류시설의 부족

(1) 태풍

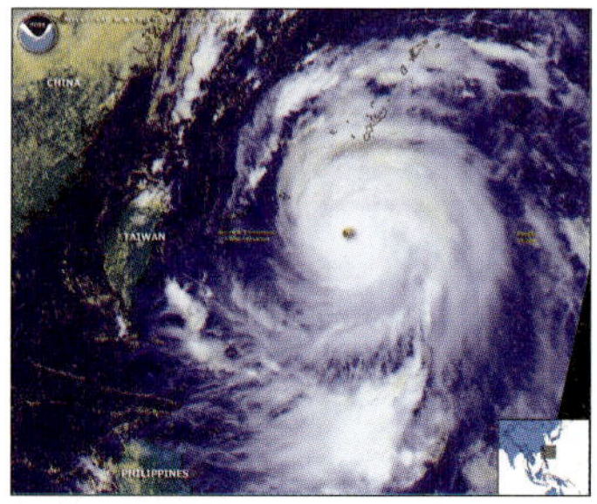

태풍은 북태평양 서부에서 발생하는 열대성저기압 중에서 중심부 최대풍속이 1초당 17 m 이상의 폭풍우를 동반하는 열대 저기압의 기상현상을 말한다. 태풍은 강한 바람과 많은 비를 동반하여 우리나라의 늦여름에서 초가을에 큰 피해를 끼치는 자연재해이다. 지구 온난화로 이상기후 현상이 증가함에 따라 태풍의 위력도 날로 거세지면서 세계적으로도 큰 피해를 끼치고 있다.

○ 태풍 경보의 기준 및 풍속에 따른 현상

경보기준		
구분	바람 (m/s)	비 (mm)
3급	17~24	100~249
2급	25~32	250~399
1급	33 이상	400 이상

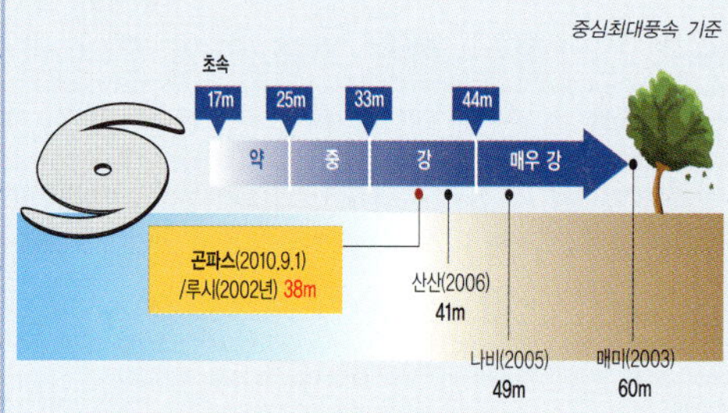

풍속에 따른 현상	
10m/s	우산이 날아감
15m/s	간판이 날아감
20m/s	보행 및 서있기 곤란
30m/s	목조건물 날아감
40m/s	작은돌이 날아감
50m/s	가옥이 넘어짐

○ 태풍 피해의 유형

자연재해 중 인명과 재산에 가장 큰 피해를 주는 것 중 하나가 열대저기압이다. 열대저기압으로 발생한 태풍으로 인해 1970년 방글라데시에서는 한 번에 30만 명이나 사망할 정도로 피해가 크다.

열대저기압에 의한 피해는 직접적인 피해와 간접적인 피해로 구분한다.

유형		내 용
직접피해	강풍	바람에 의한 피해는 풍속의 제곱에 비례하기 때문에 위험하다. 작은 나무를 부러뜨리고 지붕을 날리고 큰 유리 창문을 부수기도 한다. 또한 돌풍은 공명을 일으켜 건축물을 파괴시킬 수도 있으며, 바람에 날린 작은 물건들은 벽 · 창문 · 지붕을 뚫을 정도로 위험하다.
	저기압	태풍의 낮은 기압에 의해 해수면은 0.5~1 m 정도 더 상승한다. 오사카만에서는 태풍에 의해 해수면이 3.1 m 더 높아졌으며(1934.9.21.), 미국 노스캐롤라이나에서는 허리케인 '해젤(Hazel : 1954)'의 영향으로 해수면이 3.5 m나 상승했다.
	강수	강수량의 피해는 토양을 침식시키고 산사태를 일으키며 강과 호수를 범람시키고 마을을 침수시켜 인명피해를 발생시킨다.
간접피해	해일	태풍의 바람에 의해 유발된 해면의 요동은 해일을 일으키고 해일은 해안에 갑작스러운 파도를 일으켜 홍수를 유발하며 강물이 역류하도록 한다. 태풍의 위치와 해안선의 구조에 따라 다소 다르지만 보통 해수면이 3 m 정도 상승하며 수 시간 동안 지속된다.
	홍수	대부분 해안 지역의 고도는 3 m 미만이므로 해일로 인해 홍수가 나면 토양이 침식되고 해안 구조물들이 파괴된다. 또한 파괴된 구조물들이 복구되기도 전에 연속적인 태풍이 닥쳐와 더 큰 피해가 발생한다.

✚ 태풍 전체의 운동 에너지 양은 그 힘에 비례하나 인명 피해는 여러 요인에 의해 결정된다. 경보가 없었거나 적절한 대책을 세우지 않았을 경우에는 더욱 많은 피해가 발생한다.

○ 풍속의 세기 따른 인체 체감 정도

보퍼트 풍력 계급(Beaufort wind force scale)의 등급에 따라 풍속의 현상들을 13개의 등급(0~12)을 다음과 같이 나타낸다.

등급	풍속(m/s)	명 칭	육상 상태	파고(m)
0	0.0~0.2	고요 (calm)	연기가 위로 똑바로 올라감.	-
1	0.3~1.5	실 바람 (Light Air)	풍향에 연기가 날리는 것으로 알 수 있을 정도 (바람개비 감지안됨)	0.08 가량
2	1.6~3.3	남실 바람 (Slight Breeze)	바람이 얼굴에 감촉되고 나뭇잎이 흔들리며 바람개비가 감지됨.	0.15 가량
3	3.4~5.4	산들 바람 (Gentle Breeze)	나뭇잎과 가는 가지가 쉴새없이 흔들리고 깃발이 가볍게 휘날림.	0.6 가량
4	5.5~7.9	건들 바람 (Moderate Breeze)	먼지가 일고 종이조각이 날리며 작은 나뭇 가지가 흔들림.	1.2 가량
5	8.0~10.7	흔들 바람 (Fresh Breeze)	잎이 무성한 작은 나무 전체가 흔들리고 강물에 잔물결 일어남.	1.8 가량
6	10.8~13.8	된 바람 (Strong Breeze)	큰 나무 가지가 흔들리고 전선이 흔들리며 우산받기 곤란함.	3.0 가량
7	13.9~17.1	센 바람 (Near Gale)	나무가 전부 흔들리고 걷기가 곤란함.	4.2 가량
8	17.2~20.7	큰 바람 (Gale)	잔가지가 꺾어지고 걸어갈 수 없음.	5.5 가량
9	20.8~24.4	큰 센 바람 (Strong Gale)	건축물에 다소 손해가 있음.	7 가량
10	24.5~28.4	노대 바람 (Storm)	나무가 쓰러지고 건축물에 큰 피해가 있음.	8.8 가량
11	28.5~32.6	왕 바람 (Violent Storm)	건축물에 큰 손해가 있음.	1.2 가량
12	32.7 이상	싹쓸 바람 (Hurricane)	보기 드문 큰 손해를 일으킴.	11.2 이상

✚ 보퍼트 풍력 계급은 최초 고안자는 1805년 영국 해군 제독겸 수학자였던 프랜시스 보퍼트(1774~1857)의 이름을 따서 명명되었고, 주로 해상의 풍랑 상태를 기초로 하여 만든 풍력 계급이나 후에 1923년 영국기상청관리인 조지심프슨에 의해 육상에서도 사용할 수 있도록 발전되었다.

참 고

태풍의 명칭은 발생지역 따라 명칭이 다름.

- **태풍 (typhoon)** : 아시아권 및 태평양 북서부
- **허리케인(Hurricane)** : 북대서양, 카리브해, 멕시코만, 북태평양 동부
- **사이클론(Cyclone)** : 인도양, 아라비아해, 뱅골만 지역

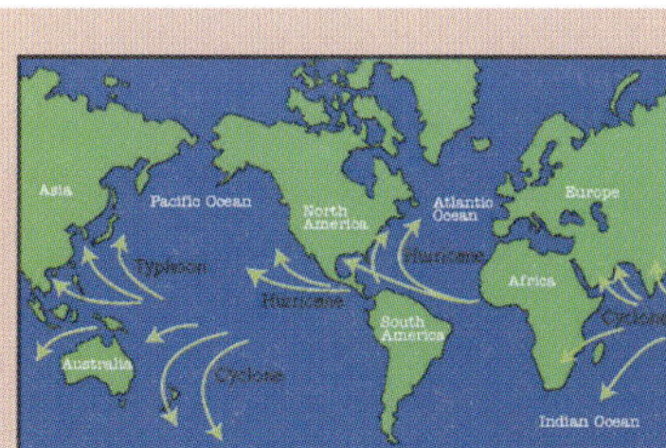

○ 태풍시 현장 대응 요령

태풍 대응 요령

- 외출을 삼가고 대중매체를 통해 기상 속보에 항상 귀를 기울인다.
- 집 주변의 축대, 담장의 붕괴위험과 날아갈 위험이 있는 지붕 등을 미리 점검한다.
- 대중매체를 통해 기상 속보에 귀를 기울이며 손전등, 비상식량, 식수 등을 미리 준비한다.
- 침수 예상 지역에 가재도구 등을 안전하게 옮기고, 지하주차장에 차량을 주차하지 않는다.
- 산에 있는 경우 계곡은 물살이 거세므로 건너지 않는다.
- 야영 중 강물이 넘칠 때는 물건에 미련을 두지 말고 신속히 대피한다.

Q&A

Q 태풍의 이름은 어떤 방법으로 명명하는가요?

A 아시아 각 나라 국민들에게 태풍에 대한 관심을 높이고 태풍경계를 강화하기 위하여 서양식의 태풍이름에서 아시아(14개국)의 고유이름으로 변경하여 2000년부터 사용하고 있다. 태풍이름 및 4자리 숫자로 된 인식번호는 열대폭풍(TS) 이상의 열대저기압에 대해 일본 동경태풍센터에서 부여한다. 태풍이름 목록은 각 국가별로 10개씩 제출한 총 140개를 순환하면서 사용하게 된다.
(태풍이름 순서는 제출국가의 알파벳순임).

참 고

- **한국의 재난 1호 태풍 "사라(Sarah)"**

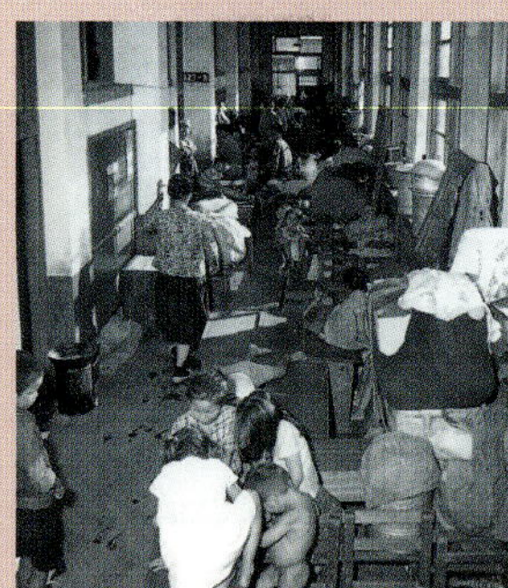

1959년 9월 15일 서태평양 북마리아나제도 남부의 사이판섬 해역에서 발생해 일본 오키나와를 거쳐 17일 한반도 남부에 막대한 해를 입히고 다음 날 동해로 빠져나가 소멸한 태풍이다. 최대 중심 풍속은 초속 85 m, 평균 초속은 45 m, 최저 기압은 952 hPa(헥토파스칼)을 기록하였다.

이는 1904년 한반도에서 기상관측이 시작된 이래 가장 규모가 큰 태풍으로 사망 · 실종 849명, 이재민 37만 3459명, 선박 파손 1만 1704척 등 총 1900억 원(1992년 화폐가치 기준)의 재산 피해가 발생하였다. 한반도에는 9월 17일 새벽 도착해 남해안을 거쳐 통영 · 대구 · 영천 · 영덕 · 청송 · 안동 · 경산 · 청도 · 달성 등에 강풍에 폭우까지 겹쳐 해안 지역에서는 강력한 해일이 일어나고, 강이 역류해 남부지방 전역의 가옥과 농경지가 물에 잠겼다. 곳곳의 도로가 유실되고 교량이 파손되었음은 물론, 막대한 인명 피해와 재산 피해가 발생하였다.

- **한국 최고의 풍속(태풍 '루사' 와 '매미')**

최근의 대형 태풍인 태풍 매미의 인명피해 130명, 재산피해 4조 8000억과 태풍 루사의 피해액 5조 4696억을 합치면 10조원 이상의 천문학적 숫자가 단 2개의 자연재해로 입은 피해액이다.

▶ 우리나라 최대 풍속 기록은 태풍 "매미"(2003년 9월)가 제주도 강타시 초속 60 m/s로 기상 관측 100년의 역사 최고 기록이며 태풍 "루사"(2002년 8월)가 56.7 m/s이며 태풍 "프라피룬"(2000년 8월)이 흑산도에서 기록한 58.3 m/s 이 다음 기록이다.

Medicine Story

태풍의 생성원인과 에너지

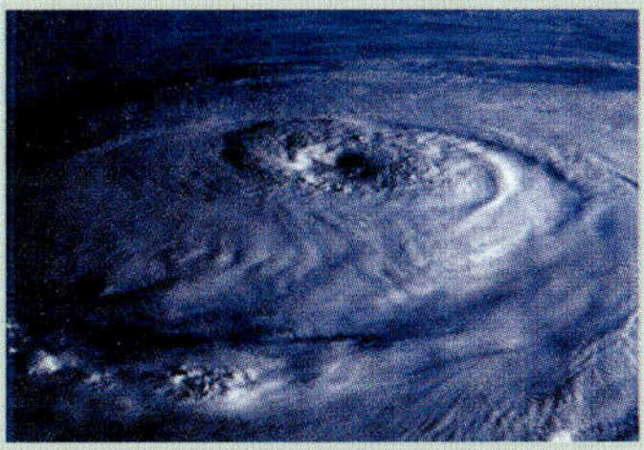

얼음이 녹을 때 얼음은 에너지를 필요로 해서 주위의 에너지를 끌어들인다. 얼음을 불 위에 얹어 놓으면 에너지를 빠른 시간에 끌어들일 수 있어 빨리 녹아 버리는 것이다. 반대로 얼음이 얼 때는 에너지를 토해낸다. 그래서 얼음이 녹고 있는 얼음 창고에 들어가면 시원하게 느껴지고, 얼음을 얼리고 있는 냉장고 뒤로 가면 훈훈한 기운을 느낀다.

물이 수증기로 변할 때도 에너지를 필요로 해서 주위의 에너지를 끌어들인다. 물주전자를 불 위에 올려놓으면 빠른 시간에 에너지를 흡수하여 물이 수증기로 변해버리고, 반대로 수증기가 응결할 때는 에너지를 토해낸다. 이 수증기가 응결하면서 내놓는 잠열(潛熱)이 태풍의 에너지원이다. 바닷물 1g이 약 60kcal의 열을 얻게 되면 수증기로 변해 상승기류를 타고 올라갔다가 식으면 물방울이 돼 다시 떨어진다. 이때 1g당 약 580kcal의 열을 발산하는데 이 열로 주변의 공기가 가열돼 상승하다가 사방으로 뿜어진다. 이 공기는 지구 자전의 영향을 받아 지표 근처에서 소용돌이를 일으켜 가속하는데 중심 풍속이 초당 17m/s를 넘으면 태풍으로 행동을 시작한다.

태풍이 에너지를 1이라고 할 때 나가사키에 떨어진 원자폭탄의 에너지는 1/10,000에 불과하다. 말하자면 태풍의 에너지는 원자폭탄 1만 개, 수소폭탄 100개, 벼락의 10억 배에 버금가는 위력을 가진다. 화산폭발 에너지도 태풍 에너지의 1/10에 불과하다.

▶ 태풍으로 인한 바람에 의한 피해는 풍속의 제곱에 비례하므로 $P=KV^2$으로 표현한다. P는 태풍의 바람이 풍향에 수직인 평면에 가하는 압력이며, K는 공기의 밀도와 점성에 의해 결정되는 상수이고, V는 풍속이다.

슈퍼태풍(super typhoon)이란

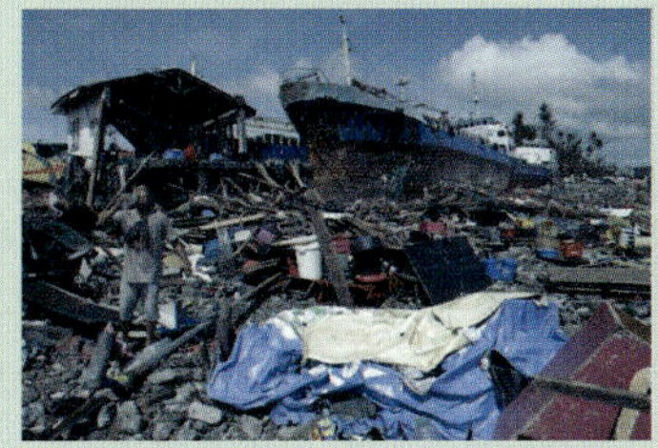

최대순간 풍속으로 초속 67m 이상 강풍에 하루에 1000mm 이상 집중 호우에 자동차가 뒤집혀지고, 지름 1m가 넘는 나무가 뽑히고 댐도 무너뜨릴 수 있는 폭풍우를 동반한 위력을 말한다. 2013년11월 8일 필리핀 중부 지역에 발생한 슈퍼 태풍 '하이옌(Haiyan)' 에 1만여 명의 사망과 420만 명의 이재민이 발생하였다. 하이옌의 위력은 반경 600km 정도로 한반도를 완전히 덮을 수 있는 규모이며, 순간 최대 풍속은 시속 379km로 이는 1초에 105m를 날아가는 속도다. 우리나라 태풍 '매미' 가 초속 60m였고, 미국의 허리케인 '카트리나' (2005년 9월 미국 남부지역에 발생, 최고 시속 280km에 초속 78m)가 대표적이다. 현재 우리나라 기상청(KMA)이나 세계기상기구(WMO)는 일반적인 태풍과 슈퍼 태풍을 따로 구분하지 않지만 미국합동태풍경보센터(JTWC)에서는 1분 평균 풍속으로 최대 풍속이 초속 67m를 넘을 때 '슈퍼 태풍' 으로 분류하고 있다.

▶ 바람은 공기의 수평적인 운동을 말한다. 풍향은 바람이 불어오는 방향을 가리키고 풍속은 1초동안 바람이 불어가는 거리를 말한다.

초속 30 m 강풍 때 창틀에 테이프가 효과적

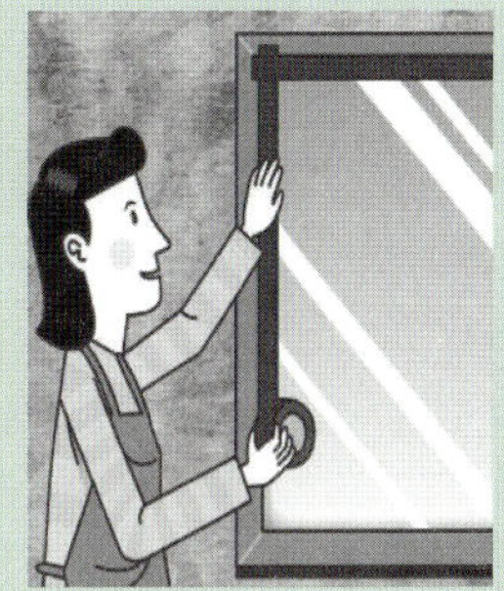

태풍을 동반한 강풍이 불 때 유리창이 깨지는 것을 막으려면 테이프를 창틀에 붙이는 게 파손을 막는 데 더 효과적이라 한다.

초속 50m의 강풍을 이용한 유리창 파손 실험(국립재난안전연구원) 결과, 유리창 파손이 유리 자체보다 창틀에 의해 크게 좌우되기 때문에 강풍을 막기 위해선 규격에 맞지 않는 창틀은 교체해야 하며, 기존 예방법인 '젖은 신문지를 창문에 붙이는 방식' 은 신문지가 마르지 않도록 계속 물을 뿌려줘야 한다는 단점이 있으며, 테이프를 ×자 형태로 붙이는 방법은 유리창 파손을 방지하는 효과 자체가 없는 것으로 나타났다.

(2) 집중호우(Severe Rain Storm)

습기를 가진 아주 많이 가진 수증기가 장마전선이 유입될 때 발생하여 지형의 영향으로 특정한 지역에 짧은 시간에 많은 양의 비를 내리는 경우를 말한다. 이와 같은 집중호우는 제트 기류에 의해 빨려 올라가 심한 상승기류가 되고 이것이 상층에서 냉각하여 떨어지는 것이다. 일일 강우량이 80 mm 이상 일 때 발생하기 시작하여 200 mm 이상이 되면 그 규모가 커진다.

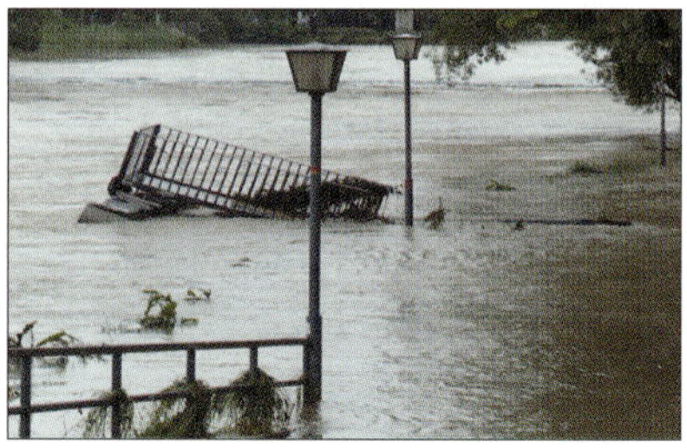
▲ 집중호우로 안양천이 불어나 잠긴 모습

○ 집중호우의 정의

집중호우는 발달한 저기압, 태풍, 장마전선, 고온다습한 북태평양고기압 가장자리의 수렴대 등에서 주로 나타나며, 6월에서 9월 사이에 시간적 집중성과 공간적 집중성이 매우 강한 큰 비를 말함인데 다음과 같은 특성을 가진다. 집중호우에 대한 예측은 현재 과학의 예보기술상 한계 상황으로 인식된다.

- 일반적으로 1시간 강우량 30 mm 이상, 일 강우량 100 mm 이상의 많은 비
- 단시간에 비교적 좁은 지역(보통 10~20 km 정도)에서 집중적으로 쏟아짐
- 강우현상은 20~30분에서 2~3시간 주기의 강약의 변동을 보임
- 급격한 상승기류 형성되는 뇌운(적란운)에서 매우 짧은 시간에 천둥, 번개와 함께 집중 적으로 쏟아짐
- 태풍, 장마전선, 대규모 저기압에 동반되어 2~3일간 계속될 경우에 많은 비로 인해 홍수 및 산사태가 유발됨

우리나라 호우의 특성은 1시간 이내의 강우량, 저기압, 전선에 의해 발생되는 경우가 많으며, 1일 이상의 강우량 극값은 태풍이나 장마전선에 의해 발생되는 경우가 많다.

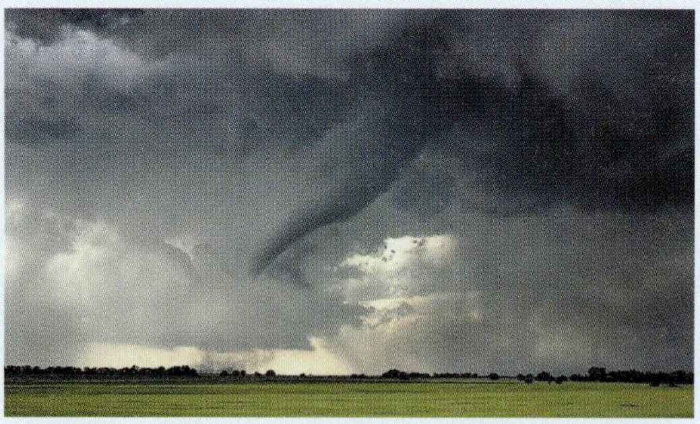

- 태풍 : 1
- 50년도 전세계 에너지 소비량 : 100
- 나가사키 원폭 : 1/10,000
- 지진 : 1/10,000

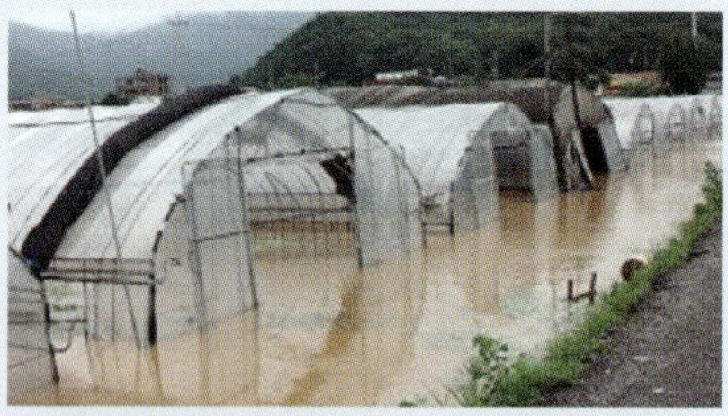

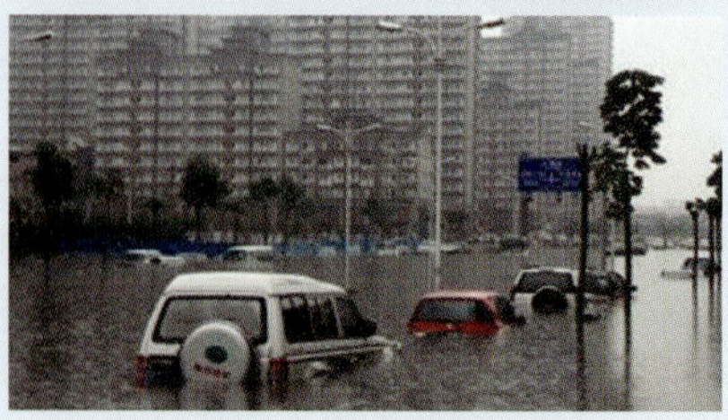

집중호우시 대처방법

- 호우로 고립되었을 때
  - 안전한 곳으로 대피한 후 119에 신고한다.
  - 밝은 색 옷가지를 흔들어 구조를 요청한다.
  - 계곡이나 하천을 건널 때는 안전한지 확인 후 건넌다.
  - 체온이 떨어지지 않도록 체온유지에 유의한다.
- 침수되었을 때
  - 배수구나 하수구에 빠지지 않도록 주의한다.
  - 누전으로 인한 감전에 유의한다.
  - 동사무소나 소방서에 신고하여 배수를 요청한다.
- 고립지역이나 급류를 나올 때
  - 로프는 반드시 하류 쪽으로 로프를 설치(수면 위로 나오도록)하고 한 사람씩 건넌다.
  - 지팡이로 의지하면서 서로 손을 맞잡거나 어깨를 지탱하고 물 흐르는 방향과 나란히 건넌다.
  - 물을 건널 때 반드시 상류 쪽으로 건넌다. 하류 쪽으로 건너다가 넘어지면 뒤로 넘어지기 때문에 두부 및 팔 다리 골절 가능성이 높다.

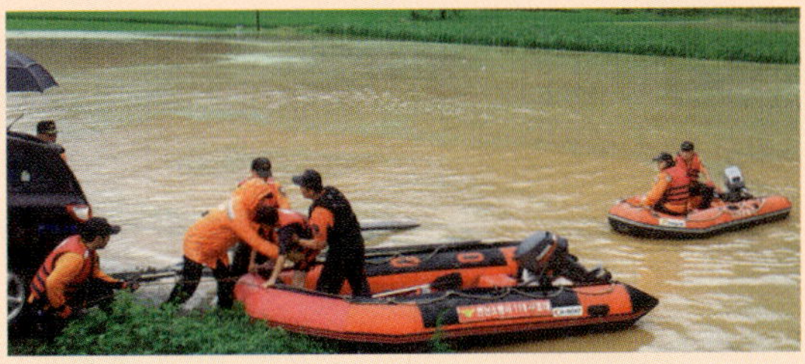

무리한 보(洑) 위차량통행, 2시간후 2km 하류서 모두 숨진채 발견

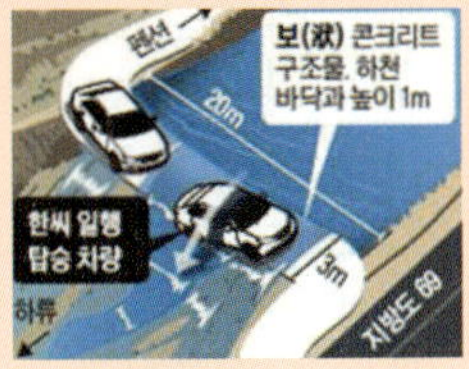

2014년 8월 3일 오전 경북 청도군 운문면 신원리 삼계계곡에서 태풍 '나크리'로 물이 불어난 계곡의 보(洑) 위를 건너가던 승용차가 급류에 휩쓸리면서 탑승자 7명이 모두 숨졌다. 사고 전날부터 청도군 일대에는 호우주의보가 발령되었고 삼계계곡 일대에 자동음성경보까지 내렸다. 이들이 건너려던 보는 정식 교량이 아니라 비가 많이 오면 계곡물에 잠기는 잠수교이기에 집중호우로 계곡은 순식간에 수량과 유속이 급증하므로 위험을 무릅쓰고 하천을 건너는 것은 죽음을 자초하는 행위이다. 펜션 주인의 만류에도 보를 건너는 것은 명백한 인재로 안전불감증의 대표적인 사례이다.

- 폭우 시 인명구조를 위해 물속에 들어갈 때
  - 준비운동 후 맨몸으로 들어가지 않고 반드시 급조 구조장비를 가지고 서서히 들어간다.
  - 평소에 상황을 인지하고 물의 깊이는 평소 물이 없을 때 주변 높낮이를 파악 후 행동한다.
  - 몸을 강 뚝이나 육지 쪽으로 향하고 행동하고 몸은 항상 옆으로 움직인다.

■ **호우의 종류(장마, 국지성 집중호우, 게릴라성 집중호우)**

호우는 일반적으로 짧은 시간에 많은 양의 비가 내리는 것을 말하며, 장마와 국지성 집중호우, 게릴라 집중호우로 구분한다. 국지성 집중호우는 급격한 상승기류에 의해 형성되는 비구름으로 매우 짧은 시간에 좁은 지역에 천둥 · 번개와 함께 집중적으로 쏟아지는 폭우를 말한다. 자연재해로 인한 전체 사망자 중 호우로 인한 인명 피해는 전체 사망자의 약 48%를 차지하며, 최근 10년간 자연재해 피해액은 연평균 2조 1천억 원으로 호우 피해액이 연평균 6천 2백억원으로 전체 피해액의 30%에 차지하고 있다.

▶ **게릴라성 집중호우** : 대기가 몹시 불안정하거나 북쪽의 한랭전선이 여름에 남하했을 때 소규모로 생긴 비구름대가 갑자기 엄청난 비를 퍼붓는 경우를 말한다. 짧은 시간에 엄청난 비가 언제 올지 예측이 불가능하며, 피해 또한 예측할 수 없는 집중호우를 게릴라성 집중호우라 한다. 엘니뇨가 극성을 부리던 98년에 언론사에서 만든 기상용어로 게릴라+집중호우의 뜻이다. 게릴라란 스페인어로서 '소규모 전투'의 말로 나폴레옹이 스페인 원정 당시 스페인 사람들의 무장저항을 게릴라라고 명명하면서 생긴 용어다. 게릴라 전술은 예고나 선전포고 없이 소규모 전투병들이 매복해 있다가 적군에게 타격을 입히는 전술을 비유하여 사용하다 보니 이것이 기상용어가 되었다.

3) 지진(Earthquake)

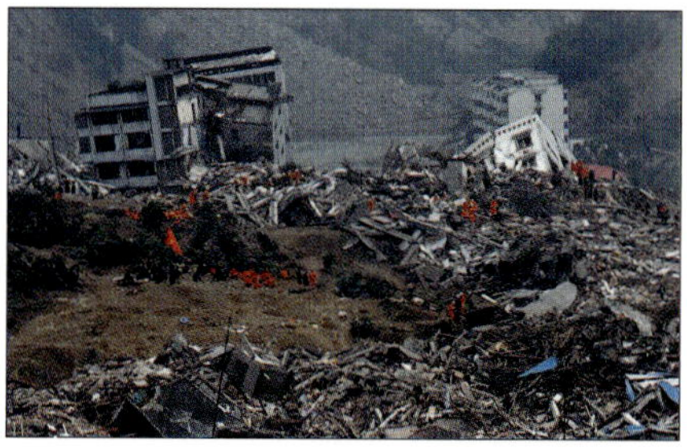

▲ 중국 쓰촨성 지진(2010년 5월) 현장

지구내부의 활동과 판구조 운동으로 인해 지구내부, 특히 지각에서 장시간 축적된 에너지가 순간적으로 방출되면서 그 에너지의 일부가 지진파의 형태로 사방으로 전파되어 지표면까지 도달하여 지반이 자연적, 인공적 원인으로 인해 지구의 표면이 흔들리는 자연현상이다. 흔히 자연적 원인 중 단층면에서 순간적으로 발생하는 변위 자체를 지진이라고 한다. 대부분의 지진은 단층과 함께 발생한다.

(1) 지진의 규모 측정 방법(메칼리와 리히터 척도)

지진의 규모는 지진의 세기를 나타내는데 있어 절대적인 수치를 표현한다. 지진은 규모 3.0 이상일 경우는 유감지진이라고 하는데, 직접 지진을 느낄 수 있는 것을 말하며, 규모 7.0 의 지진이 대도시 한복판에 일어날 경우 수많은 인명피해를 초래 할 수 있으며, 그 강도는 다음과 같다.

메칼리 수	강도	효과	진도
I	기계만 느낌	지진계나 민감한 동물이 느낀다.	~3.5
II	아주 약함	가만히 있는 민감한 사람이 느낀다.	3.5
III	약함	트럭이 지나가는 것과 같은 진동을 느낀다.	4.2
IV	중간 정도	실내에서 진동을 느끼고 정지한 자동차를 흔든다.	4.5
V	약간 강함	일반적으로 진동을 느껴 자는 사람을 깨운다.	4.8
VI	강함	나무가 흔들리고, 의자가 넘어진다. 일반적인 피해를 초래한다.	5.4
VII	보다 강함	벽에 금이 가고 떨어진다.	6.1
VIII	파괴적임	굴뚝, 기둥이나 약한 벽이 무너진다.	6.5
IX	보다 파괴적임	집이 무너진다.	6.9
X	재난에 가까움	많은 빌딩이 파괴되고 철도가 휜다.	7.3
XI	상당한 재난	몇 개의 빌딩만 남고 다 무너진다.	8.1
XII	천재지변	완전히 파괴된다.	8.1~

✚ **리히터 척도(Richter scale) : 지진의 강도를 표시하도록 만들어진 지진계.** 1949년 미국의 캘리포니아 공과대학의 구텐베르크(B.Gutenberg)와 리히터(C.F.Richter)는 지진의 발생은 매그니튜드가 큰 지진일수록 일정한 비율로 그 발생 빈도가 적다는 이론으로 지진파를 측정해 에너지를 추정하는 방법으로 리히터는 이를 '크기 척도'라 불렀는데 지진의 빈도는 지진의 크고 작음에 따라 다르며, 최대 진폭이 큰 지진일수록 그 수가 적다는 것이다. 중요한 법칙으로 리히터 규모는 1.0 증가할 때 마다 에너지는 30배 증가한다. 리히터강도에서 1의 차이는 곧 지진의 정도가 10배나 차이나는 것으로, 7.5도는 6.5도보다 10배의 강력한 지진을 의미한다. 즉, 6.0의 지진은 5.0보다 30배, 4.0보다는 900배 강력하다. 리히터라는 척도가 있지만 진도의 상한선은 없다.

지진을 대비한 평소 준비사항

- 천장이나 높은 곳, 머리맡에는 깨지기 쉽거나 무거운 물품을 두지 않는다.
- 비상시를 대비하여 응급처치법을 익혀둔다.
- 가스, 전기, 수도를 차단하는 방법을 익혀둔다.
- 비상시 헤어질 것에 대비하여 재 집결지 등을 미리 정하고 익혀두어야 한다.
- 집주변에서 대피할 수 있는 장소를 알아두어야 한다(학교, 공터 등).
- 비상시 사용할 비상용품의 위치와 사용법을 알아두고, 역할분담을 미리 정해 놓는다.

지진발생 시 행동요령

- 건물 내부에 있다면, 질서를 지켜 현재 위치를 유지하면서 머무른다.
- 대피시는 탁자 밑이나 화장실로 대피한다.
- 문틀이 비틀어져 열리지 않을 수 있으므로 미리 열어둔다.
- 진동을 느끼면 자세를 낮추고 진동이 멈출 때까지 그 자리에서 머물고, 건물, 가로등, 전선에 접근하지 않는다.
- 고층 아파트인 경우 창문으로부터 떨어진 견고한 책상 아래로 대피한다.
- 건물에서 지진으로 화재가 발생하면 절대로 승강기를 이용하지 않는다.

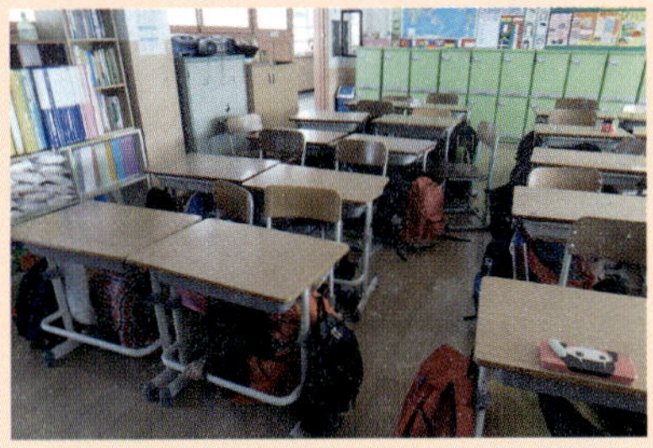

▲ 지진 발생시 책상 밑 대피

Q&A

Q 진원(震源)·진원역(震源域)·진앙(震央)이란 무슨 뜻인가?

A 진원역 : 지진은 지구 내부에 축적되어 있는 에너지가 암석을 파괴함으로써 일어나는데 그 발생 장소. 대규모의 지진일수록 진원역이 확대되어 수백 km에 이르는 경우도 있다.

진원 : 진원역에서의 파괴는 한순간에 전체가 파괴되는 것이 아니라 한 점에서 시작되어 일정한 속도로 퍼져 나가는데, 파괴가 최초로 시작된 점으로 대개 진원역 가장자리에 있다.

진앙 : 진원 바로 위의 지표상의 점

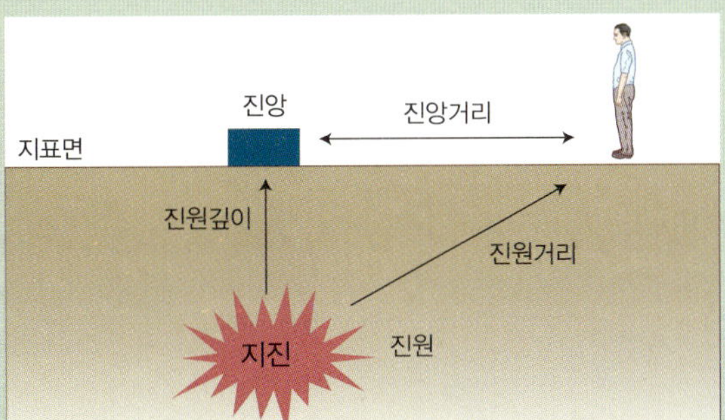

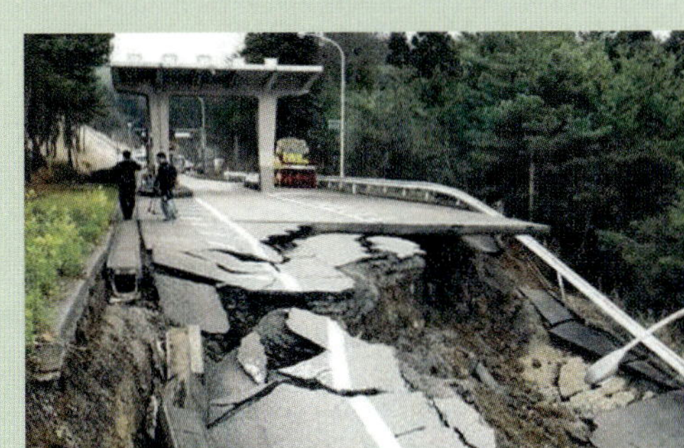

▲ 지진으로 도로 파손 현장

4) 해일(Surge)

해일은 바다에서 높은 파도가 밀려오는 현상으로 폭풍에 의해서 발생하는 것과 외부적인 충격에 의해서 발생하는 것이 있다. 이 중 태풍이나 저기압 등에 의해 생기는 것을 폭풍해일, 빙하의 붕괴로 일어나는 해일을 얼음 해일, 지진이나 화산 활동에 의해서 생기는 것을 지진해일(쓰나미)이라 부른다.

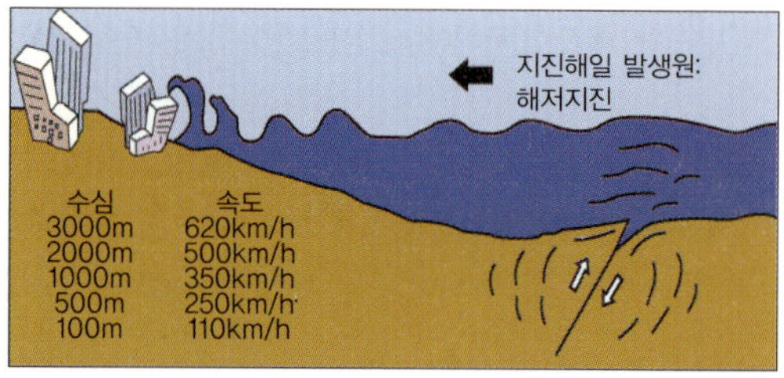

해일 발생시 대비요령

- 해일경보 등을 주의 깊게 듣는다.
- 비상 발생 시를 대비하여 대피 및 대피방법을 미리 숙지한다.
- 항구에 있는 선박도 먼 바다로 대피한다.
- 물, 식료품, 손전등, 라디오 등을 준비한다.
- 집 주변 하수구가 막혔는지 확인한다.

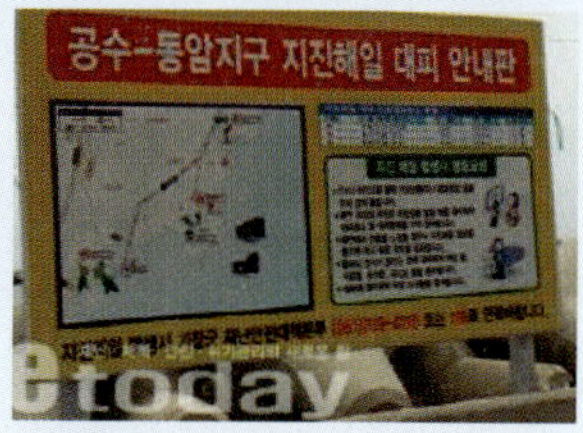

해일발생 시 주의사항

- 태풍 시 행동요령을 숙지한 후에 행동 한다.
- 지면 진동을 느끼면 해안지역의 주민은 즉시 높은 곳으로 대피한다.
- 지진, 해일 경보가 있으면 대비 및 안전조치를 취한다.
- 지진해일 경보 시 수영, 보트놀이, 낚시, 야영 등을 즉시 멈추고 해변가나 주택 및 지하실에서 대피한다.

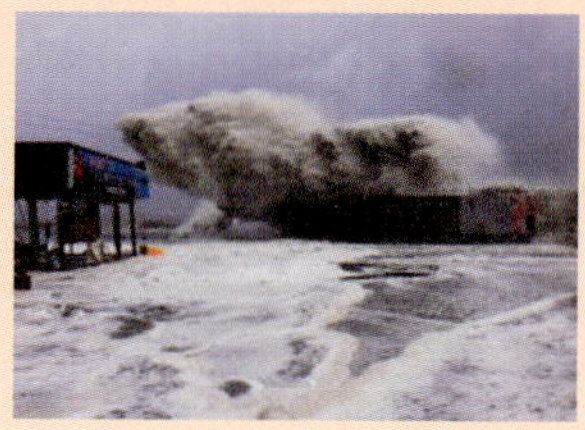

✚ 지진해일은 약 10분 간격으로 반복되며 약 30분에서 파도의 높이가 가장 높고 일한 상태가 약 3~4시간 반복된 후 점차 약화되면서 하루 정도 지속된다는 점에 유의한다.

미처 대피를 못한 경우 대비요령

- 높은 곳(1층보다는 2층, 2층보다는 3층)으로 이동한다.
- 목조 건물은 떠내려갈 확률이 높으니 철근이나 콘크리트 건물로 이동한다.
- 해안에 가까울수록 위험하므로 해안에서 멀리 떨어진 급경사가 없고, 넓은 공터로 이동한다.
- 물, 식료품, 손전등, 라디오 등을 준비한다.
- 집 주변 하수구가 막혔는지 확인하고 제거한다.

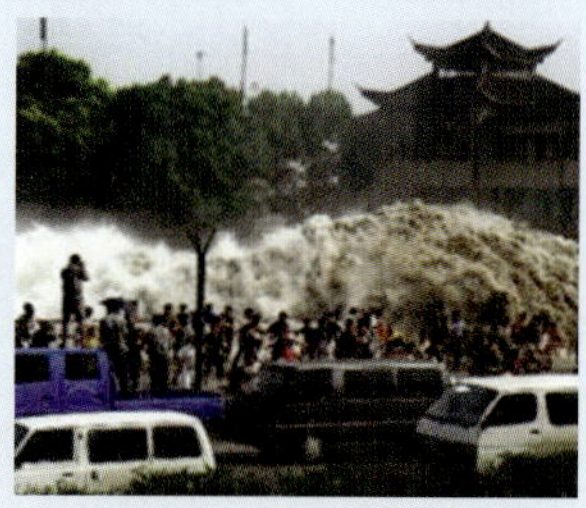

✚ 해안에서 멀리 떨어진 곳은 직접적인 파도의 영향이 없으므로 바닥에서 높이가 2~3 m만 높아도 비교적 안전하다.

5) 쓰나미(Tsunami)

바다 밑에서 일어나는 지진이나 화산 폭발 등 급격한 지각 변동으로 인해 수면에 웨이브가 생기는 현상으로 지진성 해일(seismic sea wave), 조석파(tidal wave) 또는 쓰나미(tsunami)라 한다. 쓰나미가 발생했을 때 만약 태풍과 겹치게 되면, 바다의 퇴적물을 내륙 깊숙한 곳까지 밀어 올려 많은 인명 피해와 재산상의 손실을 가져오기도 한다.

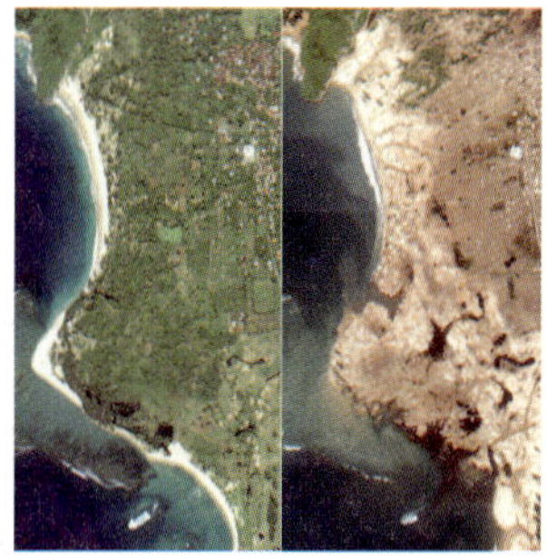

▶ 인도네시아 아체주 해안 쓰나미 피해 모습

(1) 발생원인

쓰나미를 일으키는 해저지진은 해양지각 아래 50km 이내의 깊이에서 발생하며, 강도는 리히터 척도로 6.5 이상이다. 쓰나미는 해저사태나 연안사태 또는 화산폭발에 의해 발생하기도 한다. 육지에서 지진 때문에 암석이 부서지거나 화산이 폭발하면서 땅이 흔들리는 것과 쓰나미는 다르다. 2005년 후쿠오카 근해에서 발생한 해저 지진은 지구의 판이 수평으로 움직였기 때문에 쓰나미에 의한 피해가 없었지만, 인도네시아에서 발생한 쓰나미는 지구의 판이 수직 방향으로 움직였기 때문에 많은 피해가 있었다. 그러므로 해저에서 지진이 일어났다고 쓰나미를 동반하는 것은 아니다. 쓰나미와는 다르지만 해안의 붕괴나 해양에서 핵실험 등에 의해 발생되는 해파에 의해 피해가 일어나기도 한다.

(2) 피해사례

1958년 알래스카의 리트야 만에서 발생한 산사태 때도 바닷물의 높이가 250m까지 치솟았다고 한다. 우리나라에서는 1741년 강원도 평해, 1940년 나진 · 묵호, 1983년 동해안 일대에서 지진 해일이 있었고, 2004년 12월 26일 인도네시아의 수마트라섬 인근 해저에서 발생한 해저 지진 때문에 인도네시아는 물론 스리랑카와 인도, 타이 등 주변국 해안지대에서 많은 피해가 발생했다. 멀리는 인도양의 섬나라 몰디브, 아프리카 동해안의 소말리아까지 쓰나미가 도달하였다. 진앙에서 2,000km 떨어진 타이 방콕의 건물이 흔들리고, 스리랑카에 10m 높이의 파도가 덮쳤다. 2011년 3월 11일 오후 2시 46분, 일본 도후쿠 지방에서 발생한 지진 해일로 4만명 이상이 목숨을 잃고 35만명 이상의 이재민이 발생하였다.

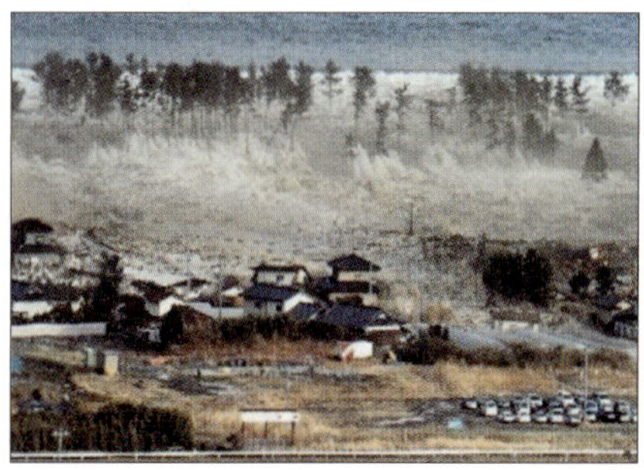

▲ 일본 해안지방의 쓰나미모습(2011년)

✚ **쓰나미 :** 쓰나미는 [지진해일]을 뜻하는 일본어로서 "쓰나미"의 한자표기는 진파(津波)로 "선착장에 파도가 밀려든다"는 뜻으로 "항구의 파도"라 한다. 일본말로 쯔나미(つなみ),인데 발음상으로 쓰나미로 부르며, 영문표기는 tsunami라 한다. 어원으로 1946년 4월 1일 알래스카 근처의 우니마크 섬에서 진도 7.2의 강진이 발생하였고 이 지진의 해일이 하와이까지 덮쳐 165명의 하와이인이 사망하였고 이를 목격한 일본계 하와이인이 처음으로 이를 "쓰나미"라고 불렀다. 이 후 미국정부는 하와이에 지진해일 경보센터를 설립하면서 이 센터의 명칭에 영자로 "쓰나미"라 하였다. 1963년 국제과학회의에서 "쓰나미"를 지진해일의 국제용어로 정식 채택하였다. 모든 해일을 쓰나미라 하지 않고 지진으로 발생한 해일만을 쓰나미라 부른다.

3. 사회재난(Social Disaster)

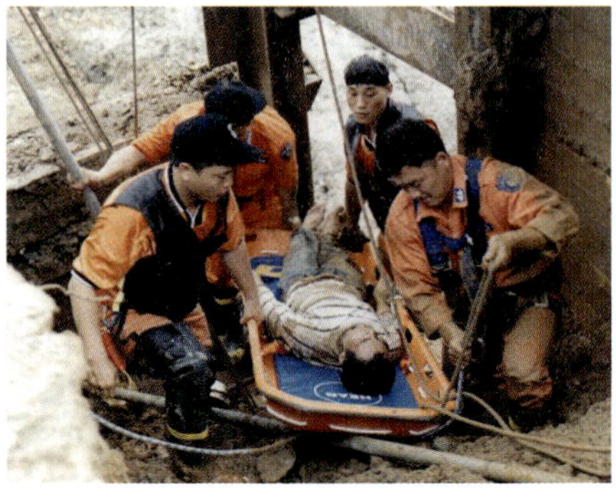

사회재난(Social disaster)은 인간의 부주의나 무관심, 실수, 그리고 사후관리의 불충분함으로 인하여 발생하는 것으로서 가스폭발, 대형구조물의 붕괴, 유해화학물질의 유출, 방사능 오염 등이 이에 해당된다. 우리나라는 2004년 재난 및 안전관리기본법의 제정에 따라 자연재난과 인위재난으로 이원화되어 사용되어 오던 종전의 재난 개념을 통합하고 에너지, 통신, 교통, 금융 등 국가기반체계 마비로 인한 피해까지 포함하여 현재의 사회적 환경이나 과학기술수준에서 예상치 못했던 새로운 유형의 재난 발생 시에도 유연하게 대처할 수 있도록 확대 일원화된 재난개념을 정립하였다.

1) 재난유형의 법적분류(재난법 제3조)

재난은 다음과 같이 분류하며, 사회적 요인에서는 민방위를 포함한 테러도 포함하고 있다.

위험	세부 요소	주요인자	재난법에 분류
자연적 요소	지질적 요인	토양특성	태풍 · 홍수 · 호우 · 강풍 · 풍랑 · 해일 · 대설 · 낙뢰 · 가뭄 · 지진 · 황사, · 적조 그 밖에 이에 준하는 자연재난으로 인하여 발생하는 재해
	지형적 요인	저지대 경사도 등	
	기후적 요인	선행강우, 강우량, 태풍이동경로 등	
사회적 요인	환경적 요인	토지이용변화, 하천복개, 하천변 토지 이용 증대 등	화재 · 붕괴 · 폭발 · 교통사고 · 화생방사고 · 환경오염사고 그 밖에 이와 유사한 사고로 대통령령이 정하는 규모 이상의 피해
	시설적 요인	우수저류 및 침투시설, 배수시설 등	
	사회적 요인	인구집중, 도시화	에너지 · 통신 · 교통 · 금융 · 의료 · 수도 등 국가기반체계의 마비와 감염병 확산 등으로 인한 피해
	정책적 요인	관련법규, 및 예산부족, 전문인력 부족 등	

✚ **특별재난지역** : 특별재난지역은 자연재해가 아닌 사고에 한해 시도의 행정능력이나 재정능력으로 수습이 곤란하거나, 인명과 재산의 피해정도가 매우 크고 영향이 광범위해 정부차원의 종합적인 대처가 필요한 재난일 때 선포한다.
재난관리법 52조에서 '특별재난지역으로 선포된 지역에 대해서는 응급대책 및 재해구호와 복구에 필요한 행정, 재정, 금융, 세제상의 특별지원을 할 수 있다'고 규정하고 있다. 따라서 특별재난지역으로 선포되면 긴급구조를 비롯한 일체의 현장업무를 중앙정부가 체계적으로 관장해 구호작업과 복구, 보상에 소요되는 경비를 중앙정부가 지원하게 된다. 또 지방세법과 국세법에 의한 재산세, 취득세, 등록세 등 세금감면과 납세유예 혜택이 주어진다.

2) 사회재난의 유형

한국의 재난은 과거에는 자연재해를 의미했지만 근래에는 사회재난으로 재난의 속성과 종류가 다양해지고 있다. 재난은 근본적으로 막을 수 있는 것은 아니지만 피해를 최소화하는 것이 더 중요하다. 따라서 재난대책도 인명과 재산손실에 대한 복구지원보다 사전예방 위주의 정책으로 전환하여야 한다. 사회재난의 유형은 다음과 같다.

유 형			정 의
화재사고			소방기본법에서 정한 소방 대상물이 화재로 인명과 재산 피해가 발생한 사고
산불사고			산림법에서 정한 임야에서 화재로 산림과 인명 및 재산 피해가 발생한 사고. 단, 농지(초지 포함), 주택지, 도로, 기타 대통령이 정하는 토지는 제외
붕괴사고			각종 시설물(건축물, 교량, 육교 등)이 시공 하자, 노후, 관리 소홀, 지반 약화 등으로 붕괴되어 인명과 재산 피해가 발생한 사고
폭발사고			도시가스사업법과 에너지이용합리화법에서 정한 가스 및 에너지가 누출되어 폭발에 의해 인명과 재산 피해가 발생한 사고
도로교통사고			도로교통법에 규정하는 도로에서 자동차가 교통으로 인해 인명과 재산 피해가 발생한 사고
환경오염사고			환경정책기본법에서 규정하는 환경이 오염되어 피해를 입은 사고
유 · 도선사고			유선 · 도선사업법에 규정하는 유선 및 도선이 안전 위반 등에 의해 발생하는 화재, 충돌, 침몰 등의 선박사고와 이용객 등의 부주의에 의한 추락사고
해난(해양)사고			해운법, 선박법, 유선 · 도선사업법에서 규정하는 선박 및 해운업 중 안전수칙 위반, 변칙 운항 및 이용객 등의 부주의에 의해 발생되는 사고
기타사고	광산사고		광산 내에서 안전수칙 미준수, 부주의, 노후 갱도의 붕괴 등으로 인해 인명과 재산 피해가 발생한 사고
기타사고	공단 내 시설사고		공단 내에서 산업시설 노후와 안전수칙 무시 · 부주의 등으로 인해 인명과 재산 피해가 발생한 사고
기타사고	승강기사고		공공기관, 다중이용 시설, 아파트, 대형건물 등에서 이용되는 승강기 고장으로 인해 인명 피해가 발생한 사고
기타사고	가스사고	누출사고	부식 또는 충격 등에 의해 배관이나 가스용품에 손상을 가해 가스가 누출되는 것으로서 폭발, 화재, 충돌 및 고의 사고를 제외한 사고
기타사고	가스사고	화재사고	가스연소기의 과열, 고장 등에 의해 가스의 누출이 있는 상태에서 화재가 발생한 사고로서 화재
기타사고	가스사고	CO중독 사고	불완전 연소 또는 누출에 의해 중독 또는 산소 결핍으로 인적 피해가 발생한 사고
기타사고	가스사고	산소결핍 사고	누출된 가스가 일정한 공간 내에 체류하여 산소 부족으로 질식해 인명 피해가 발생한 사고
기타사고	철도사고	열차사고	열차가 운행중에 상호 충돌, 접촉 또는 탈선하거나 열차의 화재로 인해 사상자가 발생한 사고
기타사고	철도사고	건널목사고	철길 건널목에서 열차가 자동차, 경운기 등의 차량과 충돌하여 발생한 사고
기타사고	항공기사고		조종사 과실과 정비 불량, 기기 및 재질 결함에 의한 추락 및 이 · 착륙사고

4) 화재 사고(Fire Accident)

불이란 열과 빛을 수반하는 연료의 급격한 산화 작용이고, 화재란 사람의 의도에 반하거나 고의에 의해 발생 또는 확대된 화학적인 폭발현상을 말한다. 화재는 점화원 · 가연물 · 산소의 3원소가 있어야 일어나며 소방에서는 화재의 정의를 사람의 의도에 반하거나 고의에 의하여 일어나는 불로 정의하고 있다. 화재의 발생은 인구, 건축물, 가연물의 밀도에 따라 비례하여 발생한다.

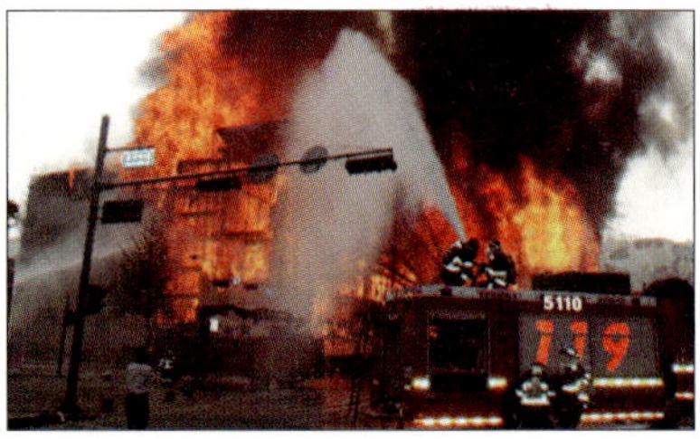

▲ 산불에 의한 인위재난

(1) 화재의 3 요소

- 인간의 의도에 반하여 또는 방화에 의하여 발생하여야 한다.
- 사회공익을 해치거나 인명 및 경제적 손실을 수반하기 때문에 이를 방지하기 위하여 소화할 필요성이 있는 연소현상이어야 한다.
- 소화시설 또는 이와 같은 효과가 있는 것을 이용할 필요가 있어야 한다.

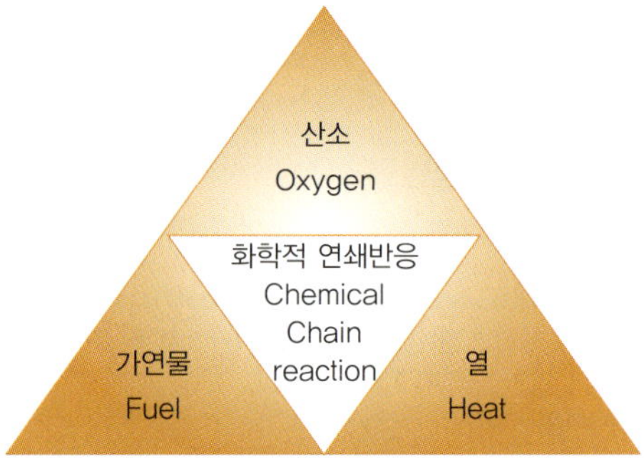

(2) 화재의 분류

불이 얼마나 많은 피해를 가져오는가 하는 것은 바람의 속도, 기압 또는 나무와 같이 불에 잘 타는 물질 등 여러 가지 조건에 의해 좌우된다. 화재는 불에 잘 타는 물체의 성질에 따라 여러 가지 종류로 나누어지게 되며 다음과 같이 구분한다.

일반화재 (A급 화재)	생활주변에서 가장 많이 존재하는 면화류, 고무, 석탄, 목재, 종이, 천 등 보통 가연물의 화재로서 다른 화재보다 발생 건수가 월등히 많으며 연소 후 재를 남긴다. ✚ 소화할 때 냉각소화가 가장 효율적이므로 다량의 물 또는 수용액으로 소화할 수 있다.
유류화재 (B급 화재)	상온에서 액체 상태로 존재하는 유류가 가연물이 되는 화재로서, 연소 후 재를 남기지 않으며, 질식소화가 적응성이 있다. ✚ 유류화재시 물을 사용하면 안된다.
전기화재 (C급 화재)	변압기, 배전반, 전열기, 전기장판 등 전기를 취급하고 있는 장소에서의 화재로서 소화시 물을 뿌리면 감전의 위험이 있다. ✚ 전체 화재 건수 중 가장 많은 비율을 차지하고 있다.
금속화재 (D급 화재)	가연성 금속류(칼륨, 나트륨, 마그네슘, 알루미늄 등)가 가연물이 되는 화재를 말한다. ✚ 많은 종류의 금속은 물과 접촉하게 되면 수소를 발생하고 점화원에 의한 폭발이 일어나는 경우가 있다.

(3) 연소의 4요소

화재의 구성요소로 연소의 3요소(산소, 가연물 및 열)로 설명할 수 있다. 구성요소의 결합으로 발생하는 화재의 연소반응이 일어나기 위해서는 다음의 4가지 요소가 필요하다.

종류	내 용	소화방법
산소(산화제)	연소를 지속하기 위해 산소 공급이 필요 ▶ 대기 중 산소농도 약 10~14%일 때 불은 커짐	질식소화
가연물(연료)	연소 또는 발화가 가능한 물질로 화재 및 폭발을 일으킬 위험성이 있는 물질	제거소화
점화원(열)	가연물이 공기 중에서 가연성 혼합기를 형성하여 발화하기 위한 에너지 공급원	냉각소화
연쇄반응	연소는 열에너지가 연료 또는 가스등이 지속적으로 유지시킬 수 있도록 충분히 생산될 때에 지속가능	부촉매소화

(4) 가연물 연소반응의 종류

대부분의 가연물은 탄소(C)와 수소(H), 그리고 미량의 유황(S)을 가지고 있으며, 다음과 같은 각각의 연소형태가 있다.

연소의 형태

증발	내용	사진
증발연소	알코올이나 가솔린과 같은 액체연료는 액면에서 증발된 증기가 공기와의 접촉면에서 확산연소를 일으키는데 이러한 현상은 증발연소라고 하며, 나프타린, 유황과 같이 실온에서 고체인 가연물이 용융되어 액체가 되고 증발하여 연소하는 것도 증발연소 예이다.	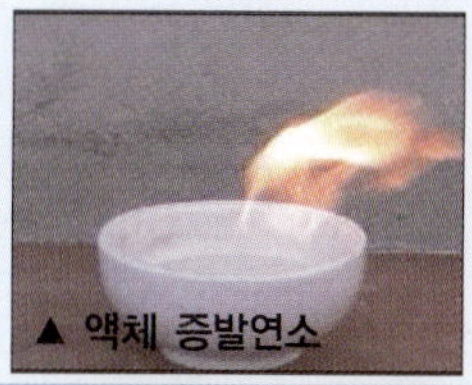 ▲ 액체 증발연소
분해연소	중유나 지방유와 같은 고비 점액체 가연물은 증발 이전에 열분해가 먼저 일어나 가연성 가스가 발생되어 확산연소 되는데 이러한 형태를 말한다.	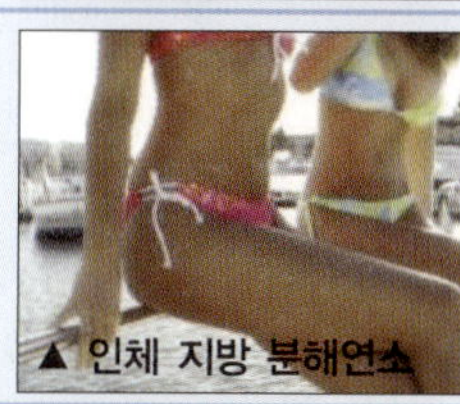 ▲ 인체 지방 분해연소
표면연소	고체는 열분해에 의하여 가연성가스가 발생되고 확산 연소하게 되지만 목탄이나 코크스와 같은 고체는 고체표면에서 탄소가 직접 공기중의 산소와 결합하는 것이다.	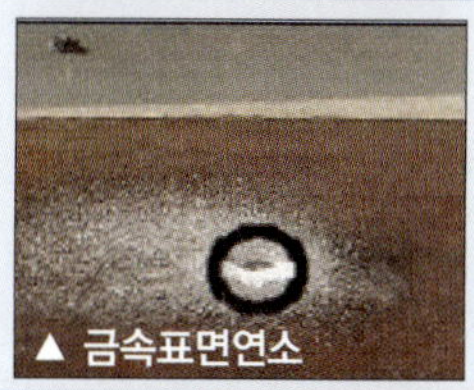 ▲ 금속표면연소
자기연소	화약류는 외부로부터 산소공급이 필요 없이 연소가 일어나는 것을 이른다. 즉 니트로글리세린, TNT 등의 폭발물은 분자 내에서 산소를 가지고 있어 외부의 산소 공급원 없이도 점화원의 존재하에서 폭발적인 연소가 가능하다.	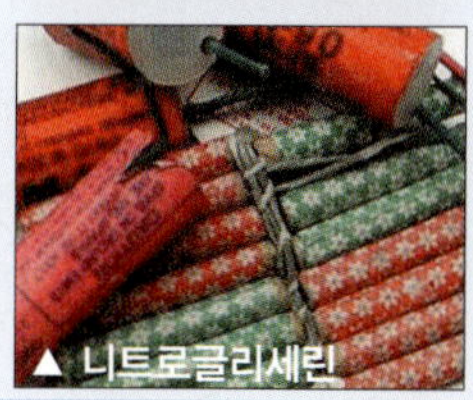 ▲ 니트로글리세린

(5) 가연물의 연소성

가연물이 어느 정도 잘 타는가를 나타내는 척도는 인화점, 발화점, 연소점, 연소 범위로 나타낸다. 각각은 상호연관성이 없이 독립적이다. 이는 인화점이 높다고 하여 발화점이 높다고 할수만은 없으며, 최소착화 에너지가 작다고 하여 반드시 인화점이나 발화점이 낮은 것은 아니다.

인화점 (인화온도)	인화점이란 가연성의 액체나 고체의 온도를 서서히 올리면서 작은 화염을 가까이 했을 때 인화되는 최저의 온도를 말하는 것으로 이는 가연성 물질의 온도가 인화점보다 높다면 어떠한 점화원에서도 인화될 위험성이 있다는 의미이다.	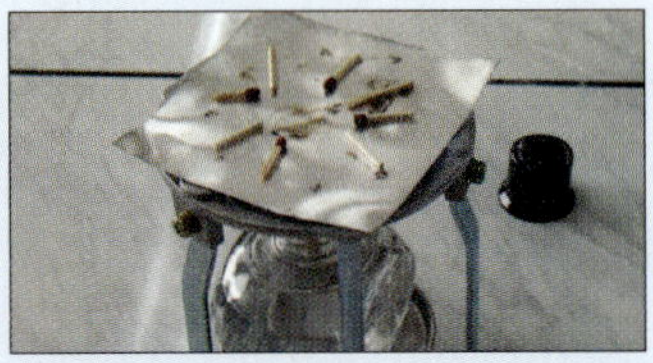 ▲ 인화점
발화점 (착화점)	발화점은 가연물을 서서히 가열할 때 어떠한 점화원이 없이도 스스로 착화 연소하는 최저 온도를 말하는 것으로 물질의 형태에 따라 다른 방법이 이용되고 있고 각각의 방법에 따라 다른 값을 가지게 된다. 또한 같은 방법을 이용하여 측정하여도 시료의 양, 가열속도 등에 따라 달라진다.	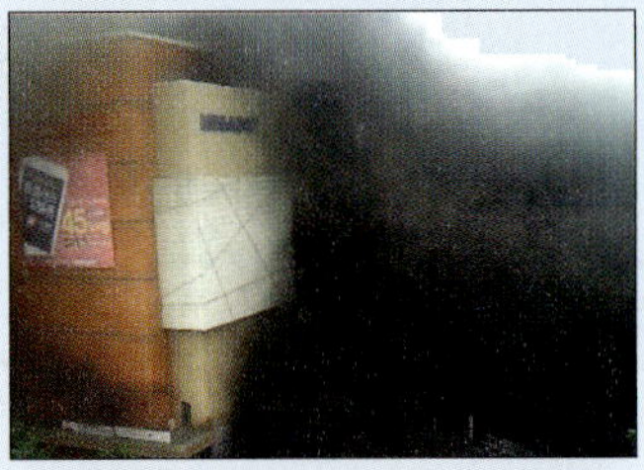 ▲ 발화점
연소점	연소상태가 계속될 수 있는 온도를 말하며 일반적으로 인화점보다 대략 10℃ 정도 높은 온도로서 연소상태가 5초 이상 유지될 수 있는 온도이다. 가연성 증기 발생 속도가 연소속도보다 빠를 때 이루어진다.	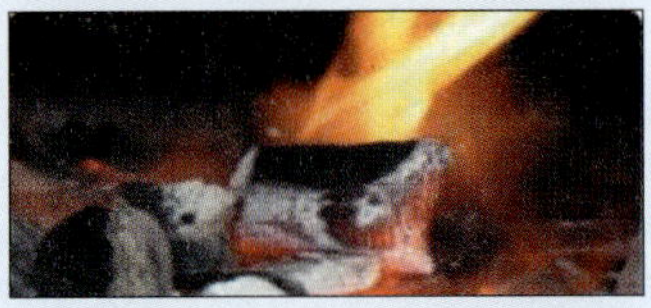
연소범위 (폭발범위)	연소범위란 가연가스, 유기 또는 분진이 공기 혹은 산소와 혼합되어있는 상태가 어느 범위 이내에서만 점화·연소하고 그 외의 범위에서는 점화시켜도 연소되지 않는다. 연소될 수 있는 범위는 각 물질마다 상이하며, 실제 가스의 폭발사고에 있어서는 가스의 분포가 일정하지 않게 되기 때문에 평균농도가 폭발범위를 벗어난다고 하여 점화되지 않는다고 말할 수는 없다.	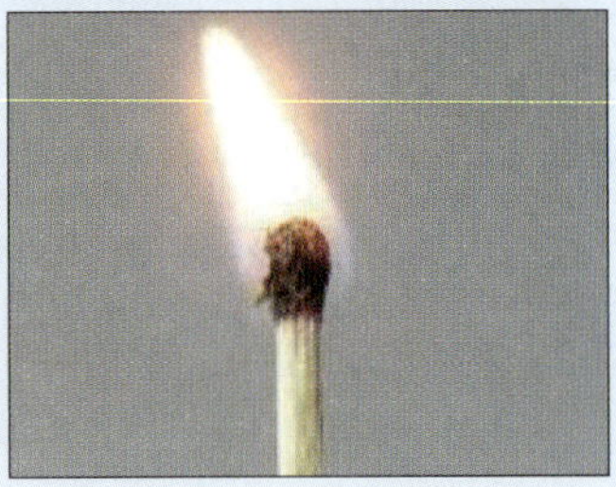

참 고

초는 어떤 물질이 타는 것일까?

초는 파라핀으로 이루어진 물질로 상온에서는 고체 상태로 존재한다. 파라핀은 탄화수소 계열로 탄소와 수소의 결합물이다. 고체 상태의 파라핀이 불꽃에 의해 가열되면 액체 상태로 되었다가 기체 상태로 변한다. 이때 투명하고 가는 유리관의 한쪽 끝을 촛불의 심지 부근에 대고 다른쪽 끝에 불을 대면 유리관을 따라 올라온 기체에 불이 붙는다. 즉, 초는 고체 상태가 아닌 기체 상태의 파라핀이 타는 것이다. 따라서 초의 심지에 불을 붙일 때 약간의 시간이 지난 후 불이 붙는 이유는 고체 상태인 파라핀이 기체 상태로 변할 때까지 시간이 걸리기 때문이다.

(6) 소화 이론

▪ **제거소화법**

연소반응에 관계된 가연물이나 그 주위의 가연물을 제거함으로써 연소반응을 중지시켜 소화하는 방법이다.

▪ **질식소화법**

산소공급원을 차단하여 소화하는 방법으로 일반적인 화재에서 산소공급원은 산소를 21% 함유하는데 일반적으로 공기 중의 산소농도를 15% 이하로 억제함으로써 화재를 소화하는 것으로 토사, 침구, 거적, 모포 등으로 산소의 공급을 차단하는 방법이다.

▪ **냉각소화법**

연소하고 있는 가연물로부터 열을 빼어 연소물을 착화온도 이하로 내리는 것으로, 가장 일반적인 소화방법이다.

- **액체를 사용하는 방법** : 물이나 그 밖의 액체로 증발잠열을 이용하여 냉각시키는 방법으로서 물을 분사하면 더욱 효과를 거둘 수 있는 것이다.
- **고체를 사용하는 방법** : 튀김 냄비의 기름에 인화되었을 때 싱싱한 야채를 넣어 기름의 온도를 내림으로써 냉각하는 방법이다.
- **이산화탄소 소화약제에 의한 방법**

▪ **억제소화법**

연소의 4요소 중 연속적인 산화반응, 즉 연쇄반응을 약화시켜 연소가 계속되는 것을 불가능하게 하여 소화하는 것으로 화학적 작용에 의한 소화방법이다.

소화기구 종류

수동식소화기	물이나 소화약제에 의하여 방사하는 기구로서 사람이 조작하여 소화하는 것
자동식소화기	가연성 가스 등의 누출을 자동으로 차단하며, 소화약제를 압력 등에 따라 자동으로 방사하여 소화하는 것
간이소화용구	소화기 외의 것으로 소화약제(물 제외)가 충전되어 소화용으로 사용하는 기구

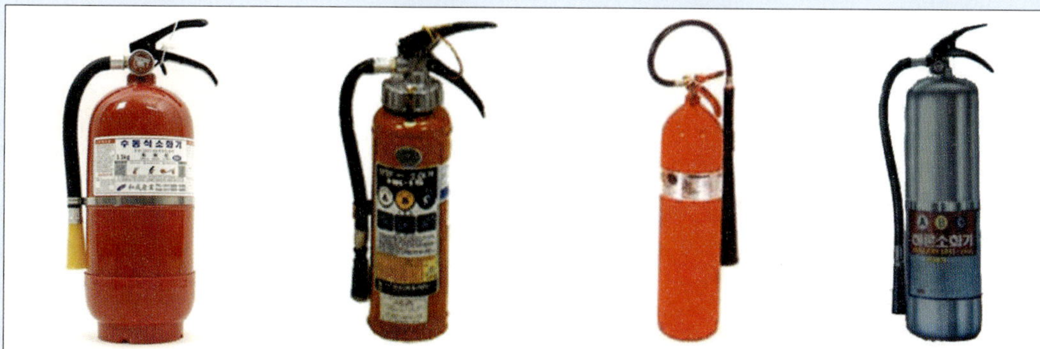

축압식분말 소화기　　가압식분말 소화기　　이산화탄소 소화기　　할론(롤) 소화기

▪ 수동식 소화기 사용방법

소화기는 안전핀을 뽑은 후 손잡이를 움켜쥐면 소화약제가 외부로 방사된다. 수동식 소화기 사용방법은 다음과 같다.

1. 소화기를 불난 곳 가까이로 가져간다.	2. 소화기 몸통을 잡고 안전핀을 뺀다.	3. 호스를 불난 곳으로 향하고 접근하여	4. 화점에 약제를 분사한다.
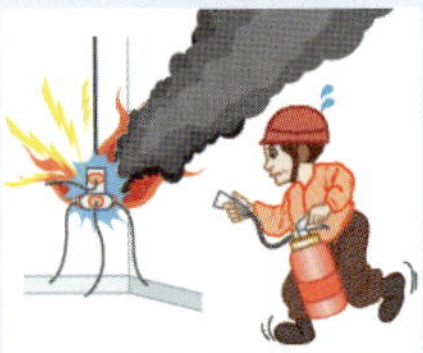	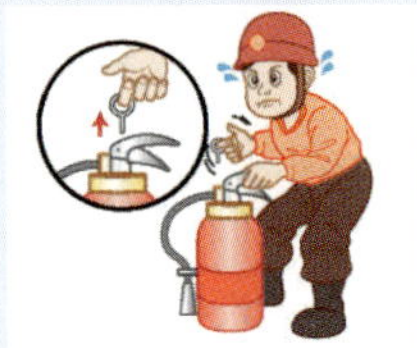	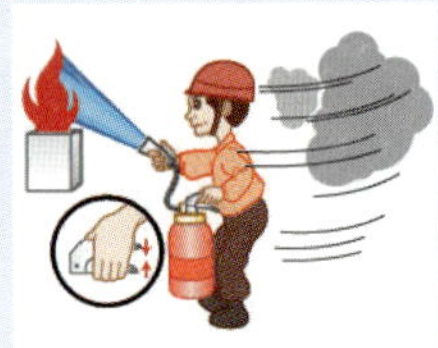	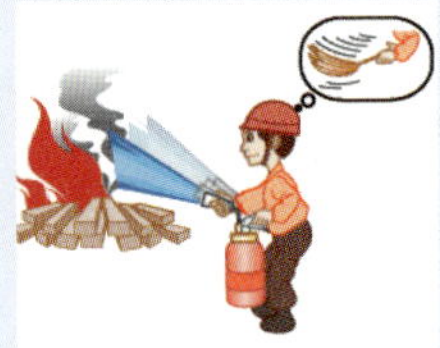

▪ 옥내소화전 취급요령

옥내소화전 설비는 자체소방대에 의하여 신속하게 화재를 진압할 수 있도록 건축물 내에 설치하는 고정식 소화설비로서 수원(물탱크)가압송수장치(펌프), 배관, 제어반, 소화전함, 호스, 노즐 등으로 구성되어 있다.

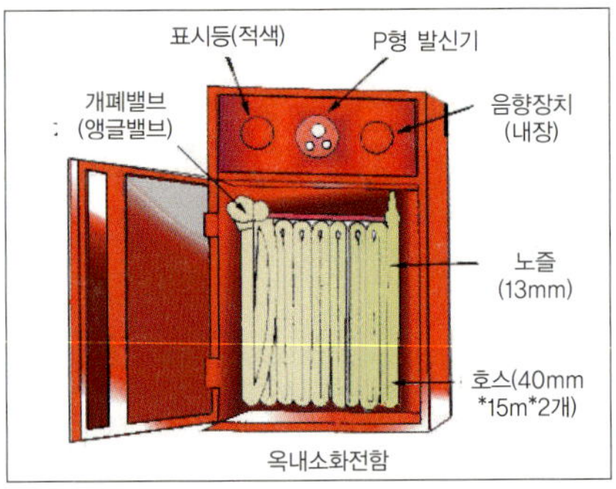

▲ 옥내소화전함

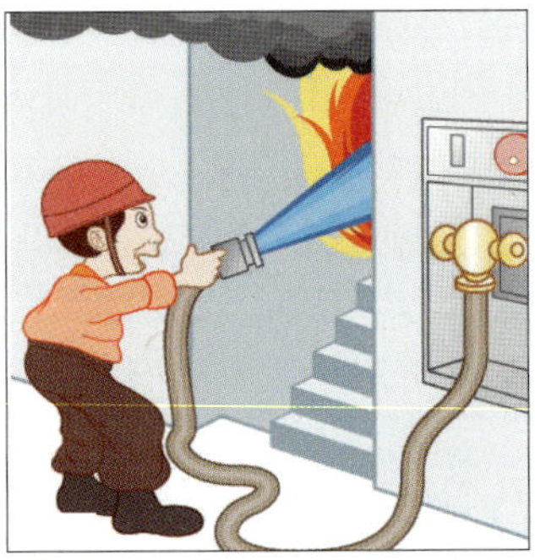

▲ 옥내소화전 방수

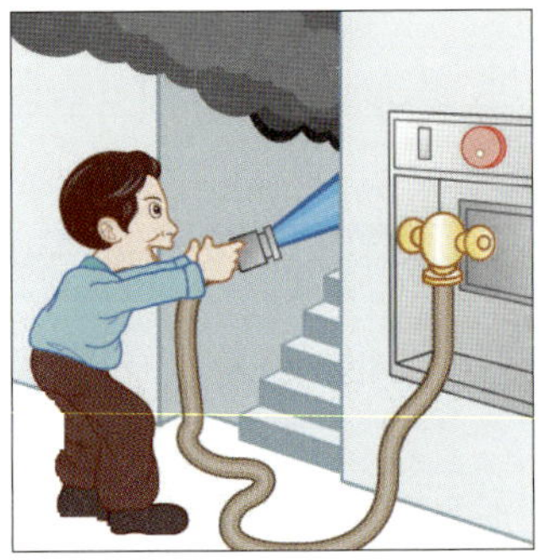

▲ 옥내소화전으로 진화하는 모습

▪ 옥내소화전함 사용 방법

1. 호스함을 열고 호스를 꺼낸다.	2. 호스를 연장하면서 화점으로 접근한다.	3. 함안에 설치된 밸브를 개방한다.	4. 노즐을 개방하면서 불을 끈다.
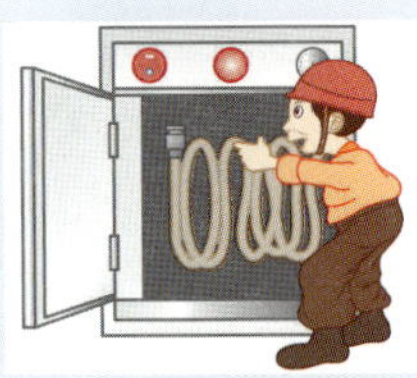	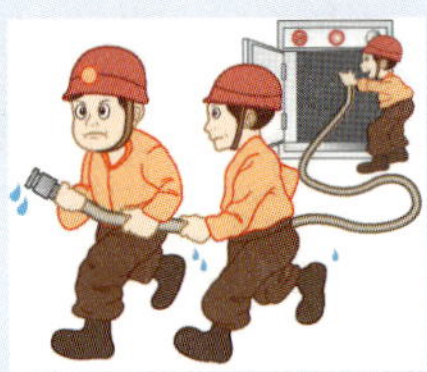	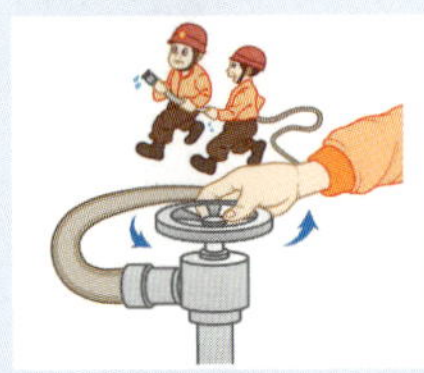	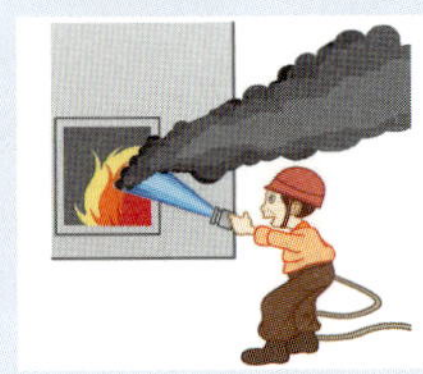

(8) 화재시 건물 내에 갇혔을 때의 행동요령

화재가 발생하여 불길이나 연기가 주위까지 접근하여 대피가 어려울 때에는 무리하게 통로나 계단으로 대피하기보다는 건물 내에서 안전조치를 취한 후 외부로 알려 구조를 기다려야 한다. 건물 내에 갇혔을 때 행동 요령은 다음과 같다.

- 갇혀있는 사람은 화기나 연기가 없는 창문을 통해 소리를 지르던가 물건을 던지거나 흰 천을 창문 밖으로 흔들어 갇혀있다는 사실을 밖으로 알려야 한다.
- 연기가 창문이나 문틈 사이로 새어 들어오면 담요나 시트, 양말 등을 물에 적셔 틈을 막아야 하며 낮은 자세로 바닥에 엎드려 짧게 숨을 쉬어야 한다.
- 실내에 물이 있으면 불에 타기 쉬운 물건이나 칸막이, 커텐 등에 물을 뿌려 화재의 확산을 막고 손수건 등을 물에 적셔 마스크를 하는 한편 두꺼운 천이나 담요 등으로 화상을 입기 쉬운 다리와 손, 얼굴 등 노출된 부분을 감싸두어야 한다.
- 위급한 상태일지라도 최선을 다하여 구조를 기다려야 하며 창밖으로 뛰어 내린다던가 불길이 있는데도 불구하고 함부로 출입문을 열어서는 절대로 안 된다.

(9) 화재발생시 행동요령

최초 발견자는 지체없이 119 신고를 한다. 신고시 화재 위치, 인명피해 여부 등을 이야기하고 난 후 건물 자체 내 발신기의 누름스위치를 눌러 화재발생 사실 알림과 동시에 인명 대피 및 소방대가 오기 전까지 소화기를 이용 소화 작업을 한다, 이 때 소화기는 화점에서 4~5 m 정도 거리를 두고, 천천히 근접하면서 바람을 등지고, 주위를 살피면서 안전사고 방지에 최선을 다하면서 실시한다.

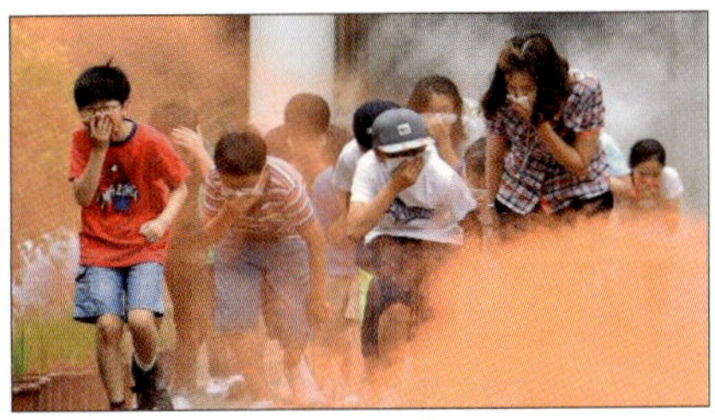

▲ 코와 입을 수건으로 막고 대피

- 방문을 열기 전에 손전등을 이용하여 문, 손잡이와 문틈에서 열기를 확인한다.
- 문을 닫고 불이 난 장소를 모두 함께 빠져나간다.
  - 연기 속에서는 입과 코를 막고 호흡을 짧게 하며, 자세를 낮춘 상태에서 대피한다.
  - 한손으로 벽을 짚고, 다른 손으로 코와 입을 막고 앞을 보면서 낮은 자세로 대피한다.
- 가능하면 가스밸브를 잠그고 119에 신고한다.
- 위험한 상황이 아니면 소화기를 사용하여 불을 끈다.
- 귀중품이나 가족이 보이지 않는다고 하여 화재가 발생한 장소로 다시 들어가면 안 된다.

✚ 불이 나면 물질이 연소되면서 연기 속에 유독성 가스 등이 많이 포함된다. 연기는 짧은 시간에 쉽게 수직 부분으로 올라가므로 연기로 인한 인명 피해가 증가하는 것이 최근 화재의 특징이다. 연기의 수직이동 속도는 약 3~5 m/sec, 수평이동은 0.5~1.0 m/sec이다.

○ 화재 발생시 사용 장비

■ 양압식 공기호흡기(SCA 680W)

화재시 유독가스로부터 보호되는 비상 공기 호흡 장비로 지하철역 등에 보관되어 있다.

<table>
<tr><th>사 진</th><th>제 원</th><th>사용 요령 및 장점</th></tr>
<tr><td>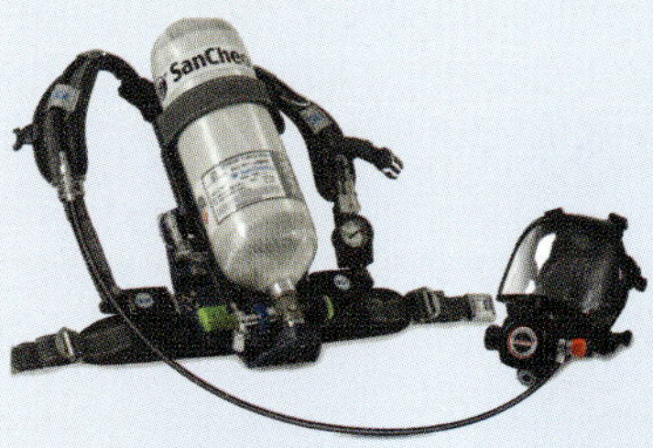</td><td>
<table>
<tr><td>사용 기체</td><td>공기</td></tr>
<tr><td>사용 시간</td><td>약 50분</td></tr>
<tr><td>총 중량</td><td>약 8 kg 이하</td></tr>
<tr><td>내 용적</td><td>약 6.8 L</td></tr>
<tr><td>최고충전압력(FP)</td><td>30 Mpa</td></tr>
<tr><td>내압시험압력(TP)</td><td>50 Mpa</td></tr>
<tr><td>최고충전공기량</td><td>약 2,040 L</td></tr>
<tr><td>중량</td><td>약 3.8 kg</td></tr>
</table>
</td><td>장점 : 화재진압현장에서 발생되는 산소결핍, 유독가스로부터 보호되는 호흡장비로서, 약 50분의 사용 시간을 가진 다기능의 신형 공기호흡기이다.</td></tr>
</table>

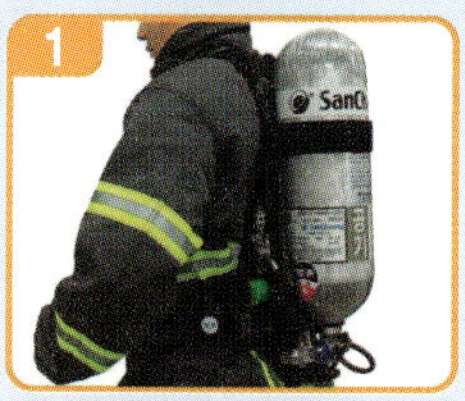
공기호흡기를 어깨에 메고 몸에 맞게 고정시킨다.

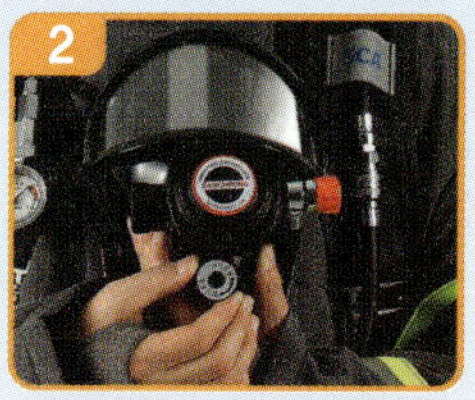
대기호흡장치를 '대기호흡' 위치에 맞춘다.

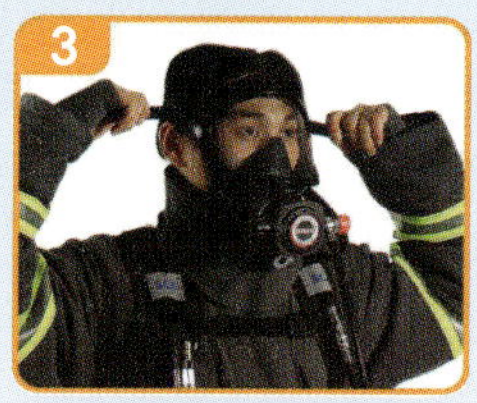
머리조절끈을 잡아당겨 얼굴에 밀착시킨다.

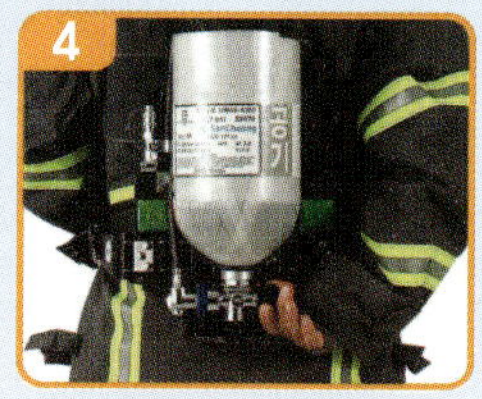
용기밸브를 열어준다.

■ 긴급대피 화재 마스크(SCA 119F)

화재현장에서 착용함으로 얼굴과 호흡기를 보호하는 마스크로 지하철역 등에 보관되어 있다.

<table>
<tr><th>사 진</th><th>제 원</th><th>사용 요령 및 장점</th></tr>
<tr><td>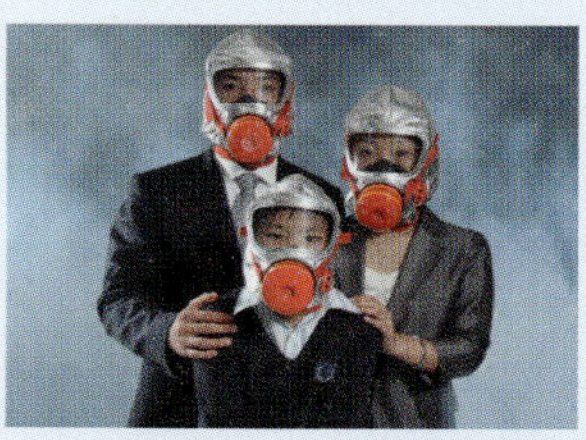</td><td>
<table>
<tr><td>두건재질</td><td>Aluminized 내열원단</td></tr>
<tr><td>두건렌즈</td><td>폴리카보네이트(PC)</td></tr>
<tr><td>정화통</td><td>난연성 플라스틱</td></tr>
<tr><td>보관온도</td><td>-5~50℃</td></tr>
<tr><td>유효기간</td><td>밀폐포장시 5년</td></tr>
<tr><td>총중량</td><td>약 540 g</td></tr>
</table>
</td><td>장점 : 아파트, 호텔, 백화점, 지하역사 등 공공장소 및 일반가정에서 화재발생시 고온, 연기, 유독가스로부터 착용자의 얼굴과 호흡기를 보호해 주는 마스크이다.</td></tr>
</table>

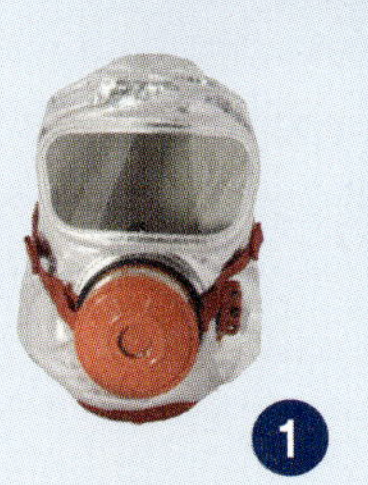

포장지를 화살표 방향으로 개봉하십시오.

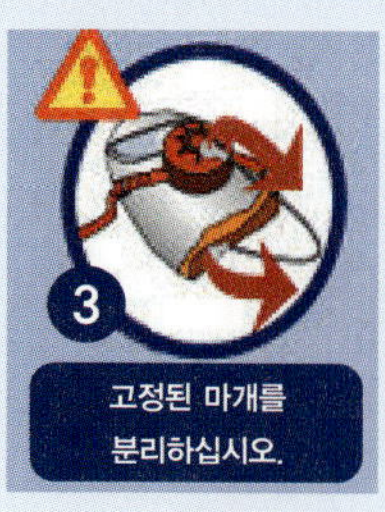
고정된 마개를 분리하십시오.

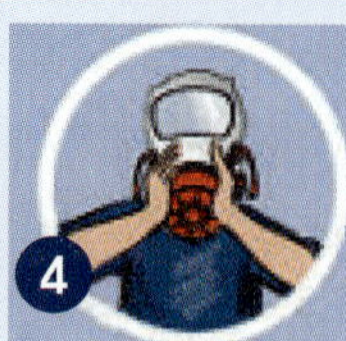
편안한 상태를 유지하십시오.

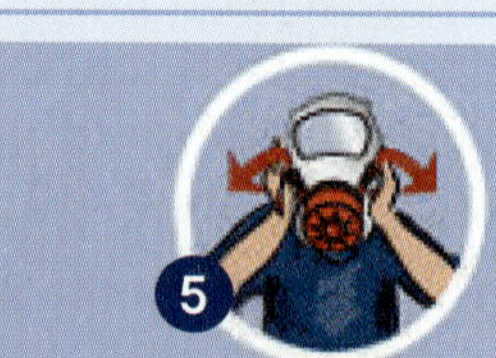
얼굴에 맞게 끈을 앞으로 당겨 고정하십시오.

5) 교통사고(Traffic Accident)

교통사고란 운행 중이던 자동차나 기차 따위가 사람을 치거나 다른 교통 기관과 충돌하는 따위 교통상의 모든 사고로 사람을 다치게 하거나 물건을 손괴하여 피해의 결과를 발생한 것을 이른다. 교통사고는 큰 사회문제로 주원인은 운전자의 부주의로 인한 사고가 50% 이상이며 보행자의 부주의와 좁고 안전시설이 충분하지 못한 도로상황 또한 원인이 된다.

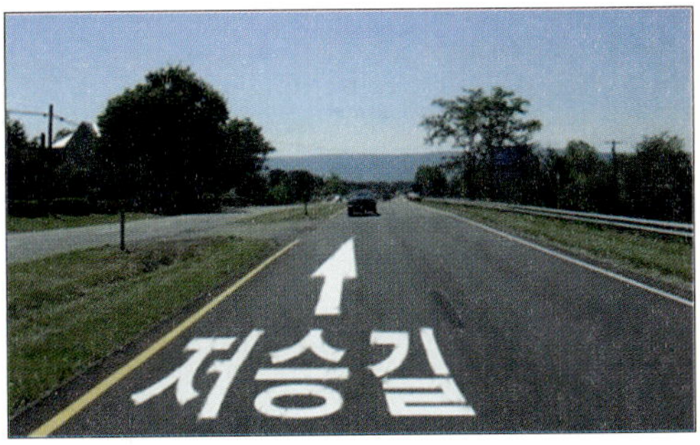

(1) 교통안전의 중요성

▪ **사람 생명의 가치**

사람의 생명에 대한 가치는 표현이 불가할 정도로 높다. 인간의 생명은 대체가 불가하며 아무리 돈을 많이 주어도 살수 없는 신이 내려준 가장 공평하고 소중한 단 하나밖에 없는 것이다.

▪ **생명을 지키기 위한 노력**

교통안전이란 사람의 생명을 지키기 위한 인간의 노력이다.

▪ **교통의 의의**

교통이란 어느 일정한 지점에서 다른 지점으로 사람이나 물건을 옮기는 것을 말한다. 아울러 "교통사고"란 도로에서 차의 교통으로 발생하는 것을 말하므로 도로, 차, 교통이라는 3요소에 의하여 결정된다.

(2) 최근 5년간 교통사고 현황(한국도로교통공단, 교통사고 통계 2013년 2월)

연도	2008년	2009년	2010년	2011년	2012년	연 평균 증감율
발생건수(건)	215,822	231,990	226,878	221,711	223,656	0.90%
사망자수(명)	5,870	5,838	5,505	5,229	5,392	−2.10%
부상자수(명)	338,962	361,875	352,458	341,391	344,565	0.41%
치사율	2.7	2.5	2.4	2.4	2.4	−2.97%

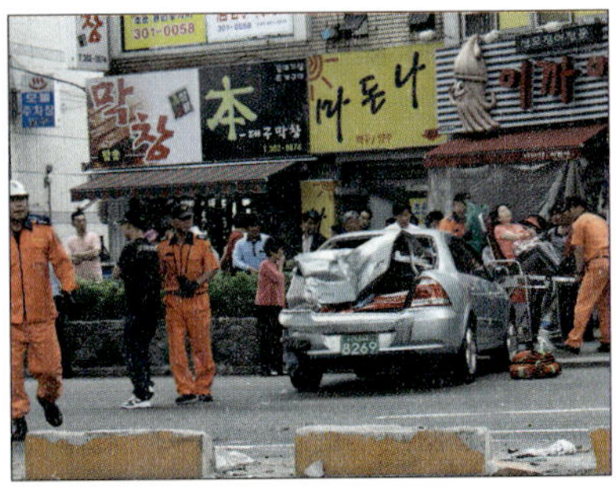

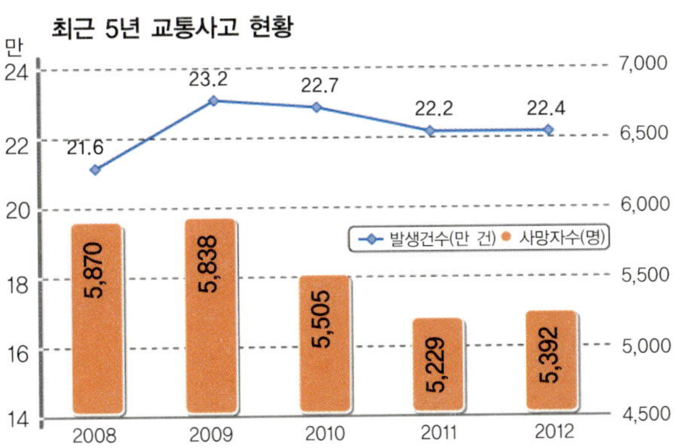

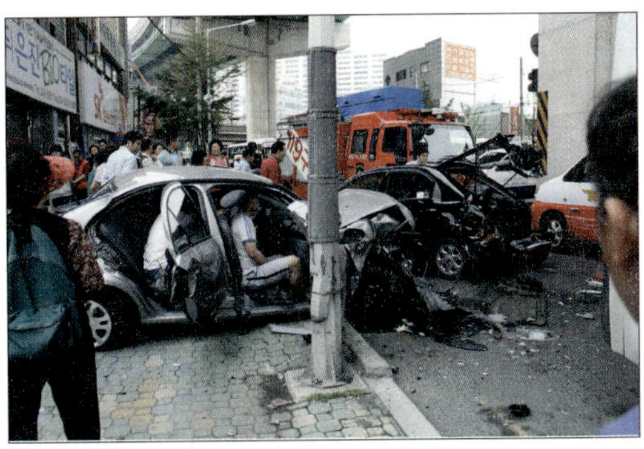

(3) 우리나라 교통문화

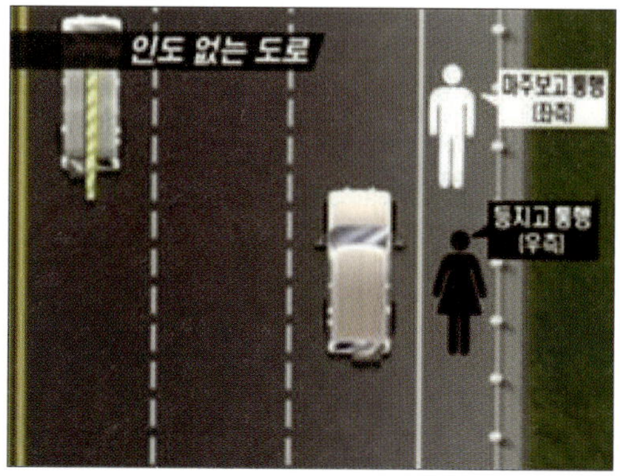

인도없는 도로에서 차와 마주보고 걸을 경우 사고가 감소된다(2013년 5년 동안 교통사고 사상자는 좌측보행자가 8,600여 명, 우측보행자는 12,400여 명, 사망자는 좌측보행자 403명, 우측보행자가 661명).

우리나라의 '자동차 1만대당 사망자 수'는 2011년 2.4명으로 OECD(경제개발협력기구) 32개국 중 31위다. 평균(1.2명)의 2배에 이르며, 교통사고로 인한 사회적 손실은 연간 23조5900억원(2012년)으로, 국가 예산의 10%가 넘는다.

우리나라 인구 10만명당 '보행 중 교통사고 사망자 수'는 4.1명으로, 이는 OECD 국가 중 가장 높은 것이다. OECD 평균(1.4명)보다 3배 가까이 많다. 노르웨이가 0.3명으로 가장 적었고, 영국 0.7명, 독일 0.8명, 미국 1.4명, 일본 1.6명 등이었다. 전체 교통사고 사망자 중 보행 중 사망자 비율도 39.1%로, OECD 국가 중 가장 높다. 2011년 우리나라 전체 교통사고 사망자 5229명 가운데 보행 중 교통사고로 숨진 사람이 무려 2044명이었다. 2012년 발생한 교통사고 22만 3656건 중 34%가 도로 표면이 불규칙하거나 교통안전 시설이 설치돼 있지 않은 곳에서 발생하였다.

■ 안전거리 유지

모든 차는 같은 방향으로 가고 있는 앞차의 뒤를 따를 경우 앞차가 갑자기 정지할 경우에 충돌을 피할 만큼의 거리를 확보하여야 한다. 주행 중 정지거리(안전거리)는 다음과 같다.

- 50 km 주행시 공주거리 14 m, 제동거리 18 m, 정지거리 32 m(안전거리)
- 80 km 주행시 공주거리 22 m, 제동거리 54 m, 정지거리 76 m(안전거리)
- 100 km 주행시 공주거리 28 m, 제동거리 84 m, 정지거리 112 m(안전거리)로 자동차의 속도가 빨라질수록 주행속도보다 더 긴 차간거리가 필요하기에 안전거리를 유지하여야 한다.

■ 방어운전

교통사고 발생 3대요인(사람, 자동차, 도로) 중 사람에 의한 사고가 90% 이상으로, 운행차량의 4대 중 3대 정도가 잠재적 사고요인이다. 따라서 운전자에 의한 방어운전이 필요하다. 방어운전을 통해 타인을 위험에 빠트리지 않고, 다른 운전자나 보행자가 교통법규를 지키지 않거나 위험한 행동을 하여도 적절한 대처로 사고를 미연에 방지할 수 있도록 대비하는 운전을 하여야 한다.

- 가능한 한 4~5대 차량의 전방 또는 10초간의 거리에 해당하는 전방의 상황을 살펴야 한다.
- 항시 안전한 공간을 확보하며, 급제동을 해야 할 상황을 아예 만들지 않도록 한다.
- 교통약자의 옆을 통과할 때에는 충분한 간격을 유지하고 서행하여야 한다.
- 양보를 원하는 사람이 있다면 그가 누구든 상황이 어떠하든 흔쾌히 양보하도록 한다.
- 주행 중 수시로 룸미러와 사이드미러를 통해서 후방을 살피는 운전을 하여야 한다.

■ 자동차의 속도와 과속의 위험성

– 자동차 속도별 충격력 비교는 다음과 같다.

- 40 km 7 m높이(건물 2층)
- 60 km 15 m높이(건물 5층)
- 80 km 26 m높이(건물 9층)
- 100 km 33 m높이(건물 11층)

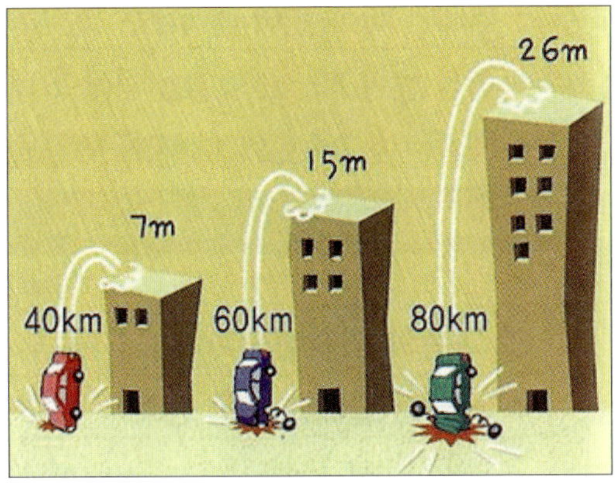

– 자동차는 속도에 따라 관성이 다르기 때문에 속도가 높으면 높을수록 정지거리가 길어진다.

– 자동차의 운전은 속도가 높을수록 운전자의 시력이 약해지고 시야 범위가 좁아지는 특성을 가지고 있다.

– 핸들이나 브레이크 페달 등 자동차의 제어 능력이 떨어진다.

■ 도로, 기상조건 변화에 따른 안전운전 요령

빗길 안전운전 요령

빗길 운전의 위험성	시야가 나빠지고, 차바퀴가 미끄러지며, 정지거리가 길어지고, 운전자의 주의력이 약해 진다.	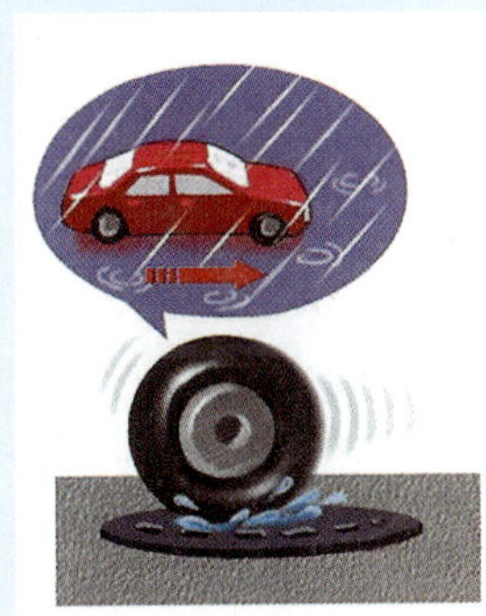
수막현상	빗물로 인해 차바퀴와 노면 사이에 물이 고여 수상스키를 타는 것 같은 현상이 생긴다.	
안전한 빗길 운전요령	낮에도 전조등을 켜고 상황에 따라 감속해야 하며, 안전거리를 충분이 확보해야 하고, 물이 고인 낮은 곳을 피해야 하고, 물에 젖은 브레이크를 여러 번 나누어 밟아 브레이크 패드와 라이닝 부분의 물기를 말려야 한다.	

안개길 안전운전 요령

속도 감속과 안전거리확보	상황에 따른 규정 속도로 감속하고 안전거리를 확보한다.	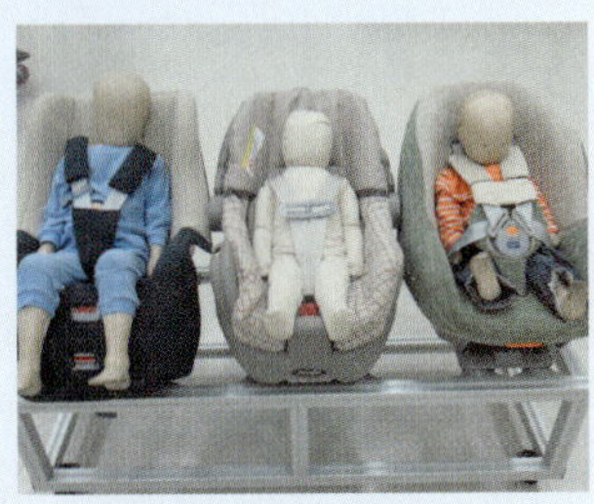 ▲ 어린이 안전띠 유형
경음기 이용	위험구간에서는 경음기를 울려 자신의 위치를 알린다.	
앞차를 기준 삼아 운행	앞차와 안전거리를 유지하며 앞차를 기준삼아 주행한다.	
안개등 또는 전조등을 켠다	안개등이나 전조등을 켜서 전방을 쉽게 확인할 수 있도록 하고, 비상등을 켜서 뒤 따르는 차에게 자신의 존재를 알려야 한다.	

야간 안전운전 요령

야간 운전의 위험성	• 야간에는 운전자의 시야가 상향 등화 시 100 m ,하향 등화 시 40 m로 좁아져 위험물의 발견이 어렵다. • 자기 차와 마주 오는 차의 불빛이 마주쳐 물체가 증발하는 현상이 발생하여 보행자가 보이지 않는 경우가 있다. • 원근감과 속도감이 둔해져 조명이 없는 도로에서는 주변의 상황이 보이지 않기 때문에 과속주행을 하게 된다.
안전한 야간 운전 요령	• 중앙선으로부터 떨어져서 주행해야 한다 • 도로의 상태와 차로 등이 잘 보이지 않기 때문에 주간보다 속도를 줄여야 한다. • 시야가 나쁜 교차로나 커브길에서는 경음기를 울리거나 전조등을 위 아래로 번갈아 비추면서 접근을 알린다.

눈길, 빙판길 안전운전 요령

- 눈길에서는 눈길용 타이어를 끼우거나 체인을 감아야 한다.
- 핸들이나 브레이크 조작을 신중히 하여야 하므로 급출발, 급제동, 급핸들 조작을 해서는 안 된다.
- 눈길에서는 가능한 앞차의 바퀴자국을 따라 서행해야 한다.
- 언덕길을 오를 때는 기어를 1~2단으로 변속 후 중간에서 정지하지 않도록 거리를 두고 오른다.
- 야간 운전 시 앞차의 미등이나 제동등 불빛의 움직임을 살펴 각별히 조심하여 운전해야 한다.

(4) 법정속도 및 지정차로

도로	차로별	최저 및 최고 속도
일반도로	편도 2차로 미만	최고 60 km/h
	편도 2차로 미만	최고 80 km/h
자동차 전용도로		최저 30 km/h 최고 90 km/h
고속도로	편도 2차로 이상	최저 50 km/h, 최고 100 km/h (적재중량 1.5톤 초과 화물자동차 특수차, 건설기계 : 80 km/h)
	편도 1차로	최저 40 km/h, 최고 80 km/h
	중부선	최저 60 km/h, 최고 110 km/h (적재중량 1.5톤 초과 화물자동차, 특수차, 건설기계 : 90 km/h)

✚ **자동차 속도위반 범칙금** : **20km 이내** : 범칙금 3만원(벌점 없음), **40km 이내** : 범칙금 6만원(벌점 15점), 과태료 7만원 (벌점없음), **60km 이내** : 범칙금 9만원(벌점 30점), 과태료 10만원 (벌점없음), **60km 이상** : 범칙금 12만원(벌점 60점), 과태료 13만원 (벌점없음)

- **면허취소(벌점)** : 연간 누산점수 1년간 121점, 2년간 201점, 3년간 271점 이상자는 자동차운전면허 취소
- **면허정지(벌점)** : 1회 위반사고로 인한 벌점 또는 처분벌점이 40점 이상이 된 때부터 집행하되 1점을 1일로 계산한다.
- **범칙금 조회** : www.efine.go.kr

(5) 자동차 운행 중 일어나는 현상

■ **수막현상**

폭우 등으로 인해 주행노면에 10 mm 정도의 물이 계속해서 고이는 도로에서 고속으로 주행하면 타이어와 노면사이에 수막이 생겨 물위에서 수상스키를 타는 것 같은 현상을 말한다.

■ **스탠딩 웨이브**(Standing Wave)**현상**

고속 주행할 때 일정 속도 이상이 되면, 타이어 접지부의 바로 뒷부분이 부풀어 물결처럼 주름이 잡히는 현상을 말한다.

■ **베이퍼 록**(Vaper Lock)**과 페이드**(Fade) **현상**

브레이크 디스크와 패드의 마찰로 인해 열이 발생하는데, 그 열로 인해 브레이크 오일이 끓어서 기포가 발생하고, 그 기포가 유압에 영향을 미쳐서 제동력에 영향을 미치는 현상이다. 페이드 현상은 자동차가 빠른 속도로 달릴 때 제동을 걸면 브레이크가 잘 작동하지 않는 현상을 말한다.

(6) 교통사고 발생 시 취해야 할 기본 원칙

- 부상자의 구호조치 : 도로교통법 제50조 1항
- 사고현장의 증거 확보 : 후일 사고원인에 대한 대비
- 상대방의 인적 사항 확인 : 운전자의 인적사항, 차량번호, 운전 면허 유무, 음주여부, 보험가입 여부 등
- 신고 : 관할 경찰서, 자기가 가입한 보험사에 신고
- 차량용 블랙박스 확보

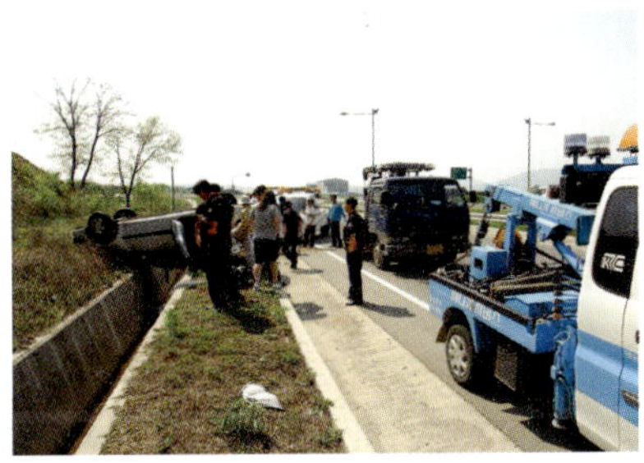

(7) 교통사고 현장의 증거확보

사고현장 촬영	양 차량의 번호판을 찍을 것, 손상부위를 가까이서 찍을 것, 주변의 상황이 나오도록 전체사진을 찍을 것	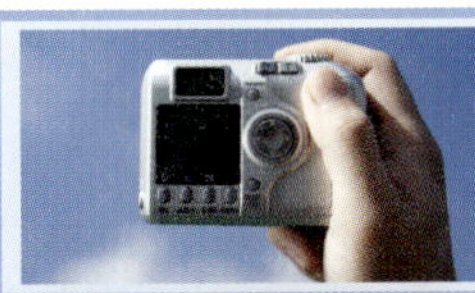
충돌위치 및 최종정지위치 표시	스프레이로 충돌 및 최종정지위치를 표시할 것, 앞 바퀴의 표시는 바퀴방향이 나타나도록 (ㅓ ㅏ) 표시할 것	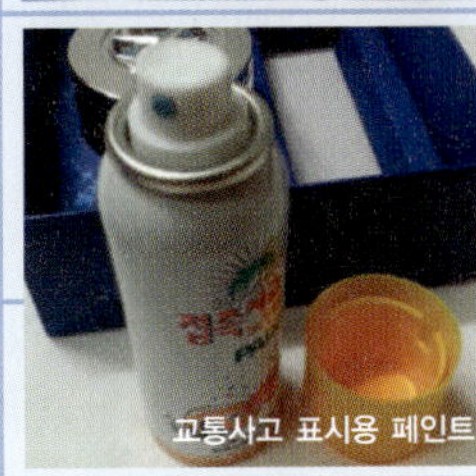 교통사고 표시용 페인트
목격자를 확보해 둘 것	사고 현장을 목격한 사람의 인적 사항을 기록할 것, 사고를 목격한 차량의 번호를 기록해 둘 것	

☞ **교통사고 발생시 초동 조치 요령**

- **사고가 경미 할 경우** : 자동차의 파손부위를 사진 촬영이나 스프레이, 차량용 블랙박스 확인, 백묵 등을 이용 사고차량의 위치 등을 표시, 증거를 확보 한 다음 교통흐름을 방해하지 않도록 사고차량은 도로 가장자리로 옮긴 후 경찰에 사고 접수.
- **부상자 사고의 경우** : 부상자를 가까운 병원으로 신속하게 구호 조치 한 후에 사진이나 스프레이, 차량용 블랙박스 등으로 사고 현장의 증거를 확보. 사고 장면을 목격한 사람이나 현장 가까이에서 목격자를 확인 인적사항과 연락처 등을 확인 후 경찰과 보험회사에 사고 접수.

6) 지하철 사고

(1) 대구 지하철 사고

■ **사고내용**

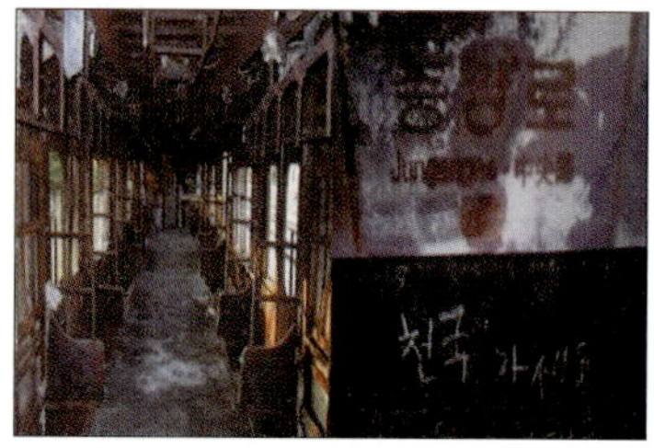

▲ 대구 지하철 사고(2003년)

2003년 2월 18일 대구지하철 1호선 중앙로역에서 정신지체 2급 장애자가 아침 출근시간 9시 50분경 자신의 몸에 인화물질을 뿌리고 라이터로 불을 붙이려고 했으나, 주변에서 몸싸움을 하며 말렸다. 하지만, 열차가 중앙로역에 도착한 직후 불이 붙게 되었고 해당 열차 기관사는 화재 대처에 우왕좌왕 하다가 대피 안내방송과 사령실에 보고를 제때 하지 못하여 승객들의 대피하는 시간을 지체하게 하였다. 사령실 또한 화재 정도를 정확히 알지 못해 열차 운행을 중단하지 않고 "중앙로역 진입시 조심해 운전해 들어가시기 바랍니다. 화재가 발생했습니다."라고 전 열차에게 알렸을 뿐이었다. 결정적으로 1080호 기관사는 마지막에 대피를 할 때 열차의 마스터키를 뽑고 대피하여 열차의 모든 전력공급이 끊겨 승객들은 열차에 갇혀버렸고 출입문을 수동으로 열게 되었다.

■ **피해**

중앙로역과 2대의 전동차는 모두 소실되었고, 192명이 사망하고 148명이 부상당해서 총 340명이나 되는 사상자가 발생하였다. 주로 나중에 불이 붙은 1080호 열차에서 열차의 문이 닫혀있었기 때문에 사망자가 많았다.

(2) 지하철 사고 예방

- 지하철을 이용할 때는 충분한 시간에 도착하고 뛰어 타거나 억지로 문을 열고 타지 않는다.
- 열차가 도착하기 전에 문 양옆으로 비켜 서서 여객이 내린 다음 차례대로 승차한다.
- 에스컬레이터나 계단에서 뛰어 올라가거나 뛰어서 내려가지 않는다.
- 전철역 구내에서는 제한지역이나 통제구역에는 허가 없이 통행해서는 안 된다.
- 전철역 구내에서는 풍선이나 낚싯줄이 25,000V 전력선에 닿지 않도록 해야 한다.

(3) 지하철 사고시 안전한 대피방법

지하철 역을 이용할 때 항상 비상로와 대피로, 화재시 사용할 비상장구 보관위치를 확인한다. 전동차 내부에서는 수동으로 출입문을 열 수 있는 장치의 위치와 스크린도어 문을 열 수 있는 레버가 어디에 있는지 확인한다. 이렇게 함으로써 구조 받을 수 있는 골든타임 내에 대피할 수 있다.

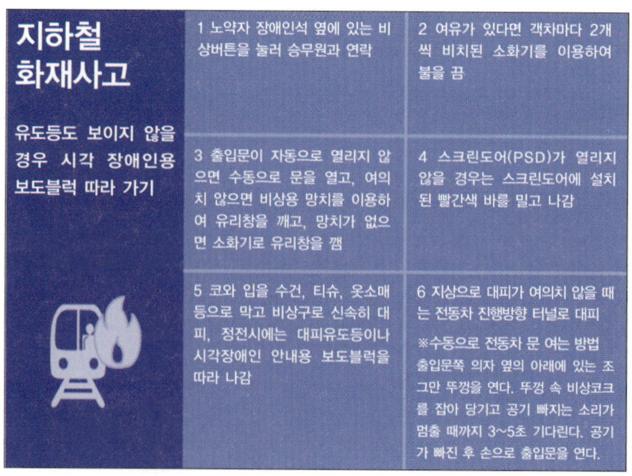

7) 전염병 사고

(1) 법정 전염병 종류

- 제1군(즉시격리) : 콜레라, 물설사, 구토, 발열 등을 동반해 탈수를 초래한다. 수인성 전염병, 페스트(흑사병), 장티푸스, 파라티푸스, 세균성 이질, 장출혈성 대장균감염증(O-157)
- 제2군(예방접종) : 디프테리아, 백일해, 파상풍, 홍역, 풍진, 폴리오, B형간염, 일본뇌염
- 제3군(지속적 감시 및 치료) : 말라리아, 결핵, 한센병, 성병, 성홍열 ,수막구균성 수막염, 레지오넬라증, 비브리오패혈증, 발진티푸스, 쯔쯔가무시병, 탄저병, 공수병, 유행성출혈열, 후천성면역결핍증
- 제4군(긴급방역대책) : 황열, 뎅기열, 에볼라열, 라싸열, 바베시아증, 크립토스포리디움증, 요우스, 신종전염병증후군

(2) 사스(SARS)

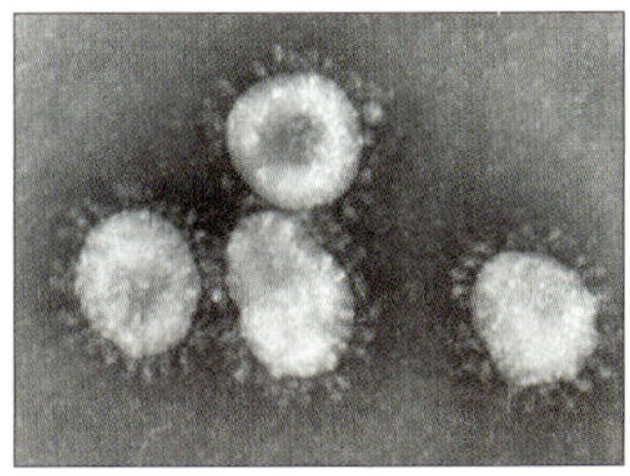

▲ 사스 바이러스

중증급성 호흡기 증후군(Severe Acute Respiratory Syndrom, SARS, 사스)은 2003년 3월 동남아시아에서 발생해 아시아 · 유럽 · 북아메리카 등으로 확산된 호흡기 계통의 질환이다. 2003년 3월 중순 홍콩의 미국인 사업가가 사망하면서 처음으로 보고되었고, 그를 치료한 중국 · 베트남 · 홍콩의 병원 의료진도 차례로 감염되었다. 그러나 질병의 진원지는 같은 해 2월 호흡기 질환이 발생해 5명이 사망한 중국의 광둥성(廣東省)으로 추정하고 있다. 이후 빠르게 세계 전역으로 확산됐다. 벨기에를 제외한 유럽 각국과 미국 · 캐나다 등 북아메리카, 그리고 한국 · 일본을 제외한 아시아 각국 등 세계 32개국에서 83,000여 명이 감염되었으며, 이 중 10%가 사망하였다.

■ 주요 특성

16일 정도의 잠복기를 거쳐 갑자기 38℃ 이상의 고열로 기침과 호흡곤란 증세를 보인다.감염자의 90%는 1주일 안에 쉽게 회복되지만, 노인이나 만성질환자와 같은 허약자의 경우에는 중증으로 진전되어 약 3.5%가 사망하였다.

- 조기에 치료할 경우 완치가 가능하다. 실제로 동남아시아를 여행한 미국 · 유럽 등의 여행객 중 이 질환에 감염되어 조기 발견한 경우 2차 전파도 없었고, 사망자도 발생하지 않았다.
- 호흡기 분비물이나 체액의 직접적인 접촉을 통해 과거와 비교할 수 없을 정도로 빨리 전파된다.

참 고

일본뇌염모기 증상 심할 경우 '사망', 예방 접종 권고

매년 여름이 되면 일본뇌염모기 환자가 발생한다. 일본뇌염은 일본뇌염모기가 산란기에 뇌염바이러스를 가지고 있는 돼지 등과 같은 동물의 피를 빨고 난 후 사람을 무는 과정에서 전염되는 법정전염병이다.

보통 15세 이하에서 주로 발생하지만 전 연령층에서 걸릴 수 있고, 잠복기는 4~14일이다. 초기에는 두통, 발열, 구토, 및 설사 등 소화기 증상이 나타나며, 계속 진행시 의식장애, 고열, 혼수, 마비 등을 일으키고 최악의 경우 사망할 수도 있다. 치사율은 5~10%이다. 예방법으로는 가정에서는 방충망 또는 모기장을 사용할 것과 야간 야외활동을 자제하여야 한다. 특히, 생후 12개월~만 12세 아동은 표준 일정에 맞추어 예방접종을 꼭 받아야 한다.

(3) 에볼라 출혈열(Ebola hemorrhagic fever)

"에볼라 출혈열"은 에볼라 바이러스가 발병시키는 질병을 말한다. 에볼라 출혈열은 1976년에 처음 세상에 알려진 질병으로 사람과 유인원에 감염 시 전신에 출혈을 동반하는 치사율이 매우 높은 급성 열성 전염병으로 법정 전염병 제4군에 해당된다.

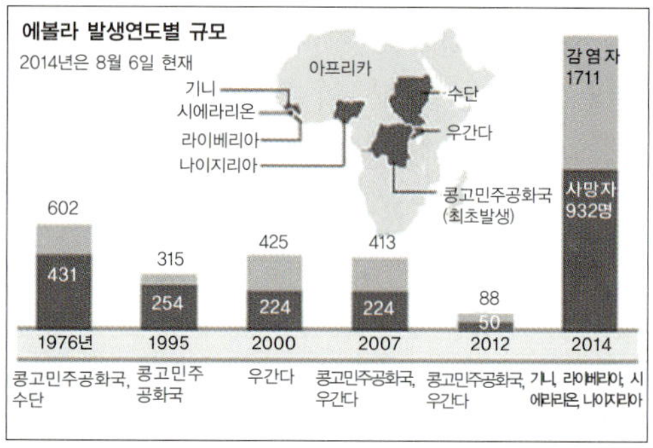

✚ 2014년 7월 세계보건기구(WHO)는 서아프리카 기니, 라이베리아, 시에라리온 3국에서 발생한 에볼라 바이러스 환자가 급속히 증가하면서 2014년 8월9일 현재 감염자 1.848명에 사망자만 1.013명으로 마땅한 치료제가 없기 때문에 사망자가 계속 늘어나는 추세이다.

■ 에볼라 바이러스 접촉 경로와 증상

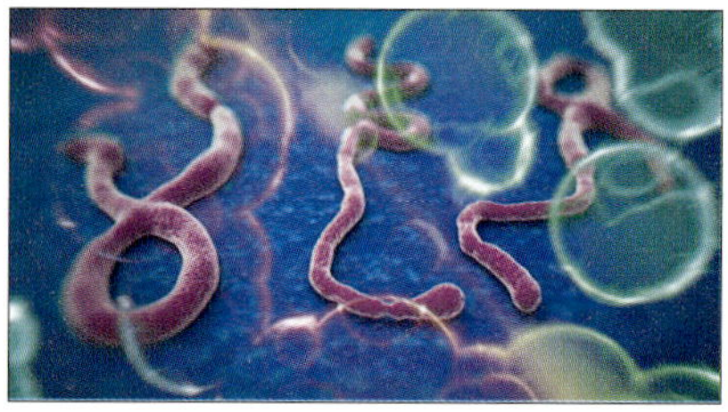

바이러스에 감염된 사람의 혈액 또는 분비물의 직접적인 접촉이나 바이러스를 포함한 분비물에 오염되어 있는 기구를 통한 간접적인 접촉을 통해 전파된다.

바이러스에 감염되면 잠복기간이 약 2~19일 정도로 고열과 두통 및 근육통, 그리고 위의 통증과 함께 심한 피로, 설사 등의 증세와 함께 쇼크 증세까지 나타난다. 이 때 몸이 견디지 못한다. 발병하고 5~7일째에 대개 구진 같은 피부발진이 나타나면서 피부가 벗겨진다. 이외에 얼굴과 목, 고환의 부종, 간종대, 안구 충혈, 인후통 등이 나타나기도 한다. 회복하는 경우에는 발병 10~12일 후부터 열이 내리고 증상이 호전될 수 있으나, 해열되었다가도 다시 열이 재발하는 경우도 많이 발생한다.

■ 에볼라 바이러스 치료 및 예방법

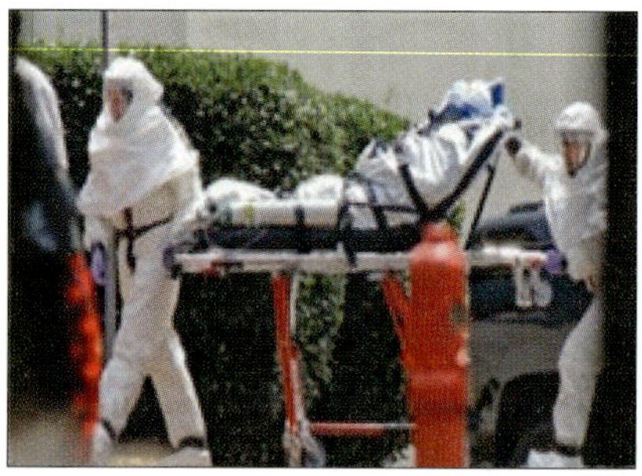

급성 감염의 경우 치사율은 약 75%에 이르지만 에볼라 출혈열을 치료하기 위한 치료법이나 백신은 아직 개발되지 않았다. 환자가 발병하면 격리를 통해 환자의 혈액 및 분비물의 접촉을 통한 병원체의 전파를 막는 것이 가장 중요하다.

- 감염 위험이 있는 사람이나 동물과의 신체 접촉은 금한다.
  에볼라 바이러스는 공기가 아닌 체액이나 분비물 등을 통해 전염되기에 감염 위험이 있는 사람과의 신체접촉을 하지 않는다. 감염 위험자와 함께 식사를 하거나 이불, 욕실 등을 같이 쓰는 것도 피한다.
- 발병 지역으로 여행을 금지한다.
  에볼라 바이러스가 유행하는 기니를 비롯해 라이베리아, 시에라리온 같은 서아프리카 지역으로 여행을 피한다. 감염 위험 지역에서 온 사람과 접촉도 피한다.
- 개인 위생에도 철저히 대비 한다.
  감염을 피하려면 손씻기 등 개인위생을 철저히 지키고, 음식을 먹을 때에는 익혀서 먹는다.

8) 항공기 사고(Aircraft Accident)

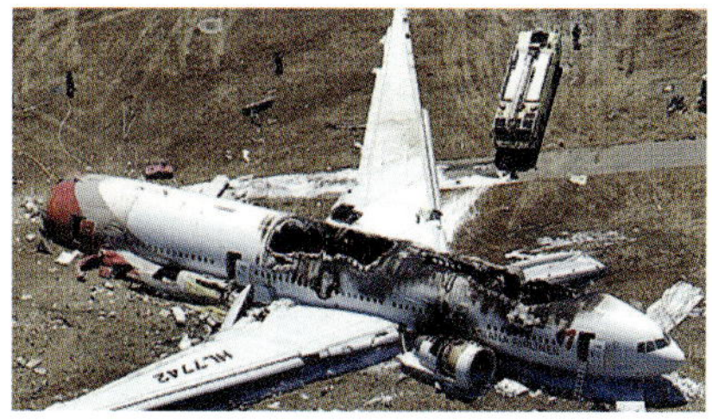

▲ 항공기가 지상과 충돌한 모습

항공기 사고는 사람이 항공기에 비행을 목적으로 탑승한 때 부터 탑승한 모든 사람이 항공기에서 내릴 때까지 항공기의 운항과 관련하여 발생하는 것(항공법 제2조 제13호)으로 ■사람의 사망 · 중상 또는 행방불명 ■항공기의 중대한 손상 · 파손 또는 구조상의 고장 ■항공기의 위치를 확인할 수 없거나 항공기에 접근이 불가능한 경우를 말한다.

(1) 항공기 안전사고

항공기 사고는 다른 교통수단에 비해 발생 확률이 매우 낮은 운송수단이다. 국제민간항공기구(ICAO)에 따르면 2011년 전 세계에서 3005만회의 정기편 항공 운항 중 사고 발생은 126건으로 이 중 110건(87%)은 사망자가 한 명도 없었고 나머지 16건에서 414명의 사망자가 나왔다.

사고률은 100만 회 운항 당 평균 4.11건으로 653년 동안 매일 한 번씩 항공기를 타면 한 번 정도 사고를 경험 할 정도이다. 항공기 사고의 주요원인으로 기체결함, 정비불량, 조종미숙, 외부요인(낙뢰 또는 버드스트라이크)등 으로 이러한 항공사고는 대부분 이륙 후 3분이나 착륙 전 8분 이내에 발생하기 때문에 이를 "마의 11분"이라 한다. 사고가 발생하면 승무원의 안내방송에 주의를 기울이면서 안전벨트를 단단히 매고 좌석 등받이를 세운 다음 추락예방자세를 취하면서 추가적인 지침을 받도록 한다.

☞ 버드 스트라이크(Bird Strike) : 운항중인 항공기에 조류등이 충돌하여 생기는 사고로 항공기 운항 중 발생하는 가장 무서운 사고이다. 이는 조류가 지니는 상대운동 에너지가 질량과 속도의 제곱을 반으로 나눈 값과 비례하기 때문에 비행기 속도가 빠르면 빠를수록 조류와 부딪히는 충격도 커지기 때문에 큰 항공기도 새 한마리에 항공기가 추락할 수 도 있는 것이다.

(2) 안전벨트 종류와 착용법

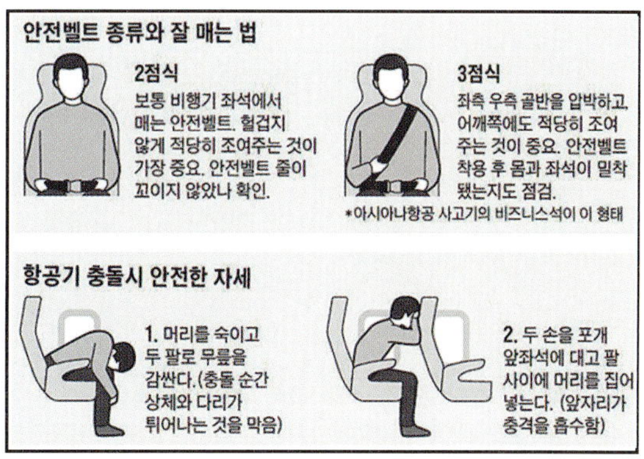

모든 사고에서(차량 항공기 포함) "가장 안전한 자리는 안전벨트를 제대로 맨 자리"라 한다. 따라서 항공기 안전사고 예방의 최우선은 안전벨트 착용이다. 항공기의 안전벨트는 보통 2점식 안전벨트로 승차 뒷좌석 안전벨트처럼 허리 왼쪽이나 오른쪽에서 반대편으로 벨트를 매는 식이다. 이런 방식은 안전벨트를 헐겁지 않도록 적당히 조여야 한다. 안전벨트는 순간 가속이 걸리면 몸이 빠져 나가지 않도록 고정해주는 구조이기 때문에 다소 느슨하게 매어도 이 · 착륙 시에는 몸에 맞게 조여 주는 것이 안전하다.

항공기 안전벨트는 16배의 중력을 이기기에 16G(Gravity)로 표시한다. 통상 놀이기구를 탈 때 느끼는 중력이 1.5G 수준이고, 일반인이 최고로 견뎌낼 수 있는 중력이 4G 수준이다 안전벨트를 착용해도 엄청난 충격에 의해 몸이 앞뒤로 흔들리면서 척추 손상을 입을 수 있다.

(3) 항공 구명복 착용법

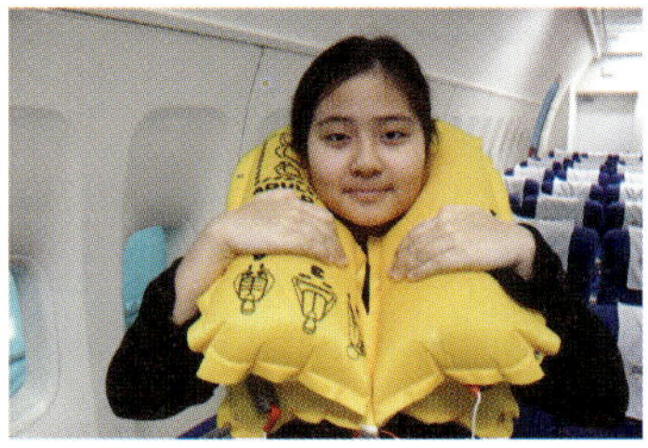

항공기가 바다 위에 불시착한다면 가장 필요한 것이 구명복(조끼)이다. 대부분 항공기 좌석 밑에 보관되어 있는데 구명복은 부풀리는 타이밍이 중요하다. 1996년 에티오피아 항공이 불시착하면서 123명의 사망자가 발생했는데 이 중 상당수가 구명복을 성급하게 부풀렸다 목숨을 잃었다. 기내에 물이 차오르자 부풀린 구명복을 입은 몸으로는 다이빙을 할 수 없어 비상구에 도달하지 못했기 때문이다. 따라서 구명복은 반드시 비상구로 탈출하기 직전에 부풀려야 한다.

구명복 착용 준비	고무관 사용법	CO_2카트리지 사용준비	CO_2 카트리지 사용방법
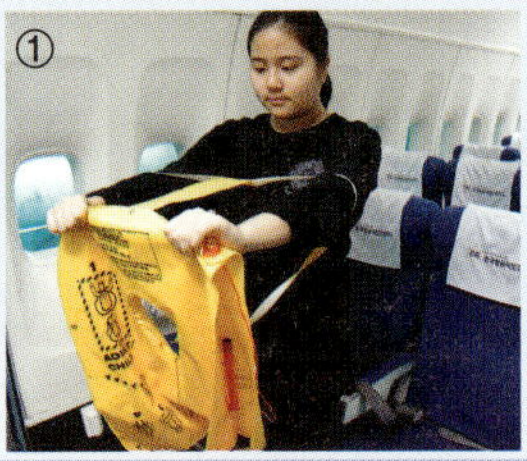	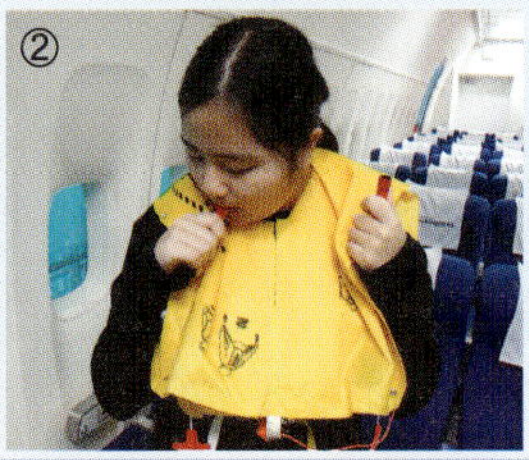	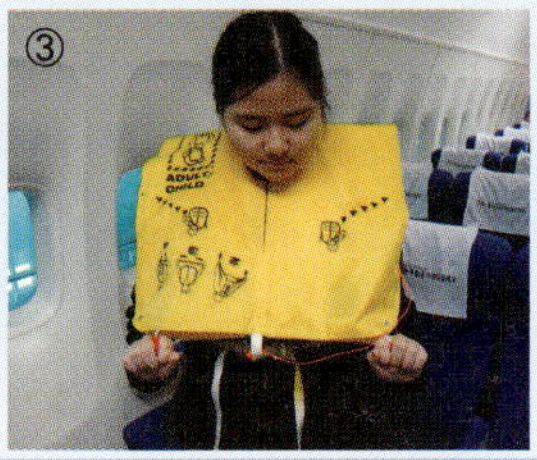	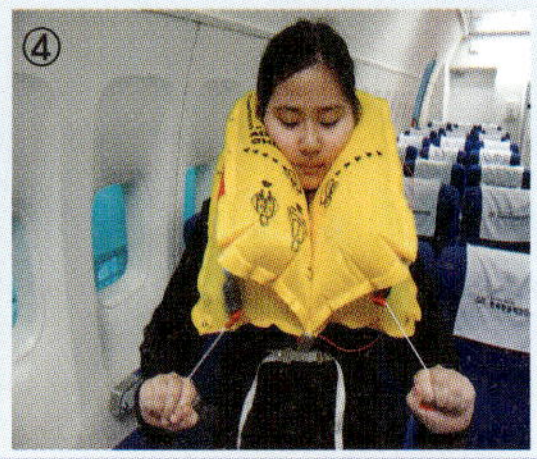

▲ 이탈시 여유가 있을 때는 고무관을 이용(②)하고 긴급시는 CO_2카트리지(③, ④)를 사용한다. 조그마한 카트리지의 이산화탄소의 양은 72시간 동안 조끼가 부풀어 오를 정도의 분량이다.

(4) 항공기 이탈시 승무원의 명령어

비행기 문으로 승무원이 탈출을 명령하면 신발을 벗고 구명복(공기 탭을 잡아 당기거나 양쪽의 구무관을 불어 팽창) 팽창시켜 양쪽의 비상구의 Asslst Handle을 잡고 신속히 뛰어내린다. 이 때 구명복을 항공기 내에서는 절대로 부풀리지 않는다.

비상 착륙시 명령어	비상 착수시 명령어	탈출 방법
1. 벨트 풀어(Releese Seatblet!) 2. 일어나, 나와!(Get up! get out) 3. 짐 버려!(Leave everything) 4. 이쪽으로(Come this way)	1. 벨트 풀어(Releese Seatblet!) 2. 구명복 입어! (Get your Lifevest!) 3. 일어나, 나와!(Get up! get out) 4. 이쪽으로(Come this way)	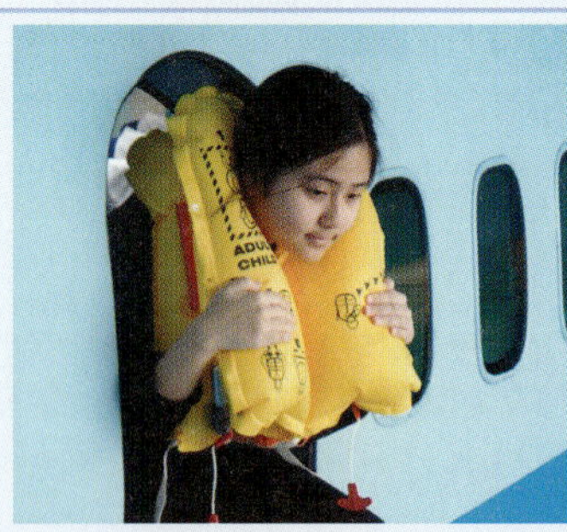

✚ 항공기가 바다(호수) 비상 착륙 시에는 승무원의 지시에 따라 구명복을 양팔에 끼우고 등 뒤의 Buckle을 연결시키고 조절손잡이를 맞도록 조절한 후 승무원의 지시에 구명복을 팽창시켜 신속히 이탈한다. 이때 항공기 출입문은 1 m×2 m로 여유가 있지만 비상문은 0.6 m×1 m로 탈출 공간이 제한되기에 구명복 공기주입 시기를 잘 판단하여야 한다.

(5) 구명복 상태에서 바다에 뛰어들 때

슬라이드를 이용하지 못하거나 이용할 수 없을 경우 비상구에서나 날개 위에서 신속하게 바다(호수)로 다음과 같이 뛰어내린다(침몰하는 배에서의 탈출요령도 동일 함).

날개에서 뛰어내릴 때	비상문에서 뛰어내릴 때	배에서 뛰어내릴 때
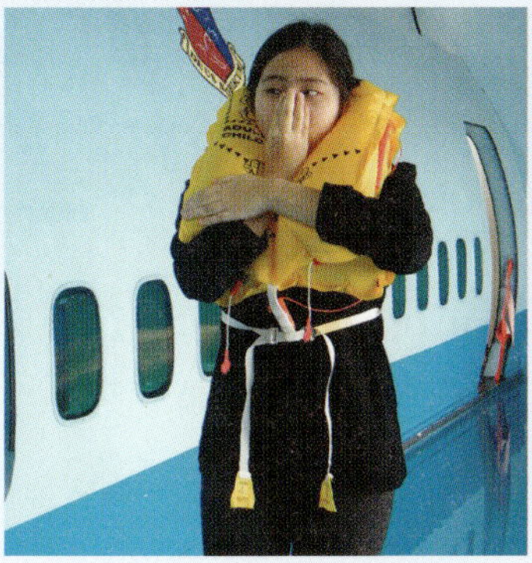	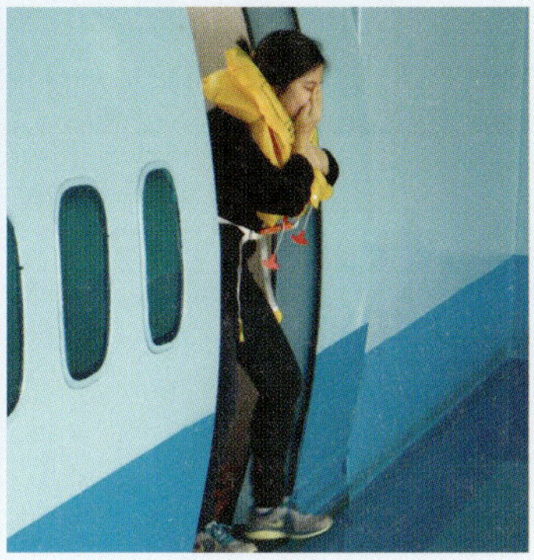	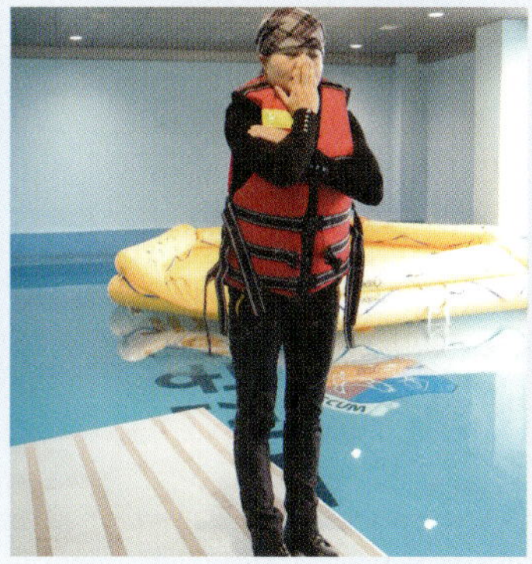

(6) 바다(호수)에서 비상 착륙시 슬라이드 하강방법

항공기 동체가 바닥에 닿을 경우 비상문에서 슬라이드가 펴지면 바다(호수)까지 높이는 약 9 m(바퀴가 정상상태일 때), 경사도는 약 43도이다. 슬라이드 앞에 서면 승무원의 지시에 따라 신발을 벗고 과감하게 뛰어내려야 한다. 머뭇거리면 순서를 기다리는 승객들의 생명을 위협할 수 있다. 승객이 주저하면 승무원이 승객을 밀어낼 수도 있다.

비상문에서 준비자세	슬라이드 탈출준비 자세	슬라이드 내려오는 자세
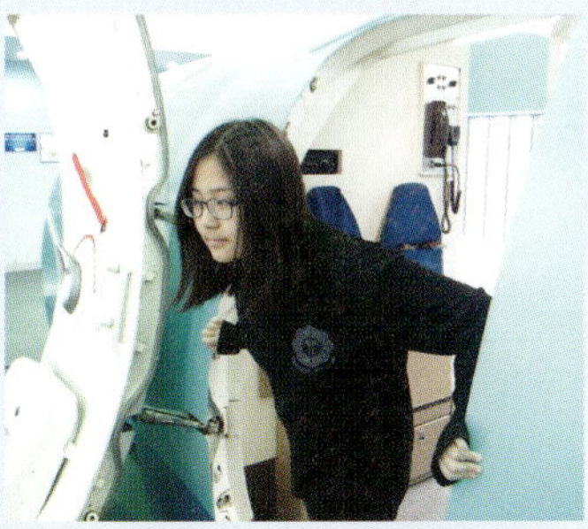	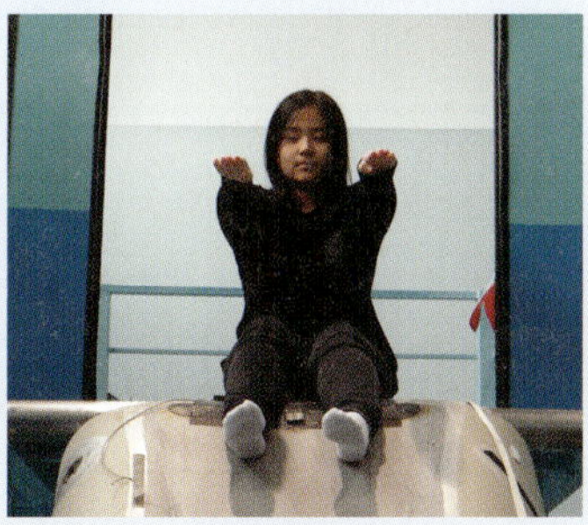	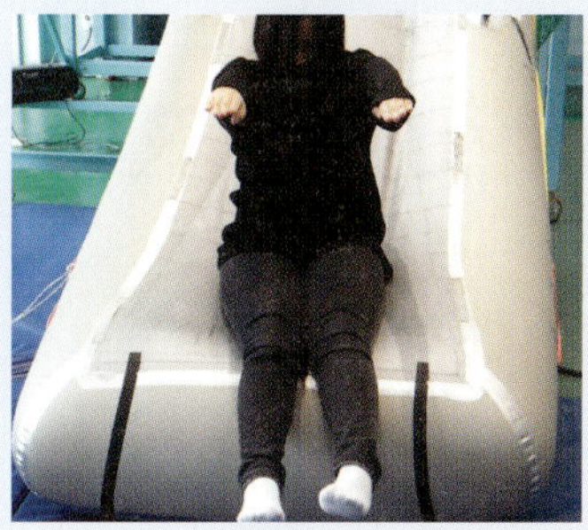

☞ **항공기 90초 룰 :** 항공기에 비상상황이 발생하면 90초 안에 모든 승객과 승무원을 완전히 탈출시키도록 하는 규정이다. 탈출시간이 90초를 초과하면 기내 화재 등으로 승객과 승무원의 생존 확률이 낮아질 수 있기 때문이다. 국토교통부의 운항기술기준 고시에 따르면 항공사는 승무원들이 90초 룰을 지킬 수 있도록 실제 상황을 가정한 비상탈출 훈련을 실시하도록 의무화 되어 있다.

(7) 차가운 바다에서 행동 요령

차가운 바닷물에서는 불안감을 해소하고 저체온에 오랜 시간 기다리기 위해서는 빠른 시간 내에 함께 뭉치도록 한다 노약자나 구명복이 없는 사람은 중앙으로 모아 구조를 기다린다.

기본(Help)자세	신속히 모이도록 한다.	Huddle자세로 기다린다.
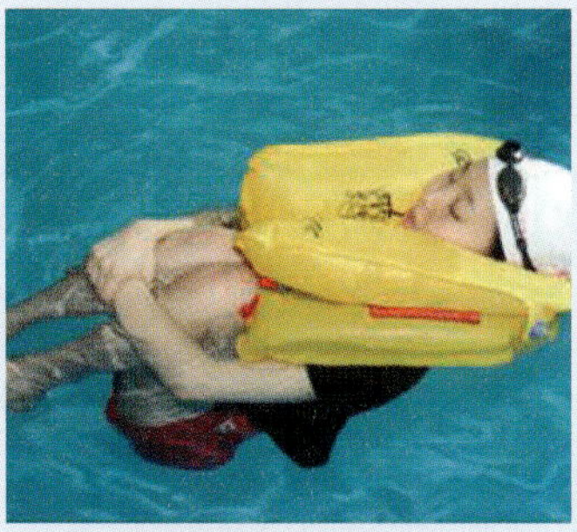	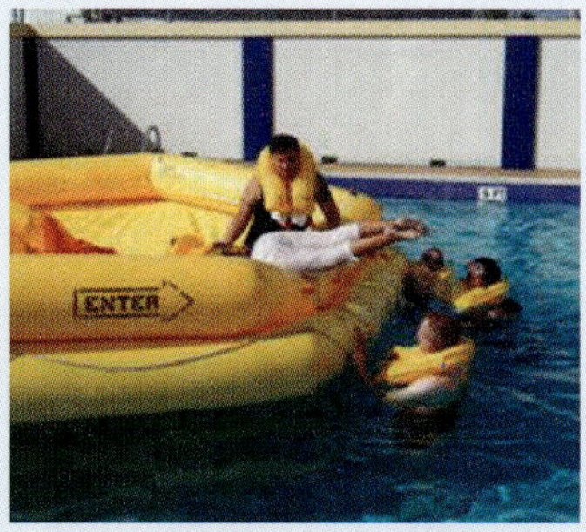	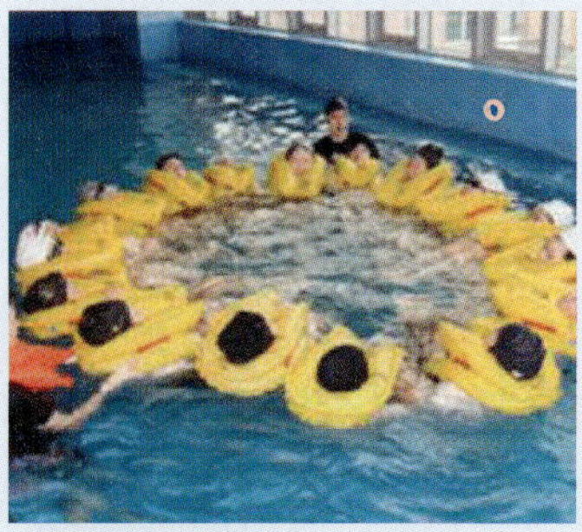

☞ 항공기는 빠르게 가라앉기 때문에 Slide만 장착된 기종인 경우에는 구명복만 부풀려 물로 뛰어 들어간다. 자세를 낮추어 구명벌(Raft)이 뒤집혀지는 것을 방지한다. Heaving Line을 이용, Slide/Raft끼리 묶는다. Slide/Raft의 팽창도를 수시로 점검하면서 기다린다. 부상 승객이나 노약자는 뒤집은 Slide에 앉히고, 건장한 승객들이 Slide를 잡게 한 후 구조를 기다린다.

(8) 항공기 사고 시 알아 두어야 할 사항

항공기에 사고가 나면 기내 조명이 꺼지고 화재로 인해 앞을 분간하기 어렵다. 이때 앉은 좌석에서 비상구로 가는 방향과 거리를 알고 있다면 탈출에 유리하기 때문에 비상구까지 몇 걸음 정도인지 확인해 두고 플래시 기능이 있는 스마트폰이나 휴대전화도 비상상황에서 요긴하게 쓸 수 있도록 준비한다. 사전에 플래시 상태를 점검하고 사고 발생 시 바로 꺼낼 수 있도록 몸에 지니는 것이 좋다. 승무원의 지시가 있기 전에 안전벨트를 푸는 행위는 금물이다. 미국에서 아시아나 항공기 사고기에 탑승한 승객들이 사고 당시 충격으로 몸이 좌석 밖으로 튕겨나갔다고 한다.

일단 탈출하면 사고 항공기에서 최대한 먼 곳으로 신속히 대피해야 한다. 언제 어떻게 화재나 폭발이 발생할지 모르기 때문이다. 화재로 인한 2차사고 예방을 위해서는 항공기에서 멀어질수록 유리하기 때문이다.

Q&A

Q 항공기 사고시 어느 쪽 좌석이 더 안전한가?

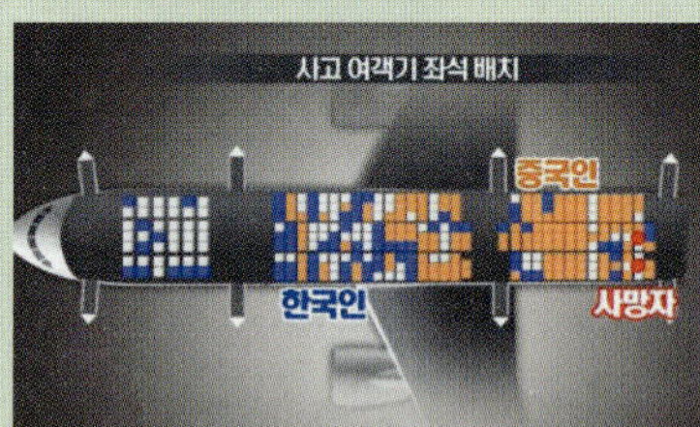

▲ 항공기 추락(2013.7.7) 때 사망자 좌석

A 항공기 추락시 인체에 가해지는 충격 실험 결과, 비행기 앞쪽보다 뒤쪽 승객의 생존 확률이 더 높았다. 189인승의 보잉 727여객기를 추락시키는 실험에서 정상보다 훨씬 빠른 속도로 하강시켰다. 이 실험은 사고(추락사고의 80% 차지)에서 생존할 확률이 가장 높은 사고 유형이기에 비행기를 750여 km 상공에서 조종사가 탈출한 이후 초당 457 km의 속도로 추락시켰다. 시속 225 km의 속도로 사막에 곤두박질한 비행기의 내부 상황은 조종석을 포함해 앞쪽 11번째 줄 좌석까지 머리 부분이 잘려 나가면서 1등석에 해당하는 앞쪽에서 5번째 줄까지 좌석에 앉은 승객의 살 확률은 희박한 것으로 나타났다. 추락시 앞쪽에 앉은 승객들은 중력의 12배에 해당하는 힘을 받고, 중간 좌석은 중력의 9배, 뒤쪽 좌석은 중력의 6배의 힘을 받는다. 이번 실험에서 비행기 뒤쪽에 앉은 승객 약 78% 정도가 살아남을 것으로 추정했다. 또한 인체 모형을 분석한 결과 안전띠를 맨 채 몸을 숙여 머리를 무릎 쪽으로 향하도록 자세를 취한 이들은 발목 부상 정도의 상해를 입지만 거의 생존하는 것으로 드러났다. (조선일보)

(9) 항공기 사고시 행동

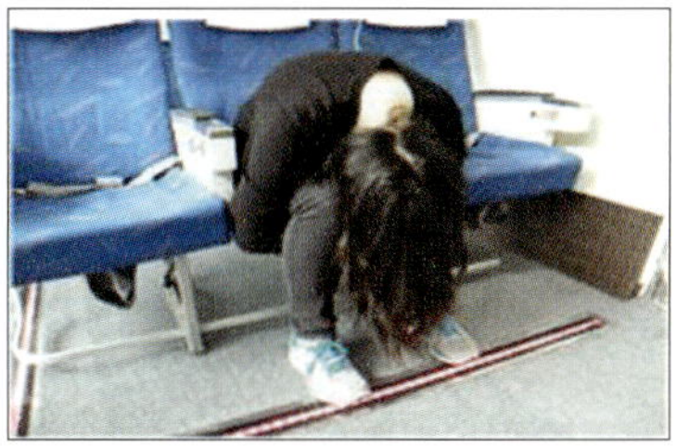

▲ 항공기 추락시 충격을 방지하는 안전자세

항공기 사고에서 승객이 취할 수 있는 대응법으로 가장 먼저 충격방지 방법을 취하는 것이다. 항공기가 추락할 때 가장 안전한 자세는 안전벨트를 꼭 맨 상태에서 허리를 허벅지 가까이 숙여 충격을 방지하는 자세를 취하는 것이다. 몸을 웅크리고 두 손을 포개 앞좌석에 대고 팔 사이에 머리를 집어넣고 머리를 푹 숙인 채 두 팔로 두 다리를 감싸면 충돌 충격을 대부분 흡수하여 충격을 완화 할 수 있다(통상적으로 착륙 1분전에 취함).

참 고

허드슨 강의 기적

2009년 1월 15일 미국 뉴욕을 출발한 US에어웨이스 여객기가 조종사의 기지로 허드슨 강에 불시착하였으나 승객 150명, 승무원 5명 전원이 모두 구조되었다. 이륙 1분 만에 양 날개의 엔진이 버드 스트라이크(조류 충돌)에 의해 엔진이 모두 멈추자 기장은 고층 빌딩이 밀집한 맨해튼을 우회하여 허드슨 강 위로 비상 착륙을 시도하여 한 사람도 다치지 않는 성과를 이루어 냈다.

비행기 추락사고 **안전벨트를 매고 웅크린 자세로 충격최소화**	1 어린이나 노약자를 위한 별도의 비상장비가 있는지 승무원에게 사전 문의	2 비행 중 비상용 산소마스크가 내려올 경우에는 보호자가 먼저 마스크를 착용하고 어린이나 노약자를 도와줌
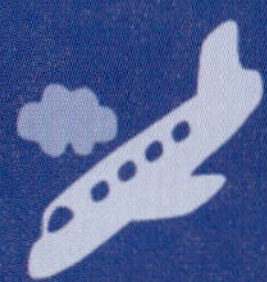	3 충돌 전 좌석등받이를 앞으로 세우고 안전벨트를 착용한 후 가슴을 허벅지 가까이 대는 웅크린 자세로 충격을 최소화	4 비상탈출용 슬라이드 이용 시 굽이 높은 구두나 모서리가 날카로운 장신구 등을 기내에 남겨두고 탈출

구조선과 해안 경비선은 여객기 동체가 창문 높이까지 강에 잠겼을 무렵 사고 현장에 도착했다. 일부 승객은 강물을 헤엄쳐 비행기를 빠져나온 뒤 비행기 날개에서 구조를 기다렸다. 사고 1시간 뒤 승객과 승무원 전원이 구조되자 미 교통안전위원회(NTSB)는 "조종사가 보여줄 수 있는 최고의 경이로운 능력이었다"고 격찬하였다. 항공기 사고는 사고 후 폭발이나 화재 발생률이 높아 골든타임이 아주 짧기 때문에 대형 인명 사고로 이어질 가능성이 높다. 체슬린 설렌버그 기장은 "저는 42년 동안 일정하게 조금씩 저축해왔으며 그 저축은 교육·훈련·경험들이다"라고 강조하였다.

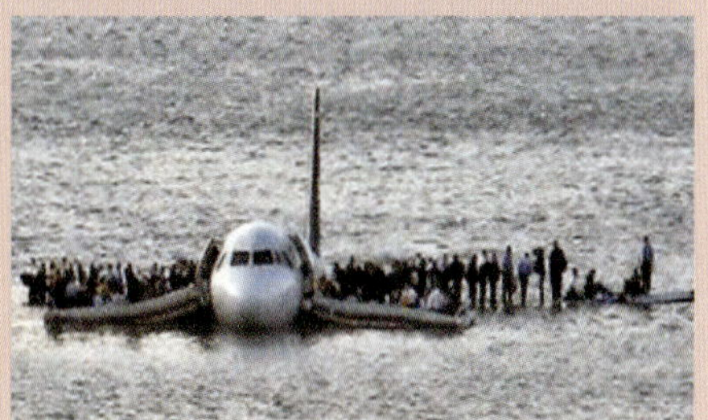

▲ 허드슨 강에 비상착륙 후 구조를 기다리는 모습

항공기 비상착륙 시 생존 확률을 높일 수 있는 방법

호주 학자 에드 갈레의 연구(항공기사고 생존자 2000명 인터뷰내용)에 의하면 비상구에서 가장 가까운 좌석 및 복도 쪽 좌석을 선택한다. 좌석벨트는 골반부분에 매고 꼭 푸는 법을 숙지한다. 즉 자동차 안전벨트와 다르게 위로 올려 풀어야 하는데 긴급 상황으로 패닉상태가 되면 풀지 못하는 경우도 발생한다. 안경이나 귀걸이, 펜과 같은 몸에 있는 장식물을 제거하여야 뾰족한 부분의 충격으로 상해를 예방 할 수 있다.

충격을 방지하는 자세로 앞좌석과 벽이 손에 닿을 경우 손을 겹쳐 이마에 대고 최대한 상체를 숙여 자세를 낮추고 사고를 대비한다. 의자 등받이는 직각으로 세워야 수직으로 놓여있을 때 보다 충격 시 반동 폭이 작아 머리와 가슴 손상을 줄일 수 있다. 테이블은 꼭 접는다. 펼쳐져 있을 때에는 얼굴과 가슴에 심한 충격을 받을 수 있다. 또한 탈출 시 몸이나 옷이 걸려 방해를 받지 않도록 주의하고 구명복은 반드시 비상구 앞에서 주변 상황을 파악하고 난 뒤에 구명복에 공기를 넣을 것인가 결정한다

9) 선박 사고

선박이란 **사람**이나 **짐** 따위를 **싣고 물 위**로 **떠다니도록 나무**나 **쇠**로 **만든 물건**을 말한다.

한국에서는 법규상 총 톤수 5 t 이상을 선박이라 하지만, 세계적인 법규로는 영국선급협회는 총 톤수 100 t 이상의 강선을 선박으로 규정하고 있다. 배는 육상의 기차 · 전차 · 자동차, 공중의 항공기에 비해 속도가 느린 단점은 있지만, 대량의 화물을 일시에 수송할 수 있고, 운임이 싸다는 장점으로 인해 세계 물자수송의 절반이 해상수송에 의존하고 있다.

따라서 선박은 단순 교통과 산업화 발전과 함께 최근에는 국민소득 증대와 여가문화에 대한 관심 증가로 선박을 이용한 여행 등 여가선용의 목적도 대폭 늘어나게 되었다.

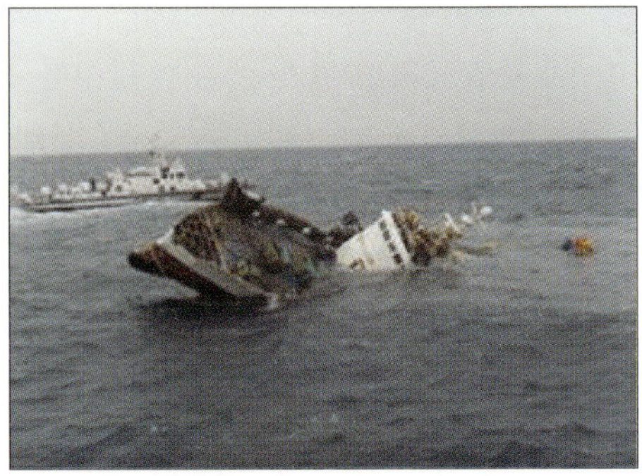

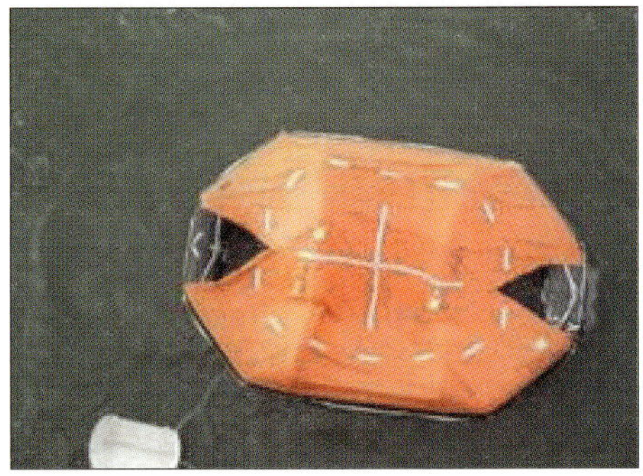

교통의 형태 중 가장 인사 사고율 가장 낮은 것이 선박이다. 하지만 한 번의 무관심과 부주의는 대형사고로 이어진다. 선박 내에서 발생하는 사고는 화상, 골절, 추락 등의 통상적인 사고들이지만 크게는 화재, 충돌, 침몰이라는 최악의 상황으로 이어지는 것이 선박사고인 것이다.

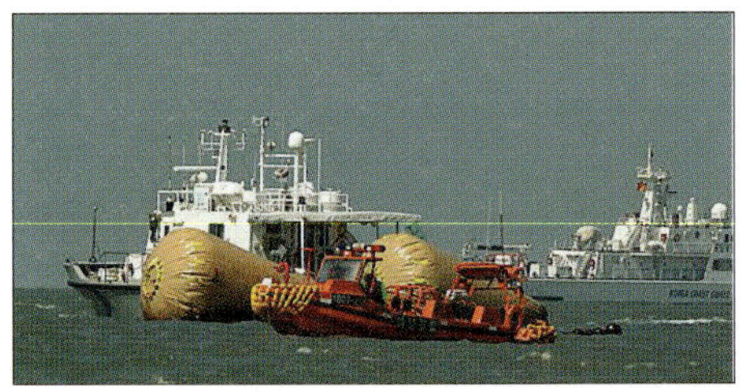

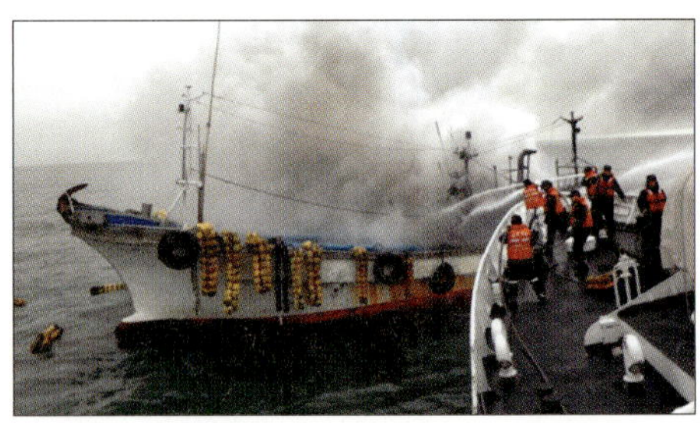

항공 사고는 일단 터지면 대형 사고이므로 항공 사고로 인해 회사가 부도처리 될 수도 있기 때문에 사고 예방에 혼신의 노력을 다한다. 감독 당국도 항공기 안전 정보를 광범하게 수집 · 분석하고 공개한다. 반면 해상 운송은 고대 페니키아인부터 역사가 2000년이 넘었지만 사고 분석이 제대로 이루어지지 않았고, 심지어는 배에는 블랙박스 조차도 없다. 따라서 침몰 원인을 정확하게 밝히기 어려운 경우가 많기 때문에 과거의 실패에서 많은 것을 배울 수 없다는 한계로 인해 똑같은 유형의 선박사고가 끊임없이 발생하는 것이다.

선박사고의 대표적인 세월호 침몰사고는 인재사고였다. 선장과 일부 승무원들이 가장 먼저 탈출하는 등 책임의식과 직업윤리의식의 부재와 함께 선박안전검사를 위탁받은 한국선급과 화물적재 및 구명장비점검, 소화설비점검, 여객선운항관리확인 등 선박안전운항관리 · 감독을 잘못한 해운조합의 잘못도 큰 것이다.

(1) 선박 탑승시 안전 점검

대부분의 대형 선박사고는 승무원들의 책임의식의 부재와 승객들에 대한 안전교육의 부실이 주원인으로 나타났다. 형식적인 선내 방송을 통해 약식 안전교육을 실시하는 관행 탓에 승객들은 물론 승무원조차 대피요령을 잘 인식하지 못하는 경우가 많다. 대형 여객선 탑승시 알아야 할 내용이다.

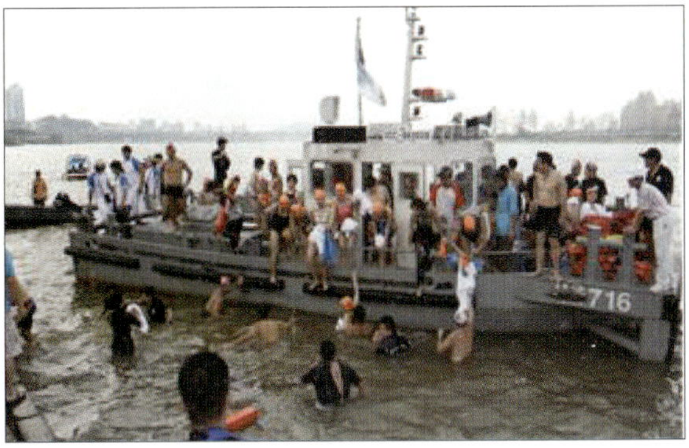

- 승선한 승객들은 가장 먼저 구명조끼 보관 장소를 확인한 후 착용법을 숙지하기 위해 구명조끼의 착용법을 익힌다.
- 자신이 배정된 갑판 내 안전지역으로 이동하여 자신이 탈 구명정 번호를 확인한다.
- 사고 발생 시 대피와 탈출 요령을 확인하기 위해 객실 위치에 따른 대피 루트를 확인한다.
- 배의 침수 등에 따른 정전에 대비해 대피 시 엘리베이터(대형선박)를 사용하지 않는다. 또한 구명정에 승선하는 요령을 확인한다. 구명정은 대략 20~30명가량이 탈 수 있는 규모이며, 표류할 경우를 대비해 구명정에서의 생존 방법도 함께 익힌다. 연막탄과 조명탄을 사용해 구조 신호를 보내는 요령과 노 젓는 방법, 바닷물 담수화 방법, 낚시법, 비상 의약품 사용법 등이다.
- 이 모든 것을 확인 또는 교육 받은 후 배 안을 자유롭게 돌아다니도록 한다. 일부 선박은 열흘 이상 소요되는 장거리 여행의 경우 운항 도중 승객들을 구명정에 태우고 실제로 바다에 띄우는 모의 탈출 훈련을 하기도 한다.

국내 선박 주요 **침몰사고**

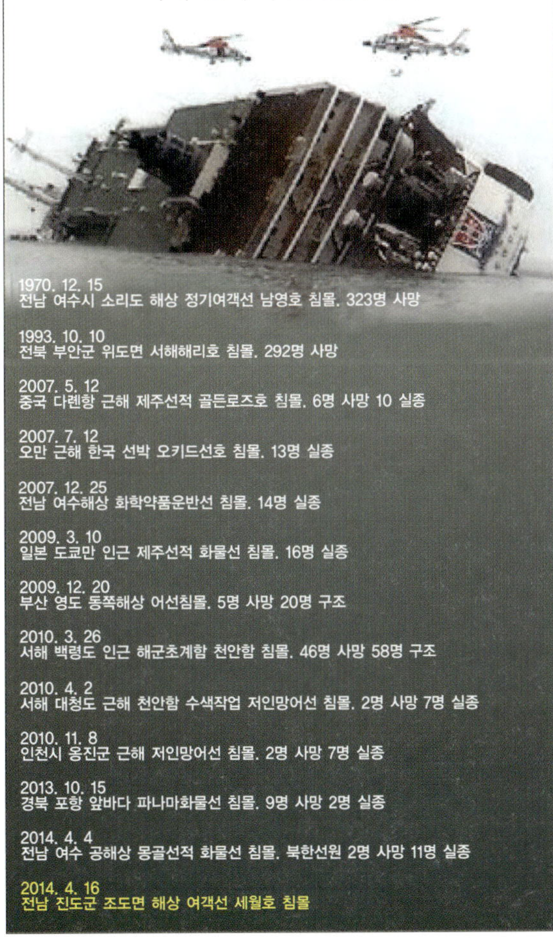

1970. 12. 15
전남 여수시 소리도 해상 정기여객선 남영호 침몰. 323명 사망

1993. 10. 10
전북 부안군 위도면 서해해리호 침몰. 292명 사망

2007. 5. 12
중국 다롄항 근해 제주선적 골든로즈호 침몰. 6명 사망 10 실종

2007. 7. 12
오만 근해 한국 선박 오키드선호 침몰. 13명 실종

2007. 12. 25
전남 여수해상 화학약품운반선 침몰. 14명 실종

2009. 3. 10
일본 도쿄만 인근 제주선적 화물선 침몰. 16명 실종

2009. 12. 20
부산 영도 동쪽해상 어선침몰. 5명 사망 20명 구조

2010. 3. 26
서해 백령도 인근 해군초계함 천안함 침몰. 46명 사망 58명 구조

2010. 4. 2
서해 대청도 근해 천안함 수색작업 저인망어선 침몰. 2명 사망 7명 실종

2010. 11. 8
인천시 옹진군 근해 저인망어선 침몰. 2명 사망 7명 실종

2013. 10. 15
경북 포항 앞바다 파나마화물선 침몰. 9명 사망 2명 실종

2014. 4. 4
전남 여수 공해상 몽골선적 화물선 침몰. 북한선원 2명 사망 11명 실종

2014. 4. 16
전남 진도군 조도면 해상 여객선 세월호 침몰

✚ 선박에서 안전사고가 발생하면 승무원의 잘못된 상황 판단으로 제대로 대처하지 못하는 경우도 대비하여야 한다. 비상 탈출구를 통해 구명벌(뗏목)을 내려서 구조를 요청한다. 이때 무조건 바다에 뛰어 든다면 조류에 떠내려가거나 저체온증으로 사망할 수도 있다. 바다 위에서는 판자 등 부유물 잡고 바다 위로 올라와 최대한 체온을 유지하면서 구조를 기다린다.

(2) 선박사고시 행동

선박에 승선 할 때는 출입구와 대피로의 구조, 구명조끼 위치 정도를 반드시 확인한다. 사고 발생시 구명조끼 착용이 기본이다. 선박이 침몰 중일 때 바다로 뛰어들거나 남을 경우를 잘 판단하여야 한다. 선박사고의 사망 원인은 질식이 아닌 저체온증이기 때문이다. 우선은 선체가 기우는 반대방향으로 몸을 피신하고, 구명조끼를 입은 채 구명벌 쪽으로 모인다. 구명벌에 탈 수 없다면 주변 부유물을 활용해 몸이 물에 닿는 부위를 최대한 줄여야 저체온증을 예방할 수 있다.

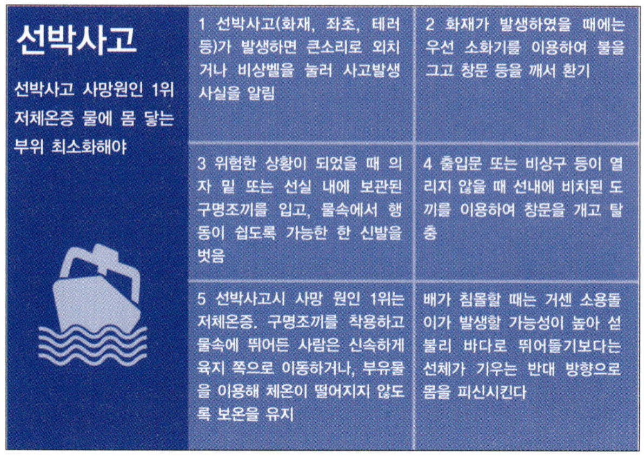

참 고

선박사고 때 배에서 끝까지 승객의 안전을 책임지는 것은 선장의 기본 임무

- 1912년 4월 1513명의 사망자를 낸 타이타닉호(46,000 t) 참사 당시 에드워드 스미스 선장은 마지막까지 승객 탈출을 지휘하였다. 그의 고향인 영국 리치필드에서는 배와 운명을 함께한 스미스 선장의 동상을 세우고, 동판에 "영국인답게 행동하라(Be British)"는 그의 마지막 말을 새겼다.
- 1993년 10월 전북 부안에서 292명의 사망자를 낸 서해훼리호(110 t)는 높은 파도 때문에 운항이 어려워지자 회항하려고 선수를 돌리는 순간 전복돼 침몰하였다. 정원이 202명인 배에 승객 355명, 선원 7명 등 무려 362명이 탑승, 사망 292명, 인양 77명 나머지는 실종되었다. 구명조끼 등이 모자라 단 70명만 구조되었지만 선원들은 끝까지 승객구조에 최선을 다하였다. 백운두 선장과 승무원 7명 모두 배와 함께 운명을 같이 하였다.
- 2012년 1월 이탈리아에서는 호화 유람선 코스타콩코르디아호가 승객 4229명을 태우고 가다 암초에 부딪히는 사고가 발생해 승객 32명이 사망했다. 사고 직후 배에서 탈출한 선장 셰티노는 경찰에 체포됐고, 과실치사 등의 혐의로 구속 수감됐다. 검찰은 배에 남은 승객 300여명을 버리고 도망친 직무유기죄를 적용해 승객 1인당 약 8년형씩 도합 2697년형을 구형하였다. 이 사건의 재판은 지금도 진행 중이다.
- 2014년 4월 세월호(6,800 t) 이준석(69) 선장은 배가 침몰하자 구조 첫 보트 1호로 가장 먼저 탈출하였다. 이씨는 최초 선박 좌초 신고가 접수된 지 40여분 뒤에 출동한 해경 경비정에 의해 구조되었다. 475명의 생명을 책임진 선장이 "나는 이 배와 같이 운명을 같이 하겠다"는 선장의 책임감을 저버린 것이다.

선박법에서 선장(Master)의 법적 의무

- 상선 · 여객선 · 어선 등의 선박에서 모든 승무원을 지휘 · 통솔하고, 선박과 선적 화물을 관리하며 여객의 안전항해를 도모하는 최고책임자로 해상기업인의 대리인으로서 공법상 · 사법상의 직무와 권한을 가진다.
- **제10조(재선의무)** 선장은 화물을 싣거나 여객이 타기 시작할 때부터 화물을 모두 부리거나 여객이 다 내릴 때까지 선박을 떠나서는 아니 된다. 다만, 기상 이상 등 특히 선박을 떠나서는 아니 되는 사유가 있는 경우를 제외하고는 선장이 자신의 직무를 대행할 사람을 직원 중에서 지정한 경우에는 그러하지 아니하다.
- **제11조(선박 위험 시의 조치)** 선장은 선박에 급박한 위험이 있을 때에는 인명, 선박 및 화물을 구조하는 데 필요한 조치를 다하여야 한다. 제161조(벌칙) 선장이 제11조를 위반하여 인명을 구조하는 데 필요한 조치를 다하지 아니하였을 때에는 5년 이하의 징역에 처하고, 선박 및 화물을 구조하는 데 필요한 조치를 다하지 아니하였을 때에는 1년 이하의 징역 또는 1천만원 이하의 벌금에 처한다.

(3) 선박의 안전 장구

선박에 설치된 안전장구로 구명조끼, 구명환, 구명보트, 구명벌 등이 있다. 이중 구명조끼는 개인안전장구로 선박에서는 승선 승객 전원이 착용할 수 있는 수량을 확보하여야 한다.

■ 구명조끼

내 용	사 진	
구명조끼는 바다에서 생명을 구해줄 필수품으로 수면으로 몸을 부상시켜주는 기본 기능과 체온저하와 외부충격을 막아주는 기능까지 있다. 구명조끼에는 비상호루라기가 부착되어 있어야 한다.	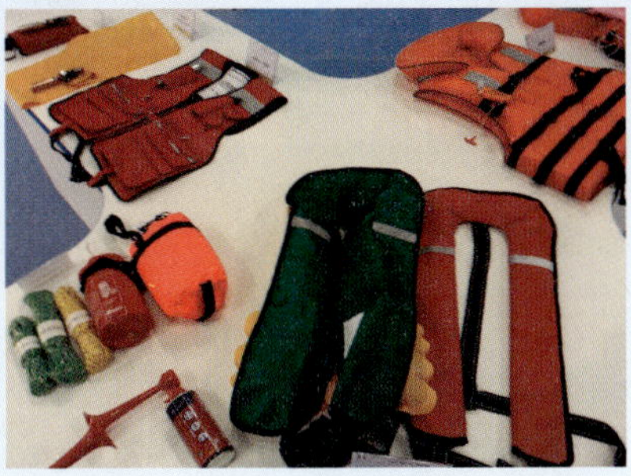	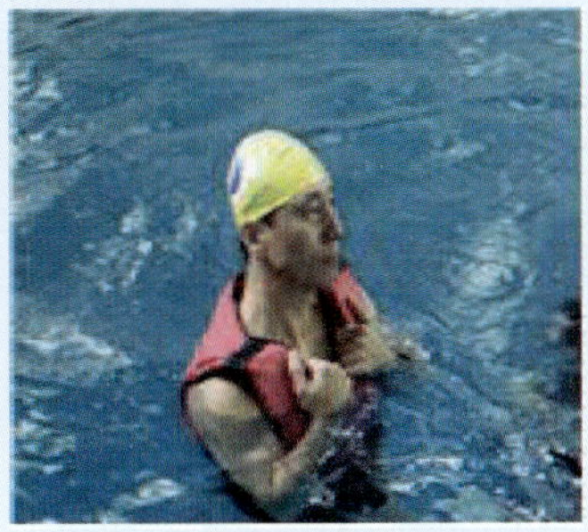

□ 구명조끼의 중요성

구명복은 구명조끼와 방수복 2가지이다. 구명조끼는 착용법이 비교적 간단하고 휴대하기 좋은 반면에 바닷물에 오래 표류하면 저체온증에 견디기 어렵다. 방수복은 체온을 유지할 수 있으며, 장시간 바다에 표류한다 해도 시간을 벌 수 있는 장점이 있지만 가격이 비싸고 착용법이 어렵다.

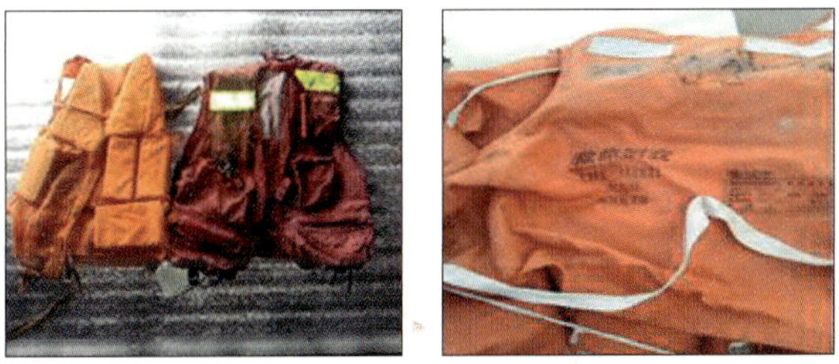

▲ 세월호 현장에서 획득한 구명조끼(좌 : 국내산, 우 : 일본산)

참 고

구명조끼의 조건

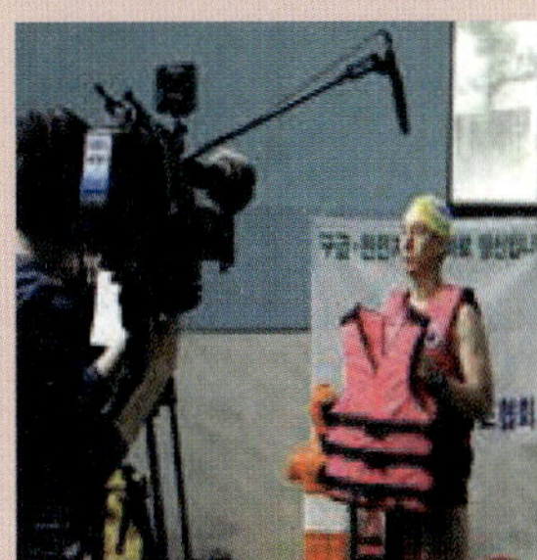

구명조끼는 7.5 kg 이상의 부력을 확보되어야 하며, 최소 24시간 이상 바다 위에 뜰 수 있어야 한다. 구명조끼는 잘 보이는 색상이며, 야간에 빛을 반사할 수 있는 역 반사재가 부착되어 있을 뿐만 아니라 스스로 자신의 위치를 소리로 알릴 수 있기 이해 신호수단(호각)이 부착되어야 한다. 착용시 반드시 바지 사이에 연결된 생명줄을 채우고, 허리끈을 꼭 조여야 한다(부력표는 452쪽 참조).

겨울철의 바다는 수온이 낮은 관계로 체온저하가 일어나기 전에 신속히 구조하여야 한다. 구명조끼는 사용한 사람이나 조난선박의 실체를 확인할 수 있도록 선명과 선적항을 반드시 기재되어 있어야 한다.

구명조끼 착용 규정 : 수상레저안전법은 수상오토바이, 모터보트 등 수상레저기구 이용자가 구명조끼를 착용하지 않으면 100만원 이하의 과태료 처분을 부과 할 수 있다. 해난사고 인명피해의 경우 90% 이상이 저체온증으로 사망한다. 구명조끼를 착용할 경우 생존율은 77%(착용하지 않을 때 81%)로 조사되었다(물에서 생존 452쪽 참조).

■ 구명환

내 용	구명환	던지는 방법
구명환 사용방법이 어렵지 않다. 먼저 줄이 꼬이지 않게 줄 끝을 발에 고정시키고 익수자에게 큰소리로 구조를 외치면서 언더드로우 방법으로 머리 위로 힘차게 던진다. 물이 흐르는 방향과 바람의 방향도 고려하여야 한다.	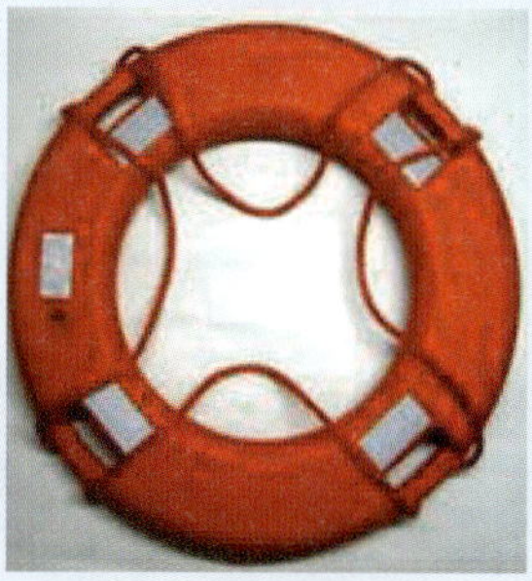	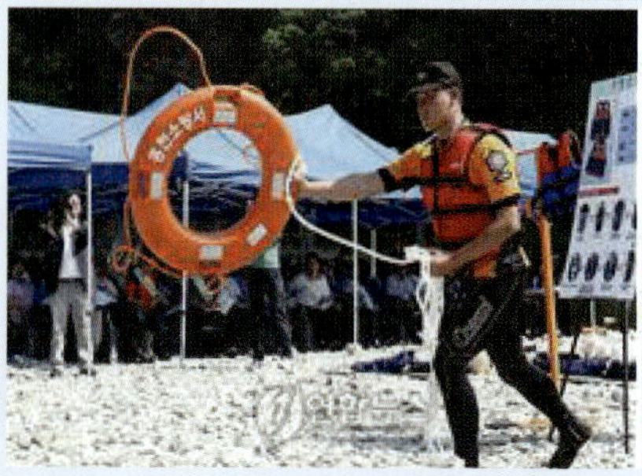

□ 구명환 이용 방법

우리나라 대부분의 바다와 강, 계곡, 하천, 호수 등지에서 물놀이사고 예방을 위해 지역 내에 인명구조함을 설치, 운영하고 있다. 인명구조함에는 구명로프, 구명환, 구명조끼, 투척용로프 등이 구비되어 있으며, 물놀이 사고 발생시 누구나 쉽게 사용할 수 있도록 조치하였다. 따라서 물놀이 전에는 주변에 설치된 안전장구의 위치를 확인한 후에 위급상황에서 사용 할 수 있도록 준비하여야 한다.

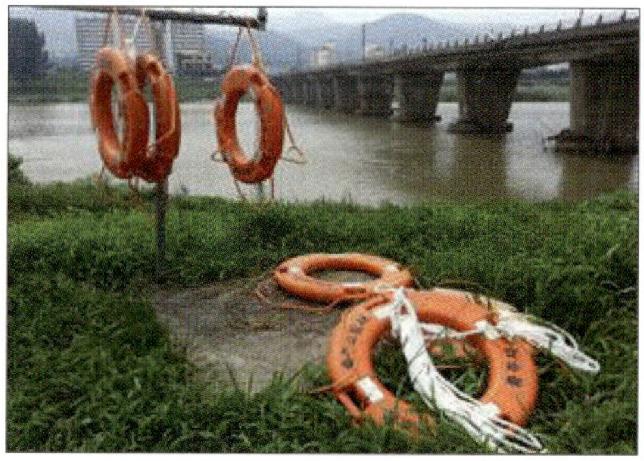

참 고

구명환 잡고 100 km 표류(기적의 생환)

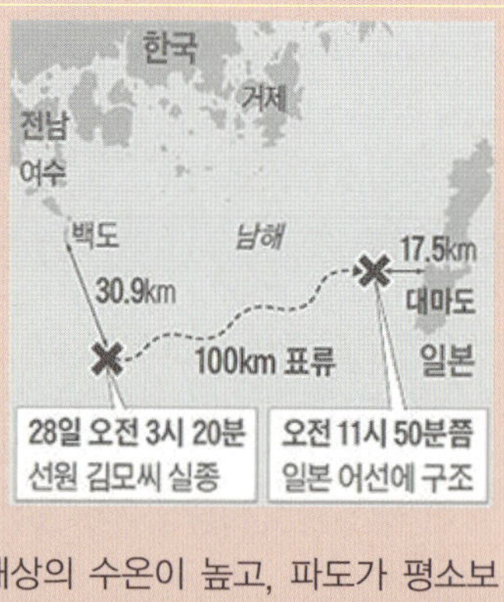

2013년 7월 28일 오전 3시 20분쯤 여수시 삼산면 백도 남동쪽 30.9 km 해상에 정박 중이던 대형 기선저인망 어선 T호(96.6 t)에서 선원 김모(40)씨가 바다에 추락 일본 대마도 근해까지 100 km가량 표류하다가 구조되었다. 김씨는 실종 8시간 30분여 만인 오전 11시 50분쯤 대마도 서쪽 17.5 km 해상에서 조업 중인 일본 어선에 구조됐다. 구명환을 붙잡고 대한해협을 100 km 가량 떠내려간 것이다. 일본 해상보안청이 남해지방해경청에 김씨 구조 사실을 알리고 오후 7시 45분쯤 경남 통영시 홍도 남동쪽 21.6 km 해상에서 일본 순시선 '아사지로'호를 만나 김씨를 인수하였다.

김씨는 특별한 외상이 없고, 비교적 건강한 상태였다고 해양경찰 관계자가 밝혔다. 해경의 한 관계자는 "구명환에 의존했기는 하지만 바다에서 무려 100 km나 표류하다가 구조되는 경우는 극히 드문 일"이라고 말했다. 당시 남해상의 수온이 높고, 파도가 평소보다 잔잔해 생존이 가능한 것으로 분석됐다. 김씨는 구명환을 붙잡고 생존을 위해 어선 불빛이나, 섬의 윤곽을 보고 40 km 이상 헤엄친 것으로 볼 수 있다.

■ 구명정(구명보트)

내 용	사 진	
구조임무를 목적으로 특별하게 제작된 선박으로 구명정은 길이가 보통 12~15 m이며, 해상상태가 나빠도 물 위에 떠 있을 수 있도록 설계되었다. 그리고 튼튼한 구조, 자체복원능력, 예비부력, 파도가 뒤에서 밀려들 때의 조종성이 주요 특징이다.	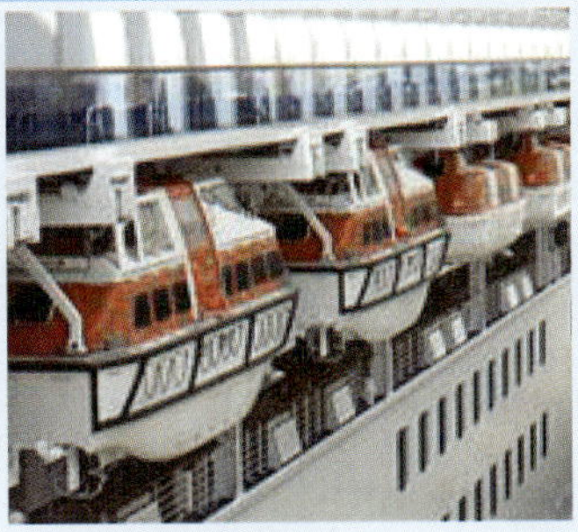	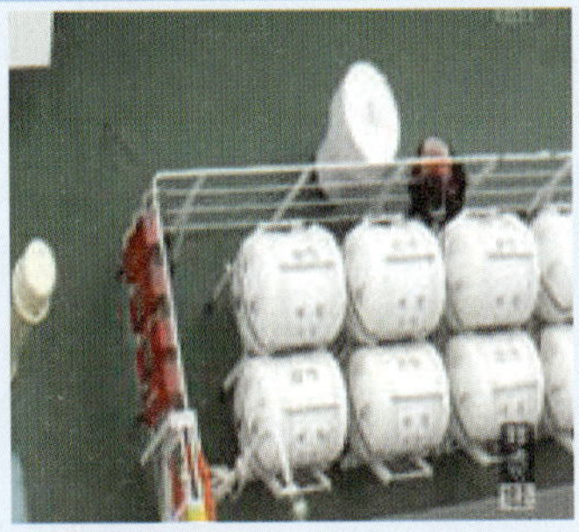

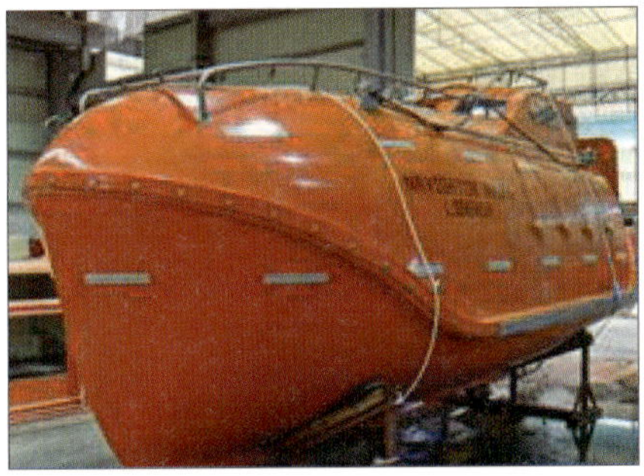

구명정(Life boat)은 선박 침몰시 이용되는 보트로서 전복되더라도 가라앉지 않게 설계되어 있는 밀폐형 구명정 그리고 반밀폐형, 개방형 구명정 등으로 구분되어 있다. 구명보트에는 생수, 압축과자, 통신장비, 등 장기표류를 대비한 필수품이 비치되어 있다. 개방식보트는 추진기 고장 시 노를 저을 수 있으며, 구조헬기가 도착 시 신속히 헬기에 탑승할 수 있는 장점이 있지만 파도와 조류, 우천 시, 추위에 노출되는 단점도 있다.

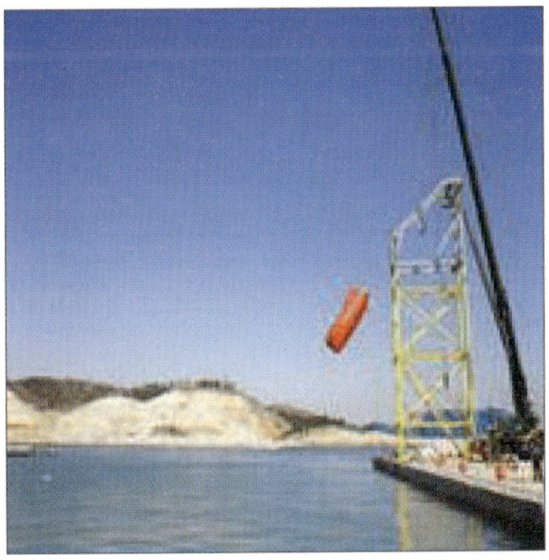

봉폐식보트는 말그대로 완전 봉폐되어 개방식보트의 단점을 극복할 수 있지만, 전문가의 도움없이 사고 선박에서 바다로 내리기가 쉽지 않고 구조헬기가 와도 사다리 타기가 불편하지만 수직침몰이나 화재사고에는 유리하다.

구명정이 작은 크기지만 자체 엔진으로 움직인다. 속력은 수면이 고요한 상태에서 최소 6노트(약 시속 11 km) 이상이고, 24시간 이상 연속으로 운항할 수 있다. 또 스티어링 휠(Steering Wheel, 조향장치)로 타를 움직여 방향 조정도 가능하다. 구명정을 보유한 선박에는 이와 별도로 추진력이 없는 구명벌(Life raft), 개인용 보호장구인 구명조끼(Life jacket)와 구명부환(Life buoy) 등 함께 갖추고 있다.

참 고

세월호와 구명정

세월호에는 25인승 구명정이 총 46개 있었고, 실제로 조타실에서 불과 2 m 앞에 있는 왼쪽 선측에도 14개가 있었지만 당시 선원들은 구명정을 바다에 던지지 않았다. 구명정 46개와 탈출용 미끄럼틀 17개의 검사 항목 모두 '양호'라고 평가받았지만 실제로 작동되지 않았다. 실제로 구명벌을 바다에 투척한 것은 123정 해양경찰관으로, 선측 좌현 구명벌 14개 중 2개를 풀어 바다에 던졌다. 세월호에 장착된 구명보트도 46개중 단 1개만 펴졌다.

■ 구명벌(구명뗏목)

내 용	사 진	
구명벌은 선박이 침몰하면 일정 수압에 의해 자동 팽창되는 튜브식 구조장비로 수동으로도 펼칠 수 있다. 또 비상식량 등이 구비되어 있으며 천막을 올려 입구를 닫아 해수 유입도 막을 수 있다. 최대 10일까지도 버티게 해주는 구조 장비다.	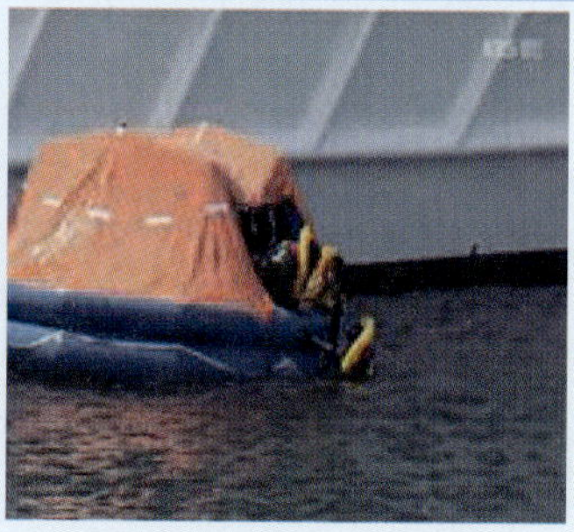	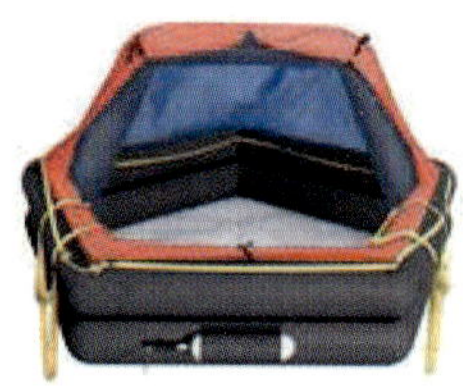

구명벌은 구명보트와 같이 모든 선박에 비치되어 있는 구명장비로 선박 구명장비 중 유일하게 흰색으로 드럼통처럼 생겼다. 선박 사고 시에 대비하기 위해서 경사진 곳에 달려있고, 핀을 뽑고 손으로 밀어도 되지만, 가급적 발로 차서 바다로 떨어뜨린다.

구명벌은 바다에 떨어지는 작은 충격에도 쉽게 펼쳐지며, 손잡이가 많이 달려있어 탑승하기 쉽고 25명까지 탑승이 가능지만 추진기가 없는 것이 단점이다.

참 고

• 익사자의 사망원인 확인

익사자의 사망원인을 사망상태를 보면 알 수 있다. 폐에는 허파꽈리의 탄성을 유지하는 계면활성제가 있다. 호흡이 남은 상태에서 폐로 물이 들어차면 물과 계면활성제가 만나 거품을 일으킨다. 따라서 익사한 시신의 입안이나 기도에는 비누 거품 같은 것이 가득 차 있다. 그렇지 않으면 죽인 뒤 수장한 것으로 판단한다. 죽어 누운 시신의 가슴이나 배에 시반이 보이면 이는 엎드려 죽어 있던 사람을 누군가 숨기려고 눕혀놓은 상태를 만든 것으로 판단한다. 우리 몸 혈액 속의 적혈구는 혈관 속에서 움직이다 죽으면 적혈구가 중력 방향으로 서서히 가라앉는다. 그래서 누워 있는 시신에는 바닥 쪽 등이나 하반신에 붉은 자국같은 시반이 생기기 때문이다.

• 계면 활성제

성질이 다른 두 물질이 맞닿을 때, 경계면에 잘 달라붙어서 표면 장력을 크게 감소시키는 물질이다. 계면활성제는 기름과 물에 모두 가까운 성질을 가지고 있는 특이 물질이라고 생각하면 된다. 물과 기름은 섞이지 않지만 계면활성제는 그 자체가 물과 가까운 부분과 기름과 가까운 부분이 있기 때문에 물과 기름을 섞어놓아도 계면활성제로 인해 물과 기름이 분리되지 않고 섞인 상태로 안정적으로 유지가 되는 것이다. 우유는 물과 지방과 단백질로 이루어졌지만 식용 계면활성제의 역할로 잘 섞여 있는 것이다.

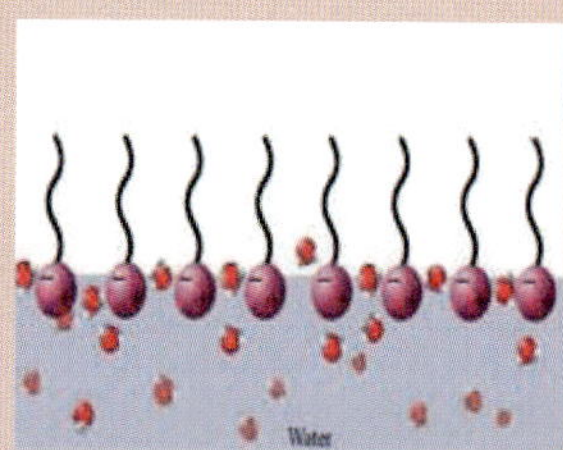

▲ 계면 활성제의 원리

(3) 선박 안전사고 대비자세

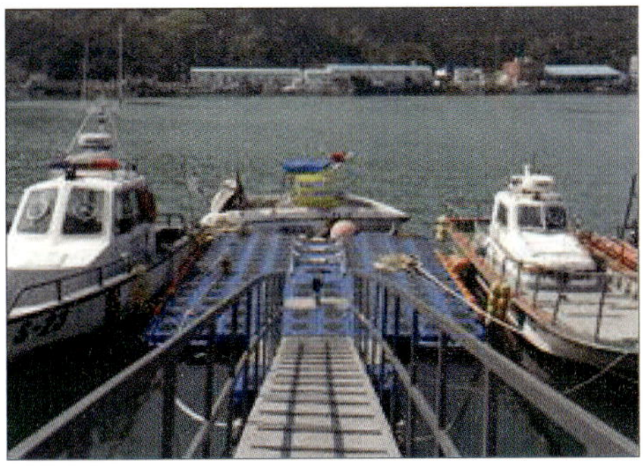

모든 안전에는 예방이 최우선이다. 선박사고에서 선박의 충돌, 침몰에 대비하여 승선과 하선에 따른 주의사항, 충돌 및 침몰시 행동요령 등에 관한 것과 수상이라는 특성을 고려하여 구명조끼 착용에서 타인구조법, 수상에서 생존요령 등을 사전에 숙지하여야 한다.

■ 기억해야 할 선박사고 대응 시나리오

1. SAFETY PLAN 도면을 먼저 확인

선박에 부착된 SAFETY PLAN 도면은 선박의 통로와 구조장비 위치를 알려준다. 도면을 스마트폰으로 촬영하여 운항 중에 숙지하도록 한다. 침몰시 탈출 비상구의 위치, 구명조끼, 구명정, 구명벌의 위치를 확인한다.

2. 배가 기울(꽝 등 충격소리) 때 침몰할 수 있다는 징후를 파악

운항 중인 선박이 비정상적인 꽝~ 하는 폭발음과 굉음이 들리거나 배가 한쪽으로 기울면 충돌 및 침몰할 수 있다는 생각을 한다. 반대편으로 복원성이 사라지면 침몰을 각오하고 준비한다.

3. 즉시 구명조끼 착용, 구명정 및 구명벌(뗏목) 위치로 이동

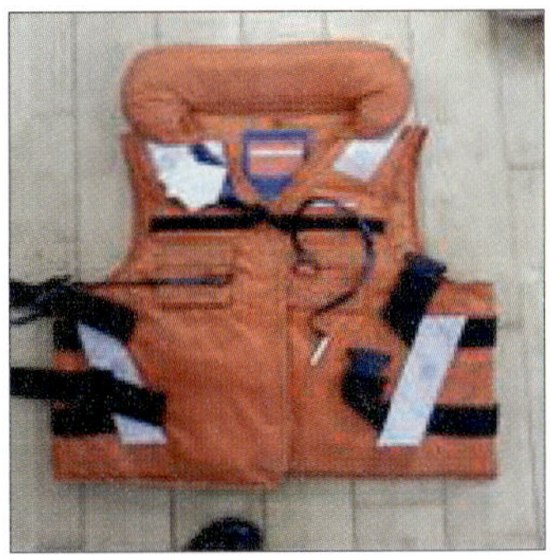

구명조끼를 착용하고 이후 SAFTY PLAN 도면에 따라 구명벌 혹은 구명보트 위치로 이동하여 언제든지 선박 밖으로 탈출할 준비를 한다. **세월호 침몰이 대형사고로 이루어진 것도 구명조끼 착용 후 밖으로 탈출이 아니라 가만히 있으라는 전달 때문이다.** 구명벌(뗏목)을 바다에 던져 펴지는 것을 확인하고 난 뒤에 구명벌 탈출이 가장 좋은 방법이다.

4. 선박 밖으로 탈출은 신중하게

최후 수단으로 구명조끼 착용 상태라도 바다로 뛰어들 때 주의하여야 한다. 반드시 비상탈출구나 입수가능지역에서 뛰어든다. 배 뒤편에서 뛰어내리면 배의 스크류에 걸리거나 배가 침몰할 때 같이 빨려들어 갈 수 있다. 바다에서는 익사보다 대부분 저체온증으로 사망한다. 따라서 바다에 뛰어들 때 외부기온도 고려하는 등 신중한 선택이 필요하다(탈출방법은 항공기 탈출방법과 동일).

5. 바다에서는 움직임을 최소화하면서 대기

바다에서 구조를 기다릴 때 움직임은 최소화 하고, 머리가 물에서 노출 되도록 하고 다리는 감싸고 모은다. 많이 움직일수록 버틸 수 있는 체력이 소진된다. 저체온증 예방과 함께 시간과의 싸움에서 기다림에 익숙한다. 함성이나 고함은 금물이며 가능하면 호각 등 신호장비에 의존한다. 연락 가능한 수단이 있을 때 바다에서 **신고는 122(해양경찰) 또는 1588-3650으로 연락**한다.

연습문제 22

1 1급 재해의 정의는?
① 도나 광역시 단위에서 해결할 수 있는 규모
② 시 · 군 단위에서 자체적으로 해결할수 있는 규모
③ 국가 규모의 재해
④ 재해 재단에서 처리할 정도의 규모

2 사회적 재난이 아닌 것은?
① 에너지 ② 통신
③ 환경오염 ④ 교통

3 집중호우시 대처 요령이 아닌 것은?
① 안전한 곳으로 대피
② 밝은 색 옷가지를 흔들어 구조 요청
③ 배수구나 하수구에 빠지지 않도록 주의
④ 물을 건널때는 하류 쪽으로

4 사람이 느낄수 있는 리히터 규모는?
① 3.5 ② 4.2
③ 4.5 ④ 3.0

5 인적 재해 중 속성이 다른 것은?
① 교통사고 ② 화재
③ 생물학적 ④ 폭동

6 자연재난(Natural Disaster)의 계절별 유형으로 늦여름과 초가을에 발생하는 재해를 바르게 나타낸 것은?
① 황사 ② 홍수
③ 태풍 ④ 폭설

7 지진발생 시 행동 요령으로 알맞은 것은?
① 건물 내부에 있다면 질서를 지켜 현재 위치를 표시하면서 옮긴다.
② 대피시는 탁자 밑이나 화장실로 대피한다.
③ 진동을 느끼면 자세를 낮추고 진동이 미세해지면 움직인다.
④ 빠른 이동을 위해 승강기를 이용한다.

8 다음 화재는 불에 잘 타는 물체의 성질에 따라 여러 가지 종류로 나누어지는데 이 중 바르게 나타낸 것은?
① 일반화재(D급 화재)
② 유류화재(B급 화재)
③ 전기화재(A급 화재)
④ 금속화재(C급 화재)

9 해일 대비 요령으로 알맞지 않은 것은?
① 비상 발생시를 대비하여 대피 및 대피방법을 미리 숙지
② 주변의 하수구가 막혔는지 확인
③ 조업 중인 선박은 귀항하지 말고 항구에 있는 선박은 더욱 단단히 고정
④ 해일 경보 등을 주의 깊게 듣는다.

10 다음은 법정 전염병의 종류에 따른 분류를 나타낸 것이다. 바르게 나타낸 것은?
① 제1군(즉시격리)
② 제2군(예방접종)
③ 제3군(지속적 감시 및 치료)
④ 제4군(즉시격리)

11 수동식 소화기 사용법으로 알맞지 않은 것은?
① 소화기를 불난 곳 가까이로 가져간다.
② 소화기가 떨어지는 것을 방지하여 손잡이를 잡고 안전핀 제거

③ 소화기 호수를 불난 곳으로 접근
④ 화점에 약제를 분사

12 건물 내에 갇혔을 때의 행동요령으로 알맞은 것은?
① 화재 발생하여 대피가 어려울 경우 무리하게 통로로 대피하기 보단 계단으로 대피
② 갇혀있는 사람은 화기나 연기가 없는 창문을 통해 소리나 물건을 던져 자신을 알림
③ 위급한 상태가 되기전에 대피통로를 찾음
④ 천이나 옷에 물을 묻혀 호흡기관을 막음

13 태풍 대처 요령으로 알맞은 것은?
① 대중매체를 통해 기상속보에 항상 귀를 기울인다.
② 산에 있는 경우 계곡은 물살이 거세질수 있으므로 물살이 약한 하류쪽으로 건넌다.
③ 외출삼가
④ 야영 중 강물이 넘칠 때는 물건에 미련을 두지 않는다.

14 재해의 정의에 관한 설명 중 옳지 않은 것은?
① 재해란 자연적 혹은 인위적 원인으로 발생하여 파괴와 손실, 대량환자가 발생을 유발하는 대형사고나 재앙을 지칭한다.
② 일반적으로 자연적 재해는 넓은 지역에서 각종 피해가 발생하는 지진, 홍수, 전쟁을 의미한다.
③ 일반적으로 대량환자발생은 국한된 지역에서 많은 환자가 발생하는 교통사고, 건물화재 등을 말한다.
④ 의학적 재해는 재해가 발생했을 때 의료수요를 해당 응급의료체계에서 제공할 수 있는 능력을 초과한 경우를 말한다.

15 각종 사고의 유형별 골든타임이 존재하다고 한다. 항공기의 골든타임은?
① 90초 ② 9분
③ 1분 30초 ④ 2분 30초

16 대량환자 발생시 중증도 분류표의 색상으로 환자를 분류하는 경우에 먼저 이송해야 할 순서대로 색상이 나열된 것은?
① 적색→황색→녹색→검정색
② 적색→녹색→황색→검정색
③ 황색→적색→녹색→검정색
④ 황색→녹색→적색→검정색

17 재해의 현장에 가장 먼저 도착한 응급처처치팀이 최초로 해야 할 임무는?
① 재해정도 및 환자수의 파악
② 필요한 지원팀의 요청
③ 중증도의 분류
④ 안전지대의 설정

18 재난 시 주민들 교육으로 알맞지 않은 것은?
① 재해나 대형사고 신고방법
② 심폐소생술
③ 기본적 응급처치법
④ 기관삽관

19 녹색 환자로 알맞은 것은?
① 경미한 찰과상
② 건물 붕괴로 다리 압사 사고자
③ 전기로 인한 3도이상 화상 환자
④ 심정시 환자

20 재난의 구분 중 자연 현상과 관련된 천재지변을 ( ) 또는 ( )이라고 한다. 바르게 표현한 것은?
① 재난, 환경적 피해
② 재해, 자연 재난
③ 자연재난, 사회재난
④ 재해, 풍수해

시험문제 답안 및 문제 풀이

[제 1 장 응급처치 총론]

정 답

1. ③ 2. ④ 3. ④ 4. ④ 5. ① 6. ③ 7. ④
8. ④ 9. ④ 10. ④ 11. ② 12. ② 13. ④ 14. ①
15. ④ 16. ③ 17. ③ 18. ④ 19. ③ 20. ④

1. ③ 최초 반응자는 사고현장 주변안전유지, 구조요청, 차량통제 등을 통해 신속하게 부상자나 환자에게 응급처치 등 임무를 수행할 수 있어야 한다.
2. ④ 소방관은 화재 및 구조
3. ④ 응급의료 지원 및 안내 119
4. ④ 교육받은 행위만 시행하며 의료요원이 도착하면 업무를 인계한다.
5. ① 환자의 눈을 마주치면서 환자의 반응에 적극적으로 관심을 둔다.
6. ③ 응급의료기관인 병원에서 전문응급의료진의 체계적인 진료가 있어야 한다.
7. ④ 통신체계는 응급의료 기본요소 4개 분야 중 하나이다.
8. ④ 특수구조장비 사용법을 정확히 숙지한 상태에서 사용할 수 있어야 한다.
9. ④ 1위 악성종양, 2위 심혈관질환, 3위 뇌혈관질환
10. ④ 현장에서 응급처치를 받지 못하면 위급한 환자의 정의
11. ② 응급처치 교육의 사고현장 안전 확보는 직접적인 목적이 될 수 없음
12. ② 보상이나 대가를 바라지 않을 경우 법적으로 보호 가능
13. ④ 보호자의 동의를 얻어야 한다.
14. ① 가능하면 응급환자의 체액이나 혈액에 직접 접촉을 삼간다.
15. ④ 단순타박상은 응급상황이 아니다.
16. ③ 구급대원과 보건교사 인명구조요원은 필히 교육을 받아야 한다.
17. ③ 사고현장에서는 보호 장비를 착용해야 한다.
18. ④ 정맥주사는 1급응급구조사의 처치범위
19. ③ 환자의 재산 부동산 족보에 관한 정보는 필요하지 않다.
20. ④ 2008. 5. 22 제 273회 6차 본회의 통과

[제 2 장 응급 환자 평가]

정 답

1. ① 2. ① 3. ④ 4. ① 5. ② 6. ② 7. ④
8. ② 9. ① 10. ③ 11. ③ 12. ① 13. ① 14. ③
15. ③ 16. ③ 17. ③ 18. ① 19. ② 20. ②

1. ① 현장도착시 가장 먼저 시행하여야 하는 것은 현장조사 및 안전의 확보이다.
2. ① 1차평가에서는 빠른 평가와 치명적인 병변에 대한 응급처치가 필요한 상황이다.
3. ④ 맥박은 일정해야 적절한 순환이다.
4. ① 뇌의 시상하부의 동맥혈과 같은 혈액을 공유하므로 구강은 체온을 정확히 반영한다.
5. ② 심정지는 맥박의 정지를 뜻한다.
6. ② 생체징후는 체온, 혈압, 맥박, 호흡이다.
7. ④ 맥박 측정은 대부분 목(경)동맥을 측정한다.
8. ② 생체징후는 체온, 혈압, 맥박, 호흡이다.
9. ① 공기(산소)가 가정 먼저 공급되어야 한다.
10. ③ GCS는 개안반응, 운동반응, 언어반응을 평가하는 것이다.
11. ③ 2차평가는 치명적인 병변이 발견되지 않은 환자에 대한 정밀 전신검사이다.
13. ① 동공반응은 뇌병변을 시사하고 평가하는 중요한 지표이다.
14. ③ 혈관으로 유입된 혈액이 혈관벽에 부딪히는 충격을 말한다.
16. ③ 기도폐쇄를 방지하기 위해 측와위 자세를 취해야 한다.
17. ③ AVPU척도 중에 P의 경우이다.
18. ① 환자의 의식상태의 명료 여부 및 통증에 대한 반응여부를 판단하는 것을 AVPU 척도라 한다.
19. ② 반좌위 자세는 상반신을 대략 45° 일으켜야 한다.
20. ④ 성인의 정상혈압은 120/80mmHg이다.

[제 3 장 심폐소생술]

정 답

1. ③ 2. ④ 3. ① 4. ④ 5. ② 6. ① 7. ④
8. ② 9. ① 10. ① 11. ④ 12. ① 13. ② 14. ①
15. ④ 16. ② 17. ① 18. ② 19. ④ 20. ④

1. ③ 생물학적 사망이란 뇌 손상이 비가역적으로 발생하여 다시 회복하기 힘든 상태를 말한다.
2. ④ 30 : 2 하는 것이 제일 적합하기 때문이다.
3. ① 임상적 사망이란 심장이 다시 뛸 경우 뇌손상이 없는 상태의 시간을 말한다.
4. ④ 1번은 4단계이고 2번은 신고-심폐소생술-이송이다. 3번은 생존률이 증가한다.
5. ② 기본 생명소생술의 인공호흡과 흉부압박이 시행되어야 하기 때문이다.
6. ① 심폐소생술의 목적은 뇌 손상을 방지하는 것이기 때문에 머리가 약간 높은 자세는 잘못된 것이다.
7. ④ 영아는 목이 짧고 다른 곳은 측정되지 않기 때문이다.
8. ② 인위적으로 심장을 뛰게 함으로써 뇌손상을 방지하기 위한 처세술을 심폐소생술이라고 한다.
9. ① 반응 및 호흡확인 → 구조요청 → 가슴압박
10. ① 아직 환자가 살 가능성이 있기 때문에 심폐소생술을 해야 한다.
11. ④ 응고된 혈액이 기도를 막을 수 있기 때문이다.
12. ② 기도가 막혔기 때문에 양손이 목을 조르는 듯한 자세를 취하게 된다.
13. ② 청색증이 관찰되었다는 것은 기도폐쇄를 의미하기 때문이다.
14. ① 소아와 영아는 흉곽 직경의 1/2 깊이이다.
15. 흉부를 압박하면 흉골과 척추사이의 가장 큰 기관인 심장이 압박되어 심실 내의 압력이 증가하여 그압력에 의해 혈액순환이 이루어지기 때문이다.
16. 의식이 없는 경우 구강내 이물질을 제거해줘야 한다.
17. 심장파열은 부적절한 흉부압박으로 발생하는 합병증이다.
18. 폐좌상은 적절하여도 발생하는 합병증이다.
19. 간 또는 비장의 손상은 부적절한 흉부압박으로 발생하는 합병증이다.
20. 영아의 주요사망 원인은 쇼크나 호흡부전에 의한 저산소증이 원인이다.

[제 4 장 기도폐쇄 처치]

정 답

1. ④ 2. ① 3. ④ 4. ① 5. ② 6. ① 7. ③
8. ① 9. ① 10. ④ 11. ③ 12. ④ 13. ④ 14. ④
15. ① 16. ④ 17. ④ 18. ② 19. ④ 20. ③ 21. ③
22. ①

1. 산소는 기도폐쇄와는 관련이 없다.
2. 잡음이 들린다. 공기를 불어넣으면 잘 들어간다. 흉부의 호흡이 보인다.
3. 국소압박법은 허벅지 출혈에 쓰이는 응급처치 방법이므로 관계없다.
4. 성인의 분당 호흡수는 12~20회이다.
5. 호흡곤란시 완전기도 폐쇄시(의식이 있을 때)완전기도폐쇄
6. 소아나 영아나 배가 들어간 성인은 가슴 압박보단 등 두드리기나 복부 밀쳐 올리기를 한다.
7. 의식이 없는 소(영아)에게 심폐소생술 즉시 실시한다.
8. 의식확인
9. ①을 제외한 나머지는 의식이 있는 환자에게 하는 응급처치법이다.
10. 기도폐쇄가 일어날 가능성이 높다.
12. 입술이 아닌 혀
13. 폐실질은 상기도계가 아닌 하기도계이다.
14. 나머지는 상기도계에 대해 해당한다.
17. 직선형이다 그러므로 밑으로 내려갈수록 똑같다.
18. 호흡시 목부위에서 심한 천명음
20. 소아의 기도 모양은 깔때기 모양이고 길이는 4mm이다.
21. 외상이 없는 환자에게 적용하는 기도유지법은 머리젖히고-턱들기 방법을 사용한다.
22. 약물 및 심전도 감시는 1급 응급구조사 또는 의료인의 처치 영역이다.

[제 5 장 심전도와 AED]

정 답

1. ④ 2. ④ 3. ④ 4. ④ 5. ③ 6. ① 7. ①
8. ② 9. ④ 10. ④ 11. ④ 12. ② 13. ③ 14. ①
15. ④ 16. ① 17. ① 18. ② 19. ③ 20. ④ 21. ②

1. 재분극시 T파가 관찰된다.
2. 2번 첫 번째 흥분. 3번 심방으로 전달된다. 4번 P파가 일어난다.
3. 4번 T파 출현
4. 정맥 주사는 전해질을 보충하기 위해서 혈액을 대행하기 위해서
5. 3번에 관련된 내용은심실 빈맥에 관련된 내용이므로 관계없다.
6. 심실의 수축 빈도가 증가가 아닌 감소함으로써 심박 출혈량이 감소하게 된다.
7. 심실세동이 60~85% 정도 발견되므로 가장 많다.
8. 심실세동을 제거하기 위해 전기적인 충격을 주기 위한 장비인 자동제세동기를 이용하여 응급처치를 하여야 한다.
9. 가정형은 확대가 되지 않음
10. 분석중에는 심폐소생술을 잠시 중단한다.
11. 협심증에 대한 설명이므로 틀리다.
12. 소아용 패드가 없을 경우 성인용 패드를 사용할 수 있다.
13. 자동 제세동기 사용순서는 AED준비 패드부착 제세동 분석 재평가 이므로 3번이 답이다.
14. 무수축은 이완수축을 하지 않으므로 제세동이 불가능하다.
15. 적용 시간이 빠르면 빠를수록 소생율이 높아진다.
16. 제세동 실시 직후 2분뒤 다시 제세동이 작동되기 때문이다.
18. 동맥경화증은 심근경색증 합병증이 아닌 주요 원인이다.
19. 정상 맥박수보다 느린 맥박을 서맥이라 한다.
20. ④는 2010년 가이드라인
21. ②는 2010년 가이드라인

[제 6 장 순환기계 질환]

정 답

1. ④	2. ②	3. ②	4. ③	5. ④	6. ④	7. ④
8. ④	9. ②	10. ①	11. ①	12. ④	13. ①	14. ④
15. ②	16. ③	17. ③	18. ②	19. ④	20. ③	

1. 인슐린은 당뇨치료제이다. 혈액은 적혈구, 백혈구, 혈소판, 혈장으로 구성되어 있다.
2. 백혈구에 대한 설명이다.
3. 협심증은 30분 이내에 통증이 사라지며 휴식을 취하면 대부분 호전된다. 하지만 30분 이상 통증이 지속되는 경우 심근경색을 의심해봐야 한다.
4. 식균작용을 하는 것은 백혈구이고, 혈액응고에 관여하는 것은 혈소판이다.
5. 협심증 환자에게는 설하로 니트로글리세린을 투여하여 심근에 있는 혈관을 확장시킨다.
6. 백혈구는 식균작용을 통해 면역기능을 담당
7. 협심증은 30분 이내에 통증이 사라지며 휴식을 취하면 대부분 호전된다. 하지만 30분 이상 통증이 지속되는 경우 심근경색을 의심해봐야 한다.
8. 폐결핵은 결핵균에 의한 폐 질환이다.
9. 동맥은 정맥보다 탄력적이다.
10. 폐순환에서 폐정맥은 좌심방으로 유입된다.
11. 대순환의 과정은 좌심실 → 대동맥 → 모세혈관 → 대정맥 → 우심방 순이다.
12. 정상적인 성인의 혈압은 120/80mmHg이다.
13. 심근경색은 심근의 괴사가 동반되므로 사망의 가능성이 매우 높으며, 심박출량의 감소에 의한 심장성 쇼크 및 울혈성 심부전, 부정맥에 의한 급사가 발생할 수 있다.
14. 대표적인 처방약은 니트로글리세린이다.
15. 혀 밑에 넣으면 수 초 이내에 작용이 시작되는데 이는 혈관의 평활근을 이완시켜 심근의 산소요구량을 감소시키며, 관상동맥을 확장시켜 심근으로의 산소 공급을 증가시킨다.
16. 급성 심근경색환자의 호흡은 폐부종이 발생하지 않는 한 정상적이다. 폐부종이 발생하면 저산소증으로 인하여 호흡이 얕고 빨라진다.
17. 외부환경과 내부환경의 지각의 전달은 신경계이다.
18. 기관지 동맥 : 폐에 혈액을 공급하는 동백
    대동맥 : 심장의 좌심실에서 온몸으로 혈액을 보내는 동맥
    경동맥 : 목을 지나 안면과 두개골 내로 들어가는 동맥
19. 관상동맥 질환의 주요위험인자(고혈압, 혈중 콜레스테롤농도의 증가, 흡연, 연령, 설별, 유전적 요소, 당뇨병)와 부수적 위험인자(스트레스나 비만)가 있다.
20. 뇌출혈 : 뇌혈관의 출혈이 원인이 되어 일어나는 뇌혈관 질환
    폐부종 : 폐간질 및 폐포에 체액이 축적되어 호흡이 곤란해지는 질환
    쇼크 : 우리 몸의 주요 기고에 충분한 혈액을 공급할 수 없어서 산소 부족이 발생해 대사산물의 축적을 일으킨 상태
22. ④는 협심증의 설명임.

[제 7 장 뇌혈관 질환]

정 답

1. ④ 2. ③ 3. ③ 4. ② 5. ④ 6. ① 7. ③
8. ③ 9. ① 10. ④ 11. ② 12. ④ 13. ③ 14. ③
15. ④ 16. ③ 17. ① 18. ④ 19. ② 20. ③

1. 대뇌는 전두엽, 두정엽, 측두엽, 후두엽 등으로 나뉜다.
2. 중뇌는 눈동자의 운동과 홍채의 수축과 이완을 조절
3. 뇌에 충격이 가해질 경우 코를 통해 투명한 선홍색 액체가 배출되는데 이는 뇌척수액으로 뇌를 보호하기 위한 액체이다. 코를 막으면 뇌의 압력이 높아지기 때문에 흐르게 놔두어야 한다.
4. 뇌 진탕에 대한 설명이다.
5. 뇌 수막염은 세균 및 바이러스에 의해 발생한다.
6. 뇌졸중에 대한 설명이다.
7. 폐렴은 뇌졸중의 직접적인 요인이 아니다.
8. 기도가 유지되면 보조기구를 기도에 삽입할 이유가 없다.
9. 뇌 좌상에 대한 설명이다.
10. 뇌졸중 환자의 응급치료순서
    1) 의식 정도의 확인
    2) 기도 유지 및 기도유지를 위한 조치
    3) 호흡확인 및 호흡보조
    4) 생체징후의 측정
    5) 구강내 이물질 또는 타액의 흡입
    6) 환자 이송 준비 : 의식장애가 있는 환자에서는 마비된 쪽을 아래로 위치시킨다.
    7) 이송중 감시 : 기도유지, 호흡상태, 심박동수, 경련발생유무
11. 신시내티 병원 전 뇌졸중 검사를 할 때에는 안면 마비를 위해 치아를 보이게 하거나 웃게 하며, 눈을 감게 하여 양측 팔을 10초 이상 들게 하고, 언어이상을 확인하기 위해 질문을 통해 환자의 반응을 확인한다.
12. 뇌졸중 척도는 병원전 평가방법 응급구조사는 얼굴마비 팔의 근육약화 언어장애만 평가하면 된다.
13. 뇌색전증에 대한 설명이다.
14. 뇌졸중 응급처치 방법으로는 구강 내에 이물질 또는 타액이 있는지 확인하며, 기도 유지 및 호흡, 순환을 확인한다. 인후 근육이 마비될 수 있기 때문에 구강을 통하여 어떠한 음식도 주면 안된다.
15. 뇌졸중의 증상으로는 기억장애, 의식혼미 등의의식상태의 변화, 언어장애나 시력장애, 경련이나 호흡부진, 연하장애, 안면 근육의 마비 및 표정 상실, 두통이 있다.
16. 뇌혈관 질환은 뇌동맥의 혈전, 뇌동맥 경화증에 의한 혈관 협착과 같이 관류 영역이 허혈이 생기거나 뇌동맥의 파열 등이 발생하여 조직이 괴사 융해되어 공동화 되는 병태를 말한다.
17. 뇌경생근 심장질환이나 경동맥 등 다른 신체부위에서 생긴 혈전 조각이 뇌로 가는 혈관을 막아서 생길 수 있다.
18. 뇌졸중을 일으키는 요인으로는 흡연, 음주, 고혈압, 운동부족, 비만, 고지혈증 등이다.
19. 지주막하출혈 : 지주막과 연막사이에 출혈
    지주막상출혈 : 지주막과 경막 사이의 출혈
    뇌 실질 뇌내출혈 : 정상적으로 뇌척수액이 차 있는 뇌실내로 출혈

[제 8 장 호흡기 질환]

정 답

1. ④ 2. ② 3. ③ 4. ④ 5. ③ 6. ④ 7. ①
8. ④ 9. ④ 10. ① 11. ② 12. ② 13. ② 14. ③
15. ② 16. ①

1. 호흡곤란을 호소하는 환자에게는 반좌위 자세를 취하도록 한다.
2. 산-기 균형은 순환기계의 기능이므로 옳지 않다.
3. 혈중 이산화탄소 농도가 감소된 경우에는 호흡 조절이 가능하다.
4. 4번 예시는 손상 받지 않으므로가 아닌 전체적인 손상 파악이 필요하다.
5. 정상적인 호흡기전은 혈액 내 이산화탄소 분압에 의해 조절된다.
6. 알레르기도 호흡기계 평가가 들어가기 때문에 확인한다.
7. 흰색이나 분홍색의 거품모양 액체로된 객담이 나온다.
8. 호흡기는 상부, 하부기도로 나눠어진다.
9. 하부기도는 기관, 기관지, 모세기관지, 폐로 구성된다. 간은 구성이 안된다.
10. 급성폐부종에 대한 설명이다.
11. 복용하는 약이 있을 때 복용할 수 있도록 도와준다.
12. 미지근한 물을 마시게 한다.
13. 1분 간격으로 환자의 호흡과 맥박을 체크 발작시간이 길어졌을 때 즉시 도움을 요청하며 조용한 분위기를 조성해야 한다.
14. 빠르고 얕은 호흡, 청진시 호흡음 감소
15. 기흉의 증상은 호흡곤란과 흉통이다.
16. 흉통과 청색증, 호흡음의 감소로 보아 기흉을 의심할 수 있다.

긴장성 기흉으로 발전하는지 감시하며 다친 쪽이 아래로 가도록 자세를 유지하며 빠르게 이송한다.

[제 9 장 두부손상/신경계 손상]

정 답

1. ② 2. ① 3. ④ 4. ② 5. ① 6. ④ 7. ①
8. ① 9. ① 10. ③ 11. ③ 12. ④ 13. ① 14. ④
15. ④ 16. ② 17. ④ 18. ③

1. 두개골이 골절된 것은 개방성두부손상
두개골 골절이 없는 경우 폐쇄성두부손상 이다.
2. 뇌좌상은 주로 외부의 물리적 충격에 의해 손상을 입는 것으로 뇌진탕보다 훨씬 심각한 것이다.
3. 뇌색전증 : 순화계내에서 형성된 혈전이 형성된 장소로부터 이동하여 다른 장소의 혈관을 막는 현상이 색전이다.
4. 뇌척수액이 누출된 경우에는 거즈를 덮고 압박을 해서는 안 된다.
5. 의식 장애를 동반한 안면부 및 두부 손상환자의 경우 가장 의심해야 하는 것은 척추 손상이다.
6. 비외상성 두부 손상 > 혼수, 뇌졸중 두개골 골절은 외상성 두부 손상으로 분류
7. 의식 장애를 동반한 안면부 및 두부 손상환자의 경우 가장 의심해야 하는 것은 척추 손상이다.
8. 소뇌는 숨뇌와 다리뇌 뒤쪽에 있다. 생명유지와 직결되는 내장기능을 조절하고 땀의 분비를 조절하는 등 주된 자율신경계 조절을 맡고있는 것은 숨뇌이다.
9. 두개내압을 설명한 글이다.
10. 뇌압 상승을 방지하기 위해 머리를 다리보다 약간 높게 위치한다.(30~40도 경사유지)
11. 뇌좌상이 뇌진탕보다 심하므로 병원으로 즉각 이송해야 한다.
12. 중추신경계 손상은 기도, 호흡, 순환의 평가 및 확보가 무엇보다도 중요하다. 순환상태 확인 시 맥박이 느리고 강하게 뛴다면 쿠싱반사의 일부일 가능성이 있으므로 주의한다.
13. 척추 손상에 대한 설명글이다.
14. 척추 손상의 증상과 징후 : 통증, 무감각, 타진통, 쇠약, 압통 변형, 열상 및 좌상, 운동이상, 감각이상
15. 빈사성 호흡은 신경계 손상쪽에서 나온다.
16. 척추손상 시에는 손상부위에 심한통증, 무감각, 근육 약화 손상부위의 변형 등이 나타난다.
17. 대뇌의 엽은 이마엽, 마루엽, 측두엽, 뒤통수엽으로 나뉘어진다. 뒤통수엽은 대뇌의 뒤쪽에 위치하며 시신경에서 받아들인 시각정보를 분석한다.
18. 척추 손상환자를 처치할 경우 경추 고정 뿐 아니라 머리 고정대를 착용하여 척추를 확실하게 고정한다.

[제 10 장 위험한 응급질환]

정 답

1. ② 2. ③ 3. ④ 4. ③ 5. ② 6. ① 7. ④
8. ② 9. ② 10. ② 11. ④ 12. ③ 13. ③ 14. ②
15. ④ 16. ③ 17. ③

1. 급성 충수염은 주로 충수돌기가 폐쇄되었을 때 일어나며, 가장 흔한 복부 통증의 응급 상황이다.
2. 충수염의 원인은 명확하지는 않지만 대부분 충수 돌기 개구부가 폐쇄되면서 시작되는 것으로 알려져 있다. 분석, 이물질, 기생충, 종양으로 인한 충수돌기의 폐쇄나 장벽의 부종, 장벽의 섬유상태, 유착에 의한 장의 외적 폐색으로 충수염이 생긴다. 급성기관지염, 홍역, 세균성 이질 등 전신 질환으로 인한 충수 림프조직의 지나친 증식으로 인해 생긴다.
3. 충수염 응급처치 시 심한 통증을 호소하더라도 진통제를 투여해서는 안 된다. 충수염의 진단을 위해서는 통증의 양상을 잘 관찰해야하는데 진통제 투여 시 복통이 경감되면 환자의 동통양상, 복통부위를 정확히 알 수 없으므로 중증의 환자를 경증으로 오인하거나 수술이 필요한 환자를 내과적 치료과 필요한 환자로 오진할 수 있다.
4. 복막염이 있는 환자는 움직이지 않는 상태에서도 복통을 호소하고, 복부를 촉진하거나 환자가 움직이면 더욱 시한 통증을 느끼게 된다. 복통과 압통의 정도는 복막염의 진행과 연관된다.
5. 위장관 출혈이 발생하면 출혈된 혈액은 대변과 섞여 항문으로 나오는 하혈, 구토에 의해 입으로 나오는 토혈의 형태로 배출된다.
6. 충수염의 증상이다.
7. 경련 중인 아이는 물어버릴 수도 있기 때문에 아이의 입에 손가락을 넣어서는 안 된다.
8. 토혈은 상부 위장관 출혈이 발생했을 때만 나타나고 출혈량이 많을 때 발생한다.
9. 경련 중인 환자를 억압하면 근골격계 손상이 유발 될 수 있으므로 억압하지 않는다.

10. 발작 중에는 동작을 억지로 멈추기 위해 붙잡거나 주무르기 등의 행동은 하지 않는다.
11. 실신 시 사지에 맥이 풀리며 주저 앉거나 쓰러져 수초 내지 수분 정도 의식을 잃으나, 자연적으로 의식이 회복되고 특별한 신경학적 장애를 남기지 않으므로 특별한 소생술은 필요하지 않다.
15. 기침을 하며 객혈이 나오는 것은 간질발작의 증상이 아니다.
16. 위장관 출혈이 생기면 토혈이나 하혈 등 출혈 증상이 관찰되며 갈증, 오심, 구토, 불안감을 호소한다. 맥박은 약하고 빠르게 촉지되며, 소변량이 감소하면서 피부가 차갑고 축축해진다. 그리고 동공이 확대되고 반응이 느려진다.
17. 앉아 있는 경우에는 무릎 사이로 머리를 내려준다.

[제 11 장 생활습관병 질환]

정 답

1. ② 2. ① 3. ① 4. ③ 5. ① 6. ④ 7. ④
8. ③ 9. ④ 10. ④ 11. ② 12. ① 13. ② 14. ③
15. ④ 16. ③ 17. ④ 18. ③ 19. ① 20. ④ 21. ④

1. 합병증에 걸리기 쉬운 곳이기 때문이다.
2. 세포내에 의한 포도당 운반을 증가
3. 모든 환자의 첫 번째 순서는 기도 개방이다.
4. 호흡이 빠르고 얕다.
5. 공복시 정상혈당 100 이하
9. 천식은 폐질환이 아닌 기관지 질환이기 때문이다.
10. 호흡기 관련은 아니기 때문이다.
11. 당뇨병 환자의 신발은 꽉 끼지않고 여유가 있는 신발로 한다.
12. 의사의 처방없이 혈압 약을 복용하는 것은 매우 위험하다.
13. 발열은 고혈당 혼수의 증상이 아니다.
14. 지속적인 스트레스는 고혈압의 원인이 된다.
15. 당뇨병 가족력이 있는 사람은 주기적으로 검사를 해야하지만, 과거력이 없다면 주기적으로 할 필요는 없다.
16. 당뇨병은 크게 4개로 제 1형(인슐린 의존형, 소아 당뇨병), 제 2형(인슐린 비의존형, 성인형 당뇨병) 임신성 당뇨병, 영양실조 관련 당뇨병 으로 나눌수 있다.
17. 영양실조 관련 당뇨병에 대한 설명이다.

[제 12 장 드레싱과 붕대법]

정 답

1. ④ 2. ④ 3. ④ 4. ④ 5. ① 6. ④ 7. ①
8. ④ 9. ② 10. ④ 11. ③ 12. ② 13. ① 14. ③
15. ④ 16. ①

1. 소독된 드레싱이 없다면 깨끗한 천을 사용한다.
2. 깨끗한 천은 드레싱이 없을 경우 대체로 사용하는 것이다.
3. 무균드레싱을 사용하고, 상처 바로 위에 드레싱 한다.
4. 현장에서 사용이 가능하도록 다양한 크기로 포장되어 판매되고 있으므로 현장에서 사용이 가능하다.
5. 상처에 엉겨 붙어 제거하기 힘들기 때문에 사용하지 않는다.
6. 드레싱은 상처로 인해 생긴 피와 분비물을 흡수하고 지혈을 돕는다.
7. 붕대에 대한 설명글이다.
8. 붕대는 감염으로부터 보호할 수 있다.
9. 거즈붕대라는 것은 없다.
10. 6인치가 다리와 배이다.
11. 너무 단단하게 매면 안된다.
12. 나선대는 환행대로 감은 후 붕대 너비의 1/2~1/3 이상 겹치는 방법으로 평행하게 감는 것이다.
13. 겹치는 간격이 균일하고 조이지 않을 정도로 감는다.
14. 4인치는 다리에 적절하지 않다.
15. 네 개 모두 가능하다.

[제 13 장 근골격계 손상/부목법]

정 답

1. ④ 2. ④ 3. ① 4. ④ 5. ④ 6. ③ 7. ③
8. ① 9. ③ 10. ④ 11. ③ 12. ④ 13. ① 14. ②
15. ① 16. ④ 17. ④ 18. ④ 19. ④ 20. ③

1. 근육의 기능에 따라 골격근, 평활근, 심근으로 나눈다.
2. 골절의 빈도가 골절의 분류가 아니다.
3. 골절의 정의로 알맞다.
4. 퇴행성 골절은 골절의 종류가 아니다.
5. 골절 시 운동은 제한된다.
6. 지속적으로 관찰하여야 한다.
7. 부목은 가볍고 단단해야 한다.

8. 탈구시 응급처치로 냉찜질을 해야 한다.
9. 고무부목은 존재하지 않는다.
10. 고무 호수는 고정이 어렵다.
11. 관절을 움직일수 있으면 ㄴ자로 구부린다.
12. 주관절보다 10cm 정도 높여야 한다.
13. 피부색이 변하지는 않는다.
14. 응급처치를 병원가기 전에 해야 한다.
15. 너무 빨리 중단하게 되면 효과가 없을 수 있다.
16. 부목고정이 필요한 이유 중의 하나이다.
17. 슬개골 위와 아래쪽을 묶고 다른 붕대로 다리와 부목을 묶는다.
18. 긴 부목은 안쪽에 짧은 부목은 바깥쪽에 대고 묶는다.
19. 상지가 아닌 하지의 장축으로 평행하게 최소 압력으로 부드럽게 견인한다.
20. 부목고정시 지혈, 통증완화, 추가 신경 및 혈관손상 방지 등의 효과가 있다.

[제 14 장 상처와 출혈]

정 답

1. ② 2. ③ 3. ④ 4. ① 5. ④ 6. ① 7. ②
8. ④ 9. ① 10. ③ 11. ① 12. ③ 13. ② 14. ④
15. ① 16. ② 17. ①

1. 정맥은 이산화탄소 외에 노폐물이 많아 검붉은 색의 혈액을 띤다.
2. 6~10분이 가장 적정하다.
3. 1-꽉조이지 않는다.
   2-드레싱을 풀면 2차감염이 될 수 있으므로
   3-2번과 마찬가지
4. 2차 감염 예방을 위해 상처를 노출하지 않고 거를 덧대어 압박하는 것이 효과적이다.
5. 22% 이상이 되어야 증상이 나타난다.
6. 가장 일반적이다.
7. 단독으로 해도 멈추지 않는 경우가 있다.
8. 피지선은 해당하지 않는다.
9. 혈관의 수축작용이 일어나야 된다.
10. 타박상에 관한 말이다.
11. 목동맥은 신속히 병원으로 후송한다.
12. 심장부위보다 높게 한다.
13. 되도록이면 지혈대를 풀지 않는다.
14. 1-단독으로 사용해도 출혈이 멈추지 않는다.
    2-지혈에도 도움이 된다.
    3-출혈이 멈춘 후에 사용한다.
15. 피부에 관한 글이다.
16. 몸통, 팔꿈치, 무릎 부위에는 지혈대를 사용하면 안된다.
17. 맥박이 약하거나 빨라진다.

[제 15 장 이물질에 의한 손상]

정 답

1. ① 2. ① 3. ④ 4. ① 5. ③ 6. ② 7. ②
8. ④ 9. ④ 10. ④ 11. ④ 12. ④ 13. ④ 14. ④
15. ③ 16. ④ 17. ② 18. ④ 19. ③

1. 멸균거즈를 이용해 현장 처치해야 한다.
2. 눈에 이물질이 들어갔을 때 응급처리로 적당하다.
3. 눈을 자주 움직이면 고통을 더 증가시킨다.
4. 화학약품에 의한 눈 손상에 바로 해야 할 응급처치이다.
5. 영아는 적은피로도 쇼크에 빠질 수 있다.
6. 출혈의 원인은 정맥이다.
7. 대략적 시간은 6~10분이다.
8. 눈에 둔상 시 붉은피가 고이는 것은 전방 출혈이다.
9. 두부손상과 연관된 안구증상이다.
10. 화학물질에 의한 손상일 때 렌즈를 제거해야 한다.
11. 올바른 코 출혈 지혈방법이다.
12. 분리된 신체조직 일부는 함께 이송해야 한다.
13. 귀나 코에서 혈액이나 뇌척수액이 흘러나오면 막지 않아야 한다.
14. 두개골 기저부위 골절로 인한 출혈과의 감별이 필요하다.
15. 대부분의 손상은 호흡부전을 유발하므로 즉각적인 현장 처치가 이루어지지 못할 경우 사망에 이를 수도 있다.
16. 소독된 거즈에 생리식염수를 부어 장기를 덮어주어야 한다.
17. 얼음에 직접 닿지 않도록 해야한다.
18. 절단된 부분에 온찜질을 해선 안된다.
19. 어지러워 쓰러지는 경우는 없다.

[제 16 장 체온 손상]

정 답

1. ④ 2. ③ 3. ④ 4. ④ 5. ④ 6. ② 7. ②
8. ④ 9. ④ 10. ① 11. ③ 12. ③ 13. ① 14. ③
15. ② 16. ④ 17. ④ 18. ③ 19. ③ 20. ②

1. 겨울철 이외에도 나타날 수 있다.
2. 일사병이 아니라 열경련이다.
3. 몸안의 혈액순환이 활발해 성인일 경우 늦게 유발된다.
4. 저체온증은 서맥이다.
5. 동창부위를 손으로 문지르면 피부가 손상되므로 문지르면 안 된다.
6. 실온의 가습화한 산소를 투여한다.
7. 붉은색을 나타낸다.
8. 호족이라 한다.
9. 32℃부터 오한반응이 소실된다.
10. 일사병에 관한 설명이다.
11. 전해질 보충을 위해 마셔야 한다.
12. 호흡은 느리다.
13. 재 결빙될 가능성이 있으므로 뜨거운 물에 담그지 않는다.
14. 땀을 많이 흘릴 경우 소금물이나 이온음료를 마신다.
15. 심박조율이 매우 느릴 수 있으므로 맥박을 확인해야 한다.
16. 진통제를 사용할 수 있다.
17. 얼음물로 체온을 낮추려고 하면 몸 표면의 혈관이 수축되어 몸 안의 열이 잘 발산되지 않는다.
18. 열 생산량 증가는 체온을 방출하는 수단이므로 감소되어야 한다.
19. 열경련에 대한 설명이다.
20. 열사병에 관한 설명이다.

[제 17 장 화상]

정 답

1. ④ 2. ④ 3. ③ 4. ③ 5. ④ 6. ③ 7. ③
8. ② 9. ④ 10. ④ 11. ① 12. ④ 13. ② 14. ②
15. ② 16. ③ 17. ③ 18. ④ 19. ④ 20. ①

1. 환자의 성격은 결정 요소가 아니다.
2. 1차 평가시 필요없는 정보이다.
3. 병원으로 신속하게 이동하여야 한다.
4. 1도 화상에서는 수포가 일어나지 않는다.
5. 피부가 건조해보인다.
6. 수포형성은 2도 화상
7. 9의 법칙에 의해 알 수 있다.
8. 기왕력 있는 화상환자이다.
9. 복통은 흡입화상을 의심해야 하는 경우가 아니다.
10. 흡입화상에 가장 적합하다.
11. 100% 산소를 투여해야 한다.
12. 응급처치로 산소를 투여해야 맞다.
13. 발적, 동통을 일으키는 화상은 2도 화상이다.
14. 대부분 흉터를 남기지 않는다.
15. 2도 화상은 통증을 동반한다.
16. 피부색은 갈색 혹은 흰색을 띤다.
17. 9의 법칙에 의해 46%라는 것을 알 수 있다.
18. 중등도 화상에 대한 설명이다.
19. 화상 후 점이 생긴 것은 흡입화상을 의심할 수 없다.

[제 18 장 약물 중독]

정 답

1. ④ 2. ③ 3. ① 4. ③ 5. ④ 6. ② 7. ②
8. ① 9. ③ 10. ③ 11. ① 12. ④ 13. ① 14. ③
15. ③ 16. ② 17. ① 18. ④ 19. ③ 20. ④

1. 구토 시럽을 먹으면 15~20분 후에 구토를 해야 한다.
2. 이뇨제를 투여해야 한다.
3. 적은 양이라도 인체조직을 손상시킨다.
4. 활성탄 투여이다.
5. 소화기 독성으로 구토, 복통, 설사를 유발
6. 체온은 감소된다.
7. 본래 누워있는 자세로 유지해야 한다.
8. 위세척을 한 후 병원으로 이송
9. 동공 축소
10. 술로 인한 문제가 심각한데도 불구하고 음주를 계속한다.
11. 알코올중독자의 경우 통증을 잘 느끼지 못한다.
12. 소변의 역류
13. 구토시럽
14. 석유화학제품
15. 병원에 이송해야 한다.
16. 손발을 묶어 두지 않는다.
17. 간질발작
18. 중추 신경 흥분제

19. 알코올성 환각
20. 현장에서 바로 이송한다.

[제 19 장 곤충/동물에 의한 손상]

정 답

1. ④	2. ③	3. ③	4. ①	5. ③	6. ③	7. ①
8. ④	9. ①	10. ④	11. ④	12. ③	13. ④	14. ③
15. ①	16. ③	17. ①	18. ②	19. ③	20. ②	21. ③
22. ③						

1. 곤충 피해로는 마비가 나타나지 않는다.
2. 시원한 물은 붓기가 빠지나 뜨거운 물은 아니다.
3. 어지러움, 실신 등이 일어나지만 복통은 아니다.
4. 향수를 뿌리면 더 모인다.
5. 뱀에 물린다고 두드러기는 나지 않는다.
6. 그 자리에 있으면 그 뱀이 다시 달려든다.
7. 특정한 항원에 접촉한 뒤 수분에서 수시간 내에 발생하는 쇼크
8. 병에는 걸리나 즉사는 하지 않는다.
9. 광견변이 의심되면 글로불린 항체와 백신을 투여
10. 비누나 알코올로 깨끗이 씻고 병원을 간다.
11. 전신 마비는 수분 내에 오지 않는다.
12. 지혈을 하면 피가 멈춘다.
13. 거미가 아니고 벌이다.
14. 함부로 만지는 것은 좋지 않다.
15. 공수병은 동물의 타액으로 전파되는 교상이다.
16. 차가운 얼음을 대주는 것이 효과적이다.
17. 4가지 증상이 다 나타나면 가장 위험한 증상은 호흡 곤란이다.

[제 20 장 응급산소요법]

정 답

1. ④	2. ③	3. ③	4. ②	5. ③	6. ②	7. ①
8. ②	9. ④	10. ①	11. ③	12. ④	13. ④	14. ①
15. ③	16. ④	17. ④	18. ③	19. ①	20. ③	21. ①

1. 신체기능을 향상 시키지는 않는다.
2. 위는 다른 기관에 비해 크게 영향을 받지 않는다.
3. 위염은 산소로 인해 생기지 않는다.
4. 인체는 최대 10분을 산소 없이 버틸 수 없다.
5. 저산소증으로 알레르기가 걸리진 않는다.
6. 12%에서는 구토, 근력 저하 등이 나타난다.
7. 환자에게 사용하기 전에 다시 한번 체크하고 사용해야 한다.
8. 호흡양상에 변화에 따라 달라진다.
9. 벤츄리마스크는 고유량 산소장치에 이용된다.
10. 비강캐뉼라 마스크는 1~6L까지 가능
11. 산소 부족시에만 저농도 산소 투여
12. 기도 흡입으로 기도가 유지되지는 않는다.
13. 안구에는 되지 않는다.
14. 농도 5%에 20분 노출되면 신경계 반사작용변화가 나타난다.
16. 탄력도는 호흡 평가할 때 하지 않는다.
17. 가장 숨쉬기 편한 적절한 자세이다.
18. 가습된 공기를 투여하여 기도 점막을 보호하기 위해서이다.
19. 항상 시끄러운 소리를 내는 것은 아니다.
20. 2차 손상을 막기 위해서 이다.

[제 21 장 응급환자 이송]

정 답

1. ④	2. ②	3. ①	4. ③	5. ③	6. ④	7. ①,③
8. ④	9. ①	10. ②	11. ②	12. ④	13. ①	14. ②
15. ③	16. ③	17. ③	18. ②	19. ②	20. ①	

1. 4번 129는 보건복지 콜센터
2. 임산부는 이송 금지
3. 산소 저하, 공기 팽창, 온도 저하
4. 3번을 제외한 나머지는 가능
5. 3번 환자머리는 비행 진행 방향으로 해야 된다.
6. 4번 화재 등으로 위험한 경우는 응급이송에 속한다.
7. 1번, 3번은 특수 구급차 의약품
9. 1번은 긴급, 2번은 응급, 3번은 비응급, 4번은 지연
10. 2번 지연은 검정색
11. 2번 허리 사용 금지
12. 4번 여러 사람이 합쳐 구조해야 할 경우 한 사람이 운반을 통제
13. 1번 한쪽으로 손 넣어 운반법은 3인 이송법
14. 2번 치료단계는 없음
15. 3번은 기상청

16. 1번은 부상자를 옮길 때 적절한 운반법 을사용
 2. 다수의 환자가 있으면 긴급환자부터
 4. 긴급한 상황시 구조자의 자신의 안전이 먼저
17. 4시간 이내
19. 헬기가 멈춰 있어도 조종사의 지시에 의해 움직여야 한다.
20. 2. 번 뇌 출혈 환자는 머리를 위로
 3. 번 후송이 불가능 할 때 주변사람들에게 협조 후 같이 후송
 4. 구조대를 기다릴 경우 그 자리에서 그대로 기다림

[제 22 장 재난구조]

정 답

1. ②	2. ③	3. ④	4. ①	5. ④	6. ③	7. ②
8. ②	9. ③	10. ④	11. ②	12. ③	13. ②	14. ②
15. ①	16. ①	17. ①	18. ④	19. ①	20. ②	

1. 1번은 2급, 3번은 3급, 4번은 없음
2. 3번 환경오염은 인위 재난
3. 물 건널때는 상류 쪽으로
4. 2번 트럭이 지나가는 것과 같은 진동
 3번 4.5은 자동차가 흔들린다.
 4번 3.0은 기계만
5. 1, 2, 3,번은 사고성 재해, 4번은 계획적 재해
6. 1번은 30M밖에 위치, 3번은 흘러나오는 반대편, 4번은 바람을 등진 방향
7. 1번은 자리에 머문다. 3번은 진동이 멈출 때 까지 4번은 승강기 사용 금지
8. 번 여진을 대비하여 한 곳으로 모임
9. 3번 항구에 있는 선박은 먼 바다로 대피
10. 1번 높은 곳으로 이동
11. 2번 손잡이가 아닌 몸통부분으로
12. 3번은 위급한 상태가 되더라고 구조를 기다린다.
13. 2번 물은 하류보다 상류가 약하다.
14. 2번 전쟁은 인위 재난에 속한다.
15. 1번은 긴급환자 3번은 비응급 4번은 지연환자
16. 1번 적색(긴급)-황색(응급)-녹색(비응급)-검정색(지연)
17. 1번 환자수와 재해정도를 파악해야 구급 물품준비
18. 기관삽관은 전문 소생술 영역
19. 수시간 이후에 처치를 받아도 생명에 지장이 없는 환자

찾아보기

ㄱ

ㄴ

ㄷ

ㅁ

ㅂ

ㅅ

ㅇ

ㅈ

ㅊ

ㅋ

ㅌ

ㅍ

ㅎ

D

I

기타

참고문헌

Angus jefferies(2000). Respiratory System. 도서출판: 한우리

Judith E.Tintinalli(2001). 응급 질환의 진단 및 치료. 도서출판: 한우리

Romeshan Sunthareswaran(2000). Cardiovascular System. 도서출판: 한우리

Sona V.Biswas(2000). Musculoskeletal System. 도서출판: 한우리

Soo-Hyeon Kim(2013). Medical Road Map 도서출판: 의학서원

강대길 외(2002). 의학 생리학. 도서출판: 정담

강복희 외(2007). for nurse Review Book. 도서출판: 정담

강정희 외(2010). 환자안전과 간호. 도서출판: 의학서원

강정희 외(2013). 왜,무엇을&어떻게. 순환기, 응급 도서출판: 의학서원

김 경 외(2004). 근골격계의 기능해부 및 운동학. 도서출판: 정담미디어

김 원(2003). 스포츠 응급처치. 도서출판: 군자출판사

김재면(1999). 그림으로 보는 우리의 몸 도서출판: 기린원

김조자(2008). 간호사를 위한 질병 이야기. 도서출판: 의학서원

김조자(2010). REVIEW BOOK: 도서출판: 의학서원

대한심폐소생협회(2006). AHA심폐소생술과 응급심혈관치료를 위한 국제 지침 2000. 도서출판: 일조각

대한심폐소생협회(2011). 2011한국 심폐소생술 지침. 공용가이드라인 발표자료

대한응급의학회(1995). 응급구조학. 도서출판: 군자출판사

박희진(2005). 구조구급용어사전: 대학서림

서울시 응급의료지원단(2013). 서울응급의료 심포지움. 서울시 보건의료정책과

연세대학교 원주의과대학 응급의학교실(2007). 응급구조와응급처치. 도서출판: 군자출판사

예상규 외(2007). 간호사를 위한 약 이야기. 도서출판: 의학서원

온영근(2007). 간호사를 위한 ECG. 도서출판: 대학서원

온영근(2012). 의료인을 위한 ECG. 도서출판: 의학서원

위승두 외(2006). 운동 생리학. 도서출판: 대한미디어

이동필(2006). 최신응급의학. 도서출판: 학사원

이동필(2013). 쉽게푸는 의학용어. 도서출판: 의학서원

이원태 외(2010). 수상안전바이블. 도서출판: 의학서원

이원태 외(2010). 응급처치와 심폐소생술. 도서출판: 의학서원

이승화(2013). 임상의학 핵심노트. 도서출판: 의학서원
임상의학용어연구회(2008). 주머니 의학사전. 도서출판: 의학서원
전국응급구조과 교수협의회(2001). 전문 응급처치술기. 도서출판: 대학서림
정명애 외(2013). 해부생리학. 동화기술
정진욱(2009). 간호사를 위한 영상진단. 도서출판: 의학서원
조 헌 외(2010). 해부생리학. 도서출판: 동화기술
최수미(2008). 간호사를 위한 몸 이야기. 도서출판: 의학서원
한상숙 외(2007). 해부생리학. 도서출판: 메디시언
한우리(2001). 최신의학약어사전. 도서출판: 한우리
황성오, 임경수(1995). 심폐소생술과 전문심장구조술 도서출판: 군자출판사
황정연(2008). 응급처치와 심폐소생술: 도서출판: 한미의학
해양의료원(2012). 잠수의학. 도서출판: 해군역사기록관리단
조선일보 신문기사
국가통계포털 http://www.kosis.kr 사망원인 통계연보 2010, 2011.
119재해재난년감 편집위원회(2001), 119재해재난년감. (사)한국소방동우회

응급처치학

정가 29,000원

발　행 2014년 9월 1일 초판 1쇄
2014년 9월 10일 초판 1쇄

감　수 서길준

대표저자 이원태

발행인 정우용

발행처 도서출판 동화기술

경기도 파주시 광인사길 201 (문발동, 파주출판도시)

Tel (031) 955-4211~6 donghwae@kornet.net

Fax (031) 955-4217 www.donghwapub.co.kr

(등록) 1977년 12월 19일/9-16호

Printed in Korea

ISBN 978-89-425-1901-9